AF472597

HISTOIRE

DE

LA MÉDECINE

ET DES

DOCTRINES MÉDICALES

OUVRAGES DU MÊME AUTEUR :

1° **Hygiène de la première enfance**, comprenant les règles de l'allaitement, du sevrage et des soins à donner aux enfants nouveau-nés. *Cinquième édition.* Paris. Un vol. in-12, de 496 pages. 1866.

2° **Traité des maladies des nouveau-nés, des enfants à la mamelle et de la seconde enfance.** *Sixième édition.* Paris 1873. Un volume in-8 de 1024 pages. *Couronné par l'Institut de France.*

3° **Traité de Pathologie générale et de séméiotique**, avec figures d'anatomie pathologique générale. Paris, 1868. *Deuxième édition.* Un volume in-8° de 1312 pages.

4° **Traité des signes de la mort**, et des moyens de prévenir les enterrements prématurés. Paris, 1849. Un volume in-18, de 408 pages. *Couronné par l'Institut de France.*

5° **De la vie et de ses attributs** dans leurs rapports avec la philosophie et la médecine. Paris, 1862. Un volume in-18.

6° **De l'État nerveux** ou **Nervosisme.** Paris, 1860. Un volume in-8° de 345 pages.

7° **Du diagnostic des maladies du système nerveux par l'ophthalmoscope.** Paris, 1865. Un volume in-8° avec 10 figures et un Atlas de 24 figures chromo-lithographiées par l'auteur. *Couronné par l'Institut de France.* . . . . 9 fr.

8° **Dictionnaire de Thérapeutique médicale et chirurgicale**, comprenant le résumé de la médecine et de la chirurgie, — les indications thérapeutiques, — la médecine opératoire; — les accouchements, — l'oculistique, — l'odontechnie, — les maladies desoreilles, — l'électrisation, — la matière médicale, — les eaux minérales, — et un formulaire pour chaque maladie. Ouvrage en collaboration avec A. Desprès. Paris. *Deuxième édition.* 1873. Un volume grand in-8° sur deux colonnes, de 1600 pages, avec 614 figures intercalées dans le texte. . . . . 25 fr.

Coulommiers. — Typ. A. MOUSSIN

HISTOIRE

DE

LA MÉDECINE

ET DES

DOCTRINES MÉDICALES

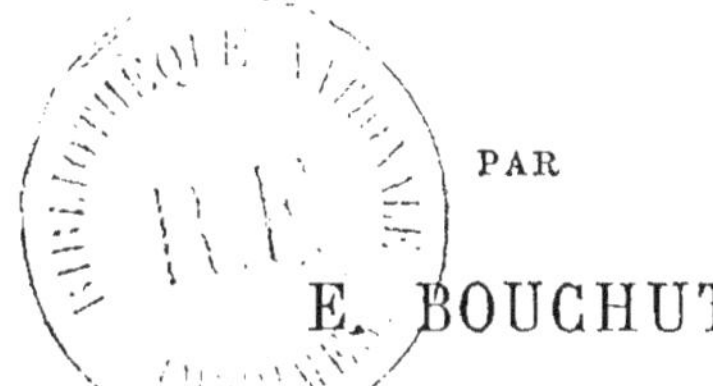

PAR

E. BOUCHUT

PROFESSEUR AGRÉGÉ DE LA FACULTÉ DE MÉDECINE DE PARIS
MÉDECIN DE L'HOPITAL DES ENFANTS MALADES
OFFICIER DE LA LÉGION D'HONNEUR; CHEVALIER DE SS. MAURICE ET LAZARE
CHEVALIER D'ISABELLE LA CATHOLIQUE
COMMANDEUR DE CHARLES III

TOME SECOND

PARIS
LIBRAIRIE GERMER BAILLIÈRE
17, RUE DE L'ÉCOLE-DE-MÉDECINE

1873

HISTOIRE
DE
LA MÉDECINE
ET DES
DOCTRINES MÉDICALES

LIVRE SIXIÈME

DE L'HUMORISME

SOMMAIRE : De l'*Humorisme ancien.* — Des humeurs au temps d'Hippocrate. — Humorisme de Galien. — Ce que devint l'humorisme après Galien. — Aëtius. — Alexandre de Tralles. — Palladius. — Actuarius. — Rhazès et l'Humorisme des Arabes. — *Humorisme au moyen âge et à l'époque de la renaissance.* — Gilbert. — Fernel. — Baillou. — *Humorisme chimique* et *Chimiâtrie en lutte avec l'ancien Humorisme.* — Albert le Grand. — Roger Bacon. — Arnauld de Villeneuve. — Raymond Lulle. — Basile Valentin. — Paracelse. — André Libavius. — Van Helmont. — Sylvius. — Willis. — Stahl. — Fr. Hoffmann. — Sydenham. — Huxham. — Stoll. — Selle. — *Humorisme moderne.* — Théorie du phlogistique de Stahl. — Priestley. — Lavoisier. — Baumes. — De l'*Humorisme contemporain.* — Du sang et des Nosohémies. — Altérations de la Bile ; de la lymphe ; des produits de sécrétion. — Chimie physiologique. — Cl. Bernard. — Des applications de la chimie à la thérapeutique. — Découverte des alcaloïdes végétaux. — Appréciation critique de l'Humorisme.

Il y a plus de deux mille ans que l'on parle de l'Humorisme sans avoir réussi à le définir exactement, et sans savoir ce que signifie ce mot d'une façon précise.

Si l'on s'imagine, comme le croient quelques médecins, que l'Humorisme représente une doctrine qui, sans tenir compte des solides et des autres éléments de l'organisation, attribue le développement de toutes les maladies à l'altération primitive des humeurs, on se trompe beaucoup. Il y a eu des solidistes dans le sens absolu du mot (1), mais il n'y a jamais d'humoristes exclusifs. Pareille doctrine est impossible en raison même de la statique du corps humain. Il

(1) Voir *Solidisme.*

suffit pour s'en convaincre d'étudier l'Humorisme dans Hippocrate et dans Galien, pour être convaincu que l'influence pathogénique attribué par eux aux différentes humeurs est un rôle tout partiel, souvent exagéré, mais toujours vrai dans une proportion raisonnable. Ainsi, l'Humorisme d'Hippocrate est allié au solidisme et au naturisme, de façon à faire un ensemble doctrinal que l'on a appelé le *dogmatisme hippocratique*. Il en est de même dans Galien qui a peut-être exagéré le rôle des humeurs en étiologie, mais qui n'a jamais méconnu la participation primitive des solides à la production des maladies et qui était en outre naturiste. — C'est ce qui constitue le *Galénisme*, sorte de doctrine éclectique et personnelle où l'observateur tient un compte nécessaire des différents éléments solides et liquides de l'organisation.

Qu'on ne croie donc pas que l'Humorisme soit un système absolu d'étiologie, car ce serait une erreur. C'est une affirmation de l'influence pathogénique des humeurs en présence du Solidisme qui le nie. Voilà tout.

L'humorisme est une doctrine dans laquelle la science médicale attribue un rôle pathogénique prépondérant, mais non pas exclusif, aux altérations des humeurs.

Pourquoi y a-t il eu un Humorisme de quatre humeurs seulement? c'est l'*Humorisme ancien* d'Hippocrate modifié par Galien et par ses disciples. Je n'en sais vraiment rien et on n'en trouve l'explication nulle part. On n'a même jamais fait cette observation.

Cependant, à côté du sang, de la bile, de la pituite et de l'atrabile considérés dans leurs déplacements et dans leurs altérations comme cause de maladie, il y a d'autres humeurs, aussi bien connues jadis que de nos jours, dont il n'est point question au temps d'Hippocrate et de Galien. — Le chyle, la salive, l'urine, le sperme, la sueur, etc., sont des humeurs au même titre que la bile, qui n'est qu'un fluide de sécrétion, que l'atrabile qui n'existe pas mais qu'on supposait sécrétée par la rate ou par les capsules surrénales, et que la pituite qui n'est qu'une sécrétion muqueuse. — Pourquoi un rôle accordé aux unes, et comment n'est-il pas question des autres? Cela ne s'explique pas. Je comprendrais que l'on eût négligé les humeurs de sécrétion pour ne prendre que les humeurs constituantes du corps, le sang ou la lymphe, qui forment l'eau mère ou le blastème générateur des éléments anatomiques et des tissus, mais du moment où, dans les humeurs, on place la bile, l'atrabile et la pituite, il faut y placer également les humeurs de sécrétion.

S'il fallait donner l'explication de cette manière de faire, je dirais que c'est au vague de la définition du mot *humeur* qu'on doit s'en prendre. Ne sachant au juste ce qu'il fallait qualifier de cette façon, l'arbitraire a prévalu et l'antiquité médicale, plus poétique sous ce rapport que juste appréciatrice des faits, a subi la doctrine des quatre humeurs comme corollaire de la théorie cosmogonique des quatre éléments.

Nulle opposition n'a pu en triompher, et bien que Praxagoras de Cos ait proclamé l'existence de dix humeurs : la douce, l'uniforme, la vitreuse, l'acide, la nitreuse, la saline, l'amère, la verte, la jaune et l'acrimonieuse, dont chacune avait un rôle dans le développement d'un certain nombre de maladies, l'humorisme des quatre humeurs n'en a pas moins prévalu jusqu'au XVIe siècle, à l'époque de Van-Helmont.

Ce n'est qu'après de longs débats, et bien des recherches anatomiques, que le mot humeur s'est appliqué à tous les fluides renfermés dans le corps et qu'il a compris dans sa signification les humeurs constituantes telles que le sang, la lymphe, le chyle ; les *humeurs sécrétées utiles*, la bile, le suc pancréatique, le suc intestinal, la salive, le serum, le mucus, le sperme, les larmes, le lait, les humeurs excrétées telles que l'urine, la sueur, etc. Alors l'humorisme ne pouvait plus se contenter des idées hippocratiques ou galéniques et une nouvelle manière de voir a pris naissance. — C'est l'*Humorisme du moyen âge et l'Humorisme moderne.*

Il y a donc plusieurs espèces d Humorisme d'après le nombre et le mode d'altération des humeurs mises en jeu dans la pathogénie, l'*Humorisme ancien*, la *Chimiâtrie*, et l'*Humorisme moderne.*

HUMORISME ANCIEN

La date des origines de l'Humorisme se perd dans l'histoire reculée de la science médicale de la Grèce, de Cos, de Gnide et d'Alexandrie. — La doctrine est évidemment antérieure à Hippocrate qui l'a reçue de Pythagore et d'Empedocle et qui n'a fait que la consacrer.

Du mélange des quatre éléments : la terre, l'eau, l'air et le feu, le monde et l'homme avaient pris naissance, mais le corps de l'homme était constitué de quatre humeurs : le sang, la pituite, la bile et l'atrabile, dont le mélange normal constituait la santé et dont le déplacement, la surabondance ou la petite quantité engendraient les maladies.

A la prédominance de ces humeurs se rattachait la constitution des âges, des tempéraments et même le caractère des saisons et des climats. — Dans la jeunesse, dans les tempéraments sanguins, au printemps et dans les pays de montagnes et froids, il y avait prédominance du sang. — Dans la vieillesse, dans le tempérament lymphatique, en hiver, et dans les pays bas et humides, il y avait prédominance de pituite ou de phlegme. — Dans l'âge mûr, dans le tempérament bilieux, en été et dans les pays chauds, il y avait prédominance de bile; — enfin, dans l'âge mûr plus avancé, chez les sujets d'un tempérament mélancolique, en automne et dans les pays équatoriaux, il y avait prédominance de l'atrabile.

C'étaient là aussi les opinions de Platon dont la philosophie s'alliait de fort près aux théories médicales de son temps. Il croyait que la bile est susceptible de s'enflammer et de produire des maladies aiguës inflammatoires, ou des maladies chroniques telles que l'épilepsie. Il accordait au feu surabondant dans l'organisme les fièvres continues; à l'air les fièvres intermittentes, quotidiennes et quartes; à l'eau les fièvres tierces, et le défaut de proportion entre les éléments physiques du corps, modifiant la composition des humeurs qui en sortaient, était l'origine de toutes les maladies.

Cet Humorisme des philosophes se mélangea d'abord à la médecine du temps et il passa ensuite à Alexandrie et à Rome.

Antérieur à Hippocrate, il est évident que c'est par lui qu'il est entré dans la science — c'est lui qui nous l'a transmis marqué du cachet de sa grande personnalité. C'est dans ses ouvrages qu'il faut chercher les premières traces connues de l'Humorisme, et il forme dès l'abord un ensemble doctrinal qui ne manque pas de puissance. — Toutefois il ne faut pas s'y tromper et conclure légèrement qu'Hippocrate est un humoriste : cela ne serait pas vrai. — Dans sa manière d'envisager l'homme, il tenait compte des humeurs, des solides et des forces, seulement il accordait à la *cause du mouvement*, το ενορμον, à la *nature*, φυσις, à ses forces, δυναμις, la puissance de coordonner les actes physiologiques du développement et de la conservation du corps dont toutes les parties se trouvaient reliées par elle dans un *consensus* général. Elle avait en même temps la puissance de diriger les maladies vers une guérison naturelle. Mais comme il n'admettait pas que cette force pût s'altérer, ce que ses disciples ont fait un peu plus tard (1), il considérait les humeurs comme la source de vie aux dépens desquelles se forment les solides et c'est dans ces humeurs altérées qu'il plaçait l'origine de la plupart des maladies.

Il y avait quatre humeurs : — le *sang*, qui avait sa source dans le

(1) Les pneumatistes, inspirés du Naturisme d'Hippocrate, ont admis que le *pneuma* pouvait s'altérer.

cœur — la *pituite*, qui venait du cerveau — la *bile*, qui était formée par le foie — et l'*atrabilile* ou l'*eau*, qui était engendrée par la rate.

Ces quatre humeurs, émanées de leurs différents réservoirs, se répandaient dans toutes les parties du corps où elles se mélangeaient en proportion convenable, à travers les pores des tissus, et constituaient la santé. — Au contraire, si le mélange ne se faisait pas bien, par suite de quelque défaut de communication ou par surabondance de l'une d'elles, il en résultait un trouble et souvent une maladie. S'il y a là des hypothèses, il s'y trouve aussi des vérités importantes, car en abandonnant la théorie de la libre communication des humeurs entre elles, on accepte aisément parmi ces humeurs, l'influence des déplacements et des altérations du sang et de la bile sur la production des maladies.

D'après Hippocrate, l'altération des humeurs cause les maladies de deux manières : 1° par elle-même, c'est-à-dire par un changement dans la nature de ces humeurs ou plutôt dans leur proportion relative. — 2° par un changement dans leur mode de distribution ou déviation de leur cours normal.

M. Andral (1), qui a très-bien étudié ce côté de la question, développe comme il suit cette altération des humeurs.

1° Changement de proportion des humeurs.

« Pour que l'état de santé se maintienne, les humeurs doivent être dans un mélange exact, s'équilibrer entre elles; si ce mélange cesse d'exister, s'il survient un dérangement dans la proportion respective des humeurs, la maladie en est la conséquence, et, selon que ce sera le sang, la pituite ou la bile qui dominera, la maladie tirera son principal caractère de la surabondance de l'une de ces humeurs. Il y aura alors ce que dans le langage hippocratique on appelle une *intempérie*. L'humeur qui n'est plus en équilibre avec les autres, qui est prédominante, est dite intempérée. Celles des humeurs qui jouent le plus grand rôle dans la pathogénie d'Hippocrate, sont la bile et la pituite; le sang a beaucoup moins d'importance ».

2° Changement dans le mode de distribution, ou déviation du cours normal des humeurs.

« Les humeurs ont, nous l'avons déjà dit, dans le corps humain, des lieux spéciaux de fabrication, des réservoirs; le sang dans le

(1) Cours sur l'histoire de la médecine. *Union médicale*, 1852.

cœur; la pituite dans le cerveau; la bile dans le foie; l'atrabile ou l'eau dans la rate. Ces humeurs peuvent s'échapper des réservoirs particuliers dans lesquels elles sont contenues, se répandre dans le corps, et devenir cause de maladie en se portant plus spécialement sur un organe et s'y accumulant : ce sera une *fluxion.* Dans les livres hippocratiques, la plupart des maladies sont considérées comme étant le produit d'une fluxion, c'est-à-dire de l'afflux d'une humeur dans un organe; le terme de la maladie arrive à la suite d'un travail particulier d'élaboration que subit l'humeur intempérée, travail d'élaboration qui porte le nom de *coction.* Deux effets différents peuvent résulter de ce travail ».

« 1° Retour lent des humeurs à leur état normal, sans manifestation spéciale, apparente. Ce mode de termination de la maladie est désigné par le mot (Κυσις), résolution ».

« 2° Retour des humeurs à leur état anormal avec manifestation, c'est-à-dire avec apparition d'une humeur qui faisait partie de l'humeur intempérée, ou bien étant un produit nouveau du travail d'élaboration, se rassemble en dépôt dans quelque partie du corps, quelquefois en dedans, le plus souvent en dehors. Ce phénomène continue la crise, deuxième mode de terminaison des maladies. »

« Toutes les fois qu'une humeur prédomine, elle tend à se mouvoir, à se déplacer, à sortir des lieux où elle est habituellement contenue. Elle est déterminée à se porter vers telle ou telle partie, tel ou tel organe, en raison d'un certain nombre de circonstances parmi lesquelles il faut compter la conformation des solides ou une disposition particulière et accidentelle de ces mêmes solides. Ce n'est pas comme point de départ de la maladie que les auteurs hippocratiques admettent cette disposition accidentelle des solides, mais celle-ci est créée dans l'unique but de fixer l'humeur prédominante et de permettre à l'organe de la recevoir et de la retenir. Cet organe revient à son état normal lorsque l'humeur qu'il a fixée a subi les élaborations nécessaires, la coction, et qu'elle est revenue elle-même à sa constitution primitive. »

« Parmi les divers solides, les uns se laissent pénétrer facilement par l'humeur intempérée, exemple le poumon, d'où la fréquence des affections de cet organe; d'autres l'admettent avec plus de difficulté, d'autres enfin résistent à l'invasion de l'humeur intempérée et la repoussent sur d'autres organes. »

« Au nombre des circonstances qui appellent dans les organes l'humeur intempérée, il faut noter la douleur, ou, plus généralement, l'excitation dont la douleur n'est qu'une espèce, d'où l'aphorisme tant de fois cité : *Ubi stimulus, vel dolor, ibi fluxus.* La plupart des fluxions se font de haut en bas; le plus grand nombre viennent de la tête ; or, comme le phlegme a son réservoir dans le cerveau, il en résulte que la plupart des maladies sont caractérisées par la présence du phlegme ou de la pituite. Les fluxions diffèrent entre elles relativement à l'humeur qui s'écoule et au lieu où cette humeur se porte. La dyspnée est expliquée par l'afflux de la pituite qui descend du cerveau pour se porter dans la poitrine; c'est à l'obstruction des poumons par le phlegme qu'est due la péripneumonie; l'épilepsie est le résultat de la rétention de cette même humeur dans le cerveau : ce qui le prouve, dit l'auteur du livre de la maladie *sacrée*, c'est la grande quantité d'eau qu'on a trouvée dans le crâne d'une chèvre épileptique; unique fait d'anatomie pathologique que l'on trouve dans toute la collection. »

« Telle est la base de cette *théorie des fluxions*, l'origine de cette doctrine des catarrhes, qui ont joué un si grand rôle dans les théories et la pratique médicales, jusqu'à Van Helmont, qui les a renversées. Les principes sur lesquels cette doctrine était fondée sont donc tombés depuis longtemps, mais les expressions se sont conservées jusqu'à nous, en sorte qu'aujourd'hui nous employons une foule de mots dont nous ne pouvons comprendre le sens et que nous appliquons à des idées pour lesquelles ils n'ont pas été primitivement créés. Du reste, ces doctrines mortes dans la science, vivent encore aujourd'hui dans l'esprit du vulgaire. Le mouvement des humeurs, leur déplacement, leur transport et leurs fixations dans les organes, telles sont les expressions que l'on entend tous les jours sortir de la bouche de gens étrangers à la médecine. Dans leurs idées, un vésicatoire, un cautère, servent à attirer et à fixer vers le point où on les applique les mauvaises humeurs, ou, pour parler le langage d'Hippocrate, les humeurs intempérées ».

« En résumé, une humeur prédominante, soit dans le lieu qui est le réceptacle normal, soit dans un autre lieu vers lequel elle a été attirée et dans lequel elle s'est fixée ; ou bien encore une humeur prédominante dans l'universalité du corps, voilà ce qui constitue la maladie suivant la pathogénie d'Hippocrate. Pour que la maladie cesse, il faut que cette humeur prédominante éprouve une série d'élaborations qui dirigent la nature médicatrice et qui constituent la *coction*. Cette série d'élaborations est indispensable, elle est nécessaire, inévitable ; or, comme elle demande un certain temps pour s'accomplir, il en résulte qu'il est impossible, suivant Hippocrate, de juguler, comme on dit de nos jours, une maladie. Le terme de cette élaboration, différent dans les différentes maladies, est toujours le même dans chaque maladie en particulier. Il s'accompagne de certains phénomènes qui annoncent la terminaison de la maladie, ce sont les *phénomènes critiques*, les jours où ils apparaissent sont les *jours critiques*, et leur ensemble constitue la *crise* (κρίσις), jugement, solution ».

« La crise consiste dans l'évacuation de l'humeur intempérée ou dans la transformation de cette humeur en un liquide qui n'a pas son analogue dans l'économie, le pus. Il y a là une idée, à savoir, qu'à une certaine époque de la maladie, il se forme une matière, produite de l'altération des humeurs, qui renferme en elle la cause de la maladie et l'emporte avec elle au dehors. Cette matière est assez bien représentée par le pus de la variole. Dans cette maladie, tout se passe comme si une matière morbifique, représentée ici par le virus varioleux, introduit dans le corps, y séjournait pendant un certain temps, y subissait une série d'élaborations particulières, puis, arrivait à la peau, y déterminait un grand nombre de petites congestions partielles se transformant successivement en vésicules et en pustules. Dans la matière de ces pustules serait contenue la cause de la maladie, car si l'on prend de ce pus avec la pointe d'une lancette et qu'on le transporte sous l'épiderme d'un individu sain, on reproduit chez celui-ci une maladie exactement semblable. »

Voici maintenant quelques passages d'Hippocrate d'après lesquels on peut juger la manière dont il comprenait le rôle des humeurs dans quelques maladies, et par eux on pourra juger des autres.

« Quand on est affecté d'un coryza, et qu'il se fait un écoulement par les narines, cette humeur devient plus âcre que celle qui était rendue auparavant et que le nez fournit chaque jour, le fait enfler, et excite une chaleur excessive et un sentiment de brûlure, et si l'on y porte souvent la main et que le flux persiste longtemps, la partie, quoique sèche et peu charnue, s'excorie. L'inflammation du nez s'apaise, non pas tant que dure le catarrhe et que la phlogose existe ; mais quand l'humeur devient plus épaisse, moins âcre, et quand, par la coction, elle se mêle davantage au liquide primitif, alors seulement l'inflammation cesse (Hipp., De l'ancienne médecine, 18, Trad. de M. Littré.)

Autre exemple : Les fluxions qui se jettent sur les yeux, ayant des âcretés violentes et diverses, ulcèrent les paupières, excorient les joues, etc. Inflammation, chaleur extrême, tout cela dure jusques à quand ? Jusqu'au moment où la fluxion s'épaissit par le travail de la coction, et où l'humeur qui s'écoule devient chassieuse. Avoir subi la coction, c'est, pour les humeurs, avoir été mélangées, tempérées les unes par les autres, et mêlées ensemble ; quant aux fluxions sur la gorge qui produisent les angines, les inflammations, les péripneumonies, toutes jettent d'abord des humeurs salées, aqueuses et âcres, et c'est alors que croît la maladie. Mais quand les humeurs s'épaississent par la coction et perdent de leur âcreté, alors se résolvent les fièvres, *etc*...

« Toutes les humeurs du corps sont d'autant plus douces et meilleures qu'elles ont subi plus de mélanges. L'homme se trouve en état le plus favorable, quand tout demeure dans la coction et le repos, sans que rien manifeste une qualité prédominante. »

« Voyez, quand le suc amer, qu'on appelle bile, prédomine, quelle anxiété, quelle chaleur, quelle faiblesse, se manifestent ! Tant que ces humeurs sont en mouvement sans coction et sans mélange, la médecine n'a aucun moyen de faire cesser la douleur et la fièvre. Et quand il se développe des acidités âcres et érugineuses, quelles irritations furieuses, quelles douleurs mordantes, quelles angoisses ! Ces accidents ne peuvent se calmer que lorsque les acidités ont été épurées, calmées, tempérées par le reste.... La coction, le changement, l'atténuation et l'épaississement s'opèrent de plusieurs manières différentes. Aussi les crises et le calcul des jours ont en ceci une grande puissance, » (même paragraphe).

« Quand la crise se fait ou qu'elle est faite, il ne faut rien remuer ni innover, soit par des remèdes purgatifs, soit par d'autres choses qui excitent, mais il faut laisser agir la nature. » (Trad. de Dezeimeris, Aph. 20, section 1.)

Il faut mettre en mouvement et évacuer par des remèdes purgatifs les humeurs cuites, mais il ne faut pas évacuer les humeurs crues ; il faut s'en abstenir au commencement des maladies, à moins qu'il n'y ait turgescence ; mais la plupart du temps il n'y a pas turgescence (*Aphor.* 22, sect. 1).

Les humeurs qu'il faut évacuer doivent être conduites là où elles se portent principalement d'elles-mêmes, et par des voies convenables (*Aphor.* 22, sect. 1).

Si l'on veut bien ne pas trop s'appesantir sur les erreurs de détail que renferme cette théorie humorale de la maladie pour n'en voir que le principe, et si l'on veut bien se mettre en présence de ses souvenirs de médecin praticien, on verra qu'il y a dans le principe de l'Humorisme quelque chose de vrai, de très-sérieux et de très-utile à étudier aujourd'hui. En effet, qu'on réfléchisse un peu sur ce que sont les fièvres continues typhoïdes et les fièvres éruptives, telles que la scarlatine, la variole, la rougeole, le furoncle ; ou bien les inflammations, on verra toujours une même succession de phénomènes, d'invasion, d'état, de maturité, de déclin et souvent de *crise* qui permet de comparer la maladie à l'incubation, au développement, à la maturité et à la *coction* d'un produit qui s'élabore, souvent se multiplie et est rejeté d'une façon ou de l'autre par l'économie. La marche naturelle des maladies et leur guérison spontanée indiquent la réalité d'une nature médicatrice, mais dans les voies et moyens de cette guérison, et dans les crises qui se produisent lors de la *coction des maladies*, il est permis de voir la maturation d'une *intempérie d'humeur*, c'est-à-dire la maturation d'une accumulation des humeurs sur un point de l'organisme. Cela n'a rien de déraisonnable, et j'ajouterai cela est conforme à ce qu'apprend l'observation journalière des maladies. — La preuve c'est qu'en beaucoup de cas, principalement dans les fièvres éruptives, il est extrêmement dangereux de supprimer la manifestation qui se fait vers la peau et, toutes les fois que par une médication contre indiquée on empêche une éruption de sortir, il est rare qu'on ne fasse pas courir les plus grands dangers au malade.

Comme j'ai déjà eu occasion de le dire dans le chapitre du Naturisme, à propos de mon étude sur Hippocrate et sur Galien, les crises existent dans beaucoup de maladies; et dans cette doctrine il n'y a de contestable que la théorie des jours critiques. — Ces crises sont des évacuations de sang (épistaxis ou hémorrhoïdes); — des sécrétions muqueuses ou puriformes du nez, des bronches, de l'estomac ; — de l'intestin ou de la vessie ; — des abcès, des éruptions à la peau, etc. — Tout cela est très-réel, et si l'on peut essayer de contester la justesse de l'explication, il est impossible de mettre en doute la réalité du fait. — A cette doctrine se rattache l'étude des symptômes communs qui annoncent l'imminence de la crise et des symptômes propres qui indiquent le lieu où elle doit se faire, étude importante si jamais il en fut, puisque le médecin doit chercher à voir de quel côté, sur quel organe, aura lieu la crise afin de la favoriser. — *Quò natura vergit, eò ducendum*, tel est l'aphorisme hippocratique qui résume la doctrine et qui reflète toute la pensée de la thérapeutique de cette école.

L'Humorisme d'Hippocrate, continué par ses disciples, ne régna pas sous la forme que je viens d'indiquer pendant le siècle qui sépare la mort de cet homme célèbre de la fondation de l'école d'Alexandrie. Tout en respectant l'autorité d'Hippocrate, on combattit ses idées dans ce qu'elles avaient d'exagéré ou de faux, et il en est même qui, ne reconnaissant d'autre suprématie que celle des faits, n'hésitèrent pas à formuler des opinions contradictoires et à plaider en faveur du Solidisme. — Ces contradictions n'eurent pas de succès durable. Parmi ceux qui bornèrent leurs contradictions à quelques points de détails il faut citer Aristote qui mit très-sérieusement en doute l'action de la bilė, dans la production des maladies et qui entraîna la conviction d'un grand nombre de médecins de son époque. — Ce fut le premier et le plus réel ébranlement subi par les doctrines hippocratiques.

On arrive ainsi à l'époque de l'École d'Alexandrie où, après avoir vu Hérophile professer le dogmatisme hippocratique, nous allons voir, sous l'influence d'Érasistrate, s'introduire une grave modification de l'humorisme grec. — Aussi habile médecin que célèbre anatomiste, Érasistrate combattit avec énergie cette opinion d'Hippocrate : que le plus grand nombre des maladies était dû à un vice des quatre humeurs et il essaya de démontrer au contraire, que la bile est inutile et que, dans le plus grand nombre des cas, il n'y a qu'une seule humeur en cause. — Pour lui c'était le *déplacement du sang* ou *métemptose* qui était la cause des maladies, c'était encore de l'Humorisme mais un Humorisme très-amoindri et profondément modifié dans ses rapports avec la marche naturelle des maladies et avec la doctrine des crises. — Dans cet Humorisme réduit à l'influence d'*une seule humeur*, qui était le sang, agissant sur le *pneuma* dont il provoquait les mouvements irréguliers, il n'y avait plus de principe supérieur coordonnant les phénomènes de la maladie produite par l'humeur en mouvement, comme au temps d'Hippocrate, il n'y avait qu'un déplacement et non pas un vice du sang : c'était un Humorisme anatomique substitué à l'Humorisme vitaliste.

Voici maintenant quel était le rôle qu'Érasistrate faisait jouer au déplacement du sang ou *métemptose* dans la production des maladies. Elle était la cause des *fièvres*, des *inflammations*, des *hémorrhagies*.

Dans les fièvres, le sang passait des veines dans toutes les artères où il s'accumulait en se mélangeant avec le *pneuma* qu'il agitait d'un mouvement irrégulier (air aspiré par les poumons et circulant dans le cœur). — C'était une *métemptose générale*.

Dans les inflammations, le sang passait accidentellement, et sur un seul point, des veines dans les petites artères d'un organe. C'était une *métemptose partielle*, *ou erreur de lieu*, παρεμπτωσις. Ainsi, par suite de ce passage du sang veineux dans le système artériel, la pneumonie avait pour siége les artères du poumon émanées de l'aorte, et dans la pleurésie l'épanchement du sang se faisait dans les artérioles de la plèvre.

Dans les hémorrhagies, il y a sortie du sang des veines, mais au lieu de passer dans les artères, l'épanchement a lieu hors des vaisseaux.

Dans la paralysie, ce n'était plus le sang qui était déplacé, mais bien l'humeur qui nourrit les nerfs de mouvement, celle-ci pénétrant dans la cavité des nerfs l'obstruait de façon à gêner la production du mouvement et des sensations.

Si l'on se demande maintenant quelle était pour Erasistrate la cause de ce déplacement du sang des veines dans les artérioles ou métemptose, on voit que c'était la pléthore. — La réplétion du système veineux dilatait les pores des parois vasculaires, favorisait l'épanchement du sang et celui-ci se trouvait repris par les artères dans lesquels il s'était fait un vide attracteur. Que d'hypothèses en peu de mots! mais laissons là ces erreurs et parlons de la théorie des hémorrhagies qui n'est pas sans importance.

M. Andral l'a dit avec raison : Erasistrate est le premier qui ait institué une doctrine des hémorrhagies (1) dont la cause prochaine est aussi une métemptose. — Il y en a deux ordres comprenant différentes espèces. — Les unes sont accompagnées de rupture des parois veineuses et les autres ont lieu sans rupture.

I. *Hémorrhagies avec rupture des parois veineuses.*

Ces hémorrhagies renferment plusieurs variétés : 1° celles qui résultent d'une déchirure ou d'une rupture déterminée par quelque violence extérieure; — 2° celles qui résultent d'une altération primitive des parois vasculaires lorsque l'inflammation les ramollit et qu'ensuite le moindre effort en amène la déchirure ; — 3° celles qui résultent d'une surabondance de sang quand il exerce une trop forte pression sur les parois veineuses d'où les *hémorrhagies traumatiques* ; les *hémorrhagies* par *altération des parois* vasculaires ; et les *hémorrhagies par augmentation de la masse du sang* ou pléthoriques.

II. *Hémorrhagies sans rupture des parois veineuses.*

Pour Erasistrate ces hémorrhagies avaient lieu à travers les porosités des parois veineuses : 1° par dilatation essentielle et primitive des pores ; — 2° par dilatation consécutive des pores due à un excès de pression ou de quantité du sang, c'est-à-dire due à la pléthore; — 3° enfin par *dissolution du sang*, les pores restant à l'état normal.

Je ferai remarquer que dans cette classification remarquable des hémorrhagies, il n'y a pas que l'influence du sang qui soit mise en

(1) Cours d'histoire de la médecine ; *Union médicale*, 1852.

cause, et que l'altération des solides prend également sa part dans leur production, d'où il suit que la classification annoncée comme appartenant à l'Humorisme est une classification mixte, ce dont je fais compliment à l'auteur. Celle-ci est vraie et représente encore à peu de chose près la science de notre temps, tandis que celle qui aurait seulement pour base les altérations des humeurs serait certainement fautive. Après la mort d'Erasistrate, dont les idées survécurent près de deux cents ans, sa médecine fut pratiquée par ses disciples disséminés en des lieux divers, et s'adonnant surtout à la culture de l'anatomie. Elle émigra peu à peu d'Alexandrie à Rome où régnaient déjà les idées humorales d'Hippocrate et c'est là qu'elle reçut d'Asclépiade la plus vigoureuse attaque qu'elle ait jamais eu à subir dans ces temps reculés, attaque qui devait aboutir à un démembrement doctrinal partiel, et à la fondation de la secte du Solidisme par Asclépiade, et ensuite par Thémison et Thessalus, ses premiers disciples.

J'ai déjà parlé avec de longs détails de cette création de la médecine corpusculaire ou atomique, ainsi que du Solidisme qui en est résulté (1). Ce n'est pas le lieu de traiter la question, mais je dois faire remarquer qu'ici le rôle des humeurs n'est qu'amoindri, placé au second rang et que l'altération des liquides est quelquefois considérée comme pouvant favoriser l'altération des atomes (à voir). Il en fut de même dans la doctrine de Thémison et d'Athénée de Cilicie, le pneumatiste de Rome qui le premier a parlé de la putridité des humeurs.

Sans insister davantage sur ce côté de la médecine corpusculaire ou atomique, je tenais à indiquer le fait pour montrer la filiation des idées dont je retrace l'histoire, ainsi que les contradictions et les alliances dont elles ont été l'objet.

C'est dans Galien que l'Humorisme exagéré se redresse dans toute sa force, allié au Solidisme et au Naturisme de façon à mériter par cette combinaison l'épithète qu'il a longtemps conservée de *doctrine galénique*.

HUMORISME DE GALIEN

L'Humorisme grec et alexandrin, si malmené par Asclépiade et ses disciples, ne pouvait pas périr. Il renferme une portion de vérité si considérable que, malgré toutes les attaques, il est venu jusqu'à nous pour recevoir toutes les amplifications commandées par les progrès de la science. Je comprends que l'Humorisme Alexandrin

(1) *Voyez* du Solidisme; — du Méthodisme et des Méthodistes.

d'Erasistrate ait succombé car il était incomplet. mais l'Humorisme d'Hippocrate, sauf les erreurs de détail, est établi sur des bases si larges qu'il est indestructible. Galien le comprit et, dans sa personnalité, si puissante qu'elle a régné jusqu'au XVIe siècle, il s'est fait le représentant et le continuateur du Dogmatisme grec. Comme Hippocrate, Galien fut Naturiste, c'était sa philosophie, mais comme Hippocrate aussi il fit à sa façon la part des solides et des humeurs : ce qui constitue le *Galénisme*. — L'éternel honneur de ces deux médecins c'est de s'être éloigné de tous les systèmes qui n'envisagent qu'un des côtés de la nature de l'homme, et d'avoir compris que le médecin se doit à l'étude de l'homme tout entier, dans tous les éléments qui le composent. Quelques personnes en ont fait des éclectiques, c'est une erreur; car ainsi que je le dirai l'Eclectisme n'est pas une doctrine qu'il faille croire ou rejeter, c'est l'arbitraire de chacun, et il y a autant d'éclectismes que d'individus : — à l'Eclectisme d'Hippocrate ou *Hippocratisme* on peut opposer l'Eclectisme de Galien ou *Galénisme* et celui de tant d'autres qui pourraient prétendre au même honneur ; — Galien était naturiste, solidiste et humoriste tout à la fois, comme le seront tous les médecins qui ont fait de l'observation la règle de leur esprit, et qui refusent d'accepter tous les systèmes exclusifs ayant pour base un seul des éléments de la nature de l'homme.

Prenons donc dans Galien, la partie relative à l'Humorisme, voyons quelles étaient ses idées sur ce point, et n'oublions pas surtout qu'il s'agit d'un Naturiste faisant aux solides et aux humeurs la part qui leur appartient dans la constitution de la santé, et dans la production des maladies.

En raison des idées philosophiques qu'il partageait avec Hippocrate, Platon et Aristote, Galien considérait l'homme et tous les êtres vivants comme étant formés des mêmes éléments que ceux qui forment la matière inorganique, mais combinés de manière différente. La terre, l'eau, l'air et le feu constituaient la matière du corps humain. Introduits par les aliments qui les renferment et soumis à l'influence des forces qui président au déplacement de l'homme, ils se transformaient et constituaient le sang d'où sortent les parties solides et les humeurs.

Du mélange convenable des éléments, de leurs qualités élémentaires ainsi que du mélange parfait des humeurs ou *crase*, résultait la santé, ou tempérament. Chaque individu avait le sien, variable aux différents âges, et les organes avaient aussi le leur dont il fallait que le médecin sût tenir compte. Du mélange imparfait des humeurs au contraire résultait l'*intempérie* ou *dyscrasie*, c'est-à-dire la maladie, qui pouvait arriver aussi par suite d'un défaut de contexture des solides. — Il y avait huit intempéries : quatre simples correspondant aux quatre qualités élémentaires, la sèche, l'humide, la chaude et la froide; quatre composées résultant du mélange de deux intempéries; l'humide et chaude, — l'humide et froide, — la sèche et chaude, — enfin la sèche et froide, qualifications imaginaires sur lesquelles on discuta pendant plus de mille ans avant d'en avoir reconnu la fausseté.

Il résulte de là qu'il y avait pour Galien plusieurs sortes de maladies, les unes produites par un changement de la crase des humeurs, les autres par une altération des solides, et en ajoutant celles qui dépendent d'une altération des forces, on a sous les yeux le tableau de la pathogénie galénique.

Pour en revenir aux altérations des humeurs telles que les exposait Galien, il faut savoir que le sang était pour lui l'humeur principale, génératrice de toutes les autres, et d'où provenaient la pituite, la bile jaune, l'atrabile ou bile noire, l'urine, la sueur, la transpiration insensible, et les fuliginosités. Il était formé par l'action du foie sur les aliments, assertion qui peut paraître étrange à ceux qui aujourd'hui connaissent la circulation du sang, mais dans laquelle se trouve une part de vérité puisque sans le mélange de la bile avec les aliments il n'y aurait pas de digestion ni de sanguification possibles. — Le sang renfermait à la fois des éléments de la nutrition des organes et ceux de sécrétions, tels que la bile et l'atrabile ayant un usage important ou les matériaux des excrétions ne servant à rien tels que l'urine, la sueur, les fuliginosités, etc. De la rétention de ces matériaux devaient naître certaines modifications de l'état normal compatibles avec la santé ou des prédominances humorales formant les divers tempéraments, ou enfin différents états morbides (1).

M. Andral (2), qui a parfaitement analysé toute cette théorie humorale de Galien, l'a résumée en quelques mots dans lesquels on voit toute l'importance de ces altérations du sang, de la bile et de l'atrabile. — Si tout n'est pas à prendre il faut au moins convenir qu'il s'y trouve des assertions dont la clinique vérifie chaque jour l'exactitude.

« Le sang se distingue des autres humeurs par la propriété qu'il a de se concréter, de former un coagulum, quand il est sorti des vaisseaux. Tantôt la masse entière se solidifie, d'autres fois, autour

(1) Galien, *De atrabile*.
(2) Loc. cit.

du caillot, on trouve une certaine quantité d'eau qui est l'eau du sang. Cette eau proportionnelle aux boissons dont elle provient se sépare du sang sous trois formes principales : l'urine, la sueur, la transpiration insensible ».

« La couleur du sang varie du rouge vif au rouge jaunâtre ou noirâtre. Galien tire de cette différence de coloration la preuve de l'existence dans ce liquide d'un suc jaune. la bile, et d'un suc noir, la bile noire ou atrabile. Plusieurs circonstances peuvent modifier plus ou moins la coloration normale du sang, telles sont : le tempérament, la température extérieure, la nature des aliments, certaines maladies, les fièvres ardentes par exemple. A l'appui de cette dernière opinion, Galien cite une maladie épidémique, dans laquelle il avait observé des vomissements noirs et des déjections de même couleur, des pustules noires à la surface de la peau. »

« La consistance du sang varie comme la couleur ; tantôt ténu, tantôt épais, il peut aller jusqu'à présenter la consistance de la poix liquide. »

« De l'étude du sang, Galien passe à celle des humeurs qui en proviennent. Il s'occupe plus particulièrement de la bile et de l'atrabile; on peut distinguer plusieurs espèces de bile qui diffèrent entre elles soit par leur consistance soit par leur coloration, ce sont : la bile jaune, — la bile verte ou porracée, — la bile pâle, la bile rouge, la bile érugineuse couleur de rouille, — la bile aqueuse, — enfin la bile vitelline qui a la consistance du blanc d'œuf (1). »

« L'atrabile liquide imaginaire n'est pas de Galien. Son origine remonte à Hippocrate. Le père de la médecine ayant remarqué dans le parenchyme de la rate ce liquide noir auquel les modernes donnent le nom de *boue splénique*, imagina que la rate soutirait du sang ce liquide tout comme le foie en soutire la bile. La rate devint donc le pendant du foie, et c'est de là que le suc des cellules spléniques reçut le nom de bile noire ou atrabile. La matière des vomissements noirs n'était autre chose que ce même liquide déversé dans l'estomac par les vaisseaux courts. »

D'après Galien ce suc est âcre et son odeur pénétrante; il est corrosif, et a de la tendance à se porter vers la peau ou vers la muqueuse digestive, — son accumulation est la cause des anthrax, des cancers, des varices, des ulcères, de la mélancolie, de la dysenterie et il se forme sous l'influence des tempéraments secs et chauds. de la trop grande chaleur atmosphérique, des chagrins, des fatigues,

(1) Comment, n'ayant pas fait d'anatomie pathologique, Galien a-t-il pu étudier tant d'espèces différentes de bile?

des veilles, des aliments épais et secs, enfin des maladies de la rate. On en reconnaît la prédominance au sein de l'économie par la coloration brune, jaunâtre de la peau et par la couleur noire du sang.

Que d'hypothèses dans ces affirmations successives dont il ne reste rien dans la science à moins toutefois qu'il ne faille considérer comme un retour à ces idées anciennes, la découverte récente de Frérichs (1) qui, ayant constaté que la rate jette dans le sang une certaine quantité de *matière noire pigmentaire*, attribue à l'excès de cette matière dans le sang, certaines diarrhées, certaines dysenteries, céphalées, hypocondries ou albuminuries. S'il en était ainsi ce serait bien curieux de voir, après quinze siècles de plaisanteries, l'esprit médical obligé d'honorer ce qu'il avait considéré comme une erreur.

Bien que Galien n'ait pas fait de pathologie descriptive, et qu'il soit difficile de toujours suivre nettement la filiation de ses idées quelquefois incomplètement exprimées dans ses nombreux ouvrages, on arrive cependant à voir que le fond de sa pensée est invariable. Ainsi dans le *Traité des causes de la maladie*, il affirme que, sous l'influence des différentes causes morbifiques, il se fait une altération des humeurs et des solides du corps, altération primitive, immédiate dans les humeurs et secondaire dans les solides ; — mais où se révèle le vrai médecin libre de tout système, c'est lorsqu'il ajoute que dans certains cas la cause agit primitivement sur les solides d'où peut résulter une altération secondaire des humeurs.

Comment s'altèrent les humeurs ? Plusieurs cas peuvent se présenter, dit M. Andral, qui a fait une étude très approfondie de Galien (2).

« 1° L'altération frappe les humeurs en masse, ou le sang qui les renferme toutes. Ainsi, la masse du sang augmente, *pléthore ;* elle diminue, *anémie.* 2° L'altération se porte sur une humeur en particulier. Si une humeur quelconque prédomine, il y aura exagération dans l'économie de la qualité prédominante que cette humeur possède. Par exemple, si c'est le sang qui prédomine, comme le propre du sang est d'être chaud, il y aura augmentation de la chaleur générale, etc., alors l'équilibre est rompu, il y a maladie. Il existe donc des maladies par excès de chaud, de froid, de sécheresse, d'humidité, suivant la prédominance de telle ou telle humeur. »

(1) Maladies du foie, p. 275.

(2) Leçons sur l'histoire de la médecine. *Union médicale*, 1856.

« En remontant à la qualité de l'humeur prédominante, on peut déterminer la diathèse du corps, car la prédominance d'une humeur quelconque est annoncée par un signe spécial.

« Ainsi Galien ne perd pas de vue son point de départ. Dans la définition de la maladie, il a établi que le trouble des fonctions implique l'altération de l'état matériel; de même, dans l'étude des causes prochaines des maladies, en admettant que la prédominance des humeurs produit les divers états morbides, il admet par là que les maladies résultent des altérations diverses de l'état matériel. Si la chaleur domine dans le corps, c'est parce qu'une humeur chaude est en excès, etc. Constamment Galien, par un remarquable enchaînement d'idées, et une merveilleuse logique de déduction, rattache l'altération de l'état dynamique à l'altération de l'état organique. »

« Puisque toute maladie, sauf quelques cas exceptionnels, consiste dans une modification des humeurs de l'économie, comme ces humeurs circulent par tout le corps avec le sang qui les contient, il s'ensuit que toute maladie, à quelques exceptions près, est une maladie générale, c'est-à-dire avec retentissement dans l'ensemble de l'organisation, c'est-à-dire encore une maladie de la substance, *totius substantiæ*. L'humeur prédominante, sang, bile jaune, pituite, etc., se promène par tout le corps et partout porte le trouble, et cela d'une manière générale, sans affecter d'abord aucun organe en particulier. Cependant tout en cheminant, cette humeur rencontre des solides dont toutes les facultés peuvent ne pas être, en ce moment, dans un équilibre parfait. Chez l'un, la force attractrice est en souffrance, chez l'autre la force rétentrice, la force expultrice chez un troisième, de telle sorte que l'humeur sera, par les organes, ou mal attirée, ou mal retenue, ou mal expulsée. Dès lors, il peut se faire qu'elle s'accumule dans certains organes et que, de cette accumulation, naissent, au milieu de la maladie générale, des affections locales qui, par leur nature, seront dépendantes de la maladie générale ou diathèse. Pour Galien, le plus souvent, les états locaux qui ne sont que les dépendances d'un état général, sont subordonnés à la diathèse qui les produit. Cette vérité, entrevue par Galien à travers le voile des théories et des hypothèses, est devenue de plus en plus éclatante à mesure qu'avec le temps elle s'est de plus en plus dégagée de ces ténèbres, dissipées au flambleau de l'observation moderne. »

« De ce qui précède, il résulte que, pour Galien, deux éléments président à la formation et à l'explication de presque toutes les maladies :

« 1° L'altération des humeurs produisant et expliquant les états généraux, les diathèses ; »

« 2° L'altération des forces ou facultés des divers organes produisant et expliquant les divers états locaux, ou les localisations des diathèses. »

« Voici comment Galien explique ce qu'il entend par l'altération des facultés :

« Les forces ou facultés, dit-il, ne sont autre chose que le produit des différents éléments et de leurs qualités. Donc la force ou faculté, cause efficiente des phénomènes, n'existe pas comme substance matérielle et altérable par elle-même, ses modifications ne sont que le reflet des modifications que les éléments et leurs qualités éprouvent dans leurs proportions normales. Admirez encore une fois cette grande fermeté d'esprit de Galien et cet enchaînement logique de principes et de déductions ! »

« La plupart des maladies sont donc produites, suivant Galien, par la prédominance des humeurs ou l'excès des qualités élémentaires. Parmi ces qualités celle qui, le plus souvent, domine dans l'économie et cause la maladie c'est le chaud. Or, l'excès de chaud produit, comme état général, la fièvre ; comme état local, le phlegmon, l'inflammation. Il suit de là que les maladies inflammatoires sont les plus communes. »

« Parmi les circonstances qui, en dehors de la prédominance d'une humeur chaude dans l'économie, peuvent augmenter la chaleur du corps, Galien cite : l'excès des mouvements musculaires, l'action trop vive de la température extérieure ; l'ingestion d'aliments trop chauds, les mouvements désordonnés de certaines passions, telles que la colère, etc., enfin la propagation de l'excès de chaleur d'un organe à tout le corps. Pour expliquer cette dernière circonstance, Galien suppose que, de l'organe primitivement affecté, la chaleur se propage de proche en proche jusqu'au cœur, et ce n'est, d'après lui, que lorsque le cœur a reçu cet excès de chaleur, qu'elle se généralise dans tout le corps. C'est de cette manière que l'auteur comprend la production de la fièvre, dans toutes les maladies qui débutent par un excès de chaleur locale. Dans tous les cas, la chaleur doit passer par le cœur, avant de se répandre dans l'ensemble de l'économie. »

« Suivant Galien, ainsi que nous l'avons déjà vu, la maladie peut reconnaître pour cause prochaine, non plus la prédominance d'une humeur en particulier, mais l'augmentation en masse de toutes les humeurs, état général qui, pour lui, constitue la pléthore. L'auteur distingue deux sortes de pléthore : 1° pléthore *ad vires;* 2° pléthore *ad vasa ;* distinction reproduite depuis par beaucoup de modernes. »

« La pléthore *ad vires* existe dans les cas où, sans qu'il y ait trop de sang dans les vaisseaux, une partie présente tous les signes de l'état pléthorique, ce qui tient à une mauvaise administration de la part des forces qui président à la circulation des humeurs dans cette partie. »

« La pléthore *ad vasa* consiste dans l'augmentation absolue des humeurs contenues dans les vaisseaux. Galien distingue aussi dans la pléthore deux choses : 1° un état général par la plénitude de tout le système vasculaire, en vertu de la surabondance des humeurs ; c'est notre pléthore actuelle ; 2° divers états locaux caractérisés par la localisation de cette surabondance d'humeurs dans une ou plusieurs parties du corps, parties qui deviennent le siége de phénomènes pléthoriques : congestions, hémorrhagies, etc. La pléthore, dans les divers solides, est consécutive à l'état pléthorique général de l'économie, ou à la diathèse pléthorique. »

« Galien place ici une remarque intéressante. Il y a, dit-il, des organes qui n'ont pas la conscience de leur plénitude. Il en est d'autres qui la ressentent et en avertissent le cerveau. Il fait ensuite une énumération curieuse des parties sensibles et de celles qui ne le sont pas, préludant ainsi théoriquement à des études que Haller devait reproduire, bien des siècles après, le scalpel à la main. »

« La considération des humeurs comme principes et causes prochaines des maladies est sans doute la plus importante dans la pathogénie de Galien ; mais, ainsi que nous l'avons déjà fait pressentir, elle n'est pas la seule. Une part beaucoup plus petite, il est vrai, doit être faite à deux autres ordres de causes, les solides et les forces. »

« Les solides peuvent, dans un certain nombre de cas, devenir causes de maladies. D'abord, au moment de la formation de l'être, sous l'empire d'une mauvaise direction des forces qui président à cette formation, ou d'un vice de la semence, la composition primitive des solides devient défectueuse, ou bien encore il se produit des altérations dans leur situation, leur forme, leur volume, leurs rapports ; ces divers états sont réunis par Galien sous le titre de maladies congéniales. »

« Après la naissance, pendant tout le cours de la vie extra-utérine, les solides peuvent devenir le siége d'un grand nombre d'états morbides ; mais, comme le plus souvent ces altérations des solides sont consécutives à une altération primitive des humeurs, il s'ensuit que le cadre de ce deuxième ordre de maladie doit être extrêmement restreint. »

« Ce n'est pas tout : par la seule considération des humeurs et des solides, Galien ne pouvait se rendre compte de l'enchaînement des phénomènes de la maladie. Pour l'expliquer, il fait intervenir ces puissances, forces ou facultés que possèdent tous les organes dont elles suivent le développement. De même que, dans l'état de santé, les quatre facultés ou forces attractrice, rétentrice, altératrice, expultrice, président à l'accomplissement de tous les phénomènes physiologiques qui se passent au sein de l'organisme, de même un certain nombre d'actes morbides ont pour point de départ l'altération de l'influence de quelqu'une de ces facultés. Cette influence peut être augmentée, diminuée, pervertie. Sous l'empire de ces altérations, les humeurs diverses seront trop fortement ou trop faiblement attirées, trop fortement ou trop faiblement retenues, élaborées d'une manière vicieuse, ou incomplétement expulsées. De là résulte la production d'un certain nombre d'état morbides. Mais comme en définitive, suivant Galien, l'altération des forces suppose celle de l'état matériel des organes, cette troisième classe de maladies pourra rentrer dans la seconde constituée par les altérations des solides, et comme celles-ci, à leur tour, sont le plus souvent consécutives aux altérations des humeurs, il s'ensuit que l'influence des deux dernières causes, faible et restreinte, est entièrement subordonnée à la première, à laquelle l'auteur fait la part la plus large et la plus générale. »

« Il n'en résulte pas moins cependant, chose capitale, que Galien, pour se rendre compte, d'une manière complète, de l'ensemble des états morbides et formuler une pathogénie générale, invoque à la fois la considération des liquides, des solides et des forces, toutes causes qui, en se combinant entre elles, produisent les états morbides si complexes que la nature offre tous les jours aux méditations profondes des médecins. En effet s'il est possible, en théorie, d'isoler parfaitement l'une ou l'autre de ces influences, il n'en est pas de même dans la pratique, ou, pour mieux dire, dans la réalité, où il est rare que les influences de ces trois ordres de causes ne se réunissent et ne se confondent. Il y a donc très peu de maladies simples, la plupart sont des états complexes, dans la production desquels les solides, les liquides et les forces peuvent réclamer chacun plus ou moins, suivant les cas, une part légitime d'influence.

« Maintenant, suivant la considération de l'action isolée ou plus ou moins combinée de ces trois ordres de causes, on pourra diviser, d'après Galien, l'ensemble des maladies en quatre catégories ou classes :

« 1° Les maladies générales, primitivement générales, résultant de l'altération des humeurs, soit dans leur quantité absolue, soit dans leurs proportions relatives. Toute maladie qui a un tel point de départ peut être considérée comme générale, puisque la cause réside dans l'économie tout entière. Cette classe comprend les maladies simplement générales, sans localisation particulière. »

« 2° Maladies générales s'accompagnant de manifestations locales. Cette classe comprend les cas dans lesquels les humeurs sont encore le point de départ de la maladie, mais où, en même temps, il se fait un afflux, une attraction ou rétention anormales de l'humeur intempérée dans certains solides. »

« 3° La troisième classe se compose de maladies qui, primitivement locales, conservent ce caractère pendant toute la durée. Ce sont les maladies simplement locales qui ne se généralisent pas. Il en est ainsi dans un certain nombre d'altérations primitives des solides, et spécialement dans les altérations congéniales. »

« 4° Enfin, dans une dernière classe, la maladie locale, à son point de départ, se généralise pendant son cours, se complique d'autres phénomènes qui transforment en maladie générale ; exemple : la fièvre qui se joint à un phlegmon de cause externe. Que la peau, par exemple, vienne à être brûlée, l'inflammation est d'abord purement locale ; puis, au bout d'un certain temps, deux, trois, quatre jours, le cœur précipite ses battements, le pouls devient plus fréquent, la température du corps s'élève ; bref, la fièvre éclate. De proche en proche, l'excès de chaleur s'est prolongé du phlegmon externe au cœur par l'intermédiaire des vaisseaux, et a fini par envahir l'économie tout entière. »

« Il faut donc reconnaître quatre groupes principaux de maladies :

« 1° Les maladies primitivement générales et qui ne se localisent pas; »

« 2° Les maladies primitivement générales qui se localisent consécutivement ; »

« 3° Les maladies primitivement locales qui ne se généralisent pas ;

« 4° Les maladies primitivement locales qui se généralisent consécutivement. »

« Cette classification, adoptée par tous les bons esprits de l'école médicale contemporaine, n'est pas, sans doute, exposée dans Galien avec l'ordre, la méthode et la clarté que nous avons cherché à introduire dans cette analyse, mais elle ressort de la lecture attentive de ses ouvrages, dont il faut surtout s'attacher à saisir l'esprit. »

A l'occasion des fièvres, on retrouve encore dans Galien les mémes idées générales. Il y a des *fièvres essentielles primitives*, dont on ne connaît pas l'origine, et des *fièvres secondaires* ayant pour cause une altération des humeurs ou des solides. En ce qui concerne les humeurs, c'est l'augmentation de la masse du sang ou pléthore; la présence dans le sang d'un excès de bile jaune altérée, car il fait remarquer que dans certains cas où il y a de la bile dans le sang les malades n'ont pas de fièvre ; l'altération du sang par des sucs mauvais introduits dans ce liquide ou par des matériaux hétérogènes qui n'ont pas été expulsés, enfin une altération du sang mélangé à de l'air vicié par des principes putrides dont la présence excite un travail de décomposition putride accompagné de chaleur comme toutes les putréfactions.

Ne sont-ce pas là nos idées actuelles, et, sauf des noms nouveaux et des chiffres d'analyse chimique, les principes de l'hématologie moderne (1)? Il est impossible de ne pas être frappé de la ressemblance et de ne pas voir là une communion d'idées incontestable.

Il en est à peu près de même des inflammations dans leurs rapports avec l'Humorisme. — Elles résultent de l'afflux du sang dans les parties par suite de la transsudation de ce liquide à travers les parois vasculaires dans les porosités du tissu. — Cela est encore vrai, mais Galien ajoute deux erreurs : la première c'est que si de la masse du sang extravasé il se sépare de la bile jaune il y aura un érysipèle, et la seconde est que s'il s'en sépare de la bile noire il y aura gangrène.

Là où dans Galien l'on retrouve l'humoriste doublé du naturiste, c'est dans ce qu'il écrit çà et là sur la marche et sur la terminaison des maladies. Par suite de sa communauté d'idées avec Hippocrate, il admet comme lui dans les maladies les quatre périodes d'invasion, d'augment, de coction et de déclin, pendant lesquelles se fait l'élaboration de l'humeur morbifique, son expulsion et le retour du sang à son état normal. — Il admet ce que l'on a si souvent appelé l'intervention de la nature médicatrice, c'est-à-dire de lois naturelles favorisant la guérison spontanée des maladies; enfin, s'il repousse la doctrine des jours critiques, il n'en reconnaît pas moins d'une façon très-explicite l'existence des crises.

Sous tous ces rapports, il est facile de voir dans l'Humorisme de Galien le complément de ses doctrines générales de la maladie, c'est-à-dire la plus grande partie d'un ensemble dogmatique dont

(1) Lecanu, *Analyse du sang* (1830); Denis, *Des altérations du sang* (1831); Andral, *Traité d'hématologie pathologique;* Becquerel et Rodier, *De la composition du sang*.

la grandeur échappe peut-être aux érudits, mais éclate aux yeux du clinicien. Sans doute cet Humorisme est plein d'hypothèses et d'erreurs, mais ces erreurs et ces hypothèses sont la résultante des connaissances anatomiques et physiologiques de ces temps reculés. Il est facile de se faire le détracteur de Galien, mais ce n'est pas juste, car même dans son Humorisme tant décrié, on retrouve tous les principes qui font la base de l'Humorisme moderne.

Comme Hippocrate enfin, dans les humeurs accumulées qui produisent l'état morbide, Galien voit une intempérie dont l'élaboration est nécessaire. Les humeurs morbifiques passent aussi de la *crudité* à la *coction* et à l'*élimination* par les voies naturelles ou autres. — De là aussi des *crises*, mais, en opposition avec Hippocrate, il n'admet pas la doctrine des jours critiques. S'il en parle c'est par respect pour la tradition, et il s'écrie : « Dieux immortels ! vous le savez, c'est à la prière de mes amis, et en quelque sorte forcé par eux, que j'ai écrit ces lignes en faveur d'une doctrine que je ne partage pas. » (*De crisibus et de diebus decretoriis.*)

Comme on le voit, le caractère de l'Humorisme greco-romain est tout entier dans le fait d'un mouvement d'humeur dans les organes où devra s'accomplir une maturation ou coction, suivie du rejet de la matière morbifique avec crises salutaires ou défavorables. C'est là la substance de la doctrine que nous retrouverons jusqu'à une époque très-rapprochée de nous, malgré les révolutions de la science et les innovations de la chimiâtrie.

DE L'HUMORISME APRÈS GALIEN

Galien est le dernier des médecins grecs dont l'antiquité puisse se glorifier. A mesure que déclinait l'empire romain livré à l'anarchie et impuissant à conserver son immense territoire, toutes les sciences se ressentirent de la décadence générale et peu à peu les ténèbres de la superstition et de l'ignorance dominèrent le monde. — Pendant les siècles qui suivirent la mort de Galien, on s'inspirait de ses doctrines, mais nul esprit cultivé n'essaya d'ajouter quelque chose à l'héritage qu'il avait laissé. Des empiriques, des charlatans, des compilateurs sans autorité occupèrent un instant la scène médicale, mais nul n'a eu assez de talent pour marquer sa place dans l'Histoire.

« Ainsi Oribase n'a rien publié d'original sur les humeurs et, s'il admet l'Humorisme, ce qu'on ne peut véritablement soutenir, c'est comme compilateur plutôt que comme médecin. Il reproduit en effet un grand nombre de fragments où l'Humorisme de cette époque se trouve indiqué de la façon dont il était professé par Galien, mais la doctrine ne présente rien de nouveau.

Il faut arriver aux ve et vi^e^ siècles pour trouver dans l'histoire de l'Humorisme quelques hommes dignes d'occuper l'attention de la postérité. Aëtius de Constantinople et Alexandre de Tralles sont du nombre. Le premier est fort explicite à se sujet et, dans ses écrits, on trouve toute la théorie pathologique de Galien sur les altérations des humeurs et des éléments, sur la coction et sur les crises. Pour lui, la rage est une affection froide du foie. Comment? A quel titre? il serait difficile de le dire aujourd'hui que nous avons des idées si différentes sur la nature de cette maladie, mais cela montre à quel degré d'hypothèses en était la médecine de cette époque.

Alexandre de Tralles, tout en faisant la part que tous les médecins doivent faire à l'Humorisme, ne l'accepta pas cependant dans les termes où le professait Galien. En opposition avec ce médecin sur quelques points de détails qu'il attaqua très-vivement, il était d'accord sur le fond et croyait aussi que, dans le développement des maladies, très-souvent l'altération des humeurs élémentaires jouait le principal rôle, et que toute intempérie se dissipait par une élaboration spéciale suivie de coction et souvent de crise.

Ces deux médecins sont, à cette époque, les représentants les plus illustres du Naturisme et de l'Humorisme enseigné par Galien. Il ne faudrait cependant pas croire qu'ils acceptèrent servilement toute la doctrine de cet homme célèbre, tant s'en faut, car ils étaient d'un mysticisme exagéré, et si pour eux le rôle des quatre humeurs dans la production des maladies était considérable, il n'était pas absolu. En même temps qu'ils empruntèrent à l'Humorisme la doctrine de la *maturation*, de la *coction* et des *crises*, ils joignaient à leurs doctrines certaines idées empruntées au *laxum* et au *strictum* de Thémison, c'est-à-dire à ce Solidisme qui avait excité toutes les colères de Galien. C'était un mélange de différentes doctrines et, à cet égard, on voit une fois de plus combien il est difficile de trouver un humoriste qui ne soit pas autre chose. Cela ne surprend aucun de ceux qui sont versés dans l'étude des malades, mais il y a encore tant de médecins qui croient qu'en médecine on peut être à volonté vitaliste, animiste, humoriste, naturiste exclusivement, qu'il est utile de faire cette remarque.

Au viie siècle l'Humorisme ne fit pas beaucoup parler de lui, cependant on en trouve la trace dans la plupart des écrits des hommes de ce temps. Ainsi Palladius a laissé un traité des fièvres dans lequel il accepte entièrement toutes les idées humorales de Galien sur les intempéries, sur la maturation des humeurs, sur les crises, sur la putrescence du sang dans ces maladies. Il en est de même d'Actuarius, son contemporain, qui fut un galéniste très-accentué, et de Démétrius Pepagomenus, etc., mais, en somme, le mouvement médical et scientifique fut si faible à ces époques de décadence et, si j'osais, je dirais de barbarie, que l'histoire n'a rien d'important à recueillir dans les archives de ces premiers siècles.

Il faut arriver jusqu'à l'époque de la domination des Arabes, vers le milieu du VIIIe siècle, pour voir s'établir un courant scientifique continu et réel, devant aboutir à un vrai triomphe sur cette barbarie. C'était le temps du Calife Almanzor, celui qui fonda et la ville et l'académie de Bagdad où se trouvèrent un instant plus de six mille savants réunis. Il s'y fit un collège de médecine, des hôpitaux, des pharmacies publiques et on rivalisait à l'envi pour y faire la traduction arabe des livres de médecine grecque ou de philosophie et d'histoire naturelle; — Haroun al Raschid, Almamon, Almotassen, Motawakkel, ses successeurs, firent de même, ce qui répandit en Egypte, en Espagne et au sud de l'Europe tous les témoignages écrits de la civilisation et de la science grecque et romaine. En ce qui concerne la médecine, Hippocrate et Galien furent les auteurs dont les ouvrages ont été le plus fréquemment traduits et commentés, de façon à jeter au moins dans ces générations vouées à la théurgie, au mysticisme, à la magie et à l'empirisme, les grandes idées médicales qui ornent les écrits des médecins arabistes. — Ne pouvant, par religion, toucher à un cadavre, ils se servaient exclusivement de l'anatomie, de la physiologie et de la pathologie de Galien, ils n'eurent d'autre originalité que leurs conceptions chimiques et pharmaceutiques, alors très-nombreuses (1) et en rapport avec l'Empirisme de l'époque.

C'est là où ils prirent les notions d'Humorisme qu'on retrouve dans leurs écrits, et qui s'y trouvent mélangées au Méthodisme ou à des idées de mysticisme et de magie indignes de la science.

Quoi qu'il en soit, on suit très-bien la filiation de l'Humorisme dans Rhazès, qui vécut à la fin du IXe siècle et qui attribuait la variole à une fermentation du sang; — dans Hhonain, qui attribuait le frisson à la pénétration du principe putride dans les parties sensibles et non dans les veines; — dans Sérapion, qui attribue un exanthème, l'*Essera*, à la bile rouge quand l'éruption est rouge et à une pituite salino-nitreuse quand elle est pâle, ou bien qui considère les lèpres comme la prédominance des différentes humeurs du

(1) On leur doit le sublimé corrosif, le précipité rouge, l'acide nitrique, le nitrate d'argent, l'alcool, les juleps, les loochs, le camphre, etc.

corps. — Il en est de même d'Haly-Abbas, d'Avicenne, d'Albucasis, d'Avenzoar, d'Actuarius et de tous les arabistes dont j'ai parlé précédemment. — Partout, c'est l'Humorisme de Galien modifié, amoindri et surchargé d'hypothèses encore plus ridicules que celles de l'auteur romain, mais pendant plusieurs siècles il ne fut question que d'Aristote, de Galien, d'Averrhoes et d'Avicenne, qui étaient considérés comme infaillibles.

Au XIIIe siècle, il en est de même, et à mesure que les sciences progressent, en occident et au nord, au milieu des influences monastiques et religieuses, nous retrouvons l'influence de Galien se produire dans les écrits de quiconque a une véritable valeur. — Ainsi dans le *compendium de médecine* de Gilbert d'Angleterre, à côté d'une scholastique ridicule quand il s'agit de médecine, la théorie des quatre humeurs occupe la place la plus importante. Il n'est question que des qualités élémentaires, des quatre humeurs cardinales, et de la saveur de ces humeurs. — Il n'est pas de maladies qui ne dépendent de ces causes. — Les fous eux-mêmes, chose presque incroyable, sont considérés comme étant de quatre espèces et provenant : les uns du sang, les autres de la pituite, quelques-uns de la bile, et certains de l'atrabile. — C'est Gilbert, un des premiers écrivains du siècle, selon Sprengel, qui a écrit cette énormité-là. — Il croyait aussi que les vers intestinaux devaient être partagés en trois espèces selon qu'ils tenaient à la pituite naturelle, douce ou salée. — Ceci est à la rigueur plus soutenable puisque nous savons que la nature du milieu ambiant et que la qualité des sécrétions sont pour beaucoup dans le développement de ces helminthes. Tout entier au galénisme, Gilbert croyait que la pituite douce et salée communiquait à l'urine une couleur plus foncée ; que c'était la pituite qui était la cause de la fièvre quotidienne et, selon qu'elle était acide, douce, austère, amère ou salée, qu'elle engendrait autant d'espèces distinctes de fièvre. — Malgré cela, Gilbert était un médecin éminent qui a laissé en thérapeutique beaucoup de choses importantes, notamment la manière d'éteindre le mercure dans les onguents.

Le même Humorisme se retrouve dans la plupart des écrivains de cette époque, même chez les chirurgiens, car Lanfranc, dont le nom est parvenu jusqu'à nous, faisait intervenir l'influence des quatre humeurs dans la production des ulcères, et il faut arriver au XIVe siècle pour trouver un commencement de lutte contre ces doctrines quasi officielles dont l'exagération avait été poussée jusqu'à l'absurde — Il faudrait pouvoir revivre au milieu de ces temps de préjugés, de superstition, d'influence cléricale et de théocratie pour se faire l'idée de l'abaissement de l'esprit humain courbé sous le joug d'idées les plus fausses et des croyances les plus ridicules, car jamais on ne pourra reconstituer par écrit le tableau de ces siècles d'ignorance et de cruauté. — C'était une époque d'autorité religieuse et scientifique ; il fallait croire, et obéir, car toute réforme était une impiété et l'impiété pouvait conduire à la mort sur le bûcher.

Le XIVe siècle est le moment du réveil des esprits. — On essaya sans trop de succès de secouer le joug qui asservissait l'intelligence en demandant à l'observation et à l'expérience la lumière destinée à contrôler le passé et à ensemencer l'avenir. — Si l'autorité des compilations et des amplifications faites par les Arabes sur les travaux d'Aristote, d'Hippocrate, de Galien, n'est pas détruite, elle est ébranlée et c'est très-sérieusement alors que le Galénisme transformé par Avicenne, se trouve compromis. Il le fut d'abord en 1315, par Mondini dans ses essais d'Anatomie ; plus tard en 1363, par Guy de Chauliac ; et dans le siècle suivant, soit par les savants Grecs chassés d'Orient par les Turcs (1) et refoulés en Occident où ils apportèrent le texte même des auteurs dont on n'avait que les mauvaises traductions arabes, soit enfin par la découverte de l'imprimerie, en 1435, qui allait permettre à la pensée de se produire plus librement.

Tout cela se fit très-lentement, et le Galénisme transformé et altéré par les superstitions arabes s'épura par un retour à l'étude consciencieuse des anciens Grecs, et par les traductions qu'en firent alors les Grecs venus d'Orient en Italie. — Le mouvement s'étendit en Allemagne, en France et en Angleterre, et il eut pour résultat l'intronisation des véritables doctrines Hippocratiques, interprétées selon le système de Galien qui n'en eut un moment que plus d'autorité. — Ce fut là le progrès de la période érudite sur la barbarie du moyen-âge, mais ce n'était pas assez. Pendant deux siècles, au temps de Leonicenus (2) et de Thomas Linacre (3), durant lesquels les sciences occultes luttèrent en vain par la voix de Corneille Agrippa, de Cardan et de Paracelse contre le galénisme restauré, et pendant que l'anatomie normale et pathologique se créait par les soins de Vésale en 1530, — de Colombus son élève, — de Fallope, — d'Eustache, — de Fabrice d'Aquapendente, — de Servet, — de Cesalpin, — de Rembert Dodens, — de Marcellus Donatus, etc., l'Humorisme grec, remis en honneur par les traductions d'Hippocrate de Duret et de Foes, régna encore dans presque toutes les écoles,

(1) Prise de Constantinople par les Turcs en 1453.

(2) Nicolas Leonicenus était né à Vicence en 1428.

(3) Thomas Linacre de Cantorbery étudia en Italie en 1484, et revint se fixer en Angleterre.

et sur presque tous les esprits. — En voici la preuve tirée de Fernel dans un livre qui a eu le plus grand succès dans toute l'Europe (1650 à 1658), et qui nous montre accepté par cet auteur le galénisme le plus complet qui se puisse imaginer. — On a donc tort de faire de Fernel un solidiste ou un humoriste. Il n'était ni l'un ni l'autre, — c'était un naturiste éclairé, comprenant la nature de l'homme comme il convient de le faire, et donnant une part équitable à la nature dirigeante, aux solides et aux humeurs. — Maintenant, que des systématiques aient emprunté un lambeau de phrase à Fernel, comme ils le font souvent pour Hippocrate et pour Galien, en le faisant au gré de leur manière de voir un ancêtre humoriste ou solidiste pour servir de base à leur doctrine, cela n'a rien qui doive surprendre. — C'est le procédé habituel de tous les doctrinaires. Pour moi, qui n'ai point d'idée préconçue à faire valoir, et qui ne cherche qu'à représenter la filiation de l'Humorisme dans le passé, sans prétendre que tout homme cité dans mon exposition doive être considéré comme un humoriste systématique, c'est-à-dire exclusif, je me borne à montrer le côté par lequel Fernel appartient à l'Humorisme en disant aussitôt comme correctif que ce médecin était surtout un disciple de Galien.

En effet, si on prend la peine de lire sa physiologie (page 357), on voit que *la nature est la première vertu et la cause qui est de soi notre créatrice et notre conservatrice;* et ailleurs : que *les solides ne sont malades qu'après une altération antérieure des humeurs.*

Dans ce traité, Fernel expose d'abord quelles sont les parties du corps humain, avec toutes les lacunes et les imperfections du temps antérieur à la découverte de la circulation sanguine et lymphatique. Comme Galien, il admet dans un second livre, que le corps est formé de parties simples et similaires, elles-mêmes composées des quatre éléments (la terre, l'air, l'eau et le feu), qui constituent toutes les choses de la nature (p. 249), plutôt que de leurs qualités seulement, telles que le chaud, le froid, le sec et l'humide. — Il expose ensuite sa théorie des esprits et de la chaleur naturelle qui est divine (p. 324); ses idées sur la nature créatrice et conservatrice; ce que c'est que l'âme, et combien elle renferme de facultés, enfin tout ce qui est relatif aux fonctions et aux humeurs. — Là il expose la digestion, de manière à nous transporter au temps de Galien, en parlant des facultés rétentrice, concoctrice et expultrice de l'estomac, en nous faisant assister aux trois coctions de l'aliment opérées l'une dans l'estomac, l'autre dans le foie et la dernière dans chaque partie du corps où, selon sa nature, le tissu emprunte au sang apporté par le foie ce qui convient à sa conservation (p. 553); — enfin que le sang des veines renferme avec lui la bile jaune, chaude et subtile, la pituite froide et sèche, enfin la bile noire (p. 758).

C'est là, comme on le voit, du Galénisme presque tout pur, modifié par le temps, exprimé dans un langage qui se ressent de la philosophie et de la scolastique de l'époque, mais si l'on veut avoir une idée de ce qu'étaient le *Naturisme* et l'*Humorisme* chez cet homme célèbre, il faut lire sa *pathologie* et le premier chapitre et sa *méthode de traitement des fièvres*. Ici, on verra très-nettement la part qu'il accordait à la nature et aux humeurs dans la production des maladies.

« Cette nature, dont l'action universelle embrasse le monde entier et s'étend à chaque objet particulier, de même qu'elle règle à la fois le cours et les révolutions du soleil, de la lune et des astres, les variations des temps, les changements des saisons, et les fluctuations alternatives de l'Océan, soumet aussi l'universalité des êtres à l'ordre fixe et constant de ses lois immuables. Mais gouvernerait-elle l'univers et vivifierait-elle chaque être avec tant de régularité, si elle n'obéissait pas à une intelligence divine qui, régulatrice et conservatrice, administre et soutient toute chose suivant un plan et un dessin souverainement sage? L'accomplissement de la pensée divine constitue donc la loi de la nature. »

« La nature s'est trouvée ainsi douée d'une force suprême qui administre l'univers, conserve et fait vivre chaque être, sorte d'empire à qui tout obéit, et sans lequel ni la nature des choses, ni le monde lui-même ne continuerait à exister; et cette loi née avec le monde, émane de la pensée même et de la volonté de Dieu, car, comme le dit Platon, lorsque le père des dieux créa le monde, il lui imposa les lois qui devaient le régir. »

« Tout ce que renferment les trois règnes compris dans la région inférieure que nous habitons, le règne animal, le règne végétal et le règne minéral, possède aussi une nature particulière (et chaque objet a la sienne propre), par laquelle il entretient et régit ce qu'il a engendré. Et à son tour, cette nature particulière de chaque objet a une loi suprême, non moins certaine et non moins stable, par laquelle elle accomplit tous ses actes. Cette nature particulière est soumise à la nature universelle, comme sa loi propre l'est à la loi générale; de façon que tous les êtres unis par des rapports consensuels, se plient aux ordres de la loi suprême. Ainsi donc, tout ce que la nature soumet à son empire existe en vertu d'une stabilité perpétuelle, d'un dessin suivi et d'une loi préétablie. »

« Si nous faisons à l'art médical l'application de ce qui précède, nous voyons que tout dans l'homme, à l'exception du principe de son intelligence et de sa volonté, est gouverné par ces lois de la nature.

« La médecine, l'œil toujours fixé sur la nature, et comme faite à son image et ressemblance, prend sa loi pour guide, s'étudiant et mettant toute son œuvre à l'imiter, afin de conserver la santé de l'homme constante et exempte de maladies, de la relever et de la rétablir, lorsqu'elle chancelle et se dérange, de prolonger enfin la vie elle-même saine et sauve aussi longtemps qu'il est possible. »

« L'une est la loi née ou plutôt éternelle de la nature; l'autre en est la loi écrite. La première est le type, le modèle primordial ; la seconde en est l'image parfaitement fidèle. Ces lois, nulle force humaine, nulle diversité de climats et de lieux, nulle révolution d'années ne les détruira. Elles restent inviolables et fixes, et se perpétueront immuables durant l'éternité des siècles; sous ces lois courbent la tête bon gré, mal gré (car la mort est commune à tous), ceux-là mêmes qui prétendent soumettre et plier à leur domination les peuples de l'univers. »

« A ces lois obéissent les empereurs et les rois, ou du moins ce n'est pas impunément qu'ils les enfreignent. Ces lois supérieures à toutes les lois, également communes à toutes les nations, sont par conséquent nécessaires et immuables. »

« Cette absolue nécessité et cette supériorité nous imposent l'obligation de n'épargner aucun effort pour puiser ces lois aux sources les plus salubres et les plus pures de la nature, afin qu'exemptes de rudesse et de dureté, elles soient capables, par leur douceur et leur agrément, de soulager et de guérir ceux qu'affligent de graves souffrances ; telles enfin, qu'elles revêtent de dignité, et placent haut dans l'estime publique celui qui s'appuie sur elles pour l'exercice de la médecine, et deviennent une source d'honneur pour ceux qui en recommandent l'application, de résultats fructueux pour ceux qui les observent avec docilité, et de salut pour le genre humain tout entier. » (Fernel, Préface du premier livre de la Thérapeutique universelle, tome 2, p. 273.)

Voici maintenant de quelle manière il comprenait le rôle des humeurs dans la production des maladies, et il n'est pas difficile de voir que c'est là de l'hippocratisme le plus pur.

EXTRAIT DE FERNEL SUR LE TRAITEMENT DES FIÈVRES

CHAPITRE PREMIER

Qu'il faut examiner les vices, soit de toutes les humeurs ou de toutes les parties du corps, auparavant de vaquer à la guérison d'aucune maladie.

« Il semble que, venant visiter un malade, la première chose que l'on doit surtout faire, c'est de comprendre par le récit des symptômes qui le travaillent davantage, premièrement, la partie lésée, et la maladie qui lui est arrivée, et sa cause conjointe, étant ce pourquoi on est principalement appelé, et puis après, il faut reconnaître la constitution du corps, ainsi que je l'ai enseigné au second livre de la pathologie, sans laquelle connaissance on ne peut sûrement faire aucune chose ; et pendant le discours tacitement observer de quelle habitude du corps est le malade, maigre ou grasse, et à peu près de quel tempérament il est : et ensuite il faut s'informer quelle coutume de vivre il a ci-devant tenue, et de quelle constitution il était pendant qu'il était en santé, et auparavant qu'il fût tombé dans la maladie, si elle était médiocre ou replette, constitution qui n'est point autre que de ceux qui ont des humeurs pures et de personnes de bonne santé ; mais si l'on doute que la constitution était mauvaise, il faut savoir quelles ont été les maladies les plus grandes dont il a été travaillé, et si elles ont été parfaitement bien guéries, parce qu'il est bien facile de retomber derechef en icelle. »

« Et de plus il faut voir par les propres signes qui se remarquent en son corps, s'il est pur ou impur; s'il est impur, en quelle région du corps réside l'humeur vicieuse et peccante, si c'est en la première, seconde, ou troisième région : Et si cette humeur n'est que seulement altérée étant crue, ou légèrement corrompue, et telle qu'elle puisse être remise en sa première, sans évacuation faite par la nature ou par l'art ; ou bien si elle est viciée ; de sorte qu'ayant outrepassé les bornes de la nature, et étant entièrement contraire à la nature, il la faille du tout extirper et évacuer. En troisième lieu, si elle est vague ou errante, ou au contraire, si elle est attachée et adhérente à la substance des veines, ou des vicères, ou de quelques autres parties : Car celle-là fait que la maladie en est plus courte, et cède promptement au remède, et celle-ci difficilement; et que la maladie en est beaucoup plus fâcheuse et obstinée : si elle est adhérente, savoir si c'est avec une simple obstruction, ou bien avec tumeur et enflure, qui se remarque en quelque viscère, ou autre partie molle ou dure au toucher, résistante ou lâche. Car la tumeur, principalement la dure et invétérée, ne se peut pas guérir de longtemps : et après y avoir apporté une préparation requise et suffisante. En quatrième lieu, si l'humeur est vicieuse, savoir si elle est corrompue, d'autant que celle-là donne indication qu'elle doit être promptement guérie et avec grande précaution, surtout s'il y a de la fièvre, et si cette corruption, cette pourriture est seule simple; et de plus si la substance de la partie à laquelle elle est adhérente est corrompue et gâtée : et en outre si cette corruption est précédée de la longue contagion et adhésion de l'humeur corrompue, ou si elle a été contractée dès la naissance et origine, comme le droit héréditaire. Finalement, si elle est légère et récente, ou tellement enracinée que la partie ne puisse plus être remise en son naturel et parfait état, c'est à la vérité un très-grand vice, que la pourriture et la corruption de la substance d'un viscère, ou d'une partie interne, lequel y persiste toujours encore que l'on purge et évacue entièrement toute la mauvaise humeur, et qui à peine peut être en façon quelconque corrigé par l'art, principalement s'il est héréditaire ou s'il est grand et fort enraciné. »

« Cette observation des causes internes est surtout importante et nécessaire, soit pour prévoir et prédire, et pour guérir les maladies, d'autant que si c'est une cause interne contre nature qui a produit la maladie et qui lui est conjointe et continente, ou bien seulement impliquée ; de sorte que ou elle la fomente, ou elle rend ses accidents plus fâcheux, il ne la faut point négliger, parce que sans y avoir égard l'on ne peut pas bien parfaitement procéder en la cure de la maladie. Il est donc de très-grande importance de voir quand une maladie arrivera à un corps affecté de telle ou telle façon, car celle qui surviendra dans un corps pur et bien constitué, elle aura des progrès certains et réglés : et celle qui arrivera en un corps vicieux et impur, des accidents extravagants et inopinés; si bien que si quelqu'un est surpris d'une pleurésie par la force des causes externes, savoir pour s'être trop promptement rafraîchi après s'être échauffé et exercé avec trop de violence, ayant le corps pur et rempli de bonnes humeurs, et ayant les parties molles et principales bien disposées, et que cette pleurésie soit pure et légitime, la saignée à l'instant l'adoucira très-fort, et les autres remèdes donnés la soulageront beaucoup, et la *coction* se fera en de certains termes arrêtés, et nuls autres accidents que ceux de la pleurésie travailleront le malade. Pareillement, s'il survient une fièvre continue, et qui procède d'humeurs corrompues renfermées dans les grandes veines à une personne bien constituée en temps de pluie, et faisant voyage en une saison fort chaude, et ayant la peau ou les pores bouchés, cette fièvre étant simple elle sera seulement accompagnée de ses propres symptômes; elle aura des mouvements constants et non désordonnés, et arrêtés à de *certains jours critiques*, et *ses crises* seront légitimes : dès son premier commencement sans avoir premièrement pris aucune purgation, la saignée qui évacuera une grande quantité et portion de la matière corrompue et renfermée, servira extrêmement à la guérison; et après on se servira des médicaments détersifs et atténuants, qui préparent le corps et le reste de la pourriture, afin qu'étant cuite et séparée elle soit purgée et guérie soit par l'art, ou par l'assistance, ou l'effort de la nature. Semblablement s'il arrive en un corps pur une fièvre pestilentielle par contagion maligne de l'air infecté, elle ne produira seulement que les symptômes ordinaires à son genre de fièvre, et elle sera classée et guérie par l'usage des antidotes, et principalement des remèdes cordiaux, et qui répriment la malignité sans qu'il soit besoin d'aucune évacuation. Mais au contraire si nous supposons que d'autres personnes soient surprises de pareilles maladies, produites des mêmes causes, ayant auparavant le corps impur ou les viscères mal constitués, leur règle ne sera point certaine, *ni la crise assurée*, mais tous les accidents surviendront en désordre, en confusion et souventefois inopinément et presque à la foule, et tumultueusement; de sorte qu'il faudra incontinent changer et mêler les remèdes, car s'il arrive une pleurésie elle ne sera pas ni vraie, ni légitime, mais ou elle proviendra d'une fluxion froide, ou elle sera plus crue à cause de l'habitude froide et pituiteuse du corps du malade, et de plus difficile coction, et dont il ne sera à peine rien évacué par la toux, ni manifestement diminué par la saignée : mais des accidents extraordinaires et déréglés, comme grande suffocation, pervertiront l'ordre de son cours, surtout si le malade a été autrefois sujet à la courte-haleine. Et si un semblable corps est attaqué d'une fièvre continue ou même aussi pestilentielle, les symptômes de l'impureté, comme la douleur du cœur, la défaillance, le dégoût, le vomissement fréquent, l'oppression, et autres pareils accidents changeront la propre condition de la fièvre, si bien que son jugement et son issue sera incertaine; et même aussi cette impureté remplissant les viscères et les premières veines empêchera qu'aussitôt dès le commencement les remèdes propres et destinés pour la fièvre ne pourront pas servir pour sa guérison, car elle requiert auparavant la saignée, d'être purgée non sans une grande perte de temps et des forces, aussi la fièvre en devient plus longue et plus difficile à juger et à penser, et plus dangereuse, et encore beaucoup plus s'il y avait déjà quelque viscère mal disposé. Ces choses donc doivent être très-bien observées auparavant que de se mettre à travailler à la guérison d'une maladie; et les négligeant et passant par-dessus l'on ne peut rien arrêter de certain dans le jugement et la cure d'aucune maladie. » (Fernel, *Méthode de guérir les fièvres ;* liv. I, chap. I.)

— Ici encore, à côté de la maladie produite par les humeurs peccantes ou corrompues, on voit se faire jour la doctrine de la coction, des crises et des jours critiques, qui rattache nettement l'Humorisme de Fernel à celui d'Hippocrate et de Galien.

Pour Fernel, les fièvres étaient le résultat de la chaleur du cœur se répandant contre nature dans toutes les parties du corps (Path., liv. IV.) Dans l'éphémère il n'y a qu'excès passager de chaleur, (livre IV, chap. III), avec trouble des esprits, mais dans la fièvre synoque, il y a vice des humeurs, lequel existe sans putréfaction ou avec putréfaction (liv. IV, chap. IV).

La fièvre synoque est la continue qui provient de la pourriture du sang (chap. V), pourriture qu'il étudie avec beaucoup de soin et de subtilité.

Enfin la fièvre symptomatique qui ne provient pas des humeurs, mais bien des parties contenantes d'où s'écoule quelque chose de pourri ou s'élève une vapeur putride qui attaque le cœur (liv. IV, chap. VIII).

Quant aux fièvres intermittentes, il les attribue à un excès de bile jaune et de bile noire altérant le sang. — C'est dans cette pathologie, à côté du trouble primitif des esprits, ici une altération humorale plus ou moins considérable et ailleurs une lésion des solides contenant les humeurs, c'est-à-dire, une pathologie relative à tous les éléments constituants de la nature de l'homme.

Baillou (1538-1616), élève de Fernel, continua quand même les traditions galéniques de son maître, et sans tenir compte des essais de réforme de la chimiâtrie naissante inaugurée par Paracelse, il resta dans cette idée que le déplacement et l'altération des humeurs sont, en dehors des lésions du solide, la principale cause des maladies. Pour lui, la bile et la pituite étaient le principe des fièvres, et le seul moyen de guérison consistait dans l'usage répété des purgatifs. — Il admettait aussi l'influence de l'atrabile dans les maladies noires et du sang dans la phlogose et de plus l'action d'une cinquième humeur, l'*ichor,* dont le rôle est assez peu déterminé.

On retrouve les mêmes idées dans Sanctorius (1) au commencement du XVIIe siècle. — Ce médecin, connu par des recherches physiologiques fort remarquables sur la *médecine statique*, est le premier qui ait appliqué le calcul, la balance, le thermomètre et le pulsiloge à la médecine. Il était en médecine pratique un partisan fanatique

(1) Né en 1561, mort en 1636.

de l'Humorisme galénique. Acceptant dans son intégrité la doctrine des quatre humeurs, de la coction et des crises, il s'évertue à démontrer que leur mélange en diffférentes proportions donne des produits mixtes d'une action pathogénique considérable, et dont le nombre incroyable s'élève à près de quatre-vingt mille espèces.

Tout cela n'a plus qu'un intérêt historique, et quelle que soit la réputation dont aient joui Fernel et ses disciples, il faut bien dire qu'il ne reste presque rien de toutes ces idées humorales. — Elles ne valent plus que ce que vaut aujourd'hui l'Humorisme hippocratique.

En présence de cet Humorisme antique s'en éleva un autre, tout à fait chimique, tellement mélangé de supernaturalisme et de magie ou d'astrologie qu'il semble d'abord ne mériter aucune considération. C'est celui de Paracelse, dont j'ai parlé à propos du Naturisme. — Toutefois, maintenant que des siècles ont passé sur les œuvres de ce maître, et qu'en les dégageant des scories étranges qui les rendent inacceptables et peu compréhensibles, on voit qu'elles renferment un commencement de réforme chimique importante, rendu plus remarquable par les progrès de la science contemporaine. N'eût-il que le mérite d'avoir commencé la lutte, montré ce que vaut l'*analyse*, et attesté les droits de la libre recherche scientifique contre l'autorité quasi officielle de Galien et de ses successeurs, qu'il faudrait lui en savoir gré. — Mais cela serait trop peu pour reconnaître son mérite, il faut lui accorder encore celui d'avoir créé un Humorisme nouveau. De lui, en effet, datent la Chimiâtrie et l'Humorisme moderne, et je vais parler de ses recherches avec détails, car elles caractérisent l'Humorisme chimique du moyen âge.

A la fin du XVe siècle et dans le XVIe, lorsque les idées de réforme scientifique devinrent générales, et que l'histoire naturelle, l'anatomie, la physiologie, la physique et la chimie commençaient à sortir des ornières du passé, l'Humorisme essaya aussi à se transformer. Immobile dans son association avec le naturisme, qui en était partie intégrante, il signifiait toujours une altération de lieu, un mauvais mélange, ou une putridité des quatre humeurs ayant une période de crudité et de coction nécessaires à la nature qui devait produire une crise salutaire. — Un pareil édifice ne peut être touché sans être détruit. Malgré ses erreurs de détails, son ensemble renferme une idée qu'un médecin ne peut combattre et qu'il comprendra toujours. En effet, sauf les traumatismes et les maladies de cause mécanique, il y a dans les phlegmasies spontanées et dans les fièvres quelque chose qui représente bien une œuvre de nature destinée à élaborer une matière morbifique qui doit être conduite au dehors de l'économie. C'est une doctrine qu'il faut admettre dans son entier ou qu'on doit repousser tout à fait. Que les mots d'intempérie, de crudité, de coction et de crise soient rejetés du vocabulaire médical, je le veux bien, mais les faits qu'ils représentent sont dans bien des cas aujourd'hui ce qu'ils étaient au temps d'Hippocrate. A un point de vue très-général, dégagé de toute question d'analyse et de détail, la médecine clinique acceptera toujours dans une certaine mesure l'idée doctrinale de l'Humorisme ancien. — C'est ce qui explique pourquoi, parallèlement à la chimiâtrie et aux nouvelles idées humorales qui se sont produites au moyen âge et dans les XVIIe et XVIIIe siècles, on retrouve l'Humorisme ancien toujours vivace et n'empruntant que peu de chose aux découvertes nouvelles. Il n'en a pas absolument besoin. Cantonné dans son principe, la nature des altérations humorales lui importe un peu moins que celle du fait de l'intempérie et de l'élaboration qui doit précéder la crise.

Ainsi donc, à partir de l'époque où nous sommes arrivés, on trouve en quelque sorte deux Humorismes aux prises l'un avec l'autre, l'Humorisme greco-romain ou Galénisme, dont je viens de résumer le caractère général, et l'Humorisme chimique poursuivant l'étude des altérations chimiques des humeurs, ce qui est la Chimiâtrie.

Comme on le verra, ce ne furent d'abord que des hypothèses chimiques mises en opposition avec la théorie ancienne fortement ébranlée, mais un peu plus tard au moment des véritables découvertes de la chimie et de l'anatomie, le vieil Humorisme tomba frappé de mort pour renaître sous une forme nouvelle se métamorphosant d'âge en âge jusqu'à l'époque actuelle.

Ce qui précipita la ruine de l'Humorisme galénique, c'est la renaissance de l'anatomie. Du jour où l'infaillibilité anatomique et physiologique de Galien ne fut plus acceptée comme un dogme, et que l'initiative individuelle put se produire, la médecine devait en subir le contre-coup. C'est ce qui arriva. Sous l'influence des découvertes chimiques il lui fallut modifier ses idées sur le rôle des quatre éléments et des quatre humeurs. — Ce qu'elle avait jusque-là considéré comme vrai, un peu altéré par les Arabes, puis modifié par la chimie naissante, se transforma de plus en plus sous l'influence des progrès de la science moderne, et finit par devenir presque méconnaissable. En effet, l'Humorisme de tel ou tel individu peut disparaître, sous le discrédit de ses erreurs, mais en lui-même l'Humorisme est impérissable, car il représente l'influence d'un des éléments du corps sur la production des maladies.

Je vais donc, laissant là l'ancien Humorisme, m'occuper de la réforme qu'il a dû subir en présence des premières affirmations de la chimie naissante, et cela me conduit à dire ce que la chimiâtrie a donné à l'Humorisme.

HUMORISME CHIMIQUE ET CHIMIATRIE

La Chimiâtrie et l'Alchimie se mêlent si intimement au moyen âge que ces mots sont presque synonymes, car alors il n'est pas d'alchimiste qui ne fut un peu médecin et tous s'occupaient également de la pierre philosophale, de la transmutation des métaux et de la panacée universelle. Il n'en est plus de même aujourd'hui. — Peu à peu l'Alchimie laissant là toutes ses prétentions mystiques est devenue la chimie, science positive que l'on connaît par tant d'admirables découvertes, et la Chimiâtrie s'épurant de jour en jour n'est plus que son application à la médecine et à la thérapeutique.

La Chimiâtrie date du moyen âge et a pris naissance en Orient. C'est un produit de la science arabe. — Elle se mêle tout d'abord si complètement à la magie, à la kabbale, à la sorcellerie, à l'astrologie, au mysticisme et à la théosophie que son histoire est presque celle des plus grandes folies de l'esprit humain. Aussi est-elle généralement peu considérée. En même temps que l'alchimiste rêvait la fabrication de l'or, il cherchait dans tous les produits miraculeux ou supposés diaboliques de ses creusets et de ses alambics des remèdes pour toutes les maladies. — De là, des associations singulières de paroles magiques avec l'emploi de substances nouvelles, des coïncidences à observer entre l'emploi des remèdes et les constellations du ciel; des théories folles sur l'action des médicaments. — C'était le règne du merveilleux dans les sciences naturelles, et je dirai presque de l'insanité d'esprit.

Au milieu de toutes les rêveries inspirées par l'expérience des réactions chimiques mal comprises et des produits qu'on en tirait, il y avait cependant le germe d'une science importante que le temps a fait grandir et que l'expérience a constituée d'une façon définitive. C'est la chimie.

Mais n'anticipons pas sur les événements. Dès les premiers essais de l'Alchimie, on a vu la Chimiâtrie se montrer avec ses prétentions de connaître la nature de l'homme et de guérir ses maladies par des agents chimiques. — Le système s'est transformé bien des fois, mais l'idée qui lui sert de base est toujours restée la même, indestructible et vivace, tombant un jour sous le ridicule pour se relever le lendemain avec de nouvelles espérances.

La Chimiâtrie fait partie de l'Humorisme, mais n'est pas tout l'humorisme. — En dehors d'elle, il y a toute une théorie humorale dans laquelle la chimie n'a rien à démêler, et c'est ce qui explique pourquoi dans cette histoire des doctrines médicales je me trouve conduit à parler des prétentions de l'école chimiatrique indépendamment des théories humorales anciennes et modernes.

Pour suivre les progrès et les transformations de la Chimiâtrie il est important de l'envisager d'une part dans ses origines, au *moyen âge* et à la *renaissance*, puis de l'autre, dans les *temps modernes* et à l'*époque contemporaine*.

§ 1. — CHIMIATRIE DU MOYEN AGE ET DE LA RENAISSANCE

Bien que la chimie (1), primitivement *art sacré*, existât de temps immémorial ainsi que l'attestent toutes les expériences métallurgiques anciennes, sur l'extraction des métaux et la fabrication des alliages; sur la composition des monnaies titrées d'or et d'argent; sur les sels artificiels, sur la poterie; sur les verres blancs et colorés, sur les couleurs appliquées aux arts et à l'industrie; sur les eaux minérales, etc., il ne paraît pas que la médecine s'en soit beaucoup servi pour découvrir ou préparer des substances utiles aux malades.

Galien ne fait mention d'aucune recherche spéciale de ce genre, ayant pour but la préparation d'un médicament chimique. Aëtius et Oribase n'en disent pas davantage, et ce sont les Arabes qui ont ouvert la voie dans cette heureuse direction. — Très-versés dans les mystères de l'art sacré qui comprenait la science des nombres, des lettres et des astres, la magie et la kabbale ou *tradition*, ce sont eux qui ont fait les premières applications de l'alchimie à la médecine.

D'après Freind, Rhazes serait, en 932, le premier auteur médical dans lequel on trouve l'indication des médicaments chimiques, mais, selon Sprengel, p. 263, tom. II, ce serait au contraire Geber, savant très-sérieux (2), qui au VIIIe siècle, dans son ouvrage d'alchimie, aurait montré qu'il préparait le sublimé corrosif, le précipité rouge, l'acide nitrique, l'acide nitro-marin, la pierre infernale, etc. — Au reste, ce sont les Arabes qui dans leur pharmacie ont inventé les mots d'alcohol, de julep, de sirop, de looch, de naphte, de camphre, de bezoard, etc., qui sont arrivés jusqu'à nous. — La plupart de ces médecins avaient déjà des théories chimiques sur l'effet des remèdes : ainsi Hhonain, élève de Mesué et partisan des doctrines de

(1) Ce mot, d'après Borrichius (*De ortu et progressu chemiæ*), ne date que du IIIe ou IVe siècle de l'ère chrétienne.

(2) Voir Hoefer, *Hist. de la Chimie*, t. I, 2e édit., p. 325.

Galien, venant à parler de l'action des dissolvants, se demande si ces remèdes exercent sur les humeurs une action semblable à celle de l'aimant sur le fer ou s'ils pénètrent dans les viscères où séjournent les humeurs, et s'ils en opèrent la dissolution (Sprengel, 275).

Rhazes, dans son *Antidotaire*, signale l'usage du muriate de Mercure dans la gale et certaines maladies de la peau; des préparations arsénicales, orpiment et réalgar pour l'extérieur, et en lavement dans la dysenterie; du sulfate de cuivre et de fer; du salpêtre à l'intérieur, du borax, du corail rouge, etc. Il en est de même dans Ali-Abbas et dans Avicenne (*Tractatus alchemiæ*), dans Albucasis (1), dans Avenzoar, et dans tous les médecins de ce temps qui ont laissé des écrits sur la médecine. A côté des idées humorales et naturistes de Galien se trouvent la même polypharmacie reposant sur les premières conquêtes de la chimie en enfance.

Comme toutes les autres connaissances médicales, ces essais de chimie, d'abord répandus chez les Grecs byzantins où se trouve Psellus (1020), vinrent s'implanter en Europe sous l'influence de la domination arabe, et, pendant tout le moyen âge, ils continuent sous une forme mystérieuse tendant à donner à cette science naissante un caractère occulte voisin de la magie qui sera son plus grand obstacle au progrès.

Ce n'est qu'aux XIIIe et XIVe siècles que dans ce chaos de vérités empreintes d'erreurs ou de superstitions, et dans cette foule de savants et d'imposteurs, sortent quelques noms restés illustres.

Albert-le-Grand, né en Allemagne, en 1193, maître de saint Thomas d'Aquin, est un des plus célèbres alchimistes du moyen âge, et a laissé de nombreuses publications d'alchimie.

Roger Bacon, moine de l'abbaye de Westminster, fit beaucoup de chimie et de philosophie expérimentale, et de physique.

Ses écrits sur les verres grossissants, sur le télescope, sur la réflexion et sur la réfraction de la lumière, sur les miroirs ardents, sur les météores et sur l'astronomie ont eu beaucoup de réputation. C'est lui qui passe pour être l'inventeur de la *poudre à canon*. — Arnauld de Villeneuve vécut au XIIIe et au XIVe siècle, il est mort en 1313. Ce fut un chimiste célèbre et c'est lui qui le premier, dit-on, obtint l'esprit de vin par distillation, découverte également attribuée à Lulle, son disciple; mais j'ai dit plus haut que les Arabes connaissaient cependant l'alcohol. — On lui doit un *commentaire* sur *l'école de Salerne*, — et diverses publications importantes d'alchimie et d'astrologie.

(1) Regardé à tort comme l'inventeur de la distillation.

Raymond Lulle, disciple d'Albert-le-Grand, fut encore un alchimiste célèbre. Il mourut lapidé en Afrique, en 1315, où il était allé prêcher le christianisme. Il a écrit le *Grand Art*, un livre sur la *Panacée universelle* et sur la *Pierre philosophale* qu'il prétendait avoir trouvée. Ainsi on rapporte que pendant son séjour à Londres le bruit avait couru qu'il avait converti une masse de 50,000 livres de mercure en or.

Basile Valentin, moine allemand de la fin du xve siècle, est également renommé par ses travaux chimiques et peut-être par un grand nombre de travaux signés de son nom, bien qu'ils ne soient pas de lui. C'est lui qui le premier, dit-on, a donné à l'intérieur de l'antimoine regardé comme un puissant remède. Son traité ayant pour titre *le Char triomphal de l'antimoine,* a eu un immense succès. Dans ses œuvres complètes de chimie, on indique la préparation du régule d'antimoine, du beurre d'antimoine, du précipité rouge, de l'alcali volatil, du foie de soufre, du bismuth, du sucre de Saturne, des acides sulfurique, nitrique et muriatique, de l'eau régale, de l'éther sulfurique, etc.

Dans tout le xve et le xvie siècle, il y a ainsi une foule de médecins alchimistes voués à la magie et à la cabale, à l'astrologie et à l'alchimie, qui n'offrent maintenant plus aucun intérêt scientifique. On cite Isaac Hollandus et son *Théâtre chimique ;* Nicolas Barnaud, qui passe pour avoir réussi à fabriquer l'or ; Théobald de Hoghelaud, qui avait pu transmuer les métaux ; Michel Sendivogius ; Porta, qui a indiqué la manière de fabriquer l'arbre de Diane ; Jérôme Cardan, espèce d'illuminé autant astrologue que chimiste. Mais que signifient ces noms pour nous ? Ce sont autant de témoignages de la folie humaine et voilà tout.

Le véritable fondateur de la chimiâtrie est Paracelse (1), fortement atteint d'illuminisme, si on le juge par ses idées d'astrologie et de magie superstitieuses, mais, à travers ses folies, il y a en lui comme naturiste, comme chirurgien et comme chimiste le rôle de réformateur sous lequel il est justement désigné. Sa lutte contre les traditions du galénisme, en faveur de la nature mystique des maladies et de l'introduction des médicaments chimiques dans la thérapeutique, fait époque dans l'histoire et si ses idées de réforme n'ont pas été généralement acceptées, elles ont eu des partisans nombreux et elles ont fini en se modifiant par pénétrer dans la science. — Toute sa chimie ne fait rire aujourd'hui que les ignorants, car elle renferme des principes de première importance. C'était le commencement de

(1) Né en 1493, mort en 1540.

la science et il ne faut pas être trop sévère pour les erreurs qu'on y trouve. — Il a inauguré le règne de l'analyse destiné à extraire le principe actif ou l'essence des corps bruts et, certainement, c'est là, malgré toute la folie du novateur, une idée trop féconde pour qu'on ne lui en sache pas gré. Par ses travaux, il bannissait de la thérapeutique les décoctions et les sirops, pour les remplacer par les teintures, les essences et les extraits, le véritable but de l'alchimie étant de préparer les essences et non de fabriquer l'or. Au lieu de donner les simples, il cherchait à en obtenir la quintessence qui est le principe de leur action. On aura l'idée de sa manière de traiter certains malades en se rappelant que les maladies ayant pour cause une altération chimique des humeurs, il faut des médicaments chimiques pour les combattre. Ainsi, dans les maladies tartareuses ou produites par le tartre ou dépôt de sels dans les humeurs, il administrait chimiquement les eaux minérales acidules et l'acide vitriolique. Il est le premier qui ait porté sur l'Humorisme ancien le coup dont il devait mourir cent cinquante ans plus tard. A travers ses exagérations de langage, ses excentricités et ses folies, il reste un réformateur de premier ordre dont le nom ne périra pas, comme il le dit lui-même avec emphase dans une de ses apostrophes à ses persécuteurs. (Voy. tom. I, PARACELSE, page 265.) Agressif autant qu'il est possible de l'être, en révolte ouverte avec l'autorité des corps savants de son époque dont la tyrannie excitait sa colère, Paracelse attaqua les doctrines humorales d'Hippocrate et de Galien avec la plus extrême violence. Il n'en fallut pas davantage pour exciter contre lui toutes les inimitiés des esprits tranquilles et respectueux de l'autorité parce qu'elle est l'autorité, conservateurs acharnés de ce qui est généralement admis afin de s'éviter la peine d'apprendre quelque chose de nouveau. Tout en admettant la théorie des éléments de l'antiquité, et dans l'homme, la présence des quatre humeurs cardinales, il entra plus avant qu'on ne l'avait encore fait dans l'analyse des altérations que présentent ces humeurs. A cet égard, il sort tout à fait des voies tracées par la tradition. Ce qu'il a fait ne nous semble qu'un amas d'hypothèses sans valeur, et qui paraissent aujourd'hui très-ridicules, mais sous l'expression erronée d'une chimie ignorante, il y a la manifestation d'une idée qui depuis est devenue la méthode des sciences, et cette idée c'est l'*analyse*. Paracelse, le charlatan, comme on dit, le fou qualifié méprisable par les historiens de la médecine étrangers à la science médicale, voué à toutes les pratiques de l'astrologie, de la cabale et de l'alchimie, a au moins ce mérite et personne ne peut le lui refuser. — Chef de la chimiâtrie moderne, il attribue la plupart des maladies à la combustion du soufre, à l'effervescence des sels ou à la coagulation du mercure dans nos humeurs, là où elles ont pénétré sous l'influence des entités mystérieuses dont il avait peuplé le monde, et le corps de l'homme, à titre de régulateur caché. — Il croyait que tous ces métaux introduits dans les humeurs s'échappaient : le mercure par les pores de la peau ; le soufre par le nez ; le soufre déliquescent par l'anus ; le soufre dissous par les yeux ; l'arsenic par l'oreille, etc., et quand les évacuations n'avaient pas lieu se produisait la putridité, différente selon que telle ou telle substance était retenne.

Si accablé de mépris qu'ait été Paracelse par les historiens, il est certain aujourd'hui que ses travaux ont imprimé une vive impulsion à la science et qu'ils ont abouti à des découvertes sérieuses. C'est par ses idées sur les éléments des corps qu'il s'est cru autorisé à combattre énergiquement le galénisme et à rejeter l'influence des quatre humeurs. Il est vrai qu'il substitue à cette doctrine des hypothèses chimiques sur la vie, tout aussi peu acceptables, mais c'est déjà l'exercice du droit de contrôle exercé par un naturiste illuminé. Bannissant tout à fait l'action des éléments antiques et des humeurs sur la production des maladies, il les attribue aux espèces d'influences ou *Ens* qui agissent sur le sang et sur les sécrétions. Il admettait même, dans un langage figuré auquel on ne comprend plus rien de nos jours, que par les pores de la peau s'échappait du mercure dissous, par le nez du soufre blanc, par les oreilles de l'arsenic, par les yeux du soufre délayé dans l'eau, par l'urine du sel dissous, et par l'anus du soufre en déliquescence. — Toutes les maladies résultaient de l'effervescence des sels, de la combustion du soufre ou de la coagulation du mercure, élément constituant du corps. Ces trois entités renfermaient les éléments de toutes les maladies, ainsi le mercure peut être sublimé, distillé, ou précipité par la chaleur ; sa sublimation occasionne la manie, sa précipitation détermine la goutte, et sa distillation entraîne la mort subite (1), la paralysie ou la mélancolie. — Si le *sel* domine on voit naître les maladies atomiques, telles que la diarrhée et les hydropisies (2), le sel aide aussi au développement du tartre, principe de l'épaississement des humeurs et de l'accumulation des matières terreuses. — Quant au *soufre*, il donnait naissance à la plupart des fièvres (3). C'est à lui qu'on doit la doctrine des âcretés chimiques du sang et des humeurs.

(1) Paramirum, 2, p. 44, 45.
(2) *Des trois premières essences*, p. 324.
(3) Sprengel, *Hist. de la méd.*, t. III, p. 3-6.

Comprenne qui le pourra un pareil Humorisme, pour moi j'y renonce, et d'ailleurs il me semble que dans les doctrines de Paracelse, il joue un rôle bien secondaire à côté des influences astrales qui sont la base de son étiologie et en face du Naturisme qu'il accepte complètement; car après avoir parlé de l'action heureuse de ses remèdes, il dit :

« Et cependant la nature a sa part dans ce travail, nous n'en sommes que les aides; c'est elle qui fait bourgeonner les plaies que nous recouvrons d'un médicament. Ce qui est, en d'autres termes, l'idée d'A. Paré : « *Je le pansay, Dieu le guarit.* »

Ce n'est pas par son Humorisme que Paracelse laissa des traces de son passage à la science, mais bien par sa thérapeutique composée d'agents chimiques jusque-là peu employés, et par ses arcanes ou principes actifs et spécifiques tirés des médicaments, car là est un de ses meilleurs titres de gloire. Quoi qu'il en soit, ses nombreux adeptes se répandirent en Allemagne et en France en propageant ses doctrines, les uns en les adoptant dans leur mystique originalité, les autres en essayant de les concilier avec les doctrines de Galien.

Parmi ces derniers, je citerai :

Thurneysser, son médecin disciple, premier auteur de la *quintessence* et de l'*ouromancie ;* — Oswald Croll ; — Bodenstein, — Siloranus, — Gérard Dorn ; — Pierre Séverin ; — Gonthier d'Andernack ; — Conrad Gessner ; — Carrichter ; — Ruland ; — Amwald ; — Libavius ; — Zwinger et toute la secte des *roses-croix* formée en 1610 pour la recherche de la pierre philosophale en Allemagne, qui continuèrent de travailler dans la voie alchimique et mystique de Paracelse, mais sans pouvoir s'élever à une situation scientifique sérieuse.

Les adeptes de France, d'Angleterre et d'Italie ne furent pas beaucoup plus heureux. Leurs prétentions médicales sont inintelligibles, et le dégoût qu'inspirent toutes leurs productions folles et hypothétiques empêche de s'y arrêter plus d'un instant. Que nous importent aujourd'hui, autrement que comme triste souvenir, les folies des Anglais Robert Fludd, Jean Hoster le chirurgien et Jean Michel ? En Italie, les erreurs alchimiques de l'anatomiste Fallope; du chirurgien Zapata; du chevalier, médecin de Bologne, Fioraventi connu par la formule d'un baume encore en usage ; de Bovius dit Zéfiriel cité par Haller, pour ses « *opuscula insanientis,* » et qui était si enthousiaste des Arcanes; enfin d'une quantité de médecins et chirurgiens plus ou moins partisans des formules de l'alchimie. Que peuvent nous faire les adhésions de Français comme Jacques Gohory dit Suavius dans son livre *De la longue vie*, de le Baillif, médecin du roi Henri IV, de Aubery, de Penot, de Joseph Duchesne, partisan des antimoniaux, qui fut condamné par la faculté à l'instigation de Riolan; de Turquet, également condamné par la faculté en 1603 ainsi que Reneaulme, Paulmier et Besnier. Tout cela n'a plus d'autre intérêt que de montrer la propagation des doctrines Paracelsistes et l'emploi des arcanes et des médicaments spagiriques. Il y a seulement ceci à remarquer c'est qu'à Paris, ces doctrines furent vigoureusement combattues par la faculté qui, tombant dans un excès fâcheux, ne sut pas distinguer ce qu'il y avait d'utile dans ces découvertes de l'alchimie et condamna sans enquête préalable tous ces essais de réforme thérapeutique avec l'appui du parlement. — Elle défendit l'usage de l'antimoine, comme un poison, persécuta ceux qui en vendaient ou en faisaient usage; mais malgré ces arrêts, l'antimoine est resté dans la pratique d'où personne ne songe plus à le bannir. Mieux eût valu s'abstenir en laissant au temps le soin de faire justice des folies, et à l'expérience celui de faire le triage du bon et du mauvais de la doctrine. La discussion contradictoire est la seule arme des sciences libérales; quant aux persécutions, l'histoire a montré ce qu'elles valent. Dans les mains de l'ignorance et de l'envie elles tuent un homme, retardent l'avénement d'une idée juste mais ne l'étouffent jamais. — Cent ans après la condamnation de l'antimoine un autre arrêt le réhabilitait. N'eût-il pas mieux valu ne point s'en occuper?

En effet, avec le temps s'épurent les bons systèmes et les méthodes utiles qu'embarrassent d'abord les incertitudes d'une première conception. — Cela se fait plus ou moins vite, mais la chose est inévitable, et, cela est arrivé pour le système de Paracelse et toutes les rêveries de l'astrologie. En effet, ce système s'est peu à peu transformé et n'a pas mis moins de deux siècles à sortir un peu net des brouillards d'hypothèses sur lesquels je viens de le présenter. — Le travail a été pénible à en juger par les sottises chimiatriques qui se sont débitées pendant cette période; mais aujourd'hui que nous croyons voir un peu plus clair dans l'analyse des corps de la nature, et dans leurs actions chimiques, il faut reconnaître que c'est à cette évolution lente que nous devons la chimie actuelle.

Chimistes, médecins et chirurgiens des XVIe et XVIIe siècles, presque tous, ils ont en dehors des connaissances sérieuses d'anatomie, de chirurgie et de médecine, plus ou moins sacrifié en thérapeutique à la chimiâtrie, et aux formules paracelsistes. — Les plus sages ont été ceux qui ont laissé de côté les absurdités théosophiques, ont essayé de choisir ce qui leur paraissait le plus utile dans ce fatras d'arcanes et de substances douées de propriétés surnaturelles.

Ainsi, André Libavius de Halle, 1595, auquel on doit la mention expresse de la transfusion au moyen d'une canule d'argent placée dans l'artère d'un jeune homme et communiquant avec celle d'un vieillard, est un de ceux qui ont le plus lutté pour enlever aux chimistes leur prétention de découvrir la médecine universelle et la pierre philosophale.

Ange Sala de Vicence; Pierre Potérius; Jean Hartmann, professeur de chimiâtrie à Magdebourg; Daniel Sennert, qui croyait aux sorciers, au diable, à la transmutation des métaux, etc.; Minderer d'Augsbourg, auquel on doit l'esprit de *Mindererus;* Werner Rolfinck de Marbourg, auteur du premier manuel de chimie; Schroeder, médecin de Francfort et auteur d'une Pharmacopée approuvée de Boerrhaave; Lazare Rivière, professeur de chimiâtrie à Montpellier, etc., essayèrent de concilier la médecine de Galien avec les réformes paracelsistes et avec l'introduction des médicaments minéraux dans la thérapeutique. — A travers bien des hypothèses, et ce que nous appellerions des sottises, il faut constater chez eux un commencement de critique sérieuse et un abandon du supernaturalisme qui ne fera que s'accuser davantage dans les années suivantes.

Van Helmont (1) est l'homme qui, tout en s'inspirant de Paracelse et de son école, a le plus fait pour détourner la science de la voie périlleuse où on voulait l'engager, malgré des erreurs que j'ai déjà signalées dans l'article que je lui ai consacré (Voy. tome I, *Naturisme*) et malgré sa croyance aux êtres surnaturels, la science lui doit en chimie l'introduction de principes nouveaux un peu différents de ceux de son maître — Sa théorie mystique de la nature de l'homme ressemble beaucoup à celle de Paracelse, mais dans sa théorie chimique que je ne veux pas reproduire ici, se trouve l'introduction des *ferments* auxquels il fait jouer un grand rôle dans la physiologie, et dans la pathogénie, rôle dont on a tant abusé après lui et qui semble reprendre une nouvelle importance. C'est lui qui a distingué les gaz de l'air proprement dit, et qui a fait connaître leurs propriétés, notamment celles du gaz Sylvestre éteignant la flamme, aujourd'hui acide carbonique, et du gaz hydrogène avec ses propriétés inflammables. Il y a certainement des savants aujourd'hui qui sont célèbres à bien meilleur compte et Van Helmont, que raillent les ignorants, a fait bien d'autres découvertes (2).

Naturiste en principe par le rôle qu'il accordait aux archées, Humoriste dans ses conceptions secondaires de la maladie, il professait que si le mal était primitivement une erreur de l'archée, c'était

(1) 1577-1664.
(2) Hoefer, *Hist. de la Chimie*, p. 136; 2e édit.

secondairement une altération locale des humeurs sécrétées. — C'est à lui qu'il faut rapporter le second effort un peu sérieux fait dans la voie de l'analyse pour l'étude chimique des humeurs; mais cela ne vint que plusieurs années après, au commencement du XVIIe siècle.

Classé par moi, dans les Naturistes, auxquels il appartient par la métamorphose qu'il a fait subir à l'idée d'un principe recteur de l'organisation (V. Naturisme) qu'il appelle *Archée*, Van Helmont dans le détail fut un humoriste très-accentué. — Chimiatre à la façon de Paracelse dont il relève scientifiquement, exalté, violent et superstitieux, il procède comme lui par l'analyse et avec lui on doit le considérer comme un des fondateurs de l'Humorisme moderne.

Supprimant l'air et le feu des Eléments, il n'accorde de pouvoir pathogénique qu'à la terre et à l'eau en accordant aux humeurs qui en sortent des qualités de fermentation, d'effervescence, de calcination, de coagulation, d'acidité, d'alcalinité et d'épaississement qui jouent le rôle principal dans la production des maladies.

Avec cet homme justement célèbre entrent dans la science une autre chimie et des idées chimiatriques dans lesquelles le ferment, l'acidité et l'alcalescence des humeurs jouent un rôle mystique et abusivement hypothétique.

Descartes, dont je n'ai pas à parler comme philosophe, qui avait fait du corps humain une étude sérieuse par la chimiâtrie et l'iatromécanisme, l'un des premiers qui ait adopté la circulation de Harvey, et qui l'ait défendue contre les attaques de la faculté, accepte de suite l'hypothèse des ferments de Van Helmont. Il s'en servait pour faire comprendre la digestion les sécrétions, et par eux il expliquait la circulation qu'il attribuait en partie à l'effervescence du sang dans le cœur par l'effet du grand degré de la chaleur animale.

Cornelle de Hoghelande, ami de Descartes, adopte toutes ces idées et son livre, publié en 1646, explique l'exercice de toutes les fonctions par les lois de la chimie et de la mécanique, par l'acidité ou l'alcalescence des humeurs, par l'effervescence et la fermentation, enfin par le volume et la forme des atomes. Comme on le voit, le mysticisme ancien disparaît peu à peu, mais ce qu'il perd, l'hypothèse le regagne largement.

Pierre Michon en France, Thomas Corneille de Cozenza en Italie, Sylvius de le Boë, en Hollande, à Amsterdam, continuèrent dans cette direction indiquée par Descartes, mais ce dernier accaparant la doctrine à son profit devint bientôt le chef d'une école chimiatrique qui a régné pendant de longues années en Europe.

Sylvius de le Boë ne fut pas seulement un chimiâtre. On doit le considérer comme un médecin très-distingué de Leyde du XVIIe siècle (1588-1672). Il réunissait à la fois les talents de l'anatomiste, du physiologiste, du chimiste et du clinicien. — Ce qu'il a laissé d'écrits est considérable, mais tout cela est diffus ou obscurci par des erreurs dues à l'état des sciences de l'époque et par de nombreuses hypothèses, bien qu'il affirmât ne rien conclure que de l'expérience.

THÉORIES CHIMIATRIQUES DE SYLVIUS DE LE BOË

Dans ses travaux anatomiques et physiologiques appuyés sur de nombreuses autopsies, on remarque que ce qu'il a laissé sur l'anatomie du cerveau est relatif : à la scissure qui sépare le lobe antérieur du lobe moyen et qui porte son nom ; au canal de communication entre le troisième et le quatrième ventricule, et aux petits sinus latéraux ; à la description d'un canal excréteur supposé de la glande thyroïde, à celle du canal sécréteur des reins, des glandes salivaires et enfin à une assez bonne description du cœur et de la circulation selon la récente doctrine de Harvey qu'il fut un des premiers à comprendre et à propager. — C'est là un fait très important et à l'honneur de Sylvius.

Sa physiologie du foie était très-singulière, pour ne pas dire plus, et elle consistait à dire que la bile était sécrétée par les artérioles de la vésicule et, que, de ce réservoir, elle remontait dans la glande pour se mêler au sang qui refluait des veines hépatiques dans la veine cave et d'autre part qu'elle descendait dans le duodénum. — On est tout aussi peu satisfait de sa physiologie de la rate qui est chargée de recomposer le sang et de celle des glandes lymphatiques. Tout cela est rempli d'hypothèses aujourd'hui abandonnées.

En matière de digestion, Sylvius est peut-être plus près de la vérité. La transformation des aliments est une fermentation produite dans l'eau des boissons par la chaleur ou ustion, par le sel contenu dans la salive et par les parties spiritueuses de la liquide. — Cette fermentation continue dans l'intestin sous l'influence du suc pancréatique, des sels acides et lixivieux de la bile qui font effervescence et alors s'opère la transformation en chyle qui est absorbé, et en fèces qui sont rejetées au dehors. — Quant à la respiration qui rafraîchit le sang bouillant d'effervescence par le mélange de la bile et de la lymphe, elle s'opère surtout par le diaphragme qui s'aplanit pendant l'inspiration et se voute ou se redresse pendant l'expiration.

Il connaissait très-bien la différence de couleur des deux sangs du cœur droit et du cœur gauche, et il attribuait la teinte rouge du sang artériel à l'air absorbé par la respiration (*Praxis med.*, lib. I, cap. XXV, § I). C'était quelque chose d'analogue à la combustion et l'activité du phénomène était en rapport avec la température et la pureté de l'air. — L'air introduit dans le corps tempérait la chaleur produite par l'effervescence du sang dans l'oreillette droite et l'expiration avait pour but d'éliminer les vapeurs nées de cette effervescence (*Disput. de respiratione*, § 69, 73).

En pathologie Sylvius, inspiré de Galien sur beaucoup de points d'étiologie et de pathologie, se caractérise dans l'histoire de la science par le rôle important qu'il accorde aux altérations chimiques des liquides et à la doctrine pathogénique des *fermentations* et de l'*âcreté* des humeurs.

Reprenant pour lui-même la théorie des ferments de Van Helmont, il déclare qu'on ne peut supposer un seul changement dans le mélange des humeurs qui ne soit la suite de la fermentation. Cela est vrai en général. Pour lui, la digestion est une fermentation opérée par la salive acide, par la bile alcaline par le suc pancréatique acide qui font effervescence et engendrent le chyle pénétré de l'esprit volatil des aliments accompagnés d'huile subtile et d'alcali neutralisé par un acide affaibli (Sprengel, tom. V, p. 62).

La formation et le mouvement du sang résultent de l'effervescence du sel volatil huileux de la bile et de l'acide dulcifié de la lymphe, ce qui produit la chaleur vitale par laquelle le sang s'atténue et devient susceptible de circuler. C'est dans l'oreillette droite et le ventricule attenant, que le sang rencontre l'autre portion chargée de bile et, à ce contact, il se produit une effervescence comparable à celle qui résulte du contact de l'huile de vitriol étendue d'eau avec la limaille de fer. — Que d'hypothèses ou plutôt que d'erreurs, quand on compare cette physiologie avec la nôtre ! mais il serait bien injuste de lui en faire un sérieux reproche.

Pour lui, tous les changements survenus dans les humeurs étaient la conséquence de la fermentation. La vie était le résultat d'une fermentation de la bile et de la lymphe unies au sang et opérant dans le cœur. Le sang recevait toutes les humeurs en proportion variable dont les mélanges divers créaient les maladies. — Il y avait dans la bile, un alcali, une huile et un acide qui, par fermentation, donnaient lieu à une chaleur exagérée, imprimant au sang une activité circulatoire plus grande.

Il signale aussi l'âcreté des diverses humeurs, leur âcreté alcaline qui produit leur dissolution, leur âcreté acide et, dans cette altération, il trouve le point de départ de sa théorie pathogénique.

Dans cette hypothèse, les maladies étaient dues à la prédominance relative et absolue des principes minéraux constitutifs des liquides de l'économie. De là cette doctrine de l'*âcreté des humeurs* qui a eu un si grand retentissement et qui a survécu à son auteur assez longtemps pour avoir encore aujourd'hui des représentants dans la demi-science des gens du monde. — Il considérait comme *âcres* tous les esprits acides et tous les sels lixivieux, c'est-à-dire les substances acides et alcalines, et en conséquence, selon la prédominance de ces éléments dans les humeurs, il dut admettre deux sortes d'âcretés, l'une *acide*, l'autre *alcaline*, offrant chacune de nombreuses variétés. — Cette doctrine était appelée à remplacer l'ancienne doctrine humorale de Galien, et elle y réussit auprès de beaucoup de médecins. A côté des choses vraies, ce qu'elle renferme d'hypothèses est incroyable.

Ainsi, la peste était due à une âcreté alcaline produite par le sel volatil qui tient le sang dans un état de fluidité anormale, et s'oppose à sa coagulation. Ce qui le prouve c'est qu'une solution de ce sel injectée dans les veines produit les symptômes de la peste (Hoefer, *Hist. de la chimie*, p. 216, tom. II) et les meilleurs moyens prophylactiques ou curatifs de cette maladie reposent sur l'emploi des acides.

La bile devenait acide, s'épaississait et occasionnait des obstructions, où elle était alcaline et produisait le frisson et les fièvres. — Son mélange avec le sang et son âcreté produisaient l'ictère sans obstruction du foie. Son effervescence avec le suc pancréatique engendrait la plupart des autres maladies.

L'âcreté acide du suc pancréatique et l'obstruction des conduits du pancréas étaient la cause des fièvres intermittentes et par son âcreté plus grande de l'hystérie et de l'hypocondrie. — Son effervescence avec la bile produisait une humeur acide visqueuse qui accablait les esprits vitaux du cœur et devenait cause de syncope, de palpitations ou d'épilepsie; son effervescence avec la lymphe engendrait les spasmes et les convulsions.

La lymphe âcre et acide jointe à l'obstruction pancréatique était la cause de la goutte, de même pour la petite vérole, pour la syphilis, pour la gale, etc.

Presque toutes les maladies résultaient de l'acide âcre de la bile, de la lymphe et du suc pancréatique; quant aux âcretés alcalines elles étaient peu nombreuses, et c'est à elles qu'il attribuait les fièvres malignes. — Elles résultaient de la surabondance des sels volatils et de la ténacité du sang.

Beaucoup d'affections de l'estomac avaient pour cause un principe acide et ce qui le prouve c'est que les meilleurs remèdes employés pour les guérir consistent dans l'emploi des matières alcalines ou d'autres substances qui se combinent avec les acides (*Praxis med.*, lib. 1, cap. II, § 5).

Les douleurs intestinales dépendent soit de sucs acides, soit d'âcretés salines et d'esprits volatils que l'on neutralise par des substances possédant des qualités opposées, et si les aliments passent trop vite de l'estomac dans l'intestin sans être suffisamment digérés c'est à cause d'une prédominance des sels âcres de la bile ou de l'acidité trop grande du suc pancréatique. — Dans ce cas, les alcalins, et particulièrement l'eau de chaux, devaient être prescrits aux malades.

La goutte localisée dans les ligaments articulaires avait pour cause une humeur âcre, bilieuse, mêlée à un sel lixivieux ou acide d'où une goutte alcaline et acide qu'on distinguait par la nature et l'intensité de la douleur.

Dans cette pathologie, les solides ne jouent qu'un rôle secondaire et tout ce qui concerne la nature des maladies s'y trouve rapporté aux humeurs, à leur fermentation et à leur effervescence ou à leur acrimonie, c'est-à-dire à la présence d'éléments âcres, acides, lixivieux salés, c'est-à-dire alcalins, muriatico-acides, ou aux altérations de la bile et de la lymphe modifiées d'une façon analogue. C'est aux yeux de bien des médecins le comble de l'hypothèse, mais il paraît qu'en ce temps ce langage était parfaitement compris, mieux que cela, il était accepté comme l'image de la vérité et, pendant de nombreuses années, il s'est trouvé des hommes fort instruits, avec des habitudes positives de l'esprit pour s'en faire les chauds et sincères disciples.

D'ailleurs cette doctrine des ferments pathologiques semble reparaître, car nous acceptons la réalité du ferment salivaire, du ferment gastrique; les virus sont considérés comme des ferments et les maladies virulentes sont appelés *zymotiques*.

La thérapeutique était conforme à la pathogénie. — Elle reposait surtout sur l'emploi des médicaments chimiques contraires aux âcres acides et alcalins qui étaient supposés être la cause du mal. — Ainsi Sylvius prescrivait les purgatifs salins dans les maladies dues à l'effervescence alcaline de la bile; il modérait l'âcreté de cette sécrétion par l'opium ; et pour corriger l'acidité de la lymphe ou du suc pancréatique, il avait recours aux sels volatils qui sont alcalins ; enfin il prescrivait les absorbants dans ce qu'il appelait acrimonie d'estomac, ce que nous faisons encore aujourd'hui. Il employait les boissons acidules dans les maladies dues à une effervescence alcaline; les acides et les éthers contre la dissolution des humeurs, puis, selon l'occasion, les diurétiques acides ou alcalins, les sudorifiques, les corroborants, la saignée, etc.

Tout cela se faisait sans nul souci de la marche et de la période de crudité ou de coction des maladies. — On n'avait jamais rien vu de semblable et assurément, lorsqu'on croyait avoir réalisé un progrès en abandonnant les hypothèses humorales et naturistes de Galien, on était tombé dans une autre chimie hypothétique, mille fois plus dangereuse pour les malades que l'Humorisme ancien.

De plus longs détails sur les pratiques de la Chimiâtrie sylvienne seraient inutiles. Ce que j'en ai dit peut suffire pour les faire apprécier et pour faire voir de combien d'erreurs se couvre une vérité, avant de se faire jour. Malgré ces erreurs, le système a prévalu, et pendant longtemps a joui de l'estime générale. Qui sait s'il n'est pas au moment de reparaître avec la redécouverte des ferments et si les essais de pathologie zymotique, c'est-à-dire de fermentation pathologique récemment mis à l'ordre du jour, ne seront pas prochainement l'origine d'une chimiâtrie nouvelle.

Si, malgré ses absurdités, l'Humorisme de Sylvius trouva des partisans très nombreux, il eut de vigoureux adversaires à la faculté de Paris dans Riolau et Guy-Patin qui, tombant dans un excès opposé, repoussaient toute alliance de la chimie et de la médecine, se firent de nouveau les défenseurs de la doctrine galénique et étaient à ce point hostiles qu'ils n'avaient jamais voulu employer de préparations antimoniales. — Le dernier surtout était si passionné qu'il appelait les chimiâtres *faux monnayeurs* de la médecine (lettres, tom. I, page 96, 1691) et qu'il déclara que l'antimoine avait fait périr plus d'hommes que la guerre de 30 ans n'en avait moissonné dans les champs de l'Allemagne.

La lutte fut si vive que la faculté de Paris intervint et rendit un arrêt de proscription contre l'antimoine et les remèdes arabes. On n'y voulait point entendre parler de cet humorisme chimique.

C'est en Angleterre que cet Humorisme chimique trouva d'abord des défenseurs. — D'abord appuyé par les travaux de Charleston, il devint la doctrine de Thomas Willis qui se rapproche de Paracelse plutôt que de Sylvius.

SYSTÈME CHIMIATRIQUE DE WILLIS

Willis (1622-1675) admettait, comme le premier des alchimistes, que le soufre, le sel et le mercure formaient tous les corps de la nature et en expliquaient les changements (1), qu'un ferment acide de l'estomac uni au soufre des aliments formait le chyle dont l'effer-

(1) Renouard, *Hist. de la méd.*, t. II, p. 387.

vescence dans le cœur avec le sel créaient la flamme vitale qui pénètre tout, enfin que les esprits vitaux étaient le résultat d'une distillation de la partie sulfureuse du sang par les couches corticales du cerveau et du cervelet, travail semblable à celui de la distillation de l'esprit-de-vin dans un alambic (1). Pour Willis chaque appareil du corps a un ferment particulier indispensable à l'exercice de ses fonctions, fait vers lequel incline aujourd'hui la science et qu'on accepte pour le foie, pour l'estomac, pour la semence.

Les ferments étaient la source de la vie qui ensuite ne se soutenait que par eux, ce qu'on admettra encore de nos jours, et comme ils étaient la source de la vie, ils devenaient l'origine des maladies. — « Tantôt la partie soufrée et spiritueuse du sang s'exaltant à l'excès, entre en ébullition dans les vaisseaux, à l'instar du vin qui fermente et donne naissance aux affections fébriles de toute espèce; tantôt la partie saline faisant effervescence communique au sang une qualité acide, austère ou âcre, qui le rend sujet à se coaguler de diverses manières; de là découlent la plupart des maladies chroniques telles que le scorbut, les hydropisies, la lèpre, etc. (2). » Il ne manque à tout cela que la preuve.

Toutes les fièvres intermittentes sont dues à une surabondance de suc digestif non assimilé, lequel en circulant avec le sang provoque une ébullition qui dure jusqu'à ce que la matière morbifique ait été expulsée, alors seulement le calme se rétablit, une intermission plus ou moins longue succède à l'agitation fébrile. Puis, un nouvel amas de suc nutritif mal élaboré suscite un nouvel accès et ainsi de suite (3). Quand on pense que c'est au nom de l'expérience et de l'observation que se sont produites de telles théories, qu'il en est presque toujours de même, et que de nos jours encore, certaines vérités qu'on croyait définitivement entrées dans la science en sont chassées par une découverte du lendemain, on est obligé d'avouer avec Hippocrate que l'expérience est fort trompeuse et qu'entre les mains de bien des gens, elle introduit sous l'apparence de la vérité bien des erreurs que d'autres expériences font ressortir. — Toute cette théorie humorale des fièvres intermittentes de Willis n'existe plus que dans l'histoire des erreurs de la médecine et, comme on va le voir, il en est absolument de même de sa théorie des fièvres continues. Selon notre chimiatre « si la portion spiritueuse du sang est agitée ou échauffée il en résulte une fièvre éphémère. — Si la fermentation s'étend aux particules soufrées il en

(1) Willis, *De fermentatione sive motu corporum inorganico*, p. 18.

(2) *Ibid*, cap. v.

(3) *De febribus*, cap. III.

résulte une fièvre putride. — Enfin, si un miasme vénéneux s'introduit dans le système circulatoire, il y provoque non-seulement l'effervescence des molécules spiritueuses et soufrées, mais encore il désunit les éléments du sang, et donne lieu à des putridités ou à des coagulations étranges accompagnées de symptômes alarmants de fièvre maligne, de peste, de variole, etc. (1). »

Les spasmes et les convulsions résultaient de l'explosion du sel et du soufre exerçant une action funeste sur les esprits animaux. — L'hypocondrie et l'hystérie étaient aussi l'expression d'un désordre des esprits animaux dû à la mauvaise purification du sang dans la rate, lorsqu'il s'y forme un principe fermentescible chargé de sel et de soufre.

Le scorbut était aussi une altération du sang, qu'il comparait à celle du vin éventé (2), et il en était ainsi de toutes les maladies considérées d'une façon tout aussi hypothétique comme des fermentations dont la preuve n'a jamais été faite.

La thérapeutique de Willis se ressentait de cette pathogénie humorale. Il attribuait aux fermentations produites par les agents thérapeutiques qui augmentaient le soufre du sang et fixaient le sel volatil de ce fluide, la modification des esprits et des humeurs, capable de changer leur mouvement pour apaiser ou exciter cette fermentation de façon à agir enfin sur les solides. — C'est à ce point que Willis comparait le rôle du médecin à celui du marchand de vin qui veille à ce qu'aucune substance étrangère ne vienne troubler la fermentation de son vin pour qu'elle s'opère avec régularité (3). On a aujourd'hui de la peine à comprendre que de telles doctrines aient pu se produire, et que ces excès aient trouvé créance en Angleterre, en Hollande, en Allemagne, en France ou en Italie, mais ces hardiesses de la pensée n'étaient que la minime partie de ce qu'on avait cru pouvoir déduire de ces premiers essais de la chimie en enfance. Comme certains chimistes de notre époque qui croient avoir dérobé le feu du ciel et pénétré dans les secrets de la nature, il y eut déjà chez ces apprentis chimistes le vertige de la science ambitieuse, car soutenant qu'il n'y avait aucune différence entre les corps inertes et les corps organisés, on traitait les malades en conséquence. — Pauvres malades ! Oh, que l'histoire des folies médicales donne raison à ceux qui croient que la nature médicatrice guérit plus de malades et a moins de fautes à se reprocher que la médecine des systématiques.

(1) *De morbis convuls.*, p. 6-125, et Sprengel, p. 75, t. V.
(2) *De febribus*, cap. VIII.
(3) *De febribus*, p. 168.

Quelque insensé que fût l'humorisme de Willis, il trouva des adeptes qui, le modifiant à leur tour, selon leur fantaisie et leur goût pour les hypothèses, en firent un système qui se soutint contre les observations des véritables observateurs et des vrais médecins.

En Allemagne, Martin Kerger (*de Fermentatione*, 1663) ; Borrick, (*De ortu et progressu chimiæ*, 1674) à Copenhague ; — Thomas Bartholin, un peu réservé ; — en Hollande, Jacques de Hadden ; — Wolferd Senguerd ; — en Westphalie, Otton Tachenius, qui alla porter ses doctrines chimiatriques jusqu'en Italie ; — à Naples, Antoine Portius ; — à Vérone, Michel-Ange Andriolli ; — à Montpellier, Pierre Fabre, Charles Barbeyrac, François Calmette ; — à Lyon, Jean Bonnet ; — à Grenoble, Jacques Massard ; — à Paris, Nicolas Blegny, fondateur d'une académie chimiatrique ; — à Toulouse, Jacques Vieussens, qui prétendit avoir isolé l'esprit acide du sang par la distillation du sang avec la terre sigillée ; — à Leyde, Jean le Mort ; — à Francfort, Corneille de Boutekoé ; — à Iéna, Wolfgang Wedel ; — à Leipsick, Ettmuller ; etc., propagèrent le système chimiatrique de Van-Helmont, de Sylvius et de Willis, au milieu de critiques très-vives qui ne purent rien empêcher.

Du temps même de Willis, il s'éleva des protestations contre l'abus de ces explications chimiques. En 1661, parut le *Sceptical chemist* de Robert Boyle, qui, s'attaquant aux quatre éléments des anciens, et aux trois éléments des chimistes, fit un retour vers la théorie atomique et professa de nouveau que les premiers éléments des corps sont des atomes dont la réunion en quantité variable forme les *vrais éléments*. Il attaqua également la théorie chimique des qualités, et dans ses *réflexions sur l'hypothèse de l'acide et de l'alcali*, mit à néant toutes les prétentions de Sylvius. Son Humorisme était aussi modéré que possible et allié à une forte proportion de Solidisme car, en parlant des médicaments spécifiques, il déclare que leur action ne peut pas plus que celle des dissolvants chimiques s'expliquer, ni par les propriétés sensibles, ni par la figure des atomes et qu'il faut prendre en considération le rapport des particules des médicaments aux pores du corps et aux atomes des humeurs (1). Puis il ajoute, deux pages plus loin, qu'il faut aussi avoir égard aux qualités chimiques des remèdes et des humeurs, afin d'expliquer certaines spécificités par la neutralisation des acides par les alcalis.

Malgré ces opposants, l'Humorisme chimique tint bon et dans toute l'Europe eut de nombreux disciples considérant la fermenta-

(1) B. Boyle, *Sur la conciliation de la médecine avec le système des atomes*, p. 308, et Sprengel, t. V, p. 79.

tion des humeurs, comme le point de départ de la vie et de la formation des esprits vitaux, comme l'excédant d'acide ou d'alcali, ainsi que les précipitations organiques étaient la cause de la plupart des maladies.

La voix des Sceptiques, comme Boyle, resta d'abord sans écho, mais la protestation n'en fit pas moins bon effet. D'autres voix se firent entendre, et, parmi elles, je citerai Jean Bohn, qui montra de nouveau la différence des corps inertes et des corps organisés ; qui nia le passage de l'air en masse dans le sang, mais qui admit des particules éthérées se mêlant à lui dans les poumons, et favorisant la circulation ; qu'il n'y a point de ferment acide dans l'estomac, puisque les acides troublent la digestion ; que les aliments fermentescibles sont indigestes ; que la bile ne fait point effervescence avec les acides ; que la bile est secrétée par le foie ; que les esprits animaux ne sont pas fluides car une ligature nerveuse ne produit aucun gonflement au-dessus d'elle, enfin qu'il y a lieu de douter de la prépotence des médicaments chimiques sur les médicaments galéniques.

Vint ensuite Frédéric Hoffmann, qui fut d'abord assez chimiatre jusqu'en 1681, mais qui, après avoir fait un voyage en Angleterre et vu Robert Boyle à l'œuvre, se tourna contre cette doctrine à partir de 1683. Il accumula les uns sur les autres tous les arguments qu'il put découvrir et, niant toute fermentation pathologique, il en vint à ne plus tenir compte que du mouvement des esprits animaux, du spasme qui en résulte et entra ainsi sur le terrain du solidisme où nous le retrouverons.

Aux coups portés à l'Humorisme par Frédéric Hoffmann, il faut ajouter ceux qu'il reçut de l'école iatro-mécanique dans les écrits de Hermann Boerrhaave (1), de Leuvenhoeck (2), de Camerarius (3), d'Archidald Pitcairn, maître de Boerrhaave, etc. Mais, il faut bien le dire, tous les arguments produits contre la chimiâtrie ne sont pas également bons. Boerrhaave et Pitcairn avaient raison de nier la fermentation du sang, comme cause de sa circulation. Mais ils avaient tort de nier le ferment gastrique, parce qu'ils ne pouvaient concevoir comment ce ferment, pouvant dissoudre des aliments d'une grande solidité, ne dissolvait pas les parois de l'estomac. En effet, on sait aujourd'hui que la rénovation constante des épithé-

(1) Bohn, *De medicamentorum chymicorum et galenicorum præpollentia dubiá.* Lipsiæ, 1706.

(2) *Institutiones med.*, t. I, § 67-76; t. II, § 177.

(3) *Experientia et contemplationes*, ep. 68, t. III, p. 221.

(4) Gender, Diatribe *De fermentis*, 1689.

liums gastriques sous l'influence de la vie, protége les parois de l'estomac, et qu'aussitôt après la mort d'un animal en digestion, cet acte protecteur n'ayant plus lieu, le suc gastrique et la pepsine dissolvent à la fois les aliments et les parois du viscère.

Toutes ces critiques eurent un bon résultat. Elles firent voir le néant des explications chimiques de la vie et de la maladie. Elles ramenèrent dans le bon chemin ceux qui allaient s'en détourner et elles ouvrirent de nouveaux horizons à l'esprit médical. Sans anéantir l'Humorisme trop vivace pour périr même de ses excès, elles ont préparé l'avénement des succès des doctrines de l'*Iatro-mécanisme* de Boerrhaave, du *spasme* et de l'*atonie* de Frédéric Hoffmann et de Cullen. Mais au fond de tout cela, l'Humorisme reste debout, amoindri dans ses prétentions, expurgé, mais non guéri de ses erreurs, et toujours indispensable à étudier comme élément partiel de la plupart des maladies. Ainsi, à cette époque, Thomas Sydenham ne se laissa pas convaincre ni entraîner par ces hypothèses « qui sont les produits de l'imagination et, ne reposant point « sur l'observation, seront renversées et détruites par le temps « tandis que les jugements de la nature ne périront qu'avec la na- « ture elle-même. » Naturiste et Humoriste à la fois, ses doctrines humorales se ressentent de l'hippocratisme plutôt que de la Chimiâtrie. Pour lui, la maladie est un effort de la nature destiné à l'expulsion du principe morbifique des humeurs. Sans chercher à préciser la nature de ce principe, dont rien ne pouvait lui révéler la composition, il se contenta d'en admettre expérimentalement l'existence. Sans remonter jusqu'à l'Humorisme grec, il dédaigna les hypothèses chimiatriques et resta prudemment sur la réserve.

Il en est de même de Richard Morton, qui resta fidèle à l'Humorisme ancien en essayant de le combiner à l'étude des altérations des solides;

De De Haen, 1674 à 1748, qui fut à la fois solidiste et Humoriste à sa manière ;

De Cheyne, 1674 à 1748, qui, tout en donnant une assez grande part au solidisme, voyait dans la diminution du sang la cause des fièvres lentes ; dans son acrimonie la cause de la goutte (*Sur la goutte*, Londres, 1722), dans la lenteur des mouvements des humeurs et leur acrimonie avec atonie des fibres, la cause des maladies chroniques (*De fibræ natura ejusdemque laxæ morbis*, Londres, 1725);

De Gaubius, 1705 à 1770, élève de Boerrhaave, vrai vitaliste admettant la *vis vitalis*, pouvant altérer les humeurs et les solides, et dans les humeurs reconnaissant les effervescences, les âcretés et les putridités;

De Huxham, 1694 à 1768, célèbre par ses travaux sur la dissolution du sang dans les fièvres putrides et qui expliquait alors les hémorrhagies de ces fièvres par le morcellement des globules emportés par un mouvement trop rapide dans les dernières ramifications du système vaculaire où ils s'échappaient par les orifices béants des vaisseaux exhalants; — de Pringle; — de Lind; — de Fordyce; — de Tissot, 1728 à 1771, élève de Haller qui allia l'humorisme à sa théorie de l'irritabilité; — de Stoll, 1742 à 1788, qui croyait aux acrimonies et aux métastases de la bile et faisait jouer à ce liquide un rôle exagéré dans la production des maladies, d'où la nécessité des Émétiques, et se partagea entre l'hippocratisme, la chimiâtrie et l'iatro-mécanisme ;

De Zimmermann, 1728 à 1795, qui professait également l'importance de l'acrimonie de la bile et la putridité des humeurs, etc.;

De Théophile Selle, 1748 à 1800, dans sa *Pyrétologie*, qui soutint les mêmes doctrines; — de Hildenbrandt aux dernières années du XVIIIe siècle, qui considéra les crudités des premières voies et les saburres gastriques comme ayant une très-grande influence sur la formation des maladies;

De l'École de Montpellier, qui a été surtout humoriste, mais qui se transforma à partir de Bordeu, de Barthez, de Grimaud et de Dumas pour s'engager dans la doctrine du principe vital.

Parmi ces Humoristes, il en est, comme Huxham, Stoll, Selle, etc., qui ont joui d'une grande réputation et dont le nom est resté dans la science. Il est bon de connaître leurs travaux.

HUXHAM

Ce médecin, né en 1694 et mort en 1768, à Plymouth, a joui d'une renommée bien acquise par des travaux de premier ordre. On le considère généralement comme un humoriste en raison de ses travaux *sur la dissolution du sang dans les fièvres putrides ou malignes*, mais cela est un peu exagéré. Il en est d'Huxham comme d'Hippocrate. Tout en accordant un rôle pathogénique considérable à certaines altérations des humeurs, il tenait également compte des altérations du solide, de l'irritabilité et de la contractibilité ou du relâchement des fibres ainsi que de la nature médicatrice. Il n'y a que ceux qui n'ont pas lu ses œuvres qui puissent en faire un doctrinal humoriste. — Dans ce qu'il a écrit il y a au contraire un mélange de naturisme, de solidisme, d'iatro mécanisme, de méthodisme et d'humorisme qui atteste un esprit dégagé de toute entrave doctrinale.

Ainsi c'est lui qui a écrit ces mots : « Si la fièvre est un effort de la nature qui tend à expulser la matière morbifique comme il n'y a pas lieu d'en douter, il est certain qu'il n'est pas toujours avantageux de l'abattre... » (*Essai sur les fièvres*, page 396. Édit. de l'Encyclopédie médicale.)

Ailleurs, il parle de la tension des fibres et de leur relâchement (loc. cit., page 369 et 370), car « la santé parfaite consiste dans un juste milieu entre la trop grande tension et la trop grande flexibilité des fibres. Le trop de raideur dissipe trop promptement les sucs nourriciers et produit à la fin le marasme, comme le trop de lâcheté des vaisseaux les expose à être surchargés, et amène la leucophlegmasie ou l'hydropisie » (page 373).

« .... La doctrine du *strictum* et du *laxum* des anciens méthodistes bien entendue peut être d'une très-grande utilité dans la pratique de la médecine, quoiqu'ils les aient souvent confondus dans la théorie et dans la pratique; mais Boerrhaave a fait sur les maladies qui reconnaissent pour causes les fibres trop lâches ou trop tendues d'excellentes observations, qui sont d'un très-grand usage en pratique. Il y a un autre état des fibres dont personne n'a parlé jusqu'ici; on peut le nommer l'état des fibres tendres, ou la constitution trop délicate des solides, qui rend les personnes qui ont cette constitution plus sensibles au plaisir et à la peine : les filaments qui composent ses files sont si déliés, qu'un rien peut les rompre : c'est ce qu'on observe fréquemment dans les personnes minces et belles, d'une complexion délicate, mais extrêmement vives et dans lesquelles la vivacité de l'esprit l'emporte sur la force du tempérament. Elles sont souvent exposées aux hémoptysies ou autres hémorrhagies, aux colliquations, aux phthisies pulmonaires et finissent par la consomption. »

« Nous venons de voir en raccourci les mauvais effets que produit la trop grande tension des solides; nous allons maintenant examiner, le plus rapidement qu'il nous sera possible, les désavantages qui résultent de leur trop grand relâchement, des vaisseaux faibles n'agissent pas suffisamment sur les fluides qu'ils contiennent; ils ne broyent point assez les molécules du chyle, ils ne les arrondissent et ne les assimilent pas comme il faut. En effet, le chyle n'est jamais bien préparé, lorsque les organes de la digestion sont trop faibles. Quand les vaisseaux ont le ton qui leur est nécessaire, qu'ils agissent avec force sur les sucs nourriciers qu'ils reçoivent de l'estomac, on ne trouve plus de parties chyleuses dans le sang quelques heures après le repas, au lieu que chez les personnes leuco-phlegmatiques et d'une complexion faible, elles ne se changent jamais ou du moins qu'après un très-long temps en globules rouges et en sérosité.

Il n'est pas jusqu'aux obstructions telles que les entendait Boerrhaave dont il n'accepte la réalité, et si la viscosité, l'acidité, la putridité du sang ainsi que l'acrimonie de la bile jouent un rôle dans la forme des maladies, ce rôle est pour lui très souvent une chose secondaire.

Ce que Huxham a laissé a encore aujourd'hui une réelle importance; relativement à nos habitudes présentes de concision, c'est peut-être un peu prolixe, surchargé de théories que nous n'admettons plus. — Les faits n'ont point toute la netteté désirable, mais à travers ce qui les obscurcit, le médecin reconnaîtra toujours un observateur sérieux et un esprit distingué.

Dans son *Essai sur les fièvres*, il admet :

Des *fièvres simples*, *compliquées*, *inflammatoires*, qui dépendent : de la seule augmentation d'action des solides sur les fluides et de la réaction de ceux-ci sur les premiers; de l'obstruction des pores de la peau lorsque les fibres sont tendues et le sang épais; de la tension des fibres d'un sujet dont le sang est visqueux et qui boit un liquide stimulant tel que le vin.

Des *fièvres intermittentes* produites par un air épais, humide, chargé des exhalaisons d'un tené submergé, marécageux..... qui relâche les fibres, produit les viscosités du sang d'où résultent des obstructions et des stagnations dans les derniers rameaux des artères sanguines.

C'est là où il admet : que chaque espèce de fièvre étant un effort de la nature pour la débarrasser de quelque chose qui l'opprime, il faut favoriser son travail par les moyens que l'expérience nous a fait connaître. On y arrive en considérant la nature, la force, la qualité de la maladie, ainsi que la constitution du malade et pour y parvenir, on doit connaître : 1° l'*état des solides*, 2° *celui des fluides* (page 373).

Tout un chapitre est consacré à l'*état des solides*, et le chapitre suivant est relatif à l'*état des fluides*, comprenant la *dissolution et la putréfaction du sang*, titre par lequel le nom de Huxham est surtout resté dans l'esprit des médecins.

Après avoir montré qu'il existe une surabondance du sang ou pléthore, et une diminution des globules rouges ou *anémie*, il entre en matière sur la dissolution et la putréfaction du sang. — C'est là où il dit :

« .... Outre les deux états du sang que nous venons de décrire, il y en a un troisième beaucoup plus dangereux : je veux parler de celui qui tend plus immédiatement à la dissolution et à la putréfaction. Tel est l'état de quelques scorbutiques, qui sans presque aucun dérangement précédent, si l'on en excepte une espèce de lassitude et de langueur, sont tout à coup couverts de taches violettes, livides, ou même noires et bleues, et éprouvent des hémorrhagies abondantes, dangereuses et souvent funestes dans un temps qu'ils croient à peine être malades, les exemples n'en sont pas rares : j'en ai vu un très-grand nombre, tant parmi les enfants que parmi les adultes, et j'ai souvent prédit les hémorrhagies dont ils étaient menacés. Les femmes à qui il survient de ces éruptions, ou des marques noires ou bleues semblables à des coups de fouets, ou de grandes taches irrégulières comme des meurtrissures, sont toujours sujettes à de grandes pertes si elles n'éprouvent pas quelque autre hémorrhagie. Les personnes de l'un et de l'autre sexe, qui sont affectées de ces sortes de taches, sont exposées à perdre beaucoup de sang, pour peu qu'elles se blessent, et souvent même sans s'être blessées, des gencives, du nez, par le fondement ou pour la voie des urines. Le sang qu'on tire de ces personnes pour arrêter l'hémorrhagie (méthode qui, pour le dire en passant, est très-dangereuse à moins qu'il y ait des signes manifestes de pléthore) paraît toujours comme une espèce de sanie qui ne se partage pas en caillot et en sérosité, mais reste en une masse uniforme à demi figée, en général d'une couleur livide et plus foncée qu'à l'ordinaire, et quoique dans certains cas il conserve sa couleur vive et brillante pendant longtemps il se putréfie toujours très-promptement. On remarque même que l'haleine de ces personnes est ordinairement très-puante avant l'éruption, et que leur urine sent souvent très-mauvais; ce qui indique bien évidemment un commencement de putridité dans les humeurs qui, devenant de plus en plus acrimonieuses, corrodent à la fin les vaisseaux. Car ces espèces d'hémorrhagies arrivent souvent à des personnes qui n'ont pas le moindre signe de pléthore, qui n'ont le pouls ni trop plein ni trop vif, qui n'ont que peu ou presque point de fièvre, pas même lorsqu'elles font un exercice violent. D'où il est naturel de conclure qu'elles sont produites par l'érosion des vaisseaux, plutôt que par leur rupture occasionnée par une trop grande quantité ou un trop grand mouvement de sang. Il y a à la vérité des personnes d'une constitution si faible et si délicate, que le plus petit effort suffit pour crever leurs vaisseaux trop minces comme on l'observe dans des personnes qui sont sujettes aux hémoptysies, ou saignement de nez par le plus petit accident; mais ces hémorrhagies sont rarement précédées ou suivies de taches livides ou violettes, etc. Dans ces cas une petite saignée convient pour déterminer l'effort du sang contre les vaisseaux trop faibles lors même qu'il n'y a point de pléthore apparente.

Quoique je sois très persuadé que ces hémorrhagies naissent le plus souvent de l'acrimonie des humeurs qui détruit la contexture du sang et ronge les extrémités capillaires, je n'ignore pas qu'elles viennent quelquefois aussi du tissu trop lâche des globules rouges qui n'ont pas été assez condensés par l'action du cœur des artères, etc., faute de quoi ils forment des sphéroïdes allongés ou des molécules irrégulières au lieu de sphères régulières, et par conséquent ont un plus grand diamètre et un tissu moins solide que dans l'état naturel. On observe avec le microscope solaire, que les globules du sang, en passant dans les plus petites ramifications des artères sanguines, changent leur figure globulaire en une figure oblongue pour pouvoir passer au travers de ces petits vaisseaux ; il est aisé de concevoir comment ces globules si peu liés peuvent se briser dans leur passage, puisque l'augmentation de leur diamètre rend leur passage plus difficile. Ces parties brisées étant d'un beaucoup plus petit diamètre que les globules primitifs, elles peuvent entrer facilement et même passer par les tuyaux excréteurs et transsuder par diapedèse, comme s'exprimaient les anciens. C'est ce que semblent prouver les urines et les déjections sanguinolentes et les autres hémorrhagies qui surviennent quelquefois sans douleurs, sans mouvement violent, ou sans qu'on puisse soupçonner qu'il se soit rompu quelque vaisseau..... » (*loc cit.*, pag 377).

Pour Huxham *cette dissolution du sang* est l'altération qui accompagne toutes les fièvres putrides et malignes, c'est-à-dire nos fièvres typhoïdes graves; — certaines varioles malignes hémorrhagiques ; — enfin, certains cas où il a été fait abus des alcalins. — Tout cela est très-vrai. — Nous nous exprimons peut-être autrement aujourd'hui, mais le fait clinique n'a pas changé.

A ce chapitre en succède un autre sur les *fièvres lentes nerveuses* où il n'y a pas de dissolution du sang et où la mort peut arriver en vingt-cinq ou trente jours, avec du délire et des accidents gastriques. — Ici, je crois que Huxham s'est trompé. — Nous ne reconnaissons plus cette fièvre *lente* nerveuse, et la description qu'il en donne, se rapporte plutôt à une de nos formes actuelles de la fièvre typhoïde, dite *ataxique*.

On doit aussi à Huxham un *Essai sur la petite vérole* qui n'a rien de plus que ce qu'on trouve dans le traité de Sydenham ; — une dissertation *sur les pleurésies et les peri-pneumonies* où l'on trouve une excellente description de *la fausse peri-pneumonie*, ce que nous appelons à présent la pneumonie catarrhale; — un *Traité de la colique du Devonshire*, où le mal est attribué à la mauvaise qualité des pommes de ce comté. — Ici, il y a une erreur. Cette colique, attribuée à la mauvaise qualité des pommes ayant servi à fabriquer la boisson des habitants, se traduisait par des phénomènes de douleurs abdominales, de vomissements, de constipation avec rétraction du ventre, quelquefois de délire, d'amaurose et de paralysie des mains que nous considérons aujourd'hui comme le résultat d'une intoxication saturnine. Il est probable, mais je n'oserais l'affirmer, que cette colique du Devonshire n'a été qu'une *endémie de la colique* de plomb. — Dans la préparation du cidre, et pour l'adoucir, on aura peut-être mis du sucre de Saturne ou acétate de plomb, ce que l'on fait encore dans quelques pays de France, au risque d'être condamné par les tribunaux, ou bien on aura conservé le cidre dans des vases de plomb où il se sera chargé de sels plombiques. Si cette opinion est exacte, la colique du Devonshire ne serait qu'une intoxication saturnine et les symptômes décrits par Huxham autorisent à faire cette supposition.

Un autre travail très-important de Huxham, c'est la *dissertation sur les maux de gorge gangréneux*. — On y trouve la description de ce que nous appelons à présent l'*angine couenneuse et le croup* dans leurs rapports avec les épidémies de scarlatine. C'est la reproduction des récits d'Arétée de Cappadoce et d'Aëtius sur l'*ulcère syriaque*. — A part notre façon de raconter la maladie, et la différence des expressions, le fond est le même, de sorte que le croup n'est pas une maladie nouvelle et on peut dire qu'il a été connu dans les temps les plus reculés. Voici la description d'Huxham :

« Après quelques heures de maladie et quelquefois dès les premiers mouvements on apercevait une enflure du cou, et le malade sentait de la douleur dans la gorge ; les amygdales devenaient très-enflées et très-enflammées, souvent même les parotides et les glandes maxillaires enflaient beaucoup et très-subitement, même dès le commencement, quelquefois au point que le malade était en risque d'étouffer. Le fond de la gorge paraissait bientôt d'un rouge vif, ou plutôt d'un rouge cramoisi, il était luisant et éclatant, le plus ordinairement on apercevait sur la luette, les amygdales, le voile du palais et la partie postérieure du pharynx plusieurs taches blanchâtres ou de la couleur de cendres, dispersées çà et là, qui quelquefois augmentaient très-promptement et couvraient bientôt une amygdale ou toutes les deux, ou la luette, etc., c'étaient les escarres d'ulcères superficiels, qui quelquefois cependant rongeaient très-profondément; dans ce temps la langue quoique blanche seulement, et humide à sa pointe, était très-sale à sa racine et couverte d'une croûte épaisse jaunâtre ou brune. L'haleine commençait alors à devenir très-puante, et cette puanteur augmentait d'heure en heure, de sorte qu'à la fin elle devenait dans quelques-uns insoutenable aux malades eux mêmes. Le second ou troisième jour tous les symptômes devenaient plus graves et ceux qui l'avaient le mieux soutenue pendant trente ou quarante heures ne lui résistaient plus. Le défaut de sommeil, les anxiétés et la difficulté d'avaler augmentaient excessivement; la tête était étonnée, douloureuse et pesante, il y avait toujours plus ou moins de délire, quelquefois une perte totale de sommeil, et une phrénésie perpétuelle quoiqu'il y en eût d'autres qui fussent comme stupides, mais souvent ils avaient des tressaillements et marmottaient entre leurs dents.

On leur trouvait beaucoup de chaleur à la peau qui était sèche et rude; rarement avaient-ils de la disposition à suer. Les urines étaient crues, souvent jaunâtres et troubles. Quelquefois ils éprouvaient des vomissements considérables, et quelquefois un très-grand dévoîment, surtout les enfants, les escarres étaient fort étendues et d'une couleur plus foncée; ce qui les environnait paraissait d'une couleur de plus en plus livide. La respiration devenait plus difficile, avec une espèce de râlement comme si malade étranglait; la voix était rauque et creuse, ressemblant exactement à celle des gens qui ont un ulcère vénérien dans la gorge. Le bruit qu'ils faisaient en parlant et en respirant, était si particulier, que pour peu qu'on fût familiarisé avec cette maladie on la reconnaissait facilement à ce bruit extraordinaire; c'est ce qui a fait nommer cette maladie par les médecins espagnols, *Garotillo*, mot qui désigne le bruit que font ceux qu'on étrangle avec une corde. Je n'ai jamais observé dans aucun le glapissement qu'on entend dans les esquinancies inflammatoires. L'haleine de tous les malades était très-nauséabonde ; dans quelques-uns même elle était insupportable surtout aux approches de la crise; il y en avait beaucoup qui vers le quatrième jour crachaient une grande quantité de mucosité fétide et purulente, quelquefois teinte de sang, quelquefois entièrement livide et d'une odeur abominable. Chez plusieurs aussi les narines étaient extraordinairement enflammées, et excoriées, dégouttant continuellement une matière sanieuse si excessivement âcre, que non-seulement elle corrodait les lèvres, les joues et les mains des enfants qui étaient attaqués de la maladie, mais même les mains des gardes qui en prenaient soin; lorsque les narines commençaient à s'ulcérer, les malades ne cessaient d'éternuer, surtout les enfants; car j'ai vu peu d'adultes qui fussent affectés de ce symptôme au moins à un degré un peu considérable. Il était étonnant de voir la quantité de matière que les enfants rendaient par cette voie et, comme ils s'en barbouillaient le visage et les mains, ces parties étaient couvertes d'ampoules ; la suppression subite de cet écoulement de la bouche et des narines a fait périr plusieurs enfants ; il y en avait qui en avalaient une si grande quantité que cela leur occasionnait des excoriations dans les intestins, de violentes tranchées, la dysenterie, etc., et même des excoriations à l'anus et aux fesses. Non-seulement les narines et la gorge étaient affectées par cette matière si âcre, mais encore la trachée-artère elle-même en était quelquefois corrodée, et *on voyait les malades cracher des morceaux entiers de sa tunique interne*, avec beaucoup de sang et de matière corrompue. » (*Loc. cit.*, page 452.)

Il n'est pas de médecins qui ne reconnaissent dans cette description, ce que l'on appelle la *diphtérite*, et le croup. — Seulement aujourd'hui quelques personnes rejettent l'angine gangréneuse qui existe bien réellement ainsi que l'angine couenneuse. C'est un tort, ce sont deux formes anatomiques de la même maladie, et le croup aujourd'hui décrit comme une maladie particulière est également la conséquence de l'angine gangréneuse et couenneuse. Il n'est pas jusqu'aux fausses membranes rejetées du larynx par les malades qui n'aient été signalées par Huxham bien qu'il n'en connût pas exactement la nature, car il les croyait formées par la membrane interne des voies aériennes. — A cela près, les faits de cette époque sont entièrement semblables à ceux que nous observons encore aujourd'hui, — et les Cliniciens trouveront dans la dissertation de l'auteur anglais une description très-exacte des symptômes de l'angine couenneuse et du croup.

MAXIMILIEN STOLL

Ce médecin, venu cent ans après Sydenham, 1742-1788, était un Humoriste de la vieille école. Désigné par Storck comme suppléant de De Haen à Vienne, il y fit une clinique très-renommée et il paraît s'être attaché à montrer l'influence des constitutions annuelles et saisonnières sur la forme des maladies. Dans sa pathologie, les altérations des humeurs jouent un rôle très-prépondérant, ainsi qu'on peut le voir dans son livre de *Médecine pratique*. Pour lui, toute la Constitution Épidémique de 1796 à 1780 est due à la prédominance de la bile et alors les catarrhes, les rhumatismes, les pleurésies, les pneumonies, ont toutes un caractère bilieux très-prononcé Il admet l'acrimonie de cette humeur, ses métastases et, selon le lieu où elles s'effectuent, il en résulte des cataractes, des amamoses, l'apoplexie, le rhumatisme, l'hémoptysie, la dysenterie, l'érysipèle, etc.

Dans la première et deuxième partie de ce livre, il n'est question pour chaque mois, que du froid, de la chaleur, de l'humide, du vent, des nuages, du degré de la température, de l'élévation ou de l'abaissement du baromètre. Il en est de même pour chaque jour, comme si l'auteur allait établir quelque rapport entre ces tableaux météorologiques et la forme des maladies qu'il a observées.

Cependant l'espoir du lecteur est trompé, et c'est à lui de voir si ce rapport existe, car on lui laisse à déterminer quelles sont les différences apportées à la forme des maladies par ces variations barométriques et thermométriques.

Stoll ne tire aucune conclusion de ses recherches de météorologie, et il n'en parle plus dans le cours de ses dissertations cliniques. Il déclare seulement que la bile vient en été, et que la phlogose se montre en hiver. Pour reconnaître l'été de l'hiver, il n'est assurément pas besoin de baromètre, ni de thermomètre, et l'on peut dire que les éphémérides de Stoll pour chaque mois lui ont été à lui-même inutiles pour déterminer ce qu'il appelle la Constitution médicale. D'ailleurs Stoll peut être mis facilement en contradiction avec lui-même. La bile vient en été — dit-il, et à cette époque les maladies ont une *forme bilieuse* très-prononcée ; qu'on lise la narration des maladies de l'hiver, et on verra qu'à ses yeux, elles ont à peu de chose près le même caractère.

Au point de vue de la Constitution médicale, Stoll, préoccupé de son idée, voit presque toujours la bile en mouvement, hiver comme été, mais davantage en cette dernière saison. — De là le vomitif, le purgatif et rarement la saignée.

Il n'y aurait rien à dire à ces observations que l'auteur répète avec un peu de monotonie, si les symptômes réputés bilieux étaient reconnus exacts par les observateurs modernes.

Quels sont, pour Stoll, les signes de l'état bilieux : — l'état jaune de la langue, le goût amer de la bouche, les envies de vomir éprouvées par les malades, la coloration jaunâtre de la couenne des saignées — et par-dessus tout l'évacuation de matières bilieuses par le vomissement ou par les selles après l'administration d'un vomitif ou d'un purgatif.

Mais, à ce titre, toutes les maladies sont bilieuses. — Il n'est pas de *phlegmasie* qui ne présente ces symptômes. — Au début de toute affection inflammatoire, la bouche est amère, il y a des nausées et la langue est souvent *jaune*. Est-ce d'après cette coloration qu'on juge de l'état bilieux? — Assurément non. — La couenne du sang est toujours jaune, elle l'est plus ou moins et voilà tout. — D'ailleurs ce n'est pas dans la couenne du sang qu'on trouve la matière colorante de la bile quand elle existe dans ce liquide, c'est surtout dans le serum ; mais elle s'y trouve dans l'état normal ; la quantité peut en être augmentée dans l'état pathologique de manière à être visible à l'œil, cependant ce n'est pas là l'état bilieux.

Le symptôme le plus caractéristique c'est l'évacuation de matières vertes par le vomissement. Raisonnant d'après cet aphorisme : *naturam morborum ostendunt Curationes*, Stoll donne un émétocathartique, le malade rend de la bile et guérit ; alors c'est qu'il avait une *affection bilieuse :* cet argument ne vaut pas la peine d'être réfuté.

Discutons la valeur de l'évacuation de matières vertes par le vomissement comme signe de l'état bilieux. — Stoll dit : le malade rend de la bile, donc il est bilieux ; ceci semble péremptoire, mais, à ce compte, tout le monde est bilieux et il n'y a pas d'exception. — Un vomitif donné à un homme bien portant détermine par les contractions mécaniques de l'estomac, du diaphragme des parois du ventre, une pluie de bile dans l'estomac qui sort avec chaque effort de vomissement, mêlée aux liquides ingurgités dans ce viscère.

De tous les symptômes d'état bilieux donnés par Stoll, il n'en est pas un qui soit vraiment pathognomonique, et on peut lui en fournir d'autres qu'on ne trouve pas indiqués dans les affections qu'il déclare être de nature bilieuse. Ils sont cependant beaucoup plus importants et indiquent, à n'en pas douter, le passage de la bile dans le sang. — C'est l'ictère, c'est la coloration des urines, des sueurs, des conjonctives, du dessous de la langue et de la peau.

Une pneumonie qui au début présente de tels caractères et des crachats verts peut passer pour pneumonie bilieuse, sans avoir d'ailleurs les autres symptômes bilieux de Stoll.

Cependant dans les pneumonies bilieuses de Stoll aucune ne présente ces symptômes.

D'un bout à l'autre de l'ouvrage, de légers symptômes du côté de la langue et du goût ont servi de fondement à l'épithète bilieuse et pituiteuse donnée aux fièvres de toutes sortes, continues, exanthématiques, aux pneumonies, aux pleurésies, aux angines, etc. Il n'y a pas jusqu'à une coqueluche chez un enfant de cinq ans, qui ne soit décrite sous le nom de fièvre d'été pituiteuse avec toux convulsive. Fièvre d'été, à cause de la saison, cela va sans dire ; pituiteuse, parce qu'en toussant l'enfant rendait des glaires : est-ce qu'il n'en est pas toujours ainsi dans la coqueluche ? Est-ce que les efforts de toux ne sont pas la cause de ce vomissement sans avoir besoin d'invoquer la pituite ? — C'en est pour tout de même.

La faute de Stoll en tant que systématisateur de la doctrine des constitutions médicales, c'est d'avoir fait jouer à la bile un rôle qui n'est pas suffisamment justifié par l'exposition des symptômes.

Stoll se trompe évidemment en réputant bilieuse l'affection d'un malade qui rend de la bile à la suite de l'administration d'un vomitif. Sa conclusion est fausse.

Comme on le voit, lui-même ne sait pas nettement reconnaître les caractères de la saburre gastrique, et de l'état bilieux de l'estomac. Inquiet des conséquences pratiques de sa théorie, il dit quelque part (page 518, tome I) *qu'il ne faut pas faire vomir jusqu'à ce que la langue ne soit plus amère, qu'elle soit nette et que l'estomac ne soit plus douloureux.* D'abord, ces symptômes dépendent de la saburre (*saburre vraie*), mais quand cette saburre est évacuée, ils continuent d'avoir lieu (*saburre fausse*), non par cette première cause, mais par l'extrême faiblesse de l'estomac et l'afflux vers cet organe des humeurs salivaires et bilieuses dont le stimulus du vomitif a augmenté la secrétion et l'excrétion. On peut dès lors se demander à quels caractères on reconnaîtra la saburre vraie de la saburre fausse! Cela devrait être possible si les idées de Stoll n'étaient pas purement spéculatives.

La troisième partie est consacrée aux maladies de 1778 et 1779. C'est à peu de chose près la répétition des deux premières et la même critique peut lui être appliquée.

Il y a ensuite une longue dissertation sur la dysenterie qui est excellente.

Stoll rapporte ensuite des faits d'ictère fort nombreux, tous rapportés avec raison à des obstacles à la circulation de la bile dans le foie, dans le canal cholédoque, hépatique ou cystique, ou à la suite d'altérations cancéreuses du pylore et du duodenum qui avaient le même résultat.

A la suite de ce traité de médecine pratique, Stoll nous a laissé des *aphorismes* qui sont infiniment plus remarquables et qui révèlent un observateur attentif et clairvoyant. C'est, à mes yeux, son œuvre la plus méritoire, et bien qu'elle ait un peu vieilli, le médecin peut encore la lire avec profit.

SELLE

Chrétien-Théophile Selle, né à Stettin en 1748, mort en 1800, à Berlin, où il avait été appelé comme médecin du roi, a joui d'une immense réputation, et il est généralement considéré comme un des principaux humoristes du XVIIIe siècle. — En effet, sauf quelques considérations assez peu accentuées sur le rôle de la fièvre comme effort utile de la nature, on voit que Selle accorde à l'influence de la putridité des humeurs, une action considérable dans la production des maladies. — Sa *pyrétologie*, publiée en 1773 à Berlin, en fait foi. — D'après ce médecin, la plupart des mouvements fébriles ont pour objet de chasser hors du corps une matière étrangère contenue dans le sang, matière ayant une grande tendance à la putridité. En effet, toutes les matières putrides peuvent facilement occasionner la fièvre et la matière évacuée est toujours dans l'état de putréfaction. — Son élimination se fait après le travail de *coction* préparé par la nature et par *crise* ayant lieu à certains jours critiques.

Il admettait des *fièvres inflammatoires simples, non putrides ;* — des *fièvres putrides* et *malignes* avec saburres putrides dans les premières voies et dissolution putride du sang ; — des *fièvres rémittentes* dues à l'altération du sang par des matières pituiteuses ou bilieuses venant des premières voies ; — des *fièvres bilieuses* provoquées par l'acrimonie bilieuse, et qui se subdivisent en *bilieuse inflammatoire* et *bilieuse putride ;* — des *fièvres pituiteuses* ; — des *fièvres anormales* comprenant la *fièvre lente nerveuse* et la *fièvre nerveuse aiguë*, enfin les *fièvres intermittentes*, dues à des crudités, à des congestions bilieuses des premières voies, et à l'action d'une atmosphère chargée de vapeurs malsaines ou d'un miasme épidémique. — Toutes ces divisions sont aujourd'hui délaissées comme les théories d'où elles avaient pris naissance.

Ailleurs que dans l'étude des fièvres, l'humorisme de Selle est assez timide, et, dans ses recherches de pathologie, l'importance des lésions locales semble l'emporter sur celle des altérations humorales qui consistent dans une simple acrimonie bilieuse. Son étude des inflammations est assez complète et renferme un fait curieux qui montre combien peu sont au courant de l'histoire, ceux qui croient que le croup est une maladie récente. En effet, dans sa Médecine clinique, à propos de l'*esquinancie* ou *angine*, Selle dit : que la plus dangereuse de toutes est l'inflammation de la trachée artère, surtout chez les enfants, où elle est accompagnée de la formation *d'une espèce de membrane contre nature*, ce qui fait qu'on l'appelle *esquinancie membraneuse*. Contre cette affection, il conseille au commencement l'émétique et, *s'il y a menace de suffocation, il faut la prévenir par la Bronchotomie.*

Selle a publié un très-grand nombre d'autres ouvrages, mais en dehors de sa *pyrétologie* où il expose toutes ses idées humorales, ses autres publications, bien que fort estimables, ne sont pas restées dans la science.

Tout le XVIIIe siècle vit ainsi, dans les doctrines humorales, se produire l'antagonisme de la Chimiâtrie excessive et de l'Humorisme raisonnable. Ce fut l'époque de l'alliance et de la fusion entre l'Humorisme galénique et la Chimiâtrie de Sylvius, car il était impossible que la médecine ne profitât pas de ce qu'il y avait de réel dans les découvertes chimiques récentes, et dans les acquisitions que la science de l'homme venait de faire par l'étude chimique des humeurs.

Van-Helmont, Sylvius, Willis, etc., avaient cru trouver dans la fermentation des humeurs, dans leur acidité ou dans leur alcalinité, et dans leurs réactions différentes l'explication de la vie et des maladies. De leur temps c'était vraisemblable, et la majorité des contemporains partagea leur opinion. Non-seulement ce n'est plus vrai aujourd'hui, mais ces doctrines nous semblent ridicules bien qu'à vrai dire notre théorie des combustions ressemble beaucoup à celle des fermentations, des effervescences et des distillations.

On se moque beaucoup trop de ce passé qui n'est pas bien vieux sans penser que l'avenir nous réserve peut-être les mêmes railleries. Que de découvertes humorales déjà acceptées sont reléguées dans l'oubli, et comme il est pénible de voir les nouveaux chimistes se moquer de ceux qui ont élevé notre enfance médicale ! Dans ces conquêtes de l'analyse chimique appliquée à l'être vivant, on compte les vérités vraies ratifiées par le temps et, quant aux théories qu'on a voulu en déduire, on voit qu'elles ne sont pour la plupart qu'un amas d'hypothèses.

Quoi qu'il en soit, l'Humorisme mélangé résultant de l'alliance des chimiâtres et des galénistes se prolongea avec des fortunes diverses, et des modifications de détails jusque vers la fin du XVIIIe siècle.

Des essais se firent alors pour sortir de la voie commune ; Schwencke fit paraître le premier traité d'hématologie. (*Hématologie sive sanguinis historia*. La Haye, 1743.) Cotugno annonça la présence de l'albumine dans les urines. (*De ischiade nervosa commentarius*. Vienne, 1772.) Rouelle isolait l'urée. (*De l'urine humaine*. Journ. de méd., 1773.) Rega montrait tout le parti qu'on peut tirer des altérations de l'urine. (*De urinis tractatus duo*. Francfort, 1761.) C'était un mouvement général, mais l'Humorisme serait encore longtemps resté à ce point si les découvertes de Lavoisier n'étaient venues lui donner une nouvelle vie, en lui ouvrant de nouveaux horizons.

Ce qu'il y a de curieux dans toute cette période de la chimiâtrie, et ce qui mérite de fixer l'attention du médecin sur la vanité des connaissances humaines, presque toujours satisfaites de leur état présent, et imprévoyantes des révolutions du lendemain, c'est que les hommes qui s'entendaient au XVIe siècle ne sont presque plus compris des savants du XIXe. On dirait qu'ils ne parlent plus la même langue. Ce n'étaient cependant pas tous des fous. Il y a eu parmi eux des médecins et des chirurgiens de premier ordre. Si illuminés qu'ils fussent, ils se croyaient en possession de vérités chimiques importantes qu'ils se transmettaient de génération en génération d'un pays à l'autre de l'Europe. Ce qu'ils professaient ils l'avaient vu. C'est au nom de l'expérience et de l'observation qu'ils avaient édifié leur système et tout cela nous paraît ignorance ou folie.

Sylvius de le Boë disait à ses élèves : N'admettez rien pour vrai dans la médecine ou dans les sciences naturelles qui ne soit démontré vrai ou qui ne soit confirmé par l'expérience à l'aide des sens externes.... Je n'ai pas livré à la jeunesse mes opinions, mes suppositions, mes doutes comme fondements de la médecine, mais j'ai proposé des conclusions qui ressortent de mes expériments fermes, inébranlables et bases solides de notre science (1).

Un historien, M Daremberg, qui ne comprend guère les choses de la médecine comme les médecins, trouve que Sylvius a manqué à sa méthode en disant que les fièvres malignes tenaient à l'alcalinité des sucs et à la grande fluidité du sang : et il dit, dans son *Histoire des sciences médicales :* cela est une vue de l'esprit et non un résultat d'expérience et d'observation. Cette critique manque absolument de justesse car les fièvres malignes, qui sont aujourd'hui nos fièvres typhoïdes, sont pour tous les observateurs accompagnées d'une grande fluidité du sang avec alcalinité de ce liquide.

C'est dans ses cliniques, à l'hôpital de Leyde, et dans les autopsies, qu'il cherchait à démontrer, par l'observation et par l'expérience, la vérité de sa doctrine chimiatrique. Ceux qui l'entendaient pouvaient voir et juger. On peut croire qu'ils ne l'ont pas jugé d'une façon défavorable puisqu'ils se sont faits ses disciples et les propagateurs de son système. Ne soyons donc pas trop sévères pour des hommes que nous ne comprenons plus, et qui, d'après leur témoignage, procédaient comme nous, par l'observation, l'expérience et l'autopsie. Qui sait ce qu'on dira de nous dans trois siècles, et si les savants de cette époque nous comprendront mieux que nous n'avons pu comprendre les chimiâtres du XVIe siècle. On a bien raison de dire que l'expérience est trompeuse, car les vérités d'aujourd'hui remplaçant des erreurs de la veille seront peut-être les erreurs de demain.

A notre point de vue, qui est essentiellement différent de celui des hommes qui représentent le passé de la chimie, presque tout ce

(1) Daremberg, *loc. cit.*, p. 570.

qui précède n'est qu'erreur ou hypothèse. — Sauf quelques faits généraux sur l'acidité et l'alcalinité des liquides animaux, sur leur fermentation et sur leur condensation, la plupart des théories chimiques et chimiatriques qu'on en a tiré sont fausses et n'ont plus qu'un intérêt de curiosité historique. — Il n'en sera plus tout-à-fait de même dans la période moderne, mais cependant si la chimie appliquée à l'analyse des solides et des liquides de l'organisme ou à la thérapeutique nous a fourni d'importantes vérités, on verra encore la fausse science chimique, avec ses témérités d'ignorance, refaire une chimiâtrie tout aussi condamnable que celle du moyen âge.

HUMORISME MODERNE

Tandis que la chimie poursuivait sa marche progressive dans toutes ses applications à la science pure, aux arts, à l'industrie ou à la métallurgie, la chimiâtrie s'arrêta un instant ou du moins n'eut plus de représentants assez célèbres pour continuer à faire des disciples. — Le prestige des théories de Sylvius s'affaiblit par degrés sous les coups de la doctrine iatro-mécanique, qui cependant ne put s'affranchir de toute chimiâtrie.

Pour n'avoir voulu envisager l'homme que comme un composé chimique dont les solides n'étaient que la partie contenante et secondaire, les Chimiatres perdirent tout le terrain qu'ils avaient gagné et les Solidistes les accablèrent aisément, en montrant avec juste raison le rôle que les actions physiques et mécaniques jouent dans l'organisation humaine. — Qu'ils aient exagéré à leur tour, cela n'est pas douteux, comme je l'ai démontré en parlant de l'iatro-mécanisme, mais là n'est pas la question. En ce moment je ne veux que faire constater la défaveur du système chimiatrique qui perdit par un absolutisme injustifiable, et par de trop nombreuses hypothèses, un crédit scientifique qu'il eût pu conserver en restant davantage dans les limites de l'observation et de l'expérience.

Le système a en lui un principe de vérité que rien ne peut détruire, pas même les abus qu'en fait l'ignorance. — En même temps que progressait l'école iatro-mécanique qui rallia un assez grand nombre de chimiatres, quelques sectateurs continuèrent encore à défendre les théories chimiques de la fermentation, de l'acidité, de l'alcalinité des humeurs, mais la chimie se perfectionnant de jour en jour par l'analyse et l'expérimentation, il ne fut bientôt plus possible de soutenir ces hypothèses.

On les associait timidement aux anciennes théories humorales d'Hippocrate et de Galien qui, avec Sydenham, Huxham, Stoll et tant d'autres, reprirent faveur, mais c'était là de l'Humorisme plutôt que de la Chimiâtrie. De l'école du moyen âge, on ne prit que ce qu'elle avait de bon et d'utile. — On garda les médicaments dont l'expérience avait consacré les bons effets, tels que l'antimoine, le zinc, l'étain, le mercure, le bismuth, les alcalis, les acides, etc., et on mit de côté les théories. C'est ce qu'on avait de mieux à faire.

Avec la rénovation de la chimie, les choses changeaient de face et de nouvelles théories médicales prirent naissance. — Stahl, qui fut le grand médecin dont j'ai parlé dans mon premier volume, fut aussi un grand chimiste et peut-être même le promoteur de Lavoisier (1723-1732). Sa célèbre théorie du *phlogistique* ou feu latent, c'est-à-dire principe de combustibilité disséminé dans les molécules des corps, et qui s'échappe par la combustion, adoptée par un grand nombre de chimistes, notamment par Scheele et Priestley, fut en effet le point de départ de toutes les recherches qui aboutirent à la découverte de l'oxygène. — Un mot d'abord sur la théorie du phlogistique que j'emprunte à l'*Histoire de la chimie* de Hoefer, afin de bien montrer la révolution qui se préparait.

Stahl était, dès l'origine, possédé de l'idée que, pendant la combustion, quelque chose est expulsé du corps qui brûle ou se calcine, mais que pour que ce quelque chose soit ainsi expulsé il faut un expulsateur (traduction littérale du mot *Treiber*). Cet expulsateur était, suivant lui, le feu proprement dit ou le mouvement igné (*die feuerige Bewegung*). Car, ajoute l'auteur, attribuer à l'antagonisme des contraires, tels que le froid et le chaud, la combustion du charbon, de l'amadou, d'un fil, c'est chercher la cause de trop loin. Aussi la trouve-t-il dans le principe sulfureux (*Schwefel-principium*) comme le plus propre à produire le mouvement igné et à servir de substratum au feu dans tous les phénomènes de combustion.

En essayant de dégager, ce qui n'est pas chose facile, cette idée-mère d'une multitude de considérations accessoires où la controverse tient souvent une trop large place, on arrive en résumé à ce qui suit.

« Le feu (calorique) se présente dans deux états différents : 1° à l'état de combinaison, 2° à l'état libre. Tous les corps renferment en eux un principe de combustibilité ; c'est leur combinaison avec le feu qui les rend combustibles, c'est ce feu, ce principe combustible ainsi fixé ou combiné, que Stahl appelle le principe combustible (*das verbrenliche Wesen*) et que ses disciples ont nommé le phlogiston de flamme. Or, ce principe insaisissable à l'état de combinaison ne devient appréciable à nos sens qu'au moment où il quitte ses liens et se dégage d'un corps quelconque, il reprend alors ses propriétés ordinaires que tout le monde connaît; il constitue le feu proprement dit, accompagné de lumière et de chaleur. La combustion n'est autre chose que le passage du feu combiné (*phlogistique*) à l'état de feu libre. Tous les corps se composent donc, en dernière analyse : d'un principe inflammable ou phlogistique et d'un autre élément, qui varient selon les espèces. Plus le corps est combustible ou inflammable, plus il est riche en phlogistique. Le charbon, les huiles, la graisse, le soufre, le phosphore, etc., sont les substances le plus riches en phlogistique; ce sont aussi les plus propres à communiquer ce principe inflammable à d'autres qui en manquent. »

« Appliquons ces idées de Stahl aux métaux. »

« Qu'est-ce qu'un métal? Dans l'état actuel de la science, c'est un corps simple, un corps jusqu'à présent reconnu indécomposable. Suivant la théorie du phlogistique, c'est au contraire un corps composé. Quels en sont les éléments? le phlogistique et une matière terreuse (chaux). Le phlogistique est partout le même, mais la matière terreuse varie suivant la nature du métal. Cette matière terreuse n'est autre chose que la rouille (oxyde) du métal, laquelle, à cause de son aspect pulvérulent, terreux, est appelée chaux. Lorsqu'on chauffe le métal, son phlogistique se dégage et la chaux reste; c'est pourquoi on désigne cette opération sous le nom de calcination (de *calx*, chaux). »

« Voulez-vous rendre à cette chaux sa ductilité, son élasticité, sa malléabilité, enfin toutes les propriétés qui caractérisent le métal, rendez-lui son phlogistique : si vous donnez au colcothar (chaux de fer) du phlogistique, vous le changerez en fer : si vous donnez au pompholix (chaux de zinc) du phlogistique, vous aurez le zinc, etc. Comment donnerez-vous à ces chaux du phlogistique? en les chauffant avec du charbon, avec des graisses, en un mot avec des substances qui abondent en phlogistique. »

« S'il est vrai que la simplicité est le caractère distinctif de la vérité, jamais théorie n'aura été aussi vraie que celle de Stahl, car il n'est guère possible de trouver quelque part une théorie aussi séduisante par sa simplicité. Faut-il maintenant s'étonner qu'elle ait eu de si nombreux partisans?

« Ainsi, comme nous venons de le voir, la calcination est selon la théorie de Stahl une opération analytique puisque le métal (ou tout autre corps) se décompose en phlogistique et en chaux, tandis que la réduction est une opération synthétique puisque dans ce dernier cas la chaux reprend son phlogistique. »

D'après la théorie actuelle, dont le fondateur est Lavoisier, c'est tout le contraire : la calcination est une synthèse puisque le métal, loin de perdre, absorbe quelque chose en augmentant de poids ; et la réduction est une décomposition car le charbon, au lieu de rendre, enlève quelque chose au métal en lui faisant perdre de son poids exactement ce qu'il avait gagné pendant la calcination.

Si Stahl et ses disciples avaient, dira-t-on, employé la balance, ils auraient sans doute immédiatement renoncé à leur théorie comme étant en contradiction évidente avec l'expérience.

Détrompez-vous ; voici ce que disent les phlogisticiens :

Nous savons fort bien que les métaux augmentent de poids pendant leur calcination. Mais ce fait, loin d'infirmer la théorie du phlogistique, vient au contraire la confirmer car le phlogistique, étant plus léger que l'air, tend à soulever le corps avec lequel il est combiné, et à lui faire perdre une partie de son poids ; ce corps pèse donc davantage après avoir perdu son phlogistique.

« Ainsi, la théorie Stahlienne, qui a été souvent modifiée, est fondée sur une illusion, sur une erreur de statique, d'après laquelle le phlogistique ferait l'office d'un aérostat. Ses partisans semblaient ignorer que tout corps matériel est pesant, et que le phlogistique (en admettant son existence) doit, ainsi que l'air inflammable avec lequel il fut identifié, occuper un espace beaucoup moins grand, par conséquent déplacer un volume d'air beaucoup moindre, à l'état de combinaison qu'à l'état de liberté. »

« Il ne faut pas oublier que Stahl, lorsqu'il établit sa théorie, n'avait aucune connaissance précise des gaz. Après la découverte de l'azote, de l'oxygène, de l'hydrogène, fluides élastiques qui paraissaient avoir certains rapports avec le phlogistique, les chimistes apportèrent à la théorie de Stahl des modifications souvent difficiles à saisir. Et comme d'un côté l'expérience, par suite des découvertes multipliées, contrariait leurs hypothèses et que, d'un autre côté, ils ne voulaient pas, soit par amour-propre, soit par conviction, abandonner une théorie qui avait en quelque sorte présidé à tous leurs travaux, il advint, ce qui arrive toujours en pareil cas, que les hypothèses, les explications spéculatives, les additions supplémentaires à la théorie du phlogistique, s'accumulèrent à un tel point qu'il faudrait le fil d'Ariane pour se reconnaître au milieu d'un tel labyrinthe. Il n'y a pas deux chimistes phlogisticiens qui s'entendaient, absolument comme pour les médecins et les philosophes. »

C'est dans cette seconde période, période de décadence du phlogistique, qu'on voit apparaître les noms d'air phlogistiqué (azote); — d'air déphlogistiqué (oxygène) ; — acide marin déphlogistiqué (chlore); — acide vitriolique phlogistiqué (acide sulfureux) ; — esprit de nitre phlogistiqué (acide nitreux) ; — alcali phlogistiqué (cyanoferrure de potassium). etc.

Telle est l'histoire succincte de la théorie du phlogistique qui, vers le milieu et à la fin du XVIIIe siècle, divisa les chimistes en deux camps ennemis, et produisit en même temps une émulation très-salutaire pour le progrès de la science ; car ce n'est que du conflit des opinions contraires que jaillit la vérité, moins pour les contemporains que pour leurs descendants ; car c'est après que les passions ont disparu avec les individus, que l'édifice de la science se consolide. La théorie du phlogistique a soulevé certaines questions qui même aujourd'hui sont encore loin d'êtres vidées. S'il est vrai, comme le soutient la théorie qui a succédé à celle de Stahl, que le calorique, logé dans les interstices des molécules matérielles, devient libre au moment où ces molécules se rapprochent, pourquoi l'oxygène, ou tout autre gaz, au moment où il devient libre et qu'il abandonne quelque combinaison, ne détermine-t-il pas un abaissement de température au moins proportionnel au degré de chaleur qu'il produit pendant sa combinaison. »

Cette théorie eut ses applications médicales, car on créa bientôt les *maladies phlogistiques* avec formation de chaleur dans le corps, c'est-à-dire les inflammations, et aussitôt on donna au traitement et aux remèdes employés pour combattre ces maladies le nom d'*antiphlogistiques* qui est resté dans la science. Les émissions sanguines, la diète, l'eau, les acides et tout ce qui pouvait diminuer la chaleur fébrile, et la phlogose ou inflammation, furent réputés antiphlogistiques.

A cette époque la Chimiâtrie ne fut pas très en faveur, et n'avait pas de système. Elle consistait comme aujourd'hui en applications plus ou moins heureuses de la chimie à la médecine et, sous ce rapport, c'était un progrès.

Lorsqu'après les recherches de Priestley sur les gaz, sur l'air phlogistiqué et déphlogistiqué, Lavoisier arriva à la découverte de faits entièrement contraires à ceux de Stahl, les choses changèrent de face. On comprit mieux le mécanisme de la combustion et des actions chimiques qui s'opèrent dans le corps humain. — Du même coup la respiration, la chaleur animale et la nutrition moléculaire reçurent une explication satisfaisante. Une nouvelle théorie chimique de la vie prit naissance, et par cette découverte, d'où était bannie l'hypothèse, l'iatro-chimie acquit ses droits à l'entrée définitive dans la science médicale.

Dans la théorie de Stahl et de Priestley, on croyait que dans la combustion quelque chose était expulsé du corps qui se consume et ce quelque chose était le feu lui-même, à l'état latent dans le corps ou phlogistique. Au contraire, dans la théorie de Lavoisier, c'est quelque chose du dehors (l'oxygène) qui est attiré et qui se combine avec le corps en brûlant lui-même.

Il fallut bien des tâtonnements et des expériences pour arriver à ce résultat, mais sans entrer ici dans le détail de ces essais préparatoires, on peut dire que c'est à Lavoisier que revient l'honneur de la découverte du rôle de l'oxygène dans la combustion et dans les agrégations chimiques.

A partir de cette époque, la chimie se trouva en possession d'un principe à l'aide duquel elle put sortir des voies de l'Empirisme, connaître le mécanisme de la composition des corps et constituer une science exacte. Ce qu'elle est devenue par l'accroissement de ses découvertes successives et rapides en chimie minérale et en chimie organique et biologique, je n'ai pas à l'indiquer, car cela concerne l'histoire de la chimie en particulier. — J'ai seulement voulu indiquer ce que la médecine avait d'emblée recueilli de la nouvelle chimie, et comme on le verra à côté de cette application judicieuse vont reparaître une foule d'hypothèses reconstituant presque l'ancienne Chimiâtrie.

Ainsi pendant les dix dernières années du XVIIIe siècle en même temps que régnaient çà et là le Solidisme et l'Empirisme, l'Humorisme se partageait entre les nouvelles doctrines et les anciennes. Louis Hoffmann voyait partout la putridité des humeurs et les particules putrides séparées par les glandes, excitant leurs sphincters de façon à être retenues à l'intérieur, étaient la cause des fièvres et des inflammations, et Girtanner au contraire fondait toute une pathologie humorale sur l'action de l'oxygène, sur les humeurs et sur les solides (1). — Alliant son Humorisme avec un Solidisme semblable à celui de Brown, il professait que l'oxygène dans l'organisme est la cause de la santé et de l'irritabilité naturelle des organes, que s'il y en a trop ou trop peu, les humeurs et les solides s'altèrent, enfin que pour remédier aux maladies qui résultent de ce phénomène, il faut diminuer ou augmenter la quantité d'oxygène respirée par les malades. Il en donnait plus dans les fièvres putrides et dans le scorbut, moins dans la phthisie pulmonaire.

D'après lui, l'irritabilité était augmentée lorsque la soustraction de l'irritant naturel amenait l'accumulation du principe irritable, et elle était perdue, au contraire, lorsque l'action trop vive de l'irritant naturel avait épuisé le principe irritable de la fibre animale. C'est

(1) *Anfrangsgründe der antiehlogistischen-chemie*, 1795.

là, comme on le voit, le principe dichotomique de l'accumulation et de l'épuisement de l'irritabilité Brownienne. — Seulement, là où Girtanner devient lui-même, c'est en ajoutant l'oxygène au nombre des irritants naturels, et en se servant de ce gaz comme d'un remède habituel.

Sans insister sur cette malheureuse application des découvertes de Lavoisier, disons qu'à la même époque l'Humorisme se manifestait en Allemagne sous la forme accoutumée. Hildenbrandt publiait un livre sur l'effet des saburres gastriques dans lequel il affirmait que ces saburres ou crudités de l'estomac étaient la cause de la plupart des maladies. En 1791, Georges Wedeking, revenant aux idées de C. L. Hoffmann, publiait une théorie de l'inflammation dans laquelle il rapportait cette maladie aux particules âcres et putrescibles du sang. En 1792, Trotter donnait du scorbut une théorie basée sur le défaut d'oxygène du sang et la privation d'aliments frais. En 1793, Beddoes émettait des opinions semblables appuyées par une thérapeutique oxygénée, Jaeger annonçait la prédominance de l'acide phosphorique comme cause de la goutte, du rachitisme, du rhumatisme et des calculs urinaux, et Frédéric Weber voyait dans la scrofule une viscosité de la lymphe due à la surabondance de l'oxygène. En 1799, dans un livre intitulé : *Fondements de la science méthodique des maladies*, qui n'a eu qu'un très-médiocre succès, M. Baumes applique la découverte des gaz oxygène, hydrogène, azote, du phosphore et de la combustion à la médecine théorique et pratique. — Sans expériences, et par induction, il considère toutes les maladies comme pouvant résulter de l'augmentation des agents chimiques existants dans l'économie et devant être traités par des moyens chimiques.

Il admet des *Calorinèses* ou modifications de la chaleur propre aux animaux, comprenant les *Calorinèses* et les *descalorinèses* traitées par leurs contraires ; — les *Oxygénèses* ou modifications de la quantité d'oxygène absorbé, d'où les suroxygénèses et les desoxygénèses ; avec des remèdes suroxygénants ou desoxygénants ; — les *Hydrogénèses*, caractérisées par la prédominance ou l'altération des graisses, de la bile, du lait et des sucs muqueux ; — les *Azoténèses*, maladies putrides formées par l'accumulation d'azote dans l'économie ; — les *Phosphorénèses*, dues au désordre de la phosphorisation lorsqu'il y a excès ou défaut de phosphates calcaires dans l'économie. Tout cela peut être fort ingénieux, mais que d'illusions et que d'hypothèses en quelques mots ! La chimie nouvelle qui avait inauguré le règne de l'observation, de l'expérience et de l'analyse en fit justice par un profond oubli.

Après cette tentative, on peut clore l'exposition des idées étranges, ridicules et hypothétiques de l'Humorisme chimique de ces premiers temps de la chimie. J'en ai assez dit pour montrer le néant de toutes ces conceptions chimériques, et le temps qui s'est écoulé depuis leur promulgation, en les reléguant dans le domaine des souvenirs historiques, me donne assez raison pour que je n'aille pas plus loin. Laissons donc là ces tentatives prématurées de rénovation humorale que blâmait tant Fourcroy (1). « Je crains autant les imprudents novateurs que les fatigants louangeurs des choses usées par le temps. Si ceux-ci ralentissent le mouvement de la raison, ceux-là peuvent la précipiter dans les exagérations non moins dangereuses. Je m'oppose avec la même force, à la folie novatrice des uns qu'à l'immobile lenteur des autres. Je repousse également la prétendue suffisance de la doctrine brownienne pour toute théorie de l'art de guérir et l'indiscrète explication du mécanisme entier de la vie animale par une puissance chimique. » Après ce jugement, voyons où l'humorisme en est arrivé à notre époque.

DE L'HUMORISME CONTEMPORAIN

Si l'on se rappelle bien la filiation des théories humorales qui, depuis Hippocrate et Galien, ont dominé dans le monde médical en subissant les modifications de l'Arabisme et de la Chimiâtrie, on va pouvoir se convaincre aisément que l'Humorisme contemporain diffère sensiblement de l'*Humoriste* des anciens et de l'*Humorisme chimique* du moyen âge et de la renaissance.

Aux intempéries des quatre humeurs élémentaires déplacées, mal mélangées ou putréfiées, subissant la coction nécessaire à une crise, et aux fermentations humorales produisant ces âcretés, ces acidités, ces alcalinités et ces dépôts dont on parlait au moyen âge, vont succéder des analyses plus ou moins exactes des humeurs normales et des sécrétions morbides de l'organisme. C'est une nouvelle chimie physiologique, pathologique et thérapeutique. — Tout l'Humorisme contemporain est là — moins d'hypothèses et plus d'analyses. Plus de faits et moins d'interprétations fausses, voilà ce qui le caractérise. — C'est un Humorisme analytique, descriptif, plutôt que dogmatique et n'ayant plus les prétentions doctrinales de l'Humorisme antérieur. — De même qu'on a fait l'anatomie pathologique des solides, on a essayé, malgré les difficultés de l'entreprise, de faire l'anatomie pathologique des liquides et des humeurs

(1) *Ann. de chimie*, t. XXVIII, p. 232.

par la chimie, afin d'arriver à la connaissance complète du siége anatomique des maladies. — Comme on le voit, ce ne sont pas là des théories constituant un système entier d'Humorisme, ce sont des faits relatifs à l'analyse chimique des humeurs, pas davantage. Il se produira peut-être un esprit élevé capable de coordonner tous ces détails, mais, quant à présent, toutes les tentatives de ce genre, parties des bas-fonds de la médecine, sont restées sans succès.

Notre époque est fatiguée de toutes les théories, surtout des théories hâtives et prématurées, pleines d'hypothèses, qui cherchent à accaparer les esprits; elle semble fuir toutes les autorités scientifiques qui abusent de leur situation, et on dirait même qu'elle a la haine de toute supériorité réelle ou factice, tant elle s'acharne sur toutes celles qui se produisent avec indépendance, sans avoir l'habileté de s'amoindrir et de se masquer jusqu'au moment du succès. La production medico-scientifique est générale, et la contradiction partout. Il lui faudrait avoir mille qualités et encore plus de protecteurs pour qu'au milieu des rivalités, des jalousies, et je dirai même de ces haines inavouables, une grande idée pût faire son chemin dans la science et arriver à dominer une époque. Ce temps n'est plus, et il n'y a pas trop à le regretter quand on jette un regard sur le passé de la médecine et qu'on aperçoit l'inanité, la fausseté et le danger de tous ces systèmes qui se sont culbutés les uns les autres, sans rien laisser d'important qui mérite d'être conservé.

Quant à présent, nul système humoral ne paraît à l'horizon de la science, et l'Humorisme un instant délaissé, au commencement du siècle, sous l'influence du Solidisme de Broussais, a pu renaître sous la forme analytique que je viens d'indiquer dans les ouvrages de quelques chimistes et de quelques-uns de nos médecins physiologistes.

Déjà Hunter, Schonlein, Bordeu avaient montré le parti que la médecine devait tirer de l'analyse médicinale du sang; Fourcroy, Chaptal, Berzélius, etc., avaient cherché à décomposer les produits de sécrétion et les éléments des tissus. On avait essayé d'analyser quelques liquides pathologiques; mais dans ces tentatives isolées il n'y avait pas assez d'ensemble pour que la pathologie puisse tirer autre chose que des éléments propres à l'étude de telle ou telle maladie en particulier. Cependant la voie était ouverte. C'est alors que M. Prévost et Dumas essayèrent d'analyser le sang et que, en 1829, Rochoux à leur exemple, faisant comme eux, tenta un commencement de synthèse, car il admit trois sortes d'altération de ce liquide, les altérations par addition, les altérations par soustraction et les altérations spontanées. En 1830, Denis et Lecanu vinrent ensuite et firent une nouvelle étude chimique du sang ; un peu plus tard Piorry indiqua une de ses maladies, l'*hémite* enfin, par de nouvelles analyses dans l'état normal et pathologique ; Andral et Gavarret ; Becquerel et Rodier (1845) montrèrent de quelles altérations ce liquide était susceptible dans les différentes classes de maladies. L'hématologie pathologique était constituée. J'y reviendrai plus loin.

D'autre part, les analyses du lait, de la salive, de la bile, du fluide pancréatique, de la sueur et de l'urine entreprises de toutes parts et notamment par Thénard, Berzélius, Tiedemann, Gmelin, Simon, Rayer, Liebig, Becquerel, etc., montrèrent toute l'importance de ces recherches, et ce que la médecine pourra un jour en tirer, lorsqu'on sera arrivé à une connaissance plus approfondie du sujet ou que la chimie, plus sûre de ses résultats, aura inspiré plus de confiance dans ses analyses. — Quant à présent, l'Humorisme est en train de renouveler ses bases, il ne s'occupe que du *sang*, cette chair coulante, comme disait Bordeu, cet organe liquide, blastème vivant, d'où sortent les solides et les humeurs et dont les altérations primitives ou secondaires entraînent tant de maladies. La *bile* dont le rôle est le même qu'autrefois est à peine étudiée par lui, encore moins la *bile noire*, ou *atrabile*, et la *pituite*, ou *phlegme*, qui n'existent plus.

Des quatre humeurs admises par les Grecs, et par le Galénisme, il en est donc deux dont il ne peut plus être mention et qui n'ont qu'un intérêt historique. — En revanche, il en est d'autres dont l'antiquité ne parlait pas, et que les découvertes anatomiques modernes ont imposé à la science, c'est la *lymphe* ou humeur du système lymphatique. Il ne faudrait pas approfondir beaucoup le sujet au point de vue clinique, pour voir, dans cette lymphe altérée, la cause des accidents que jadis on rapportait à la *pituite* ou au *phlegme* qui venait du cerveau ou qui était d'origine inconnue, mais je ne veux pas faire d'analogie forcée. — La découverte d'Aselli et de Pecquet nous a révélé la connaissance d'un appareil dit lymphatique, que nous ne connaissions pas, et dans lequel circule un suc dont l'abondance et les altérations modifient la composition du sang ou du sérum et jouent un très-grand rôle dans les maladies. — Cela suffit pour donner à l'étude de cette humeur une base physiologique aussi réelle que solide.

Quant aux produits de sécrétion, tels que la salive, le lait, le suc gastrique et intestinal, le fluide pancréatique, la sueur, les urines, etc., s'ils jouent un rôle dans l'humorisme pathologique, c'est comme origine de principes anormaux jetés dans le sang où on les retrouve en étudiant ce liquide, ou bien c'est à cause de leur rétention et enfin par leur surabondance.

Là, où le nouvel Humorisme commence à se constituer, c'est dans ses études sur le sang, ce qui constitue dans les classifications pathologiques, le groupe des *nosohémies* (1). C'est le seul point où il y ait une apparence de doctrine, mais dans les études sur les altérations des autres humeurs et des produits de sécrétion, on n'a encore entrepris aucune systématisation et il n'y a que des essais plus ou moins réussis de chimie pathologique. — Je vais à présent montrer où en est la science contemporaine, sur ces différents points.

Du sang d'après l'Humorisme contemporain. — La chimie s'est flattée de faire connaître la composition exacte du sang, mais sans lui faire injure on peut dire que c'est une illusion. Ses analyses ne représentent que très-imparfaitement, et très-incomplétement, la composition de ce fluide, très différent de lui-même dans les divers points de l'arbre circulatoire. Si le sang artériel est partout le même, il n'en est pas ainsi du sang veineux. En effet, le sang de la veine porte qui sort du foie; le sang qui sort de la rate ou des reins; le sang qui sort des glandes, des muscles au repos ou en travail, etc., après avoir été dépouillé de certains éléments propres aux tissus dont il entretient la nutrition, ne renferme pas les mêmes éléments, de sorte qu'il y a une foule de sangs veineux particuliers, et qu'il y aurait présomption à croire que l'analyse du sang des veines du bras, représente la composition variable des sangs veineux sortis de chaque tissu particulier.

A cela près, l'étude du sang a permis, par comparaison de l'état sain et de l'état pathologique, d'arriver à des résultats que l'on a pu utiliser en clinique ; — ainsi l'on a pu étudier, approximativement ou à peu près, la surabondance ou la diminution du sang, l'excès ou la diminution de ses éléments, l'addition de principes étrangers, etc., d'où autant de nosohémies particulières dont quelques-unes se traduisent par des symptômes à peu près constants.

En considérant que le sang était formé de fibrine, 0,003; — de globules, 127; — d'albumine, 77; — de sels et d'eau, 790 (2), — on a vu qu'il y avait des maladies accompagnées d'augmentation ou de diminution de chacun de ces éléments. On discute encore pour savoir si ces altérations sont primitives ou secondaires, mais à ne voir que

(1) E. Bouchut, *Pathologie générale*, 2ᵉ édit., p. 614.

(2) C'est une analyse très-critiquée par les vrais chimistes qui ne croient pas qu'on puisse analyser le sang, et qui croient que ces éléments qu'on croit distincts ne sont pas formés dans le sang, et qu'ils sont le produit artificiel des opérations elles-mêmes. Ainsi, d'après Brucke, la fibrine n'existe pas et ne serait que de l'albumine se coagulant plus rapidement.

le fait matériel il est certain qu'il existe, et c'est lui qui sert de base à l'*hématologie moderne.* De cette étude ressort toute une classe nouvelle de maladies à placer à côté des fièvres, des inflammations, des gangrènes, etc. Ce sont les *Nosohémies.* — Pour spécifier les modifications de quantité et de qualité du sang ou son mélange avec des principes étrangers, on admet : des maladies du sang causées par les modifications de quantité des éléments normaux ; — des maladies provoquées par les altérations de qualité du sang, et enfin des maladies déterminées par la présence d'éléments étrangers au sang.

Parmi les premières il y a des *nosohémies pléthoriques* dues à l'excès de la masse du sang et des globules ou pléthore ; — des *nosohémies hypémiques* dues à la diminution de la masse du sang et des globules, comprenant l'anémie ; — l'hypémie, des *nosohémies chlorotiques*, dues à la seule diminution des globules ou olygocythémie ; — des *nosohémies leucocythémiques* par augmentation des globules blancs ; — des *nosohémies hypérinosiques* ou *hypinosiques*, selon qu'il y a augmentation de fibrine comme les phlegmasies et le scorbut, ou diminution de fibrine comme dans quelques fièvres graves et les empoisonnements septiques ; — des *nosohémies analbumiques* par diminution de l'albumine dans les cachexies et dans les hydropisies ; — des *nosohémies caséeuses* par augmentation de caséine dans la fièvre puerpérale (Guillot) ; des *nosohémies biliverdiques* par accumulation de pigment biliaire ou matière colorante de la bile ; — de *nosohémies cholestériques*, *glucosiques, uréiques*, *uriques,* etc., formées par l'addition de cholestérine, de glycose, d'urée, d'acide urique. — Toutes ces altérations chimiques, par excès ou diminution des principes normaux du sang, constituent autant de troubles matériels de l'organisme, accompagnés de symptômes constants et caractéristiques.

Il existe aussi des *nosohémies dues aux altérations de qualité des éléments du sang.* — Ainsi, Vogel a fait connaître la dissolution de l'hématine dans le sérum, c'est la matière colorante des globules du sang. Huxham a révélé le fait de la *dissolution du sang*, ce que nous appelons aujourd'hui dissolution de la fibrine. J'ai indiqué la facilité plus grande de la coagulation du sang dans les maladies chroniques, ce qu'on appelle *inopexie* et ce qui explique la production des thromboses veineuses et des embolies.

Il y a enfin les *nosohémies par addition de substances étrangères*, les unes inconnues comme le principe de certaines diathèses, comme les ferments morbides, les miasmes pestilentiels, les autres dites parasitaires, *algues* ou *bactéries* dont la germination dans le sang serait l'origine des maladies charbonneuses (Davaine) ou pestilentielles ; des fièvres intermittentes (Salisbury), etc.

De toutes ces affirmations, il n'y en a guère de réelles que celles qui sont relatives aux diathèses et aux altérations de quantité et de qualité du sang, qui soient démontrées, mais pour ce qui regarde les altérations dues à l'altération de ces éléments ou à l'addition de substances étrangères, tout est à refaire et à créer. — Sur ces points, la chimie et l'analyse n'ont encore rien donné de précis et qui puisse sérieusement servir de base à des considérations pathogéniques.

De la lymphe, d'après l'Humorisme contemporain. — Si la clinique fait jouer un rôle considérable à la surabondance de la lymphe, dans la production des maladies lymphatiques et de la scrofule, la chimie n'a fourni aucune donnée positive sur les altérations de cette humeur. — Sauf quelques analyses de Becquerel en 1854, on ignore quelle est sa véritable composition chimique. Son existence seule est hors de doute, et on sait seulement qu'elle est plus abondante chez l'enfant que chez l'adulte.

C'est sur ce fait seul que reposent toutes les affirmations relatives à la chronicité des maladies de l'enfance et de la jeunesse, à la scrofule, au développement de certaines adénites, et à la formation de la tuberculose. — Tout cela est probable, mais la démonstration est encore à faire.

De la bile, d'après l'Humorisme contemporain. — Si l'on apporte dans l'étude des altérations de la bile, et de leur rôle en pathogénie, la même sévérité d'analyse que pour l'étude du sang, on ne tarde pas à s'apercevoir qu'il n'y a encore ici rien de positif dont la science puisse se servir. Jusqu'ici on ne connaît que les analyses normales de la bile par Thénard, Berzélius, Tiedemann et Gmélin. — Sans doute la bile peut être abondante ou supprimée, mais ses altérations pathogéniques sont à peu près inconnues malgré les analyses de Bizio et de Scherer. — On sait que par son abondante sécrétion, elle peut produire des dyspepsies fébriles, des flux intestinaux considérables, ou bien des maladies bilieuses, lorsqu'elle est résorbée dans ce sang, mais voilà tout. Quant à sa rétention, elle est plutôt le résultat d'une maladie du foie ou des conduits biliaires qu'une altération de la bile en elle-même, il en résulte souvent des concrétions biliaires, et si le passage de cette humeur dans le sang joue un rôle en pathologie, c'est comme altération du sang plus encore que comme altération de la bile. A cet égard, les déplacements de la bile doivent être considérées comme des nosohémies et c'est ce qu'on fait généralement.

Si donc, on laisse de côté les obstructions des conduits biliaires, les maladies aiguës du foie, les dégénérescences et les tumeurs de cette glande, on voit qu'il y a primitivement très-peu de maladies causées par cette humeur, ce qui empêche de lui accorder le rôle important qu'elle avait autrefois.

Des produits de sécrétion d'après l'Humorisme contemporain. — Un instant on a voulu voir dans les altérations du suc gastrique et intestinal, du suc pancréatique, de la salive, de la sueur, du lait, du sperme, des urines, etc., des causes de maladie, mais ceux qui approfondissent un peu les choses, n'ont pas tardé à voir que les altérations de ces produits de sécrétion sont en général imparfaitement déterminées; qu'elles sont surtout la conséquence de maladies nerveuses antérieures ou de lésions des organes sécréteurs, et enfin que, si ces altérations humorales exerçaient une influence fâcheuse, cette action pouvait être secondaire. Cela est vrai, mais si ces considérations peuvent suffire pour empêcher qu'on fasse de ces altérations de sécrétion le point de départ d'un système d'Humorisme, il n'en est pas moins certain qu'elles sont la cause d'un certain nombre de maladies, et qu'il en faut tenir compte.

Je sais bien que leurs altérations qualitatives sont mal déterminées, mais leur abondance ou leur diminution sont des causes morbides incontestables. Ainsi, par leur abondance ou par leur suppression, la salive, le suc gastrique, le suc intestinal, le fluide pancréatique, le sperme, le lait, l'urine, etc., donnent lieu à des phénomènes de dyspepsie, de vomissements, de diarrhée séreuse ou graisseuse, de folie, de stérilité, de consomption laiteuse ou polyurique que l'on peut quelquefois combattre chimiquement. — Ainsi, certaines altérations de qualité, telles que l'excès ou le défaut d'acidité du suc gastrique et le défaut de pepsine ou de pancréatine, l'alcalinité de l'urine, l'absence d'animalcules spermatiques, etc., peuvent donner lieu à des accidents quelquefois curables lorsqu'on peut combattre isolément et détruire l'altération de qualité du produit secrété. C'est ce qui arrive en particulier pour l'acidité du suc gastrique que l'on neutralise par les alcalins, pour son défaut d'acidité auquel on remédie par l'acide chlorhydrique et pour la diminution de ferment gastrique que l'on peut combattre par l'emploi de la pepsine et de la pancréatine. Tout cela mérite considération, et doit empêcher qu'on rejette comme chose secondaire ces altérations humorales dont l'influence pathogénique ne fait aucun doute pour le clinicien. Ce sont des altérations dont l'ancien humorisme ne tenait aucun compte.

La pathologie montre toute l'importance de cette étude, et là les résultats ne sont pas moins intéressants. Bien qu'ils soient souvent mélangés d'un certain nombre d'hypothèses fâcheuses, il y a encore parmi eux des faits d'un grand intérêt.

Il y a d'abord ceux que fournit la clinique et que la chimie ne saurait expliquer. Ce sont ceux que l'on comprend sous le nom de diathèses.

Ainsi, les diathèses dartreuse, herpétique, scrofuleuse ou syphilitique, dont la clinique apprend à connaître les nombreuses manifestations, ne sont en rien éclairées par la chimie. On ignore même absolument quelle est l'humeur ou quelles sont les humeurs altérées dans ces dispositions morbides. — Il en est de même de la contre diathèse créée par la vaccine, et qui met les humeurs en disposition telle qu'elles ne sont plus aptes à recevoir le ferment ou virus de la variole. Ce sont là des faits empiriques et rien de plus. Néanmoins, de ces faits ressort la conséquence qu'il y a des dispositions humorales qui créent la prédisposition à certains états physiologiques et morbides ayant pour siège les humeurs de même qu'elles donnent aussi l'immunité contre plusieurs maladies humorales.

Les autres résultats de l'humorisme contemporain en pathologie sont plus particulièrement de nature chimique.

Ainsi, le rachitisme et l'osteo-malacie sont le résultat de la disparition par les urines du phosphate calcaire des os et du sang.

La goutte est une diathèse avec prédominance d'acide urique dans le sang, dépôt d'urates de soude et de chaux dans le tissu fibreux des articulaires, et d'urates de soude dans la vessie.

Le scorbut et le purpura résultent d'une alcalinité plus grande du sang amenant la dissolution de la fibrine et les hémorrhagies muqueuses et cutanées.

Les fièvres graves, typhus, et fièvres typhoïdes sont probablement dus à des ferments morbifiques qui provoquent une altération moléculaire de la fibrine du sang, qu'on appelait autrefois dissolution du sang, et qui explique les congestions viscérales et les pétéchies observées dans le cours de ces fièvres.

Le diabète sucré est dû à la présence du sucre de glycose dans le sang et à son passage par les urines, mais ce n'est là qu'une altération humorale secondaire.

L'urémie est la conséquence de la rétention de tous les matériaux de l'urine ou seulement de l'urée dans le sang, à la suite de l'altération graisseuse des reins qui modifie leur fonction, et engendre l'albuminurie et des accidents nerveux plus ou moins graves.

Les excoriations de l'anus dans la diarrhée sont le résultat de l'acidité des matières qui s'échappent de l'intestin, et qui irritent la peau.

Le muguet dépend de l'acidité permanente de la muqueuse buccale dans le cours de l'entérite des enfants et des maladies graves de l'adulte, ce qui favorise l'apparition de la mudécinée dite *oidium albicans*.

La dernière application de la chimie moderne à la médecine dont je veuille parler est relative à l'influence des *virus* et des *ferments* en physiologie et en médecine (1). Van Helmont et Sylvius doivent être bien vengés des injures de l'histoire. Voilà qu'aujourd'hui la digestion est une fermentation dans laquelle interviennent le ferment salivaire (2) pour la saccharification des féculents et le ferment gastrique ou pepsine (3) pour la chymification. Le sperme n'est qu'un ferment mettant en action la matière de l'ovule; la nutrition des tissus résulte d'une fermentation moléculaire dont les globules du sang sont les particules animées. La putréfaction n'est aussi qu'une fermentation putride.

En pathologie les miasmes et les virus de la variole, de la vaccine, de la scarlatine, de la rougeole, des typhus et des maladies contagieuses sont des ferments qui ont les sporules (4), bactéries, microzymas ou autres infusoires (5) pour agents de contagion.

Il en est de même chez les animaux pour la clavelée, pour le typhus des bêtes bovines et d'après Davaine pour le sang de rate des moutons, s'il se confirme que les bactéries trouvées dans leur sang soient la cause du mal (6). De sorte qu'à côté de la fermentation physiologique, il y a une fermentation morbide qui serait le point de départ d'une pathologie animée donnant lieu à un très-grand nombre de maladies épidémiques et contagieuses, que pour cette raison on propose d'appeler des *maladies zymotiques*.

Je ne finirais pas si je voulais énumérer toutes les applications directes de l'analyse chimique et de la chimie à la pathologie, soit pour la composition des tissus normaux et pathologiques, soit pour la composition du sang et des humeurs, soit enfin pour la production des maladies. Ce que j'ai dit doit suffire pour montrer combien est différente la chimie pathologique de notre époque d'avec celle des siècles passés.

Chimie physiologique.

Si maintenant on regarde ce que l'étude chimique des humeurs normales a donné à la médecine, on voit aisément que par l'analyse

(1) *Essai sur l'histoire des ferments* (De Vauréal), 1864.

(2) Mialhe, *Chimie pathologique*, 1856.

(3) Corvisart, *Études sur les aliments et les nutriments*, 1840.

(4) Chauveau, Feltz, *De la présence des bactéries dans les fièvres graves*, etc.

(5) De Ranse, *Gaz. méd. Du rôle des Microzoaires;* 1870 et 1871.

(6) Davaine, *Compte-rendu de l'Acad. des Sciences*, 1868.

chimique la physiologie a pu se rendre un compte exact du mécanisme des fonctions digestives, stomacales, pancréatiques et spléniques; de la calorification, de la composition des organes, des humeurs naturelles et des secrétions à l'état normal et pathologique, de la composition des gaz exhalés par les muqueuses et la peau, enfin de l'action de certains médicaments. Ici on retrouve vite les affirmations et les hypothèses de la chimiâtrie, tout aussi ridicules que celles du moyen âge, mais l'écueil où tombent certains médecins ne doit pas empêcher de marcher dans la voie des recherches chimiques, si fécondes pour la physiologie et l'anatomie normale et pathologique. Il est fâcheux sans doute que l'on fasse trop vite des applications de l'analyse chimique à la pathogénie et à la thérapeutique, mais c'est un mal inévitable largement compensé par les faits que cette analyse a donné à la médecine.

En effet, si l'on étudie les découvertes sorties de l'iatrochimie moderne et les résultats donnés par elle à la physiologie, on voit qu'elle a été au XVIIIe siècle la source de ses plus grands progrès.

Dans la digestion, la connaissance de la composition et des propriétés de la salive, du suc gastrique, de la pepsine, de la bile et du suc pancréatique et intestinal a permis de donner de la transformation des aliments en chyme et en chyle une théorie qu'on peut croire vraie.

Nos aliments qui sont de deux sortes, azotés ou plastiques et non azotés ou respiratoires tels que les graisses et le sucre, une fois introduits dans la bouche sont triturés par les dents. La salive alcaline et renfermant un ferment, la ptyaline, découverte par Berzelius, s'y mêle, les imprègne et transforme les féculents en sucre. Dans l'estomac le suc gastrique acide avec le ferment pepsine signalé par Schwann dissout les matières albuminoïdes et forme de la peptone, (Lehmann) ou albuminose (Mialhe) puis le suc du pancréas émulsionne les graisses (Cl. Bernard), continue la transformation des féculents en glycose (Leuz), la bile alcaline continue d'émulsionner les corps gras en empêchant la putridité et le suc intestinal achève la digestion.

Que de découvertes chimiques ! et que de travaux n'a-t-il pas fallu faire pour arriver à ces vérités que le contrôle d'une foule d'expérimentateurs a permis de mettre à l'abri de toute contestation. — Remarquons en passant que voilà les ferments de Van Helmont qui rentrent dans la science.

Dans la respiration, depuis que Lavoisier a montré qu'elle n'était « *qu'une combustion lente d'une portion de carbone contenue dans le sang, et que la chaleur animale est entretenue par la portion de calorique qui se dégage au moment de la conversion de l'oxygène en acide carbonique comme il arrive dans toute combustion de charbon,* » tous les physiologistes ont adopté cette théorie qui est à peu de chose près encore en faveur dans la science. Le fait reste entier pour la combustion respiratoire et il n'y a que la chaleur animale que l'on considère aujourd'hui comme pouvant s'engendrer partout en raison des échanges moléculaires qui ont lieu dans tous les tissus.

C'est à la chimie moderne qu'on doit aussi l'analyse médicinale du sang, composé de fibrine, d'albumine, de globules, de sels, d'eau et de gaz azote, oxygène et acide carbonique en proportion variable dans le sang artériel et dans le sang veineux, c'est-à-dire dans le sang qui a ou qui n'a pas subi l'influence de la respiration. — De ces recherches sont nées la *théorie physiologique de la respiration*, et l'*hématologie* de Prevost et Dumas, Andral, Becquerel, etc., constituant une branche de l'*Humorisme moderne* que j'ai fait connaître en parlant de cette doctrine.

C'est aux recherches chimiques que l'on doit aussi la *théorie de la chaleur animale* remplaçant la chaleur innée, théorie dans laquelle on attribue à la combustion du carbone de tous les tissus sous l'influence de l'oxygène du sang qui les nourrit. (Edwards; Magnus.) Sans la découverte de Lavoisier cette théorie était impossible, mais les phénomènes de combustion lente du carbone du sang pulmonaire avec production de chaleur dans la respiration signalés par lui, ont permis de compléter ce que cette première affirmation avait d'insuffisant.

Dans l'examen de l'urine, l'analyse a remplacé l'inspection des Chimiatres. Elle a permis d'y découvrir les principes salins de différente nature qui, selon les constitutions et les diathèses, favorisent la formation de la gravelle ou des calculs; la présence du sucre; celle de l'albumine : ce qui a mis Bright sur la trace d'une maladie des reins jusqu'alors inconnue, et par elle, la découverte d'une altération chimique du sang par excès d'urée qu'on appelle *urémie* et qui a parfois les plus fâcheuses conséquences.

Dans l'étude du foie, la chimie a permis de découvrir une nouvelle fonction de cet organe corrélative de la sécrétion biliaire. — C'est la *fonction glycogénique* découverte par Cl. Bernard. — Ainsi, en même temps que la bile sécrétée par le foie coule par les conduits biliaires, le sucre de glycose qui s'y forme, s'échappe par les veines sus-hépatiques, d'où il arrive dans la veine cave, et va dans les poumons subir l'acte respiratoire. — Ce sucre de glycose vient du foie d'où on peut l'isoler sous forme de matière blanche pulvérulente et il y est engendré de toute pièce, cela est incontestable. — On le trouve dans le foie des fœtus, dans le foie des animaux qui depuis longtemps n'ont mangé ni féculents, ni sucre, mais plus on a pris de féculents et plus le glycose qui s'échappe du foie est abondant. — C'est le sucre de glycose formé par la transformation de ces aliments qui s'ajoute à celui qu'engendre le foie. Dans l'état normal, tout ce sucre se détruit dans les poumons par la respiration et dans les tissus par la nutrition moléculaire, sans qu'il s'en échappe par les sécrétions ; mais dans quelques circonstances, ou ce sucre ne se détruit pas, ou bien il est formé en trop grande abondance pour se détruire entièrement, et il passe par les urines, ce qui constitue le *diabète* sucré ou *glycosurie*.

A côté de ce fait, il en est un autre également découvert par Cl. Bernard : c'est l'influence du système nerveux sur la production de la même maladie. — Ainsi, chez le lapin, en piquant le plancher du 4e ventricule du cerveau, au-dessous de l'origine des nerfs pneumo-gastriques, on produit immédiatement la glycosurie chez l'animal.

Ces faits que je pourrais multiplier montrent toute l'importance de la chimie appliquée à la physiologie et quelles énormes différences séparent cette iatro-chimie de précision, avec les hypothèses de la Chimiâtrie passée.

DES APPLICATIONS DE L'HUMORISME CONTEMPORAIN A LA THÉRAPEUTIQUE

S'il n'y a pas en ce moment une doctrine d'Humorisme pathogénique cherchant à expliquer le développement de toutes les maladies par une altération primitive des humeurs, il y a, ce qui est plus important, comme je viens de le montrer, un Humorisme capable de rendre compte du développement de certaines maladies, et par cela même de faire naître des indications thérapeutiques.

Aux altérations du sang, on oppose des médications capables de neutraliser un agent nuisible, d'y ajouter un élément qui fait défaut, ou enfin quelque substance stimulante dont l'effet doit être salutaire. C'est d'après ces indications que l'on administre les *préparations alcalines* dans la goutte, la gravelle et ce que l'on appelle la diathèse urique ; — les *antimoniaux* dans les cas où la fibrine du sang devient trop coagulable ; — les *acides végétaux* dans la dissolution de la fibrine chez les scorbutiques, chez les typhiques et dans le purpura ; — le *quinquina* et le *sulfate de quinine* contre les empoisonnements du sang par les miasmes végétaux ou effluves.

Le sang manque-t-il de fer comme dans la chlorose, on en donne aux malades ; — n'a-t-il plus d'eau comme dans le choléra, on injecte de l'eau dans les veines ; — tout le sang a-t-il disparu par une hémorrhagie, qu'une transfusion heureuse peut à propos ranimer les fonctions prêtes à s'éteindre, et sauver une existence à peu près perdue.

Aux excès de sécrétion biliaire normale ou altérée dont la présence dans l'estomac et l'absorption dans le sang, produisent les fièvres continues, on oppose la *médication évacuante* soit par les éméto-cathartiques, soit par les purgations intestinales.

A l'excès de lymphe, produisant l'atonie de la nutrition moléculaire et ses aberrations, c'est-à-dire la scrofule, on oppose comme médication humorale les stimulants, les toniques et les aliments gras.

Chimie thérapeutique.

Qu'il me soit permis enfin d'ajouter ici ce que la chimie fournit chaque jour à la thérapeutique et de dire : que dans son analyse des plantes médicinales, elle a réalisé le rêve interrompu de Paracelse sur la découverte des *quintessences* de chaque corps pouvant aider à la fabrication des arcanes. En effet, elle a découvert l'*Arcane*, c'est-à-dire le principe actif d'un grand nombre de végétaux à l'état d'alcaloïdes, de matière résineuse ou d'huiles essentielles. — Ici, c'est de la véritable chimie constituant une science nouvelle, la pharmacie, et non de la chimiâtrie.

La *découverte des alcaloïdes* et des *principes volatils* contenus dans les plantes employées en médecine est une des plus grandes conquêtes de la thérapeutique du XIXe siècle. — Cela lui a permis d'épurer son formulaire et d'en chasser la polypharmacie arabe, pour la remplacer dans beaucoup de cas par la seule et unique prescription du principe actif des plantes qui, sous un petit volume, représente une masse énorme de la plante elle-même. Dans cette direction les découvertes sont innombrables, mais elles n'ont pas toute la même importance pratique. Parmi les résultats obtenus, je signalerai les plus remarquables, ceux qui constituent des découvertes de premier ordre :

La *quinine* et le *sulfate de quinine*, préparés par Pelletier et Caventou, en 1820, avec l'écorce du quinquina ;

La *morphine*, extraite, en 1816, par Sertuerner, et puis après d'autres alcaloïdes tels que la *codéine*, la *narcotine*, la *narcéine*, et la *papaverine* tirés de l'opium ou suc de pavôts ;

L'*atropine*, extraite, en 1819, par Brandes de la plupart des solanées vireuses et notamment de la belladone ; — l'*hyosciamine*, découverte dans la jusquiame ; — la *daturine*, dans le datura stramonium, etc. ;

L'*aconitine*, qui a été tirée de l'aconit Napel, en 1833, par Brandes ;

La *strychnine* et la *brucine*, découvertes dans la noix vomique et la fève de Saint-Ignace, par Pelletier et Caventou, en 1818;

La *digitaline*, principe d'abord mal défini séparé de la digitale par Homolle et Quevenne en 1844, que Nativelle a fait cristalliser en 1872;

La *vératrine*, découverte dans le veratrum album et dans le veratrum viride, en 1819, par Pelletier et Caventou;

L'*eserine*, tirée de la fève de Calabar, découverte en 1868 par Jobst et Hesse; puis par A. Vée, qui l'a fait cristalliser.

Là où la chimie n'a pu isoler des principes actifs, solides, cristallisés ou amorphes, elle a retiré des huiles essentielles, qui sont aussi la quintessence de la substance, pour employer le langage de Paracelse qui renfermait l'idée la plus féconde de sa réforme.

A côté des alcaloïdes végétaux et des huiles essentielles, si l'on place les substances minérales nouvelles nées des progrès de la chimie moderne et employées en médecine, on verra combien cette science lui a été utile et a rendu de services à l'humanité. Pour n'en citer qu'un exemple, je mentionnerai le chloroforme dont les propriétés anesthésiques ont été indiquées ailleurs (Voir : *Empirisme*) et qui est une des plus belles conquêtes thérapeutiques du XIXe siècle.

Je sais bien qu'à côté de cette chimie qui a fourni à la thérapeutique moderne un si grand nombre de substances dont l'expérimentation a établi les propriétés physiologiques et curatives, il y a la chimie des demi-savants et des ignorants qui, d'une façon toute théorique, raisonnent *à priori* de la nature des substances qu'ils découvrent aux applications médicales. — Ceux-là ne sont ni chimistes, ni médecins, ce sont des chimiatres. Ils se sont fait une théorie positive de la vie, qui n'est pour eux qu'une propriété de la matière, et par cela même qu'il y a dans le corps humain un mécanisme physique dans lequel la plupart des fonctions s'exercent chimiquement comme la digestion, la respiration et les sécrétions, ils croient pouvoir assimiler les actes chimiques de la vie aux phénomènes chimiques ordinaires. Leur défaut d'instruction ne leur permet pas d'apprécier le rôle de la vie dans ces échanges chimiques, et de comprendre qu'il y a là un élément inconnu, système nerveux, ou synergie fonctionnelle ou fermentation, qui accélère, rallentit et arrête la marche des phénomènes, et qu'il n'y a pas d'identité absolue entre les mêmes réactions étudiées dans le corps vivant ou dans un vase inerte.

Ces disciples compromettants ne doutent de rien. Ils ne voient pas qu'ils ramènent la thérapeutique au temps de la chimiâtrie du moyen âge : sans avoir fait d'études médicales sérieuses, et incapables d'un bon diagnostic, on les voit proposer le plus hardiment du monde l'emploi des médicaments chimiques, dans le but d'engendrer au sein des organes malades des réactions moléculaires capables de détruire les maladies. Comme les disciples de Sylvius, ils neutralisent des humeurs prétendues acides, ils alcalisent ce qu'ils déclarent être acide; ils ajoutent un ferment ici, de l'eau par là, des sels de chaux là où il en manque, etc.

C'est le retour au règne de l'hypothèse, si opposée aux principes de la vraie chimie, et pour peu que le médecin ne soit pas réservé il tombe facilement dans les pratiques d'une chimiâtrie ridicule. — Tant valent les hommes tant valent les choses. — Sans doute la chimie qui révèle la nature d'une altération pathologique semble par cela même en indiquer le remède, — mais il faut se méfier de cette conséquence qui n'est pas toujours rigoureuse. Les réactions, le laboratoire n'ont pas toujours lieu de la même façon dans les corps et ce que la théorie indique n'est pas toujours suivi de succès. — Quoi de plus naturel, dans la gravelle acide, d'administrer les alcalins qui réussissent très-bien et, par opposition, dans la gravelle alcaline de donner les acides? — Eh bien, dans ce dernier cas, la clinique montre que les acides ne réussissent pas et qu'il est préférable de donner des substances alcalines. — Que le médecin se méfie donc des conseils chimiques de ceux qui ne pratiquent pas la médecine et qui n'ont d'autre salle d'hôpital qu'un laboratoire peuplé de cornues en guise de malades, et de réactifs en fait de tisanes. — Dans cette voie dangereuse il sera bien heureux s'il évite le double écueil de l'hypothèse et de l'erreur qui caractérisent l'ancienne chimiâtrie.

APPRÉCIATION CRITIQUE DE L'HUMORISME

L'Humorisme devrait être condamné sans appel s'il avait la prétention d'être l'expression d'une idée exclusive de pathogénie ou de thérapeutique. Il n'en est pas ainsi. — Il n'a jamais été que partie constituante des autres systèmes adoptés dans la classification essentiellement variable des maladies. — On le trouve mêlé au Naturisme d'Hippocrate, au Pneumatisme d'Athénée, au Méthodisme de Fr. Hoffmann, à l'Iatro-mécanisme et à l'Éclectisme en proportion différente. Il n'a jamais été répudié que par le solidisme et quelque peu par l'Empirisme qui n'en avait que faire.

Chez les Grecs, et avec Galien, il indique d'une façon hypothétique peut-être, un des modes de production de la maladie, mais, sous cette forme même, il renferme un principe de vérité qui a fait sa force dans le passé, et qui le rend impérissable dans l'avenir. — Alors même qu'on ignorait le nombre des humeurs, leur véritable rôle physiologique, la nature des altérations dont elles peuvent être le siége, ce que nous ne savons encore que très-incomplétement, il explique de la façon la plus satisfaisante la cause et le mode d'évolution des maladies. Ces mots de *crudité*, de *coction* et de *crise* ou de *métastase* appliqués par l'ancienne médecine à l'évolution d'un principe morbifique humoral inconnu, et qui ont traversé les âges en donnant toujours l'idée d'une chose vraie, peuvent encore avoir cours aujourd'hui. — Il est évident que la variole, la rougeole, la scarlatine et une infinité de maladies de la peau représentent, même pour un ignorant, le fait d'un poison morbide développé dans les humeurs ayant comme les fruits une période de crudité, de maturité, et de déclin. — Toutes les maladies virulentes en sont là. — Sans savoir comment le sang est malade, et si la bile ou le phlegme sont de la partie, s'il y a acidité, alcalinité, fermentation, âcreté des humeurs, le fait d'une altération humorale est à l'abri de toute discussion, et, dans l'organisme, l'atome de poison morbifique cause de tout le mal se reproduit à l'infini, pour transmettre la même maladie à des milliers de personnes.

Dans les inflammations, l'afflux du sang sur un point est une altération humorale par déplacement d'où résulte encore une vraie crudité, une maturité et un déclin dont la réalité ne peut être mise en doute. — Comment le sang est-il malade, épaissi, âcre, alcalin, fermentescible ? Peu importe. Sans m'occuper de la nature de l'altération, je dis qu'elle existe et cela suffit.

Dans les fièvres intermittentes les humeurs sont primitivement altérées, soit la bile, soit le liquide splénique : la rate et le foie sont augmentés de volume, et s'il est erroné de dire que dans ce cas la bile est âcre ou l'atrabile est noire, le fait principe domine la question de détail. — Il est certain qu'une altération humorale est l'origine du mal. — Nous disons aujourd'hui que c'est le sang qui renferme des miasmes, mais on peut objecter que nous sommes aussi ignorants de la nature d'un miasme que l'était Hippocrate de la nature des altérations de la bile ou du sang.

Dans les fièvres continues qu'engendrent la grande chaleur ou certaines épidémies, qui oserait soutenir qu'une altération humorale primitive, sur la nature de laquelle on se querelle depuis vingt siècles, n'est pas la cause des lésions de l'intestin et des viscères ? — Que ce soit une bile jaune ou noire, de la pituite, une dissolution du sang par âcreté, ou par alcalinité, tout cela n'est qu'hypothèse, et ce qui survit à ces analyses imparfaites, c'est le principe de l'altération humorale.

L'augmentation de densité ou épaississement de la bile et de l'urine, sont la cause des sédiments et des concrétions hépatiques, cystiques, vésicale et rénales.

Il y a une foule d'hémorrhagies, de névroses et de maladies organiques qui ont pour point de départ une lésion des humeurs, soit la dissolution du sang, soit l'hydrémie, soit le mélange du sang avec le principe de la syphilis ou de la scrofule, etc., lésions différemment qualifiées selon les temps et les idées régnantes, mais reconnues comme bien réelles par le plus grand nombre des médecins.

Mais à côté des prétentions pathogéniques de l'Humorisme, il y a ses applications thérapeutiques tour à tour raisonnables et ridicules, d'abord limitées à l'usage de la saignée et des purgatifs, puis, aux temps de la Chimiâtrie, à l'emploi des alcalis, des acides et des drogues les plus dangereuses, pour empêcher les fermentations humorales auxquelles on attribuait le développement des maladies. De nos jours il a donné des spécifiques minéraux ou végétaux, et enfin le spécifique animal ou vaccin qui préserve le genre humain de la variole.

L'Humorisme a donc une base sérieuse : celle des éléments fluides qui servent de blastème au developpement du corps, à l'entretien de la nutrition et des fonctions; sous ce rapport il relève de l'école anatomique. Il peut différer d'une époque à une autre, d'après l'état de la science, et il relève directement des connaissances anatomiques, physiologiques et chimiques du médecin. Il n'est pas aujourd'hui ce qu'il était chez les Grecs, mais c'est toujours l'Humorisme.

Il est bien évident que l'Humorisme ancien d'Hippocrate et de Galien ne saurait plus satisfaire personne, et qu'il n'a qu'un pur intérêt historique. — Basé, on ne sait pourquoi, sur l'existence des altérations de quatre humeurs dont l'une, qui est l'atrabile, n'a jamais existé et dont une seconde, le phlegme, ne mérite pas le nom d'humeur, il n'est pas anatomiquement bien constitué. — Si l'on ajoute à cela que les altérations de la bile auxquelles on faisait alors jouer un rôle si prépondérant ne sont pas confirmées par les recherches récentes, on verra qu'il ne reste plus à ce vieil humorisme que la *coction* des intempéries humorales, et que les altérations pathogéniques du sang supposées plutôt que révélées et dont l'appréciation appartient à l'époque moderne.

L'Humorisme ancien ne représente donc qu'un principe vrai de pathologie générale, et nullement une appréciation exclusive formelle des causes humorales de la maladie ou de leurs moyens de guérison.

Transmis à ce titre de la médecine grecque à la médecine égyptienne, romaine et arabe, modifié dans le détail par l'initiative individuelle, il a dû à la faveur dont l'avait honoré Galien le privilége de traverser les siècles, sous le couvert des autorités du moyen-âge. — Malgré ses erreurs, il resta debout comme l'anatomie de cet homme célèbre jusqu'à la renaissance des lettres et des sciences, et il ne fut ébranlé que par les essais de l'Alchimie et de la Chimiâtrie. A partir de cette époque il y eut deux courants, l'un hostile à toutes les hypothèses chimiques humorales de Paracelse, de Van Helmont, de Sylvius, et de leurs disciples, qui continua à peu de choses près, jusqu'à nos jours, les errements de l'ancien humorisme, et l'autre, absorbé par les essais d'analyse, qui a continué malgré tous les obstacles à fonder l'Humorisme moderne.

Celui-ci n'a pas eu d'autre prétention que l'Humorisme ancien qu'il voulait renverser. Il voulait donner à la science par des moyens nouveaux le secret du développement d'un grand nombre de maladies.

D'abord embarrassé dans les rêveries alchimiques et astrologiques, mêlé aux pratiques de la cabale et de la magie, perdu dans les hypothèses d'une Chimiâtrie prétentieuse et ignorante, il eut beaucoup de peine à conquérir le suffrage des médecins sérieux. Il ne captiva que les amis enthousiastes du progrès, faciles à satisfaire, et tout en ayant d'assez nombreux adeptes, il dut se résoudre à attendre pour voir la légitimation de ses espérances.

Là où l'Humorisme moderne commence à être quelque chose de vraiment scientifique, c'est à la renaissance de l'anatomie, après la découverte de la circulation et après la découverte des lymphatiques. — Il est encore embarrassé des notions chimiatriques du temps, mais au moins le nombre des humeurs est nettement déterminé, leur rôle et leurs fonctions sont mieux connus; la sanguification est enlevée au foie, enfin on connaît la lymphe et le chyle, dont le cours et les usages sont bien appréciés. C'est là le point de départ obligé de l'Humorisme.

Malheureusement la chimie n'était pas encore assez avancée pour connaître la composition normale des humeurs; comment aurait-elle pu déterminer leurs altérations pathologiques et les mettre en rapport avec les maladies qu'elles produisent, ce qu'on a commencé à faire aujourd'hui?

Dans toute cette première période, il ne s'agit que d'altérations humorales imaginaires auxquelles la science fait jouer un rôle infirmé par les observations cliniques. Ce ne sont qu'additions de principes inconnus de nos jours, sel, soufre, mercure, arsenic, substances acides, alcalines, putrides, produisant des fermentations partielles ou générales ayant les plus fâcheuses conséquences.

Qu'est-il resté de toutes ces affirmations, et je dirai même de toutes ces hypothèses? rien. Cet Humorisme chimique, plus dangereux que l'Humorisme ancien, n'a duré que quelques années pour faire place à l'Humorisme indéterminé de la clinique, ou à l'Humorisme qui résulte des applications plus satisfaisantes de l'analyse chimique et microscopique à la recherche de la composition normale et pathologique des humeurs.

L'Humorisme contemporain est essentiellement chimique et reproduit fidèlement les progrès réalisés par la chimie organique. — Avec les hypothèses chimiques, on ne pouvait avoir qu'un Humorisme hypothétique, et ce n'est qu'au moment où la chimie s'est révélée comme une science précise, que l'on a pu, par l'analyse des humeurs de l'organisme, découvrir la nature des altérations dont elles peuvent être le siége.

Dès que l'analyse chimique et microscopique du sang normal et des autres humeurs a pu se faire un peu plus complètement, il a pu être question des lésions humorales de ces liquides en rapport avec l'apparition et le traitement des maladies, mais avant cette époque, quelle pouvait être l'importance des recherches de ce genre sinon celle de simples conceptions de l'esprit que les médecins sérieux se gardent bien d'accepter?

Ceux qui aiment à opposer le présent au passé, et qui s'arrêtent à la superficie des choses, en ne s'occupant que des faits et des détails, triomphent facilement dans la comparaison qu'ils établissent entre l'Humorisme moderne et l'Humorisme ancien. Ils s'enorgueillissent de leurs découvertes chimiques, sans se rappeler que nos prédécesseurs se sont glorifiés de la même manière, en raillant leurs maîtres. Cependant la science marche si vite, qu'ils devraient bien voir que l'humorisme dans lequel ils ont été élevés n'est déjà plus celui qui règne autour d'eux, et qu'il n'a pas fallu attendre plus de quelques années pour voir s'accomplir cette métamorphose. — Ne condamnons donc pas légèrement le passé au nom des découvertes du présent, et surtout, ne lui opposons point des faits de détails essentiellement variables, sans tenir compte des principes qui les dominent et qui, eux, sont immuables.

Sans doute, la découverte de la circulation sanguine et lymphatique, la connaissance de la composition du sang et des humeurs, et les progrès de l'anatomie ou de la chimie nous donnent de grands avantages sur le passé. Il serait injuste de le méconnaître. La science moderne peut parler des altérations du sang d'une autre façon qu'Hippocrate, que Galien, que Sylvius de le Boë, ou que Th. Willis, et les analyses chimiques du sang et des humeurs, nous ont révélé des faits qui changent entièrement notre manière de raisonner, mais, en présence des affirmations de la chimie qui doute de l'exactitude des résultats connus, et qui avoue qu'en matière d'analyse des liquides organiques elle est impuissante, il faut être très-réservé dans ses déductions. — Les conquêtes modernes en chimie organique ont culbuté les théories chimiques du moyen-âge, comme celles-ci avaient renversé les doctrines humorales de l'antiquité, mais dans tout cet immense travail de reconstitution et de progrès, il ne faut voir que la victoire des découvertes de détail sur les erreurs du passé, sans que pour cela le principe même de l'Humorisme ait été atteint d'une façon vraiment sérieuse.

Sans contester en rien le mérite des découvertes modernes qui permettent d'expliquer autrement qu'on ne le faisait, l'influence morbifique du sang, de la lymphe ou de la bile, il n'en reste pas moins acquis l'indestructibilité de ce principe étiologique que la bile, la lymphe ou le sang sont, par leurs altérations et leur déplacement, le point de départ d'une foule de maladies. Là où les anciens disaient : *intempérie d'humeur*, la renaissance a dit : *âcreté, acidité, fermentation, effervescence*, tandis que nous plus sûrs de notre science, nous le croyons du moins, nous disons *hyperglobulie* ou *hypoglobulie; hypérinose* ou *hypinose*, *urémie*, etc., etc. — Ce sont des faits d'une grande importance qui montrent de notre part une connaissance plus approfondie des éléments de nos humeurs, mais en principe, cela ne modifie pas leur rôle pathogénique, et c'est là le côté philosophique important de la question.

Malgré ses vicissitudes diverses, ses époques de prospérité ou de déchéance, l'Humorisme est resté vivace parmi les doctrines médicales les mieux accréditées dans l'opinion. Il ne mourra pas. Cela se comprend, car le sang est l'origine des organes et des humeurs sécrétées, il se transmet des parents à la descendance et tout le monde comprend cette belle parole du poëte :

« En remontant le cours des générations on trouve toujours dans la première goutte de sang l'origine de la dernière. »

Par cela même qu'il y a dans le corps humain des humeurs associées aux solides qui le constituent, et aux forces qui l'animent, ces humeurs peuvent s'altérer, et il n'est pas permis de penser que ces altérations n'exercent pas une influence considérable sur la santé. — Toutes les arguties du solidisme qui nie cette influence et qui se croit maître de l'étiologie ou du Scepticisme qui proclame l'inanité de toute recherche doctrinale n'y feront rien il y a un Humorisme c'est-à-dire il y a une doctrine qui soutient que les humeurs en s'altérant sont l'origine d'un grand nombre de maladies. — Il faut n'être pas médecin ou être aveuglé par l'esprit de système pour nier qu'il en soit ainsi.

Seulement, le fait étant admis, il y a lieu de discuter la question de savoir si ces altérations humorales sont primitives, comme on l'a dit, avec Hippocrate, si elles ne sont que secondaires ou enfin si elles sont tantôt primitives et tantôt secondaires, ce que je discuterai plus loin.

Pour l'instant, acceptons donc la vérité de l'Humorisme et voyons ce que cette doctrine renferme d'utile à la science, en dehors de toute exagération systématique.

Il est bien certain que si l'on prétend trouver dans l'altération primitive des humeurs l'origine de toutes les maladies, on se trompe singulièrement et Hippocrate, dont on connaît le Naturisme, en physiologie et en pathologie, peut être considéré comme le défenseur de cette opinion en pathogénie. C'est une manière de voir à laquelle l'observation des malades ne permet pas de souscrire entièrement et qui a été combattue d'abord par Erasistrate, puis par Galien et enfin par tous les Empiriques. Sous cette forme, l'Humorisme devient un système où l'erreur se mêle à des vérités utiles et il ne saurait être accepté. — Tout autre est l'Humorisme de Galien. — Bien qu'il soit excessif, il n'est pas absolu et dans son livre sur les *causes des maladies*, ainsi que dans une foule d'autres ouvrages, cet auteur admet des maladies produites soit par l'altération primitive des solides, soit même par le trouble des forces ou facultés. — Là est l'Humorisme acceptable pour tous les médecins cliniciens; on pourra discuter sur la nature humorale ou organique ou métaphysique de telle ou telle maladie qui sera considérée par les uns comme due à un trouble primitif des humeurs, tandis que d'autres n'y verront qu'une altération primitive des solides ou des forces. Cela n'est plus la question de principe et ne concerne que les détails de la pathologie. — Comme Galien il faut être naturiste, humoriste et organicien ou solidiste tout à la fois. De cette façon, l'Humorisme représente un côté vrai de la pathogénie car le médecin admettant chez l'homme des humeurs à côté de l'agent vital et des solides, montre ensuite que ces humeurs altérées peuvent être primitivement la cause d'un certain nombre de maladies. Cet Humorisme n'a rien d'exclusif, et quand il ne dit que ce qui est réel et exempt d'hypothèses, son importance est considérable.

Je viens de dire : quand il ne dit que ce qui est réel ; c'est qu'en effet, si l'Humorisme a été tour à tour en honneur et en discrédit, c'est qu'à l'instar des autres doctrines, il s'est lancé dans l'hypothèse en prétendant à une domination absolue et qu'il a submergé l'excellence de son principe sous un amas d'erreurs de détail. Aujourd'hui que le temps et l'expérience ont jeté leur lumière dans les profondeurs de ce passé d'affirmations hypothétiques on comprend à merveille le pourquoi de ces vicissitudes de la doctrine, et comment elle est arrivée jusqu'à nous ainsi transformée, j'allais dire méconnaissable.

Personne ne voudrait défendre aujourd'hui la théorie de la chaleur innée, ni l'Humorisme hippocratique formé par les altérations du sang, de la bile, de la pituite et de l'atrabile correspondant à des qualités organiques de chaud, de sec, de froid et d'humide, mais il n'a pas fallu attendre jusqu'ici pour trouver des adversaires à cette manière de voir. Aristote mettait en doute l'influence pathogénique de la bile, comme Erasistrate, qui d'ailleurs plaçait tout son Humorisme dans le sang et dans ses déplacements, ou *métemptose* (1). Galien n'est pas plus défendable mais, malgré ses erreurs, que de grandes idées renferment ses livres d'où elles ont passé dans les nôtres! Son Humorisme contient toutes les erreurs imposées par la physiologie et la chimie du temps, mais dès qu'on s'élève un peu, combien de vérités générales n'a-t-il pas formulées, sans que les siècles aient pu les détruire! C'est lui, dans son humorisme intelligent, qui tout en accordant un rôle pathogénique aux altérations de la pituite, de la bile et de l'atrabile mettait en première ligne les altérations du sang, « cette humeur principale génératrice de toutes les autres », absolument comme nous le faisons aujourd'hui à son exemple.

Personne ne voudrait davantage défendre les doctrines chimiques et chimiatriques, par lesquelles, au moyen âge et à la renaissance, on a combattu ce viel Humorisme des quatre humeurs, communiquant les unes avec les autres dans les organes, à travers les porosités des tissus. Si les essais alchimiques de Paracelse, le mystique, le naturiste et l'astrologue du moyen âge, ont inauguré un nouvel Humorisme, amplifié par Van-Helmont qui voyait dans les fermentations l'instrument d'action de son archée, cet Humorisme développé par Sylvius de le Boë, plus tard éclairé par la découverte de la circulation sanguine et lymphatique, ainsi que par la physiologie des glandes, nous semble aujourd'hui plus étrange que l'Humorisme grec. Aussi quelles luttes n'eut-il pas à subir, et comme il méritait bien les attaques de Riolan et de Guy-Patin ses plus violents adversaires! — Que signifient ces âcretés, ces effervescences, ces acidités ou ces alcalinités humorales de Th. Willis et de ses adeptes dont rien ne montre aujourd'hui l'existence? Ce sont autant d'erreurs

(1) Voir plus haut, page 11.

de détail qui déjà ont été mises en lumière à cette époque par Robert Boyle, et ensuite par Fr. Hoffmann d'abord chimiatre, puis à la fin de ses jours converti au Solidisme dont il fut l'un des plus célèbres soutiens. — La science n'a rien à prendre dans cet Humorisme qui fut vite abandonné et que le XVIIIe siècle se hâta d'allier à l'Humorisme ancien, dont le principe vivace survivra toujours aux hypothèses dont les novateurs pourront l'entourer. — Quoi qu'on fasse, et quelles que soient les découvertes de l'avenir, je suis assuré qu'il en sera toujours ainsi, nos progrès en Humorisme font vieillir très-vite les découvertes de la veille, et nous poussons en arrière l'Humorisme du XVIIIe siècle comme celui-ci a chassé bien loin celui de Sylvius de le Boë ; mais, au delà nous retrouverons les bases indestructibles de l'Humorisme grec sur lequel nous appuyons encore nos recherches actuelles.

Ne soyons donc pas trop fiers de notre présent. La chimie et la physiologie ont fait beaucoup pour l'Humorisme moderne ; mais il faut bien avouer qu'au milieu des vérités qui lui servent de base, il s'est glissé un grand nombre de faits mal interprétés par suite de l'imperfection des analyses, et un plus grand nombre encore d'hypothèses qui se chassent les unes les autres du jour au lendemain.

Notre Humorisme diffère donc considérablement de celui de nos prédécesseurs. Si le point de départ est le même, notre manière d'envisager les altérations humorales est toute autre et l'analyse des éléments du sang et des liquides qui en sortent a remplacé les théories purement philosophiques des anciens. C'est là un progrès incontestable. Quelle que soit la manière dont on veuille envisager la question, que l'on accorde ou que l'on refuse aux altérations du sang la préséance dans certains cas de pathogénie, les faits n'en restent pas moins acquis à la science, et nous avons dans notre Humorisme un des éléments du problème si complexe de l'étiologie.

Cela me conduit à discuter la question de savoir si les altérations des humeurs sont primitives et antérieures aux lésions des solides ou, au contraire, si une altération des solides préexiste toujours à l'altération des humeurs. — Dans le premier cas, l'Humorisme reste une doctrine et dans le second l'Humorisme n'existe plus que comme élément particulier dans l'anatomie pathologique des maladies.

Les médecins qui soutiennent que le sang et les humeurs ne sont jamais altérés que d'une façon secondaire et consécutive à une lésion des solides me semblent tenir plus compte de leurs idées préconçues que des faits. Il est bien certain, et Galien l'a déjà dit, que dans certains cas, la maladie du solide existe avant l'altération des humeurs, et j'ajouterai que souvent elle la fait naître, mais, il y a aussi des cas où l'altération humorale est le point de départ des accidents pathologiques.

Ainsi, la pléthore et la chlorose sont des altérations du sang dont aucune lésion connue n'explique le développement. — On fait très-bonne chère et on devient pléthorique, où est la maladie organique primitive ? Serait-ce par hasard, comme on l'a dit d'une façon assez paradoxale, une maladie des organes de l'assimilation. — Cela n'est pas soutenable. — Quant à la vraie chlorose des jeunes filles, qu'il ne faut pas confondre avec l'anémie symptomatique, est-ce que la diminution des globules du sang résulte d'une lésion des solides ? Pas davantage. — J'en dirai autant du scorbut avec altération de la fibrine devenue incoagulable ; — de l'hémorraphilie ; — de l'*hypinose* ou (diminution de fibrine) ; — de quelques fièvres continues graves ; — de l'hydrémie avec analbumie produite par la famine et la mauvaise alimentation ; — de la cholihémie subite après une frayeur vive ; — de la glycohémie passagère ; — des nosohémies virulentes telles que la variole inoculée, la rougeole, la scarlatine, la rage, le charbon, la syphilis, la morve, etc. ; des nosohémies parasitaires dues au développement d'algues, de bactéries ou d'espèces infusoires quelconques dans le sang ; — des nosohémies miasmatiques telles que le typhus, la peste, la fièvre jaune, la fièvre typhoïde ; — des nosohémies par effluves qui pénètrent dans le sang, telles que la fièvre intermittente simple et pernicieuse, enfin des diathèses héréditaires, maladies humorales qui sont le point de départ d'une foule de lésions des solides, etc.

Dans toutes ces maladies appelées depuis bien longtemps des *maladies générales*, l'origine du mal est évidemment une altération humorale primitive, inconnue pour plusieurs, mais déjà démontrée pour beaucoup d'autres si les résultats de l'analyse chimique et du microscope sont exacts. — Quant aux altérations qu'elles présentent dans les solides, et qui sont aussi secondaires que la pustule variolique l'est dans la variole, telles que les congestions et inflammations glandulaires ou viscérales, ce ne sont là que des effets d'une lésion du sang et des humeurs émanées du sang. En présence de pareils faits, l'Humorisme qui persiste à s'affirmer semble avoir toute raison d'être, et tant qu'on n'aura pas démontré que chez un individu bien portant ayant respiré l'atmosphère d'un varioleux, il y a une lésion des solides, primitive et antérieure à l'infection qui résulte de l'empoisonnement du sang par le miasme variolique, tous les esprits sages admettront avec moi l'existence des altérations primitives du sang comme étiologie incontestable d'un grand nombre de maladies.

La manière d'agir des miasmes, et des effluves, si comparable à celle des poisons volatils, prouve bien qu'en pathogénie, toutes les particules nuisibles que l'on respire ou que l'on avale, pénètrent dans le sang où elles se développent avant de produire les symptômes qui révèlent leur absorption.

Maintenant, à côté de ces faits si explicites et qui consacrent à jamais la réalité des anciennes doctrines humorales, il y a des cas particuliers où une lésion du solide accidentelle engendre des altérations humorales d'où pourront naître des maladies ultérieures. — Ici, l'altération des humeurs est secondaire; mais, relativement aux effets qu'elle entraînera et qu'une lésion du solide exempte de cette complication n'aurait jamais déterminés, elle est le phénomène primitif. Ce n'est pas la brûlure, qui fait mourir, si elle vient à se compliquer de pyémie ; c'est la pyémie elle-même, et sous ce rapport les altérations humorales gardent encore toute leur importance pathogénique.

Que les altérations du sang et des humeurs soient le phénomène primitif de l'état morbide au-delà duquel on ne trouve pas de lésion des solides ; ou que ces altérations consécutives à une lésion organique antérieure, produisent un état morbide afférent à sa cause, la conclusion est la même, il faut être humoriste.

Mais comment faut-il faire de l'Humorisme? Est-ce à la façon d'Hippocrate qui était un peu trop exclusif, ou comme Galien qui, malgré ses erreurs, sut allier dans sa pathogénie l'influence des altérations humorales à celle des lésions survenues dans les solides et au trouble des facultés, ou enfin à la façon des chimiatres qui continuent à notre époque la chimiâtrie de la renaissance? — Ni l'une ni l'autre de ces manières de pratiquer l'Humorisme ne convient à la science actuelle, car, en acceptant le principe vrai et fécond de la pathogénie humorale des anciens Grecs, elle en a proscrit tout l'esprit d'hypothèse pour se renfermer dans les bornes d'une analyse sérieuse et d'une observation attentive. — C'est ainsi que l'humorisme actuel se trouve à peu près constitué : 1° par l'étude des *Nosohémies*, dans lesquelles il faut reconnaître trois espèces révélées : l'une par l'analyse chimique, la seconde par l'examen à l'aide du microscope et la dernière par l'observation des malades; 2° par l'étude clinique des différentes diathèses.

LIVRE SEPTIÈME

DU SOLIDISME

Sommaire : *Du solidisme ancien.* — Asclepiades. — Themison. — Thessalus. — Philon. — Moschion. — Prosper Alpin.
Solidisme moderne. — Pierre Brissot. — Pierre Paw, — Bonnet, — Morgagni, et les anatomo-pathologistes ou solidisme anatomique, — Borelli ; — Baglivi ; — Boerrhaave et l'Iatro-mécanisme. — Fr. Hoffmann, — Brown, — Cullen, — Broussais et le Méthodisme. — De l'organicisme de Rostan. — Appréciation critique du solidisme.

Si la science doit à l'anatomisme une partie de ses plus belles et de ses plus utiles découvertes, elle lui doit aussi dans l'application quelques-unes de ses plus graves erreurs. Le *solidisme* est de ce nombre.

On sait en effet que pour les solidistes, la maladie est considérée comme étant la conséquence de toutes les altérations fonctionnelles ou matérielles primitives des solides du corps humain.

Irritabilité ou asthénie des éléments anatomiques corpusculaires, cellulaires, fibrillaires ou autres; contraction ou relâchement primitif des tissus ; lésions matérielles primitives des organes, telles sont les bases de la pathogénie solidiste. Méthodistes, sensitistes, nervosistes, anatomo-pathologistes et histologistes, tous relèvent de cette philosophie médicale étroite et bornée qui ne représente qu'un des côtés de la pathologie et de la science de l'homme. Si l'anatomisme devait fatalement aboutir à la création de pareils systèmes il devrait être abandonné sans retour. Il n'en est heureusement pas ainsi et les esprits droits peuvent très-bien tout en tenant compte des progrès et découvertes de l'école anatomique, se défendre contre ces conclusions systématiques et nécessairement erronées.

Le solidisme présente deux époques dans son évolution à travers les siècles : l'*époque ancienne* et l'*époque moderne.*

SOLIDISME ANCIEN

Dans les temps anciens, le Solidisme semble se confondre avec le Méthodisme. Il paraît avoir pris naissance comme doctrine d'opposition au naturisme humoral d'Hippocrate, ou si l'on préfère aux abus de l'humorisme et de la théorie des quatre humeurs, le sang, la pituite, la bile et l'atrabile. En effet, si le fond de la doctrine hippocratique relève de l'idée d'une *nature* constamment active et parfois providentielle dirigeant l'évolution des maladies vers la coction et la crise, dans l'application, c'était vraiment aux altérations humorales primitives qu'était attribué le principal rôle pathogénique.

En face de cette idée, juste quand elle n'a rien d'absolu ni de systématique, s'est élevé le dogme contraire sur le rôle primitif de l'altération des solides. Disons cependant qu'il est peu de médecins qui aient cru que dans la maladie, les solides sont les seuls éléments qui soient primitivement altérés, de même qu'il n'y a jamais eu un médecin qui ait fait jouer un semblable rôle aux altérations humorales.

Depuis 300 ans, la médecine vivait des idées générales de la nosologie d'Hippocrate et de l'école d'Alexandrie. Le dogmatisme hippocratique sur le rôle associé de la nature et des humeurs avait régné sur la Grèce, en Égypte et était venu jusqu'à Rome où il se trouva très-vivement attaqué par un fougueux réformateur. L'hippocratisme un peu modifié par l'École d'Alexandrie, mais jusque-là vénéré, si ce n'est par les Empiriques, fut alors vivement combattu par Asclepiades de Bithynie dont je parlerai à propos du *Méthodisme* (voir ce chapitre), et une nouvelle philosophie médicale ne tarda pas à s'élever en face du dogmatisme grec.

De cette époque, date la naissance du solidisme ancien, celui des méthodistes, qui, à travers bien des vicissitudes, est arrivé jusqu'à nous, et semble vouloir renaître de l'anatomo-pathologisme, de la physiologie mécanique, de l'iatro-mécanisme et de l'histologie pathologique.

Comme on le verra plus loin, à l'occasion du *Méthodisme*, Asclepiades parut à Rome au moment où la république romaine allait disparaître. C'était sous Marius et sous Sylla, 100 ans avant J.-C. D'abord professeur de rhétorique, sa parole élégante et facile lui valut une immense réputation, mais il se fatigua vite de ce genre de succès et il s'adonna à l'étude de la médecine. Bientôt célèbre, son succès fut très-jalousé, notamment par Pline et Galien qui ne lui ménagèrent pas la critique. Novateur hardi, philosophe inspiré des doctrines philosophiques de Leucippe, de Démocrite et d'Épicure, il se fit le promoteur d'idées médicales nouvelles, sur la constitution des corps, sur la cause de leurs phénomènes et sur la pathologie. C'est lui qui transporta l'*atomisme* en physiologie et en médecine.

Convaincu comme Épicure que la matière n'est pas divisible à l'infini, ce qui est vrai et généralement admis de tous les physiciens et chimistes de notre époque, il pensait qu'au delà d'un certain degré la division n'était plus possible, et que le résultat de cette division extrême était un point appelé *corpuscule* ou *atome*. Avec les philosophes grecs, il admettait que ces corpuscules n'étaient pas tous semblables, qu'ils différaient de forme et de propriétés, et qu'ils avaient la faculté de se mouvoir par eux-mêmes, activité propre, que d'après Thalès j'ai appelé l'*autocinésie* (1). Sous ce rapport, son atomisme se distinguait de celui d'Empédocle et d'Anaxagore qui, tout en reconnaissant l'existence des atomes, admettaient en dehors d'eux des forces destinées à les mouvoir pour les réunir ou les séparer selon les nécessités de la constitution des corps.

Acceptant la cosmogonie des philosophes atomistes qui expliquaient la formation de l'univers par la réunion fortuite des atomes, il pensait que ces atomes dispersés dans le vide, réunis par hasard, combinés de différentes manières, selon leur configuration, avaient créé les différentes formes sous lesquelles la matière se présente à nous et, par conséquent, que la matière et ses atomes renferment en eux-mêmes les éléments de leur activité.

En ce qui concerne l'homme, Asclepiades expliquait sa formation comme celle de l'univers, par la réunion fortuite de ces mêmes atomes, combinés d'une façon particulière et ayant eux aussi les éléments de leur activité. Diversement associés, laissant entre eux des espaces ou pores infiniment petits, ils constituaient les différents tissus des organes dont l'ensemble fait le corps (2).

Pour Asclepiades, les mouvements de ces atomes dans les vides qu'ils occupent sont la cause de la santé et peuvent devenir l'origine de la maladie. Il fallait tenir compte du rapport des atomes avec leurs vides ou pores, car ces atomes différant entre eux de forme et de volume aussi bien que les pores eux-mêmes, il en résultait que le défaut de proportion des pores et des atomes engendrait des *obstructions* (3), c'est-à-dire des maladies. Pour lui la santé résultait de la proportion exacte des pores et des atomes dont le mouvement ne devait en rien être gêné.

L'obstruction pouvait résulter du trop grand nombre d'atomes en mouvement dans les pores, de leur mouvement trop rapide ou ralenti, enfin de leur changement de forme.

Si l'obstruction tient aux pores c'est parce qu'ils sont mal dispo-

(1) E. Bouchut, *De la vie et de ses attributs dans leurs rapports avec la médecine, la philosophie et l'histoire naturelle*, page 116.

(2) Andral, Leçons sur l'histoire de la médecine; *Union médicale*, 1852 et 1853.

(3) Cette théorie, modifiée par l'anatomisme, a été renouvelée par Boerrhaave (V. Iatro-mécanisme).

sés, trop petits ou trop grands, ou parce qu'ils se ferment et s'ouvrent plus qu'ils ne doivent normalement se fermer et s'ouvrir.

Comme l'a fait remarquer M. Andral, il y a dans cette manière de voir le germe de la doctrine précédemment exposée du *strictum* et du *laxum* de Thémison. Mais, j'ajouterai que ce disciple d'Asclepiades n'élève pas ses prétentions si haut que son maître, et que sans faire de cosmogonie, ni d'étude générale de la matière, il reste en dehors de la doctrine philosophique pour ne s'occuper que de l'organisation humaine. C'est à cette idée qu'il faut rattacher également le solidisme moderne personnifié par les théories du resserrement des fibres, par celle de l'obstruction de Boerrhaave, ou de l'excitabilité de Brown et par toutes les doctrines solidistes qui ont depuis occupé la science.

Si l'on ajoute à cela qu'à l'appui de cette doctrine atomistique de la nature de l'homme et de ses maladies, Asclepiades, professant l'activité de la matière, niait la nature médicatrice, la tendance des maladies à la guérison et l'inutilité de suivre la direction de la nature dans le traitement des maladies; qu'il niait la coction, les crises et les jours critiques, on voit combien le mot de solidisme lui est justement appliqué.

Aussi Galien accable-t-il Asclepiades de reproches sur son matérialisme et sur son immoralité. Il lui reproche de nier les notions du juste et de l'injuste, du bien et du mal, de la vertu, du dévouement, de la générosité et de toutes les vérités morales, car, dit-il, dans cette manière de voir, l'homme n'est pas maître de ses actions et il agit fatalement selon les tendances de son organisation.

On croirait entendre une de nos discussions modernes entre les catholiques et les matérialistes. Ce sont, à 1800 ans de distance, les mêmes arguments, les mêmes idées contradictoires et presque les mêmes accusations.

Au Solidisme atomique d'Asclepiades, succéda sous Néron, 63 ans après J.-C., le Méthodisme de Thémison sur le relâchement et le resserrement des pores intra-organiques, qui n'est qu'une autre espèce de Solidisme.

Puis, sous Trajan, vinrent Thessalus, Philon, Moschion, Julien et les autres disciples de Thémison qui pendant quelques années défendirent la même idée contre le galénisme, doctrine naturiste et humorale. Mais vint un moment où, comme je l'ai indiqué plus haut, à l'occasion du méthodisme, les doctrines de Galien restèrent seules maîtresses de la pensée médicale. Ce temps qui fut assez long comprend la période arabiste, le moyen âge et s'étend jusqu'à la renaissance de l'anatomie au XVe et au XVIe siècle. Alors en 1664, sous l'influence des découvertes anatomiques ou physiologiques et du rôle attribué aux tissus et aux organes, le solidisme reprit naissance et s'affirma contre le galénisme. Les excès de l'Humorisme en furent la cause et l'on fit alors jouer de nouveau aux solides un rôle prépondérant dans la production des maladies. Ce fut d'abord Prosper Alpin au début du XVIIe siècle qui essaya de fondre en un seul tout les idées solidistes, dogmatiques et humorales; ensuite Baglivi, connu par ses travaux sur la *tension et sur le relâchement des fibres* (*De medicina methodica*), puis l'école iatro-mécanique de Borelli; enfin Frédéric Hoffmann en 1671; Cullen, Brown, Tommasini, Rasori, Broussais, Virchow, etc.

Ce sont ces novateurs que j'ai considérés comme inspirés du Méthodisme ancien et que je ferai connaître en parlant du *Méthodisme moderne* (voir ce chapitre). Il n'y a pas autre chose dans leurs doctrines qu'un Solidisme modifié par le temps et par les connaissances de l'époque, et c'est dans les chapitres consacrés aux œuvres de ces auteurs qu'on trouvera le complément de ce qui concerne le Solidisme.

SOLIDISME MODERNE

Le Solidisme ancien eut peu de représentants chez les Arabes et à Rome au moyen âge ou dans l'époque de la renaissance, lorsque régnaient les doctrines naturistes et humorales de Galien. Le *galénisme* avait tout absorbé et dominait toute la science médicale.

Il fallut la renaissance de l'anatomie normale et le commencement des découvertes anatomo-pathologiques et physiologiques pour favoriser une révolution dans les idées courantes sur la pathogénie. Quelques recherches avaient été déjà publiées sur les lésions organiques d'où résultent la plupart des maladies. Et c'est évidemment de ces publications que s'inspira Pierre Brissot au commencement du XVIe siècle pour essayer un premier retour à la doctrine du solidisme.

Depuis lors, la doctrine ne put que grandir sous l'influence des études prépondérantes d'anatomie pathologique. Prenant le pas sur l'étude naissante des altérations chimiques des humeurs, elle fit de rapides progrès et elle ne perdit son terrain qu'à l'époque où la chimie et la physiologie purent connaître un peu mieux la nature, les altérations et le rôle des humeurs disséminées dans le corps. Il n'en pouvait pas être autrement. La chimie en enfance n'avait encore rien donné à la science que des hypothèses. Comment se défendre après la lecture de Pierre Paw, de Jean Daniel Hoffmann, de Bonnet, de Morgagni, etc., sur les lésions matérielles organiques qui accompagnent la plupart de nos maladies de faire jouer un rôle prépondérant à ces lésions, et de ne pas y voir un rapport de causalité évidente. Il n'y a vraiment que des esprits méditatifs et très-instruits en médecine qui puissent ne pas s'y laisser prendre, car ils savent que ces lésions sont souvent secondaires, et ils peuvent démontrer que souvent des maladies mortelles peuvent exister sans lésion appréciable.

Le Solidisme, devenant l'anatomo-pathologisme, le brownisme, l'organicisme et le cellularisme, a donc eu sa raison d'être. Du moment où l'on n'avait plus à choisir étiologiquement qu'entre une putridité hypothétique des humeurs cardinales, telles que le sang, la pituite, la bile et l'atrabile, et l'altération des solides démontrée par de nombreuses autopsies, je comprends qu'on soit devenu solidiste. C'était une conversion presque inévitable à cette époque.

Tout d'abord, ce ne fut, à la réapparition de la doctrine, qu'une affirmation du fait de l'altération primitive des solides, et des différents tissus organiques dans les maladies. Pour qui ne réfléchit guère, et pour les médecins d'un esprit superficiel, la chose semble incontestable. En effet, laissant de côté les blessures, et ne parlant que des choses médicales, une méningite, une pneumonie, une entérite, une tumeur cancéreuse ou tuberculeuse, enfin toutes les inflammations et toutes les dégénérescences organiques, sont assurément la cause du trouble fonctionnel qui constitue la maladie. De ces lésions dépendent le délire, la toux, la diarrhée, la consomption, la fièvre, etc., qui mettent le malade en danger et il semble bien que ce soit à leur développement qu'on doive attribuer la maladie et la mort. Cependant on sait :

1° Qu'il y a des cas où les mêmes troubles fonctionnels existent sans lésion appréciable ;

2° Qu'il y a des malades chez lesquels une lésion humorale accidentelle ou diathésique, précède l'apparition de ces lésions qui n'est que secondaire ;

3° Que l'état de force ou de faiblesse des tissus ou de leurs éléments favorise le développement des lésions organiques n'étant encore ici que secondaires ;

4° Que les flux et les névroses existent quelquefois très-longtemps sans lésion organique ;

5° Enfin que dans certaines hémorrhagies la sortie du sang tient moins à la rupture des capillaires qu'à une forte impulsion cardiaque ou à une lésion humorale scorbutique et primitive du sang, ou même à une *diapédèse* lorsque les globules rouges s'insinuent dans les interstices des parois capillaires.

Le Solidisme qui se sentait compromis dès cette époque par ces objections, que pouvaient se faire les médecins expérimentés, retrouva dans l'histoire l'expédient qui pouvait encore une fois le sauver. Il parvint à prendre un certain regain de jeunesse dans l'exhumation des idées de Thémison, qu'il lui suffit de métamorphoser et d'agrandir en les simplifiant. Prosper Alpin, Cullen et Brown puis Broussais firent ce miracle. En réunissant les idées antiques de la force et de la faiblesse primitives des tissus, pour leur faire jouer parallèlement un rôle à côté de celui des lésions organiques de la maladie, on échappait à l'objection des maladies sans lésion appréciable, ils purent soutenir que toujours les maladies résultent d'une altération primitive des solides. C'est ainsi que prirent naissance les théories du *spasme* et de l'*atonie* de Cullen ; de l'état *sthénique* et *asthénique* de Brown ; de l'*irritation* de Broussais. Alors, avec peu de souci des lésions organiques produites, l'altération du solide pouvait exister sans être matérielle. Les solides ou leurs éléments en état de spasme, d'hypersthénie et d'irritation, devenaient le point de départ des maladies, sans que les humeurs y fussent pour rien. Tout se simplifiait ainsi, et les esprits qui acceptent aisément l'ontologie, purent à l'aide de ces qualités normales des solides, reconstituer sur des bases en apparence très-sérieuses, l'édifice ébranlé du Solidisme.

Cette révolution eut un grand succès. Sans être générale, elle eut de nombreux adeptes et il ne fallut pas moins que les sérieuses découvertes de la chimie moderne, substituées aux hypothèses de la Chimiâtrie, pour miner peu à peu le nouveau Solidisme qui compte encore un certain nombre de partisans.

Mais je ne veux pas anticiper. En faisant entrevoir comment est né le Solidisme moderne je vais le montrer dans ses représentants qui sont les méthodistes et je vais faire connaître en abrégé ce qu'ont fait pour lui Frédéric Hoffmann, Cullen, Brown et Broussais, car entrer dans de longs détails ce serait répéter ce que j'ai à dire de ces médecins à l'occasion du *Méthodisme* qui n'est qu'une secte du solidisme (1). Ici j'expose seulement l'ensemble général de la doctrine de ce nom en montrant les influences qui ont réagi sur elle pour l'amoindrir ou pour la mettre en faveur, mais je renvoie à l'étude des hommes qui la représentent dans le Méthodisme pour faire connaître plus complétement leurs travaux.

Frédéric Hoffmann n'est pas un véritable solidiste. Il appartient

(1) Tous les Méthodistes appartiennent au Solidisme, mais on ne peut dire que tous les solidistes soient des méthodistes.

plutôt aux méthodiques car il attribuait aux mouvements exagérés ou affaiblis de l'organisme, constituant le *spasme* et l'*atonie*, l'altération des solides, et des humeurs ainsi que la distension des nerfs. Cependant par le rôle qu'il attribue à l'état spasmodique ou atonique des organes il peut être compris dans les soutiens du solidisme moderne.

Avec la même idée, plus clairement formulée, bien qu'elle soit encore un peu confuse, Cullen, professeur à l'Université de Glascow, eut plus de succès. A part ses travaux particuliers sur la médecine, ce médecin se distingua surtout par la lutte victorieuse qu'il soutint contre les théories humorales en faveur du Solidisme. Sans prétendre à l'institution d'une philosophie médicale particulière (V. *Dict. des sc. méd.*, Cullen), le rôle qu'il attribue à l'irritabilité Hallérienne dans la formation des maladies lui donne une place à part dans l'histoire de la science. Conformément à cette idée fort juste d'ailleurs que toutes les fibres de nos tissus sont irritables, il admit qu'en médecine cette irritablité mise en jeu produisait un état de *spasme* ou d'*atonie* dont les conséquences produisaient un grand nombre de maladies. Cela est vrai, mais il ne s'ensuit pas que toutes les maladies naissent de cette disposition plus facile à comprendre et à croire qu'à démontrer. L'absolu du système le condamne, et s'il fallait entrer dans cette voie, je préfèrerais de beaucoup l'opinion antérieure moins exclusive de Gaubius qui, acceptant en partie le système de Frédéric Hoffmann, le modifia pour y introduire la participation des humeurs. Reconnaissant une force vitale propre aux solides du corps humain, il prétendit qu'une portion de cette force était départie aux humeurs, parce qu'elles résultent des solides. De cette façon, il échappait à la qualification de solidiste et il donnait à la doctrine humorale une garantie dont il crut qu'on lui tiendrait compte. Il n'en fut rien, son Éclectisme n'a pu le préserver de l'oubli. Nulle part, chose extraordinaire, les hommes n'aiment l'alliage; on dirait qu'ils croient que les doctrines philosophiques sont comme les métaux précieux qui ne valent que par leur état de pureté.

Brown, élève de Cullen, fut bien plus explicite que son maître. Avec toute l'exagération que donne en général l'inexpérience, il composa de toutes pièces cette doctrine du *Méthodo-solidisme* qui eut auprès de la foule tout le succès des choses simples, que le vulgaire apprend assez vite pour croire devenir l'égal de ceux qui ont passé toute leur vie à l'étude. Comme Thémison et comme Cullen, dont il reprit les idées en les appropriant au goût moderne, il prétendit enfermer toutes les maladies dans les deux modes uniques, toujours les mêmes, de l'état sthénique ou asthénique ; les maladies asthéniques prédominant beaucoup sur les autres et exigeant le traitement tonique et stimulant. Le triomphe fut grand, mais de courte durée. Au Solidisme de Brown ou *Brownisme*, succède le Solidisme anatomique de Cabanis, de Pinel, de Corvisart, de Hallé, de Prost, de Rostan et enfin le solidisme ontologique de Broussais.

Broussais, tout en rapportant l'origine des maladies à l'altération primitive des solides, avait cru en même temps les attribuer à un excès d'irritation locale dont les sympathies produisaient les symptômes. Au rebours de Brown qui ne trouvait que des maladies asthéniques à combattre par les stimulants, Broussais ne voyait que des maladies sthéniques, irritatives, inflammatoires qu'il fallait traiter par les antiphlogistiques, tels que la diète, la saignée et les sangsues. Alors il n'y avait plus de maladies humorales, ni de diathèses, ni de maladies virulentes, et la syphilis elle-même était considérée comme une inflammation locale des organes génitaux, tout comme les affections cutanées qui n'étaient plus que des phlegmasies de la peau. Toute une génération au début du XIXe siècle adopta ces idées avec fanatisme. C'était si simple, et la médecine devenait si facile, qu'il n'y a pas lieu d'être étonné de ce succès. Je ne suis surpris que d'une chose, c'est que le triomphe ait été si court et que, du vivant même de l'auteur, sa doctrine ait pu être délaissée.

Elle n'a d'ailleurs succombé qu'au point de vue de la théorie, car en même temps que régnait l'hypothèse de l'irritation, partout et toujours, comme cause de maladie, existait ce Solidisme anatomique sur lequel Rostan, pour se faire chef d'école, a appliqué le nom d'*Organicisme*.

Chomel, Louis, Cruveilhier, Bouillaud, Rostan, Biett, Villan, et avec eux toute l'école anatomo-pathologique professaient, avec réserve toutefois, que les maladies avaient pour cause une altération matérielle des organes troublés dans leurs fonctions. C'est de cette manière de voir que date une nouvelle anatomie pathologique, faite avec une précision jusque-là inconnue, et la connaissance de toutes les lésions visibles de nos différents organes. Toutes les anciennes classifications des maladies par Sauvages, Pinel, etc., disparurent pour faire place à des classifications nouvelles basées sur l'anatomie pathologique, et la nomenclature même se ressentit de cette révolution, car on délaissa autant qu'on put les anciennes dénominations vagues pour adopter toutes celles qui représentaient les lésions du solide vivant. On alla même à l'excès si l'on en juge par les efforts de M. Piorry pour substituer toute une nomenclature nouvelle à l'ancienne. La révolution se fit même sentir jusques dans les maladies de la peau qualifiées du nom de dartres, car l'idée de nature du mal disparut pour faire place aux nomenclatures purement anatomiques de Bateman, de Willan et de Biett, classifications qui ne tardèrent pas à disparaître sous la réaction opérée en sens contraire par Bazin et Hardy. Ce fut un instant, dans toute l'école de Paris, sauf de rares exceptions, une idée exclusive et l'impulsion fut si forte qu'elle irradia de France sur le monde entier. Jamais l'anatomie pathologique ne fut cultivée avec plus d'ardeur, ni de succès et, à part l'abus doctrinal qu'on en crut faire, c'est là une belle et utile époque de la science médicale moderne.

Ce fut Rostan qui insista le plus sur l'importance de cette manière de voir et, pour bien accentuer ses efforts, il publia sous le titre d'*Organicisme* (1) un livre qui repose tout entier sur cette idée que les fonctions troublées supposent des organes matériellement malades, et qu'avec des fonctions régulières les organes sont sains. — C'était une double erreur. En effet, à côté des maladies causées par une lésion organique, il y a des névroses sans lésion matérielle, et d'autre part, il y a les diathèses et les maladies organiques latentes qui ne donnent lieu à aucun trouble de la santé.

Ce Solidisme anatomique distinct du *Méthodo-solidisme* et des dichotomies de Cullen, de Brown et de Broussais, ne dura que quelques années. Il reçut son coup de mort de la chimie dont les analyses de plus en plus satisfaisantes permirent de découvrir dans les humeurs des altérations définies bien nettement déterminées et différentes de ces banales altérations d'acescence, d'alcalinité et de putridité sur lesquelles avaient vécu l'Humorisme moderne et la Chimiâtrie.

L'hématologie à peine effleurée par Schwenke se constitua définitivement par les travaux de Nysten, de Dumas, de Lecanu, de Denis, d'Andral (2), de Becquerel, etc., et il se fit ensuite une véritable chimie pathologique révélant à la science une partie des altérations que peuvent subir les humeurs. — En présence de ces travaux dont je reparlerai à propos de la Chimiâtrie, le Solidisme, en tant que doctrine, devait disparaître et en effet il a disparu. — Il n'y a plus à en tenir compte que pour l'histoire, et à titre d'élément morbide dans la constitution de la maladie.

(1) *De l'organicisme*, 1 vol. in-8; Paris. *Troisième édition*, 1864.
(2) Andral, *Hématologie pathologique*. Paris, 1842.

APPRÉCIATION CRITIQUE DU SOLIDISME

Si l'homme n'était constitué que par une agglomération d'éléments solides comme certains monuments et certains mécanismes de l'industrie humaine, on pourrait soutenir que l'altération de ces éléments est la cause absolue de nos maladies. Mais il n'en est rien, et c'est pour avoir méconnu la constitution réelle de l'homme sain, que le Solidisme n'a eu que des triomphes de courte durée et n'a pu prendre racine dans la science.

Il y a en effet dans l'homme autre chose que des éléments solides et anatomiques, il y existe des éléments liquides qui sont les premiers formés, et aux dépens desquels les autres prennent naissance. — La première goutte de sang est la source de la dernière et en elle se trouvent toutes les diathèses du nouvel être. — On ne peut donc pas logiquement placer dans les solides la source de toutes les maladies.

En prenant même l'homme tout formé, son corps n'est qu'un mélange admirable de tissus, formant des organes baignés par un liquide nourricier dont ils vivent, par lequel ils se régénèrent bien ou mal, et qui à leur tour sécrètent des humeurs dont la qualité, la quantité et le mode d'excrétion ou de résorption peuvent être primitivement nuisibles à la santé. — Ici encore la science est obligée de reconnaître que la maladie peut prendre naissance en dehors des lésions primitives du solide.

La question du solidisme anatomique attribuant à des lésions matérielles la production des troubles fonctionnels observés chez les malades se résout de la même façon. — En effet, si dans la majorité des cas la présence d'une lésion organique trouble les fonctions de l'organe affecté et engendre une maladie, il n'en est pas toujours ainsi et il y a des lésions latentes cancéreuses ou tuberculeuses du cerveau, de l'estomac, de l'utérus, des ovaires, etc., des lésions fibrineuses des orifices du cœur aux feuillets de la plèvre, etc., qui ne produisent aucun symptôme appréciable et qui ne provoquent point de maladie. Ce sont les maladies latentes et le nombre en est grand. J'en ai parlé longuement ailleurs (1).

Reste enfin ce Solidisme ontologique qui se plaçant au-dessus de la lésion apparente admet une altération invisible des tissus ou des organes qualifiés par les uns de *strictum* ou de *laxum*, par d'autres de *spasmes* et d'*atonie*, enfin par un certain nombre de

(1) E. Bouchut, *pathologie générale*. 2e édition, page 290.

sthénie ou d'*asthénie* et d'*irritation*. — C'est le solidisme de Thémison, de Frédéric Hoffmann, de Cullen, de Brown et de Broussais. — Celui-là donne moins de prises à la critique et peut se mieux défendre que les autres. Il pourrait toujours prétendre à la réalité des propriétés invisibles qu'il attribue aux solides vivants et dire que malgré l'antériorité des humeurs sur les solides et malgré l'existence des humeurs, c'est le trouble de la sensibilité organique surexcitée ou amoindrie qui est le point de départ de la maladie et de ses lésions. Cela serait vrai s'il n'y avait pas d'hérédité transmise par les humeurs de la génération, si on ne savait qu'une diathèse, c'est-à-dire une altération humorale, peut engendrer primitivement cet état sthénique ou asthénique d'où sort la maladie; si enfin l'altération des humeurs et leur résorption ne pouvaient produire localement ou à l'intérieur les troubles les plus graves.

La doctrine étiologique du Solidisme exclusif ne résiste donc pas au contrôle de la clinique; tout au contraire, le Solidisme qui s'élève au-dessus des lésions visibles pour arriver dans les régions de l'ontologie se défend mieux, mais il demeure toujours évident que la composition variable des humeurs est la source de l'impressibilité différente des solides vivants et de leur réaction spéciale contre les causes morbides.

LIVRE HUITIÈME

DU MÉTHODISME ET DES MÉTHODISTES

SOMMAIRE : *Du méthodisme ancien.* — Des anciens méthodiques. — Asclépiades. — Themison. — Thessalus. — Thérapeutique des anciens méthodiques. — Appréciation de l'ancien méthodisme. — Jugement de Celse. — Jugement de Galien. — Méthodisme de Cœlius Aurelianus.
Du méthodisme moderne. — Prosper Alpin. — Baglivi. — Frédéric Hoffmann. — Cullen. — Tommasini. — Rasori. — Brown. — Broussais. — Virchow.

Il y a des époques dans la vie des peuples où l'opinion absorbée par le désir de la gloire, du bien-être ou de la sécurité, laisse le champ libre à tous les novateurs qui se précipitent hardiment sur elle et lui imposent leurs idées. Les temps de révolution, de décadence, de terreur et d'ignorance sont particulièrement propres à la réussite de l'attaque des esprits systématiques sur la pensée d'une génération indécise ou préoccupée, et l'on voit ainsi tout à coup prendre faveur des idées qui dans une société instruite auraient à peine vécu un jour. Comment se défendre d'un système soutenu avec ardeur et talent quand on n'a d'autre préoccupation que le plaisir, quand on est obligé de sauver sa personne et ses biens menacés, et enfin quand tout un pays n'a rien de mieux à faire qu'à élever des hommes qu'un conquérant doit prendre pour les faire périr par milliers au profit de son ambition. Pour le progrès des arts, des sciences et des lettres, il faut le calme et la sécurité joints à la grandeur des institutions politiques ; sans cela, les idées s'entre-choquent sous le voile épais de l'ignorance ou de la crédulité, et le plus hardi des novateurs n'a pas grand mal à s'emparer de l'opinion. Telle a été l'origine du *méthodisme*, toutes les fois qu'il a paru sur la scène du monde, et, dans son court et dernier triomphe au XIXe siècle par l'organe de Broussais, ce sont les circonstances politiques qui ont encore fait du même coup son succès et son abandon. Né dans la nuit profonde faite au sein de la science par la révolution française, il a disparu dès que le calme étant revenu dans les esprits, et dans le monde, chacun a pu s'appliquer en paix au travail lent et consciencieux de l'observation avec toutes ses exigences.

A la fin de la république romaine, lorsque le peuple de Rome maître du monde, ivre de gloire et saturé de poésie, se livrait avec fureur au plaisir et à la débauche, les sciences et particulièrement la médecine étaient dans le plus triste état d'abandon. L'Empirisme et la Magie étaient seules en faveur, et il fallut que des médecins grecs vinssent apporter les éléments de la science d'Athènes et d'Alexandrie.

Environ 300 ans avant J.-C., un certain Archagatus avait essayé d'introduire à Rome la médecine grecque, mais cet essai ne fut pas heureux, car un sénatus-consulte le chassa de la ville pour avoir entrepris de faire des opérations, et, dans sa condition de Grec, pour avoir osé porter la main sur un citoyen romain. Ce crime de *lèse-majesté* replongea la médecine romaine dans la barbarie et dans les pratiques superstitieuses de la magie et de l'Empirisme; mais ce triomphe de l'ignorance et de l'orgueil ne fut pas de longue durée. Les victoires de Lucullus et de Pompée, en Grèce et en Asie, avaient mis l'Egypte et la Grèce aux pieds de Rome, et tous les courtisans de la fortune ne tardèrent pas à s'incliner devant les triomphateurs du monde pour leur apporter le tribut des connaissances artistiques, littéraires et scientifiques de leur pays comme la philosophie. La médecine fournit son contingent à cette émigration qui allait dépeupler le berceau de l'esprit humain pour enrichir ceux qui l'avaient conquis et dépouillé. Un des premiers, le plus célèbre, fut Asclépiades de Pruse, en Bithynie, qui jeta les fondements du Méthodisme au milieu de ces esprits incultes, merveilleusement disposés à le recevoir sans nulle contradiction, mais les auteurs de la doctrine dans ce qu'elle a de sacramentel sont Thémison et Thessalus, disciples de l'homme que je viens de nommer. Une fois promulguée et acceptée, elle s'est transmise jusqu'à nous, d'abord par Soranus d'Ephèse, et par Cœlius Aurelianus qui en subirent la loi, puis par la tradition, ensuite par Prosper Alpin qui tâcha de la faire revivre au XVe siècle et enfin par Frédéric Hoffmann, par Cullen, par Brown, par Tommasini, par Rasori et par Broussais, qui la modifièrent d'une façon plus ou moins complète, ainsi que je le montrerai plus loin.

SECTION I

Du méthodisme ancien et des anciens méthodiques.

Le *Méthodisme* est une doctrine médicale dans laquelle on ne tient compte que d'une seule propriété générale des solides vivants dont la force ou la mollesse sont la cause de toutes les maladies, ce qui supprime à l'instant toute autre étude étiologique. C'est une variété de *Solidisme*.

Pourquoi le nom de *Méthodisme* donné à cette doctrine? On n'en sait rien, si ce n'est que ses auteurs s'étant attribué le mérite d'avoir imaginé une nouvelle méthode dans l'art de guérir opposé à l'ancien Dogmatisme et à l'Empirisme, le nom de *Méthodiques* leur en est resté. Au reste, il en est ainsi de tous les chefs de secte. Ils ne se croient véritablement à la hauteur de leur mission que s'ils découvrent une formule ou un mot capable de pénétrer d'un seul coup dans la pensée de la foule ignorante qui ne demande qu'un drapeau à honorer et une consigne à remplir. Ainsi avons-nous vu de nos jours paraître une école de médecine *physiologique*, une *école de médecine d'observation* et une école de *médecine expérimentale* qui n'avaient pris ces titres que comme moyen de ralliement, aucune d'elles ne pouvant avoir sérieusement la prétention d'avoir découvert l'observation ni la physiologie ni l'expérience appliquées à la médecine.

Au reste, ce nom résultait de la force des choses. L'*Empirisme* qui était venu combattre les doctrines d'Hippocrate dénaturées et surchargées d'hypothèses par ses disciples, n'avait rien trouvé de mieux que d'englober sous le nom de *Dogmatisme* le système médical dont ils poursuivaient la ruine. Entre ces deux doctrines vint se placer celle de Thémison dont la méthode était différente et, sans plus de prétention peut-être, uniquement par la nécessité de se reconnaître, elle devint le Méthodisme.

Quoi qu'il en soit de ces appréciations, ce qu'il faut savoir c'est que le Méthodisme est le produit d'une doctrine de philosophie grecque importée à Rome et qu'il a pour ascendant direct la *cosmogonie atomique* de Moschus, d'Anaxagore modifiée par Leucippe, par Démocrite, par Epicure et si poétiquement chantée par Lucrèce. Pour ces anciens philosophes, tous les corps de la nature résultaient de la forme et du mélange des éléments, ou particules élémentaires et indivisibles de la matière, sous l'influence de la chaleur intégrante, et de forces intelligentes surnaturelles indéterminées. Ce n'est que plus tard, et en repoussant toute idée de supernaturalisme, que Leucippe et Démocrite reprirent cette théorie de l'*atomisme* pour faire du mélange des particules élémentaires, variables, changeantes et disproportionnées, le principe de tous les corps de la nature sans trop préjuger la cause du mouvement des atomes. Epicure fut beaucoup plus net dans ses affirmations. Rejetant tout à fait l'idée d'une intelligence régulatrice du monde, il expliqua la formation de tous les corps de l'univers par la rencontre fortuite des atomes dont la forme et les proportions offraient la plus grande variété. C'est lui qui, d'après Démocrite, considérait la pensée comme un résultat de l'agglomération des atomes les plus ténus de la forme ronde, tandis que les forces subalternes de l'âme étaient le résultat de l'agglomération de corpuscules plus grossiers. C'est de là que dérive ce *fortuitisme* philosophique des cosmogonies matérialistes auquel on attribue la formation de tous les corps de la nature, et, de là aussi sort la doctrine médicale essentiellement solidiste dont je vais parler.

CHAPITRE PREMIER

DU MÉTHODISME D'ASCLÉPIADES

Asclépiades de Pruse, en Bithynie, vint à Rome 100 ans avant J.-C., au moment où la Grèce et l'Asie récemment soumises en joug romain envoyaient à ses dominateurs, les trésors de leurs connaissances philosophiques, littéraires et scientifiques. Il apportait les éléments de la médecine grecque qu'il devait si profondément altérer. C'était un lettré, jadis professeur de rhétorique, abondant et disert autant que vide et sonore, philosophe plutôt que véritable médecin, mais comme tous les érudits qui se mêlent de parler médecine à des ignorants, extrêmement habile à masquer d'une élégante phraséologie le défaut de ses connaissances premières. Il eut un énorme succès. Cela devait être. Lié avec tous les hommes influents de l'époque, ami de Cicéron qui n'en parle qu'avec éloge, il devint une véritable autorité médicale au milieu de cette société ravagée par le charlatanisme ou la magie et exploitée par les empiriques. Si l'on en croit les historiens, ce fut lui-même un habile charlatan, étudiant le caractère et les désirs de ses malades, pour favoriser leurs caprices et s'inspirer de leurs fantaisies. « Modèle des charlatans modernes, dit Sprengel, Asclépiades méprisait et rejetait toutes les méthodes adoptées avant lui. » (*Histoire de la médecine*, tom. 2, p. 4.) En effet, il déclamait avec violence contre l'abus des échauffants, des sudorifiques, des vomitifs et des prétendus remèdes employés pour guérir les maladies, et il raillait avec une orgueilleuse impudence les doctrines qui faisaient la gloire d'Hippocrate. Pour lui, le dogme de la nature médicatrice systématiquement dénaturé, n'était qu'une *méditation sur la mort*, mot que condamnent à la fois, la dignité professionnelle et le respect de la vérité. Ce qui le distingue dans la foule de ceux que l'histoire offre à notre appréciation c'est sa théorie de la nature en général et de l'homme en particulier, théorie qui est l'origine de la méthode médicale de Thémison et le point de départ du Méthodisme. Sectaire de Démocrite et d'Epicure, il attribuait la formation du monde à la réunion d'atomes disproportionnés, divisibles, friables, ou susceptibles de changement, et la formation de l'homme à un accidentel amas d'atomes affectant une forme déterminée, dont le mouvement régulier ou irrégulier, dans le vide qui leur est appliqué, produit la santé ou la maladie » (Galien), (Cœlius), (Sprengel). Ainsi que le montre Galien dans son *Traité des facultés naturelles* (liv. I, chap. XII. Traduction de Daremberg, tom. 2, p. 226) il n'y a aucune force primitive dans le corps, il n'y a pas de nature prévoyante, de Dieu créateur, ni d'âme immatérielle et responsable. Le corps est un composé d'atomes en rapport avec les vides où ils se meuvent, la nature n'est que la réunion des êtres, et il n'y a aucune sympathie entre les différentes parties de l'organisation qui ne sont telles que parce que le hasard a réuni les atomes qui les composent. La nature n'attire rien à elle et ne repousse rien, elle est postérieure à la création des êtres et ne saurait rien créer par son activité propre ; elle n'est pour rien dans ces facultés d'amour, de prévoyance, d'association et d'affection entre les êtres de même espèce. Pour les atomistes, dit Galien, l'âme ne possède pas dès le principe une idée innée de la conséquence, de la contradiction, de la division, de la composition, du juste, de l'injuste, du beau, du laid ; ils prétendent que toutes les idées nous viennent des sens, et par les sens, et que les animaux sont gouvernés par des imaginations et par des souvenirs. Quelques uns d'entre eux ont même déclaré qu'il n'existe dans l'âme aucune faculté de raisonnement, mais que nous sommmes guidés par les impressions des sens, comme les troupeaux, sans pouvoir rien repousser, rien refuser, ni rien contredire. D'après eux le courage, la sagesse, la modération sont de longs radotages. Nous n'avons d'affection ni pour nous, ni pour nos enfants ; les dieux n'ont de nous aucun souci. Ces hommes dédaignent les songes, les augures, les présages, et l'astrologie, toutes choses que nous avons examinées dans un autre ouvrage. (Galien, tom. 2, p. 227. Traduction Daremberg.)

L'âme, qui n'existait point comme substance simple, n'était autre chose que le souffle, le souffle ou pneuma produit par la respiration. (Galien.) Elle n'avait aucun siége particulier et il la supposait existante partout où se trouvent des atomes très déliés. C'est là, comme on le voit, sauf quelques nuances de détail sur la divisibilité ou sur l'indivisibilité des atomes, et sur le rôle des atomes dans le vide où ils se meuvent, la philosophie matérialiste de Démocrite et d'Epicure introduite en physiologie et en médecine où nous allons en voir maintenant les conséquences.

Conformément à sa cosmogonie et à ses idées sur la formation de l'homme, Asclépiades se moquait beaucoup de ce qu'Hippocrate appelait *la nature*, ce principe intelligent doué de facultés dont l'une attire, l'autre retient et l'autre repousse ce qui lui est convenable (voir tome 1, page 72 et suiv.). Il niait son influence dans la terminaison des maladies, et il repoussait comme fausse la doctrine de la coction des humeurs, des crises et des jours critiques. — Pour lui, *non-seulement la nature ne servait pas au bien, mais elle faisait souvent du mal.* — L'homme devait être considéré comme un assemblage d'*atomes* innombrables de figure différente, séparés par des *espaces vides* ou des *pores* de différente figure et de différente grandeur. — Ces espaces donnent passage à d'autres atomes venus du dehors, se mouvant selon leurs affinités, pour se fixer dans la masse commune ou pour en sortir. Les grands espaces sont pour les gros atomes dont la matière est formée par le *sang*, et les petits pour ceux dont la ténuité est excessive et qui sont formés par l'*esprit* ou la *chaleur* (D. Leclerc, p. 399).

La santé résultait du libre passage des atomes dans les espaces vides où ils se meuvent et de la *juste proportion des pores avec les atomes*, tandis que la maladie était au contraire la conséquence de la disproportion de ces mêmes pores avec les corpuscules élémentaires. — Que l'obstacle vînt des atomes embarrassés dans leurs passages ordinaires, *statio corpusculorum*, a dit Cœlius, par excès de nombre, par excès de vitesse, par excès de lenteur, par déformation ou de la petitesse et de l'obliquité des passages pouvant s'ouvrir ou se fermer plus qu'il ne fallait, le résultat était le même, il y avait stase ἔνζασις, ou obstruction (ἔμφραξις). — *On appelle* ἔνζασις, dit Cœlius, *un amas qui se produit dans les pores perceptibles à l'esprit et qui les touche comme si on y mettait un coin.*

Parmi les maladies causées par l'arrêt des atomes dans leurs passages naturels, Asclépiades rangeait la *phrénésie*, la *léthargie*, la *pleurésie*, les *fièvres ardentes* et les *douleurs vives.* — Au contraire, les *défaillances*, la *maigreur*, l'*hydropisie*, etc., étaient au contraire la conséquence de l'extrême dilatation des pores facilitant la perte des atomes. — Il admettait même une troisième classe de maladies dues *au trouble et à la confusion des sucs ou des matières liquides et des esprits*, mais ce que dit Cœlius à cet égard ne suffit pas pour savoir la véritable opinion d'Asclépiades.

C'est d'après cette pathogénie que le médecin romain dont je parle instituait la thérapeutique. — Apres avoir ridiculisé les méthodes curatives de ses prédécesseurs et surtout d'Hippocrate, après avoir condamné les sudorifiques, les purgatifs, les vomitifs, et les procédés magiques ou chirurgicaux de l'esquinancie fort recommandés de son temps (1), il déclara que le véritable médecin devait guérir ses malades, « *sûrement*, *rapidement et d'une façon agréable* », ou comme le répète Celse, *Tuto*, *celeriter et jucunde*. Aussi, disait-il, contrairement au dogme Hippocratique, que le médecin pouvait intervenir à toutes les époques d'une maladie sans attendre des crises qui n'avaient rien de nécessaire. — Sa pratique se composait de trois procédés destinés à rendre les pores plus ouverts et à faire passer plus librement les sucs et les atomes dont la stase causait les maladies. — C'était la *gestation* ou les différentes manières de se faire voiturer; la *friction* ou manière de stimuler la peau et le *vin* dans ses usages avec la maladie.

Asclépiades employait la *gestation* par différents procédés : en litière, en carrosse, sur de simples chaises, sur des hamacs, sur la balançoire, sur un navire de mer, au large ou sur les côtes, sur un simple bateau, et il procurait à ses malades toutes les distractions possibles pour les égayer ou les faire rire. — Tout cela s'appliquait non-seulement aux maladies chroniques mais encore assez souvent même à des maladies aiguës.

La *friction* était un des meilleurs moyens d'ouvrir les pores et il la préconisait beaucoup contre l'hydropisie et la phrénésie.

Le *vin* était pour lui un héroïque remède qu'il donnait même dans l'état fébrile s'il n'était pas trop intense. — Il le conseillait dans la *phrénésie*, jusqu'à l'ivresse absolue pour donner le sommeil, — dans la *léthargie* pour produire le réveil, et il y mélangeait quelquefois de l'eau de mer ou de l'eau salée pour ouvrir plus puissamment les pores ; il le donnait dans le *catarrhe*, enfin pour retenir l'excrétion des atomes.

L'*eau* lui était d'un grand secours sous forme de lotions, de bains prolongés, d'affusions, de douches et de boisson dans les maladies rebelles, dans le flux de ventre et surtout dans les névroses. — C'est par l'eau froide en affusion que Musa, son disciple, guérit l'empereur

(1) Il paraît qu'on introduisait alors dans la gorge, avec beaucoup de peine et d'effort, un certain instrument qui servait à ouvrir le passage. Était-ce un tube mis dans le larynx? je l'ignore ; mais Asclépiades combattit cette méthode et la remplaça par la *laryngotomie*. (D. Leclerc, p. 393.)

Auguste d'une maladie grave qui avait résisté à tous les autres remèdes.

Il proscrivait les purgatifs, et se servait peu des remèdes, ce qui a fait dire qu'il ne s'en servait pas du tout. — C'est là un point d'autant plus difficile à élucider que Scribonius Largus, son disciple, rapporte une phrase d'Asclépiades où il est dit « *qu'un médecin est bien chétif s'il n'a pas deux ou trois compositions toutes prêtes et dont il ait fait l'expérience pour toutes sortes de maladies.* » — Quoi qu'il en soit, si Asclépiades employait peu de drogues, il se servait largement de la *saignée* et l'ordonnait dans les douleurs « *parce que, étant causées par la rétention des plus grands des atomes dans leurs passages et ces atomes étant composés de sang comme on l'a vu ci-dessus, il n'y avait que la saignée qui* pût *les tirer de là.* » — Il saignait dans la *pleurésie*, dans la *passion iliaque*, dans l'*épilepsie* et dans toutes les *maladies convulsives*, mais il prétendait s'en abstenir dans fièvres; fait vrai que, sauf des indications spéciales, la pratique de tous les temps a consacré.

Il saignait enfin dans l'*esquinancie*, au bras, au front, à la langue, et si ces remèdes ne suffisaient pas, au lieu de mettre dans la gorge un instrument destiné à faciliter le passage de l'air, il faisait incision aux amygdales et pratiquait la laryngotomie.

Tel fut le précurseur et je dirai presque le fondateur du Méthodisme, car il en a indiqué le principe tandis que son disciple Thémison n'en a découvert que la formule, mais les mots jouent un tel rôle dans les luttes des savants, des philosophes et des politiques que la postérité couronne un homme sous le mot qu'il a mis en vogue, tandis qu'elle oublie le promoteur de l'idée que ce mot représente.

Les premiers disciples d'Asclépiades furent Julius Bassus ; Niceratus, Petronius ; Diodotus ; Sextius Niger ; Moschion et plus tard le célèbre Thémison, qui vécut sous Néron, à la fin du XXXIXe siècle et jusqu'au milieu du XLe. C'est Thémison qui est généralement considéré comme le *fondateur du Méthodisme*, et nous allons voir maintenant s'il mérite réellement cet honneur.

CHAPITRE II

DU MÉTHODISME DE THÉMISON

Thémison, de Laodicée (63 ans avant J.-C.), méditant sur les doctrines de son maître Asclépiades, en tira une pathogénie et une thérapeutique des plus simples, aussi faciles à apprendre qu'à pratiquer, de telle façon qu'on put dire qu'il était en possession d'une nouvelle *méthode* médicale.

Il fut comme lui partisan de l'*atomisme* et, comme lui, attribuait la production des maladies à une modification de rapport existant entre les pores et les atomes. — Seulement, par suite d'une exclusion, qui ne se justifie guère, il laissa de côté les corpuscules atomiques pour ne s'occuper que des espaces vides où ils sont en passage, et il prit pour base de sa pathogénie la porosité des tissus de l'être vivant, dont les variations servirent de base à sa formule doctrinale. — Tous son système repose sur la propriété contractile des tissus dont le résultat est d'amoindrir ou d'élargir les espaces vides de matière organisée, par où se font les changements moléculaires de l'être vivant. — C'est là une première différence avec la philosophie d'Asclépiades. Il y a en a une autre.

Contrairement aux idées de son maître, *Thémison* renchérissait encore sur les Empiriques qui proscrivaient l'étude des *causes cachées* des maladies, déclarait qu'il était entièrement inutile de poursuivre l'*étude des causes morbifiques* et qu'il devait suffire de rechercher ce qu'elles ont de commun les unes avec les autres. — C'est ce que Galien appela plus tard les *communautés morbides*. Il rangeait les maladies en trois classes par des caractères communs indépendamment de toute autre idée de nature et de causalité. Ainsi, les unes offraient un *resserrement* des pores, tandis que les autres étaient caractérisées par *leur relâchement* et dans le troisième genre se trouvaient celles qui présentaient du relâchement d'un côté avec du resserrement de l'autre, formant ainsi un genre mêlé. — Ce sont les éléments morbides qu'on décore du nom de *Strictum*, de *Laxum* et de *Mixtum*, éléments communs à tous les états morbides. — A toute doctrine il faut sa formule sous peine de n'être pas saisie par le vulgaire, et de ne pouvoir être vulgarisée. Celle du Méthodisme était trouvée, et ces trois mots sont ceux par lesquels il s'est ouvert les portes de l'histoire et par lesquels nous le connaissons aujourd'hui. — Par cette formule il prit place entre les *Dogmatiques* ou *Naturistes* qui associaient tout ce qui faisait du raisonnement et de l'expérience la base de la médecine, et les *empiriques* qui ne voulaient tenir compte que des causes évidentes ou expérimentales des maladies sans prétendre connaître leur nature cachée. Il déclarait que dans l'homme il n'y a que deux états ou communautés morbides, dont l'excès ou le défaut révèle une propriété générale de l'être vivant, que plus tard nous venons appeler *contractilité*, *excitabilité*, *irritabilité*, etc., et que ces états forment le caractère commun de toutes les maladies. — Nous l'avons déjà dit, ces caractères communs par lesquels se classent tous les états morbides, ce sont le *strictum*, le *laxum* et le *mixtum*. — Ainsi doit être formulée la doctrine du *Méthodisme*, que Thémison définissait *la méthode qui conduit à connaître ce que les maladies ont de commun entre elles et qui est évidente en même temps.*

Le succès de cette doctrine médicale fut lent à se produire. — Thémison déjà vieux lorsqu'il formula ses idées succomba longtemps avant d'en voir le triomphe. Eudème, célèbre par ses amours avec la belle-fille de Tibère; Vettius Valens, connu par ses rapports avec Messaline; Musa, affranchi qui sut guérir l'empereur Auguste par l'hydrothérapie, Mèges de Sidon, etc., furent les disciples de Thémison, mais ce n'est que cinquante ans après lui, sous Néron, que Thessalus, de Tralles, en Lydie, put la reprendre et lui donner l'éclat dont elle jouit encore aujourd'hui. — C'est lui qui passe pour avoir perfectionné cette méthode.

CHAPITRE III

DU MÉTHODISME DE THESSALUS

Thessalus (63 ans après J.-C.), s'il faut en croire Galien, était fils d'un cardeur de laine, mal élevé et peu instruit. — Il vécut sous Trajan. Habile à flatter les caprices des grands et à se soumettre à leurs volontés, il n'avait d'orgueil que pour se vanter d'un mérite supérieur à celui des autres médecins, et comme il développait avec complaisance ses théories devant les ignorants de la société romaine, il y obtint un succès que, au prix de ces moyens, ne saura jamais acquérir le véritable savoir. C'était un impudent qui se faisait suivre au domicile de ses malades, par des disciples auxquels il se vantait d'enseigner la médecine en six mois et que Galien appelait *les ânes de Thessalus*. — On peut avoir une idée de son charlatanisme par les termes suivants d'une de ses épîtres à Néron : *J'ai fondé une nouvelle secte qui est la seule véritable, y ayant été obligé parce qu'aucun des médecins qui m'ont précédé, n'a rien trouvé d'utile pour la conservation de la santé, ni pour chasser les maladies et qu'Hippocrate lui-même a débité sur ce sujet plusieurs maximes nuisibles.* » — Au reste il n'y a pas que Galien qui ait jugé Thessalus comme nous venons de le faire, car Pline en parle d'une façon tout aussi sévère à l'occasion de Vectius Valens, médecin de Claude qu'il cite avec éloge. « *Peu de temps après parut Thessalus sous le règne de Néron. Ce médecin n'approuvait aucune des maximes de ceux qui l'avaient précédé et déclamait avec une espèce de rage contre tout ce qu'il y avait eu de médecin au monde, mais on peut juger de son esprit et de sa conduite en cette occasion, par la preuve qu'il en donna d'ailleurs, lorsqu'il prit le titre de* vainqueur des médecins, *titre qu'il fit graver sur son tombeau, qui est au chemin d'Appius. — Jamais bateleur*, continue Pline, *n'a paru en public avec une plus nombreuse compagnie que Thessalus avait ordinairement, etc.* »

Il est assez difficile, quoi qu'on fasse, de trouver une réelle différence entre la doctrine de Thessalus et celle de Thémison ou d'Asclépiades. — Comme ses prédécesseurs, il attribuait les maladies qui peuvent se guérir par le régime à deux modifications d'une même propriété des tissus vivants, l'une due au relâchement et l'autre au resserrement des parties. — Cependant Galien, qui a critiqué avec une logique impitoyable la doctrine des méthodiques, signale entre Thessalus et Thémison la différence suivante : — *Thessalus*, dit-il, *a changé quelque chose dans le système de Thémison et d'Asclépiades; car au lieu que ceux-ci croyaient que comme la santé consiste en la symétrie ou proportion des pores du corps, et la maladie à la disproportion des mêmes pores, le retour à la symétrie est ce qui fait le rétablissement de la santé, Thessalus a cru qu'il fallait pour guérir une maladie changer entièrement tout l'état des pores de la partie malade ; et c'est*, ajoute Galien, *de cette opinion qu'est venu le mot de* métasyncrise, *qui ne signifie autre chose qu'un changement qui arrive dans les pores.*

Soranus. — Après Thessalus vint Soranus (d'Ephèse), qui se fit le disciple de l'école méthodique. — Il vint à Rome, sous Trajan, et il y enseigna avec succès. — Il décrivit avec soin la lèpre qui était venue de l'Orient dans les Gaules et en Italie, et c'est à lui, dit-on, qu'il faut rapporter l'honneur des premières descriptions du dragonneau. — On lui doit des observations intéressantes sur le *cauchemar*, sur la *nécessité de rejeter les purgatifs* qui évacuent indistinctement les humeurs saines et celles qui sont viciées, sur l'*essence de la fièvre* qui consiste dans la laxité des voies (1); sur le *choléra morbus*, relâchement de l'estomac et des intestins ; sur l'*anatomie des parties sexuelles* de la femme faite sur des cadavres humains ; etc. Ce fut,

(1) Cette idée a été reproduite de nos jours par Marey, qui attribue au relâchement du système capillaire dans la fièvre la fréquence des battements du cœur. (Marey. *De la circulation*, 1863.)

dit-on, un écrivain distingué, mais tout ce qu'il a laissé a été détruit, et on ne le connaît que par les éloges de Galien et par le livre de Cœlius Aurelianus, qui, de l'aveu de l'auteur, est la traduction latine des ouvrages de Soranus.

Dans cette succession d'hommes qui, sous la bannière philosophique de l'atomisme, ont introduit en médecine le solidisme caractérisé par l'étude dichotomique d'une disposition des tissus organisés, nous voyons que la pathogénie est ce qu'il y a de plus simple. Soit qu'à l'exemple d'Asclépiades on tienne compte à la fois des atomes, de leurs mouvements et de leurs affinités, ou bien des espaces qu'ils traversent et qui peuvent se rétrécir, soit qu'avec Thémison et Thessalus, on ne veuille plus s'occuper des atomes et qu'on ne fasse attention qu'à la porosité organique agrandie ou diminuée, il est évident qu'il n'y a plus à rechercher les causes de la nature des maladies et que la médecine se réduit à savoir s'il y a relâchement ou resserrement des tissus. — Comme cela est facile et que cette méthode, à la portée de tous, est bien de celle qu'on peut apprendre en moins de six mois! La thérapeutique est plus embarrassante, mais cependant, quel obstacle pourrait arrêter le médecin qui a fait l'hypothèse du *strictum* ou du *laxum*, lorsqu'il s'agit de conseiller et d'appliquer un remède capable de resserrer ce qui est relâché, et réciproquement. — A cet égard la thérapeutique des Méthodiques n'est pas plus difficile que leur pathogénie. Quoi qu'il en soit, je vais indiquer les pratiques de la doctrine du méthodisme. Cela complétera l'exposition de ce système.

CHAPITRE IV

THÉRAPEUTIQUE DES ANCIENS MÉTHODIQUES

Ce qu'il y a de curieux dans le Méthodisme, c'est la simplicité des moyens thérapeutiques en rapport avec la multiplicité des effets à produire. — Toutes les maladies, quelle qu'en soit la cause et la nature, ayant un principe commun de *relâchement* ou de *resserrement*, devaient être traitées par deux sortes des moyens destinés à détruire cette double modification supposée dans les organes vivants, et comme les maladies attribuées au resserrement étaient les plus fréquentes, c'était aux moyens relâchants qu'on avait le plus ordinairement recours.

Parmi les moyens relâchants, le plus usité était la *saignée* sur différents points du corps, mais au lieu de se laisser arrêter par les considérations d'âge, jusque-là en honneur, et qui défendaient de saigner les enfants et les vieillards, les méthodistes ne tenant compte que de ce qu'il y a de commun dans les différentes maladies, prescrivaient cette opération à tout âge. — Ils ne se laissaient arrêter que par l'état des forces, lorsque l'affaiblissement était considérable, et lorsqu'ils supposaient que l'*état de resserrement* était peu prononcé. — C'est à eux, et à Thémison, dit-on, qu'on doit l'introduction des *sangsues* en thérapeutique pour produire un *relâchement particulier*, tandis que la saignée produisait un *relâchement général.* — Il n'y a rien cependant de démontré à cet égard, et D. Leclerc pense qu'il en est de ce moyen comme de la saignée, et qu'il est difficile de savoir à quelle époque remonte son emploi.

Avec la saignée générale ou locale, les méthodistes employaient les *ventouses sèches* ou *scarifiées* qu'ils appliquaient sur tout le corps pour produire une fluxion générale vers la peau et les *émollients* tels que les lotions et les fomentations d'eau tiède, les bains et les cataplasmes.

La médication resserrante était constituée par l'eau froide et la glace à l'intérieur, par l'hydrothérapie, le vin pur ou mélangé d'eau, le vinaigre et les boissons astringentes.

Contre la douleur, résultat ordinaire du resserrement, ils employaient les narcotiques et particulièrement le *diacodium*, mélange imaginé par Thémison, et composé du suc et de la décoction du pavot avec du miel.

Ainsi qu'on le voit, les Méthodiques employaient peu de remèdes, et ils accordaient la plus grande importance à l'hygiène. — L'influence de l'air relâchant, dans les chambres claires, vastes, médiocrement chaudes, celle de l'air resserrant, dans des appartements peu éclairés exposés au nord, celle du séjour dans des grottes souterraines avaient une grande importance à leurs yeux. — Ils accordaient une grande attention au coucher, aux vêtements, à l'exercice et à l'alimentation. — C'est par cette dernière, c'est-à-dire par le régime, qu'ils combattaient les maladies chroniques en essayant « d'*obtenir un changement de tout ou partie du corps,* » ce qu'ils appelaient *Métasyncrise* ou *Métaporopoiésie*, et ce que Cœlius Aurelianus désignait par le mot de *Recorporation.* — Thessalus est l'auteur de cette méthode métasyncritique qui promet certainement plus qu'elle ne peut donner, et qui consiste dans un certain nombre de remèdes et de pratiques hygiéniques d'une action incontestable. Les médicaments métasyncritiques étaient l'application sur la peau de la moutarde, de la grenouillette, du suc de thapsia, et le régime se composait : d'une diète très-rigoureuse le premier jour, un peu moindre le second, le troisième jusqu'au onzième jour, puis on recommençait une seconde série du même régime, ce qui était un cycle, suivi d'une troisième série des mêmes moyens, etc. Je reparlerai de ce régime en exposant la thérapeutique de Cœlius Aurelianus.

Voilà en abrégé ce qui constituait la thérapeutique des méthodistes, mais ce n'est pas tout, il faut savoir encore ce dont ils défendaient l'usage. — Ils étaient en général très-opposés aux *sudorifiques*, aux *diurétiques* particulièrement de la scille, et aux *vomitifs* qui troublent et dérangent les fonctions de l'estomac. — Ils n'aimaient pas les *purgatifs* qui affaiblissent les malades, qui n'ont pas la propriété qu'on leur attribue d'expulser telle ou telle humeur et enfin qui, chez un homme sain, produisent des évacuations exactement semblables à celles qu'elles déterminent chez un homme malade. — Ils proscrivaient de même les *cautères* et les topiques qui produisent des escharres ou des ulcères, en les considérant comme des moyens barbares et inutiles, n'ayant pas pour effet l'attraction de l'humeur morbifique, mais la produisant eux-mêmes sur le point de leur application. — Cette doctrine est conforme à leur manière de voir sur le néant des sympathies, des crises et de la révulsion, dogmes hippocratiques qu'ils n'ont cessé de combattre.

CHAPITRE V

APPRÉCIATION DU MÉTHODISME ANCIEN

Comme toutes les doctrines médicales, qui n'envisagent qu'une seule face de la nature humaine, le Méthodisme ne pouvait être du goût des hommes véritablement instruits qui n'acceptent une généralisation que si elle s'applique réellement à l'ensemble des connaissances d'où elle est tirée. — Il est certain qu'il y a dans le principe du Méthodisme quelque chose de juste et de vrai dont il serait fâcheux de méconnaître l'importance, mais ce principe devient stérile, sinon dangereux, dès qu'on en veut faire une application systématique à la pratique médicale tout entière. Il n'est juste qu'à la condition de rester limité dans ses applications, et c'est ce que je démontrerai plus tard à l'occasion de la pathogénie des maladies chroniques.

Avant de juger le Méthodisme à mon point de vue, il me paraît curieux de montrer le jugement qu'en ont porté deux hommes du temps qui l'ont vu à l'œuvre à des époques différentes, et qui ont écrit à une centaine d'années de distance. — Je veux parler de Celse et de Galien, le premier qui semble avoir compris le resserrement et le relâchement d'une autre façon que nous, puisqu'il fait du *relâchement* le synonyme d'évacuation du corps, et l'autre qui discute vraiment l'idée philosophique du méthodisme.

Voici d'abord le jugement de Celse, tel qu'on le trouve dans la *traduction de Des Étangs*, lib. 1, p. 8, et je reproduirai ensuite le jugement de Galien.

« Des médecins de nos jours, jaloux de mettre en avant l'autorité de Thémison, soutiennent qu'il n'y a pas une seule cause dont la connaissance importe à la pratique et qu'il suffit de saisir dans les maladies certaines conditions qui leur sont communes. Ces conditions sont de trois genres : la première consiste dans le *resserrement*, la seconde dans le *relâchement*, et la troisième est *mixte*. En effet, tantôt les malades n'évacuent pas assez, et tantôt ils évacuent trop, ou bien leurs évacuations insuffisantes dans telle partie, seront exagérées dans telle autre. Les maladies ainsi divisées peuvent être aiguës ou chroniques, devenir plus graves, rester stationnaires ou décliner. Il faut donc, lorsqu'on a reconnu l'un de ces deux états, *tenir le corps relâché, s'il y a resserrement;* s'il y a *relâchement, amener l'effet contraire ;* et si l'affection est *du genre mixte, pourvoir au mal le plus pressant*. Il faut aussi varier le traitement, suivant que les maladies sont aiguës ou chroniques, qu'elles sont dans leur période d'accroissement, demeurent stationnaires ou touchent à leur déclin. Pour eux la médecine réside dans l'observation de ces préceptes, car elle n'est, d'après leur définition, qu'une certaine manière de procéder que les Grecs nomment *méthode* μέθοδον, et dont le but est d'observer les rapports des maladies entre elles. Ces *Méthodistes* ne veulent être confondus ni avec les *Dogmatiques* (1), ni avec les *Empiriques;* ils se distinguent des premiers, en ce qu'ils n'admettent pas que les conjectures sur les causes occultes puissent servir de base à la médecine, et se séparent des seconds parce qu'ils estiment que l'art ne doit pas être réduit à la seule expérimentation.

Quant à Erasistrate, l'évidence même est contraire à son opinion, car il est rare qu'une maladie se déclare en l'absence des causes énoncées plus haut ; et de ce qu'elles n'agissent pas sur l'un, il ne s'ensuit pas qu'elles soient sans action sur un autre, ou que celui-là même qui leur résistait ne puisse céder plus tard à leur influence.

(1) Ceux que l'on appelle aussi des Naturistes.

Chez un individu, par exemple, il peut exister un état de faiblesse ou de malaise qu'on n'observe pas chez un autre, ou que la même personne n'avait pas encore éprouvé; et cet état, impuissant par lui-même à produire la maladie, constitue pourtant une prédisposition à de nouvelles atteintes. S'il eût eu de la nature des choses une connaissance moins imparfaite, connaissance que les médecins s'attribuent témérairement, Erasistrate aurait vu que rien ne se fait par une seule cause, mais que l'on prend pour telle celle dont le pouvoir est le plus évident : c'est ainsi qu'une circonstance qui n'agira pas isolément peut, en se réunissant à d'autres, soulever les plus grands désordres. Bien plus, Erasistrate lui-même expliquant la fièvre par le passage du sang dans les artères, et trouvant que ce passage a lieu lorsqu'il y a pléthore, ne saurait dire pourquoi de deux sujets également pléthoriques, l'un tombe malade, tandis que l'autre est à l'abri de tout danger, et c'est précisément ce que nous observons tous les jours. Il est permis d'en conclure que cette transfusion du sang, toute réelle qu'elle puisse être, ne survient pas uniquement dans les cas de plénitude, mais lorsqu'à la pléthore est venue se joindre l'une des causes énoncées déjà. »

« Pour les disciples de Thémison, s'ils sont fidèles à leurs principes, ils méritent plus que personne le titre de Dogmatiques; et quoiqu'ils n'admettent pas toutes les opinions de ces derniers, il n'est pas nécessaire de leur donner une autre dénomination, puisqu'ils sont d'accord avec eux sur ce point essentiel, que la mémoire seule est insuffisante, et que le raisonnement doit intervenir. Si, au contraire, comme cela paraît être, la médecine ne reconnaît pas pour ainsi dire de préceptes immuables, les *Méthodistes* alors se confondent avec les *Empiriques*, d'autant plus facilement que l'homme le moins éclairé est comme eux en état de juger si la maladie dépend *du resserrement ou du relâchement*. Est-ce le raisonnement qui leur a fait connaître ce qui peut relâcher le corps ou le resserrer? il faudra bien qu'ils se rangent parmi les Empiriques qui répudient le raisonnement. Ainsi d'après eux la connaissance des maladies est en dehors de l'art, et la médecine est renfermée dans la pratique : encore sont-ils inférieurs aux Empiriques, car ceux-ci embrassent beaucoup de choses dans leur examen, tandis que les méthodistes se bornent à l'observation la plus facile et la plus vulgaire. Ils agissent comme les vétérinaires, qui, ne pouvant apprendre d'animaux muets ce qui est relatif à chacun d'eux, insistent seulement sur les caractères généraux. C'est ce que font aussi les nations étrangères, qui, dans leur ignorance de toute médecine rationnelle, ne vont pas au-delà de quelques données générales.

Ainsi font encore les infirmiers, qui, ne pouvant prescrire à chaque malade un régime convenable, les soumettent tous au régime commun. A coup sûr, les anciens médecins ne négligeaient pas l'étude des caractères généraux, mais ils allaient plus loin; et, Hippocrate, le médecin de l'antiquité, nous dit que pour traiter les maladies, il faut connaître les symptômes qui les rapprochent et ceux qui les séparent. Les *Méthodistes* eux-mêmes ne sauraient maintenir leurs principes; car que les maladies dépendent du *resserrement* ou du *relâchement*, elles offrent certainement des différences entre elles, et ces différences sont encore plus faciles à saisir dans les *maladies par relâchement.* Autre chose, en effet, est de vomir du sang ou de la bile, ou de rejeter ses aliments; d'être tourmenté par des évacuations abondantes ou par des tranchées; d'être épuisé par des sueurs ou miné par la consomption. Les humeurs peuvent aussi se jeter sur certains organes, comme les yeux et les oreilles, ou sur toute autre partie du corps sans exception. Or, le même traitement n'est pas applicable à ces affections diverses. De sorte que le principe général du relâchement se réduit en pratique à la considération d'une maladie spéciale, à laquelle il faut souvent trouver un remède particulier; car même dans les cas semblables les mêmes moyens n'ont pas un effet constant. Et bien qu'on ait en général des ressources assurées contre le resserrement ou le relâchement du ventre, il y a cependant des personnes sur lesquelles ces remèdes agiront d'une manière différente. Ici donc, on n'a que faire d'examiner l'état général : et l'appréciation des signes particuliers est seule importante. Souvent aussi il suffira de connaître la cause du mal pour le guérir. C'est ce que nous avons vu faire depuis peu à Cassius, un des plus habiles médecins de notre temps. Appelé chez un malade aux prises avec la fièvre et très-altéré, et reconnaissant que la maladie n'était venue qu'à la suite d'un état d'ivresse, il lui fit boire aussitôt de l'eau froide; or, dès que cette eau par son mélange avec le vin, en eut tempéré la force, il se manifesta du sommeil et de la sueur, qui emportèrent la fièvre. En agissant avec tant d'opportunité, ce médecin ne s'occupait pas de savoir si le corps était resserré ou relâché; mais il se réglait sur la cause qui avait précédé l'invasion du mal. Les Méthodistes d'ailleurs conviennent qu'il faut tenir compte des saisons et des climats : et dans leurs discussions relatives à la manière dont les personnes en santé doivent se conduire, ils prescrivent, dans les localités et les saisons malsaines, d'éviter plus soigneusement le froid, la chaleur, l'intempérance, le travail et l'abus des plaisirs; si l'on ressent quelque malaise ils conseillent le repos, et ne veulent pas qu'on provoqu ni vomissements, ni selles. Il y a certainement de la vérité dans ces préceptes, mais ici encore leurs principes généraux fléchissent devant les considérations particulières; à moins qu'ils n'entreprennent de nous persuader que ces remarques sur l'état du ciel et les époques de l'année, utiles aux hommes bien portants, sont de nulle valeur pour les malades; tandis que l'observation des règles est d'autant plus nécessaire à ces derniers que leur faiblesse les prédispose davantage aux influences morbides. Ne voit-on pas ensuite les maladies affecter chez les mêmes personnes des caractères différents, et tel qu'on traitait vainement par des moyens convenables être guéri souvent par des remèdes contraires! Que de distinction à établir aussi dans le régime alimentaire! je n'en veux signaler qu'un exemple. On supporte mieux la faim dans la jeunesse que dans l'enfance, quand l'air est épais que lorsqu'il est léger; on la supporte mieux l'hiver que l'été, lorsqu'on ne fait habituellement qu'un repas que lorsqu'on en fait deux et quand on garde le repos que lorsqu'on prend de l'exercice. Enfin, il est souvent nécessaire d'accorder de bonne heure des aliments à ceux qui tolèrent plus difficilement l'abstinence. D'après ces considérations, je conclus que si l'on ne peut tenir compte des circonstances particulières, il faut se borner aux vues générales; mais que si l'on peut apprécier chacune d'elles, il faut s'y arrêter avec soin, sans oublier toutefois les caractères communs; et c'est pour cela qu'à mérite égal, il vaut mieux avoir un ami qu'un étranger pour médecin. »

« Je reviens à mon sujet, et je pense que la médecine doit être rationnelle, en ne puisant cependant ses indications que dans les causes évidentes; la recherche des causes occultes pouvant exercer l'esprit du médecin, mais devant être bannie de la pratique de l'art. Je pense aussi qu'il est à la fois inutile et cruel d'ouvrir des corps vivants, mais qu'il est nécessaire à ceux qui cultivent la science de se livrer à la dissection des cadavres, car ils doivent connaître le siége et la disposition des organes, objets que les cadavres nous représentent plus exactement que l'homme vivant et blessé. Quant aux choses qui ne se révèlent que pendant la vie, l'expérience nous en instruira dans le pansement des blessures, d'une manière plus lente, il est vrai, mais plus conforme à l'humanité (1). »

Le jugement de Galien sur le Méthodisme est beaucoup mieux motivé que celui de Celse et il révèle une connaissance beaucoup plus approfondie du sujet. C'est même là ce qu'il faut lire pour bien connaître la doctrine des Méthodiques.

(1) Celse, livre I, p. 8.

Contrairement à ce que professaient les Empiriques, le Méthodisme soutenait et avec raison que le traitement pouvait être fourni par l'indication, que cette indication n'est pas toujours fournie par les symptômes et qu'elle résulte de l'affection en général (1). Ainsi ils disaient : « Quand les symptômes sont les mêmes et que les affections dont ils dépendent sont différentes, nous n'employons pas le même traitement, comme dans la phrénitis qui dépend du resserrement et dans celle qui dépend du relâchement; au contraire, quand les symptômes sont différents et que les affections sont les mêmes nous employons le même traitement, comme dans la pleurésie et la phrénitis, si elles dépendent toutes les deux du resserrement. Puisque nous employons un traitement différent quand les symptômes sont différents, il en résulte que les symptômes sont tout à fait inutiles pour le traitement; (c'est là une exagération manifeste) car en supprimant les affections on supprime les symptômes, et tant que la maladie persiste, les symptômes persistent (2). » Encore une erreur, car il y a des maladies latentes sans symptômes. Cette manière de vouloir établir que les symptômes sont inutiles et qu'il faut s'en tenir à la nature resserrée ou relâchée n'est pas du goût de Galien, et il démontre que malgré eux les méthodistes tiennent plus compte des symptômes qu'ils ne veulent bien le dire. En effet :

« Ils sont d'avis de faire coucher dans l'obscurité les individus pris de délire, de quelque manière que ce soit, que ce délire tienne au relâchement ou au resserrement, car ils croient que la lumière augmente le délire; au contraire, ils prescrivent de ne pas faire coucher les léthargiques dans l'obscurité, que cette maladie tienne au resserrement ou au relâchement, car ils pensent que l'obscurité favorise l'assoupissement (3). »

Devant cette objection, les Méthodistes répondent :

« Nous employons ce moyen, non parce que le symptôme *indique*, mais parce qu'il *contre-indique*, et qu'il empêche d'employer ce que le but obligerait de faire (4). »

Il paraît, en effet, qu'ils appelaient *contre-indiquants* les symptômes qui indiquent ce qui est convenable, mais qui ne permettent pas de faire ce qu'indique la maladie.

Sur la question de savoir si *les affections* indiquent le traitement

(1) Pour eux le mot *affection* est différent du mot *maladie*.
(2) Galien, trad. Daremberg, t. II, p. 432.
(3) Galien, loc. cit., p. 433.
(4) Ibid., p. 434.

convenable que les méthodiques avaient résolu par l'affirmative, Galien leur répond d'une façon opposée :

« Quand les affections sont les mêmes, mais que les causes sont différentes, nous n'employons pas le même traitement; en effet, l'ischurie est une affection déterminée, mais si elle est causée par un calcul, nous pratiquons la lithotomie; si elle tient à l'inflammation, nous appliquons des cataplasmes; si elle dépend de la distension exagérée de la vessie, nous employons le *cathéter*, ou, comme le prescrit Erasistrate, nous plaçons le malade sur les genoux, et nous touchons l'extrémité de l'urètre avec de l'*aphronitre* (1), et le reste....... Au contraire, les affections étant différentes mais les causes restant les mêmes, il faut employer le même traitement. »

Ici, Galien cite l'exemple du *choléra* et de l'*ictère*, affections différentes d'après les Méthodiques, puisque l'une est un relâchement tandis que l'autre résulte du resserrement, et cependant l'évacuation est recommandée dans les deux cas. Il ajoute que la même cause produit une inflammation et une hémorrhagie, affections différentes, celle-ci étant un resserrement, tandis que l'autre est un flux, et que le traitement ne varie pas par la différence du phénomène.

A ces objections, les Méthodistes répondaient qu'ils tenaient compte des affections, en tant que causes puisqu'elles produisent les symptômes, mais ils soutenaient qu'elles ne fournissaient pas d'indications comme causes, mais seulement à titre de *communautés*, c'est-à-dire comme élément primitif à plusieurs affections différentes s'enchaînant l'une à l'autre.

C'est à l'occasion de ces *communautés* d'affection (resserrement ou relâchement) prises pour point de départ de la pathogénie que Galien, poursuivant son argumentation avec une force de raison vraiment admirable, se demande si ces communautés sont apparentes ou non selon le langage des Méthodiques, et si l'on en peut tirer une indication curative. Pour eux, en effet, ils définissaient la médecine en disant : *qu'elle est la connaissance des communautés apparentes*, mais ici Galien fait remarquer avec infiniment de raison que pour les Méthodiques l'*apparence* n'est pas ce qui est accessible aux sens mais ce qui se comprend en soi, remarque importante et qui fait voir tout ce que la doctrine a d'hypothétique dans ses applications. Alors Galien acceptant ce point de départ démontre que les communautés ne se comprennent pas d'elles-mêmes, et la preuve, c'est que les Méthodiques attribuent des maladies au relâchement ou au resserrement, presque d'après les mêmes signes.

(1) Oribase, VIII, XV, t. II, p. 189.

Les Méthodiques avouent eux-mêmes, que toute condensation des corps, ou que toute rétention d'excrétion n'est pas un resserrement. — « Ainsi les paysans ont le corps plus dense que les autres individus, cependant ils ne sont pas dans un état de *resserrement.* — La rétention des flux habituels n'est pas non plus un état de *resserrement.* En effet, quand l'évacuation habituelle aux femmes est empêchée par la grossesse, c'est la rétention d'une excrétion habituelle, mais non pas un *resserrement.* Ensuite, toute raréfaction du corps ou toute excrétion n'est pas un *relâchement*, car les enfants, les femmes et les hommes qui vivent mollement sont naturellement d'une complexion peu dense, et l'évacuation des excréments est une évacuation et non un *relâchement.* Les Méthodiques ne diront pas non plus que les évacuations critiques, par exemple, les déjections alvines, l'excrétion des urines, les sueurs, les hémorragies sont des relâchements, car ils devraient en ce cas s'opposer à ces excrétions. — Puis donc que toute condensation et toute rétention n'est pas un resserrement, et que toute raréfaction et toute excrétion n'est pas un flux, il est clair qu'il est impossible de reconnaître le *relâchement* et le *resserrement* en faisant attention uniquement aux symptômes, mais qu'il faut les discerner par d'autres moyens. De même, en effet, qu'on ne peut pas déterminer par eux-mêmes pour les symptômes autres que le resserrement, s'ils sont selon la nature ou contre la nature, mais qu'il faut recourir à autre chose, de même le *resserrement* et le *relâchement* ne se reconnaissent pas par eux-mêmes » (1).

Après avoir ainsi démontré que l'on ne perçoit pas les *communautés* par les sens il établit combien il est peu raisonnable de dire qu'elles sont apparentes et il s'écrie : « Un homme quelconque a-t-il jamais envoyé chercher un médecin parce qu'il était gêné par une condensation ou par une raréfaction exagérée? » ce qui est bien la preuve du vague et de l'incertitude de la doctrine. Il s'occupe ensuite du relâchement et du resserrement.

Qu'est-ce que le resserrement? « Les méthodiques disent que le resserrement est la condensation et la rétention des matières qui doivent être excrétées. Or, les matières retenues sont nécessairement ou utiles, ou nuisibles, ou indifférentes; si elles sont utiles il est déraisonnable de les évacuer, si elles sont indifférentes, il n'y a pas d'affection; il reste donc à dire qu'il y a resserrement quand les matières retenues sont nuisibles; mais ce qui fait du mal est une cause, par conséquent on comprend le resserrement par l'intel-

(1) Galien, loc. cit., p. 440.

ligence préalable des causes : en effet pour savoir qu'il y a resserrement il faut reconnaître d'abord que les matières retenues sont nuisibles; mais la connaissance des causes arrive en même temps que la compréhension des choses nuisibles, ou plutôt la connaissance des choses nuisibles est la compréhension même des causes; à leur tour les choses nuisibles qui sont des causes ne se comprennent pas par elles-mêmes (en tant que causes). En conséquence, non seulement le resserrement mais encore les choses par lesquelles on le saisit ne sont pas des faits apparents. »

Qu'est-ce que le relâchement? « Les méthodiques définissent le relâchement : une raréfaction démesurée des corps (*des organes*) et une excrétion des matières qui doivent être retenues. — Nous avons démontré qu'une raréfaction démesurée ne se comprend pas par elle-même. — Mais d'où comprend-on que la matière à évacuer doit rester dans le corps ou non? car cela ne se comprend pas par soi-même. Il est clair que le relâchement ne se comprend non plus par lui-même, car pour reconnaître le relâchement, il faut déterminer d'abord ce qui est normal, et on arrive à cette détermination par l'usage, et on connaît l'usage par les produits; comme à son tour le flux ne se reconnaît que par plusieurs intermédiaires, lesquels ne se comprennent pas par eux-mêmes, comment serait-il donc raisonnable de dire que le flux apparaît? (1).....

Pour Galien le resserrement et le relâchement n'ont rien de sensible qui puisse les révéler sûrement à l'observateur, et il soutient même que lors même que *ces communautés* seraient apparentes elles n'indiqueraient rien d'utile pour le traitement. — En effet, les moyens curatifs doivent faire disparaître ce qui est nuisible au malade, et l'indication de traitement convenable se tire des choses que les moyens de traitement peuvent enlever, savoir les causes spéciales, car, s'ils enlèvent les causes, ils enlèvent en même temps les maladies. — Par conséquent, les causes spéciales indiquent mieux le traitement convenable que les communautés, car ce ne sont pas ces dernières en tant que communautés qui peuvent servir d'indication.

Au reste, les Méthodiques n'admettaient pas seulement les deux communautés en discussion actuellement, ils en admettaient d'autres secondaires dans le régime et dans la chirurgie. — Ils distinguaient quatre temps dans les maladies : le *début*, l'*augment*, le *sommum* et le *déclin*, puis l'*aigu* et le *chronique*, le *redoublement* et la *rémission*. — Cela était nécessaire pour arriver à justifier les modifications à introduire dans l'emploi des relâchants et des res-

(1) Galien, loc. cit., p. 443.

serrants, contre toutes les maladies et à leurs différentes formes et périodes.

Galien discute ensuite longuement contre les Méthodiques pour renverser la prétention qu'ils avaient de prendre en considération le temps des maladies pour régler ce traitement, et il saisit cette occasion de montrer, conformément à sa doctrine hippocratique du *Naturisme*, que les médicaments n'agissent que par l'intervention de la nature.

Toute cette réfutation du Méthodisme par Galien, malgré son défaut de méthode et sa prolixité, a cependant le mérite de bien faire connaître les éléments de la doctrine qu'il voulait combattre. Ce n'est pas un jugement sommaire et passionné, c'est au contraire une discussion où le nombre et la quantité des preuves ne laissent rien à désirer, de façon à ce qu'un lecteur attentif puisse se faire une opinion sérieuse sur le fond même des choses. A cette critique cependant j'ajouterai quelques mots :

Le Méthodisme est une doctrine beaucoup plus hypothétique et nuageuse que pratique. Avec Asclépiades il eut une véritable grandeur doctrinale, qui fut celle de l'*atomisme*, malgré ses conséquences morales fâcheuses, et on peut dire que l'idée d'appuyer la pathogénie sur la connaissance des éléments constitutifs de l'homme était vraiment alors une pensée aussi neuve que féconde. En effet, aujourd'hui à l'exemple des anciens atomistes, nous sommes revenus à l'étude des éléments et des atomes pour expliquer la formation des corps ainsi que leurs métamorphoses, et cette méthode appliquée en médecine a donné partiellement les meilleurs résultats. On aurait donc tort d'être trop sévère pour l'innovation d'Asclépiades, qui, dans le corps humain, tenant compte à la fois des atomes et des espaces vides où ils se meuvent ainsi que du rapport des uns avec les autres, crut devoir expliquer ainsi le développement de la plupart des maladies. C'est là un décalque de l'atomisme antique qui, théoriquement parlant, offre un intérêt réel, mais qui n'a plus aucune utilité dès qu'on en veut faire la base d'une doctrine thérapeutique. Altérées, modifiées et dénaturées par Thémison, par Thessalus et par leurs disciples, les idées d'Asclépiades sont devenues le point de départ du *Méthodisme* antique, qui n'a plus aucun lien réel avec la philosophie atomique. En supprimant de leur doctrine médicale le rôle réservé aux atomes dans la pathogénie d'Asclépiades, et en ne tenant compte que *du resserrement et du relâchement des tissus* et des organes dans la production des maladies, Thémison et Thessalus ont décapité leur système et abrité leurs prétentions doctrinales sous le drapeau de l'hypothèse, au lieu d'honorer comme il convenait les principes philosophiques de leur brillant précurseur. Qu'en est-il arrivé ? C'est qu'au lieu de fonder un système sur les principes sérieux d'une cosmogonie très répandue et transportée au petit monde de l'organisme humain, ils ont cherché dans l'organisation et dans tous ses tissus, une propriété commune dont la normalité, l'excès ou le défaut pussent rendre de la santé ou de la maladie. En faisant abstraction des causes, des lésions et de la nature des maladies, que démontre l'expérience, ils sont arrivés par la seule puissance de la raison à comprendre que, dans l'exercice de la vie, tout se fait par le passage régulier des éléments dans la trame vivante, et que le resserrement ou le relâchement des tissus devait être la cause de toutes les maladies connues. Ils n'ont pas vu ou plutôt ils n'ont pas voulu voir que ce fait, vrai en principe, incontestable pour certains cas déterminés, mais souvent impossible à démontrer par les sens, est dans son application au diagnostic et à la thérapeutique d'une difficulté telle qu'il devient l'écueil et la perte du système. En effet, qu'est-ce donc que cette propriété de resserrement ou de relâchement des tissus qu'on appellera plus tard *spasme* et *atonie*, ou bien *excitabilité; irritation*; *contractilité ;* ou enfin *paralysie vaso-motrice*, dont les effets incontestables restent invisibles et produisent des maladies qu'il est impossible de rattacher sciemment et positivement soit à l'une soit à l'autre de ces *communautés morbides*, pour parler comme Galien ? Que peut être une médecine livrée ainsi à l'étude de l'invisible, et aux chances de l'hypothèse? que devient le diagnostic ainsi borné à la recherche hypothétique d'une propriété réelle des tissus dont l'œil ne peut suivre exactement les écarts ? que peut être enfin la thérapeutique préconisée par une doctrine dans laquelle ayant rejeté l'étude des causes, le médecin hésite sur la nature du mal et conseille, sans aucune raison suffisante, des remèdes contre un état de resserrement ou de relâchement dont il ne pourrait pas justifier la présence.

Tout cela est de l'hypothèse et, à ce titre, ne doit être accepté qu'avec la plus grande réserve et après sérieuse vérification, — personne plus que nous n'apprécie les droits de la raison, mais sans le contrôle et l'appui de l'expérience, elle ne peut que mener à l'erreur. Le Méthodisme est une création de l'esprit que ne justifie pas l'observation, et sa thérapeutique le condamne d'une façon péremptoire. Toutes les fois que nous le verrons reparaître dans le cours des siècles, ce sera de la même manière, pour entraîner les esprits faciles à convaincre, pour obtenir la vogue éphémère que donne la foule ignorante, et enfin pour tomber sous l'influence de la thérapeutique absolue et inconsidérée qu'il amène à la suite.

SECTION II

Des anciens méthodiques.

Après avoir indiqué les différentes phases de l'origine du Méthodisme médical ou Solidisme, depuis ses sources les plus reculées, dans la philosophie atomique de Leucippe, de Démocrite et d'Épicure jusqu'à son premier auteur, Asclépiades, j'ai fait connaître les premières métamorphoses de cette doctrine modifiée par Thémison et par Thessalus. — J'ai dit que l'idée philosophique de la constitution atomique du corps humain avec le rapport naturel des atomes aux espaces vides où ils se meuvent, constituant la santé et la modification de ce rapport formant la maladie, s'était changée en un fait organique plus simple, celui *du resserrement et du relâchement* des tissus produisant toutes les maladies. — En l'amoindrissant on la dénatura, car on fit d'une propriété de tissu la base d'un système, et ce qu'elle gagna en simplicité elle le perdit en profondeur. — Au reste, elle ne s'est jamais relevée de ce premier coup, car toutes les fois que nous reverrons *paraître* ce méthodisme sous un nom ou sous un autre, ce sera toujours sous la forme d'une doctrine ayant pour base une propriété des tissus vivants dont la faiblesse ou l'exagération doit être considérée comme l'origine des différents états morbides. — Mais n'anticipons pas. — Pour le moment il n'est question que du Méthodisme antique, tel qu'il nous a été transmis dans sa pureté par Soranus (d'Éphèse) et par Cœlius Aurelianus. — Lorsque j'aurai fait connaître les ouvrages du dernier de ces Méthodiques je parlerai des transformations récentes de la doctrine, et nous arriverons de suite à l'étude du Méthodisme moderne. — Alors chacun pourra vérifier l'exactitude de mes affirmations.

CHAPITRE PREMIER

CŒLIUS AURELIANUS

C'est dans Cœlius Aurelianus (230 après J.-C.) qu'il faut chercher les principes doctrinaux et thérapeutiques du Méthodisme, car il est le seul écrivain de cette secte médicale dont les écrits soient parvenus jusqu'à nous. — Encore faut-il ajouter que ses ouvrages écrits en latin ne sont d'après son aveu que la traduction de ceux de Soranus d'Éphèse écrits en grec. — On n'est pas fixé sur l'époque de son apparition, mais comme il n'est aucunement fait mention de lui dans Galien qui parle de tous les autres méthodiques, on pense qu'il doit lui être postérieur. — Quoi qu'il en soit, en lisant ce qu'il nous a laissé, on voit qu'il divisait les maladies en deux classes : 1° les *maladies aiguës* et 2° les *maladies longues* ou *chroniques*, avec la manière de les traiter, selon les règles des méthodiques, à la réserve de celles qui demandent les secours de la chirurgie. — Les premières renfermaient les maladies aiguës fébriles et les maladies aiguës non fébriles. Pour lui, toutes les maladies aiguës ou chimiques étaient comprises sous deux genres principaux, le genre *resserré* et le genre *relâché*, d'où il pouvait sortir un troisième genre dit *mêlé*.

Les maladies aiguës dépendantes du resserrement, *morbi strictura*, étaient « la *phrénésie*, bien qu'il y en eut une espèce appartenant au relâchement, laquelle se distinguait de la première par des décharges fréquentes du ventre ou par des sueurs continuelles (1); la *léthargie* dépendante d'un resserrement plus fort que celui de la phrénésie; l'*esquinancie;* les *convulsions;* l'*iléus;* la *rage* ou *hydrophobie;* la *pleurésie* et la *pneumonie*, qui sont du genre *mêlé ;* à cause du flux bronchique et de leur état inflammatoire. »

Les maladies chroniques causées par le resserrement étaient « la douleur de tête qui revient de temps en temps; les *vertiges ;* l'*asthme ;* l'*épilepsie ;* la *manie ;* la *jaunisse ;* la *suppression des hémorrhoïdes* et celle des *mois;* la *polysarcie*, la *mélancolie;* les *catarrhes;* la *phthisie*, la *colique ;* la *dyssenterie* et l'*hydropisie* (2), » mais ces dernières étaient regardées comme étant du genre mêlé.

Les maladies aiguës produites par le relâchement, *morbi solutionis*, étaient la *passion cardiaque;* le *choléra;* le *crachement de sang;* la *diarrhée;* le *flux excessif des mois ;* l'*amaigrissement;* le *flux hémorrhoïdal*, etc.

Quant aux moyens de reconnaître le genre auquel appartenaient les maladies, voici ce qui avait lieu. — « Dans les maladies du genre *resserré*, les évacuations ordinaires étaient retenues et les parties s'enflaient, devenaient plus grosses ou plus dures qu'elles ne sont ordinairement; le contraire arrivant à l'égard des maladies qui sont sous le flux, dans lesquelles les évacuations accoutumées deviennent plus grandes; certaines matières qui doivent être retenues dans le corps en sortant, les corps se rendent plus mous, plus

(1) Daniel Leclerc, *Hist. de la méd.*, p. 459.
(2) Daniel Leclerc, loc. cit., p. 460.

lâches ou plus maigres, etc. (1). — Ce sont là, comme on le voit, et comme nous le répéterons plus loin dans notre appréciation du méthodisme, des signes bien insuffisants pour servir de base à une classification dichotomique des maladies; aussi dans les cas où, parmi les principaux symptômes, il n'y en avait aucuns qui indiquassent le *flux* ou le resserrement, on se rejetait sur les symptômes de moindre conséquence, et on arrivait de cette façon à se tirer d'embarras. — Ainsi dans l'*hydrophobie* où se trouvent l'*aversion de l'eau* et l'*envie de mordre* qui n'ont aucun rapport avec le flux ou le resserrement, Cœlius ne prend souci que du *hoquet*, de la *soif*, et de la *rétention* des excréments, et d'après ces symptômes secondaires et variables, il place l'hydrophobie dans les maladies du genre *resserré*. — Il en est de même pour toutes les maladies. Sauf quelques-unes d'entre elles que l'on peut classer facilement dans l'un ou dans l'autre des *genres relâché* ou *resserré*, pour la plupart leur classification dépend tout à fait de l'arbitraire et de la fantaisie de chacun.

A part ce défaut fondamental de l'ouvrage de Cœlius Aurelianus, défaut qui appartient à la doctrine plus qu'à l'auteur, le livre est remarquable par des descriptions où éclate un réel talent d'observateur et de médecin. — C'est avec l'ouvrage d'Aretée le meilleur traité de pathologie descriptive qui nous reste de cette époque.

Ainsi, dans la partie relative aux maladies aiguës qu'il divise en *maladies aiguës fébriles* et *maladies aiguës apyrétiques*, il range dans la première catégorie la *phrénésie*, la *léthargie* et la *catalepsie*, degrés différents d'une même affection cérébrale aiguë que nous n'envisageons plus aujourd'hui de la même manière, et qui sont caractérisées l'une par le délire, l'autre par le coma, et la troisième par la stupeur avec abolition des sens et de la parole. — Ces trois formes, ou plutôt la maladie dans laquelle elles se produisent, existent à l'état continu sous forme de fièvre intermittente, et alors constituent ce que nous connaissons comme de véritables fièvres pernicieuses.

Dans le second groupe des maladies aiguës sans fièvre, Cœlius parle d'abord de l'*apoplexie*, qu'il considère comme étant du genre resserré, et, comme on pourra le voir par la description suivante empruntée aux leçons de M. Andral, sauf la lésion, il connaissait déjà les symptômes de la maladie.

« L'apoplexie est ainsi nommée parce que le malade est pris subitement, comme frappé d'un coup violent, terrassé, assommé.

(1) Daniel Leclerc, loc. cit., p. 460.

— Elle est caractérisée par une perte soudaine de connaissance, de mouvement et de sentiment qui, le plus souvent, ne s'accompagne pas de fièvre. Tantôt avant la chute qui marque l'invasion du mal, on n'observe aucun signe précurseur; tantôt il se manifeste quelques phénomènes qui peuvent faire prévoir l'attaque; ces phénomènes sont : des pesanteurs de tête, des vertiges, des tintements d'oreille, de la difficulté des mouvements; la tristesse est peinte sur la figure; on observe de légers mouvements spasmodiques, des soubresauts dans les membres, un tremblement des lèvres et de la langue; la parole est moins accentuée; parfois l'individu, en train de parler, s'arrête subitement et sans motif au milieu d'une phrase commencée, d'autres fois il prend un mot pour un autre......... Quand l'attaque survient, le malade perd tout à coup connaissance; la voix s'arrête, l'intelligence s'éteint, tout le corps est frappé à la fois d'immobilité et d'insensibilité ; les paupières ne se rapprochent plus, la respiration est courte, bruyante, stertoreuse; la figure prend une teinte de plomb (*cyanosée*). Si le mal s'aggrave, la peau devient froide, les traits du visage s'allongent, les lèvres sont pendantes, la respiration s'embarrasse de plus en plus, et la mort arrive au milieu de tous ces phénomènes. Dans quelques cas, la maladie se termine par la guérison, et alors la connaissance revient peu à peu avec le sentiment et le mouvement; le malade recouvre la parole, l'ouïe et la liberté de la respiration; mais il y en a qui restent paralysés d'un ou de plusieurs membres, et quelquefois d'une moitié du corps » (*hémiplégie*) (1).

Il décrit également très-bien le *choléra* qu'il range parmi les maladies du genre *relâché*, et il le définit : *L'issue rapide des humeurs qui s'échappent en abondance par la bouche et par les intestins.* — Ses symptômes étaient : le froid, l'affaissement, l'extinction de la voix, la soif, les vomissements, la diarrhée excessive et peu à peu, quand le malade se relève, le retour de la chaleur et des fonctions, ce qui est très-exact. — Il parle aussi très-longuement de l'*hydrophobie* qu'il considère comme une maladie nouvelle, de la *satyriase*, du *priapisme*, de la *passion cardiaque*, etc.

Il y a une autre partie de l'ouvrage de Cœlius où il est surtout question des maladies longues, c'est-à-dire des *maladies chroniques*, infiniment plus difficiles à traiter que les maladies aiguës dont la guérison est si souvent le seul effet des forces de la nature. Là, il parle de la *céphalée* continue ou intermittente; du *vertige* produit par une foule de causes différentes et qui est quelquefois l'origine

(1) Leçons de M. Andral (*Union médicale*), 1853.

de l'épilepsie dont il donne la description. Il décrit ensuite — la *folie* et le traitement moral qu'on lui opposait par des fêtes, des concerts, des comédies et des distractions de tout genre ; — la *paralysie* limitée au mouvement, au sentiment ou à ces deux facultés cérébro-spinales ; — les *hémorrhagies ;* — les *engorgements de la rate* accompagnés de gonflement ou de ramollissement des gencives, de fétidité de la bouche et d'ulcères aux jambes très-difficiles à guérir ; — la *phthisie* avec consomption par ulcère des poumons, — l'*asthme* — la *dysenterie* et les ulcérations du gros intestin qui l'accompagnent ; — les *vers de l'intestin ;* — l'*hérédité des maladies ;* — les *arthrites* comprenant la goutte avec ses tophus articulaires et le rhumatisme dont les noms n'existent pas dans son ouvrage ; l'*hydropisie*, qu'il considère comme le symptôme d'une maladie générale de relâchement, sans tenir compte de l'opinion de quelques médecins du temps qui attribuaient l'anasarque *à une altération des reins* et l'ascite *à une maladie du foie ;* la *tympanite* enfin, que pour la première fois on distingue de l'ascite en disant que dans un cas le ventre très-sonore est rempli d'air, tandis que dans l'autre, il est distendu par de la sérosité.

Thérapeutique de Cœlius Aurelianus. A l'exemple de ses maîtres qui, négligeant l'étude des *causes* et des *lésions*, se bornaient à déterminer à quel genre : *resserré* ou *relâché*, appartenaient les maladies, Cœlius cherchait leurs *communautés* évidentes et disait que la considération des parties qui souffrent n'est d'aucun usage pour indiquer les remèdes dont on doit se servir. — Il pensait qu'*on devrait s'attacher à guérir par les choses les plus simples et par celles dont on fait usage dans la santé comme l'air que nous respirons, la nourriture que nous prenons*, etc. — Docile aux lois thérapeutiques de la secte, il prescrivait selon l'indication, l'*air relâchant* de chambres vastes, claires et peu chaudes, ou l'air *resserrant* de chambres obscures et fraîches ; le *coucher* dur ou moelleux ainsi que la posture à garder au lit, et l'*alimentation* resserrante ou relâchante. — Il bannissait les *spécifiques* inventés par l'empirisme, « souvent contraires aux indications de l'art parce que les uns resserrent quand il faut relâcher, et relâchent lorsqu'il est nécessaire de resserrer (1). » Les *purgatifs* sauf le cas d'hydropisie, les *diurétiques*, et les cautères. Comme eux il attribuait la plus grande importance à cette abstinence de trois jours, ou *Diatrisos* (ce qui fait qu'on les appela *diatritarii*), suivie

(1) Daniel Leclerc, p. 470.

d'une petite alimentation, d'une nouvelle abstinence et d'un retour à l'alimentation et ainsi de suite, comme nous l'indiquerons plus loin en parlant de la *métasyncrise* expliquée au traitement des maladies chroniques.

Les REMÈDES RELACHANTS employés par Cœlius étaient la *saignée*, sur différentes parties du corps, les *ventouses sèches* ou *scarifiées*, les *sangsues*, les *fomentations d'eau tiède* ou d'*huile chaude*, etc. Au contraire, les REMÈDES RESSERRANTS étaient l'*eau froide*, l'*huile froide*, l'*eau vinaigrée*, l'eau de *plantain*, de *pourpier*, de *roses*, l'application de poudre de *craie* ou d'*alun* contre les sueurs, etc.

Dans les maladies chroniques, Cœlius avait recours à cette méthode diététique dont nous avons déjà parlé, sous le nom de *métasyncrise*, et qui avait pour objet de modifier et de reconstituer l'organisation en rétablissant le rapport dérangé entre les pores et les atomes. — Cette méthode désignée par Galien sous le nom de μεταποροποίεσις et par Cœlius sous celui de *recorporatio*, se composait d'une série de moyens diététiques employés d'une façon régulière, se succédant à certains intervalles en formant un cercle ou *cycle* diététique, d'où le nom de *méthode circulaire* ou cyclique par laquelle on la désigne quelquefois.

On peut avoir l'idée de cette méthode dans sa rigueur et dans son absolutisme en lisant ce qu'en rapporte Cœlius pour la description du traitement de la *céphalée chronique*, car la méthode était la même pour toutes les maladies longues.

De l'usage de la *métasyncrise* ou manière de traiter les maladies longues et en particulier du *mal de tête*, et de la règle cyclique ou circulaire. (*Extrait de Cœlius Aurelianus, traduit par Daniel Leclerc.*)

« La *douleur de tête*, dit Cœlius, n'étant pas encore bien forte, il faut que le malade couche dans une chambre médiocrement fraîche et obscure, qu'il ait la tête un peu haute sur le chevet; qu'il observe un grand silence, et qu'il se tienne en repos tant par rapport à l'esprit, que par rapport au corps, s'abstenant d'ailleurs de manger jusqu'au premier *diatritos*, c'est-à-dire jusqu'au 3e jour. Pendant cet intervalle il faut lui frotter doucement et légèrement les jointures, et lui fomenter ou bassiner la tête avec de l'huile froide, ou qui soit tirée d'olives vertes; y ajoutant même quelque suc astringent sans être répercussif, comme est le suc de l'herbe appelée polygonum, du plantain, de la chicorée, du pourpier, des ronces, des tendrons de la vigne, du solanum, du mourron, du fidéritus, du myrte. Toutes ces plantes ou leur suc peuvent aussi servir pour en faire des cataplasmes, en y joignant de la farine d'orge. On peut enfin appliquer sur le front quelque médicament, où il entre plusieurs simples de la nature de ceux dont on vient de parler, tel qu'est le médicament appelé *diathéon*. Si la douleur est plus violente, ou si elle augmente, alors il faut loger le malade dans une grande chambre, médiocrement chaude, mais qui ne soit pas trop éclairée, de peur que la trop grande lumière ne lui nuise. Il faut aussi appliquer sur les parties dont on a parlé de la laine fine, légère et bien nette que l'on trempera continuellement dans de l'huile douce qui soit chaude. Et si la douleur est encore plus grande, on se servira tour à tour de laines ou de draps fins ou minces pliés en plusieurs doubles, que l'on trempera dans la même huile, et après les avoir légèrement exprimées, on les appliquera sur les tempes. On se servira en même emps de vessies remplies d'huile chaude, et de sachets pleins de farine, passant doucement la main chaude et les doigts sur les parties qui souffrent sans que le malade parle ou se remue en quelque manière que ce soit. Si la douleur tend du côté des dents, le malade tiendra du *mulsum* (1) chaud, ou de l'huile dans la bouche, sans faire aucun mouvement; supposé qu'il puisse supporter cela sans qu'il lui cause des nausées ou des envies de vomir.

« Si la douleur augmente, nonobstant les remèdes dont on vient de parler, il en faudra chercher de plus efficaces, si les forces le permettent, on tirera du sang du bras, le 3e jour, c'est-à-dire du bras qui sera le plus commode, si toute la tête fait mal; mais si la douleur n'est que d'un côté, on fera la saignée du bras du côté opposé afin que le mouvement que cause cette évacuation se fasse plus loin de la partie malade. Après cela on permet au malade de se laver la bouche, et on lui fait boire de l'eau chaude. On lui oint aussi, dans le même jour, la tête avec de l'huile douce qu'on a fait échauffer, on lui bassine le visage avec de l'eau chaude et on lui donne à boire et à manger. Sa nourriture en cette rencontre est du pain lavé avec de l'eau chaude ou un bouillon fait avec le *palica* et l'hydromel ou du pain délayé et cuit dans l'eau y ajoutant fort peu de semence d'aneth, de sel et de miel. On peu aussi donner des œufs mollets, et cette même sorte de nourriture doit être réitérée de deux jours l'un, pendant le cours de la maladie, jusqu'à ce que les douleurs diminuent. »

« Le mal ne diminuant pas, on tondera le malade de fort près,

(1) *Vinum mulsum*, mélange de vin et de miel ou *oinomel*.

pour soulager la partie qui souffre, ou pour lui donner quelque rafraîchissement, *en rendant les pores plus ouverts*, et pour la mettre mieux en état pour l'application des remèdes. On pourra même raser la tête avec un rasoir. On la couvrira de cataplasmes, on y appliquera une ventouse légère pendant le temps de l'accès ou de redoublement de douleur, une ventouse scarifiée dans le temps du déclin, choisissant pour cela l'endroit où est la plus grande douleur. On appliquera aussi des sangsues, et on sera d'autant plus obligé de le faire, si l'inégalité des endroits douloureux de la tête empêche que la ventouse y puisse tenir. Après cela on fomentera la tête avec des éponges trempées dans de l'eau chaude, ou dans une partie d'eau et une partie d'huile, ou dans une décoction de guimauve. Si le ventre a été resserré pendant quelques jours, on donnera un lavement composé avec de l'eau chaude, de l'huile de ricin et du miel. On fomentera par ce moyen les intestins, et on soulagera la tête en vidant les excréments qui contribuaient à augmenter la douleur par leur mouvement, et par les vapeurs qu'ils lui envoyaient. C'est pourquoi il faudra venir à ce remède, avant même que d'appliquer les ventouses. On continuera dans la suite les cataplasmes laxatifs, composés avec des farines de lin, et de fénugrec ou de panic, l'huile et le miel y joignant un peu d'eau.

« La douleur ayant diminué ensuite de ces remèdes, on se servira de cérats ou d'onguent, et de malagmes simples, tel qu'est celui qu'on appelle *diachylon*, et on commencera à diversifier un peu de nourriture, choisissant celle qui a le plus de rapport avec la simplicité de celle qu'on a donnée en premier lieu. Telle est la nourriture qui se tire de la cervelle de pourceau ou de chevreau, des poissons tendres, des grives, des pigeonneaux, des poulets, et entre les herbages, des courges, des mauves, des blettes que l'on apprêtera tantôt à l'*huile du garum* (1), tantôt un peu plus délicatement. Ces herbages contribuent beaucoup à tenir le ventre libre, et il est bon de s'en servir en ce cas, puisque l'on voit des personnes, qui étant dans la plus parfaite santé se trouvent la tête pesante pour manquer un seul jour d'aller du ventre. Il faudra, toutre cela, employer la gestation de se faire porter en chaise devant le repas le plus doucement qu'il se pourra. Il faudra aussi se promener à pied et ensuite se faire oindre et fomenter la tête, après que tout le corps aura été relâché, et que les soupiraux auront été ouverts par le mouvement susdit, qui sert à relâcher les

(1) Suc des entrailles de poisson, et surtout du poisson *garus*.

parties qui sont pressées, et à atténuer celles qui sont épaisses. En outre, lorsque le mal diminuera de plus en plus, on baignera le malade, et dans un diatritas on lui présentera un peu de vin trempé. »

« La douleur ayant cessé, il faudra que le malade tâche d'oublier les heures qu'elle avait accoutumé de venir, qu'il demeure fort en repos pendant quelque temps, évitant tout ce qui pourrait le faire retomber, comme de se tenir au soleil ou auprès d'un grand feu, l'indigestion, l'acte vénérien, le vin pur, les viandes qui pour leur dureté donnent de la peine à mâcher, les ragoûts, les bains chauds et la vapeur qui s'en élève. Il faut s'abstenir de parler trop haut et avec force, de se mettre en colère et il faut se tenir le ventre libre. »

« Enfin si la douleur de tête devient une maladie chronique et qu'elle reprenne de temps en temps, revenant périodiquement, il faut se servir, dans le temps du retour, des choses dont on a parlé; les mêmes remèdes qui ont été employés au commencement, étant utiles dans la récidive. Mais il doit y avoir cette différence dans la continuation de la cure, que dans le temps de la douleur ou de l'intervalle libre, on doit agir avec un peu plus de hardiesse, par rapport à l'exercice et aux autres choses dont on a parlé. Il faut donc se servir de la gestation, comme il a été dit; et si l'intervalle est parfaitement libre, et que les forces soient entières, le malade se promènera dans une chaise tirée par des hommes ou par des bêtes, et on fera en sorte que le mouvement soit égal, choisissant, si le temps n'est pas beau, un lieu couvert qui ait pourtant du jour, et qui soit médiocrement chaud. Si l'air est tempéré et qu'il ne fasse point de vent, la promenade se fera à découvert; mais en quelque lieu qu'elle se fasse, il faudra prendre garde qu'il ne faille pas tourner trop souvent, ce qui causerait des vertiges et pourrait renouveler le mal.

« Dans le même temps, la promenade à pied sera aussi fort utile. Au commencement le malade se promènera doucement; dans la suite il marchera un peu plus vite; et si la tête est dégagée, il pourra, avant que de se promener, lire à haute voix, sans pourtant l'élever trop. Cet exercice conviendra particulièrement aux gens de lettre. Après cela il fera encore bien de continuer à s'exercer, et de s'oindre. Cet exercice consistera à courir étant habillé, et on se fera frotter et oindre étant nu. On pratiquera souvent la lutte, selon les préceptes de la gymnastique, et l'on viendra successivement aux exercices les plus violents, ou qui demandent le mouvement le plus prompt. On ira même jusqu'aux exercices qui ont accoutumé de remplir la tête, ou de la faire tourner, comme font les mouvements en rond; ces exercices étant finis, le malade se lavera la bouche, se fera fomenter les jointures, et se baignera pendant quelques jours, il commencera aussi à se nourrir d'une nourriture moyenne, buvant du vin qui n'ait pas beaucoup de force. Dans le temps que l'on accorde cette nourriture, il faut d'ailleurs que le malade se divertisse, et qu'il ne s'occupe l'esprit que de choses agréables. On appelle cette manière de traiter qu'on vient de marquer en dernier lieu, et dont la principale partie consiste à nourrir comme il faut le malade, afin qu'il se remette, on l'appelle, dis-je, le *cercle résomptif*, parce qu'elle aide les malades à se reprendre ou à se remettre des fatigues, que leur ont causées les remèdes précédents. Voici particulièrement comme on doit s'y prendre. »

« Le premier jour le malade prendra fort peu de nourriture, et ne boira que de l'eau; ou, s'il le peut supporter, il s'abstiendra entièrement de boire et de manger; et le jour suivant il prendra un léger exercice; et se fera ensuite oindre avec des huiles appropriées. Après cela, il commencera à se nourrir, prenant, pour la première fois, seulement la troisième partie du pain qu'il avait accoutumé de manger en un repas, et ce pain sera léger et bien levé. On y joindra des œufs, et entre les herbages on choisira la blette, la patience, la citrouille, la mauve et les bulbes, entre les poissons, ceux qui ont la meilleure chair, comme sont la saure, l'asellus ou le merlu; entre les oiseaux, les grives, les becfigues. Le malade continuera cette manière de se nourrir, soit par rapport à la qualité, soit par rapport à la quantité, pendant 2 ou 3 jours, selon que ses forces le permettront. En sorte qu'il ne s'affaiblisse point trop, faute de nourriture, et qu'il ne se charge point plus qu'il ne faut. Alors on ajoutera une troisième partie du pain qu'on avait retranché, et on donnera au malade des grives, des becfiques, des poulets et des pigeonneaux. Enfin, après 3 ou 4 jours, on donnera la quantité entière du pain que l'on donnait pour l'ordinaire, et on viendra au gibier, comme au lièvre, au chevreuil, etc. Ensuite on mangera de la chair de porc apprêtée simplement avec un peu d'anet et de sel. On partagera aussi le vin, comme on a fait du pain; on en augmentera la quantité, comme on a fait à l'égard du pain, et si le malade voulait davantage boire, on lui donnera de l'eau. Les exercices seront pareillement augmentés à proportion de la nourriture. »

« Ayant achevé de cette manière le *cercle résomptif* on passera au *cercle métasyncritique*, qui se fera par parties et montant à la fois; car le mal de tête revient aisément, et la tête, qui est naturellement fort susceptible des injures du dehors, ne peut pas supporter les changements qui se font tout d'un coup. Le premier jour on fera jeûner le malade, le jour suivant, après qu'il se sera bien fait porter en chaise, pendant un petit espace de temps, et qu'il se sera oint et même baigné, si la douleur le lui permet, on lui donnera le tiers de la quantité du pain qu'il avait accoutumé de manger, et qu'il pouvait aisément digérer dans la santé. Il mangera aussi des viandes salées et rôties, apprêtées avec de la moutarde, des olives vertes confites au sel, et autre chose de cette nature; mais il s'abstiendra de poireau, de l'ail, de l'oignon et des autres herbages qui remplissent la tête. Pour la boisson, on lui donnera du vin et on continuera à le nourrir de cette manière deux ou trois jours, s'il peut aisément le supporter, sinon, on joindra à ces viandes salées de la cervelle ou des poissons dont on a parlé. Après cela on ajoutera le second tiers du pain qu'on avait retranché, et on donnera au malade des herbages, de la cervelle et du poisson, continuant de le conduire de cette manière pendant trois ou quatre jours. Ensuite on achèvera de donner le reste du pain qu'on avait retranché, et l'on passera de la nourriture moyenne à celle que fournit la volaille, que l'on continuera autant de jours que la précédente, finissant par la chair de porc avec laquelle on donnera toute la quantité de pain qu'on avait accoutumé de manger. »

« Si l'on veut changer plus souvent, on peut partager le pain en quatre parties, afin que l'on puisse en ajouter une à chaque fois que l'on changera de viande, c'est-à-dire une partie lors de la nourriture moyenne, une partie lorsqu'on donnera de la volaille, une autre lorsqu'on donnera du gibier, et une autre enfin, lorsqu'on viendra à la chair de porc. Mais afin que le malade ne s'ennuie pas de manger pendant quelques jours d'une même sorte de viande, il faudra varier autant qu'il se pourra chaque espèce de nourriture, en sorte que les jours où on mangera du salé, par exemple, on donnera à un repas de la sardine et à l'autre du petit thon, et de même lors de la nourriture moyenne, et lorsqu'on en sera à la volaille, prenant tantôt des grives, tantôt des becfigues, tantôt des ortolans, tantôt des poulets ou des pigeonneaux, et ainsi du reste. On donnera aussi quelques fois des pommes en petite quantité, afin qu'elles n'enflent dans le temps que l'on mangera de la chair de porc, on ajoutera des herbes, prenant d'ailleurs garde de n'excéder ni pour la quanité, ni pour la qualité des choses dont on usera. Secondement lorsqu'on passera d'une quantité à l'autre, le premier jour on ne boira que de l'eau, et l'on s'oindra, mais les autres jours, on pourra boire du vin et se baigner; mais non pas nécessairement tous les jours parce que le bain trop fréquent pourrait renouveler le mal de tête. Il faut aussi augmenter et diminuer tous les jours le mouvement du corps. »

« Cette *première partie du cercle métasyncritique étant achevé*, on viendra à la seconde dans laquelle on ne s'attachera qu'à faire vomir le malade, et pendant cet intervalle la nourriture, tirée des choses âcres et salées, n'aura point lieu. Ce premier jour donc, le malade, après s'être un peu promené, tâchera de se faire vomir avec des racines de raifort ou avec d'autres médicaments, si les raiforts manquent, et voici de quelle manière cela se fait. On prend l'écorce de racine de raifort au poids d'une livre pour le plus et l'ayant coupée fort menue on la fait tremper dans l'eau mêlée de miel, que l'on appelle hydromel, où l'on aura joint un peu de vinaigre simple, ou de vinaigre fort avec de l'oignon de scille. Cette écorce étant ainsi préparée, on la mange toute, un peu avant le temps ordinaire du repas, et l'on boit peu à peu toute la liqueur où elle a infusé par-dessus. Après cela on se promène doucement, et l'on se repose ensuite, lorsqu'on commence d'avoir des rapports âcres et chauds, qui marquent le mouvement qui se fait dans les entrailles, et qui arrivent pour l'ordinaire au bout d'une heure. Alors on prend deux verres d'eau tiède, et non davantage de peur d'énerver trop le médicament, et mettant les doigts dans la bouche, on s'excite à vomir, et l'on continue jusqu'à ce qu'on ait rendu tout ce que l'on avait pris; après quoi, on boit une bien plus grande quantité d'eau que la première, pour laver l'estomac et pour éteindre les restes du feu que le raifort y avait allumé. Sur cela, on s'excite de rechef à vomir et l'on recommence ensuite à boire de l'eau, et à se faire encore vomir, réitérant la même chose trois ou quatre fois consécutives, ou jusqu'à ce que l'eau sorte de de l'estomac aussi claire qu'elle y est entrée. »

« Le vomissement fini, on se fait fomenter la tête, et on se lave la bouche avec de l'eau chaude. Quelque temps après on se promène doucement, pour remettre la tête de l'agitation et du trouble qui lui avaient causé de fréquents vomissements, à moins qu'on aime mieux se faire oindre et frotter avec les mains, en commençant par le haut, et en finissant par le bas; ce qui fait le même effet que la promenade, en procurant à tout le corps une transpiration aisée et égale. »

« Cela étant fait, on boit deux verres d'eau chaude et on se met au lit, et ou l'on se tient dans un grand repos de corps et d'esprit sans manger ni boire, de quelque temps, et même sans dormir, si ce n'est dès que l'agitation causée par le remède est calmée. Il faut en user ainsi, parce que si on se laisse aller au sommeil, avant ce temps-là, c'est-à-dire pendant l'agitation qui remplit et resserre d'abord la tête au lieu de la relâcher, si l'on s'endort, dis-je, le propre du sommeil étant de causer du resserrement, il se trouve que l'on fait tout le contraire de ce que l'on s'était proposé de faire, qui était de relâcher. Il faut aussi s'abstenir de manger, de peur que la viande ne se corrompe, par la chaleur et l'irritation qui restent dans l'estomac, incontinent après le vomissement, sans compter de petites pièces de raifort qui y restent aussi quelquefois et qui étant mêlées dans la nourriture la corrompraient et enverraient des vapeurs à la tête qui augmenteraient son mal au lieu de le diminuer. »

« Le jour suivant on se baignera, on se nourrira de viande de moyen ordre, et au bout de deux ou trois jours on achèvera les autres parties du cercle qu'on a commencé ; si l'on manque de raifort pour provoquer le vomissement, on se servira en leur place de graine de moutarde détrempée dans de l'eau, ou de moutarde liquide que l'on boira, ou d'un mélange d'eau, de miel, de poivre et de vinaigre. On pourra aussi employer du cresson, ou de la semence de roquette, ou de la décoction de thym, ou d'origan, ou d'hysope. On pourra même prendre de la saumure et des bouillons où il entre de l'eau avec du miel et du vinaigre. »

« Si l'on voit que le malade se trouve sensiblement mieux, et qu'il ait des intervalles où il soit entièrement libre de douleurs, après lui avoir fait repasser le cercle résomptif, on reviendra aux vomissements y joignant la *drimyphagie*, et l'on achèvera hardiment ce qui reste du cercle métasyncritique. On mettra pour cela en usage les remèdes locaux, commençant par le plus doux, et finissant par le plus fort. Dans cette vue, on rasera la tête tantôt à contre poil, tantôt autrement jusqu'à à ce qu'elle rougisse et mettant le malade dans le bain, on lui frottera la tête avec du nitre en poudre. On emploiera ensuite *la paroptèse, qui est une manière d'échauffer une partie du corps* (1), et l'on choisira pour cela des braises dont la chaleur soit égale. Un autre jour on se servira de ventouses qu'on appliquera avec beaucoup de flamme, commençant par le dos et par la nuque, et finissant par la tête, et l'on fera en sorte que ces dernières tirent le plus qu'il se pourra.

(1) On chauffait fortement la partie en l'approchant d'une machine remplie de braise allumée.

Après cela, on viendra au *dropax, qui est une sorte d'emplâtre fort adhérente et qu'on arrache ou qu'on lève par force.* Cette emplâtre, qui est encore appelée *sympasma* par notre auteur, sera appliquée 1° aux jambes et ensuite au dos et à la poitrine, depuis la première vertèbre du col jusqu'au bas du dos. La raison pourquoi on s'attache à ces endroits, c'est qu'il y a communication, entre les nerfs de ses parties, et ceux des parties plus hautes. On appliquera enfin le dropax sur la tête, sur le devant du col, sur le menton, et sur les muscles des tempes ayant premièrement rasé ces parties et, afin que le reste du corps ne prenne pas du froid, pendant ces applications, on fera frotter et oindre les autres parties, et on oindra de même celles sur lesquelles le dropax aura été appliqué, après quoi on entrera dans le bain. »

« *Les parties de la tête ayant été relâchées, ramollies et ouvertes par ces remèdes*, on les entretiendra en cet état par l'*exercice de la voix*, par le fréquent *sinapisme*, et par les remèdes qui *font éternuer*. Et après s'être promené quelque temps, on se *gargarisera* avec de la moutarde détrempée dans de l'eau, ou l'on en *mâchera de la sèche*, ou du poivre avec du miel avant que d'entrer dans le bain. Sur quoi, il faut remarquer que la méthode n'a pas mis en usage le dernier de ces secours, dans le dessein de tirer simplement quelque flegme, mais afin que les parties du dedans de la bouche étant ouvertes, ou émues par ce remède, elles communiquent leur émotion au cerveau. Par la même raison, on peut prendre aussi du suc de blette noire, ou de pain de pourceau, la quantité d'une cuillerée, et ayant fait renverser la tête du malade, lui faire entrer de ce suc dans les quatre narines. De cette manière il se fait une décharge d'humeur, dont on se trouve soulagé, non parce que cette humeur est sortie, mais plutôt, comme on vient de le dire, parce que le mouvement des narines, ou l'irritation qui s'y fait se communique à la tête, et fait ouvrir ce qui était resserré. On met aussi au rang des remèdes ou des secours locaux, l'usage de quelques autres matières différentes de celles dont on a parlé, comme sont l'euphorbe et les compositions où cette drogue entre, l'ortarée, l'opobalsamum, l'aphronitrum, la myrrhe. On joint enfin à ces remèdes l'application de ces sortes d'onguents, qui ont la qualité de tirer de fort profond, et pour effacer pour ainsi dire les causes des maladies. »

« Cependant on se souviendra de ne pas passer d'un remède local à un autre, que le trouble que ce remède aura causé, ne soit calmé, et que les parties ne soient en état de supporter une seconde agitation semblable à la première. C'est pourquoi si nous voyons que le corps ait été fort fatigué après un premier remède de cette nature, cela marquera qu'il n'en faut employer qu'un seul dans chaque cercle. Mais dans les corps qui l'auront aisément supporté, on passera à un autre .sans hésiter ; d'ailleurs, on observera d'employer chacun de ces remèdes le jour qui suivra celui auquel on aura changé la matière de la nourriture, afin que l'abstinence qu'on fait ce jour-là rende le corps plus ouvert et plus disposé à se prévaloir des remèdes. On observera aussi que le dropax soit appliqué lorsqu'on se servira de la nourriture moyenne, et de la paroptèse, le sinapisme, et les sternutatoires, dans le temps qu'on se nourrit de volaille. Car alors le corps n'est ni trop affaibli par la drimyphagie, ou par les viandes salées qui ont précédé, ni trop rempli par l'usage d'une trop forte nourriture. On s'abstiendra donc de toute sorte de remèdes locaux dans le temps de la drimyphagie, tant seulement ; à moins que ce ne soit un remède fort léger, et que les forces ne soient bien entières. La raison pourquoi l'on doit cesser d'appliquer des remèdes locaux ou extérieurs dans le temps que l'on vient de marquer, c'est-à-dire pendant que l'on use des viandes salées et âcres, c'est que cette manière de se nourrir, que l'on appelle, comme il a été dit, Drimyphagie, émouvant assez le dedans, il n'est pas à propos d'émouvoir en même temps le dehors, de peur de causer une trop grande agitation dans tout le corps. »

« On peut encore joindre à tous les remèdes précédents le *cataclysme*, qui est une manière de laver la tête par une chute violente de quelque eau sur cette partie, et il faut que cette eau soit 1° chaude et ensuite froide. Après cela, on substitue à l'eau commune qu'on avait employée au commencement les *eaux minérales*, mais il ne faut pas qu'elles aient une odeur qui puisse incommoder. On peut aussi *nager*, mais il faut prendre garde que ce ne soit pas à ciel découvert, parce que la tête, qui est seulement exposée à l'air, se refroidit nécessairement pendant que le reste du corps qui est dans l'eau se réchauffe. »

« Enfin si le mal de tête ne cède pas à tous ces remèdes, et qu'il revienne par intervalles, le malade s'étant suffisamment fortifié par la bonne nourriture et par le repos, on en viendra à l'*ellébore;* et on prendra 1° des raiforts qui auront été piqués avec les fibres du même ellébore et qui auront ensuite infusé dans l'hydromel et l'on ajoutera un peu de vinaigre. Ce remède ayant suffisamment fait vomir, on emploiera les cuisiniers, et on se nourrira de toutes sortes de bonnes viandes, *afin que le corps qui aura été ouvert par le violent mouvement causé par les remèdes précédents et qui sera déchargé de la vieille chair dans laquelle le mal avait son siége, en reprenne une nouvelle ou reprenne la chair naturelle.* Si la maladie s'opiniâtre nonobstant tout ce qui a été fait, il faut revenir 2 ou 3 fois à l'ellébore, reprenant entre deux des forces pour supporter ce remède. On se servira aussi des *eaux minérales* et des *étuves sèches*, et l'on entreprendra quelque longue *navigation sur mer*, les navigations qui se font *sur les fleuves, dans les étangs ou dans les ports*, n'étant pas propres, parce que ces eaux remplissent la tête d'une vapeur qui s'élève de la terre; au lieu que les vapeurs de l'eau marine ouvrent insensiblement le corps et le dessèchent par leur salure, en sorte qu'il y arrive un grand changement. Il faut encore chercher des lieux où règnent des vents doux, ou des vents contraires à ceux qui ont accoutumée d'augmenter le mal de tête; et surtout avoir l'esprit libre, et ne s'occuper que des choses qui divertissent, particulièrement après le repas, parce qu'il n'y a rien qui remplisse la tête, comme la méditation ou le grand attachement de l'esprit sur quelque sujet (1). »

S'il a jamais existé une méthode diététique rigoureuse, c'est bien la règle circulaire de traitement adoptée par les Méthodistes pour la *métasyncrise* ou la *récorporation*. — En effet, cette pénible hygiène devait avoir la plus grande influence sur l'organisation et on ne comprend pas qu'il y ait eu de malades assez dociles pour s'y soumettre aveuglément. — Toutefois sans rien préjuger des succès de cette thérapeutique et en ne la considérant qu'au point de vue expérimental, ce que nous savons de la *méthode moderne d'entraînement des Jockeys de Course* permet de conclure par analogie et de croire que la *métasyncrise* devait être dans quelques circonstances très-utile aux malades. — En présence d'une pareille méthode de traitement, on comprend mieux que par un long discours la différence qui sépare les méthodistes des naturistes se déclarant les ministres de la nature croyant à ses efforts curatifs, aux sympathies, aux crises et à l'efficacité de la révulsion. — Cela explique bien la critique ardente que cette école faisait des doctrines d'Hippocrate en disant qu'elles n'étaient qu'*une méditation sur la mort*. — A côté de la thérapeutique des méthodistes, celle des naturistes pouvait en effet passer pour de l'inaction, mais entre l'une et l'autre il n'y a définitivement pas à hésiter, et l'histoire a jugé le procès en laissant le Méthodisme dans l'oubli.

(1) Daniel Leclerc. *Histoire de la médecine*, page 450.

SECTION III

Du méthodisme moderne.

Le Méthodisme ancien, tel qu'il a été inauguré par Asclépiades et son disciple Thémison, accordant toute activité aux solides du corps et supprimant l'être moral, ne paraît pas s'être soutenu longtemps dans l'opinion des médecins. — Écrasé par la critique de Galien, devenu l'autorité médicale de son époque et des siècles suivants, il ne survécut guère à Cœlius Aurelianus, qui fut un de ses plus célèbres représentants. S'il eut encore quelques disciples, ce fut dans l'ombre et aucun d'eux ne releva le drapeau de la doctrine de façon à l'opposer au galénisme officiel, qui était un mélange intelligent du Naturisme et de l'Humorisme.

Pendant quatorze siècles, il ne fut plus question du Méthodisme, mais tant de choses reparaissent sous de nouvelles formes et sous de nouveaux noms, qu'il n'y a pas lieu d'être surpris de voir revivre les idées de cette doctrine d'abord assez timidement dans les ouvrages de Prosper Alpin, né en 1553 à Marostica, dans la Vénétie, mort en 1616, professeur de botanique à l'Université de Padoue. On lui doit différents ouvrages sur la médecine des Egyptiens, et sur les plantes d'Egypte ; des prédictions sur la vie et la mort des malades et sur la médecine méthodique, qu'il pratiquait avec un mélange de galénisme et d'arabisme.

La manifestation fut un peu plus complète dans les théories de la *tension et du relâchement* des fibres de Baglivi ; — de l'*obstruction vasculaire* de Boerrhaave ; — du *spasme et de l'atonie* de Fr. Hoffman et de Cullen ; — de l'*excitabilité* et de l'incitabilité de Cullen ; — des *maladies Sthéniques et Asthéniques* de Brown ; — de l'*irritation* de Broussais — et de l'irritabilité *fonctionnelle, sécrétoire ou nutritive* de Virchow. — Sous toutes ces formes, c'est encore le Solidisme qui essaie de détruire l'harmonie qui résulte de l'ensemble des éléments de la nature humaine pour y substituer l'arbitraire d'un seul d'entre eux, comme si l'étude d'un élément pouvait être isolée des autres.

Pas plus que l'Humorisme, ou que toute autre doctrine ne considérant qu'un des éléments de l'organisation, le Solidisme et le Méthodisme ne rendent compte de toutes les particularités de la vie humaine ni des maladies qui l'affligent. — Naturisme, Pneumatisme, Animisme, Vitalisme, Organicisme, Cellularisme, etc., aucun de ces systèmes ne résiste à la critique d'un observateur instruit, et s'ils renferment une part de vérité, leur absolutisme les rend dangereux pour la science et ne peut conduire qu'à l'erreur. Quelle différence avec l'hippocratisme ou avec le galénisme qui ne sont que la réunion de ces différents systèmes, c'est-à dire qui ne sont que la doctrine personnelle et grandiose d'hommes n'ayant rien méconnu de ce qui constitue l'organisation humaine et qui, dans leur médecine, tenaient compte de la force naturelle ou nature qui dirige la matière, des solides en mouvement et des humeurs qui les lubréfient.

Quoi qu'il en soit, dans ce Méthodisme ou dans ce Solidisme moderne, comme on voudra, il y a des idées éminemment utiles qui n'ont que le tort de vouloir être prépondérantes, et je vais les faire connaître en parlant des hommes qui les représentent. Les plus célèbres sont : Fr. Hoffmann, Cullen, Tommasini, Rasori, Brown et Broussais.

CHAPITRE PREMIER

FRÉDÉRIC HOFFMANN

Frédéric Hoffmann, né en 1660 à Halle en Saxe, mort en 1742.

Elève de Wolgang à Iéna, où il fit des cours de chimie, il parcourut la Hollande et l'Angleterre, s'instruisant de tout ce qui intéressait la médecine, puis il revint à Halle, où il fut nommé professeur de médecine et médecin de Frédéric III, premier roi de Prusse. — On a de lui un grand nombre d'ouvrages, parmi lesquels il faut surtout citer son *système de médecine raisonnée*, livre consacré à l'observation attentive de l'homme malade et aux applications de l'anatomie, de la mécanique, de la physique et de la chimie à la médecine en dehors de toute fiction et hypothèse.

Quelques historiens de la médecine ont fait de Fr. Hoffmann un iatro-mécanicien parce qu'il tenait compte du mécanisme humain autant que tout médecin doit le faire s'il veut bien comprendre la physiologie. — C'est une erreur d'appréciation que détruit rapidement la lecture des œuvres de ce médecin, et qui ne s'explique que par l'insuffisance médicale de ceux qui écrivent l'histoire de nos doctrines. — Je comprendrais que l'on considérât Fr. Hoffmann comme un éclectique en raison de la part qu'il fait à la nature dans la production des crises (*pathologie générale*, Thérapeutique, section 1) et dans le mouvement des humeurs qu'il ne faut pas contrarier; en raison de ses idées chimiatriques et mécaniques, enfin, à cause de son dynamisme méthodique, mais qu'on en fasse un Iatro-mécanicien, c'est tout à fait impossible.

Fr. Hoffmann n'a pris à l'Iatro-mécanisme que ce qu'il convient d'y prendre pour ne pas fermer les yeux à l'évidence, mais ce n'est point par ce côté doctrinal qu'il se présente à l'histoire. Ce qui le caractérise, c'est son dynamisme qui commande à la mécanique des organes, c'est la *théorie du spasme* et de l'*atonie* des vaisseaux et ensuite de tous les autres tissus, théorie à laquelle, ainsi qu'on le verra dans un instant, il fait jouer un rôle si considérable dans la production des maladies. — Là est l'originalité de l'homme et le caractère philosophique de la doctrine qu'il représente.

C'est un Méthodiste. Toutefois, gêné sans doute par l'ensemble des éléments divers dont se compose la maladie, il ne donne pas à sa doctrine une netteté si grande qu'on puisse en trouver une formule accentuée. Son Méthodisme est un peu timide, et n'ose pas aller jusques aux dernières conséquences dans l'application. En effet, à part l'idée théorique générale de la nature spasmodique ou atonique des maladies que je rapporterai plus loin, cet auteur ne va pas au-delà, et il ne divise que bien timidement les maladies, d'après ce principe, en deux classes distinctes comme l'avait fait Thémison, dont il fait la critique (tom. 1, page 23), et comme devait le recommencer, peu après d'une façon si résolue, l'illustre Brown. — Hoffmann, jugé par les érudits qui, ne pratiquant pas la médecine, se trompent si souvent, n'est pas du tout l'Hoffmann que je retrouve dans le *Système de médecine raisonnée*.

Ce livre, très-remarquable, renferme la philosophie du corps humain, c'est-à-dire sa physiologie et son hygiène, — la pathologie générale, — la thérapeutique — et enfin la nosologie ou description de chaque maladie interne suivie de son traitement.

Après avoir passé en revue d'une façon aussi abrégée que suffisante les différents systèmes qui ont régné en médecine en donnant une sorte de préférence au mécanicisme enfanté par la découverte de la circulation du sang et des vaisseaux lymphatiques, Hoffmann étudie la vie et ses conditions d'exercice.

Sans vouloir remonter aux causes inconnues de la vie, et combattant résolument contre Stahl le rôle de l'âme raisonnable dans les opérations vitales, Hoffmann dit que la vie, c'est le mouvement, et que « la circulation du sang est la cause de la vie » (page 885). — Pour lui, l'âme est un esprit uni à une machine qui est le corps, formée de parties solides et fluides, dont les actes doivent être étudiés par le médecin.

Où l'on voit paraître le Méthodiste, c'est dans la nécessité du mouvement de diastole et de systole, ainsi que dans l'idée de *tension* et du *relâchement* des vaisseaux et des fibres admise par Hoffmann pour le mouvement du sang nécessaire à l'entretien de la vie. Mais, il n'y a encore là qu'un commencement de méthodisme, caractérisé par l'antagonisme des deux propriétés fondamentales des tissus formant sa dichatomie pathogénique. C'est principalement dans la partie de sa pathologie générale relative à la nature des maladies qu'Hoffmann se rapproche énormément du Méthodisme et qu'il doit être considéré comme un partisan de cette doctrine. Sa *théorie du spasme* et de l'*atonie* justifie cette opinion.

Toutefois si le Méthodisme de Fr. Hoffmann se rapproche du Méthodisme ancien par l'idée de constriction et de relâchement des tissus, ce qui me semble être le *strictum* et le *laxum* de Thémison, il s'en sépare considérablement par le mode d'appréciation du phénomène. Il y a même là une différence assez notable qui ne saurait passer inaperçue, et qui doit servir à consacrer la séparation des anciens et des nouveaux méthodiques. En effet tandis que l'École ancienne, inspirée de la philosophie atomique, considérait la maladie comme le résultat du relâchement ou du resserrement des pores pouvant troubler le mouvement régulier des atomes entraînés par la vie au sein des organes, dans le Méthodisme de Fr. Hoffmann et des médecins modernes il n'est plus question ni de porosité plus petite ou plus grande ni de modification de mouvement des atomes. Le resserrement et la contraction ainsi que le relâchement portent sur les vaisseaux ou sur les fibres, et constituent l'augmentation ou la diminution de la contractilité organique. Pour Fr. Hoffmann c'est le *spasme* et l'*atonie*. C'est un phénomène d'irritabilité, et tandis que le Méthodisme ancien procède de Leucippe et d'Épicure, le Méthodisme moderne dérive plutôt de Glisson et de Haller.

Au reste, pour que chacun puisse juger en connaissance de cause, je vais laisser parler Fr. Hoffmann lui-même, et l'on verra par ces extraits empruntés à la traduction de Bruhier que mon appréciation est rigoureusement exacte.

Dans le premier extrait, il sera question de la nature des maladies et des symptômes.

II. — « Quelques auteurs définissent la maladie, le changement de l'état naturel en un état contre nature. »

III. — On définit bien plus régulièrement la maladie, en disant que c'est une altération, et un dérangement notable de proportion, et d'ordre, dans les mouvements des solides, et des fluides, accélérés, ou retardés dans tout le corps, ou certaines parties, dérangement accompagné d'une lésion considérable des sécrétions, excrétions, et autres fonctions du corps, tendant à sa conservation, sa destruction, ou à la production d'une disposition à prendre d'autres maladies. »

IV. — Comme la santé consiste dans l'intégrité des fonctions du corps, et de l'âme, l'état de maladie consiste dans le dérangement, et la lésion des fonctions de ces deux substances. »

V. — Il ne faut pas regarder sur-le-champ comme une maladie toute lésion légère, et passagère des fonctions du corps. Il faut qu'elle soit stable, et qu'elle continue pendant quelque temps. »

VI. — Dans chaque maladie, il y a vice et dépravation, ou des fonctions vitales, telles que les forces, la pulsation des artères, la respiration, la circulation du sang, ou des fonctions animales, tels que l'exercice des sens, le mouvement arbitraire des parties, le sommeil, et la veille, la force, et la consistance de l'esprit; ou des fonctions naturelles, telles que l'appétit, la digestion, et l'expulsion des parties excrémenteuses par les gros intestins, la vessie, et les excrétoires de la peau. »

VII. — C'est par le degré de renversement, ou de dérangement de ces fonctions qu'on connaît le degré de force de la maladie, et de la cause qui la produit. »

VIII. — Comme la modération, la liberté, l'égalité de la circulation du sang, et des liqueurs, suite nécessaire d'une juste proportion entre la systole, et la diastole, *ou le relâchement, et la contraction des parties solides* qui poussent, et livrent passage aux fluides dans tout le corps, entretient la santé, et les excrétions dans la proportion requise, le dérèglement, l'embarras, l'irrégularité de la circulation du sang, et des liqueurs, causés par le dérangement de proportion entre la systole, et la diastole, c'est-à-dire la constitution ou le relâchement, ou de tous les solides du corps, ou de certaines parties seulement, à l'occasion de leur augmentation, ou diminution notable, cause un trouble dans les fonctions de la machine, et par conséquent une maladie. »

IX. — C'est donc le changement notable des mouvements des solides, et des fluides, ou leur défaut de proportion, soit qu'ils pêchent par augmentation, ou diminution, qui est la cause première, et essentielle des maladies, telle en un mot qu'elle est posée la maladie s'enfuit, comme son anéantissement entraîne sa destruction. »

Après avoir ainsi posé les bases de la maladie au point de vue général de la constriction et du relâchement des tissus qui trouble l'exercice des fonctions, Fr. Hoffmann continue en faisant connaître les lois des mouvements qui se font dans le corps humain et la manière dont ils produisent les maladies et les symptômes.

C'est l'objet de tout le chapitre III que je vais reproduire sauf quelques paragraphes peu importants, et on y verra là, toute entière, l'application de la doctrine pathogénique du *spasme* et de l'*atonie*.

I. — C'est la proportion des mouvements de notre machine, et leur tendance à la production des excrétions, qui entretient la vie, et la santé, et la maladie consiste dans le changement, l'embarras et l'inégalité de ces mouvements ; enfin telle est la nature des mouvements maladifs, qu'ils vont à la destruction de la machine, ou au recouvrement de la santé. Le médecin qui veut être sûr de ses démarches, soit qu'il ait pour but la préservation ou le rétablissement, ne peut donc se dispenser de connaître exactement la nature, les lois, les effets des mouvements qui règlent la vie et la santé.

II. — Comme les mouvements de l'univers sont soumis à des lois certaines et produisent des effets invariables, ceux qui se font dans l'homme, ou pour entretenir les fonctions dans l'ordre naturel, ou pour les troubler ou les déranger, ou préserver la machine d'une corruption présente et de la mort, ressortissent des lois immuables. »

Scholie. — La science des lois de l'hydraulique, de la statique, de la méchanique, et du mouvement des corps élastiques, répand un grand jour sur l'explication des phénomènes que présente notre corps, et la connaissance de son méchanisme. Car il ne faut pas douter que toutes ses opérations ne se fassent méchaniquement, c'est-à-dire que ses mouvements ne soient soumis à une certaine mesure et proportion. Il est bien vrai que la méchanique du corps animé est beaucoup plus parfaite que celle que l'homme, éclairé par les expériences, est en état de mettre en œuvre. Aussi le corps humain est-il l'ouvrage d'un être dont les connaissances sont sans bornes. Cette manière d'envisager le méchanisme du corps ne doit pas cependant nous empêcher de faire tous nos efforts pour rechercher, et même découvrir les lois de cette divine méchanique qui règle les corps animés, et des différents mouvements qui sont causes des changements auxquels notre corps est sujet. »

III. — On peut regarder comme la première loi que suivent les liqueurs de notre corps, que la liberté de leur mouvement progressif, et l'égalité de ce mouvement sont empêchés par *la contraction spasmodique des vaisseaux* qui portent ces liqueurs. » (1)

(1) Ainsi après avoir établi le rôle de la statique, de l'hydraulique et de la méchanique dans les phénomènes de l'organisation humaine, Fr. Hoffmann établit que la cause générale du mouvement, *la première loi* est la *contraction spasmodique des vaisseaux*. On verra plus loin tout le parti qu'il tire de cette loi dont les applications le conduisent à la théorie du *spasme* et de *l'atonie*. C'est là le point de départ et la question du mécanisme n'est que secondaire.

Scholie. — Cette inégalité, dans la circulation du sang, paraît consister en ce qu'il se porte en moindre quantité *aux parties attaquées de spasme et par conséquent contractées*, et qu'il se jette en plus grande abondance sur les autres vaisseaux où il a son passage libre, et surtout sur ceux du voisinage. Hippocrate connaissait parfaitement cette inégalité dans le mouvement progressif du sang, comme il paraît par le passage suivant : si le sang trouve des embarras dans son cours, et qu'il s'arrête dans quelque partie, et pénètre plus lentement dans une autre, son passage, devenant inégal dans certaines parties du corps, le devient pareillement dans la totalité (*a*). Car notre corps est une machine hydraulique composée d'un seul tuyau qui prend différents noms, suivant la différente manière dont ses diverses parties sont tissues ou arrangées, comme celui de glande, d'artère, de veine, de vaisseau lymphatique, de vaisseau excrétoire. S'il arrive donc que le mouvement progressif des liqueurs se trouve arrêté dans un endroit, il faut, de nécessité, qu'il devienne inégal dans un autre. »

IV. — Plus les *spasmes* qui resserrent les vaisseaux sont violents, plus ils s'étendent au loin, et plus encore les vaisseaux qu'ils affectent sont grands, plus le sang se transporte avec impétuosité, et s'amasse en quantité dans les parties voisines et éloignées. »

Scholie. — La vérité de ce théorème est établie sur cet axiome que les causes produisent toujours des effets proportionnés à leurs forces. Aussi un *spasme violent* pousse violemment le sang aux autres parties, en arrêtant puissamment la circulation dans celle qu'il occupe. Cette même vérité est établie sur les lois de l'hydraulique, suivant lesquelles les fluides, poussés par une force égale dans différens tuyaux, si l'on vient à en boucher quelques-uns, augmentent de vélocité dans ceux qui restent ouverts à proportion du nombre de ceux qui ont été bouchés. » (1)

V. — L'interception de la circulation dans quelque partie, et l'abord plus considérable du sang qu'elle cause dans un autre, produit différents symptômes, et symptômes assez graves. »

Scholie. — Il se fait des inflammations, quand des fluides épais sont poussés dans des canaux étroits, où ils s'arrêtent fixement; des écoulements de sang ou hémorrhagies, quand les vaisseaux, trop gonflés, viennent à se crever ; des tumeurs, quand le sang et les

(*a*) Prohibetur sanguinis cursus, atque alio quidem loco consistit, alio lentius penetrat, qua sane inæqualitate sanguinis transitus per corpus facta, omnigena inæqualitates per omne corpus contingunt. (Hipp., Lib. *De Flatis*, § 21.)

(1) C'est là un fait récemment remis en lumière par M. Marey et démontré par de nombreuses expériences. (*De la circulation du sang*, Paris, 1863.)

humeurs s'amassent en trop grande quantité dans la substance poreuse et vasculeuse des parties, et la violente distraction des membranes nerveuses qui cause cet amas produit des douleurs gravatives ; il arrive des catarrhes, fluxions, rhumatismes, si la stagnation du sang cause la séparation de ses parties aqueuses et séreuses ; enfin il se fait des abcès et des ulcérations, si le sang extravasé dans la substance des parties ne peut être résorbé, car il s'y change en pus, ou prend une nature salée, âcre, et corrosive. »

VI. — Suivant la différence des parties où le sang s'amasse après avoir été repoussé de quelque endroit par le *spasme*, il naît des effets différents, ou différentes maladies. »

Scholie. — La congestion et la stagnation considérables du sang dans la tête et ses vaisseaux causent le saignement de nez, la rupture des vaisseaux du plexus choroïde, l'apoplexie de sang, le trop grand gonflement des vaisseaux des méninges, l'apoplexie convulsive ou l'épilepsie. La séparation de la sérosité du sang suivie de son épanchement sur les nerfs de la moelle de l'épine, produit les hémiplégies ou les paralysies ; dans la substance corticale du cerveau ou dans ses ventricules, les affections soporeuses ; dans les environs des couches des nerfs optiques, la goutte serène ; dans les environs de la septième paire de nerfs, la surdité ; l'aphonie ou la perte de la parole, dans le voisinage de la neuvième paire. Son arrêt fixe dans les méninges cause la phrénésie ; il survient des songes pleins de terreur et des passions démoniaques et mélancoliques s'il a de la peine à circuler dans les vaisseaux du cerveau. »

VII. — Le trop grand amas du sang dans les poumons en *conséquence d'un spasme violent* cause l'hémoptysie, la pleurésie, la péripneumonie, l'asthme sanguin, la dyspnée, et l'orthopnée ; s'il aborde en trop grande quantité aux ventricules du cœur, et qu'il s'y arrête trop longtemps, il cause très-promptement d'extrêmes inquiétudes, et des défaillances, et devient une occasion prochaine de palpitations considérables, de production des polypes, et par conséquent de mort subite. »

VIII. — L'engorgement et l'amas du sang que les *spasmes* causent dans les vaisseaux du bas-ventre produisent quelquefois des épanchements de sang insolites et dangereux. »

Scholie. — En effet si la courbure gauche du colon vient à être trop resserrée, et fait remonter le sang avec impétuosité dans les vaisseaux courts du ventricule, leur rupture, qui se fait aisément, cause un vomissement de sang. Si la rupture se fait dans les intestins grêles, et surtout dans l'ileum, il s'en ensuit des déjections fétides et noires, ce qui s'appelle suivant Hippocrate la maladie noire.

Le trop grand resserrement des membranes des intestins faisant regorger le sang en trop grande quantité dans les vaisseaux hémorrhoïdaux, et les obligeant de s'ouvrir, il arrive une énorme hémorrhagie hémorroïdale. L'ouverture des artères émulgentes ou renales, cause le pissement de sang; la rupture des vaisseaux de l'utérus, des pertes du sang énormes, ou des avortements. »

IX. — *Lorsque les organes et vaisseaux excrétoires sont resserrés, et étranglés par le spasme*, les mouvements qui causent les excrétions devenant inverses, et prenant leur direction du dehors au-dedans, il se fait un transport des liqueurs superflues, et impures vers d'autres parties, au nombre desquelles sont les intérieures; ce qui n'arrive qu'au préjudice de l'économie animale.

Scholie. — Les vents du Nord qui se lèvent tout-à-coup *venant à resserrer, et étrangler les vaisseaux qui rampent sous la peau*, et les tuyaux excrétoires par lesquels il sort en forme de vapeur une liqueur très-subtile et insensible, elle reflue sur-le-champ, ou pour mieux dire, elle est repoussée vers la poitrine, et les parties glanduleuses de la tête et du gosier, et il se produit en même temps des enchifrenements, et de toux accompagnées de frissonnements des parties extérieures, et d'ardeur des parties extérieures. Les spasmes des intestins qui affligent continuellement les hypochondriaques, repoussent, et font reculer vers le ventricule la matière des excrétions de ce canal, et surtout les vents; mouvement inverse, qui y cause des gonflements considérables, et très incommodes, des inquiétudes, et des difficultés de respirer, des inflammations, et des renvois continuels. *L'étranglement que cause le spasme des canaux qui portent la bile aux intestins*, repousse cette liqueur dans la lymphe, et la masse du sang par les artères lymphatiques, et se répandant sur le visage et la peau, elle en gâte la couleur, et produit une cachexie. La suppression opiniâtre de l'urine, causée par un spasme violent, fait regorger vers les viscères du dedans cette liqueur abondante et salée, qui s'arrêtant dans la tête, cause facilement des affections soporeuses, la paralysie, les convulsions (1); dans les poumons, une difficulté de respirer, et même une hydropisie de poitrine. »

X. — *Un spasme violent* a tant de force qu'il repousse quel-

(1) Au temps de Hoffmann on connaissait donc bien les accidents de la résorption de l'urine. — Maintenant en 1872, on appelle cela de l'*urémie* ou de l'*ammoniémie*, mais ces mots nouveaux sont l'expression d'une théorie et non l'indication d'un fait nouveau. Le fait des accidents urineux vers le cerveau et vers les poumons est donc bien plus ancien qu'on ne pense généralement.

quefois, non sans préjudice du corps, vers les parties intérieures, de considérables tumeurs œdémateuses des parties inférieures. »

Scholie. — C'est ce que nous avons vu souvent arriver à l'occasion d'une grande et subite frayeur ou de l'application imprudente des fumigations, ou des astringents ; et ce qui a été subitement suivi d'une affection des poumons, sur qui la sérosité s'était jetée, affection dénotée par une respiration pénible et embarrassée, souvent avec un danger pressant de suffocation, un abattement notable des forces, et la petitesse et la faiblesse du pouls. »

XI. — Les *spasmes* font aussi que les excréments qui avaient été déposés à l'extérieur de la peau, sont repoussés vers la masse du sang et les parties nerveuses, au grand préjudice des malades. »

Scholie. — Il n'y a rien de plus pernicieux, ni de plus contraire à l'économie animale, et aux lois de ses mouvements, que le reflux dans le sang d'un excrément tenu et malin, qui a déjà été séparé de sa masse, et déposé dans la peau, comme celui de la gale, de la grosse vérole, du scorbut, de la teigne, de la petite vérole, de la rougeole, du pourpre ; ce qui toutefois a coutume d'arriver très-promptement, à l'occasion du froid pris faute de ménagement, de la frayeur, des purgatifs, ou des rafraîchissants trop forts parce que cette matière excrémenteuse, devenue encore de plus mauvais caractère qu'elle n'était, s'attache aux parties nerveuses, et cause des inflammations, des convulsions, des douleurs, des inquiétudes, des agitations involontaires et des défaillances, tous accidents mortels. Ce qui fait connaître évidemment combien il est dangereux de traiter négligemment les excrétions qui se font par la peau, et combien il est téméraire d'appliquer à l'extérieur des remèdes répulsifs. »

XII. — Les contractions spasmodiques n'empêchent pas seulement la circulation du sang, mais celle de la lymphe, qu'elles rendent de plus inégale. »

Scholie. — Les veines se ressentent plus que les autres vaisseaux de l'effet des *spasmes*, parce qu'elles ont moins de consistance. Aussi le sang a-t il de la peine à y passer dans ces circonstances, et les obstacles qu'il trouve à sa circulation, font-ils couler en plus grande quantité ses parties séreuses et plus fluides, dégagées des plus épaisses dans les vaisseaux lymphatiques qui, venant à se rompre à cause de leur trop grand gonflement, répandent dans les cavités une quantité considérable de sérosité. On voit aisément par cette observation d'où vient qu'on trouve dans les personnes mortes d'asthme convulsif une hydropisie de la poitrine ou même du péricarde, comme l'ouverture de ces sujets en fait foi. On trouve ordinairement une grande quantité de sérosités amassées dans le bas-ventre de ceux qui sont morts de douleurs cruelles des intestins, produites par une cause interne, ou par l'usage du poison. Les grandes douleurs et les convulsions violentes, pendant le travail de l'accouchement, sont assez ordinairement suivies de gonflements du bas-ventre après les couches. Nous avons vu plusieurs personnes attaquées d'enflures et d'abcès au mésentère, à l'occasion d'un émétique trop violent qu'elles avaient pris. Les remèdes mercuriels, surtout ceux qui sont armés de pointes salines, font répandre beaucoup de sérosités, ce qui n'arrive presque qu'à l'occasion des étranglements spasmodiques des veines et des vaisseaux lymphatiques qui, causant un trop grand relâchement des vaisseaux excrétoires, procurent une effusion abondante des sérosités. »

XIII. — Lorsque *le spasme est plus universel*, c'est-à-dire qu'il attaque tout le système des membranes et des nerfs, et surtout lorsqu'il resserre la surface du corps, c'est-à-dire la peau dont il est couvert et les petits vaisseaux dont elle est parsemée, le sang et les autres liqueurs sont repoussés de la circonférence au centre, ou des petits vaisseaux de l'habitude du corps au cœur qui est le principe du mouvement circulaire aux poumons et aux grands vaisseaux, ce qui est accompagné de frissonnement, de frisson, d'un affaissement de l'habitude du corps et du dégonflement des vaisseaux de la peau.

XIV. — Le sang repoussé par le *spasme* des parties extérieures vers le cœur et les grands vaisseaux, augmente et rend plus vive leur contraction, et la pulsation des artères ; par cette raison, le sang est fouetté avec plus d'impétuosité, et la célérité de son mouvement progressif augmente partout le corps, ce qui ne peut se faire sans une grande chaleur et ce qui continue jusqu'à ce que la rémission du spasme des parties extérieures et membraneuses laisse rentrer les mouvements désordonnés dans l'ordre naturel. »

Scholie. — Ces mouvements ordinaires de la nature, qui ont tant de force pour guérir, et détruire le corps, se nomment fébriles. Ils sont principalement *l'effet des spasmes* qui attaquent les parties nerveuses et extérieures, et repoussent en conséquence le sang, et les liqueurs vers les parties internes, et le cœur, qui est le principe de la vie, où ils commencent d'abord par causer des inquiétudes accompagnées d'un pouls petit et languissant; mais la nature prenant peu de temps après le dessus, le mouvement du cœur augmente, et devient plus fort, quelle que soit la cause de cette augmentation, et repousse le sang avec force et impétuosité vers les parties extérieures, où le relâchement survenu à leurs vaisseaux, rend la liberté à la circulation; de sorte qu'il s'ensuit une transpiration, et une sueur beaucoup plus abondantes. Ce mouvement réciproque de la circonférence au centre, et ensuite du centre à la circonférence, n'est point une découverte moderne. Nous devons à l'antiquité la plus reculée la justice de convenir qu'elle le connaissait. En effet ainsi que s'en explique Hippocrate dans son Traité des vents, § 3, lorsque le corps se trouve rempli d'aliments, l'air y entre aussi en grande quantité, à cause du long séjour qu'ils sont obligés d'y faire, leur grande quantité les empêchant d'en sortir. Or les gros intestins étant fermés, les vents se répandent partout le corps, et se roulant dans les parties pleines de sang, ils les refroidissent. Or les parties qui contiennent les sources du sang étant refroidies, le frisson attaque tout le corps. C'est pour cette raison que les fièvres sont précédées de frisson, et plus les vents se trouvent froids et en quantité plus le frisson est violent, et au contraire. Ces frissons sont accompagnés de tremblement du corps, qui arrivent de la manière suivante. Le sang craignant le frisson actuel, se glisse par tout le corps et se rassemble dans les parties les plus chaudes; car ce sont là les sauts qu'il fait; et le sang sautant des extrémités du corps vers les parties intérieures, les viscères et les chairs tremblent. Car il y a dans le corps des parties pleines de sang, et d'autres qui en sont dénuées. Ces dernières ne sont point en repos à cause du froid, mais elles sont secouées, parce que la chaleur les abandonne, et celles qui sont remplies de sang tremblent à cause de son abondance, et excitent des inflammations; car il n'est pas possible que la masse du sang demeure en repos, et plus bas il dit, c'est de cette manière que les fièvres se font. »

XV. — On remarque un mouvement de la circonférence au centre, et du centre à la circonférence, et par conséquent la fièvre, dans les grandes douleurs, et les affections spasmodiques qui sont ordinaires aux hypochondriaques. »

Scholie. — En effet, il n'y a point de douleurs violentes où il n'y ait refroidissement des extrémités, frissonnement, et *resserrement des pores de la peau*, suivis de l'augmentation du mouvement du cœur et d'une chaleur qui, emportant la convulsion, met fin aux douleurs. Et comme la nature de la terreur est la même, c'est-à-dire qu'elle resserre l'habitude du corps, et repousse le sang vers le centre, aussi se termine-t-elle par la chaleur de tout le corps, et enfin par la sueur. »

XVI. — Les *spasmes*, ou convulsions, ne sont point les seuls empêchements que le sang et les liqueurs trouvent à l'égalité de leur circulation ; l'*atonie*, et le *trop grand relâchement*, ou la *trop grande faiblesse*, à raison du retardement des fluides, qui en est inséparable, produit différentes inégalités dans la circulation, et différents dérangements des fonctions du corps animé. »

Scholie. — *L'affaiblissement, et la diminution de la force de contraction, et du ressort des fibres, des membranes et des vaisseaux*, dont les parties solides de notre corps sont tissues, retardent nécessairement le mouvement des liqueurs, et produisent par conséquent des stagnations dans les vaisseaux, qui deviennent des causes d'une infinité de maladies, de gonflement, d'engorgement, d'obstruction, et souvent même d'endurcissement, de squirrhe, et de putréfaction des viscères » (1).

Scholie. — Il n'y a pas de viscère où le sang circule plus difficilement que dans le foie, parce que les principaux vaisseaux qui y apportent le sang, sont des veines, et par conséquent destitués d'un ressort suffisant pour le faire avancer. Car il est certain par l'anatomie, que tout le sang qui se distribue à tout le canal intestinal, au ventricule, à l'épiploon, à la rate, au pancréas, est porté au foie par les rameaux de la veine-porte; et comme nous avons remarqué qu'il circule très-difficilement par ce viscère, il regorge aisément vers le tronc de cette veine, et celles qui l'ont apporté, surtout dans les personnes qui mènent une vie sédentaire. Il n'est donc point étonnant, vu la difficulté, et l'embarras de la circulation du sang par le foie, que le sang rétrograde vers les viscères d'où il vient, qu'il les engorge, qu'il les gonfle, et les dérange notablement dans l'exercice de leurs fonctions. Si le sang s'arrête en trop grande quantité dans le mésentère, il s'y forme aisément des abcès, et il arrive des fièvres lentes et mésentériques. Il arrive aussi très-souvent des vomissements de sang, et des déjections noires et fétides, à l'occasion de l'obstruction du foie, et de la rate. La même cause produit aussi fréquemment des écoulements immodérés de sang par les veines hémorrhoïdales, accident très-commun aux hydropiques et aux cachectiques. Et si le sang arrêté en trop grande quantité dans les interstices des membranes des intestins, leur cause trop de tension, les personnes sujettes aux hémorrhoïdes en ressentent quelquefois des douleurs très-aiguës. »

XIX. — La multitude, et les différents replis des vaisseaux de l'utérus, sont causes que le sang a de la peine à en sortir Il y arrive donc souvent des engorgements, qui causent, ou la suppression du flux menstruel, ou bien une perte immodérée de sang, ou d'une sérosité visqueuse et blanche. C'est aussi la raison pourquoi l'u-

(1) Pour la première fois nous voyons ici Fr. Hoffmann joindre à l'atonie des vaisseaux, celle des fibres et des membranes.

térus s'enfle souvent, qu'il en sort en abondance une sérosité fétide, qu'il se forme des hydropisies de l'ovaire, et des abcès, ou ulcères de l'utérus. »

XX. — La difficulté que le sang trouve à passer par les reins affectés d'*atonie*, produit le pissement de sang, des tumeurs, des inflammations, des exulcérations, et enfin des concrétions calculeuses de ces parties. »

XXI. — Le retardement de la circulation du sang dans les poumons, s'il est trop considérable, y produit des tubercules, des abcès, la difficulté de respirer, l'asthme, la péripneumonie, l'hémoptysie, et l'exulcération, et dans le cœur la palpitation, et de grandes inquiétudes. »

XXII. — Un trop grand embarras de la circulation du sang dans ses vaisseaux, contribue beaucoup à la génération des polypes. Car la stagnation du sang est cause que ses parties fluides se séparent très-aisément ; ce qui fait que les solides, et les plus épaisses s'accrochent avec le temps, et forment des concrétions tenaces. »

Scholie. — Les polypes qui se forment dans les grands vaisseaux font beaucoup d'obstacle à la liberté de la circulation du sang, et d'ordinaire ceux qui s'engendrent dans le cœur causent de fréquentes syncopes, des palpitations opiniâtres, et la mort subite (1). S'ils sont cantonnés dans les grands vaisseaux des poumons, ils causent l'asthme convulsif, l'hydropisie de poitrine, le catarrhe suffocant, ou des hémoptysies énormes; dans les sinus de la dure-mère, ils causent l'épilepsie, les affections apoplectiques et soporeuses, et les douleurs de tête opiniâtres ; dans les grands vaisseaux du bas-ventre des tumeurs œdémateuses, et l'hydropisie ; dans la matrice des pertes continuelles de sang ou de sérosités, ou une suppression parfaite du flux menstruel. C'est par une méchanique semblable que les jambes et les cuisses enflent aux femmes à la fin de leur grossesse. Le gonflement de l'utérus, causant une compression des vaisseaux iliaques, oblige le sang de s'y arrêter. Mais l'accouchement guérit cet accident. »

XXIII. — Le *trop grand relâchement*, et *l'atonie des glandes*, y attirant la sérosité, causent beaucoup d'excrétions contre nature, et même immodérées de cette liqueur. »

(1) Voici dans ce paragraphe toute l'indication des thromboses et embolies dont parle l'école médicale actuelle, celles du cœur amenant la mort subite, celles du poumon, l'hémoptysie, celles du cerveau l'apoplexie, celles des veines du ventre l'hydropisie des membres inférieurs, etc. Mon observation n'enlève rien au mérite des recherches récentes, mais il est peut-être utile de faire remarquer au profit de l'auteur dont j'analyse les œuvres que les faits dont la science contemporaine s'enorgueillit beaucoup lui étaient parfaitement connus et qu'elles étaient oubliées.

Scholie. — C'est en effet à cette cause qu'il faut rapporter les diarrhées, les écoulements abondants de sérosités par les narines, par la toux, les pertes immodérées d'urine, et de salive, d'une sérosité vicieuse, et même de la liqueur séminale dans les flueurs blanches, et la gonorrhée, tant bénigne que virulente. C'est aussi le trop grand relâchement des glandes des narines, et du gosier qui est cause que les tumeurs qui s'y forment dans la vérole, y causent des érosions déplorables, et la plus sale putréfaction. »

XXIV. — L'obstruction, et le gonflement des glandes dont le ressort est destiné à accélérer la circulation de la lymphe dans les vaisseaux institués pour la porter, cause dans leur voisinage une stagnation de cette liqueur, dont le séjour lui fait contracter un caractère âcre, et corrosif, qui produit des érosions, et des ulcérations des parties solides, des défluxions âcres, des rhumatismes, et des catarrhes. »

Scholie. — Une exacte et scrupuleuse observation nous a fait connaître que les maladies de la peau qui reconnaissent pour cause une lymphe âcre et corrosive, comme sont la gale, la lèpre, l'herpès, la teigne de la tête, les ulcères coulants de cette partie, les exulcérations dégoûtantes qui produisent la vérole et le scorbut, enfin les défluxions salées qui sortent par les yeux, viennent du gonflement des glandes du col, de la peau, ou de différentes parties, et que l'on voit souvent des tumeurs, ou des concrétions globuleuses, molles, mobiles, d'un plus ou d'un moins grand diamètre, quelquefois de la grosseur d'un œuf de pigeon, absolument indolentes, surtout dans la vérole, et la gale maligne ; et tant que ces tumeurs subsistent, on se flatte vainement d'avoir emporté la cause de ces maladies. »

XXV. — Plus les glandes obstruées sont considérables, plus la circulation de la lymphe trouve d'obstacles, et plus les exulcérations, les abcès, et les écoulements de cette liqueur sont considérables. »

Scholie. — Une preuve palpable de cette vérité est le gonflement des glandes inguinales et axillaires qui, venant à se gonfler dans la peste, la fièvre érysipelateuse, ou la vérole, causent souvent des abcès, ou des ulcères malins. L'hydropisie ascite, et l'enflure considérable du bas-ventre, est encore une suite de l'obstruction, ou du trop grand gonflement des glandes du mésentère. »

XXVI. — C'est encore une loi fixe et invariable de la nature, qu'un *spasme violent des membranes nerveuses* communique souvent ce mouvement déréglé à tout le système des nerfs et des membranes.

Scholie. — On voit une preuve manifeste de cette vérité dans l'opération des poisons, par exemple de l'arsenic blanc ou du mercure sublimé corrosif, qui sont à peine entrés dans le corps, qu'ils causent des douleurs cruelles du bas-ventre, une soif dévorante produite par le *resserrement convulsif des glandes de l'œsophage* et du gosier, le froid des extrémités, des sueurs froides, des inquiétudes insupportables, des agitations involontaires, des défaillances, des vomissements, des resserrements des parties voisines du cœur et des convulsions ; accidents produits par la violente contraction et le spasme des parties nerveuses, et la prompte communication de ce mouvement déréglé des fibres à tout le système des nerfs. Combien l'irritation seule et la piqûre des nerfs par les dents qui veulent sortir ne produisent-elles pas d'accidents fâcheux ? Ne sont-ce point des causes subites de fièvres, de veilles, de terreurs, d'épilepsies, d'inquiétudes, de resserrement du ventre, de tranchées, de dijestions vertes, de diarrhées, de vomissements, d'asthmes ? Est-il rien de plus commun que de voir les tranchées qui accompagnent la suppression du ventre, causer aux enfants des fièvres et des épilepsies funestes ? Nous avons observé, dans l'opération même du remède, que les purgatifs, pris sans précaution ou trop fréquemment, causent des vents, des enflures tympanitiques du ventre, la suppression d'urine, la soif, la fièvre, et des sueurs froides. Aucun praticien n'ignore que les douleurs violentes des intestins se terminent souvent en paralysie ou en relâchement des nerfs, que le trop grand froid des pieds cause la colique ; que la douleur de la pierre des reins cause des nausées et des vomissements, qu'elle concentre le pouls du côté attaqué et le rend petit, et qu'elle produit souvent une suppression totale d'urine, à cause de la communication de la convulsion de l'urethère malade à l'autre. Il n'est pas rare que le spasme soit si grand et si fort dans cette maladie, qu'il fasse remonter le testicule du côté malade, et même cause un resserrement à la cuisse. On voit souvent en pratique la stagnation du lait dans les mamelles, après l'accouchement, causer des fièvres et une suppression des vidanges. Mais on ne voit pas mieux *l'effet des mouvements spasmodiques*, et leur propagation par le moyen des nerfs, que dans les hystériques où, pour l'ordinaire, ces oscillations spasmodiques commencent ; dans les intestins, comme le prouvent le resserrement du ventre et l'aquosité de l'urine, d'où elles se communiquent au plexus mésentérique, ce qu'indique la douleur qu'elles ressentent à la première vertèbre des lombes, et de là s'étendent au ventricule, au diaphragme, aux poumons, au gosier et même à la tête, comme on le connaît clairement aux extrêmes inquiétudes des parties voisines du cœur, aux resserrements du diaphragme, à l'étranglement du gosier, à la syncope, à la difficulté de respirer augmentée jusqu'à la suffocation, au vertige, à l'éblouissement, à la migraine, et enfin aux épilepsies et aux suffocations qui arrivent quelquefois. Ces contractions et commotions violentes et spasmodiques des parties nerveuses reviennent souvent de la tête aux parties inférieures, par lesquelles elles avaient commencé, par les mêmes paires de nerfs qui les y avaient portées, et ordinairement ces retours sont accompagnés de symptômes plus violents et d'un grand épuisement des forces. Aussi avons-nous souvent remarqué qu'il venait de la tête d'extrêmes inquiétudes dans les parties voisines du cœur accompagnées de vomissements et de tranchées. »

XXVII. — Le *caractère et le génie des spasmes* sont d'affaiblir extrêmement les parties où ils poussent le sang et les liqueurs en grande quantité et avec beaucoup d'impétuosité. »

Scholie. — La trop grande quantité des liqueurs affaiblit extrêmement le ressort et la tension des fibres, de sorte qu'il leur est difficile de recouvrer leur vigueur originaire ; c'est par cette raison qu'elles sont toutes disposées à reprendre et retenir les liqueurs qui poussent les nouvelles convulsions qui peuvent survenir. La vessie en est un exemple. Quand elle a été trop tendue par l'urine longtemps gardée, l'*affaiblissement de son ressort* est cause qu'elle a plus de peine ensuite à la rendre. C'est à cette raison qu'il faut aussi avoir recours pour expliquer comment, dans plusieurs accès ou rechutes des maladies, les liqueurs que les convulsions repoussent se rejettent si promptement sur les parties qu'elles ont une fois occupées, et par les mêmes chemins et les mêmes passages. »

XXVIII. — C'est encore une loi de l'économie animale que les convulsions impriment une telle disposition aux parties qu'elles ont attaquées une ou deux fois, que la plus légère occasion leur fait reprendre les mêmes mouvements et contractions convulsives, comme si elles en avaient contracté une habitude. »

Scholie. — C'est par cette raison que toutes les maladies convulsives et celles qui sont sujettes à des retours, comme les accès des fièvres, d'épilepsie, de convulsions ou de douleurs vives, reviennent pour le plus léger sujet et à la moindre occasion, comme on le remarque surtout dans les hypochondriaques et les scorbutiques. »

XXIX. — C'est une loi constante de la nature que l'attaque que les *spasmes* donnent à quelque partie, n'est pas continuelle, et qu'ordinairement, leur violence souffre une rémission et même une intermission parfaite pendant quelque temps, lequel passé, ils reviennent souvent avec la même violence, ce qui produit des accès réglés et déterminés. »

Scholie. — C'est la nature et le caractère de toutes les maladies, tant aiguës que chroniques, qui reviennent par accès, retours et redoublements de ne point constamment attaquer le corps avec le même degré de violence, mais de se reposer et, pour ainsi dire, de faire une trêve de quelque temps. Cette proposition est même vraie des plus cruelles tranchées des intestins, des inquiétudes les plus insupportables, des vomissements ou des déjections les plus violentes que causent les forts purgatifs, les émétiques ou les poisons, qui ne tourmentent pas continuellement, mais qui ont leurs rémissions et leurs redoublements. »

XXX — Une des premières lois de la nature et des plus autorisées par les observations, c'est que les *spasmes affaiblissent et jettent dans l'atonie* les parties sur lesquelles ils se sont longtemps exercés. »

Scholie. — Il paraît que la cause de la faiblesse qui reste aux parties que *les spasmes ont trop longtemps fatiguées*, ne vient que de la forte agitation, du choc réciproque et de la contorsion des fibres, qui dissipe et fait exhaler les molécules les plus fluides du sang, et du suc nerveux, qui donnent aux parties la torsion et le ressort qui les rend propres à la vie. D'où il suit qu'elles restent dans un état d'affaiblissement, jusqu'à ce que, peu à peu et avec le temps, elles se soient remplies de nouveaux sucs spiritueux, et qu'elles s'en soient nourries. »

XXXI. — *La faiblesse et l'atonie que la violence des spasmes a laissées dans les parties*, servent à rendre raison de différents phénomènes pathologiques. »

Scholie. — Il est étonnant avec quelle facilité on explique beaucoup de phénomènes des plus difficiles, en partant de ce principe. C'est une remarque très-curieuse, que dans les accès des fièvres intermittentes, le pouls soit très-vif et très-vite, et la chaleur considérable, et que les jours d'intermission, le pouls soit faible et lent et les parties froides. Dans les affections spasmodiques qui attaquent les hypochondriaques, les goutteux et les hystériques, le pouls est très-dur, très-vite, avec inquiétudes et chaleur interne ; dans les rémissions de ces accès, le pouls est d'une lenteur et d'une faiblesse étonnantes. Dans les accès des fièvres et dans les vives douleurs, la peau est sèche, tendue, brûlante, serrée et desséchée de manière qu'elle ne laisse échapper aucune humidité : à la fin de l'accès, elle se relâche, elle s'enfle, devient molette et laisse échapper une sueur abondante avec un léger sentiment de froideur. Dans les convulsions, la chaleur de la fièvre et les douleurs, on rend une urine très-aqueuse et limpide, qui ne dépose aucun sédiment ; dans le déclin et après que les spasmes sont finis, le trop grand relâchement des canaux fait rendre une urine épaisse et chargée, qui lâche beaucoup de sédiment. Rien n'est plus commun que de voir succéder à une inflammation violente de quelque partie, inflammation accompagnée d'une douleur très-aiguë, une si grande faiblesse, une si grande atonie, lorsque la douleur est totalement passée, que le sang, s'y arrêtant faute d'y avoir son mouvement accéléré, y conçoit une putréfaction sphaculeuse. Dans toutes les douleurs violentes, il y a resserrement de la partie et la marque du ralentissement de la douleur est le gonflement de cette même partie. Les intestins et le ventricule souffrent les plus violentes contractions à l'occasion des poisons caustiques et, après leur opération ou après la mort, le gonflement des intestins fait aussi paraître le ventre fort gros. L'opération trop violente des émétiques ou des purgatifs cause ordinairement des vents, et l'atonie dans le ventricule et les intestins ; et ensuite la suppression du ventre à cause de l'affaiblissement du mouvement péristaltique. Il faut aussi revenir à notre théorème, pour expliquer la langueur et l'abattement qui succèdent à la fièvre et aux convulsions. On en voit encore une preuve dans la toux où la contraction spasmodique des glandes ne laisse passer qu'une matière très-déliée, au lieu que sur le déclin de cette maladie, le spasme diminuant, on crache beaucoup et d'humeurs visqueuses et mucilagineuses. »

XXXII. — Donc, *plus le spasme est violent*, et plus longtemps il travaille une partie, *plus grande est l'atonie*, et la faiblesse qui le suit. »

Scholie. — C'est pour cela qu'une inflammation profonde et violente est suivie du sphacèle ; et l'on voit que les mouvemenis épileptiques et l'asthme convulsif affaiblissent tellement le cerveau, et les nerfs que la paralysie, l'hémiplegie, ou l'apoplexie, que la mort suit promptement, en sont le dénouement. »

XXXIII. — Les parties, restant extrêmement affaiblies *après les accès et attaques des spasmes*, la stagnation ou l'arrêt des liqueurs qu'ils ont arrêtées les rend la matière et le foyer de nouveaux accès. »

Scholie. — Il arrive souvent dans les fièvres intermittentes que, quoique toute la matière fébrile soit réformée et dissipée, les accès ne laissent pas de revenir dans le temps accoutumé. C'est ce que j'explique ainsi. Je dis : chaque accès forme lui-même une matière qui devient la cause de celui qui doit le suivre, en produisant dans le sang, à raison de l'augmentation de chaleur qu'il lui donne et de l'accélération de sa circulation, une quantité d'impuretés excrémenteuses, salées et bilieuses, fruits de sa violente trituration, lesquelles s'arrêtent aisément dans les parties membraneuses que l'accès a fort affaiblies, et les excitent à recommencer leurs contractions convulsives. Les accès se reproduisent bien plus aisément dans les parties affaiblies s'il y a encore de la matière fébrile, ou qu'elle réside toujours dans les viscères du bas-ventre. C'est de la même manière que nous expliquons les rechutes en fait de fièvres ou d'autres maladies, et je ne vois rien de plus naturel si l'on n'a pas eu soin de fortifier les parties que la maladie a affaiblies et énervées, si l'on ne leur a pas rendu leur tension, et que l'on ait négligé d'évacuer la matière morbifique, que de voir la maladie recommencer. On voit clairement, par ce que je viens de dire, pourquoi l'écorce de quinquina et les autres médicaments légèrement astringents et fortifiants sont des remèdes si efficaces contre les accès des fièvres et les autres affections convulsives. »

XXXIV. — Dans la jeunesse et l'âge viril, et dans les corps vifs et robustes, le sang et les liqueurs font plus d'efforts vers les parties supérieures, et dans les vieillards, les infirmes et les sujets flasques, il se jette sur les inférieures. »

Scholie. — Aussi remarque-t-on que les hémorrhagies, par les narines et par les poumons dans le crachement de sang, sont très-communes dans la jeunesse, de manière que le saignement du nez est très-souvent la crise des fièvres ardentes. Et comme l'impétuosité avec laquelle le sang est lancé dans les poumons est une cause toute naturelle de la phthisie, on conçoit aisément qu'il n'y a point d'âge plus propre que la jeunesse à la produire. Mais la raison qui fait qu'à cet âge les humeurs se portent avec tant d'impétuosité vers les parties supérieures, est, sans contredit, la force, la tension et le grand ressort des fibres. Dans la vieillesse, au contraire, et l'état d'infirmité, les parties solides étant flasques et relâchées, et ayant moins de force, l'impétuosité du sang diminue du côté des parties supérieures et les humeurs vicieuses se portent plutôt vers les inférieures et, s'arrêtant dans les viscères, produisent des afflictions chroniques, la cachexie, l'hydropisie, le scorbut, la néphrétique, la colique, les hémorrhoïdes et les maux qui sont les suites de ceux dont nous venons de parler. Outre cela, les jeunes gens ont le ventre plus resserré et les vieillards l'ont plus lâche, parce que les premiers ont le suc nerveux en état de se distribuer librement de côté et d'autre, et de donner aux parties de la force et de la tension, conformément à l'institution de la nature. Les passions de l'âme sont aussi plus ou moins ennemies de certains âges, et l'agitation des liqueurs dans la jeunesse est une cause toute naturelle du préjudice que la colère cause en jetant les jeunes gens très aisément dans des hémorrhagies, même par le nez, des hémoptysies, des phthisies, des pleurésies, des fièvres ardentes, des douleurs de tête et des délires. Et comme dans un âge avancé les parties solides sont naturellement relâchées, on conçoit sans peine que la tristesse et les inquiétudes, ainsi que la terreur, sont très-nuisibles aux vieillards. Aussi remarque-t-on qu'elles leur causent de grandes affections chroniques, et même quelquefois une mort très-prompte. En effet, la tristesse a une force prodigieuse pour affaiblir et détruire le ton du ventricule et des intestins, ce qui dérange en une infinité de manières la digestion des aliments. les sécrétions et les excrétions. »

XXXV. — La répétition des actes, et l'habitude, imprime aux solides, et aux fluides un caractère et une disposition qui leur fait reprendre aisément les mouvements qu'ils ont une fois reçus. »

Scholie. — C'est ici une loi universelle de la nature, et qu'il ne faut jamais perdre de vue, parce qu'elle sert à l'explication de beaucoup de maladies, ou plutôt de mouvements maladifs, dont l'effet est de transporter impétueusement les liqueurs d'une partie dans une autre, qui reviennent dans des temps déterminés recommencer leur tragédie. Par exemple, a-t-on été une ou deux fois attaqué de colique, on est sujet à la reprendre. Ceux à qui les hémorrhoïdes fluent ordinairement vers le temps des équinoxes, lorsque ce temps approche, commencent à sentir les spasmes hémorrhoïdaux dans les lombes, le dos, l'os sacrum et le bas-ventre. On n'a point pris l'habitude de se faire saigner, ou scarifier dans certains temps de l'année, qu'au retour du même temps on ressent une pesanteur, et une tension dans les parties où le sang séjournait lorsqu'on a été obligé de se faire saigner, et même on tombe malade, si l'on néglige ce secours. Ceux qui se sont accoutumés à des exercices et des travaux pénibles, venant à se livrer imprudemment à un trop long repos, tombent aisément malades, et surtout de maladies qui attaquent les articulations ; et au contraire Hippocrate remarque que *si l'on passe subitement d'un grand repos à un grand travail, on sera beaucoup plus incommodé qu'on ne serait en passant de la bonne chère à une vie très-frugale, ou d'un grand travail à une vie oisive, et fainéante.* Hippocrate fait cependant cette réflexion : *il faut pourtant se reposer après le travail, et l'abstinence est nécessaire après la bonne chère, autrement tout le corps s'appesantit, et devient la proie des douleurs.* Le même auteur remarque encore *qu'un lit mollet, quand on est accoutumé à coucher durement, cause de la douleur, et que le changement d'un lit mollet en un dur fait aussi le même effet.* Ceux qui sont accoutumés à coucher l'hiver dans une chambre peu échauffée se trouvent mal de coucher dans un lieu bien échauffé. Quand on s'accoutume à manger, ou à s'éveiller à une heure déterminée, on sent de l'appétit, et l'on s'éveille au retour de la même heure. Quand on est dans l'habitude d'uriner à une certaine heure de la nuit, on se réveille pour le faire tous les jours à la même heure. On peut voir beaucoup de choses très-utiles dans le même goût dans le traité d'Hippocrate *de l'ancienne Médecine*, § 19, et dans celui *du régime dans les maladies aiguës*, § 15, 16. »

XXXVI. — Tous les mouvements qui dérangent les fonctions du corps animé sont nuisibles, et pernicieux en eux-mêmes, et de leur naturel; ils ne laissent pas cependant de produire souvent des effets salutaires, et de rendre la santé, en détruisant les causes des maladies. »

Scholie. — Tout ordre, et ce qui se conduit en conséquence étant bon de sa nature, et salutaire, soit en morale, soit en physique, il faut conclure nécessairement que ce qui est contraire à cet ordre, et ce qui le détruit, est mauvais de sa nature. Et comme les mouvements réglés, proportionnés, et soumis à un juste équilibre, qui entretiennent la vie et la santé, sont absolument salutaires et avantageux, il s'ensuit nécessairement que tous ceux qui s'éloignent de la proportion et de l'équilibre, qui par conséquent vicient et dérangent les fonctions, sont pernicieux par eux-mêmes, et de leur nature. Pourrait-on en effet s'imaginer que le retardement du mouvement circulaire des liqueurs, son affaiblissement, la suppression des excrétions, les stagnations du sang et de la sérosité, les engorgements des viscères, les obstructions, les putréfactions qui en sont les suites, et qui sont les principales causes des maladies chroniques, sont salutaires? On ne peut pas non plus dire absolument des mouvements accélérés et spasmodiques, qu'ils sont utiles au corps, et qu'ils les garantissent de la putréfaction et de la mort. Car il est notoire que la nature, et le caractère des spasmes, est d'arrêter les exercices, de resserrer la peau, organe de la plus salutaire importance, puisqu'elle est destinée à faire sortir sans cesse les parties usées du sang, et qu'ils repoussent les humeurs de la surface du corps et des extrémités aux parties internes et au cœur, au lieu que la conservation de la santé et de la vie, demande que les mouvements excrétoires soient libres, et que les liqueurs se portent du centre à la circonférence du corps. Une autre preuve que les spasmes sont essentiellement contraires à la vie, c'est que les symptômes qui causent la mort, sont produits par les spasmes, et pendant qu'ils durent. »

XXXVII. — Ce ne sont pas les mouvements spasmodiques, mais

les mouvements accélérés du sang, à l'occasion de l'augmentation de vitesse, et de force de la contraction du cœur et des artères, mouvements qui suivent souvent les spasmodiques, et dont la direction est du centre à la circonférence, mouvements en un mot connus sous le nom de fébriles, qui font souvent un effet salutaire, en ce qu'ils débarrassent le corps des causes morbifiques, et de leurs mauvais effets. »

Scholie. — On ne peut même dire de la fièvre bien que son effet soit souvent salutaire, qu'elle est de sa nature et essentiellement salutaire, ou qu'elle est un effort de la nature pour parvenir à la guérison, puisqu'en consommant les forces, comme il arrive souvent, surtout dans les maladies chroniques, elle rend de plus mauvaise condition les stagnations des humeurs, les corruptions, et les putréfactions des viscères. Aussi la fièvre cause-t-elle ordinairement, et même presque toujours la mort aux phthisiques, aux hydropiques, aux cachectiques, aux scorbutiques, aux vieillards, et aux tempéraments faibles. Ses efforts ne sont salutaires que lorsque les mouvements spasmodiques qui la produisent sont de nature à détruire la cause qui leur a donné l'être, c'est-à-dire, à évacuer le sang vicié par sa stagnation, à résoudre promptement les stases, et les stagnations qui seraient pernicieuses, et à dissoudre le sang qui pêche par sa quantité, et son épaisseur. »

XXXVIII. — Il est donc du devoir d'un médecin habile et prudent d'étudier le caractère des mouvements qui arrivent pendant les maladies, afin de les faire servir à la guérison du malade, en déterminant leurs efforts d'une manière avantageuse. »

Scholie. — Tout le fin de l'art consiste donc à savoir distinguer les mouvements maladifs, pernicieux, de ceux qui sont salutaires et avantageux au corps, afin de déraciner promptement les causes des premiers, et d'aider les autres par les moins connus des grands maîtres de l'art. Or, c'est à quoi l'on ne peut réussir sans savoir exactement les lois et les effets de la nature, les différentes causes qui entretiennent les mouvements morbifiques, enfin la nature et la constitution particulière des malades. Celui qui sera parfaitement au fait de toutes ces choses, sera, à mon avis, un excellent médecin (1). »

Comme on peut le voir par ce long et intéressant extrait de Frédéric Hoffmann qui donne une idée parfaite du genre d'esprit et du talent d'observation de l'auteur, sa pathogénie est essentiellement

(1) Fr. Hoffmann, *La Médecine raisonnée*, traduite par Bruhier, Paris, 1751, t. III, p. 140 et suivantes.

méthodiste. *Spasme et atonie des tissus :* telle est l'origine de toutes nos maladies : fièvres, maladies du cerveau, des poumons, des glandes, etc., tout dérive de ce désordre des mouvements dirigés par la nature, et après lequel se produisent les phénomènes hydrauliques et mécaniques ou chimiques secondaires. Il n'y a ici rien d'atomique ni d'endosmotique comme dans le méthodisme d'Asclépiades et Thémison. C'est un pur résultat de l'irritabilité organique.

Après avoir ainsi déterminé la nature des maladies, Frédéric Hoffmann s'occupe *de leurs causes et des mouvements maladifs*, de façon à dire quelle est l'action des poisons et ferments pestilentiels, des stases du sang ou des autres liqueurs dans leurs vaisseaux, des crudités acides ou acrimonies. de la suppression, des excrétions, etc., du *mode d'action de ces causes* (page 51), et de la différence qu'elles peuvent produire dans la forme et dans le traitement des maladies (p. 74), et il entre à ce sujet dans les détails les plus intéressants et les plus complets sur les ferments morbifiques devenant des agents de contagion et reproduisant tout ce que nous appelons aujourd'hui des maladies endémiques, épidémiques, miasmatiques et virulentes. Toute cette étiologie, qui est renfermée dans la matière de deux petits volumes, est remplie de faits extrêmement curieux qu'on lit avec un très-grand plaisir.

La *thérapeutique générale* suit immédiatement l'étiologie Sous le titre : *Des vrais moyens de garantir le corps des atteintes des maladies*, c'est l'hygiène la mieux entendue qu'un médecin puisse trouver, et de plus elle est réunie à cette médecine prudente que les hommes véritablement instruits finissent toujours par adopter (1). Un critique y pourrait trouver à reprendre au point de vue de nos idées modernes, mais pour mon compte, comme, dans cette histoire des doctrines médicales, je ne cherche pas à faire briller le présent au détriment du passé, ni à me faire valoir aux dépens des maîtres, je juge les choses en médecin et non en critique ou en érudit. Au point de vue médical, toute cette partie du livre de Frédéric Hoffmann est de la vraie et bonne pathologie générale.

La fin de *la Médecine raisonnée*, environ quatre volumes, est consacrée à la thérapeutique, faite d'après les indications tirées du diagnostic et des mouvements maladifs du corps. Partant de cette idée physiologique que l'intégrité du mouvement circulaire est la cause prochaine de la santé, et que la lésion de ce mouvement produit les maladies, le méthodiste reparaît, Hoffmann admet que ce mouvement peut être dérangé de quatre manières : 1° par un état

(1) *Loc. cit.*, chap. IX, tom. V, p. 329.

spasmodique universel; 2° par un état spasmodique partiel; 3° par des mouvements convulsifs et 4° par l'atonie. Cela fait autant de classes de maladies.

La *première classe* produite par un état spasmodique universel, renferme toutes les fièvres, les hémorrhagies critiques et symptomatiques, toutes les maladies inflammatoires, les catarrhes, les diarrhées séreuses, la salivation mercurielle, les rechutes dans les maladies, la rétrocession des exanthèmes et les accidents de suppression des hémorrhagies.

La *seconde classe* renferme celles que produit un spasme particulier. Elle comprend la douleur de tête et autres parties, les effets nuisibles du spasme des vaisseaux excrétoires de la peau, du canal intestinal, des canaux biliaires et urinaires, du gosier, de la trachée du larynx, du cerveau et de la moelle.

La *troisième classe* comprend les convulsions universelles, les convulsions des membres, l'asthme, le hoquet, l'éternument, le vomissement, le choléra, la diarrhée, les rots, l'avortement et l'accouchement.

La *quatrième classe* comprend les effets de l'atonie, tels que la syncope, la défaillance, la goutte sereine, le vertige, la surdité, l'aphonie, le catarrhe suffoquant, l'incontinence d'urine, et enfin toutes les maladies que l'atonie produit dans les poumons, le foie, la rate, l'utérus, les reins, la vessie, les vésicules séminales.

Tout cela est exposé à un point de vue général et sans que l'auteur précise beaucoup sa pensée, puis comme il n'est pas exclusif, il aborde des sujets moins délicats, qui sont : — l'*altération des fluides déterminée par la mauvaise disposition des solides;* — les *effets de la faiblesse originelle ou accidentelle*, sur la production des *maladies;* — l'*étude du pouls*, où se retrouve un peu d'iatro-mécanisme; — le *pronostic d'après la saignée ou l'inspection des urines*;— les *crises et les jours critiques*, qui sont un reflet du naturisme d'Hippocrate; — enfin la thérapeutique comprenant la *vertu des médicaments*, les *quatre principaux genres de médicaments* appelés *évacuants*, *fortifiants*, *sédatifs* et *spécifiques*, la *saignée*, les *bains*, etc.

Au point de vue des doctrines, il y a de tout dans Hoffmann; et pour quelques médecins, il est plus facile de dire ce qu'il n'est pas que ce qu'il est. On peut le considérer comme étant naturiste par ce qu'il dit de la nature médicatrice et de la terminaison naturelle des maladies (tom. VIII, page 107); anatomiste, par son enthousiasme pour les découvertes anatomiques de son temps, auxquelles il emprunte sa définition de la vie; chimiâtre et mécanicien par ses idées physiques et chimiques appliquées à la médecine; enfin, méthodiste par ses idées sur le spasme et sur l'atonie, dont la présence détermine les maladies sans les constituer. En effet, comme je l'ai montré à l'occasion du texte de sa pathogénie, on voit que le côté original de cet écrivain est tout entier dans le principe dichotomique de l'irritabilité des tissus créant leur *état spasmodique ou atonique*. Il n'y a qu'une chose qu'il ne soit pas, c'est animiste. Sur ce point, il est aussi net qu'il soit possible de l'être sans mauvaise humeur et avec toute la déférence d'un esprit cultivé pour le principe de la vie morale auquel il doit sa supériorité sur les bêtes.

S'il me fallait dire ce qu'a été Hoffmann en dehors du méthodisme, j'en ferais volontiers un éclectique, mais je m'aperçois que ce serait alors la conclusion à porter sur tous les hommes de notre temps dont on se hâte légèrement de caractériser les tendances doctrinales par un mot; reste à savoir si ce mot est bien juste et s'il ne sert pas à calomnier un individu en le plaçant dans une opinion systématique qu'il voudrait être libre de répudier.

Chez les anciens, les systèmes de médecine étaient plus absolus et plus bornés que de notre temps, aujourd'hui tous se fondent plus ou moins dans un vaste éclectisme, motivé par l'étendue des connaissances anatomiques, physiologiques, chimiques et mécaniques. On y trouve une prédominance d'idées naturistes, organiciennes, méthodistes et empiriques, mais il n'y a plus de place pour les doctrines absolues, systématiques, telles qu'on ne les rencontre qu'aux temps reculés de l'enfance des peuples.

CHAPITRE II

CULLEN

Guillaume Cullen, né le 11 décembre 1712 et mort en 1790, eut à compter au début de sa carrière avec les nécessités de la vie et malgré tout son mérite, sans la protection du duc d'Argyle et du duc d'Hamilton, il ne serait peut-être jamais parvenu à l'emporter sur les médiocrités qui s'imposent par l'intrigue et par la camaraderie.

Il fut successivement professeur de chimie et de médecine à Glascow, puis professeur de chimie, de matière médicale et enfin de médecine théorique et pratique à Édimbourg.

Sa réputation fut immense et méritée. Lorsqu'il parut, sous le règne des doctrines mécaniques et humorales de Boerrhaave, qu'il devait combattre, il se fit le promoteur d'un système qui n'avait de nouveau que la forme et qui rappelait d'une façon indirecte le méthodisme ancien. Tenant compte des travaux de Haller sur l'irritabilité et à l'instar de Willis, de Baglivi et de Frédéric Hoffmann de l'action du système nerveux sur l'organisme et sur la détermination des maladies, il promulgua cette fameuse théorie des fièvres, basée sur l'existence du *spasme* et de l'*atonie*. C'était la reproduction des idées de Frédéric Hoffmann, modifiées par l'addition de quelques faits nouveaux et généralisées à une plus grande partie de la pathologie.

Pour lui, la plupart des maladies, et non pas toutes les maladies, comme on le dit trop souvent par erreur, en exagérant la pensée de Cullen, étaient le résultat d'une affection du système nerveux, agissant sur les puissances motrices, mais il admettait également des causes mécaniques et humorales puisque pour lui (tom. I, page 376), il admettait que la petite vérole, la rougeole, la scarlatine dépendaient d'un ferment transmissible par contagion et infectant les fluides de l'économie. Le système de Cullen n'avait donc rien d'absolu, comme le disent ces historiens de la médecine qui ne sont que des érudits et qui ne connaissent pas assez la science médicale pour juger les hommes dont ils parlent. Il n'excluait pas plus les altérations des solides que celles des liquides (1), et il faut le savoir pour ne pas attribuer à cet auteur des opinions autres que celles qu'il a défendues et pour ne pas en faire un fondateur du *solidisme vital* ou un véritable méthodiste. Entraîné par l'étude de certains phénomènes de la fièvre, il attribua les pyrexies continues ou intermittentes, les pyrexies inflammatoires et un peu les hémorrhagies à un état particulier de *spasme* et d'*atonie* du cœur ou des petits vaisseaux, se succédant plus ou moins vite, se localisant sur un point ou sur l'autre, et c'est en combinant la succession de ces deux états différents qu'il a donné la remarquable théorie des fièvres dont je vais parler. On peut ne pas adopter ses opinions, mais il est impossible de ne pas y reconnaître un observateur de premier ordre; sauf ce que l'on pourrait y ajouter en anatomie pathologique, tout ce qui regarde l'étude des causes des symptômes et du traitement ne laisse rien à désirer pour un médecin de notre temps. C'est un chapitre qui n'a pas vieilli, et pour en donner une idée je vais reproduire tout ce qui est relatif à la *théorie du spasme* et de l'*atonie*. C'est, à mon sens, le meilleur moyen d'instruire mon lecteur et de le

(1) Voir Cullen, proposition, n° 50.

mettre en situation d'apprécier l'importance du système et celle de ma critique. Voici ce que dit Cullen à l'occasion de la cause prochaine de la fièvre. (Tom. I, page 15.) C'est, comme on le verra, quelque chose d'analogue à ce que Marey a démontré sur le resserrement et la dilatation des capillaires, donnant lieu à l'accélération des mouvements du cœur. Seulement de nos jours, M. Marey explique le phénomène par les lois de la mécanique, matière complètement ignorée de Cullen, qui ne veut voir dans la fièvre que spasme et atonie du cœur et des petits vaisseaux. Qui a raison de M. Marey ou de Cullen? Tous les deux peut-être, car en acceptant que le relâchement, c'est-à-dire l'atonie ou paralysie momentanée du système capillaire, oblige le cœur à se contracter plus souvent pour maintenir la circulation, cette accélération ou ce spasme, dirait Cullen, n'a rien de mécanique, c'est un instinct de la nature du cœur et un fait vital de premier ordre. En tout cas voici la théorie de Cullen :

33. — La cause prochaine de la fièvre semble avoir échappé jusqu'à présent aux recherches des médecins. Je ne prétends pas la déterminer de manière à ne laisser aucune difficulté; mais je ferai mes efforts pour approcher du but; j'espère qu'ils pourront être de quelque utilité pour diriger le médecin praticien dans le traitement de cette maladie, et en même temps pour éviter plusieurs erreurs, qui jusqu'ici ont généralement été adoptées sur ce sujet. »

39. — Les médecins ont pendant longtemps pensé que la force augmentée du cœur et des artères, qui a lieu pendant l'accès de chaud des fièvres, devait être considérée comme l'effet des efforts que fait la nature pour opérer la guérison; et je suis disposé à assurer qu'une partie de l'accès de froid peut être attribuée à ces mêmes efforts. J'en juge ainsi, parce que cet accès paraît être un moyen universel de produire la chaleur, et que le froid, appliqué extérieurement, produit souvent des effets semblables : j'adopte cette opinion avec d'autant plus de confiance, qu'il semble que l'accès de chaud accélère plus ou moins la fin du paroxysme, et qu'il produit une solution plus complète et une intermission plus longue, en proportion du degré de tremblement qui a paru pendant l'accès du froid. »

40. — Il faut particulièrement observer que, pendant l'accès de froid, il paraît qu'un spasme général affecte les extrémités des artères, et spécialement celles de la surface du corps; ce qui semble évident par la suppression de toutes les excrétions, et par la diminution du volume des parties externes : cela pourrait s'attribuer, en partie, à la faiblesse de l'action du cœur à pousser le sang dans

l'extrémité des petits vaisseaux. Cependant, comme ces symptômes continuent souvent lorsque l'action du cœur est rétablie, on est fondé à croire que la constriction spasmodique a lieu, qu'elle subsiste quelque temps, et qu'elle entretient l'accès de chaud; car cet accès cesse dès que la sueur coule, et que les autres excrétions se rétablissent; ce qui annonce le relâchement des vaisseaux qui étaient avant dans un état de constriction.» (Voyez Hoffmann, *Méd. rat. systém.* Tom. IV, p. 1, sect. I, chap. I, art. 4.)

41. — D'après ceci, l'idée qu'on peut se former de la fièvre, est qu'elle consiste dans un spasme de l'extrémité des petits vaisseaux, produit par une cause quelconque, qui irrite le cœur et les artères, et que cette irritation continue jusqu'à ce que le spasme soit diminué ou détruit. Il y a beaucoup de symptômes qui viennent à l'appui de cette opinion, et l'on ne peut guère douter qu'il existe un spasme qui irrite le cœur, et doit par conséquent être considéré comme constituant la partie principale de la cause prochaine de la fièvre. Néanmoins il restera toujours une question à déterminer, savoir quelle est la cause de ce spasme? est-il directement produit par les causes éloignées de la fièvre, ou n'est-il qu'une partie de l'action de la nature, qui tâche d'opérer la guérison? »

42. — Je suis disposé à embrasser la dernière opinion, par les raisons suivantes. Premièrement, quoiqu'il soit certain que la faiblesse est la cause de la fièvre, on ne voit pas facilement de quelle manière la faiblesse produit le spasme, ni comment elle augmente l'action du cœur et des artères, qui semble être l'effet de ce spasme. Secondement, dans tous les cas où la nature fait un effort pour guérir, cet effort commence presque toujours par un accès de froid et par le spasme des vaisseaux capillaires. » (Voyez Gaub. Path. Médecin, art. 750.)

43. — On doit donc présumer que cet accès de froid et ce spasme qui surviennent au commencement de la fièvre, sont une partie des efforts que fait la nature pour opérer la guérison; mais en même temps il me paraît probable que, durant tout le cours de la fièvre, l'atonie subsiste dans les petits vaisseaux, et que le spasme ne peut diminuer que quand le ton et l'action de ces vaisseaux se rétablissent. »

44. — Ceci peut être difficile à expliquer; mais je pense qu'on peut l'admettre comme un fait, en considérant les symptômes qui ont lieu, tels sont l'anorexie, la nausée et le vomissement. »

« Il est assez constant, d'après un grand nombre de circonstances, qu'il y a une sympathie entre l'estomac et la surface du corps; et dans tous les cas où il y a sympathie entre des parties éloignées, il est à présumer qu'elle est due à la connexion du système nerveux, et que la sympathie qui se manifeste contre les fibres sensitives et motrices de deux parties, est telle que, quand un certain état domine dans l'une, il se communique bientôt à l'autre. »

« A l'égard de l'estomac et de la surface du corps, leur sympathie se manifeste particulièrement par la connexion que l'on observe entre l'état de la transpiration insensible et l'appétit des personnes qui jouissent de la meilleure santé. Or, si l'on peut présumer que l'appétit dépend du ton des fibres musculaires de l'estomac, il s'ensuivra que la connexion qui existe entre l'appétit et la transpiration insensible, est due à la sympathie des fibres musculaires de l'estomac avec celles des petits vaisseaux de la surface du corps, ou de l'organe de la transpiration. »

« Une autre preuve de la connexion qui existe entre l'appétit et la transpiration, et même des circonstances dont dépend cette connexion, c'est que l'action du froid sur la surface du corps est toujours un puissant moyen d'exciter l'appétit, lorsqu'il n'arrête pas la transpiration, mais qu'il agit comme stimulant à son égard. »

« Après avoir ainsi démontré la connexion ou la sympathie qui existe entre des parties éloignées, nous concluons que l'anorexie, la nausée et le vomissement dépendent évidemment, dans beaucoup de cas, d'un état de faiblesse ou de la perte de ton des fibres musculaires de l'estomac : l'on peut, en conséquence, présumer que, dans le commencement de la fièvre, ces symptômes sont dus à l'atonie des fibres musculaires des petits vaisseaux de la surface du corps, qui se communique aux fibres musculaires de l'estomac. »

« Une observation de Sydenham paraît particulièrement prouver que la faiblesse de l'estomac, qui produit le vomissement dans le commencement des fièvres, dépend réellement de l'atonie des petits vaisseaux de la surface du corps. Dans l'attaque de la peste, il survient un vomissement, qui empêche qu'aucun médicament ne reste dans l'estomac; et Sydenham rapporte que, dans ce cas, il ne peut faire cesser ce vomissement qu'en appliquant à l'extérieur des moyens capables d'exciter la sueur, c'est-à-dire, de ranimer l'action des vaisseaux de la surface du corps. »

« Cette même sympathie, qui existe entre l'état de l'estomac et celui des petits vaisseaux de la surface du corps, est encore évidente par le vomissement qui survient si fréquemment pendant l'accès de froid des fièvres, cesse communément aux approches de la chaleur, et toujours dès qu'il y a apparence de sueur (14). Il est très-probable que le vomissement qui s'observe dans l'accès de froid des fièvres, est un moyen que la nature emploie pour rétablir la détermination des humeurs vers la surface du corps. Il y a encore une circonstance qui vient à l'appui de ce que je viens d'avancer, et qui en même temps démontre la connexion générale qui existe entre l'estomac et la surface du corps, c'est que les émétiques qui sont introduits dans ce viscère, et qui y exercent leur action pendant l'accès du froid, font communément cesser ce dernier, et accélèrent celui de chaud. »

« Une autre preuve de cette même connexion, c'est que l'eau froide, introduite dans l'estomac, produit une augmentation de chaleur sur la surface du corps, et est très-souvent un moyen convenable et efficace de déterminer la sueur. »

« D'après tout ce que nous venons de dire sur ce sujet, je pense qu'il est assez probable que l'anorexie, la nausée et le vomissement dépendent de l'atonie des petits vaisseaux de la surface du corps et en sont une preuve; en conséquence, cette atonie, que l'on doit maintenant regarder comme un fait, peut être considérée comme la circonstance principale qui constitue la cause prochaine de la fièvre. »

45. — Nous supposons que cette atonie dépend de la diminution de l'énergie du cerveau, et nous concluons que cette diminution a lieu dans les fièvres, non-seulement d'après la faiblesse, dont nous avons parlé plus haut (35), qui domine dans un si grand nombre des fonctions de l'économie animale, mais principalement d'après les symptômes particuliers au cerveau même. Le délire est un symptôme fréquent de la fièvre; et comme la physiologie et la pathologie nous apprennent que ce symptôme dépend communément de quelque inégalité dans l'action du cerveau ou de l'organe intellectuel, nous en concluons que le délire dénote dans la fièvre une diminution de l'énergie du cerveau. Il est vrai qu'il semble dépendre souvent de l'augmentation de la circulation du sang dans les vaisseaux de ce viscère, et qu'en conséquence il accompagne la frénésie. Il paraît encore fréquemment dans l'accès de chaud des fièvres, avec le mal de tête et le battement des artères temporales; mais comme la force avec laquelle le sang se porte dans les vaisseaux de la tête est souvent considérablement augmentée par l'exercice, la chaleur externe, les passions, et d'autres causes, sans produire aucun délire; en supposant que la même force excite le délire, dans le cas de fièvre, on ne peut en rendre raison, qu'en admettant qu'il y a alors quelque cause qui diminue l'énergie du cerveau, et empêche la libre communication entre les parties d'où dépend l'exercice des fonctions intellectuelles. Je suppose aussi, d'après le même principe, qu'il y a une autre espèce de délire, qui dépend plus parfaitement de la di-

minution de l'énergie du cerveau, et qui, par conséquent, peut survenir lorsque la force de la circulation du sang n'est pas augmentée, plus que de coutume, dans les vaisseaux du cerveau : tel paraît être le délire qui survient au commencement de l'accès de froid des fièvres, ou dans l'accès de chaud de celles qui s'annoncent par des marques très-évidentes de faiblesse dans tout le système. »

46. — D'après tout ce que je viens de dire, notre doctrine des fièvres se réduit évidemment aux principes suivants. Les causes éloignées (36) sont certaines puissances sédatives appliquées au système nerveux, qui diminuent l'énergie du cerveau, produisent, en conséquence, la faiblesse dans toutes les fonctions, et particulièrement dans l'action des petits vaisseaux de la surface (43, 44). Cependant, telle est en même temps la nature de l'économie animale, que cette faiblesse devient un stimulant indirect pour le système sanguin : ce stimulant, à l'aide de l'accès de froid, et du spasme qui l'accompagne (39, 40), augmente l'action du cœur et des grosses artères (40), et subsiste ainsi (41) jusqu'à ce qu'il ait pu rétablir l'énergie du cerveau, communiquer cette énergie aux petits vaisseaux, ranimer leur action, et surtout détruire, par ce moyen, leur spasme ; ce dernier étant dissipé, la sueur et tous les autres signes du relâchement des conduits excréteurs se manifestent. »

47. — Cette doctrine servira, à ce que je crois, à expliquer non-seulement la nature de la fièvre en général, mais même ses variétés. Néanmoins, avant que d'aller plus loin, il convient d'indiquer les opinions, ou plutôt, suivant ma manière de voir, les erreurs qui ont été jusqu'ici le plus généralement adoptées sur cet objet. »

Dans cet exposé on voit que ce méthodisme diffère complètement du méthodisme ancien, qu'il a pour base le *spasme* ou resserrement et l'*atonie* ou relâchement des vaisseaux et des organes tandis que dans la doctrine ancienne ce resserrement et le relâchement s'appliquent à la porosité des tissus en général. — Si le principe est semblable, l'application est essentiellement différente, et tandis que l'ancien méthodisme relève de la philosophie atomique de l'ouverture et de la constriction des pores relative au mouvement des atomes, le méthodisme de Cullen s'inspire de la découverte physiologique de l'irritabilité.

A cet exposé de doctrine, Cullen ajoute une réfutation des autres théories de la fièvre ayant une certaine vogue dans le moment. Il nie contre Bellini et Boerrhaave que l'accès de froid des fièvres et ses suites soit une lenteur ou une viscosité dominant la masse du sang et restant en stagnation dans les vaisseaux (1) contre l'école

(1) nº 48, Cullen.

Hippocratique, que l'action augmentée du cœur et des artères soit un effort de la nature pour chasser une matière morbifique; cependant il admet les crises et les jours critiques; contre l'humorisme enfin, que la fièvre soit la cause d'une surabondance de bile. — C'est alors que, se croyant victorieux des systèmes opposés au sien, il déclare « que la plupart des symptômes des fièvres dépendent des « changements qui surviennent dans l'état des puissances motrices « du système animal. »

Après cette conclusion, Cullen dit qu'il va rendre raison de la différence des fièvres et voici sa théorie contraire, dit-il, à l'opinion de la plupart des médecins. Il suppose que dans toute fièvre il y a des mouvements organiques nuisibles qui tendent à altérer et à détruire le corps, mais que par contraste et comme effet de la *force médicatrice de la nature*, tom. 1, page 35, nº 59, il y a des mouvements qui tendent à prévenir les effets de la puissance nuisible pour les corriger ou pour les détruire. »

50. — En supposant que ces deux mouvements ont lieu dans chaque paroxysme de fièvre, on verra que c'est particulièrement dans le temps de l'accès de chaud que la réaction agit pour dissiper l'état morbifique. C'est pourquoi cet accès sera plus ou moins long, suivant que l'effet de la réaction sera plus ou moins prompt. Mais comme la longueur du paroxysme dépend particulièrement de l'accès de chaud, on doit attribuer la prolongation de cet accès et des paroxysmes, ou à la résistance opiniâtre qu'oppose l'état morbifique ou à la faiblesse de la réaction salutaire, et il est probable que tantôt l'une de ces circonstances a lieu, et tantôt l'autre. »

61. — Il semble que ce n'est que par le degré du spasme, que l'on peut juger de la résistance qu'oppose l'état morbifique de la fièvre; et j'observerai, relativement à ce spasme, que la cause qui le détermine peut varier dans différents cas, ou que le degré différent d'irritabilité de chaque individu peut donner lieu à un degré de spasme plus ou moins grand, quoique la cause soit la même : en conséquence, dès que la réaction est commencée dans la fièvre, l'accès de chaud et tout le paroxysme peuvent être plus ou moins longs, suivant le degré du spasme qui s'est formé. »

62. — Il y a une des causes de la durée opiniâtre du spasme dans les fièvres, qu'il est aisé de reconnaître. Dans les maladies inflammatoires, il existe une diathèse phlogistique qui domine dans le corps ; je suppose que cette diathèse consiste dans l'accroissement du ton de tout le système artériel. C'est pourquoi, lorsqu'elle accompagne la fièvre, comme il arrive quelquefois, on peut admettre qu'elle donne lieu au spasme fébrile de se former avec plus de

force, et que c'est ce qui produit des paroxysmes plus longs. C'est pour cette raison que l'on voit que toutes les fièvres inflammatoires sont du genre des continues, et que toutes les causes de la diathèse inflammatoire ont une tendance à changer les intermittentes en continues. Or, comme les fièvres continues sont souvent accompagnées de la diathèse inflammatoire, nous en concluons que, dans beaucoup de cas, cette diathèse est la cause de leur type continu. »

63. — Cependant, dans la quantité de fièvres, il n'y a aucun signe évident de la présence de la diathèse inflammatoire, ni de toute autre cause capable de produire un spasme plus considérable : dans de semblables cas, on doit, en conséquence, attribuer le prolongement des paroxysmes, et le type continu de la fièvre, à la faiblesse de la réaction. Nous jugeons que cette cause a lieu, parce que nous voyons les symptômes les plus évidents d'une faiblesse générale, dans quantité de fièvres où les paroxymes séparés sont fort prolongés et s'observent très-difficilement ; et nous concluons de là que, dans ces cas, la prolongation des paroxysmes, et le type continu dépendent de l'inertie de la réaction qui est due à ce que les causes de faiblesse sont des plus puissantes, ou à quelques circonstances particulières à la constitution du malade, qui favorisent l'action de ces causes. »

64. — Ces principes nous conduisent à expliquer en général, avec quelque probabilité, la différence des fièvres ; mais il faut avouer que l'on rencontre beaucoup de doutes et de difficultés pour faire l'application de cette doctrine aux cas particuliers. Elle peut servir à rendre raison, d'une manière assez supportable, des différents états intermittents, lorsqu'elles sont bien caractérisées, ou qu'elles approchent de plus en plus du type de la fièvre continue : mais il reste encore, quant à plusieurs circonstances des fièvres intermittentes, quelques difficultés, et ces difficultés sont encore plus grandes, relativement à la différence de ces fièvres continues, que nous avons distinguées, dans notre Nosologie, des intermittentes, et nommées spécialement continues, à raison de leur différence (voyez syn. Nos. meth. p. V, ch. I, sect. II), et dont nous avons donné plus haut une explication plus détaillée. »

Ici, le terrain manque sous les pieds de l'auteur, et il entre dans une voie d'hypothèses où je ne le suivrai pas. — Il ne faudrait pas croire que pour lui sa théorie des pyrexies reposât tout entière dans cette étude de la cause prochaine (*spasme* et *atonie*); non — Cullen est un homme profondément versé dans l'étude de la clinique et qui, malgré son ambition de doctrine médicale, ne sacrifie rien de la vérité ou de son jugement. C'est ce qui le rend respectable. Il étudie ensuite les causes éloignées auxquelles il donne une importance relative très-convenable. Ce sont les *miasmes* et les *contagions* d'où naissent les endémies et les épidémies, le *froid*, la *peur*, l'*intempérance*, etc., puis il aborde le *pronostic des fièvres*, avec une largeur de vues et une sagacité que je ne puis m'empêcher d'admirer. — Tout ce chapitre peut être lu aujourd'hui encore avec profit et, de nos jours, il y a peu de médecins qui soient de force à en écrire un semblable.

C'est dans le traitement des pyrexies qu'on retrouve le systématisateur et, il faut bien le dire, la manière dont Cullen fait la part du spasme et de l'atonie dans la thérapeutique des fièvres continues, loin de donner matière à la critique, fait briller de nouveau son talent de clinicien. Ne s'occupant que des indications, il se propose, d'abord, de modérer la violence de la réaction en diminuant l'action du cœur et des artères ; et, ensuite, de dissiper le spasme des petits vaisseaux. — Pour cela, il ordonne d'éviter les impressions qui agissent sur les sens externes, le mouvement du corps, l'exercice de l'esprit, l'alimentation trop substantielle ; de remédier à la soif par les boissons acides, aux crudités d'estomac par les vomitifs, à l'échauffement par des laxatifs, à l'acrimonie des humeurs par les antiseptiques, à la chaleur fébrile par les applications du froid, par les acides délayés, à la tension du système sanguin par la saignée ou par les purgatifs, au spasme des petits vaisseaux par les déloyautés : notamment l'eau en boisson, par les sels neutres, les sudorifiques, les émétiques et enfin les antispasmodiques. — Dans cette dernière catégorie se trouvent mentionnés (n° 209) l'hydrothérapie, le sucre de Saturne, l'Ens veneris de Boyle, les préparations de fer, l'arsenic, l'alun et l'écorce de Pérou ou quinquina.

Puis, contre la faiblesse et l'atonie, le vin et l'alimentation deviennent les remèdes les plus utiles à employer.

Toute cette thérapeutique des pyrexies, suffisamment détaillée par Cullen, offre un très-grand intérêt à la lecture et montre un auteur logiquement conduit de l'étude des causes à l'application des remèdes. — Nous retrouverons les mêmes qualités dans les chapitres des *inflammations*, elles sont un peu moins évidentes dans le livre des *Hémorrhagies* et des *Profluvia* ou *flux*, mais dans le reste de l'ouvrage, la théorie du spasme et de l'atonie disparaît insensiblement et il y a des chapitres où il n'en est plus question du tout. Tels sont ceux où il est question de la petite vérole, de la rougeole, de la scarlatine, de la goutte, etc.

Comme novateur, Cullen ne prendra pas une grande place dans l'histoire de la médecine et des doctrines médicales. Ce fut un esprit des plus distingués, un médecin fort instruit, ayant eu assez de pénétration pour percer à jour le mécanicisme et l'humorisme, sortis de l'école de Boerrhaave : mais il ne fut qu'un brillant reflet de Fréd. Hoffmann, destiné à s'éteindre sous la grande lumière de Brown, son élève, devenu son rival et bientôt son ennemi victorieux. En effet, Cullen, dominé par les droits de l'observation, assujetti par l'évidence d'une raison élevée, voulut borner son système à cette théorie du spasme et de l'atonie dans les fièvres et quelques autres espèces morbides, sans se douter qu'un système partiel ne triomphe jamais de la foule ignorante qui veut qu'on lui simplifie l'étude des choses. De même que Fréd. Hoffmann, Cullen s'est arrêté et n'a pas osé fonder sa nosologie sur la division des maladies en spasmodiques et atoniques, ce qui était la conclusion naturelle de ses premières recherches.

Ce fut un méthodiste honteux. Plus hardi, et ce qui peut nous en rendre compte, assez ignorant, Brown osa ce que ne voulut pas Cullen : il alla jusqu'au fond de la doctrine et fit sortir du système de son maître ce vrai méthodisme moderne, c'est-à-dire commun aux temps reculés de Thémison, une dichotomie morbide, permettant de classer toutes les maladies en deux classes, l'une renfermant celles que caractérise un excès de force, et l'autre destinée à contenir celles qui résultent d'un état plus ou moins prononcé de faiblesse. On verra plus loin ce qu'il faut penser de ce système.

CHAPITRE III

BROWN

Jean Brown, né en 1735 à Boucle, en Écosse, mort en 1787, a été l'ami et l'élève de Cullen, et c'est à lui et à sa théorie du spasme et de l'atonie qu'il a emprunté la première idée du système qui devait le rendre si célèbre. Sa vie a été très-agitée par les effets de sa philosophie médicale. Les médecins en renom ne peuvent souffrir l'avénement d'un rival et Brown l'apprit à ses dépens. Poursuivi par la haine et la jalousie de ses confrères d'Edimbourg, son premier lieu de résidence, il vint à Londres où il trouva de nouveau, avec le succès, les mêmes mauvaises passions confraternelles. Les corporations sont ainsi faites, elles ne souffrent aucune supériorité isolée, elles n'acceptent que celles qui ont eu l'habileté de s'imposer ou que fait naître le cours des événements et sur lesquelles il n'y a pas moyen de mordre, elles sont alors aussi serviles envers la médiocrité titrée qu'elles sont lâches vis-à-vis du mérite obscur et solitaire qui n'a pas d'appui et dont on ne craint pas les protecteurs. Brown rendit, au reste, coup pour coup, et son enseignement ne ménageait guère ceux qui s'étaient déclarés ses ennemis. — Toutefois, c'est une justice à lui rendre, il n'a rien imprimé dans son livre qui soit de nature à blesser les esprits délicats, à compromettre sa dignité médicale et qui sente la haine de ses ennemis. Son œuvre, au contraire, a une sérénité de composition et une supériorité de vues telle qu'elle s'élève très-au-dessus des passions du vulgaire, et qu'on l'admire encore lors même qu'on est résolu à ne pas en adopter les conclusions.

Si la médecine n'était qu'une œuvre d'imagination, et s'il devait suffire pour être un médecin illustre de construire, avec charme, un système chimérique en dehors des exigences de l'observation, Brown serait un des plus célèbres parmi les illustres du XVIIIe siècle. Entre Fréd. Hoffmann et Cullen, qui sont ses prédécesseurs, et lui, il y a communauté de vues scientifiques, mais quelle différence entre le talent clinique des premiers et la pathologie écourtée du second ! — Brown est le logicien du méthodisme moderne : il a été au fond de la doctrine, il en a tiré toutes les conséquences qu'on pouvait en tirer avec un talent rare et un charme d'exposition que je m'empresse de reconnaître.

Là où Hoffmann et Cullen ont hésité pour généraliser leur idée du *spasme* et de l'*atonie* dans l'état morbide et dans toutes les maladies, Brown, sans tenir compte des exceptions et des difficultés cliniques, entraîné par une conviction que l'on ressent à la lecture de son livre, a fait entrer toute la pathologie sous le dichotomisme de l'*état sthénique* et *asthénique*. — A la timidité des conclusions de ses prédécesseurs, il a substitué des vues d'une excessive hardiesse et a construit ce système célèbre qui, pour être faux et incomplet sur beaucoup de points, n'en renferme pas moins un grand nombre de vérités utiles. On va en juger par l'analyse que j'ai cru devoir faire de l'ouvrage qui le renferme sous le titre d'*Éléments de médecine* (1).

Les éléments de médecine se composent de cinq parties, précédées d'une excellente préface du traducteur Moscati. De ces cinq parties, la première toute théorique et les quatre autres pratiques.

Dans la *première partie*, Brown pose les éléments de son système

(1) Brown, *Eléments de médecine*, avec une préface de Moscati, traduits par M. Fouquier, au XIIIe s. — 1805.

de la façon la plus claire et la plus saisissante. — Que n'est-ce aussi vrai que cela est simple ?

Chapitre premier. — La médecine est une science qui a pour objet de conserver la santé des êtres vivants, de prévenir et de guérir leurs maladies.

Les maladies sont communes à toutes les parties du corps. Les unes sont *générales* et les autres bornées à quelque partie seulement ou *locales*. Celles qui sont générales le sont dès le principe et les autres ne le deviennent que rarement. Les premières supposent toujours une *opportunité* préalable et sont la conséquence de l'affection du principe vital. Elles exigent un traitement de tout l'organisme tandis que les autres ne réclament qu'un traitement de la partie malade.

Chapitre ii. — *Incitabilité, incitants et de leur action.* — Tout ce qui vit est susceptible d'être affecté par les choses externes ou par certaines actions qui leur sont propres. Les choses externes sont : la chaleur, les aliments, le sang et les humeurs qui en sortent, l'air, les contractions musculaires, l'action du cerveau dans la pensée et les passions.

La propriété par laquelle agissent ces influences est l'*incitabilité* et elles sont nommées *puissances incitantes*. — Sensation, locomotion, pensée, affections morales, vitalité, toutes ces fonctions résultent de l'effet commun des puissances incitantes.

Il faut appeler *Incitation* l'effet de l'impression des puissances incitantes sur l'incitabilité — et ces puissances sont les stimulants. Ils sont généraux, agissant sur tout l'organisme ; ou locaux, agissant sur une partie.

Chapitre iii. — *Comment agissent les puissances incitantes.* — On ne sait ce qu'est l'incitabilité ni comment elle est affectée par les puissances incitantes, mais on la trouve dans l'être qui commence à vivre. Elle varie suivant les individus et dans le même individu. Sans en faire une matière ou une faculté inhérente à la matière, on dira qu'elle *abonde* ou qu'elle s'*épuise*.

Il y a toujours une certaine quantité d'incitabilité et l'action des puissances incitantes est plus forte ou plus faible, mais jamais nulle, d'où la vertu stimulante de ces puissances excessive, médiocre ou faible.

Tout, dans la vie, est le produit des seules puissances incitantes générales. Cet effet, qui est l'*incitation*, est renfermé dans certaines limites. Elle est proportionnelle à la force du stimulus , *modérée*, c'est la santé ; *forte,* elle produit des maladies spéciales ; *faible*, elle en produit d'autres remarquables par la débilité.

Chapitre iv. — *Siége et effets de l'incitabilité.* — Le siége de l'incitabilité est la moelle nerveuse et le tissu musculaire ou système nerveux, page 27.

Chapitre v. — *De la contraction et de ses effets.* — La contraction pleine et puissante dont les fibres musculaires sont douées est proportionnelle à l'incitation dont elle dépend. Il en est de même dans les fibres des tissus, et de là vient que la cavité des vaisseaux diminue dans tout le corps par la vigueur et qu'ils s'agrandissent dans la débilité.

Chapitre vi. — *Forme des maladies et des opportunités morbides.* — L'incitation, dans son degré naturel qui constitue la santé, *crée les maladies* et préalablement l'*opportunité* aux maladies quand elle est en excès ou en défaut. — En effet, l'état des solides et des humeurs est toujours consécutif à celui de la santé, créé par l'incitation.

L'incitation est la cause première de la formation et de l'entretien des solides. Par son influence sur les solides, elle forme le sang avec les matières du dehors, entretient son mouvement et en retire les humeurs. Elle produit ainsi la santé, les maladies et la guérison. Aucune maladie ne dépend du vice primitif des solides, mais de l'excès ou du défaut d'incitation. Le traitement ne doit, par conséquent, pas être dirigé contre les solides, mais il doit augmenter ou diminuer l'incitation.

Ainsi l'action de toutes les puissances est stimulante et la force et l'énergie des fonctions proportionnées à la force de ces puissances.

Les deux formes de maladies sont les sthéniques et les asthéniques, précédées de l'opportunité, état intermédiaire à la maladie et à la santé. — On appellera *diathèse sthénique* cet état du corps, d'où résultent les maladies du premier genre, et *asthénique* la diathèse qui donne lieu aux maladies de la deuxième forme. — L'une et l'autre comprennent également les opportunités de ces genres de maladie.

Enfin, on appellera *pyrexies* et non *fièvres* les maladies sthéniques où le pouls est très-affecté pour les distinguer des maladies asthéniques auxquelles le nom de fièvre convient mieux.

Les chapitres VII et VIII sont consacrés *aux effets des deux diathèses* et à l'*opportunité.* — Ce sont les plus importants et pour donner complétement la pensée de l'auteur, je reproduis quelques-unes de ses propositions.

Chapitre vii. — *Effets des deux diathèses sthénique ou asthénique et de la plus parfaite santé.* — 69. — L'effet commun aux puissances existantes sthéniques sur les fonctions, est d'en augmenter d'abord, puis d'en diminuer en partie l'activité, sans les affaiblir jamais (1) et en partie de les troubler. Les puissances asthéniques ont toujours pour effet de diminuer l'action des organes, quoiqu'elles paraissent l'augmenter quelquefois (2). »

70. — Si on se maintenait toujours dans une juste incitation, on jouirait d'une santé constante. Mais deux choses s'y opposent : car tel est le pouvoir de la diathèse sthénique, que consumant trop tôt la somme d'incitabilité, dont nous sommes pourvus en commençant à vivre, elle abrège souvent la vie par le moyen des maladies qu'elle cause, et entraîne, selon le degré où elle est portée, une mort plus ou moins prompte. Première cause de mortalité. »

71. — A son tour, la diathèse asthénique est nuisible en ce qu'elle ne fournit pas la mesure d'incitation nécessaire à la vie, et qu'elle rapproche ainsi de l'état de mort : seconde porte ouverte aux mortels pour sortir de la vie. Mais en outre, ces maladies et la mort sont les suites de la vicissitude des diathèses. Une diathèse peut être convertie en l'autre par l'effet des puissances excitantes de cette dernière, employée immodérément comme moyens curatifs, soit par hasard, soit par imprudence, soit à dessein : ensuite par l'emploi de moyens contraires, elle peut être ramenée au point d'où elle était partie. On verra que cette observation est de la plus grande importance dans le traitement des opportunités, ainsi que des maladies : j'exposerai par la suite tout ce qu'il y a de plus propre à la mettre dans tout son jour. L'hydro-thorax, consécutif à la péripneumonie, éclaire la conversion de la diathèse sthénique, en asthénique; d'un autre côté, l'usage immodéré des stimulants, peut rendre inflammatoire, une affection asthénique; comme on voit une toux violente, un catarrhe, une esquinancie tonsillaire, résulter d'un traitement approuvé, mais trop actif de la goutte. »

G. » Quoique l'incitation régisse et détermine tous les phéno-
« mènes de la vie, cependant les symptômes des maladies que pro-
« duit un excès ou un défaut d'incitation ne sont pas capables de
« conduire, par eux-mêmes, à aucun jugement exact sur la nature

(1) L'impossibilité d'exercer le mouvement volontaire dans la péripneumonie n'est aucunement l'effet de la faiblesse, et par deux bonnes raisons : parce que cette impotence n'est pas produite par d'autres puissances que celles qui créent les autres symptômes, et parce que les mêmes moyens dissipent tout à la fois cette impotence et les autres symptômes.

(2) Le spasme et les convulsions, qu'on fait dériver ordinairement de l'influx nerveux augmenté, sont occasionnés par les mêmes puissances, et guéris par les mêmes moyens que les autres symptômes.

« de ces mêmes maladies. Au contraire, leur apparence trompeuse « a été la source d'une infinité d'erreurs. »

72. — D'après tout ce que j'ai dit jusqu'ici, il est constant que la vie est un état forcé; qu'à chaque instant tous les êtres vivants tendent à leur destruction; qu'ils ne s'en garantissent qu'avec peine, pour peu de temps et par le secours de puissances étrangères, et qu'enfin ils meurent en succombant à une fatale nécessité.

Chapitre viii. — *De l'opportunité morbide.* — 73. — L'opportunité est un état intermédiaire à la santé parfaite et à la maladie; elle est produite par les mêmes causes, mais moins fortes et de moindre durée que celles qui créent la maladie. Les puissances productrices de l'opportunité et de la maladie doivent être nommées *excitantes nuisibles*, pour les distinguer mieux de celles qui sont communes à tout état de la vie. »

74. — Selon que l'action des puissances nuisibles excitantes sera forte ou faible, l'opportunité sera plus ou moins courte et plus tôt ou plus tard elle passera de l'état de santé à l'état de maladie décidée. »

75. — Il est évident que l'opportunité doit précéder nécessairement les maladies générales, parce qu'elle naît comme la santé et la maladie des mêmes puissances, agissant sur la même incitabilité, et qu'elle n'est qu'un état de l'incitation, intermédiaire à la santé et à la maladie. L'incitation de la santé diffère beaucoup de celle de la maladie; il ne faut donc pas croire qu'elle passe immédiatement à cette dernière, et qu'elle franchisse les limites de l'opportunité, ce qui est en effet certain et bien constaté. On ne peut être sur-le-champ attaqué d'une maladie générale, si on se porte bien en tout point. »

79. — La science de l'opportunité est d'une grande importance; ce n'est que par elle seule que le médecin peut prévenir les maladies, en saisir bien la cause, basée sur l'opportunité, et les distinguer des affections locales, qui en sont très-différentes. « Telle est « la simplicité à laquelle l'art est porté, qu'un médecin arrivé au « lit du malade, n'a que trois choses à déterminer : d'abord, si la « maladie est générale ou locale; ensuite, quand elle est générale, « si elle est sthénique ou athénique; enfin, quelle en est la mesure. « Après cette détermination il ne lui reste plus qu'à établir l'indica- « tion ou la base du traitement, et à la remplir par l'emploi des « moyens convenables. »

Après cet exposé, Brown aborde le diagnostic général de ses diathèses qu'il résume en quelques mots. — La violence et le danger des maladies générales sont proportionnés à l'excès ou au défaut direct ou indirect de l'incitation. — Le seul diagnostic consiste à reconnaître la maladie générale de la maladie locale, et cela par l'existence de la diathèse et par l'action des moyens curatifs.

C'est à ce sujet qu'il conseille de recourir à l'étude des lésions cadavériques, mais en y attachant si peu d'importance qu'il s'écrie : « N'espérez jamais découvrir sur un cadavre l'origine d'une maladie générale (page 52). »

Le pronostic est formulé en quelques lignes seulement, et on voit qu'il le considère comme étant en rapport avec le degré de la diathèse et l'importance de la partie affectée.

Chapitre xi. — *Thérapeutique générale.* — Il n'y a que deux indications à remplir. Diminuer et augmenter l'incitation selon que les maladies sont sthéniques ou asthéniques. — C'est la même chose pour toutes les maladies.

Ici, on voit dans une note relative aux hydropisies que ces maladies sont souvent de cause locale et rapportées dans quelques cas à la compression des vaisseaux par des tumeurs ou à la gêne de la circulation due à l'induration des gros vaisseaux du cœur (1). *C'est la reproduction des idées de* choses considérées de notre temps comme étant toutes nouvelles.

Toute cette première partie est très-intéressante et par le fond et par la forme. Elle est parfaitement raisonnée, un peu abstraite, souvent difficile à suivre pour ne pas faire confusion entre les différentes propositions de l'auteur sur l'incitabilité et sur l'incitation. Mais si l'on admet son point de départ, il est difficile de résister à ses conclusions. Le point de départ étant faux, et l'incitabilité n'étant qu'une propriété vitale mise en jeu par les influences extérieures ou internes, pour réagir contre les causes morbifiques, sans former un être de raison qui s'accumule ou s'épuise, toute la doctrine s'écroule ; mais elle renferme quelque chose de vrai qui restera, c'est l'influence de cette *incitabilité* ou *sensibilité organique* ou *impressibilité* sur la production des maladies. — C'est là un fait de premier ordre dont j'ai essayé de faire voir les applications dans ma pathologie générale (2).

La *seconde partie de l'ouvrage* entre un peu plus au fond du sujet. — On y voit :

Chapitre premier. — *L'étude des puissances nuisibles qui créent les diathèses sthéniques et asthéniques.* — Ce sont la cha-

(1) Cullen, p. 55.
(2) E. Bouchut, *Pathologie générale.* Paris, 2e édition, 1868, page 8.

leur, — le froid, — l'humidité, — certaines viandes et certains assaisonnements, — les boissons spiritueuses, — l'alcali volatil, — la nourriture végétale, — un sang plus ou moins abondant et riche, — certains exercices corporels, — l'exercice de la pensée, des passions et des plaisirs des sens, — les matières contagieuses, etc. C'est de l'action réunie et rarement séparée de ces influences que résultent l'une et l'autre diathèse.

CHAPITRE II. — *Cause des deux diathèses.* — 149. — La diathèse sthénique, ainsi formée, a pour cause une incitation excessive dans le corps vivant déterminée par l'action des puissances dont j'ai parlé. Il y a d'abord plus d'activité dans les fonctions, puis dérangement de quelques-unes, ensuite moins d'activité dans d'autres, sans que pour cela elles soient jamais affaiblies tant que cette diathèse subsiste. Telle est exclusivement l'origine de toutes les maladies sthéniques. »

150. — La diathèse asthénique, issue de la même source, a pour cause une incitation trop faible de tout l'organisme, produite par les puissances débilitantes. Il y a affaiblissement de toutes les fonctions, des désordres dans quelques-unes, et toujours une débilité réelle, malgré les fausses apparences d'une plus grande activité dans d'autres. »

De même que la diathèse sthénique doit toujours être dissipée par les débilitants, la diathèse asthénique doit toujours l'être par les fortifiants.

Brown aborde ensuite les symptômes de la diathèse sthénique qui sont : l'exaltation des sens et des mouvements, le frissonnement, la sécheresse de la peau, la force, la plénitude, la dureté et la fréquence du pouls (et si le pouls mollit plus tard c'est que la faiblesse remplace la force), la rougeur qui succède à la pâleur, les douleurs de tête, la soif, la chaleur, l'enrouement, la toux et l'expectoration.

Dans la diathèse asthénique les sens sont obtus et les mouvements volontaires et involontaires plus lents, l'esprit moins subtil, le cœur languissant comme les artères, la pâleur et la sécheresse de la peau, le dessèchement des ulcères et l'*absence évidente d'une diathèse sthénique*. Ce dernier trait montre la difficulté du diagnostic et combien souvent on doit se tromper, si au lieu de signes positifs il faut ne tenir compte que de faits négatifs.

Entrant un peu après dans le détail des complications intérieures qui accompagnent les deux diathèses, il développe cette pensée qu'il y a des inflammations sthéniques et des inflammations asthéniques, et voici quatre de ses propositions : 207, 208, 209, 210.

207. — De même que le sang par sa surabondance cause une inflammation générale sthénique (70), en distendant outre mesure les vaisseaux qui le contiennent, en les stimulant par cette distension, en augmentant l'incitation par ce stimulus, en excitant par là dans ces vaisseaux des contractions plus énergiques et plus fréquentes qui diminuent leur calibre, et augmentent le ton de la fibre vivante et la densité du solide simple, de manière que le sang parcoure avec un pénible effort ces vaisseaux contractés, et qu'en les parcourant, il cause de la douleur à raison de l'étendue de leurs contractions, et du rétrécissement qu'ils ont subi; tout ainsi que la diathèse sthénique de tout le système vasculaire rouge ou incolore, résulte des mêmes conditions de la même cause, mais portée à un moindre degré ; De même aussi :

208. — L'inflammation générale asthénique est causée par l'abondance du sang dans les vaisseaux enflammés, d'où résultent des effets semblables à ceux de l'inflammation sthénique ; et quoiqu'il y ait encore de cette humeur dans tout le reste du système vasculaire, néanmoins les vaisseaux enflammés, encore plus dépourvus de ton et de densité que les autres, cèdent au moindre effort du sang qui y afflue, les distend, et y excite tous les phénomènes de l'inflammation.

209. — Comme le premier genre d'inflammation présente l'indication de diminuer la quantité de sang, qui est la cause première du tumulte morbifique, et par là de ramener l'incitation extrême au degré qui convient à la santé, et les contractions trop vives qui causent tout le désordre, à ce tempérament qui fait le bien-être et la santé ; Ainsi :

210. — Dans l'inflammation asthénique, l'indication est d'abord de donner par des stimulus puissants de l'activité au sang répandu partout, pour que celui qui stagne dans les vaisseaux languissants de la partie inflammée en soit chassé et la débarrasse ; ensuite de remplir peu à peu le système vasculaire, par des nourritures animales bien assaisonnées ; d'abord par des consommés, puis par des viandes, dès que les forces seront rétablies.

Vient ensuite un chapitre très intéressant *sur le sommeil, et sur la veille en santé comme en maladie*, mais comme ce chapitre n'a pas un rapport direct à l'exposé de la doctrine Brownienne, je le passe pour parler du traitement des deux diathèses.

Brown arrive enfin aux chapitres VIII, IX, X et XI destinés au *traitement des deux diathèses*, p. 206, au parallèle des diverses parties du traitement sthénique et au parallèle des diverses parties du traitement asthénique pour indiquer *comment les remèdes doivent varier*, p. 236.

Cette seconde partie se termine par des considérations destinées à établir comment l'action des puissances excitantes étant la même sur le corps vivant, celle de tous les remèdes doit être identique, et enfin comment *toutes les puissances qui entretiennent la vie sont de même nature*, c'est-à-dire des stimulants, et ici, p. 253, Brown affirme que la vie des plantes est semblable à celle des animaux. Il ajoute que tout ce qu'il y a de vital est régi par l'incitation déterminée par les seules puissances externes, et qu'il n'est aucune force inhérente soit aux animaux, soit aux végétaux, nécessaire à l'entretien de leur vie ; que les mêmes puissances qui d'abord font la vie l'entretiennent et entraînent la mort ; qu'il est également naturel de naître, de vieillir et de mourir ; que tout corps vivant revit dans ceux qu'il engendre et qu'ainsi se renouvellent les siècles d'animaux et de végétaux ; que la nature est permanente, toujours en vigueur et qu'elle se perpétue à l'infini ; en un mot que tout dans la nature est l'ouvrage d'un seul organe.

Toute cette seconde partie est l'explication plus détaillée des principes renfermés dans la première à laquelle elle se rattache en donnant l'étiologie et la symptomatologie générale des maladies sthéniques et asthéniques. Cela étant fait, Brown commence l'étude des maladies générales sthéniques, ce qui fait le sujet *de la troisième partie de son œuvre.*

Le chapitre premier est consacré à l'exposition des différents caractères que présentent les maladies.

L'accroissement de l'incitation est le caractère commun de toutes ces maladies qui sont accompagnées de pyrexie (1) ou d'inflammation de quelque partie externe et qui se nomment en partie *phlegmasies*, en partie *exanthèmes*. Les unes et les autres doivent être traitées selon le degré de l'incitation. Car elles ont tous les caractères de l'état sthénique, avec inflammation externe, tandis que les fièvres (synoque) et le catarrhe ne sont, d'après lui, accompagnées d'aucune inflammation.

La phlegmasie est une inflammation avec diathèse sthénique, mais les inflammations peuvent exister sans phlegmasie, ce qu'on voit dans le phlegmon, dans l'érysipèle, lorsqu'il n'y a pas diathèse générale (2).

Pour lui, les pyrexies sont des affections générales qui se mani-

(1) Le mot *Pyrexie* veut dire, d'après Brown, maladie générale distincte de ce qu'on appelle les *fièvres*.

(2) Loc. cit., p. 267.

festent dans les phlegmasies et dans les exanthèmes, ce qui permet de les distinguer des fièvres, maladies asthéniques par excellence.

Les vraies maladies sthéniques se composent d'une pyrexie et d'une inflammation. Telles sont la péripneumonie, la phrénésie, la variole et la rougeole violentes, certains érysipèles, le rhumatisme, l'esquinancie tonsillaire. — Au contraire le catarrhe, la synoque, la variole, la rougeole et la scarlatine légères, lorsque l'éruption est légère, sont des pyrexies exemptes d'inflammation.

Péripneumonie. — Cette maladie siége dans tout l'organisme, dans tout le système nerveux et non pas dans la partie enflammée du poumon, comme on le croit généralement. En effet, l'inflammation du poumon suit la pyrexie et ne la précède jamais.

Phrénésie. — C'est une affection inflammatoire ou catarrhale d'un ou de plusieurs membres de la gorge, avec douleurs de tête, insomnie et délire (p. 276).

Exanthèmes sthéniques. — Ce sont des produits d'une matière contagieuse qui fermente dans le corps (p. 280) et l'exanthème (matière à éliminer) provoque des inflammations qui excitent une pyrexie et une diathèse sthénique symptomatique à distinguer de la diathèse sthénique idiopathique.

Viennent ensuite quelques considérations sur la *variole* et sur la *rougeole graves*, sur l'*érysipèle grave* qui est une phlegmasie commençant par une pyrexie que suit l'inflammation, sur le *rhumatisme* où l'on voit l'inflammation suivre la pyrexie, sur l'*esquinancie sthénique* ou *tonsillaire*, phlegmasie dans laquelle l'inflammation qui ne précède jamais la pyrexie occupe le gosier et les amygdales ; sur le *catarrhe*, sur la *synoque simple*, etc.

Apyrexies sthéniques.

Ce sont des maladies exemptes de pyrexie et d'inflammation. Elles naissent d'une diathèse sthénique qui excite le système capillaire moins que les autres maladies sthéniques. — La manie, l'insomnie, l'obésité en sont les principaux exemples.

Après cette exposition un peu trop succincte, Brown expose le *traitement de la forme sthénique des maladies.* — Il conseille la *saignée* selon l'âge, le sexe, la vigueur, la force des causes excitantes et l'affection locale n'exige aucun soin particulier, car la diathèse est tout. Par exception, on verra si le traitement local ne peut aider le traitement général. Il conseille ensuite les *purgatifs* — le *vomissement* — la *diète* — le *froid* qui est le meilleur remède de la variole, du catarrhe et qui n'empêche pas les éruptions de sortir (p. 327 et 328).

La *quatrième partie* est consacrée à l'étude *des maladies générales asthéniques* et son chapitre 1 est intitulé :

Seconde forme ou maladies asthéniques. — Dans les maladies asthéniques toutes les fonctions sont affaiblies et troublées.

Parmi elles se trouvent la maigreur, l'anxiété, la démence asthénique, la scarlatine asthénique, le diabète léger, le rachitis, les hémorrhées — la rétention des règles, la soif, le vomissement, l'indigestion — la dysenterie — la goutte des personnes fortes — l'asthme — le spasme — l'anasarque — la coqueluche — l'épilepsie — le tétanos — les fièvres intermittentes — la variole confluente — le typhus pestilentiel et la peste.

— La débilité est le caractère de ces maladies, et c'est ce qui explique leur assemblage en apparence si disparate.

Toutes réclament le vin, l'opium, l'alcali volatil, le musc et l'éther à petites doses, souvent répétées si la *faiblesse est directe*, si *elle est indirecte*, ce sont les mêmes remèdes mais administrés d'une manière inverse, des fortes doses aux plus faibles. — Dans le 1er cas (adulte) : on donne 10 à 12 gouttes de laudanum jusqu'à ce que le malade ait recouvré le sommeil, et dans le 2e cas : 150 gouttes d'abord, puis de moins en moins.

Dans une *cinquième partie,* Brown s'occupe *des maladies locales.*

Chapitre premier. — *Maladies locales* (*comprenant cinq sections*). — 1° Maladies organiques bornées à une partie malade sans affection générale, blessures, brûlures, poisons locaux — déchirure des nerfs.

2° Maladies organiques de parties internes ou externes produisant une affection générale. — Gastrite — entérite — hémorrhagies avec inflammation subséquente — hépatite — cystite — néphrite — hystérie. Avortement — blessures profondes.

3° Maladies générales dégénérées ou locales — suppuration — pustule — anthrax — bubon — gangrène — tumeur écrouelleuse — tumeur squirrheuse.

4° Maladies locales où le poison se répand dans le corps et n'a pas d'influence sur l'incitation.

5° Maladies où un poison pénètre dans l'intérieur et désorganise les organes.

Ces deux dernières catégories ne sont pas traitées par Brown, qui ajourne son lecteur à une autre publication.

Bien que Brown se soit inspiré de la philosophie de Newton

pour conclure son incitabilité de certains phénomènes des êtres vivants et sans chercher à savoir quelle était la nature de cette faculté, il en place le siége « dans la moelle et dans le système nerveux » (page 27). — Il parle de sa quantité et de sa disparition. Comme il parlerait d'une chose qu'on accumule et qu'on rejette à volonté, comme s'il s'agissait d'un fluide matériel. — Tout cela n'est qu'hypothèse et il en est de même des *puissances incitantes* appelées *stimulants* dont l'action n'est jamais sentie par l'individu ; un stimulant et un excitant qui n'excitent point ne sont pas des stimulants. L'individu envisagé comme être entier n'a pas de magasin d'incitabilité qu'on puisse remplir ou vider quand il convient. — Il a des tissus excitables qui réagissent contre les impressions du dehors de la façon la plus diverse, selon la nature des tissus, et ce n'est pas une incitabilité en plus ou en moins qui est l'origine du mal. — Comme Brown, et avec beaucoup d'autres, je crois qu'il y a dans ce qui vit un principe doué d'attributs spéciaux qui favorise les actes organiques, mais ces attributs, loin d'être l'essence même de l'être vivant, ne sont que la manifestation du principe des éléments atomiques de la matière vivante.

De plus, en divisant les maladies en sthéniques et asthéniques, d'après une étiologie incertaine, Brown supprime le diagnostic local qui ne consiste plus que dans la recherche de l'un ou de l'autre de ces éléments morbides. Du même coup il supprime l'anatomie pathologique qui devient une chose assez secondaire pour lui permettre d'écrire : « N'espérez jamais découvrir sur le cadavre l'origine d'une maladie générale » (page 52). Reste donc le traitement en rapport avec la cause débilitante ou stimulante de l'état pathologique, et il faut bien l'avouer, c'est ici que le système montre ses avantages. En effet, en thérapeutique, il y a bien des maladies dans lesquelles la lésion anatomique doit être laissée sur le second plan, et où, dans l'intérêt du malade, il ne faut s'occuper que des *forces*, non pas de l'*incitabilité* que nous ne connaissons pas, mais de ce qu'à notre époque on appelle l'*état général*. Eh bien, dans une foule de maladies aiguës inflammatoires, dans certaines fièvres continues graves adynamiques, dans les maladies septiques, infectieuses, purulentes, gangrèneuses, et dans certaines nos organies tuberculeuses ou cancéreuses il faut par les excitants, par les toniques et par l'alimentation suivre la méthode de Brown pour maintenir le degré des forces nécessaires à l'exercice de la vie. — C'est la méthode de tous ceux qui, avant Brown, ont compris ce qu'était la maladie et le malade, mais depuis Thémison, on n'avait jamais posé le problème d'une façon aussi absolue. Malheureusement cette manière de simplifier la pathologie, réduite à l'étiologie et à la thérapeutique, est trop contraire aux exigences de l'observation pour être acceptée de tous. Elle n'aura jamais que des succès de courte durée, et il me paraît difficile qu'elle puisse satisfaire de véritables savants — Son seul mérite est d'appeler l'attention du médecin sur l'*état général* que, négligent trop certaines personnes, mais sur le fait même de l'état sthénique ou asthénique et sur la manière de classer les maladies, Brown est en opposition avec ses disciples, ce qui prouve bien que, au-dessus des doctrines, il y a toujours celui qui les met en pratique ou si l'on préfère que : *tant vaut l'homme tant vaut la doctrine*.

CHAPITRE IV

RASORI

Jean Rasori, né en 1762, professeur à Pavie et à Milan, est mort en 1837.

La doctrine de Brown qui n'avait eu qu'un médiocre retentissement en Angleterre fit au contraire beaucoup plus de bruit en Allemagne, par les soins de Christophe Girtanner, qui la déguisa un peu à son profit, et ensuite en Italie où Jean Locatelli et Moscati la firent connaître avec éloges. — Elle eut un moment de triomphe éclatant dans lequel on la vit acceptée de la plupart des médecins de Milan et des contrées voisines. C'est elle qui inspira les travaux de Rasori, non pas que cet auteur ait suivi la route indiquée par Brown en reproduisant son système, plus ou moins modifié, mais parce qu'il lui emprunte l'idée d'une dichotomie morbide analogue basée sur l'anatomie pathologique de l'inflammation, dichotomie qui devait le conduire à une méthode de traitement toute spéciale. Brown avait créé une propriété de la matière vivante qu'il appelait l'*incitabilité*, susceptible de s'accumuler et de se perdre selon l'action des puissances incitantes, ce qui produisait des *maladies sthéniques* et des *maladies asthéniques*, que l'on devait traiter les premières par les débilitants et les secondes par les toniques, excitants et stimulants. — C'est là son méthodisme. Rasori s'est inspiré de cette hypothèse, mais en étudiant l'anatomie pathologique à laquelle il se livrait avec grand soin, il vit comme Broussais dans la lésion des tissus ou des organes, étudiée dans ses caractères physiques, la preuve d'une action hyposthénisante sur les capillaires veineux dans la phlogose, et de là à partager les maladies en deux classes d'après l'excès ou le défaut d'hyposthénie qui accompagne les lésions organiques et pour conclure à une thérapeutique spéciale, il n'y avait qu'un pas à faire. Ce pas a été vite franchi. — Sous l'influence de cette idée qui d'ailleurs, il faut le dire, n'a point servi de départ à aucun essai sérieux de nosologie, Rasori s'est borné à la fondation de la doctrine thérapeutique du *stimulus* et du *contro-stimulus*, qui a été ensuite si bien développée par Giacomini dans son traité de matière médicale.

C'est à Rasori qu'il faut rapporter l'honneur de la doctrine du *Contro-stimulisme*. Au moment où autour de lui, sous l'influence encore toute puissante des idées de Brown, on ne voyait dans les influences extérieures que des stimulants n'ayant de différence entre eux que le degré d'excitement produit, Rasori soutint qu'il y avait des agents sédatifs produisant sur place et ensuite d'une façon sympathique des phénomènes d'apaisement très-marqués. — Il les nomma *contro-stimulants*, et bientôt nia le caractère asthénique de certaines maladies inflammatoires produites par l'excès du stimulus et réputées comme ayant une grande faiblesse indirecte. — La plupart des maladies asthéniques de Brown fut au contraire considérée comme formant des maladies sthéniques et traitées par les antiphlogistiques et les contro-stimulants. — Pour lui il y a deux diathèses générales de stimulus et de contro-stimulus, ce qui laisse à penser que, dans son opinion, les forces vitales sont modifiées d'une manière générale et uniforme dans les fièvres graves, sans souci de la lésion locale qui les caractérise. — De là sa thérapeutique des stimulants ou contro-stimulants dirigée contre l'état général dont la maladie est la conséquence.

Comme pratique médicale, Rasori admettait :

Que les contro-stimulants agissaient sur la fibre vivante dans un sens opposé à l'action stimulante.

Que les contro-stimulants enlèvent les maladies engendrées par excès de stimulus et peuvent produire un état d'asthénie que l'on ne peut plus guérir que par des stimulants.

Que les contro-stimulants agissent à la manière de la saignée et des purgations.

Que l'économie supporte d'autant mieux et à plus haute dose les contro-stimulants que la diathèse de stimulus est plus prononcée.

Pour cet auteur et son école, le froid, la saignée, les émétiques, les purgatifs, l'aconit, la digitale, l'antimoine, le mercure, le plomb, etc., ont une action contro-stimulante presque identique et peuvent être employées dans les maladies avec excès de stimulus, précisément dans les maladies que Brown considérait comme étant dues à l'asthénie. C'est la médication qui est en train de renaître à notre époque sous le nom de *médication antipyrétique*. Encore un nom nouveau pour qualifier une vieille chose et faire croire à une invention récente.

Comme on peut en juger, c'est la doctrine de Brown modifiée dans le détail, et surtout dans la pratique. En effet, Rasori considère comme sthéniques la plupart des maladies que son maître avait classées dans les maladies asthéniques. Mais, philosophiquement c'est du Méthodisme, c'est le même principe de dichotomie méthodique appliquée à la pathologie, principe commode par sa simplicité, qui peut mettre la science à la portée du vulgaire, mais qui se trouvant basé sur une hypothèse que chacun interprète à sa manière, ne donnera jamais que des résultats insuffisants et d'une exactitude fort contestable.

Là où Rasori me paraît important à suivre, c'est dans ses recherches anatomo-physiologiques sur *la phlogose*. Ce livre est peut-être un peu long et un peu diffus, mais la pensée qui l'inspire est excellente puisqu'il s'agit de l'étude anatomique des phénomènes de l'inflammation. — Sans doute Rasori vient sous ce rapport après Hunter et beaucoup d'autres, mais ses conclusions sont un peu différentes de celles qui ont été publiées par ses devanciers. Pour lui, l'inflammation a pour effet de produire le relâchement des capillaires de la partie affectée et de cette manière d'y produire un afflux de liquides qui constitue l'engorgement inflammatoire. — C'est une sorte de paralysie persistante des capillaires fort analogue à ce que l'on appelle aujourd'hui la paralysie des nerfs vaso-moteurs et qui engendre les congestions passives des fièvres et maladies dites adynamiques. — Il étudie cette disposition avec soin mais peut-être ne l'a-t-il pas suffisamment observée car on sait, que s'il est vrai que les capillaires se dilatent localement au début d'une phlegmasie, ils ne tardent pas à revenir sur eux-mêmes et à se remplir de sang qui se coagule dans leur intérieur et amène les transludations fibrino-séreuses qui constituent la tumeur inflammatoire. — Sous ce rapport, Rasori s'est trompé, mais il faut le féliciter d'avoir compris, contrairement à la méthode toute hypothétique de Brown, que la recherche anatomique était la seule voie convenable pour arriver à établir une théorie de l'inflammation.

Le succès de Rasori fut très-grand dans toutes les villes d'Italie. Il se répandit jusqu'en France. De nombreux disciples adoptèrent ses idées tout en les modifiant. Parmi eux il faut citer Tommasini qui par ses publications a singulièrement aidé au travail de ceux qui voulaient apprécier les doctrines de son maître; Rolando, qui tout en s'éloignant de lui est resté fidèle au principe de la doctrine de l'excitement général et local attribué au fluide électrique circulant dans les nerfs; Buffalini et plus récemment Giacomini dans une *matière médicale* célèbre où les médicaments sont classés dichotomiquement d'après leurs propriétés hypersthénisantes ou hyposthénisantes de chaque tissu et souvent d'un organe tout entier. — Ce dernier travail mérite les plus grands éloges.

Malgré cet éclat passager, la doctrine du contro-stimulus, comme celle de l'asthénie, s'est éteinte, étouffée par Broussais dont la voix puissante venait de lancer la doctrine physiologique de l'irritation et dont le succès devait également être si passager. C'est qu'en effet, si dans le fond de tous ces systèmes, il y a une idée juste, elle est bientôt dénaturée et à ce point faussée par l'exagération du maître et des disciples qu'elle en devient méconnaissable. — Ses exceptions se découvrent, les mauvaises conséquences pratiques se révèlent et l'on considère bientôt comme une erreur ce qu'on avait d'abord salué comme une vérité.

CHAPITRE V

TOMMASINI

Tommasini est le disciple le plus dévoué de Rasori et celui qui lui a rendu le plus de services en répandant ses idées dans la science par son enseignement et par ses publications. Également opposé à Brown dans le détail, il en suivait les principes généraux car il distingua les maladies en trois classes :

1° Celles qui sont dues à la diathèse sthénique ou de stimulus.

2° Celles qui dépendent de la diathèse asthénique ou de contre-stimulus.

3° Enfin les maladies d'irritation qui peuvent développer celles des deux premières classes.

Seulement dans la pratique, considérant comme des maladies sthéniques un grand nombre de celles qui étaient considérées comme asthéniques par Brown, il ne laissait pas de les traiter par une médication adoucissante et antiphlogistique. Dans ce nombre se trouvaient les fièvres adynamiques et atoniques, quelques affections glanduleuses, l'hypocondrie, l'hystérie, etc. Il croyait comme Rasori, que la plupart des maladies étaient de nature sthénique, car il assurait que sur mille maladies il s'en trouve à peine une qui dépende de l'asthénie. — C'est dans cet ordre d'idées qu'il eut recours aux antiphlogistiques et aux évacuants, notamment à l'émétique dont il constata comme Rasori la tolérance lorsqu'il venait à être administré après la saignée. — Puis en poursuivant ses recherches, il ouvrit la voie que devait suivre également Giacomini et annonçait la spécificité de certains contre-stimulants sur quelques organes. C'est ainsi qu'il donnait l'eau de laurier-cerise et la belladone contre les affections cérébrales ; la fève de Saint-Ignace dans les convulsions des muscles locomoteurs, ce que nous avons imité dans la chorée; la digitale dans les inflammations du système circulatoire et dans les hydropisies; l'émétique dans la pleurésie et dans la pneumonie; la gomme-gutte dans l'entérite; le fer dans certaines maladies de matrice, etc. C'est là un grand progrès, et si comme tendance nosographique Tommasini est de l'école de Brown, comme thérapeutique, il s'en éloigne autant qu'il est possible de le faire au grand avantage de la science et des malades.

CHAPITRE VI

BROUSSAIS

Broussais, né à Saint-Malo en 1772 mort en 1838, a fait autant de bruit qu'un homme puisse en faire pendant sa vie. Médecin militaire arrivé aux plus hauts grades de sa corporation, il eut beaucoup à lutter contre la médecine civile qui n'accueillit pas d'abord ses travaux avec toute la déférence qu'il se croyait en droit d'exiger. Il ne fallut pas moins qu'une révolution politique, celle de 1830 pour le faire triompher des instincts rétrogades et des résistances de la faculté de médecine où il entra, par ordonnance royale, au moyen de la création d'une chaire de pathologie générale.

En lutte avec l'enseignement officiel, dont les principaux chefs étaient ses adversaires et professaient avec Pinel la doctrine de l'*essentialité des fièvres*, il dut par l'enseignement libre dont il fut le plus brillant champion, montrer que les fièvres prétendues essentielles, c'est-à-dire sans lésion anatomique constante, avaient au contraire une lésion intestinale facile à reconnaître par l'examen cadavérique.

Ce qu'il a dû faire sous ce rapport est inimaginable : enseignement clinique au Val-de-Grâce, cours publics dans son amphithéâtre de la rue des Grès, articles de polémique dans les journaux; controverse, sarcasmes, railleries, injures, tout était bon pour sa fougueuse organisation et pour le but qu'il désirait atteindre. Homme de progrès, armé contre la routine, il eut d'abord contre lui tous les dépositaires officiels de l'enseignement médical, et ce n'est que lorsque dans sa corporation il eut atteint le faîte des honneurs et de la puissance, que ses adversaires renonçant à l'écraser lui ouvrirent les bras et lui tendirent la main.

Par ses combats acharnés contre la doctrine de l'essentialité des fièvres, il amena peu à peu la médecine à l'étude de l'anatomie pathologique et il ouvrit la voie à ceux qui, réunissant toutes les variétés de fièvres muqueuses, inflammatoires, bilieuses, ataxiques et adynamique en une seule classe firent ce qu'on appelle la *fièvre typhoïde*. En même temps qu'il triomphait de la doctrine de l'essentialité des fièvres, il attaquait celle de la plupart des autres maladies, car il les rapportait exclusivement à une altération évidente des solides, ce qui me permet de le placer sous un certain rapport parmi les *solidistes*.

L'essentialité des maladies n'était à ses yeux qu'une chimère, et tout ce qui avait cours de son temps sur les propriétés cachées des maladies n'était qu'*Ontologie*. — Il niait l'existence des virus et la syphilis, elle-même, n'était qu'une inflammation. Il ignorait les altérations des liquides et quant aux forces ce n'était qu'une hypothèse. — Sa grande bataille fut enfin celle qu'il livra aux idées de Brown. Ce médecin avait admis dans les tissus une *incitabilité* mise en jeu par les puissances incitantes dont l'excès ou le défaut donnait aux maladies un caractère de sthénie ou d'asthénie d'après lequel il les divisait en deux classes : les maladies sthéniques et les maladies asthéniques, et pour lesquels il préconisait un traitement débilitant ou tonique. Or, comme la plupart des maladies, et toutes les fièvres, étaient rangées par lui dans la classe des maladies asthéniques, Broussais qui les regardait au contraire comme des maladies inflammatoires qu'il fallait traiter par la diète et par la saignée, ne cessait de déclamer contre l'incitabilité et contre l'emploi des stimulants. Cette ontologie le révoltait, et c'est là le point de départ de la réforme qu'il voulut introduire en médecine sous le nom de *doctrine physiologique*.

Doué d'une nature ardente, irritable et facile à se laisser emporter au-delà des convenances, guidé par un esprit net et logique, aidé par une parole facile et entraînante, il se mit à la tête d'une réforme qui avait pour but de montrer que les maladies essentielles et la prétendue incitabilité de Brown n'existaient pas, qu'il fallait partir de l'étude physiologique des tissus pour étudier les troubles matériels de la circulation produits par les stimulants, ce qu'il appela *inflammation;* il se hâta de généraliser et il créa ainsi la doctrine physiologique de l'inflammation. C'était pour lui la science positive mise en face de l'hypothèse et de l'ontologie.

Il est certain qu'il y avait là un progrès réel, mais l'exagération devait perdre cette doctrine et la faire périr du vivant même de son auteur. C'était par trop facile. Sans doute, il y a des maladies inflammatoires, on le savait avant Broussais, mais ce qu'il a voulu comme réformateur, c'est que toutes les maladies fussent des inflammations aiguës ou chroniques, c'est qu'elles fussent traitées comme telles par les antiphlogistiques, et ce fut là son erreur.

Ses recherches sur la *fièvre hectique* renferment le germe de ces idées, qui se trouvent dans l'*Examen des doctrines médicales* et enfin dans les *phlegmasies chroniques* et dans le livre de l'*irritation et de la folie.*

Parmi ces ouvrages, il en est deux qui eurent un immense retentissement attesté par de nombreuses éditions, c'est d'abord l'*Examen des doctrines médicales*, et le *Traité des phlegmasies chroniques.*

L'examen des doctrines médicales est un livre de passion, ou plutôt une histoire de la médecine faite au profit d'une idée, sans aucune justice pour les opinions contraires à celles de l'auteur. C'est un livre intéressant à lire par l'entrain passionné qu'on y trouve, mais c'est un pamphlet historique. Sous ce rapport il mérite l'oubli dans lequel il est tombé. L'histoire exige avant tout l'impartialité et quiconque, dans le récit des doctrines anciennes, rabaisse systématiquement le passé à son profit, et dans son intérêt, n'a pas les qualités voulues de l'historien. Sous ce rapport Broussais s'est trompé.

Son livre sur les phlegmasies chroniques a infiniment plus d'importance et a mérité son succès. C'est là que se trouve la réforme apportée par l'auteur dans la marche de la science. Il a comme d'autres, moins connus mais non moins explicites, inauguré l'ère de la moderne anatomie pathologique, et il a rendu un immense service, mais il s'y trouve en plus la systématisation qui a fait tant de bruit et qui a subjugué plusieurs générations médicales. Je veux parler de la *doctrine de l'inflammation* et de l'*irritation.*

En admettant que la vie ne s'entretient que par les stimulants, et que les maladies ne sont qu'un résultat de l'action de stimulants trop énergiques, déterminant l'afflux du sang dans les capillaires et l'inflammation, ce qu'il démontrait par l'observation, Broussais a émis une idée vraie dans la grande majorité des cas. Sa faute a été de la généraliser, et de croire que toute la médecine se réduisait à ce seul phénomène; que partout où il y avait un trouble fonctionnel, du cerveau, du foie, des poumons, du cœur, de l'estomac, des intestins, etc., il y avait une phlegmasie aiguë ou chronique. De là, la thérapeutique de l'irritation par les antiphlogisiques. Non, la médecine n'est pas si aisée à faire que cela et il y a en pathologie autre chose qu'un excès ou qu'un défaut d'irritation. A l'époque tourmentée de 1800 à 1815 où parut cette doctrine, après un interrègne scientifique causé par la révolution française, cette doctrine a pu réussir, il n'y avait pas alors de science constituée, la plupart des hommes valides étaient occupés par la guerre, et il n'y avait que peu de loisirs pour les travaux de la paix, c'est-à-dire pour l'étude et pour le contrôle. Cette doctrine apportait la lumière dans le chaos, tout le monde, hors les professeurs officiels, fut heureux de l'accepter, mais quand on eut le loisir de la vérifier avec soin, les exagérations devinrent évidentes, on vit par où elle péchait et on se hâta de la modifier en retenant ce qu'elle renfermait de bon et d'utile.

Au reste pour qu'on puisse bien juger Broussais, voici l'extrait textuel de sa doctrine sur l'*Inflammation* et sur l'*Irritation*. On verra combien elle se rapproche des théories importées récemment d'Allemagne et qui ne sont qu'un décalque de la théorie française, Virchow a vu en petit ce que Broussais avait vu en grand.

DE L'INFLAMMATION

« C'est par une inflammation qui détruit avec plus ou moins de promptitude un ou plusieurs des viscères essentiels à la vie, que le plus grand nombre des hommes périt. Tout praticien habitué à contempler les ruines de cet admirable édifice, qu'il n'a pu empêcher de s'écrouler, est pénétré de cette vérité. Si nous parcourons l'immortel ouvrage de Morgagni, nous y retrouvons, à chaque instant, des traces non équivoques d'inflammation (1). Si nous interrogeons les hommes en proie à quelque affection chronique, la plupart nous accusent une douleur fixe et permanente de quelque partie interne; tandis que la fièvre, le dépérissement dans lequel nous les voyons, nous font trop souvent pressentir qu'ils périront par les suites de la désorganisation phlogistique d'un viscère Si nous portons un œil attentif sur les symptômes des maladies aiguës, ils se réduisent, le plus communément, à un trouble de la circulation

(1) Il s'en faut bien pourtant que ces traces aient toujours été appréciées à leur juste valeur. (*Note de Broussais.*)

accompagné d'une fièvre locale plus intense, avec tuméfaction et rougeur de l'organe, s'il est visible; s'il ne l'est pas pendant la vie, on peut, après qu'elle est éteinte, se convaincre que la tuméfaction existe. »

« Voilà l'histoire abrégée d'une très-grande partie des maladies qui affligent notre espèce : elle nous fait sentir combien les phlegmasies sont communes. Est-il donc hors de raison d'oser mettre en problème, si elles sont parfaitement connues, les lumières d'une étude plus approfondie de ces maladies? »

« 1° Quelle idée doit-on se faire de l'inflammation? 2° Quelle modification ce phénomène reçoit-il des différences de tissus et de propriétés vitales? 3° Quelle influence l'inflammation exerce-t-elle sur les fonctions en général? Telles sont les questions qu'il faut nécessairement traiter avant d'entreprendre l'histoire des inflammations chroniques de chaque viscère en particulier. »

1° Idée générale de l'inflammation.

« *Tumeur*, *rougeur*, *chaleur*, *douleur*, tels sont les phénomènes que l'on regarde comme les caractères fondamentaux de l'état inflammatoire. Nous ferons quelques réflexions sur cette définition, et nous rechercherons s'il ne serait pas plus avantageux de considérer l'inflammation sous un point de vue plus étendu. »

« La modification vitale qui produit ces quatre phénomènes a son siége dans les vaisseaux capillaires de la partie malade, et dépend manifestement de l'augmentation de leur action organique. L'inflammation est donc primitivement l'effet d'un surcroît de cette action. Cependant on est forcé de convenir que toute augmentation, même considérable, des mouvements organiques, ne produit pas les quatre phénomènes qui distinguent, nous dit-on, la phlegmasie. Leur existence est subordonnée à la structure, à la vitalité des parties où le mouvement organique est accéléré. Ainsi, à moins que nous ne voulions forger autant de dénominations qu'il y a de différences dans les résultats de l'augmentation vicieuse de l'action des capillaires dans les différentes parties du corps, nous devons considérer l'inflammation sous un point de vue infiniment plus étendu que nous n'avons osé le faire. Appliquons ce raisonnement aux faits. »

« Cette modification, que nous disons consister dans un surcroît d'action organique, a son siége dans les vaisseaux capillaires de la partie malade; mais comme ces capillaires donnent passage à des fluides différents, et que leur degré de susceptibilité varie beaucoup, la couleur du faisceau tuméfié, qui dépend de l'accumulation des fluides, et la douleur, qui n'est que l'altération de la sensibilité, sont également très-variables. »

« Lorsque les capillaires irrités peuvent admettre le sang tout entier, la tumeur est rouge. Comme les tissus où dominent les capillaires sanguins sont les plus sensibles, les tumeurs rouges inflammatoires sont les plus mobiles et agissent très-promptement sur leurs fluides, les tumeurs inflammatoires sanguines sont aussi celles où les changements chimiques sont le plus accélérés. Le sentiment de chaleur est l'effet immédiat des changements chimiques; les tumeurs inflammatoires sanguines sont donc encore celles où ce sentiment devient le plus souvent incommode. La rougeur et la chaleur ne sont donc point des caractères essentiels de l'inflammation en général : j'y vois plutôt des signes qui marquent le degré de l'inflammation sanguine. »

« Puisque le fluide sur lequel agissent les capillaires irrités n'est pas toujours le même, puisque le degré d'irritation varie, les changements chimiques qui sont subordonnés à ces deux conditions doivent offrir de grandes différences. Les produits matériels de l'inflammation doivent donc aussi nous paraître sujets à beaucoup de variétés.

Ainsi, l'inflammation présente une infinité de nuances qu'il peut encore être utile d'étudier, malgré les travaux et les recherches sans nombre auxquels ce phénomène a donné lieu. Nous pourrons ensuite essayer d'en rectifier la définition. »

II. MODIFICATION DE L'INFLAMMATION SELON LES DIFFÉRENCES DE TISSUS ET DE PROPRIÉTÉS VITALES DU LIEU AFFECTÉ.

« Examinons d'abord l'inflammation dans les faisceaux capillaires où elle se montre avec le plus d'énergie, et suivons-la graduellement jusqu'à ceux où elle paraît avec le moins d'intensité. Dans chacun de ces faisceaux, commençons par l'état le plus aigu, et arrêtons-nous au point où commence la chronicité. Nous reprendrons de là pour suivre la phlogose dans ses nuances les plus obscures. »

1° L'inflammation aiguë considérée dans le tissu cellulaire général, et dans les parenchymes *riches* en capillaires sanguins.

« Quand un faisceau plus ou moins étendu, plus ou moins épais de capillaires sanguins, concourant à la formation des tissus cellulaires et des parenchymes, est dans un état très-violent d'inflammation, il y a véritablement tumeur, rougeur, chaleur et douleur, il existe très-manifestement accumulation de sang dans la partie malade, et plusieurs expériences semblent prouver que ce sang est difficilement échangé avec celui qui circule dans le reste de l'appareil circulatoire. »

« Cette action extraordinaire peut cesser dans son principe et avant d'avoir acquis le degré d'énergie dont nous la connaissons susceptible. Ce changement s'annonce par la diminution de la douleur, et tout ce qui la calme tend à le provoquer. Dans la même proportion diminuent la rougeur, la tuméfaction, et la partie ne conserve aucune trace du mouvement morbide dont elle a été le siége. C'est la *délitescence*. »

« Lorsque cette disparition prématurée de l'inflammation est suivie du renouvellement de ce phénomène dans une partie, on la nomme *métastase;* on la considère comme une *répercussion* lorsqu'elle suit l'effet des médicaments qui agissent en diminuant la sensibilité de la partie et resserrant ses vaisseaux ; enfin, c'est une *résolution* aux yeux de ceux qui ont énervé peu à peu la vigueur inflammatoire par les saignées et les émollients. Quoi qu'il en soit, ce sera toujours pour nous la cessation du mouvement inflammatoire avant qu'il ne soit parvenu à son *summum*, et sans aucune altération appréciable des fluides ni des solides de la partie malade. »

« Si l'inflammation continue au lieu d'avorter, si les vaisseaux sont dans une action extrêmement violente, le faisceau tout entier peut perdre sa vitalité dans le moment de sa plus grande irritation ; et du mouvement vital, la partie semble passer au mouvement de putréfaction, et ne nous présente plus qu'une masse noire, déjà fétide, que l'on appelle *escarre*. »

« Telle est la gangrène que l'on attribue communément à l'excès d'inflammation. Nous ne chercherons point à déterminer si la mort des capillaires phlogosés précède la décomposition des fluides, ou si l'excès d'animalisation, ou la qualité délétère de ceux-ci, détruit d'abord l'activité vitale des solides. Nous croyons l'un et l'autre mécanisme également possibles et même probables dans certaines circonstances. »

« Mais il est une autre gangrène qui a lieu après une inflammation légère et momentanée ; quelquefois même l'irritation ne va pas plus loin que la douleur ; la rougeur passe au violet et au noir, sans qu'il paraisse ni gonflement ni chaleur. La gangrène dite *sénile*, celle des pustules malignes, celle des escarres de la peau dans les gastro-entérites aiguës appelées *fièvres de mauvais caractère*, etc., ne sont-elles pas autant d'exemples de ces inflammations qui semblent avorter dès leur début, en laissant les faisceaux capillaires dans un mortel engourdissement? Ne voit-on pas que, chez certains sujets, la phlegmasie se maintient plusieurs jours dans le degré qui donne la rougeur; que, chez d'autres, elle arrive presque à celui de la suppuration avant de se terminer par la gangrène; qu'enfin tous les médicaments qui ont la propriété d'émousser la sensibilité provoquent aisément la gangrène, si on les applique imprudemment sur les phlogoses des personnes débilitées par de longues maladies? »

« La gangrène, ainsi considérée, suppose donc toujours un mouvement inflammatoire préexistant : elle est donc une des terminaisons de la phlogose. »

« Les capillaires sanguins enflammés sont encore sujets à une autre espèce de torpeur qui transforme la tumeur en une masse rouge, rénitente, en apparence inorganique. Dans le poumon, cet état s'appelle *carnification*, *hépatisation ;* dans les inflammations cutanées et les phlegmons cellulaires, on le nomme *callosité*. Je le désignerai par le nom d'*induration rouge*. Ce changement n'est pas toujours une désorganisation. Si on laisse macérer dans l'eau, et qu'on lave à plusieurs reprises des morceaux de poumon hépatisés, on les fait redevenir perméables à l'air. J'ignore si, pendant la vie, les poumons reviennent de cet état d'induration; mais quelques observations m'invitent à croire qu'il est compatible avec l'existence pendant un temps assez considérable : dans ce cas l'induration rouge diffère essentiellement de la gangrène. D'un autre côté, je dois noter que bien souvent on distingue au centre d'une masse hépatisée des traces évidentes de mort et de sphacèle, tandis que la circonférence n'offre encore que les caractères de l'induration. Quant au tissu cellulaire endurci en rouge par la phlogose, on sait qu'il est susceptible de résolution. Au surplus l'on conçoit que l'excès de ces congestions amène enfin la dégénération du tissu enflammé. »

« Quand l'inflammation sanguine n'avorte ni en laissant la partie vivante, ni en la transformant en escarre gangréneuse; quand elle parvient à son *summum*, ce qui a lieu, terme moyen, du neuvième au quatorzième jour, on le voit ensuite décroître par degrés jusqu'au point de se dissiper entièrement. Mais pendant que cette seconde partie du cercle inflammatoire est parcourue par l'irritation, il se manifeste des altérations dans les fluides, et bien souvent dans les solides du lieu affecté. Alors on observe *collection* ou *exsudation* d'un liquide blanc, crémeux, sans odeur et sans âcreté, que l'on appelle pus. »

La *collection* de ce produit matériel de l'inflammation suppose que la partie est celluleuse et peut se prêter à la dilatation et à une ampliation plus ou moins considérable. Elle a donc plutôt lieu dans le phlegmon cellulaire que dans les autres inflammations des faisceaux rouges, épais et énergiques. Aussi les abcès sont-ils plus communs dans ce tissu que dans les parenchymes. Au moment où elle s'achève, il n'y a plus d'irritation que celle qui dépend de la distension des parties, à moins de complication d'une autre phlegmasie. »

L'abcès présente à la fois altération des liquides et des solides. Le pus paraît être le résultat des changements chimiques qui sont produits dans la fibrine, la gélatine et l'albumine du sang, par l'irritation locale. Peut-être ce changement est-il une des causes de la diminution de cette action. »

« La collection de pus modifie le tissu où elle s'est faite, de telle manière qu'après la guérison il semble exténué, condensé, moins extensible, et que ces cellules, affaissées ou détruites, refusent de se prêter à l'accumulation de la graisse. Tel est le premier et le moindre degré de désorganisation qui puisse résulter de la phlegmasie. »

« Si le faisceau artériel dont l'inflammation décroît est distribué dans un parenchyme très-serré, peu propre à se prêter aux collections du pus, et si les vaisseaux aboutissent à des surfaces qui communiquent avec l'intérieur du corps, le produit matériel de l'inflammation est éliminé à mesure qu'il se forme et se confond avec l'excrétion de la membrane sur laquelle il est déposé : c'est ce qui arrive aux pneumonies qui se terminent par une expectoration résolutive. L'épaisseur du faisceau sanguin assimile cette phlogose au phlegmon cellulaire qu'elle surpasse en énergie, parce que le poumon est le plus sanguin de tous les viscères ; mais la disposition des vésicules bronchiques offre au pus une voie d'excrétion qui rend les abcès de cet organe plus rares que ceux du tissu cellulaire. »

« Le produit matériel de l'inflammation, soit qu'il se rassemble en abcès, soit qu'il exsude sur une surface communiquant avec l'extérieur, n'est assurément pas tout excrété immédiatement. Une partie, même très-considérable, de ce produit est résorbée et pénètre dans les voies de la circulation ; l'activité connue des vaisseaux absorbants, soit qu'ils se rendent dans le plus grand appareil de ce nom, soit qu'ils aboutissent aux capillaires veineux, nous le fait présumer ; l'état particulier des urines et des autres excrétions nous en donne la certitude. »

« Plusieurs auteurs, frappés de la présence d'un liquide blanc dans les urines, de la consistance et de l'odeur acide des sueurs, de l'augmentation d'excrétion des membranes muqueuses, à l'époque de la terminaison des phlegmasies qui ont atteint leur *summum*, n'ont pas hésité à prononcer qu'il y avait toujours puification, lors même que l'on n'apercevait ni collection ni exsudation purulente locale. Selon eux, la résolution n'est qu'une terminaison résorbée. Pour moi, je pense que si quelque chose peut distinguer la résolution de cette extinction précoce de l'inflammation que j'ai indiquée sous les noms de *délitescence*, de *repercussion*, etc., c'est l'altération des fluides qui ont formé la matière de l'engorgement et leur conversion en un liquide plus ou moins rapproché du pus des tumeurs phlegmoneuses. »

« Tels sont la marche et les effets les plus ordinaires de l'inflammation aiguë des tissus cellulaires et des principaux parenchymes ; mais lorsque la phlegmasie est peu intense dès son principe, ou lorsqu'après avoir été violente elle s'affaiblit et persiste dans un degré peu prononcé, les phénomènes que nous venons d'indiquer sont différemment modifiés, et l'on en observe d'autres. Mais nous ne pouvons nous livrer à cette recherche qu'après avoir suivi l'inflammation aiguë dans tous les tissus qui en sont susceptibles. »

Suit alors un exposé de l'inflammation avec ses caractères dans les tissus, puis Broussais arrive à l'étude des inflammations chroniques.

6° L'inflammation aiguë passant à l'état chronique dans les différents tissus.

« Lorsque l'irritation inflammatoire ne s'est point éteinte dans le principe pour former la délitescence ou la résolution, et, dans l'état plus avancé pour transformer la partie en escarre gangréneuse, cette irritation devient chronique. »

« La chronicité de l'inflammation reconnaît différentes causes que je ne saurais énumérer ici ; mais elles opèrent toutes par le même mécanisme : c'est toujours l'action continuée d'un stimulus qui empêche l'inflammation de se calmer. En effet, si le stimulus, qui a donné la première impulsion au mouvement inflammatoire, n'est point renouvelé dans la partie malade, ou si quelque autre ne lui est pas substitué, ce mouvement, qui ne peut avoir qu'une durée déterminée, ne saurait manquer de cesser; si donc on voit l'irritation persister, on peut assurer qu'il existe un stimulant local, et presque toujours il peut être aperçu par le médecin attentif ; tantôt il vient de l'extérieur, tantot il tient à la désorganisation produite par l'inflammation. En effet, lorsque le mouvement inflammatoire est perpétué dans un tissu vivant, il y produit différents désordres qui sont subordonnés à son degré et à la nature des capillaires où il a établi son siége. »

« S'il règne avec une certaine énergie dans un tissu abondamment pourvu de capillaires sanguins, il se fait une suppuration chronique, comme dans les abcès fistuleux, ou un endurcissement rouge chronique, comme dans les pneumonies prolongées. Ces deux phénomènes se trouvent encore à différents degrés dans les autres organes où l'inflammation peut occuper le tissu cellulaire. Dans les membranes, l'irritation prolongée avec quelque vigueur pendant un certain temps manifeste aussi une suppuration et un endurcissement rouge prolongé. Toutes les grandes plaies entretenues par des corps étrangers, des esquilles, des os nécrosés par les contusions répétées et par l'exercice de la partie, nous font également voir ces deux phénomènes qui tiennent encore beaucoup de l'état aigu. »

« L'irritation entretenue pendant longtemps à un degré modéré et même faible, dans les tissus qui contiennent des capillaires sanguins, tout en les altérant, agit quelquefois en même temps sur les tissus blancs. »

« La suppuration ou l'exsudation prolongée, l'épaississement rouge avec endurcissement, sont les traces de l'irritation chronique des capillaires sanguins. Tous les ulcères calleux, les hépatisations lentes des poumons, l'endurcissement chronique rouge des membranes longtemps stimulées, en sont la preuve. »

« On reconnaît que l'irritation chronique a été partagée par les capillaires lymphatiques à l'épaississement lardacé ou caséiforme, à l'aspect rougeâtre et grisâtre, inorganique, que l'on appelle *squirrheux*, à la dégénération cérébriforme, à celle qu'on nomme *mélanose*, à cause de sa noirceur, etc. Les endurcissements sanguins et les endurcissements lymphatiques se trouvent fréquemment les uns à côté des autres, ou entremêlés dans les viscères et les tissus les plus sanguins, comme dans le poumon, dans le foie, dans le tissu sous-cutané et la peau, et même dans les membranes de toute espèce. Les endurcissements lymphatiques se rencontrent quelquefois en prédominance dans les tissus riches en capillaires sanguins, lorsque l'irritation y a régné longtemps et dans une nuance fort obscure surtout si le sujet est peu irritable et peu pléthorique ; mais si l'irritation s'établit dans un tissu où prédominent les capillaires lymphatiques, et si aucune cause ne la fait passer jusqu'aux capillaires sanguins, l'endurcissement lymphatique est le seul qui se remarque, du moins pendant un certain temps. »

« Afin de prendre une plus juste idée des désordres que l'irritation chronique a continué de laisser dans les tissus peu sanguins, nous allons l'examiner dans les glandes lymphatiques, qui nous offrent des faisceaux de capillaires où prédomine la matière albumineuse. Nous rechercherons ensuite comment elle modifie les tissus où les capillaires non sanguins sont moins prédominants.

7° L'inflammation chronique considérée dans les capillaires propres des glandes lymphatiques.

« Les glandes lymphatiques proprement dites, en faisant abstraction du tissu qui les entoure, sont, en majorité, le produit de la réunion de plusieurs vaisseaux absorbants qui viennent s'y plonger chargés de fluides blancs. Il s'y rend aussi des vaisseaux sanguins et des nerfs, ce qui n'empêche pas que les vaisseaux blancs n'y prédominent. »

« Cependant, lorsque l'irritation s'y développe d'une manière aiguë, elles rougissent et même éprouvent la suppuration phlegmoneuse. Mais si l'inflammation y passe à l'état chronique, les glandes deviennent grisâtres, blanchâtres, quelquefois demi-transparentes, et dans cet état quelques médecins lui donnent le nom de tubercules crus. »

« Ce tissu peut persister longtemps sans aucun changement ; la délitescence et la résolution y sont difficiles; mais l'irritation peut s'accroître dans la masse déjà en partie désorganisée : alors, au lieu d'un liquide sus-animalisé, comme le pus du phlegmon, ou albuminoso-gélatineux, comme l'exsudation des membranes, elle donne pour produit une matière blanche, concrète, inodore, offrant assez exactement l'aspect et la consistance du fromage (*état caséeux*), plus disposée à s'acidifier qu'à se putréfier. »

« Cette matière se rassemble, le plus souvent, au centre de la glande, et s'accumule au point que celle-ci ne semble plus entourée que d'une espèce d'écorce qui paraît être de la même nature que la glande indurée. Enfin, il arrive une époque où il ne reste rien de ce qui pourrait rappeler le souvenir de la glande, et l'on ne voit plus qu'une masse blanche, entourée d'un tissu cellulaire, quelquefois même sans adhérence apparente, et comme plongée immédiatement dans les faisceaux capillaires et dans le tissu aréolaire du lieu. Quelquefois la matière se réunit en petits foyers isolés dans la glande, qui semble composée en partie de grains glanduleux, en partie de grains blancs; mais l'accroissement de ces derniers finit toujours par faire disparaître le tissu glanduleux : on dirait qu'il se convertit en cette matière blanche que l'on est convenu d'appeler tuberculeuse. Lorsque la glande ne présente plus qu'une masse de cette nature, on lui donne le nom de tubercule ramolli ou cuit. »

« Quels que soient l'origine et le mode de formation de la matière tuberculeuse, on la voit souvent se ramollir à son centre, et se transformer en un fluide de la consistance et de la couleur de la crême, qui devient assez ténu pour être détaché de la portion consistante, et expulsé quand le tubercule communique avec l'extérieur. Il est probable aussi qu'il peut être résorbé. De cette manière les tubercules les plus gros disparaissent, et laissent à leur place une cavité qui se change quelquefois en ulcère dans les parenchymes. »

« Telle est la marche régulière de la phlogose chronique glanduleuse; mais quelquefois le produit de son irritation se combine diversement, et donne des substances calcaires, osseuses, cartilagineuses, etc. » (1).

« Pendant que les glandes lymphatiques s'altèrent et se désorganisent avec lenteur, la même irritation qui les dénature et qui réside ordinairement dans la membrane muqueuse voisine, lorsqu'il s'agit des viscères, se répand bien souvent dans toute l'atmosphère cellulaire environnante, ou dans le parenchyme tout entier, et y développe une foule de petites masses tuberculeuses, qui sont probablement l'effet de la désorganisation des principaux faisceaux de capillaires lymphatiques. Ce désordre est quelquefois porté au point que des vastes portions de tissu cellulaire, ou des viscères tout entiers, sont transformés en une masse squirrheuse, blanche ou caséiforme. »

« Tels sont les effets de l'irritation chronique bornée aux capillaires destinés à la lymphe; ils annoncent que ces capillaires, prodigieusement développés, ont comprimé peu à peu les autres vaisseaux, et ont fini par éteindre leur activité et les réduire à une nullité presque absolue. »

« Ce genre d'altération est possible dans toutes les parties, surtout dans celles qui sont destinées à de copieuses sécrétions, parce que les lymphatiques y abondent; il suppose toujours que les capillaires sanguins y sont peu irrités. »

« Lorsque les glandes lymphatiques qui s'altèrent sont plongées dans un tissu cellulaire et graisseux, si les capillaires sanguins y sont languissants, il survient à ce tissu une sorte d'altération particulière, assez rapprochée de celle des faisceaux lymphatiques purs et simples : c'est ce qui va maintenant nous occuper. »

(1) Toute cette théorie de la transformation de l'Exsudat inflammatoire en matière caséeuse et tuberculeuse est exactement celle des histologistes actuels, qui ont emprunté leurs idées à Broussais (*Note de M. Bouchut.*)

8° L'inflammation chronique, considérée dans les capillaires du tissu cellulaire, et des organes où ce tissu peut se développer.

Le tissu cellulaire ne suppure pas toutes les fois qu'il est le siége d'un point d'irritation chronique, comme à la suite des abcès et dans les plaies avec délabrement, et avec foyers pénétrant entre les muscles, etc. Dans ces cas, que nous avons déjà notés, l'inflammation se perpétue dans les capillaires sanguins. Il en est d'autres où elle semble bornée aux capillaires blancs, indépendamment de l'affection simultanée des glandes et des faisceaux lymphatiques; c'est du moins ce que j'ai cru devoir conclure de l'examen de ce genre d'altération qui a reçu des modernes les noms de tissu lardacé, tissu squirrheux, ou encéphaloïde. »

« La dégénération lardacée est cet état des parties de notre corps qui présente à la coupe un aspect jaunâtre et compacte, comme la graisse rancie du porc. Ces tissus, ainsi que les deux autres, sont durs et résistants; souvent on n'y voit point de vaisseaux sanguins; si l'on en dissèque un grand nombre, on finit par s'assurer que cet état dépend de l'accumulation, dans les mailles du réseau cellulaire, d'une matière concrète dont la couleur et les autres attributs varient beaucoup : ainsi on trouve des pelotons graisseux, jaunes, d'autres blancs, d'autres qui ressemblent au suif (1); on rencontre des espèces de masses fibrineuses, albumineuses (2), caséiformes (3), des fluides de consistance mielleuse ou lymphatique, et des glandes tuberculeuses, ou de petits dépôts de matière tuberculeuse, de forme irrégulière. »

« Tous ces fluides sont tenus dans un tissu transparent, lamelleux, de la nature des membranes séreuses ou du tissu cellulaire; mais il n'est point rare de rencontrer aussi, dans la masse désorganisée,

(1) Cette matière, que je comparais au suif, me paraît correspondre à ce qu'on a appelé depuis tissus encéphaloïdes, et qui peut être le résultat du ramollissement du squirrheux. Je persiste à croire que ce sont là des sécrétions morbides, produit de l'irritation, et non des tissus. (Note de Broussais en 1838.)

(2) Ces masses dites ici albumineuses, correspondent au prétendu tissu squirrheux, imitant la couenne de lard et dit lardacé par les auteurs. Le mot lardacé n'est ici appliqué qu'à la graisse dégénérée. La dégénération squirrheuse n'est pas plus un tissu que l'encéphaloïde : ce sont des sécrétions morbides qui se font dans les tisssus naturels. (Note de Broussais en 1838.)

(3) Le caséiforme est le détritus de la matière tuberculeuse, possible, ainsi que le tubercule, partout où il existe des tissus lamelleux et séreux, comme dans les faisceaux et les glandes d'absorption dans les parenchymes, dans les os, etc, etc. (Note de Broussais en 1838.)

des tissus plus épais et d'aspect fibreux, ligamenteux ou tendineux, qui donnent beaucoup de consistance à la tumeur. »

« Ces dégénérations fibro-cartilagineuses sont propres au tissu cellulaire : lorsqu'elles semblent envahir les muscles, les ligaments, les cartilages et les os, c'est par le moyen des lames celluleuses qui s'introduisent dans le tissu propre qu'elles y pénètrent, comme nous avons dit que l'inflammation rouge parvenait à s'y introduire. Voici ce qui me conduit à cette opinion :

« Lorsque les muscles, les parenchymes celluleux sont lardacés, etc., le tissu cellulaire qui s'y insinue l'est aussi, et la maladie a commencé par lui. Dans ce cas, les vaisseaux sanguins et le tissu propre de l'organe sont, pour ainsi dire, étouffés. — Lorsqu'au contraire l'irritation des capillaires rouges a prédominé, tout est sanguin dans le tissu cellulaire comme dans le propre : l'irritation a commencé dans le tissu cellulaire environnant l'organe; les vaisseaux ainsi que les fluides blancs, sont considérablement amoindris ou totalement éclipsés. Dans le premier cas, tout est devenu vaisseaux blancs; dans le second, tout paraît avoir été transformé en vaisseaux rouges. »

« Si l'irritation persiste longtemps, et à un faible degré, dans les membranes, elle les altère diversement, selon l'ordre des capillaires où elle a établi son siége. L'irritation peut tenir longtemps dans les faisceaux rouges de la peau; il en résulte un épaississement rouge, et quelquefois une suppuration à peu près analogue à celle du tissu cellulaire. Si elle réside dans les excréteurs, ses effets sont des sueurs, des pustules croûteuses, des exsudations, des vésicules de forme scabieuse, herpétique, teigneuse, etc.; toutes ces variétés tiennent à l'extrême susceptibilité de la peau, au grand nombre d'excitants qui peuvent la modifier, à la complication de son tissu, et aux qualités diversement stimulantes des fluides qu'elle sécrète. »

« Mais si l'irritation est fixée sur les faisceaux blancs et lymphatiques, la peau s'épaissit et devient lardacée (1), comme les autres tissus dont nous venons de parler. Lorsque le tissu cellulaire sous-cutané éprouve le premier cette désorganisation, la peau finit souvent par y participer en se résolvant en feuillets celluleux. »

9° L'inflammation chronique considérée dans les tissus des membranes.

« Dans les membranes muqueuses, l'irritation chronique produit l'endurcissement rouge, les fongosités, qui en sont une variété, et

(1) Ce lardacé correspond au squirrheux des anatomo-pathologistes qui l'appellent aussi lardacé, et non pas à notre graisse dégénérée à laquelle nous donnions alors le nom de lardacé. (Note de Broussais en 1838.)

des altérations du fluide excrété, qui varient beaucoup moins que dans la peau. La dégénération lardacée, la squirrheuse, l'encéphaloïde, se rencontrent aussi, 1° dans les endroits où le tissu cellulaire qui unit la muqueuse à l'organe sous-jacent est extensible, c'est-à-dire dans les organes creux, qui changent souvent de forme pour se prêter à la dilatation qu'y occasionnent certains corps; 2° dans les points où ces membranes sont renforcées par un réseau capillaire sanguin très-intimement uni à des vaisseaux blancs au moyen du tissu cellulaire : tels sont le cardia, le pylore, le col de la matrice, et l'ouverture externe des muqueuses en général. »

« Le plus ordinairement les muqueuses ne se résolvent point en tissu lardacé; mais ces tissus, et tous ceux qui portent le nom de *squirrhe*, de *carcinome*, sont presque toujours précédés de l'inflammation chronique de la muqueuse à laquelle ils sont adossés, et celle-ci présente ordinairement alors des ulcérations qui pénètrent quelquefois jusque dans la masse dégénérée. Au surplus, quand la membrane muqueuse n'est pas ulcérée, elle est au moins phlogosée. C'est un fait dont j'ai fini par acquérir la conviction. Il se développe quelquefois, dans la propre substance de ces membranes, des endurcissements blancs, mais qui sont rarement simples, et paraissent commencer dans les glandes destinées à fournir la mucosité.

Les séreuses chroniquement irritées s'épaississent et rougissent, en laissant exsuder une matière qui varie beaucoup lorsque l'irritation est vraiment inflammatoire; mais si elle est faible, obscure et qu'elle dure longtemps, la membrane tout entière paraît transformée en un tissu blanc, qui ressemble au cartilage ou au fibrocartilage, et qui même quelquefois nous présente un aspect lardacé et des dépôts tuberculeux et osseux plus ou moins près de la surface libre. Chez un grand nombre de sujets la couleur rouge de l'état aigu se change en noire dans toute l'étendue du péritoine. Cette couleur est due au sang, et la cavité est aussi parfois inondée d'une sérosité noirâtre, et présente des caillots de sang noir. »

« Quelquefois la désorganisation porte moins sur la membrane proprement dite que sur le tissu sous-jacent, qui, par l'engorgement de ses cellules, offre une couche lardacée très-épaisse. Plus le tissu postérieur est lâche et fait pour se prêter aux changements de configuration des viscères, plus la désorganisation blanche est marquée après les irritations longuement soutenues dans un faible degré. Il faut aussi noter que plus la désorganisation blanche et lardacée est considérable, plus la matière exsudée, dite le pus, est épaisse, caséiforme, et rapprochée de la matière tuberculeuse. Il n'en est pas ainsi si la dégénération de la séreuse est cartilaginiforme. »

Après avoir ainsi montré par l'anatomie pathologique les caractères de l'inflammation des différents tissus dans les formes et dans les terminaisons variables qu'elle présente à l'état aigu et à l'état chronique, ainsi que le rôle de l'irritation dans les phénomènes inflammatoires, ce qui a été reproduit par l'auteur de la *Pathologie cellulaire* (Voyez *Cellularisme*), Broussais s'occupe de l'ulcération. — Il la sépare de la phlogose proprement dite qui est l'irritation des capillaires sanguins, mais c'est un phénomène consécutif à l'inflammation, et il est occasionné par une irritation spéciale des vaisseaux blancs lymphatiques.

D'après lui, l'ulcération de la phlogose aiguë et manifestement sanguine, tend promptement à sa terminaison; celle de la phlogose sanguine combinée avec l'irritation des faisceaux blancs est d'autant plus rebelle et plus rongeante, que les capillaires rouges sont dans une action plus considérable, c'est-à-dire qu'il y a plus d'irritation, pourvu toutefois qu'il n'en résulte pas une escarre gangréneuse, dont la chute pourrait ramener la surface ulcérée à l'état de plaie simple. Celle des parties lardacées où l'irritation sanguine paraît le plus faible est rare et fait peu de progrès. Il résulte de ces trois proportions : 1° que l'irritation des capillaires sanguins seule ne produit point les ulcères rongeants et le cancer; 2° que l'irritation des capillaires blancs peut donner lieu à ces affections; 3° que la réunion des deux irritations dans le même tissu communique à ces ulcérations le plus haut degré d'activité dont elles soient susceptibles.

Vient ensuite l'étude des effets de l'inflammation sur les fonctions et de la cause de l'inflammation qu'il rapporte à la douleur résultant de l'irritation. — Mais là, Broussais, qui a la prétention d'être très-net, ce dont on peut juger par les extraits qui précèdent, paraît fort gêné dans ses déductions. — On voit qu'il est forcé de reconnaître que la douleur n'est pas le principe constant de la phlogose et que, si dans la *stimulation venant de l'extérieur* la douleur est assez fréquente, elle est très-variable, souvent très-faible et parfois absolument nulle. — Cela ne l'empêche pas de conclure en disant : « C'est donc la douleur qui est la cause provocatrice la plus « puissante des phlegmasies. Il est donc très-exact de dire que les « troubles sympathiques sont, aussi bien que les désordres locaux, « en raison directe de la douleur. » — Maintenant, comme seconde cause d'inflammation, Broussais parle de la *stimulation venue de l'intérieur*, dont il admet l'effet, par analogie, en concluant d'après les résultats produits par un irritant extérieur. — Là encore, il croit à l'intervention de la douleur comme origine des phénomènes locaux congestifs de la phlogose et il s'écrie (1) : « La douleur préside donc à la formation de toutes les inflammations. » C'est là une conclusion erronée, en désaccord avec l'observation des malades et qui atteste que la doctrine de l'irritation telle que la comprenait Broussais n'est pas exacte. — Broussais a basé tout son système sur cette idée que la stimulation produisant la phlogose est perçue par le malade, qu'elle est douloureuse, que c'est dans le sens vulgaire du mot une irritation comparable à l'épine enfoncée dans les chairs, et que c'est cette irritation qui produit soit l'engorgement des capillaires sanguins, soit l'engorgement des capillaires lymphatiques. — De là, l'irritation comme cause, l'inflammation avec ses phénomènes matériels comme effet, et les adoucissants, émollients, narcotiques et antiphlogistiques comme thérapeutique. — C'est là une grande erreur qui se reproduit sans cesse depuis qu'après avoir découvert la sensibilité on en a fait l'attribut du système nerveux et que l'on regarde le mot de sensibilité comme entraînant toujours l'idée de sensation consciente. L'irritabilité de Haller, l'incitabilité de Brown, l'excitabilité des physiologistes, l'irritation de Broussais impliquent toujours l'idée d'un irritant produisant des perceptions, et il faut arriver à Bichat pour voir la sensibilité autrement considérée et divisée en deux espèces : l'une dite *animale* consciente donnant lieu à des perceptions et l'autre *organique* ou *sensibilité insensible* destinée à la nutrition et à la vie inconsciente des tissus. — C'est ce que j'ai appelé l'*impressibilité* pour l'opposer à la sensibilité ordinaire et pour éviter de dire sensibilité insensible ou sensibilité inconsciente.

Tant qu'on fera des agents nécessaires à l'entretien de la vie ou des corps qui troublent la santé des irritants, on sera tenté de combattre les maladies par les contraires, c'est-à-dire par les contre-irritants, de là les erreurs de Rasori et de Broussais, mais si laissant là l'irritation, on ne se préoccupe que de l'impressibilité ou faculté inconsciente de sentir, indépendante du système nerveux, attribut de la matière vivante ou simple propriété vitale, on ne fera pas jouer à cette impressibilité un rôle absolu dans la pathogénie et dans la thérapeutique. C'est évidemment par l'impressibilité et par les impressions morbifiques que s'engendrent toutes les maladies dont l'homme peut être affecté, mais ce n'est plus là une question de

(1) Page LXXXIV, tom. I.

quantité, plus ou moins d'incitation selon Brown, et plus ou moins d'irritation d'après Broussais. — Non, les organes ressentent les impressions extérieures et d'après la nature de l'impression, qui est presque toujours inconsciente, à moins qu'elle ne soit associée à un acte de sensibilité animale, l'organe réagit selon la nature de son tissu et produit l'une ou l'autre des maladies connues. C'est ce qui m'a permis de dire : « Aucune altération de la structure du corps ne se produit sans une impression préalable » et, en d'autres termes : « Toutes les maladies ne sont que des impressions transformées. »

Ce que Broussais dit de l'inflammation en général se retrouve dans les différents chapitres qu'il consacre au catarrhe, à la pleurésie, à la pneumonie, à la phthisie, à la gastrite, etc. — C'est partout l'irritation produisant l'inflammation aiguë ou l'inflammation chronique et, par cette dernière, les dégénérescences organiques qui forment les maladies organiques. Un instant on a cru que Broussais s'était trompé, mais l'histologie moderne ou, plutôt, le microscope est venu réhabiliter ses recherches et leur donner raison. Non, il n'est pas vrai que le cancer et le tubercule et la matière caséiforme ou caséeuse et crétacée, soient des produits morbides composés d'éléments de nouvelle formation. — Broussais avait vu juste en les considérant comme des transformations ou des métamorphoses des exsudations inflammatoires, et il avait vu en grand dans les organes ce que les médecins de notre temps, avec Virchow, ne voient plus qu'en petit dans les éléments cellulaires qui composent ces organes.

Si Broussais n'avait pas poussé son système aussi loin, dans ses conséquences pratiques; s'il n'avait fait que de la théorie et s'il n'avait pas voulu instituer une thérapeutique, aussi fortement débilitante en rapport avec ses idées doctrinales, peut-être aurait-il eu la joie de voir durer sa réforme, mais il a eu le tort de croire que la nature phlegmasique d'une lésion devait entraîner forcément l'usage d'une médication antiphlogistique ayant pour base la déplétion sanguine. — Cela l'a conduit à traiter d'un façon exagérée la plupart des maladies qu'il croyait être des inflammations par la diète, par la saignée et par des sangsues, ce qui affaiblissait outre mesure les malades et ce qui leur faisait souvent plus de mal que de bien. Là est la cause de l'abandon du système. — Si Broussais avait tenu compte des efforts de la nature qui guérissent bien des maladies, et s'il avait su que l'état des forces mérite d'être pris en considération, avant l'état local inflammatoire, il aurait vu que même en admettant sa doctrine étiologique, on pouvait ne pas en déduire sa médication antiphlogistique, car il y a des cas où pour combattre une phlegmasie aiguë ou chronique le quinquina et les toniques valent mieux que la diète et la saignée. Sous ce rapport Brown avait raison contre Broussais bien que celui-ci l'emportât sur l'autre au point de vue de l'étude physiologique des maladies. — Il faut admettre la doctrine de Broussais, moins sa thérapeutique, et prendre beaucoup dans la thérapeutique de Brown sans accepter sa nosologie. En jugeant ainsi les choses on est, je crois, très-près de la vérité.

Maintenant, comment se fait-il que Broussais soit généralement classé parmi les méthodistes, bien qu'il n'ait pas formulé de dichotomie nosologique. Il est facile de le dire et cela peut s'expliquer aisément. — Sa doctrine de l'inflammation et de l'irritation impliquant l'idée que toute maladie était plus ou moins inflammatoire et devait être combattue un peu plus ou un peu moins par les antiphlogistiques, et qu'en outre il y avait des maladies produites par l'affaiblissement qui résulte des pertes de sang ou des sécrétions abondantes, on en a conclu que son système était l'analogue de celui de Themison et de Brown et qu'il y avait entre ces médecins une parenté très-évidente. La conclusion est plus vraie en apparence qu'en réalité et, si je devais caractériser Broussais, j'en ferais un solidiste exagéré sorti de l'école anatomique ou, si l'on veut, un chef important de l'anatomie pathologique moderne. — Son positivisme et sa physiologie pathologique le rapprochent bien plus de cette école que de celles qui ont pour drapeau des propriétés chimériques d'organisation que Broussais repoussait de toutes ses forces sous le nom d'Ontologie.

LIVRE NEUVIÈME

DE L'IATRO-MÉCANISME

SOMMAIRE : Naissance de l'iatro-mécanisme en Italie. — Borelli. — Sanctorius. — Descartes. — Bellini. — Baglivi. — Archibald Pitcairn. — G. Cole. — J. Keill. — Nicolas Robinson. — Richard Mead. — Boerhaave. — Pierre Chirac. — Claude Perrault. — Dodard, etc. — Appréciation critique de la Doctrine iatro-mathématique et iatro-mécanique.

En médecine et ailleurs, en philosophie ou en politique, les mots adoptés comme des programmes de doctrine et comme des drapeaux de sectaires sont si menteurs qu'il faut bien savoir ce qu'ils renferment de réel avant de les adopter. Que d'hommes n'a-t-on pas rangés sous la bannière du matérialisme, du panthéisme ou du sensualisme, qui n'avaient d'autre attache avec ces doctrines que d'avoir sur un point limité des sciences naturelles fourni une solution qui donnait lieu à l'équivoque. Que d'abus se font au nom de liberté devenu si souvent synonyme de licence, et ainsi de toute idée morale ou philosophique lorsqu'on croit en donner la formule par un mot.

L'histoire des doctrines médicales me fournirait au besoin bien des exemples de ces méprises. Elle qualifie très-facilement de l'épithète de naturiste, d'humoriste, de solidiste, de chimiâtre, d'empirique, etc., bien des médecins qui n'ont d'autre titre à ces qualifications que d'avoir mis en lumière et en relief le principe de ces doctrines de préférence aux autres vérités fondamentales de la science, dont ils n'avaient d'ailleurs pas méconnu l'importance. Sauf quelques systématiques de l'Empirisme, de la Chimiâtrie ou du Solidisme qui, absolus dans leur formule exclusive de toute alliance étrangère, restent emprisonnés dans les liens d'une erreur philosophique, il y a peu de grands médecins, même en prenant les chefs de doctrine, qui soient les fanatiques de leur idée doctrinale. Tous, également désireux de chercher la solution vraie de l'épineux problème de la nature de l'homme et du mécanisme de la vie ou de la maladie, ont fait la part de chacun des éléments de l'organisme, part inégale qu'on peut croire disproportionnée et à refaire, mais qui montre que la préférence n'a rien d'exclusive.

Les naturistes ne méconnaissent pas plus le rôle des solides et des humeurs dans la production des maladies, que les humoristes ne nient le rôle pathogénique des solides. Dans les éléments d'une doctrine sérieuse conforme aux exigences de l'observation, le médecin qui sait généraliser ne néglige rien, et il ne doit avoir d'autre but que de représenter tout entier l'homme dont il veut faire connaître la nature physiologique et morbide.

Ces explications étaient nécessaires au début de ces considérations sur l'*Iatro-mécanisme*. En effet l'école iatro-mathématique, qui dans l'histoire s'appelle également iatro-mécanique, n'a eu d'autre but que d'expliquer l'exercice des fonctions par le mécanisme du corps d'après les lois mathématiques de la statique et de l'hydraulique. Mais, tout en comparant l'homme à une machine et en appliquant le calcul à l'étude de ses fonctions, il serait insensé de croire que ces médecins aient eu la prétention d'en faire un simple automate. Cela s'est dit, et le titre donné au système pourrait le faire croire, mais il y a là une exagération évidente que je devais signaler.

L'Iatro-mécanisme est venu se greffer sur la chimiâtrie dès la fin du XVIIe siècle et lui succéda peu à peu dans les faveurs de l'opinion pendant un siècle. Il hérita d'une partie de ses idées car presque tous les iatro-mécaniciens sont aussi un peu chimiâtres. Cela est heureux pour lui car, au milieu de ses hypothèses, il eût été fâcheux de lui voir repousser des vérités qui ont leur importance, et qui ont eu les plus heureuses applications en thérapeutique.

Son but a été de montrer par l'expérience et par le calcul ce qu'il y a de mécanique dans la constitution des principaux organes et dans l'exercice des fonctions de la vie. Ainsi, il a essayé de faire connaître la statique musculaire par la constitution du squelette servant de leviers aux muscles qui les recouvrent, et dont on essaya de calculer la force; la circulation dans la machine hydraulique qui met le fluide sanguin en mouvement, et l'on pouvait calculer avec exactitude la force motrice et la quantité du liquide; le mouvement du sang dans les vaisseaux dont on appréciait le diamètre; les résistances de frottement du liquide et jusqu'au choc des globules sanguins les uns sur les autres; l'action de l'estomac qui, ayant selon Borelli une force de trois mille trois cent cinquante livres, triturait les aliments (*De motu animalium*, p. 289); les actes sécrétoires, dus aux différentes alternatives de resserrement et de dilatation des vaisseaux des glandes, à l'influence des courbures et des plis des canaux de sécrétion, enfin aux angles plus ou moins aigus d'union de ces canaux et des artères; la circulation d'un fluide nerveux matériel dans les canaux des nerfs et son âcreté agissant sur le cœur pour déterminer la fièvre, etc.

Si l'on joint à cela des calculs extrêmement minutieux sur la force des muscles et du cœur, sur la vitesse du sang dans les différents vaisseaux selon leur diamètre, sur la filtration des liquides de sécrétion dans les pores glandulaires, sur l'attraction des molécules d'après leur forme irrégulière, ou polyédrique, etc., on aura comme vue d'ensemble l'idée générale du système iatro-mathématique ou mécanique. C'est, comme on le voit, un système physiologique plutôt que pathologique et thérapeutique, et dont les prétentions relèvent plutôt de la théorie que de la clinique. Cependant, comme je le dirai plus loin, il a fourni quelques données utiles à la pathogénie. Le savant y peut puiser très-largement pour satisfaire une curiosité scientifique légitime, mais le malade n'a presque rien à en tirer et le médecin ne saurait s'en inspirer pour ce qui concerne la pratique médicale.

On peut le considérer comme une conséquence de l'anatomisme moderne, non pas qu'avant la renaissance des études anatomiques on n'ait pu appliquer la mécanique à l'anatomie des animaux, mais parce que c'est au moment où l'anatomie humaine a mieux fait connaître les détails de notre organisation matérielle qu'on a pu avoir l'idée d'en expliquer l'exercice par les lois de la physique et de la chimie naissantes. En effet, sans la connaissance approfondie du système circulatoire et de la circulation sanguine, il eût été impossible de comparer le cœur à une machine aspirante et foulante soumise aux lois du calcul et de l'hydrostatique, ni les glandes à des cribles séparant par défaut de pression les humeurs du fluide sanguin. Sans la découverte de la circulation du chyle on n'aurait jamais osé faire une théorie chimique de la digestion et de l'hématopoièse, etc., comme celle de Sylvius de le Boë. L'anatomie n'est pas tout en pareille matière, je le sais bien, mais chacune de ses découvertes en appelait d'autres dans ses sciences collatérales, et ce que celles-ci n'eussent pas pu faire à elles seules, elles l'ont réalisé après avoir appris quelle était la structure de l'homme.

Une fois constitué, l'Iatro-mécanisme, qui était né du besoin de donner à la physiologie et à la médecine toute la précision que présentent les sciences physiques et mathématiques, de lutter contre les hypothèses de la Chimiâtrie en faveur, et d'introduire sérieusement les recherches expérimentales dans l'étude de l'homme sain et malade, se divisa dans sa direction. Le principe resta le même ; mais, dans ses applications, l'influence des études antérieures, les doctrines philosophiques de Descartes, de Newton et de Stahl, le modifia d'une façon assez sensible pour qu'on puisse, avec un peu de réflexion, trouver plusieurs petites écoles dans la grande. Comme on le verra, la Chimiâtrie de Sylvius et de Descartes se mêle en assez notables proportions au système iatro-mathématique de Borelli et de ses premiers disciples de l'Italie, tandis qu'en Angleterre, avec Pitcairn et son élève Boerhaave à Leyde, toute Chimiâtrie est à peu près bannie de l'école. De même, vit-on naître dans le premier de ces pays, une association des principes de Newton aux explications hydrostatiques jusque-là en honneur, comme en France et principalement à Montpellier, l'Iatro-mécanisme s'associe aux idéesanimistes et vitalistes de Stahl.

Tout cela n'est que secondaire dans la doctrine qui reste entière, mais ces différences n'en sont pas moins réelles, et créent des nuances qu'il me paraît utile de signaler pour éviter toute confusion dans l'esprit de ceux qui veulent connaître l'histoire du système iatromathématique et mécanique.

En conséquence, je séparerai l'*Iatro-mécanisme italien* que la philosophie de Descartes semble avoir inspiré d'avec l'*Iatro-mécanisme anglais* qui s'est incorporé certaines idées de Newton, et je mentionnerai, pour finir, l'*iatro-mécanisme Stahlien* qui, à ses explications mécaniques des fonctions, mêla l'influence de l'âme et de la force vitale.

DU SYSTÈME IATRO-MATHÉMATIQUE ET MÉCANIQUE EN ITALIE, OU IATRO-MÉCANISME CARTÉSIEN

On considère généralement Borelli de Naples comme le promoteur du système iatro-mathématique. Cela n'est pas exact. Ce physiologiste éminent, auquel on doit un ouvrage sur les fonctions du rein et sur le mouvement des animaux, dans lequel il expose ses idées médicales sur le mécanisme humain, ne vient déjà qu'après d'autres essais du même genre qui ont ouvert la voie. — Ce que Borelli a fait en physiologie mécanique est sans doute beaucoup plus étendu et plus précis que ce qui avait été publié précédemment, mais il faut attribuer à Sanctorius, à Descartes et à son école, Régius, Corneille de Hoghlande, Malebranche, Corneille de Cosenza qui porta les idées du maître à Naples, l'initiative de l'emploi du calcul et des explications physiques à l'étude des fonctions. C'est, au reste, l'opinion de Joseph Donzellini, médecin de Venise et l'un des célèbres iatro-mathématiciens de l'époque.

Sanctorius, de Capo d'Istria, est, certainement, l'un des premiers qui aient fait de la physiologie mathématique et précise. C'est évidemment le précurseur de la doctrine iatro-mécanique. Il suffit, pour s'en convaincre, de lire avec soin ses remarquables travaux de médecine statique sur la transpiration cutanée, sur la vitesse du pouls déterminée au moyen d'un pulsiloge, sur la chaleur morbide appréciée au thermomètre et sur le système de pesées faites régulièrement sur lui-même pendant de nombreuses années pour calculer, d'après le poids du corps, celui des aliments et des boissons, celui des excréments et des urines, le poids et la transpiration insensible. — Il a introduit le calcul dans la physiologie au point de donner à ses expériences une précision vraiment mathématique et de fixer rigoureusement certains points d'hygiène, mais il n'a rien laissé d'important relativement à la médecine proprement dite. Voici, d'ailleurs, le résumé de ses travaux qui a été très-bien présenté par Tourtelle. (*Histoire de la médecine*, tome II, page 370.)

SANCTORIUS

Sanctorius, né en Italie l'année 1561, fut successivement professeur à Padoue et à Venise, où il mourut en 1636, à 75 ans.

Ce fut un des médecins anatomistes qui, par l'expérience, contribuèrent le plus au progrès de la physiologie. Il pesa tous les jours pendant plus de quarante ans, ses aliments, ses boissons, ses urines et ses excréments, et il établit ainsi que là où il vivait, le corps perdait, en vingt-quatre heures, cinq livres de son poids par la perspiration, que cette quantité varie selon la température, selon le lieu et les climats.

D'après son livre de *Médecine statique*, on voit :

1° Que la transpiration insensible qui se fait par la peau et par les poumons, est plus considérable à elle seule que toutes les évacuations sensibles prises ensemble.

2° Lorsque chaque jour le corps revient au même degré de pesanteur parce qu'il transpire également, la santé se conserve sans altération, elle décline, au contraire, lorsque le corps conserve son poids ordinaire par une plus abondante évacuation des excréments ou des urines que de coutume.

Mais si, au bout de quelques jours, le corps ne recouvre pas son poids ordinaire, soit par une transpiration copieuse, soit par d'autres évacuations sensibles, il faut s'attendre à la fièvre ou à quelque autre maladie prochaine.

3° Plus la transpiration est pure, c'est-à-dire dégagée de sueur, plus elle est saine.

4° Se sentir le corps pesant, quand il est léger à la balance, est l'annonce d'une disposition mauvaise et différente que de se sentir pesant quand on l'est en effet. Au contraire, se sentir léger quand on est plus pesant à la balance, c'est un signe qu'on jouit d'une santé parfaite.

5° La douleur de tête ou de quelque autre partie du corps, diminue la transpiration.

6° De légers purgatifs ne diminuent pas sensiblement la transpiration : il n'en est pas de même des forts purgatifs, ils l'empêchent ou du moins la diminuent considérablement.

7° Dans les jeunes gens d'une bonne santé et qui vivent sobrement, le corps s'accroît tous les mois de deux ou trois livres. Quelquefois, vers la fin du mois, ils ont la tête pesante, et ils éprouvent plus ou moins de lassitude et d'abattement; mais bientôt une éjection d'urine, un peu de trouble, ou quelque autre évacuation, les rétablit dans leur état ordinaire.

8° Les principales causes qui diminuent ou arrêtent la transpiration, sont le froid humide, les aliments gluants et visqueux, le jeûne, la frayeur, l'insomnie et les évacuations trop abondantes.

9° Les jeunes gens transpirent plus que les vieillards; et la quantité de la transpiration varie selon les tempéraments, le régime, les saisons et les climats.

Sanctorius conseille de calculer exactement chaque jour combien on a perdu par la transpiration : voici comment, selon lui, il faut s'y prendre pour se conserver en santé jusques dans l'extrême vieillesse.

Après avoir copieusement soupé, on examine combien au bout de douze heures le corps a perdu de son poids par la transpiration; je suppose qu'on en ait perdu cinquante onces (1).

Une autre fois il faut se peser le matin, quand on n'aura ni soupé la veille, ni fait aucun excès dans le dîner précédent; je suppose qu'on ait perdu par la transpiration vingt onces (2). Cela posé, il faut s'astreindre à une diète, à un exercice, à un usage modéré des six choses non naturelles, qui procurent une transpiration moyenne entre cinquante et vingt onces; et en se mettant journellement à ce poids, on atteindra, dit Sanctorius, l'âge de cent ans sans infirmités. Mais outre que ce serait un assujettissement extrême, que de vivre selon cette méthode, il faut que l'auteur lui-même n'ait pas pu la pratiquer, car il est mort à l'âge de soixante-quinze ans.

Keil a prescrit une autre règle ; il veut, avec raison, que l'appétit naturel et non désordonné soit la mesure de la diète. Par ce moyen on n'aura pas besoin de se peser chaque jour pour déterminer la

(1) Environ 1500 ou 1600 grammes.

(2) Environ 600 grammes.

quantité d'aliments et de boissons qu'on doit prendre ; la nature ne demande que ce qu'il lui faut, elle ne demande ni plus ni moins. Gorter et tous les médecins philosophes sont de ce sentiment.

Il faut, outre cela, faire chaque jour de l'exercice, et user avec modération des choses nécessaires à la vie ; chacun peut éprouver la bonté de ce conseil par sa propre expérience.

DEUXIÈME SECTION

De l'air.

1° La transpiration est notablement diminuée dans un air froid pur et sain ; mais le corps y gagne de la force, et cette diminution de la transpiration n'est pas ordinairement nuisible ; elle est d'ailleurs suppléée par les urines ou d'autres évacuations. Au contraire dans un air humide et malsain, non-seulement la transpiration est retenue, mais les fibres sont relâchées, et il peut résulter de ces effets beaucoup de désordres et d'accidents.

2° L'air des villes est en général moins bon que celui de la campagne : chargé d'une plus grande quantité de vapeurs, il favorise moins la transpiration, et particulièrement émousse l'appétit.

3° L'air froid et le bain froid échauffent les corps, et les rendent plus légers. C'est le contraire pour les gens faibles et délicats, qui y deviennent plus froids et plus pesants ; et plus ce froid est soudain plus il est dangereux.

4° Une pluie continuelle est plus malsaine que la sécheresse.

5° On éprouve plus de lassitude en été qu'en hiver, quoiqu'on soit plus léger à la balance d'environ trois livres, mais parce que l'air chaud relâche et affaiblit.

6° De toutes les saisons l'automne est la plus malsaine, parce qu'on passe brusquement d'une température chaude à une froide, et que la transpiration est facilement arrêtée. Pour éviter cet inconvénient, il faut se tenir bien habillé, et user d'un régime convenable. En général, il ne faut pas quitter ses vêtements d'hiver trop tôt au printemps, ni les reprendre trop tard en automne, autrement on court les risques d'avoir la fièvre en été et des fluxions en hiver.

TROISIÈME SECTION

Des aliments et des boissons.

1° Le corps transpire peu lorsque l'estomac est trop rempli, comme lorsqu'il reste trop longtemps sans recevoir des aliments.

2° L'excès dans les aliments est nuisible à ceux qui prennent peu d'exercice. Il convient à ceux qui en prennent beaucoup de manger davantage que les premiers. En général, la nourriture doit être proportionnée à l'exercice de chaque jour.

3° Les aliments qui pèsent le moins à l'estomac, sont ceux qui sont les plus aisés à digérer et qui sont les plus perspirables.

4° On transpire peu quand on se couche sans souper quoiqu'on ait appétit. Si on le fait souvent, on court risque d'avoir la fièvre.

4° La chair des jeunes animaux, le mouton, et le pain de froment bien fait, fournissent une nourriture légère et facile à digérer, et excitent la transpiration.

6° Lorsqu'on a mangé quatre onces d'un aliment, fort et nourrissant, tels que sont le porc, l'anguille, ou quelque poisson gras, le corps paraît plus pesant que si on avait mangé six onces de quelque aliment qui nourrisse moins, comme du poulet, des oiseaux, etc. En général la digestion difficile rend la transpiration lente et embarrassée.

7° Une grande quantité de nourriture, prise à la fois dans un seul et même repas, cause plus de pesanteur et de malaise qu'une plus grande prise en deux fois. On ruine insensiblement sa constitution en ne faisant qu'un repas par jour quelque quantité d'aliments qu'on y prenne.

8° Lorsqu'on mange plus qu'on ne peut digérer, on est moins nourri, et on maigrit ordinairement.

9° Le vin d'une bonne qualité, et pris modérément, favorise la digestion et la transpiration.

10° Un grand feu en hiver augmente la transpiration, de même que le soleil en été.

QUATRIÈME SECTION

Du sommeil et de la veille.

1° Selon Sanctorius, un sommeil tranquille est très-favorable à la transpiration dans les personnes saines et robustes ; souvent elle donne cinquante onces en sept heures, c'est-à-dire deux fois autant que la veille. Mais d'après les tables de Keil et les expériences de Gorter, la transpiration nocturne est à peine de seize onces, et en Hollande comme dans la Grande-Bretagne on transpire plus de jour que durant la nuit.

2° Après le sommeil nocturne, le corps est plus léger, tant parce que les forces ont été réparées que parce qu'on est débarrassé du fardeau de la transpiration.

3° Tout ce qui empêche le sommeil arrête la transpiration.

4° La transpiration est plus dérangée par un vent frais du midi durant le sommeil, que par un grand froid pendant la veille.

5° Le changement du lit diminue la transpiration.

6° Le sommeil trop long rend le corps froid, pesant et stupide.

7° L'usage du vin facilite la transpiration, son excès y met obstacle.

CINQUIÈME SECTION

De l'exercice et du repos.

1° Un exercice immodéré donne au corps de la légèreté et de la vigueur et favorise la transpiration.

2° Le trop long repos diminue et arrête la transpiration.

3° De violentes agitations du corps et de l'âme soutenues longtemps accélèrent la vieillesse et hâtent la mort.

4° L'exercice du cheval augmente la transpiration surtout dans les parties supérieures.

5° Le trot et le galop dans un chemin rude, l'exercice le plus violent et le plus malsain, outre qu'ils précipitent la transpiration et qu'ils font transpirer des matières crues et non préparées, ébranlent trop le corps et surtout les reins.

6° La promenade favorise plus la transpiration que toute autre espèce d'exercice.

7° La danse modérée la facilite encore davantage, elle est un des exercices les plus sains.

8° L'exercice est le remède le plus efficace pour rétablir la transpiration.

SIXIÈME SECTION

Des plaisirs de l'amour.

1° L'abstinence entière et l'excès dans les plaisirs de l'amour sont nuisibles à la transpiration ; mais surtout le dernier.

2° L'excès débilite l'estomac, diminue la chaleur naturelle et la transpiration.

3° Il est encore plus pernicieux en été qu'en hiver, parce qu'en été la digestion se fait moins aisément.

4° On reconnaît qu'on ne s'est point excédé quand on n'éprouve ni faiblesse, ni fatigue, ni abattement, et que le corps est alerte et vigoureux.

5° Le moindre excès dans ce genre est très-funeste aux vieillards.

SEPTIÈME SECTION

Des passions.

1° La joie et la colère augmentent la transpiration; la douleur et la crainte la diminuent, les autres passions agissent selon qu'elles participent plus ou moins de celles dont nous venons de parler.

2° Les maladies qui sont l'effet des passions se guérissent par les passions contraires. Néanmoins il convient aussi de favoriser ou d'affaiblir la transpiration selon l'exigence des cas par le moyen des remèdes les plus propres à produire l'un ou l'autre effet.

3° Les aliments légers et faciles à digérer augmentent la gaieté et la transpiration; ceux qu'on digère avec peine diminuent la transpiration et causent de la mélancolie.

4° Il est utile à la santé d'être agité tour à tour par différentes passions. La transpiration en est plus grande et la santé meilleure que d'être constamment enchaîné à la même passion quelque agréable qu'elle soit. Il en est de même des études.

Ce travail de physiologie expérimentale est des plus remarquables et a été vérifié par un assez grand nombre d'observateurs. Dodart, médecin français, répéta les expériences de Sanctorius pendant trente-trois ans ; Jacques Keil fit de même pendant un an; ainsi Gorter en Hollande; Jean Leimingt dans la Caroline méridionale à Charleston; et dans plusieurs autres pays, de sorte qu'on peut considérer comme bien acquis les résultats si curieux publiés par Sanctorius. C'était le temps où, sans parler à tout propos de la médecine expérimentale et de l'expérience comme de nos jours, on faisait des nombreuses expérimentations d'où sont sorties la circulation sanguine et lymphatique et tant d'autres découvertes physiologiques de premier ordre.

DESCARTES

Descartes (1596-1650) me paraît avoir eu beaucoup plus d'influence que Sanctorius sur l'application des connaissances mécaniques et mathématiques à la médecine. Lui, au moins, a formulé nettement sa pensée sous ce rapport, et nous a laissé des opinions franchement empreintes d'Iatro-mécanisme et de Chimiâtrie. Sans parler du rôle qu'il attribuait à l'âme et aux oscillations de la glande pinéale sur les fonctions, ni de la circulation conformément aux idées de Harvey qu'il avait adoptées avec la fermentation du sang dans le cœur, ni de la fermentation qui produit la digestion, on peut juger ses tendances d'après son opinion sur le mécanisme des sécrétions. — Là, tout est mécanique et s'explique par le diamètre des pores relativement à la forme ou au volume des atomes des humeurs. — « Les glandes sont des cribles qui laissent passer les parties déliées et similaires mais qui retiennent les parties grossières et hétérogènes. — Les molécules rondes s'engagent dans les canaux circulaires, les pyramidales dans des tubes triangulaires, les cubiques dans des conduits carrés et de cette manière chaque sécrétion conserve son état naturel tant que des particules convenables traversent les pores qui leur sont destinés (1). — Les changements mécaniques fibrillaires du cerveau et des nerfs ainsi que le mouvement des atomes selon leur forme et leur volume. — Voilà une partie de l'iatro-mécanisme de Descartes, d'ailleurs si célèbre par son hypothèse de l'*homme machine* adoptée par Bossuet (2) et par un grand nombre de théologiens.

« Entre la pensée telle qu'elle est en nous, et la matière inerte, soumise aux lois générales du mouvement, selon Descartes, il n'y a point d'intermédiaires, et, en conséquence, il n'y a dans le monde que deux sortes de lois, celles qui régissent l'esprit ou la pensée, et celles qui régissent la matière inerte. Le corps de l'homme et tout ce qui n'est pas la pensée se range dans la classe des substances étendues soumises aux lois générales de la mécanique. Aussi toutes les sensations, toutes les impressions produites sur le cerveau, toutes les passions, ne sont ou ne peuvent être qu'un pur mécanisme résultant des divers mouvements de fibres, de fluides, des esprits animaux qui découlent du cerveau dans les nerfs ou bien qui remontent du cœur dans le cerveau : car il n'y a rien de plus dans les animaux que dans le corps séparé de la pensée ; toutes les fonctions, tous les mouvements organiques, tous les appétits des animaux peuvent s'expliquer de la même manière que ce qui se passe dans le corps humain. — Il n'y a en eux que de l'étendue et du mouvement et ils ne sont que de simples machines soumises, comme celles qui sortent de la main de l'homme, aux lois générales de la mécanique. L'animal est semblable à une horloge qui, composée de roues et de ressorts plus ou moins compliqués, ne marche que lorsqu'elle a été montée, ne produit tel ou tel mouvement qu'autant que tel ou tel ressort a été poussé. » (*Dict. des sciences philosophiques*. Art. Descartes, p. 54.)

(1) Descartes, *De homine*.
(2) De la connaissance de Dieu et de soi-même.

Si l'on joint à cette hypothèse de l'*homme machine* les idées de Descartes sur l'âcreté du suc nerveux et sur les fermentations du sang des humeurs dont j'ai parlé à propos de la Chimiâtrie, on verra qu'il est juste de lui garder dans l'histoire de l'Iatro-mécanisme une place que ses luttes en faveur de la grande circulation contre la faculté elle-même lui donnent de plein droit.

En médecine il est humoriste.

La chaleur, condition première de la vie, résulte, d'après lui, de la fermentation des humeurs et la fièvre s'explique également par une altération humorale.

« Tout tressaillement et frisson dans le corps vient de ce que les parties fluides s'accumulent en un certain foyer unique où la chaleur est à son comble (au détriment des autres parties)... Ainsi dans les fièvres qui débutent par le frisson, on peut affirmer qu'elles ont pour point de départ quelque foyer où une humeur vicieuse est entrée en fermentation; cette humeur infecte le sang, lequel arrivant au cœur, produit la fièvre (1). »

Quant aux inflammations elles dépendent aussi d'une altération des humeurs et surtout d'une stase de sang vicié.

« D'autres feux non naturels s'allument dans tout notre corps, tels que les phlegmons, les érysipèles, les abcès, les pleurésies, etc., lorsqu'un sang plus chaud et plus âcre transpire à travers la tunique des veines, ou bien lorsque ne pouvant plus s'exhaler par ses issues naturelles, il s'accumule aux extrémités ou sur un point quelconque d'où la corruption s'étend aux veines et aux artères voisines (2).

On pourra critiquer les erreurs de la physiologie de Descartes et de ses tentatives médicales (Voir, à ce sujet, *Descartes physiologiste et médecin*, par Bertrand de Saint-Germain), mais du moment qu'un philosophe de ce mérite étudie l'homme sur la nature, par de nombreuses vivisections d'animaux, et que, contre des médecins ayant mission spéciale de découvrir la vérité, il prend parti contre eux en faveur d'une découverte telle que la circulation du sang, les médecins n'ont plus le droit de le traiter avec dédain. — Il a été un jour leur maître et cela suffit pour leur commander le respect.

Ces idées en grande faveur en France furent portées à Naples par un disciple de Descartes, Corneille de Cosenza, devenu professeur en cette ville. — Est-ce là le point de départ de l'iatro-mécanisme italien de Borelli et de son école? — Cela est infiniment probable.

(1) Œuvres inédites de Descartes, par le comte Fouché du Careil, 11e partie, p. 69.

(2) Œuvres inédites, 11e partie, p. 72.

— Il n'y a aucune différence entre les deux systèmes, quant au principe, qui est l'explication du mécanisme humain par les lois physiques et chimiques, comme dans une machine, et je n'y vois d'opposé que la méthode, le Cartésianisme procédant surtout par induction et l'Iatro-mécanisme italien s'inspirant des principes de Galilée pour marcher dans les voies de l'expérience. — Cette différence, qui paraît si grande au premier abord, s'affaiblit aussitôt que l'on étudie les résultats obtenus et je ne sais pas si le nombre des hypothèses sorties de l'expérience des iatro-mécaniciens est de beaucoup inférieur à celui des hypothèses cartésiennes.

Quoi qu'il en soit, Borelli (1608-1679) est assez généralement considéré comme le fondateur du système iatro-mathématique et iatro-mécanique. — Chez lui, comme chez tous les médecins de cette école qui dura environ un siècle, ce qu'il y a de mathématique ou de mécanique ne se trouve que dans les recherches physiologiques et relativement au mouvement et à la force des muscles, à la circulation et à la vitesse du sang dans les canaux, à la force d'impulsion cardiaque ou artérielle, au mécanisme des sécrétions devenues des actes physiques, à la digestion, etc. En fait de médecine proprement dite, tout ce qu'il y a de mathématique disparaît à peu près entièrement et ce qu'on y peut trouver de mécanique n'est pas considérable. En revanche, on y trouve une Chimiâtrie pathogénique digne du siècle précédent chargée d'hypothèses à repousser le moins positif des médecins et, si l'on veut réfléchir sur les causes de la décadence du système, il ne faut pas chercher ailleurs. — En physiologie les travaux de Borelli sont restés dans la science, en pathologie, on ne les connaît plus, ses hypothèses les ont fait oublier.

S'il y avait des vérités médicales utiles à prendre dans la pathologie iatro-mécanique de l'Italie j'essaierai de surmonter l'ennui qu'inspire la lecture de tous les iatro-mécaniciens célèbres de cette école pour en faire l'analyse, mais tous se répètent à l'envi et reproduisent les mêmes faits aujourd'hui délaissés comme autant d'erreurs. — Sprengel a eu cette patience et je l'en félicite. (*Hist. de la médecine*, tom. V, p. 142 et suiv.) Je ne l'imiterai pas, et après avoir indiqué les plus renommés de ces médecins, j'en choisirai un certain nombre dont j'apprécierai le système en particulier. Quant aux autres je me bornerai à indiquer leurs noms.

BORELLI

Borelli, chef des iatro-mathématiciens de l'école Italienne, est surtout remarquable par son ouvrage de physiologie sur *le mou-*

vement des animaux, 1680, intitulé *de motu animalium*. Ce traité est divisé en deux parties : l'une consacrée aux mouvements visibles des animaux, qui s'exécutent par la flexion et l'extension alternative des parties extérieures, et l'autre à l'étude de la cause du mouvement musculaire et des mouvements internes qui favorisent la progression des liquides dans les vaisseaux et dans les viscères. — Là, il étudie les muscles qu'il considère comme autant de machines dont la faculté motrice de l'âme se sert pour faire mouvoir les parties, car un muscle étant coupé, bien qu'il reçoive encore la matière qui le meut, reste immobile. — Ce qui le fait contracter ce ne sont pas les artères, mais l'action du fluide des nerfs, canaux creux par lesquels la matière du mouvement, *suc nerveux matériel*, coule pour se rendre au muscle. — Quant aux muscles, ils sont composés de fibres creuses, juxtaposées bout à bout, remplies d'une moelle spongieuse comme la moelle de sureau, très-résistantes et pouvant porter un poids de 80 livres sans se rompre. — Elles ont une double action : l'une qui leur est propre et qui persiste après la mort, tandis que l'autre leur est communiquée du dehors par les nerfs dont un jet de fluide provoque la contraction. Quand l'âme sensitive qui réside dans le cerveau ordonne un mouvement, elle projette le long des tubes nerveux un courant de fluide subtil ou esprit animal qui se mélange au sang des cellules musculaires et les fait contracter en masse. Il y a là un choc subit, instantané, par le mélange des deux fluides; effet comparable à l'étincelle qu'un choc fait sortir du caillou, à la vapeur qui s'échappe en bouillonnant de la chaux vive mouillée ou à l'effervescence des acides sur certains sels. Sous l'influence de cet afflux du suc nerveux qui abonde subitement, il se produit par ce choc, ou par âcreté, une fermentation interne dans le sang du muscle qui se gonfle aussitôt, et c'est la contraction musculaire.

De plus, en se contractant, les muscles se raccourcissent, tendent à la ligne droite et comme ils sont obliquement fixés sur les os, ils rapprochent l'extrémité mobile de celle qui l'est moins, absolument comme font les cordages fixés sur des leviers. — Borelli montre alors que ces leviers sont de différentes espèces, qu'ils sont renforcés par des poulies et que le plus commun est celui où l'effort est fixé entre la résistance et le point d'appui. — Dans les autres comme le deltoïde, la force est en partie perdue parce qu'elle est plus rapprochée du point d'appui que de l'extrémité du membre ou parce que l'insertion aux os est oblique au lieu d'être perpendiculaire, ou enfin parce que dans l'insertion aux tendons la direction des fibres semblable à celles des barbes d'une plume est oblique sur le tendon. — D'après lui, la force dépensée est immense. En effet, si l'on attache un poids de 26 livres à la main, le bras étant allongé horizontalement, et qu'on élève le poids par la flexion du membre, les muscles brachial et biceps devront employer pour ce mouvement une force de 1160 livres (1). De même un portefaix ayant sur les épaules un poids de 129 livres, dépense une somme de forces égale à 17.366 livres pour se tenir sur un seul pied (2). Il est très beau de savoir calculer, mais qui ne calcule pas juste ferait mieux de s'abstenir. Toutes ces recherches variées à l'infini, se signalent par une ingéniosité peu commune et sont poursuivies sur une grande échelle dans les différents modes de station et de progression des animaux, debout, assis ou couchés ; dans les différentes espèces de mouvement sur la terre, dans l'eau et dans la course; sur le vol des oiseaux, le nager des poissons, etc.

A l'intérieur, c'est le mouvement du cœur qui a été surtout l'objet de ses recherches afin de calculer sa force de contraction. Il l'évalue à 180.000 livres, déduction faite de la résistance exercée par la surface des vaisseaux, mais cela n'a pas été admis.

Dans la respiration, le rôle de l'air est tout autre qu'on ne l'avait jamais compris. — Des poumons, il entre dans la masse du sang avec toute la vertu de ressort de ses parties constituantes. Toutes sont plus ou moins agitées, comprimées par le mouvement et la compression du sang des organes ou viscères, essentiellement mobiles, et dans les changements de position, les particules d'air délivrées réagissent par leur ressort, s'entre-choquent et entretiennent la fluidité du sang. Elles font là le même effet que le poids dans une horloge. Cette action est surtout utile dans le sang veineux dépouillé des parties subtiles et spiritueuses du sang artériel et qui s'épaissirait beaucoup trop par l'addition de la lymphe et du chyle

Dans la sécrétion de l'urine (*De renum usu judicium*) il n'y a pas d'attraction, comme dit Portal. (*Hist de l'anatomie*, tom. III, p. 246.) C'est le sang, poussé par la force des artères dans les reins comprimés par le diaphragme et les organes du bas-ventre, qui arrive aux dernières ramifications artérielles sur lesquelles il se brise en même temps que sur l'orifice des canaux urinaires, et ses parties les plus liquides transsudent en passant comme à travers un crible.

Selon Borelli, la digestion stomacale est une trituration facilitée par le concours d'un ferment corrosif et, en cela, il se rapproche des Chimiâtres, ce que nous retrouverons chez tous les Iatro-mathématiciens.

(1) *De motu animalium*, pars I, cap. X, § 35.
(2) *Ibidem*, cap. XII, § 62.

L'assimilation a pour but de recomposer par la nutrition moléculaire les vides qui se font dans les humeurs et dans les solides, par le départ de certaines parcelles constituantes par la transpiration. Alors, les globules sanguins charriés par les artères viennent s'engager dans les petits vides, déposent d'autres parcelles qui d'une façon intelligente prennent leurs places respectives, les parcelles osseuses ne pénètrent que dans les pores des os, les atomes charnus dans les pores des chairs, les membraneux dans les membranes, etc., de sorte que chaque tissu prend la nourriture qui lui est propre et nécessaire pour réparer ses pertes.

En pathologie, les hypothèses de Borelli ne sont pas moins nombreuses. — Ainsi, la douleur est le résultat de l'ébranlement du suc des cordons nerveux transmis au cerveau dont les fibres subissent un ébranlement et une titillation analogues. — C'est ce que Piorry appelle de nos jours une névropathie. La courbature est le résultat d'une obstruction des cordons nerveux qui ne permettant pas à leur suc d'arriver aux muscles, produit ce choc et cette fermentation dont je viens de parler et de laquelle résulte le mouvement.

La fièvre résulte non du sang malade mais du suc nerveux fermenté ou âcre qui arrive au cœur, et l'agite en produisant la chaleur fébrile. Les causes qui peuvent altérer ce suc sont toutes les lésions organiques des poumons ou des glandes que l'on connaît et qui se développent dans l'organisme. Quand la fièvre est intermittente, c'est qu'à la suite du séjour des sucs nerveux dégénérés dans les glandes, ces sucs s'accumulent puis remontent au cerveau par les nerfs d'où ils descendent au cœur et reproduisent l'accès de fièvre.

Dans cette manière d'envisager les affections fébriles, Borelli croit qu'on peut employer les purgatifs ou les sodorifiques, mais qu'ils ne sauraient avoir d'effet sur l'âcreté du suc nerveux. Il faut éliminer le ferment fébrigène par la transpiration insensible, par la sueur, les urines ou quelques autres émonctoires de façon à dissiper l'obstruction des canaux excréteurs et à tempérer l'acrimonie des ferments fébrigènes par l'introduction d'un sel de nature contraire. — Il préfère la saignée qui, ainsi que parle Sprengel, peut être utile et nuit peu, mais le but spécial doit être d'attendre les effets de la la nature, d'ouvrir les pores de la peau et de fortifier les solides par le quinquina.

Voilà dans un court résumé les doctrines physiologiques et pathologiques du chef de l'école iatro-mathématique et mécanique. Que renferment-elles ? Une heureuse idée de la théorie des leviers à la statique musculaire et voilà tout. — A part cela, une théorie mécanique et chimiâtrique de la contractilité musculaire que l'on peut hardiment considérer comme une hypothèse, — des calculs de la force contractile des muscles et du cœur qui sont autant d'erreurs.

Une théorie mécanique fausse du rôle de l'air introduit dans le sang par la respiration.

Une explication mécanique de la sécrétion urinaire qui est une erreur.

Enfin une pathologie mécanique et chimiâtrique dans laquelle on fait jouer un rôle hypothétique à la circulation et aux obstructions des nerfs par un suc nerveux altéré, âcre ou fermenté.

S'il faut juger les disciples par le chef d'école, que doit-on déjà penser du système iatro-mécanique ? — Il n'est pas probable qu'ils aient mieux fait que le maître et, comme nous le verrons, sauf ceux qui n'ayant gardé du système que le principe dans ses applications raisonnables et restreintes, tous les autres ont reproduit les mêmes erreurs sur lesquels encore ils ont cru devoir surenchérir.

BELLINI

Laurent Bellini (1643-1703) médecin professeur d'anatomie à Pise, disciple consciencieux de Borelli, suivit de très-près ses doctrines. — On lui doit un travail important sur la structure du rein dans lequel il parle longuement des tubes urinifères appelés de nos jours tubes de Bellini, un travail fort estimé sur le goût et sur la structure de la langue, enfin divers mémoires sur la fonction du sang, sur les mouvements du cœur et des liquides; sur l'incubation de l'œuf, etc. — Comme anatomiste il occupe une place très-honorable dans l'histoire, mais, comme médecin, ce n'est pas tout à fait la même chose.

Son *Traité des urines* est un de ses meilleurs ouvrages de praticien renfermant des indications utiles sur les caractères extérieurs de ce fluide, sur ses dépôts et sur la quantité rendue.

Dans son *Traité sur le pouls*, il établit avec raison que les artères se dilatent au moment de la contraction du cœur et qu'elles se relâchent pendant son repos, qu'elles sont toutes contractées ou relâchées au même instant. — Pour lui les artères sont coniques.

La fièvre est aussi pour lui le résultat d'une différence d'afflux de suc nerveux dans le cœur avec viciation du sang et les inflammations résultent de l'irrégularité des mouvements du sang qui amènent la stase sanguine, de l'épaississement du liquide sanguin dans les capillaires où se produit une sorte d'obstruction.

Toutes les sécrétions sont la conséquence d'un mélange du ferment de chaque organe avec le sang des vaisseaux glandulaires, dont les replis et les flexuosités retiennent le sang dans le tissu de la glande.

A propos des effets de la saignée qu'il a étudiés avec soin, il mentionne ce fait vrai que l'opération est suivie d'une circulation plus rapide du sang; il attribue le phénomène à la fluidité plus grande du liquide et à la pression moindre qu'il exerce sur les parois vasculaires. Sauf l'explication le phénomène est exact. Tout le monde sait en effet par les expériences de Cl. Bernard sur les chiens saignés abondamment, lorsqu'ils ont un manomètre à la carotide, que la pression du cœur augmente sensiblement et quelques cliniciens pensent même que les saignées répétées favorisent le développement de l'hypertrophie du cœur.

De ces travaux on peut tirer la conclusion que Bellini était infiniment moins mécanicien et moins chimiâtre que Borelli. — Il a partagé ses opinions mais sans les formuler d'une façon aussi précise, et c'est une différence importante à signaler.

BAGLIVI

Baglivi (1664-1706) fut un partisan de l'Iatro-mécanisme, par exception assez ennemi de la chimiâtrie. — Médecin à Rome, on lui doit de remarquables travaux sur la *fibre motrice et morbide*, sur la médecine pratique, sur l'usage et l'abus des vésicatoires, sur les qualités de la salive, de la bile et du sang, etc.

Mécanicien et solidiste dans sa physiologie, laissant un peu en arrière l'influence pathogénique, il resta hippocratiste partisan du Naturisme (1) en médecine distinguant avec grand soin ce qui concerne la science et la théorie et ce qui a trait à la pratique. — C'est un des esprits les plus distingués du XVIIIe siècle.

Son travail sur la *fibre motrice et morbide* renferme toute sa théorie solidiste. — Croyant avec raison que le galénisme, la chimiâtrie avaient accordé un rôle prépondérant au déplacement des humeurs, à leur fermentation et à leur acrimonie, il essaya de démontrer en complétant la théorie de Borelli qu'il admirait beaucoup, que les solides doivent être considérés comme ayant la prépondérance, soit à l'état de santé, soit à l'état de maladie. « Je me suis livré tout entier à l'observation des symptômes pendant la vie et à l'étude des lésions cadavériques après la mort et je me suis convaincu par mes yeux que l'influence des solides est plus grande que celle des liquides même dans la génération des maladies ».

(1) Baglivi, *Médecine pratique, aphorisme 1*.

Toutefois ce traité contient une erreur qu'il importe de signaler, et qui a été commise avec beaucoup d'autres, au nom de l'expérience, tant il est vrai qu'il ne suffit pas de dire qu'on procède par l'expérimentation, pour donner un crédit de vérité à tout ce qu'on affirme. — Il divisait les fibres motrices simples, en fibres charnues musculaires, tendineuses, qui ont leur origine dans le cœur, et en fibres membraneuses dérivées des membranes encéphaliques et des humeurs, servant à former les vaisseaux, les membranes, les glandes et les autres tissus. — Toutes ont des vaisseaux, des nerfs, sont creuses, susceptibles d'irritation et de mouvement, et dans leur ensemble elles composent tous les tissus, glandes, viscères, muscles, vaisseaux, nerfs, membranes et même les os. — Elles sont mises en mouvement par le cœur et par la dure-mère, qui étreint le cerveau dans ses mouvements de diastole et de systole, mais il soupçonne même que le cœur ne s'agite que par la dure-mère, car leur contraction et leur dilatation se font au même instant. — D'après lui ce double mouvement de la dure-mère exprimerait du cerveau, par compression, un fluide qui refluerait le long des nerfs jusqu'à leurs extrémités. — Enfin ce serait à ces oscillations formant une impulsion descendante ou à leur transmission par renvoi au cerveau lors de l'irritation des tissus que seraient dues les sympathies. Il n'y a qu'un malheur pour cette théorie, c'est que cette compression mécanique du cerveau par la dure-mère n'existe pas et que les mouvements d'expansion ou d'abaissement de cette membrane bien réels, ne sont qu'une conséquence de l'impulsion du sang dans le cerveau par les contractions cardiaques.

Quoi qu'il en soit, étant donné cette fibre primitive partout disséminée, Baglivi lui reconnaît deux genres d'affections, l'un caractérisé par la *tension* exagérée et l'autre par un *relâchement* plus ou moins considérable. C'est là le fond de toutes les maladies. — Comme on le voit, dans ce mécanisisme, il y a une souvenance de l'hypothèse du *strictum* et du *laxum* de Thémison et une incursion très-évidente dans le Méthodisme (Voir ce chapitre).

Cependant il ne paraît pas que Baglivi soit franchement un méthodiste, car il accepte les principales données de l'Humorisme et il admet que les affections chroniques peuvent provenir d'une altération des humeurs, que les fièvres résultent d'une âcreté alcaline qu'il faut combattre par les acidulés et que malgré l'usage en faveur des alcalins dans les maladies inflammatoires il faut éviter leur usage qui augmente l'âcreté du sang et aggrave l'état des malades. — Le voilà maintenant au milieu d'une chimiâtrie modérée dans laquelle, selon les nécessités de l'observation, il trouve quelques données utiles.

Toutefois, le fond de sa doctrine est principalement iatro-mécanique et mathématique. C'est de sa part un hommage à Borelli qu'il célèbre tout particulièrement, et un tribut à la méthode expérimentale qui paraît être le tempérament de son esprit supérieur. — Il y a en lui beaucoup du *libre chercheur* qui, ne subissant le joug d'aucun système, leur emprunte ce qu'ils ont de vrai et d'utile. — Aussi est-il vraiment difficile de le caractériser philosophiquement. — Il reconnaît au dehors de lui trop d'autorités doctrinales différentes pour être lui-même une autorité doctrinale réelle.

Afin de justifier ce que je viens de dire, je vais donner une courte analyse de ses *Préceptes de médecine pratique*, qui ont été fort élégamment traduits en français par le Dr Boucher et que chacun pourrait lire avec plus d'intérêt que n'en inspirent bien des productions récentes.

Ce livre révèle à la fois le philosophe et le clinicien consommé dans l'art du Pronostic. Il se compose de deux parties écrites l'une et l'autre avec concision, sous forme aphoristique.

Dans la première qui débute par une profession de foi naturiste, « ministre de la nature et son interprète, le médecin doit se rappeler que le seul moyen de commander à la nature c'est de savoir d'abord lui obéir soi-même ».... il s'occupe *de la nécessité des observations en médecine* afin de garantir l'esprit des écueils où entraînent l'imagination et l'hypothèse. «... Les hommes prudents et réfléchis regardent généralement comme étrangère à la science cette partie de la médecine qui s'abandonne aux spéculations. La science, en effet, ne se compose que de choses parfaitement connues et pénétrées, ses préceptes sont en dehors des caprices de l'opinion ; les raisons qu'elle donne ont de la méthode et de la certitude ; et si elle nous montre un chemin nous y pouvons diriger nos pas, sans crainte de tomber dans quelque erreur pratique. Mais toutes ces hypothèses où semble se complaire la vanité de notre siècle, peut-on trouver rien de plus vague et de plus incertain qu'elles? Voyez-les : qu'ont-elles à nous offrir pour la plupart, si ce n'est de simples conjectures, dont l'analogie s'empare ensuite pour nous traîner de tous côtés, et quelquefois de côtés tous contraires ?

« Ce n'est donc point dans la pénétration de l'esprit humain qu'il faut aller chercher le berceau de cet art sublime : c'est l'observation fine, délicate, incessante, c'est une sorte d'espionnage de la nature qui a créé la médecine ; on pourrait la regarder comme un monument de la science générale, agrandi chaque jour, par les travaux des hommes de génie de tous les siècles ; ou enfin comme l'esprit d'une foule d'hommes réuni dans un seul. »

« Si la nécessité inventa la médecine, c'est l'expérience qui la perfectionna : inculte et grossière dans les premiers âges chaque jour lui apporta des observations nouvelles, qui, s'éclairant les unes les autres, et éclairées toutes ensemble par le flambeau de la raison, ne tardèrent point à faire de la médecine une science libérale et profonde. »

« Suivant un vieux proverbe, ce n'est point le fil-à-plomb qui s'accommode aux pierres, mais bien les pierres qui s'accommodent au fil-à-plomb. C'est exactement le cas de la médecine : ses plus beaux raisonnements ne sont autre chose que les pierres apportées par chacun à l'édifice de la science ; ils doivent par conséquent se ranger au fil de la nature ; et puisque ce fil éternel, immuablement suspendu par la main de Dieu dans l'univers, ne peut fléchir jamais de l'épaisseur d'un cheveu, pour s'accommoder aux erreurs de nos imaginations, il faut bien que les raisonnements de l'homme aillent eux-mêmes se fléchir et s'accommoder à lui. »

« Il y a deux pivots principaux sur lesquels roule toute la médecine : le raisonnement, et l'observation ; mais l'observation est en outre le fil qui doit régler les raisonnements de l'homme. Chaque maladie a sa nature particulière et certaine, à l'abri du caprice des théories ; il n'en est pas une aussi qui n'ait, de la même façon, son mode d'invasion, ses progrès, sa période d'état et sa terminaison propre ; et comme tout cela se passe sans le secours de l'esprit, en dehors même de ses opérations, celui qui veut en pénétrer la nature ne trouvera jamais dans les subtiles et obscures discussions de la dialectique l'ombre même de l'utilité qu'il puiserait à pleines mains dans l'opiniâtre observation de tous les phénomènes morbides et dans l'habile imitation, je dirais presque dans l'imitation servile des méthodes de la nature.

« Il arrive tous les jours en médecine de voir démentir par l'événement les prévisions les mieux fondées sur le raisonnement et l'expérience. Faut-il en accuser l'insuffisance des préceptes d'un art sublime ou n'est-il pas beaucoup plus naturel encore d'en accuser l'incroyable multiplicité des causes morbides de toutes espèces, et surtout la négligence ou les erreurs du malade, celle des personnes qui l'entourent, et celle du médecin lui-même, dans la détermination et l'application des divers agents thérapeutiques?

« Les uns donnent trop au raisonnement et rien à l'expérience ; les autres font tout le contraire. Tous sont également aveugles, et voilà la source malheureuse de ces disputes sans fin qui déchirent la médecine et rejettent dans deux camps opposés la pratique et la théorie. »

« Il y a sans doute un système que nous n'avons point pénétré encore et que nous ne pénétrerons jamais : c'est cette délicate et admirable texture des tissus de l'organisme, que Dieu a mise au-dessus des sens de l'homme, et même au-dessus de son intelligence. Mais prenons-y garde, l'expérience peut aussi nous égarer, si elle veut marcher seule, sans l'appui de la raison ; laissons donc chacune d'elles prêter à l'autre sa propre lumière ; toutes deux sans cela peuvent également nous mener à l'erreur. » (*Baglivi*, traduction de Boucher, pages 4, 5 et suiv.)

Il parle ensuite *des obstacles qui ont empêché les médecins d'apporter dans leurs observations le soin nécessaire* et qui sont :

Le *mépris des médecins anciens* qui méritent tel respect et que Paracelse et Van-Helmont ont eu si grand tort d'attaquer.

« Ce sont des éloges qu'ils me semblent mériter plutôt que des dédains ou des calomnies (p. 19) ; — non-seulement c'est une chose indigne « d'un honnête homme et d'un homme docte, mais c'est encore un dommage causé à l'état et au progrès des sciences elles-mêmes » (p. 17). Puis après avoir montré les services rendus à la science par les principes de diagnostic, de pronostic et le traitement tirés d'Hippocrate et de Galien, il ajoute (p. 20) :

« Tout cela, cependant, n'a point suffi pour mettre à l'abri des envieuses calomnies de la médecine moderne les grands hommes des siècles passés : on crut pouvoir sans rougir exposer aux risées du monde leur pratique et leur théorie ; et, comme l'habitude endurcit, on aima mieux, à la fin, se jeter dans la nuit de l'erreur avec des hommes entourés d'une admiration ridicule, plutôt que de raisonner juste avec des hommes de sagesse et de science, qu'on ne pouvait se résoudre à estimer. Refuser obstinément à Galien la justice qu'il mérite, le poursuivre de malédictions impudentes, comme s'il n'était véritablement que le dernier, le plus méchant de tous les hommes ; décerner au contraire aux médecins modernes ces titres superbes de dieux ou de princes de la science ; c'est, je crois, faire preuve de peu de sagesse, et se montrer absolument dépourvu de respect pour ceux qui nous ont tout appris » (p. 20).

Les *idoles* médicales aux pieds desquelles se prosternent les courtisans de chaque époque qui demandent un avenir à leur maître et attendent l'expression de sa pensée pour penser comme lui, ou bien les esprits faciles et routiniers qui n'ont raison d'agir d'une certaine manière que de celle de savoir que les autres font ce qu'il va faire. — Et à ce sujet il passe en revue les erreurs dominantes de son temps sur une médication à la mode, sur la doctrine pathogénique d'un principe acide qu'il faut combattre par les alcalins, sur les prétentions vaines des sciences théoriques sur la science pratique, sur le néant des bibliomanes qui « réunissent à grands frais des bibliothèques sur lesquelles ils ne jettent pas les yeux, qui se font agréger à une foule de sociétés savantes pour voir tous les jours la gloire de leur nom dans les recueils littéraires et scientifiques. »

Les *fausses analogies* et les *comparaisons fausses* de ceux qui tirent des inductions de faits non comparables, entre végétaux et animaux, entre réactions vivantes et réactions de laboratoire, puis il montre sa préférence pour l'Iatro-mécanisme (p. 32) :

« D'un autre côté, les iatro-mécaniciens, qui partent de divers principes mathématiques, ceux de la statique, de l'hydraulique, de la pesanteur, et qui veulent les appliquer à la structure du corps vivant, ceux-là ont philosophiquement raison de le faire, car le corps de l'homme, en tout ce qui regarde la structure animale, est soumis au nombre, au poids, à la mesure, et subit dès lors toutes les conséquences qui en dépendent. Telle fut sans doute la volonté de Dieu, le père souverain des choses, lorsque, pour rendre cette machine animale plus propre à exécuter les ordres de l'âme, il n'employa, ce semble, que le compas et la craie du mathématicien, pour tracer dans l'économie du corps de l'homme l'arrangement harmonieux des proportions et des mouvements. »

« Si donc les inductions analogiques tirées de la mécanique et de l'anatomie offrent des rapports si étroits avec la thérapeutique, et beaucoup plus de certitude que toutes les autres hypothèses, on comprendra sans difficulté comment il s'est fait que deux hommes illustres, Borelli à Rome et Bellini à Florence, voulant raffermir sur des fondements l'édifice ébranlé de la science, ne trouvèrent pas de moyen qui leur semblât aussi puissant que l'application des règles anatomico-mécaniques à l'explication des effets morbides ; aussi, rien n'est plus digne d'être médité que leurs savants ouvrages également glorieux pour la science et la patrie, et utiles pour l'humanité. Mais ceux qui cherchent au fond des cornues chimiques les résultats de réactions minérales pour en déduire analogiquement des résultats semblables dans les corps animés par la vie, ceux-là ne se contentent pas d'arriver à des conclusions fausses, ils fournissent encore aux fatales erreurs qui inondent la médecine de nos jours un appui et une force incroyables.

« Il y aurait cependant pour eux un moyen d'arriver à des résultats bien plus beaux, ce serait d'appeler à leur aide une sorte d'anatomie par infusion, en cherchant à opérer sur les êtres vivants le mélange des liquides animaux avec les liquides végétaux ou chimiques, et en s'attachant ensuite à examiner avec soin le résultat de ces mélanges » (p. 32).

Les *lectures mal faites* par ceux qui ne contrôlent pas ce qu'ils lisent pour en vérifier l'exactitude ou qui lisent tout indifféremment au lieu de s'en tenir à des livres de choix et surtout « — que la jeunesse le sache, au premier de tous les livres, qui est le malade » (p. 47).

De là, à une condamnation de ces médecins érudits qui ont passé leur vie à mourir sur les livres sans juger par eux-mêmes des choses de pratique, il n'y avait qu'un pas et Baglivi ne les épargne guère. Qu'y a-t-il en effet de plus triste que ces médecins érudits, chimistes ou mathématiciens, qui théoriquement proposent des médications que de nombreuses expériences n'ont pas encore permis d'admettre, ou qui écrivent des appréciations médicales pour lesquelles ils sont d'une incompétence absolue.

La *mauvaise interprétation des livres et la manie de faire des systèmes.* — Voici comment il s'exprime (p. 5) : « Quand il s'agit de plaider, contre les mauvais interprètes en général, la cause de l'interprétation vraie, il y aurait deux plaidoyers à faire : le premier contre ceux qui interprètent mal les maladies, le second contre ceux qui interprètent mal les livres.

« Mais la première partie de cet ouvrage n'est, pour ainsi dire, d'un bout à l'autre qu'une longue recherche des moyens de rendre à l'interprétation des maladies la précision et la force que cette partie de la science a perdues de nos jours. Nous n'avons donc à nous occuper dans ce chapitre que des moyens de mettre à nu l'abîme d'erreurs où tombent tous ceux qui, dans l'interprétation des livres, se laissent aller à leur imagination ou à leurs sentiments particuliers.

Jour lugubre, jour malheureux que celui où la médecine et toutes les sciences, à peine échappées aux fureurs des barbares, se virent tout à coup la proie des Arabes ! Est-il possible d'y penser sans que l'âme soit saisie d'une inexprimable douleur ! Les livres grecs étaient à peine arrivés dans leurs écoles : ils s'en emparent, et, au lieu de reproduire simplement, avec scrupule et pureté, le sens de ces précieux ouvrages, ils en font une source inépuisable d'inutiles et ridicules théories. Or, si cette funeste manière d'interpréter les livres de l'antiquité grecque fut pour ceux qui l'employèrent un titre à la confiance et à l'admiration de leurs contemporains, elle fut malheureusement entre leurs mains un instrument non moins puissant pour éteindre et anéantir toute espèce d'observation médicale. »

« Une grande preuve de cette vérité, c'est l'état où se trouva la médecine pendant tout le temps que domina dans le monde l'influence des écoles arabes. Ce fut alors un triste spectacle de voir les médecins comme fascinés par quelque opération magique, tourner sans cesse autour du cercle mystérieux des interprétations arabiques, dépenser en stériles commentaires sur les ouvrages de quelques hommes tout le temps d'une vie longue et laborieuse et arriver ainsi jusqu'à oublier même l'usage de leur intelligence. Voilà certainement la source de tant de sophismes, de tant de fictions et d'erreurs qui ont inondé la médecine. Voilà ce qui déshonora cette science sublime et lui arracha le noble et antique patronage de la santé, pour la réduire à n'être plus que la vile esclave des factions philosophiques » (p. 5).

Enfin, l'*abandon des méthodes aphoristiques* dans les livres de médecine, ce qui lui semble nuire à la précision ou à la clarté et permettre dans l'histoire des maladies « ces malheureuses et éternelles digressions dans le domaine de la philologie, les superfluités oratoires, les questions vides et creuses et mille autres bagatelles qui lui ont fait perdre toute sa force et presque toute sa vie. »

Toute cette première partie qui sert d'introduction à l'histoire des maladies, est presque un exposé philosophique de la méthode médicale et un jugement sur les différentes directions à suivre. — Il n'y a rien à en retrancher. Cela n'a pas vieilli et peut encore être lu avec autant de profit que de plaisir — c'est l'œuvre d'un esprit sérieux et distingué, ennemi des abus de la raison et de l'hypothèse, respectueux des belles traditions du passé, mais adversaire du fétichisme scientifique, partisan convaincu de l'observation et de l'expérimentation. — On y trouve la censure de la Chimiâtrie mais non de la chimie, et l'apologie fort discrète d'ailleurs de l'iatro-mécanisme.

Dans les descriptions aphoristiques des maladies et de quelques symptômes, considérés comme ayant une importance exceptionnelle qu'il donne sans suivre aucune classification, Baglivi se montre plutôt praticien que doctrinaire, et tournant toute son attention sur le pronostic. C'est à peine en thérapeutique si on retrouve quelques applications de sa théorie physiologique *sur la fibre motrice et morbide*, ou sur l'iatro-mécanicisme, mais en revanche on y voit régner une Chimiâtrie sage et raisonnable qui paraît être inhérente à l'époque et qui devait s'imposer à tous. Néanmoins, chez un médecin qui à tout propos condamne les hypothèses chimiâtriques, cette remarque n'est pas sans avoir quelque importance.

Il commence très-longuement par la pleurésie, d'une façon qui ne ressemble en rien aux méthodes nosographiques récentes, qui ne plairait par conséquent point à un élève habitué au cadre monotone de la scholastique médicale, mais qui doit satisfaire le médecin en raison des hautes questions de pronostic qui s'y trouvent indiquées. Sans doute, le diagnostic laisse à désirer, mais même avec cette incertitude, l'immensité des réflexions cliniques importantes donne un grand intérêt à ce tableau où se mêlent alternativement toutes les formes de la pleurésie, et tout ce qui a trait à leur diagnostic, au pronostic et au traitement.

Ici, l'influence des doctrines se fait un peu sentir, mais avec discrétion. Il est superficiellement question des moyens d'atténuer l'*éréthisme* ou le *relâchement de la fibre*, puis, chose incroyable, après une attaque indignée contre les moyens chimiques, lui-même donne une théorie chimiâtrique incroyable de la pleurésie. Il est impossible de se démentir d'une façon plus fâcheuse et d'oublier plus vite les principes d'une méthode d'observation que l'on considérait comme étant ennemie de toute hypothèse. On va en juger :

« Après tout ce que nous avons dit jusqu'ici, appuyé sur l'autorité des plus grands hommes, on peut voir avec certitude de combien de précautions doit s'entourer le médecin prudent quand il veut combattre une pleurésie par la purgation ou la saignée, et avec quelle exactitude il doit fixer dans sa mémoire les préceptes que nous venons de passer en revue.

« Mais si l'on ignore ces principes, ou si l'on en fait à la pratique une application vicieuse, on a guère le droit de s'étonner quand on voit, après l'emploi d'une saignée ou après l'imprudente administration d'un purgatif, les malades tomber tout à coup dans un état plus grave ou même s'éteindre.

« Pour éviter désormais d'aussi tristes inconvénients, je prie les médecins, au nom du vieux père de la médecine, au nom de cette vieille et noble école de Cos, je les conjure d'apporter dans le traitement de la pleurésie, à Rome, une défiance sans bornes contre ces misérables charlatans de chimie, fourbes effrontés qui, sans s'arrêter nulle part, s'en vont éternellement d'une ville à l'autre et qu'un mauvais destin semble s'obstiner chaque jour à rassembler dans nos murs, où les pauvres malades se laissent bercer par eux d'un vain espoir de remèdes infaillibles. Ce sont là les hommes dont j'ai parlé si souvent dans mes livres; je le rappelle ici à ce chimiste hollandais qui ne cesse d'insulter chaque jour les disciples d'Hippocrate. Ce n'est pas contre les bons chimistes, au nombre desquels, peut-être, il faut le compter lui-même, mais c'est contre cette espèce d'hommes que je m'élève sans cesse, c'est contre leurs diaphorétiques puissants, leurs sels volatils, leurs secrets astrologiques, toutes leurs poudres enfin qu'ils vendent avec bruit à la sottise, et que des médecins sans crédit et sans nom viennent ensuite, aux risques et périls des malades, administrer indifféremment dans toute espèce de pleurésie et à quelque période que ce puisse être.

« Au lieu donc de s'abandonner à une funeste confiance dans ces sortes de gens et de remèdes, examinons d'abord si la pleurésie est sous la dépendance d'une cause vraiment inflammatoire ou si elle provient de l'altération des humeurs amassées dans les premières voies, ou bien enfin si elle est produite par l'écoulement d'une humeur âcre venant de la tête, comme le croyait l'antiquité, ou plutôt comme nous le pensons nous-même, par des sels âcres, ténus, brûlants, scorbutiques, hypochondriaques, hémorrhoïdaux, herpétiques, par les sels enfin de toute nature qui peuvent être la cause ou l'expression de quelque maladie principale.

« Ces sels dissolvent les humeurs altérées, ils les enflamment, les mêlent aux autres liquides, et quand celles-ci sont arrivées au poumon, elles y donnent naissance à des pleurésies, à des péripneumonies, à des douleurs de côté, avec tout l'appareil de la fièvre et des autres symptômes caractéristiques de ces maladies.

« Or, tout cela doit être considéré comme un résultat de l'irritation produite par l'action mordicante des sels, bien plutôt que comme une affection véritablement inflammatoire; et ce sont là les pleurésies que j'ai l'habitude d'appeler lymphatiques ou fausses, parce que c'est la lymphe, ce premier dissolvant des sels, qui, une fois chargée de ces principes morbides, allume et entretient cette sorte de pleurésie.

« Ainsi donc, dans la pleurésie vraiment inflammatoire, l'inflammation elle-même exige que l'on saigne sur-le-champ. De cette manière, les vaisseaux se dégonflent et rien ne s'oppose plus au libre passage des fluides que l'éréthisme des fibres pulmonaires retenait dans le tissu des poumons; la saignée relâche tout à coup la tension des solides et l'énorme pression peut se faire avec facilité par les crachats ou toute autre voie qu'il plaît à la nature de choisir.

« Si enfin c'est un sel âcre, scorbutique, dissolvant qui occasionne la pleurésie, il ne faut recourir aux émissions sanguines qu'avec des précautions infinies, à moins qu'une excessive inflammation des poumons, allumée par l'âcreté même de ces sels, ne rende cette évacuation absolument indispensable.

« Quant à l'appréciation des cas qui indiquent la purgation, il faut s'en tenir aux préceptes des maîtres de l'art, que nous avons recueillis il n'y a qu'un instant, il ne faut point oublier ensuite que lorsqu'il s'agit de cette espèce de pleurésie produite par l'acrimonie et la dissolution des humeurs, le traitement doit nécessairement se compléter par les tisanes de mauve. »

« Voici maintenant, selon mes propres observations à Rome, les symptômes qui dénotent cette acrimonie des humeurs chez l'homme. Je passe sous silence tout le reste des symptômes qui caractérisent l'acrimonie des humeurs, et que l'on peut facilement rechercher et apprendre dans tous les livres de médecine. »

Je tenais à préciser les faits et à bien montrer au lecteur que mon jugement sur la philosophie médicale mixte de Baglivi est bien motivé. Ce qu'il a écrit sur *les fièvres* le prouve d'une façon bien plus éclatante.

« Puisque nous en sommes à parler des fièvres, je ne puis m'empêcher d'exprimer ici mon étonnement de voir que la plus grande partie des médecins d'aujourd'hui veulent absolument trouver la source de toutes les maladies, et spécialement celle des fièvres, dans la seule action des acides, ce qui les amène nécessairement à les combattre toutes, sans distinction et au grand détriment des malades par l'usage des anti-acides. Or, pour quiconque examinera la chose sans préjugé, l'action des alcalis, au contraire, altérables de tant de façons, pourra devenir bien plus souvent le but des méfiances de la médecine. Examinons, en effet, comment se passent au milieu de l'économie animale, tous les phénomènes qui ont lieu dans le sang ; c'est au moyen de fermentations diverses que tout cela s'exécute, ne cessant ici que pour recommencer là ; tantôt elles prennent trop d'activité, tantôt l'altération est plus profonde qu'elle ne devrait être ; mais le résultat définitif de ces fermentations est bien moins un produit acide qu'un sel alcalin, lixiviel, âcre, calciné, ou quelque autre chose de même nature. »

« C'est ce que l'on observe principalement dans les fièvres, où l'on voit généralement des signes manifestes qui décèlent la présence de ces sels âcres, alcalins, lixiviels, calcinés et autres ; aussi, beaucoup d'entre elles se guérissent-elles simplement au moyen des seuls délayants, aiguisés avec quelque doux acide, comme on le voit chaque jour dans les fièvres ardentes. Voilà ce qui fait qu'on ne peut trop exalter les propriétés singulières de l'acide sulfureux dont la vertu subacide suffit souvent pour étouffer dans leur germe la plupart des fièvres qui dépendent des variations de l'atmosphère, et d'autres fièvres même plus ardentes.

« Ici, à Rome, les fièvres d'été qui sont dues à des variations de l'atmosphère ne sont point produites par des sels alcalino-âcres. Or, il est bien entendu que je ne parle pas ici de ces funestes erreurs de régime que la soif du plaisir fait commettre à la campagne et qui deviennent la source d'un certain nombre de fièvres dont on ne peut accuser l'atmosphère. Quant aux autres, voici comment nous entendons leur production. La chaleur active du soleil détache et élève dans l'air une infinité de molécules terreuses ou minérales; une fois répandues dans l'atmosphère, de nouveaux torrents de chaleur viennent chaque jour les diviser davantage, les cohober, les disséminer; elles acquièrent ainsi en peu de temps une volatilité suprême et un caractère alcalino-âcre, bien plutôt encore que de l'acidité.

« Dans cet état de ténuité infinie, l'activité respiratoire les fait pénétrer dans le torrent de la circulation ; elles y dissolvent la masse de sang, et cette dissolution y engendre bientôt tous les effets de la coagulation. Ceci d'ailleurs est évidemment conforme à l'expérience; car si nous considérons les acides, même les plus puissants, quand ils ont subi une fermentation quelconque, soit par la réaction intime et lente des éléments, soit par la chaleur, nous trouverons qu'ils deviennent doux ou bien insipides et alcalins; la fermentation a émoussé les pointes de l'acide et lui a donné tous les caractères de l'alcali.

« Voilà comment il se fait que l'eau thériacale, d'abord acide, devient douce au bout d'un an ou deux. Il n'y a pas jusqu'aux esprits acides eux-mêmes qui ne se dulcifient avec le temps, et il en est de même de tout le reste. Je ne prétends pas nier d'ailleurs que des productions acides développées dans l'appareil des premières voies puissent pénétrer dans la masse du sang et y exciter des fermentations malheureuses : mais on doit avouer aussi qu'il faut pour cela que ces acides soient bien puissants, car, autrement, un certain temps de fermentation de ces acides avec le sang aurait bientôt fait d'émousser leurs pointes et de les transformer ainsi nécessairement en alcalins. De cette façon, ils ne seraient plus en état de faire du mal, ou bien, prenant les propriétés alcalines, ils agiraient sur les organes à la manière des alcalis, et c'est à ce titre qu'ils deviendraient une source de maladies ; or, c'est ce qu'il fallait prouver. Mais cette question doit être examinée plus au long dans un traité spécial sur l'innocuité des acides (1).

Après les fièvres viennent différents chapitres sur *les lombrics*

(1) Voyez Baglivi, page 93.

dans l'enfance; — sur *la variole, la rougeole, et la scarlatine;* — sur l'*observation des hypocondres* dans les maladies aiguës, et là on trouve deux observations sur les altérations de la fibre motrice lorsque l'éréthisme des fibres intestinales ou le relâchement de leur ton produit le météorisme; sur *les tumeurs et suppurations aux parois abdominales*, et ici la théorie chimiâtrique suivante :

« Les hommes qui sont pleins d'humeurs acrimonieuses et salines sont généralement tourmentés de douleurs qui se jettent tantôt d'un côté tantôt de l'autre. Or, s'il arrive que des humeurs de cette nature viennent à se glisser entre les muscles de l'hypocondre droit ou gauche, ou vers la région ombilicale, elles y portent avec elles des douleurs trompeuses qu'on serait tenté de rapporter à la rate, au foie ou à l'intestin, tandis qu'elles n'ont réellement rien de commun avec ces organes et qu'elles ne sont autre chose que des douleurs musculaires purement externes, produites simplement par la présence d'un ichor âcre et corrosif. Quand on a affaire à ces sortes d'affections, les médications qu'on a coutume d'opposer aux maladies douloureuses internes n'ont plus aucune espèce d'utilité, tandis qu'au contraire les émulsions légères de semences, les fomentations émollientes externes, les purgatifs doux, tels que les tamarins ou les décoctions apéritives, obtiennent alors beaucoup de succès. Si c'est le vice scorbutique qui amène dans l'économie les humeurs âcres dont nous parlons, vous le verrez aux gencives et à la nature du goût perçu par la bouche. »

Sur *les crises et les jours critiques* qu'il admet entièrement d'après les doctrines d'Hippocrate et pour lesquelles il recommande non l'abstention mais une grande circonspection thérapeutique, car « la nature qui se connaît, fait un peu mieux avec ses crises que les médecins avec leurs remèdes » (p. 129); — sur les *sueurs dans les maladies aigües;* — sur les *parotides* et la *surdité* dans les maladies aigües; — sur les *urines* dans les maladies aiguës; — sur le *pouls;* — sur l'*inappétence*, — sur les *douleurs de tête*, chapitre qui renferme une singulière hypothèse d'iatro-mécanisme, car si dans les affections cérébrales l'urine est claire c'est que le malade doit mourir; les sels morbides qui devraient la colorer et qui sont la véritable cause du mal se trouvant retenus dans le cerveau pour y rallumer sans cesse le foyer de la maladie; — sur l'*observation des yeux dans les maladies aiguës ;* — sur le *décubitus;* — sur la *voix;* — sur le *frisson;* — sur l'*hydropisie sèche* ou météorisme, phénomène produit « par l'irritation portée sur les fibres solides par l'effervescence de l'âcreté des humeurs; l'énergie contractile des fibres se trouve ainsi prodigieusement augmentée et les petits arcs fibrillaires se tendent avec violence, ce qui entraîne une intumescence à vide et non pas, comme on le croyait autrefois, un gonflement par les gaz; — sur l'*ictère;* — sur l'*hémorrhagie;* — sur les maladies du *foie*, — des *reins;* — des *poumons;* — sur la *colique;* — sur le *délire;* — sur l'*asthme;* — sur la *dysenterie*, etc.

Après cette exposition sentencieuse d'un certain nombre de maladies rassemblées sans aucune classification, Baglivi reprend le cours de ses dissertations générales et, pensant avoir signalé les principaux obstacles qui ont entravé la pratique médicale, il indique d'abord les *époques de la médecine et ses progrès*. Là il commence par témoigner de son admiration pour la médecine de la Grèce qui touche presque à la perfection, puis il s'élève violemment contre la médecine Arabe, qu'il qualifie de peste arabique; contre la Chimiâtrie de Paracelse et de Van Helmont accompagné « de tout un cortège d'erreurs, » et même contre les systèmes de ces innombrables écoles de philosophie que son siècle avait vues naître : « l'école de Descartes, celles de Gassendi, l'école mécanique, l'école physico-mécanique et mille autres encore dont les fondateurs et les disciples sans s'être même donné la peine de jeter les yeux sur les médecines, ne craignirent point cependant de s'en faire les juges, et d'arranger à leur manière une histoire des maladies dont leurs vaines spéculations avaient fait tous les frais » (p. 232).

Il parle ensuite, dans un chapitre qui est tout entier à lire, *des sources de la théorie et de la pratique.*

Dans sa pensée, l'observation est la base de la pratique et la dissection, c'est-à-dire l'analyse, celle de toute théorie. Selon la source où puise la médecine, elle prend des aspects différents; de là, toutes les sectes rivales qui se partagent l'empire de la science, les unes futiles, confuses ou rétrogrades, et les autres sérieuses et précises. Il n'y a pas à rechercher quelle est l'importance relative de la théorie et de la pratique, car cette distinction ne devrait pas exister; le seul moyen de progrès c'est la pratique de la philosophie naturelle et expérimentale à laquelle il attribue tous les progrès réalisés de son temps, c'est où se trouve le résumé de sa physiologie mécanique.

« Les médecins se mirent donc enfin à examiner la structure du corps et les phénomènes de l'organisme, en appliquant à cet examen les principes de la géométrie mécanique, les expériences physico-mécaniques et celles de la chimie. A peine furent-ils entrés dans cette voie salutaire qu'ils se trouvèrent tout à coup en face d'une foule de choses inconnues aux siècles passés, et l'on put reconnaître alors que le corps humain, considéré sous le point de vue des actes physiques, n'était au fond qu'un ensemble de mouvements empruntés à la mécanique ou à la chimie, quoique déterminés par des lois d'un ordre purement mathématique.

« Examinez en effet avec quelque attention l'économie physique de l'homme : qu'y trouvez-vous? Ces mâchoires armées de dents qu'est-ce autre chose que des tenailles? l'estomac, c'est une cornue; les veines, les artères, le système entier des vaisseaux, ce sont des tubes hydrauliques; le cœur, c'est un ressort, les viscères ne sont que des cribles, des filtres; le poumon n'est qu'un soufflet; qu'est-ce que les muscles, sinon des cordes? qu'est-ce que l'angle oculaire, si ce n'est une poulie? et ainsi de suite. Laissons les chimistes avec leurs grands mots de fusion, de sublimation, de précipitation, vouloir expliquer la nature et chercher ainsi à établir une philosophie à part; ce n'en est pas moins une chose incontestable que tous ces phénomènes doivent se rapporter aux lois de l'équilibre, à celle du coin, de la corde, du ressort et des autres éléments de la mécanique.

« Ainsi donc, les phénomènes de l'économie physique de l'homme ne pouvant s'expliquer d'une manière un peu claire, un peu facile, qu'au moyen des principes de mathématique expérimentale, ce qui est au fond le langage même de la nature, nous pensons également qu'il n'y a pas de manière plus simple, plus naturelle, et que par conséquent toute théorie basée sur ces principes doit offrir nécessairement beaucoup plus de certitude que les autres.

Si les maladies n'étaient jamais qu'un résultat de quelques lésions des solides de l'économie, rien ne serait facile comme la recherche et l'examen des causes morbides au moyen des principes dont nous venons de parler : mais il est loin d'en être ainsi; presque toutes au contraire ont leur source dans quelque modification des fluides, et par conséquent c'est une chose toute naturelle, si des principes théorético-philosophiques sont impuissants à nous éclairer jamais sur la cause véritable et essentielle des maladies. Prenez, en effet, l'homme le plus versé dans la connaissance d'une hypothèse ou d'une philosophie quelconques; supposez que cet homme ait consacré les plus longues méditations, les travaux les plus opiniâtres sur l'étude des éléments, dans l'état naturel comme dans l'état pathologique, ils échapperont toujours à la science et ne se laisseront pénétrer par aucun effort de l'esprit humain. Les médecins auront beau faire, tout ce qu'ils pourront dire à cet égard ne sera jamais qu'une sorte de feu follet, une flamme légère qui effleure à peine la peau qu'elle semble dévorer. »

« Si, du reste, nous ignorons tout ce qui regarde la forme et la texture intime des molécules qui constituent les liquides animaux, il faut avouer qu'il n'est pas absolument indispensable de la connaître ; il suffit pour guérir de savoir distinguer par expériences les phases diverses des mouvements morbides, dans les fluides animaux, les périodes de progrès, de déclin ou de terminaison. Comme c'est la nature qui produit ces mouvements et qui les dirige, c'est à eux qu'il faut demander la source véritable des indications, l'opportunité des remèdes et les modifications du traitement. Ceci une fois convenu, il faut bien avouer que l'art de guérir est une chose qu'on ne peut acquérir jamais qu'à force d'usage et d'exercice, et que, par conséquent, sous le rapport du traitement des maladies, la théorie, comme nous le disions plus haut, ne peut se comparer à la pratique » (p. 242).

Le chapitre suivant est consacré à la méthode qu'il propose *aux jeunes médecins pour faire la théorie d'une maladie*, méthode qui consiste à vérifier toute hypothèse et à ne s'en fier qu'à l'expérience et à l'observation. — Il cite à ce sujet la faute de Césalpin qui, par une intuition de génie, découvrit la circulation sans la démontrer et qui laissa à Harvey le soin d'éclairer la question par les lumières de l'expérience. — Puis, par opposition, il indique toutes les hypothèses de Sylvius de le Boë, de Van Helmont, de Descartes, etc., qui ne sont restées que des hypothèses.

« La fourmi ramasse des provisions et s'en sert, c'est l'image des empiriques, qui s'en vont çà et là, recueillant des faits, et qui bientôt, sans les soumettre à la pierre de touche de l'expérience et au creuset du raisonnement, se servent sans distinction de tout ce qu'ils ont pu recueillir. L'araignée, au contraire, tire d'elle-même tous les fils de sa toile; elle n'emprunte rien au dehors. C'est ce que font les médecins de la théorie, les purs dialecticiens de la science. L'abeille enfin agit bien mieux que l'une et l'autre : elle va chercher au fond des fleurs un miel brut ; elle l'introduit dans ses organes, elle l'y travaille, elle l'y mûrit, pour ainsi dire, et l'amène ainsi à force de soins, au point de perfection qui lui est nécessaire. Voilà ce que fait l'abeille; mais si vous cherchez des médecins qui fassent comme elle, vous n'en trouverez pas : les uns prennent la nature, ils en font une abstraction, une chose sans forme, sans réalité; les autres, au contraire, ne voulant accepter que ce qui touche leurs sens, et rien de ce qui vient de la raison, finissent souvent par tomber dans une telle confusion d'idées qu'on les voit à la fois dédaigner certaines choses comme trop basses, et baisser les yeux devant certaines autres comme trop élevées » (p. 251).

« Le principe fondamental de la méthode doit être l'examen des phénomènes afin de permettre à l'intelligence de s'élever aux lois qui les dominent et qui les dirigent. — En ce qui touche la médecine, c'est surtout à l'expérience qu'il faut s'adresser pour avoir des lois, des règles certaines et invariables qui guident le jugement et lèvent les doutes qui font naître les cas difficiles.

Dans le chapitre suivant, il s'occupe des maladies de l'âme, de l'influence réciproque du moral sur le physique et du physique sur le moral, et enfin de l'*influence spéciale du climat de Rome sur les maladies*.

La seconde partie du livre de Baglivi est encore de faire ressortir l'énorme importance de l'observation médicale dans la pratique médicale pour l'histoire et la thérapeutique des maladies. Ainsi il divise la science médicale en *médecine première* et en *médecine seconde*.

« Ce que j'appelle médecine première, dit-il, c'est l'histoire pure et simple des maladies, c'est le résultat nu de l'observation, puisé au lit du malade, ou recueilli de la bouche du malade lui-même. Pour faire ainsi l'histoire d'une maladie, il n'est besoin d'aucune science étrangère, ni de la connaissance des livres, c'est ce qu'on appelle une science pure, une science propre ; et comme elle n'a d'autres éléments que l'observation et les renseignements fournis par le malade, tout ce qui vient du dehors ne peut jamais être pour elle qu'une source de confusion et de trouble, la triste source de toutes ces erreurs qu'on nous a si souvent reprochées. Le devoir du médecin, dans cette première partie de la science, se borne à jouer le rôle d'un témoin, qui raconte mais n'apprécie pas ; il doit, comme celui-ci, noter avec un soin scrupuleux les circonstances des faits les plus minutieux ; car les unes n'ont besoin que de se produire pour mettre aussitôt sur la voie du véritable traitement, et les autres ne sont qu'un flambeau pour marcher sans crainte et sonder la nature des phénomènes les plus mystérieux.

« Or, cela permet de reconnaître deux sortes d'observations, les unes qui éclairent, les autres qui portent des fruits. Ainsi donc, quand il s'agit d'une question aussi grave, quand il s'agit d'établir l'histoire des maladies, gardons-nous bien de faire comme les poètes, dont l'esprit impatient du joug échappe sans cesse au sujet de leurs chants, pour aller s'égarer dans les espaces sans fin de l'imagination ; quant à nous, sachons, tout au contraire, nous faire les esclaves des choses, vaincre la nature à force d'obéissance, et lui dérober son langage à force de savoir l'écouter.

« Voilà pour la médecine première : J'appelle maintenant médecine seconde tout le reste de la médecine : or, celle-là peut s'appuyer sur les autres sciences, sur la connaissance des auteurs, et enfin sur tout ce que, dans l'école, on appelle, d'une manière générale, la science, la méthode, et la raison » (p. 313).

Puis, il montre que cette médecine première a été retardée dans sa marche par la philosophie spiritualiste qui regardait un peu trop le témoignage des sens comme un guide infidèle, par le mépris que l'école rationaliste fait de l'empirisme, enfin par le défaut d'un maître capable « de tenir le flambeau, et de montrer à nos yeux la méthode expérimentale cachée parmi les mille détours du flambeau sans fin des maladies. » Vient ensuite l'exposé des règles d'une bonne observation pour tracer l'histoire des maladies, pour favoriser ses progrès et pour en déduire les principes de traitement. Tout cela très-bien pensé est à lire et à méditer. — On ne parlerait guère autrement aujourd'hui.

La fin de l'ouvrage est consacrée à des sujets plus divers ; à la création d'une académie qu'il a la faiblesse de croire utile aux progrès de la science, mais il est vrai qu'il lui suppose un but et un programme que nous ne connaissons guère aujourd'hui ; — à un spécimen d'histoire première de la goutte ; — aux lacunes à combler en médecine, — à l'étude des causes prochaines et disposantes — et enfin aux moyens d'établir de bonnes indications thérapeutiques.

Ici, Baglivi semble avoir tout à fait oublié le doctrinaire, l'influence prépondérante des solides, l'acrimonie des humeurs, l'Iatromécanisme, et il n'est que praticien et naturiste.

Il montre qu'il faut avant tout déterminer les indications, qui sont la base véritable de la pratique, qu'en général elles sont fondées sur de trompeuses hypothèses et qu'elles ne sont plus guère que la vaine image des théories les plus vaines. — Puis, comme exemple, il cite : le *quaternaire humoral* des galénistes aboutissant à la recherche de l'humeur peccante et à son évacuation ; l'*acrimonie* dans laquelle on demande la cause des maladies et leur remède « un triste fantôme de l'acide et de l'alcali, » les *quatre principes des Méthodistes*, l'amer, l'âcre, le relâchant et l'astringent ou, si l'on veut, les principes coagulant, dissolvant, austère et salé ; l'*action réciproque des solides* sur *les fluides*, et il dit que souvent tout cela importe bien peu à la guérison des maladies. Il a vu la même maladie céder à des médicaments chauds et froids, alcalins ou acides, doués de vertus semblables ou de vertus contraires, et en présence de faits semblables, il s'écrie qu'il lui est impossible de ne pas croire de plus en plus à la nature médicatrice. — C'est en effet là où conduisent l'expérience des médications internes et l'observation attentive de la plupart des maladies.

La seule chose qui puisse faire avancer la pratique médicale c'est la pratique elle-même, et perdus comme nous le sommes au milieu d'une théorie d'incertitudes et de ténèbres, tâchons de nous faire une théorie fixe et fidèle qui nous fournisse naturellement les indications les plus solides. — Voilà tout Baglivi. Il demande ses indications à la raison et à l'expérience. Il ne faudrait pas exiger de lui trop de précision, car il vous dirait que les indications les plus sûres sont tirées de la nature de la cause, des symptômes et de la violence du mal (p. 419). Evidemment c'est vrai, mais tous ceux dont il blâme les théories n'ont pas fait autre chose que de courir après la découverte de la nature des causes et de la nature des maladies. — Il ne suffit pas de dire en général : Les causes de toutes les maladies consistent *dans le relâchement* ou *dans la tension des fibres primitives* de nos tissus. Au lit du malade, devant des élèves qui cherchent à reconnaître les symptômes de cette lésion, et devant des médecins compétents capables de juger les choses, toutes ces théories s'évanouissent, et il ne reste plus qu'un praticien téméraire ou prudent, expert ou fantaisiste, soucieux ou indifférent pour les souffrances du prochain.

C'est bien là l'honnête et vrai médecin instruit autant que personne parmi ses contemporains, prenant l'observation pour règle et l'expérience pour guide, préférant chez les malades s'abstenir et tout attendre de la nature que d'agir en aveugle, mais acceptant et utilisant tous les spécifiques que l'usage a consacrés.

En résumé, Baglivi n'est pas un doctrinaire systématique, et bien que tous les érudits non médecins en aient fait légèrement un Iatro-mécanicien, d'après quelques-unes de ses opinions médicales, ou à cause de sa haute estime pour Borelli, on aurait tort de le considérer comme un pur Iatro-mécanicien. — A ce compte-là, tous les médecins un peu instruits, qui acceptent le rôle de la mécanique et de l'hydraulique et du calcul dans la physiologie, seraient des iatro-mathématiciens. — Il suffirait de croire que le cœur est une pompe aspirante et foulante, que le larynx est une anche, que l'œil est une chambre noire, etc., pour être rangé parmi les sectaires de l'Iatro mécanisme. Evidemment c'est là une erreur d'appréciation contre laquelle la critique historique doit réagir. Le vrai médecin est à la fois empirique, c'est-à-dire observateur, mécanicien et chimiste, solidiste et humoriste, naturiste, etc., et il n'y a que celui qui, laissant dans l'ombre la plupart des éléments de la nature humaine, n'en voit qu'un seul, dont il exagère l'influence pour bâtir un système pathologique, qui doit être regardé comme appartenant à une école spéciale : or ce n'est point le cas de Baglivi. La lecture attentive de ses œuvres en fournit largement des preuves.

Toute l'école iatro-mathématique et mécanique d'Italie nous offre des types semblables à celui que je viens de décrire, c'est-à-dire des hommes instruits, cherchant à séparer la théorie, avec ses recherches mathématiques, physiques et mécaniques, d'avec la pratique « qui ne vit que d'observations et d'expérience. » C'est un point de vue essentiel à ne pas oublier pour comprendre l'importance scientifique de cette doctrine. — Elle a eu de nombreux partisans et parmi eux je citerai seulement les plus distingués : De Sandris, 1696, à Bologne ; — Gulielmini, à Venise, 1665-1719 ; — Donzellini, à Venise, 1719 ; — Bazzicaluve, de Lucques, 1701 ; — Jean Bernouilli, 1667-1748, à Bale ; — Michelotti, à Venise, 1721 ; — Mazini, à Padoue, 1743 ; etc.

L'analyse de leurs hypothèses aujourd'hui délaissées n'aurait aucun avantage pour le lecteur et ne pourrait que le fatiguer par une répétition d'erreurs déjà jugées jointes à des variantes iatro-mécaniques personnelles qui n'ont plus d'intérêt. — Cela m'entraînerait d'ailleurs beaucoup trop loin, jetterait la confusion dans mon exposé et masquerait la pensée générale qui me guide pour arriver à bien faire connaître toutes les filiations du système. — Je préfère donc, laissant là les iatro-mécaniciens d'Italie, de second ordre, montrer ceux de l'Angleterre et faire voir sous quels rapports ils diffèrent de leurs maîtres.

DU SYSTÈME IATRO-MATHÉMATIQUE ET MÉCANIQUE EN ANGLETERRE OU IATRO-MÉCANISME NEWTONIEN — ARCHIBALD PITCAIRN — G. COLE — JACQUES KEILL — CHEYNE — VAINEWRIGHT — NICOLAS ROBINSON — MARTINE — STEVENSON — RICHARD MEAD — CLIFTON WINTRINGHAM — ED. BARRY, ETC.

La faveur de l'Iatro-mécanisme en Italie où l'on arrivait de toutes les contrées de l'Europe pour s'instruire de la nouvelle méthode, en apparence si précise, introduite en psychologie et en médecine, engendra des sectaires qui reportèrent chez eux les principes de Borelli et de ses disciples. — L'Angleterre ne resta pas étrangère à ce progrès. — Pitcairn, qui avait étudié la méthode à Montpellier, la reporta en Hollande, puis dans son pays natal où il l'installa pour plusieurs années.

Ce ne fut d'abord que l'Iatro-mécanisme italien dégagé de toute chimiatrie, réflétant à moitié la doctrine de l'homme-machine de Descartes, mais peu à peu on le voit changer de forme et s'inspirer de la philosophie de Newton. On y introduit l'attraction, la loi de la chute des corps, l'éther animal, les courbures vasculaires, la forme des atomes, le calcul, etc., qui doivent expliquer : soit le rôle des molécules attirées ou repoussées dans les fonctions des glandes sécrétoires, soit la vibration d'un éther animal ou courant du suc nerveux admis jusque-là dans les nerfs, — soit la force du cœur et la vitesse du sang selon les courbures et les flexuosités vasculaires. C'est au fond le même principe, mais les applications en sont un peu différentes sans être pour cela plus privilégiées contre la création des hypothèses.

Parmi ces iatro-mécaniciens, je citerai entre les plus renommés :

Archibald Pitcairn (1652-1713), Écossais d'origine, d'abord professeur de médecine à Leyde, où il eut Boerrhaave pour élève, revint ensuite en Angleterre où il professa l'Iatro-mécanisme le plus exagéré en le séparant tout à fait de la chimiatrie.

On lui doit des recherches sur l'anastomose des artères et des veines faites dans le but d'établir que le sang ne s'épanchait pas dans les chairs et circulait dans des canaux non interrompus (*De Motu sanguinis per vasa minima*) 1693; — des évaluations mathématiques sur la force contractile du cœur et des artères absolument comme chez les autres iatro-physiciens, mais avec des chiffres différents.

Pour lui, le sang prenait mécaniquement sa couleur vermeille dans les poumons sous l'influence de l'air qui distend les vésicules pulmonaires à chaque inspiration; mais qu'on n'aille pas croire qu'il s'agisse là d'une action chimique, non, ce phénomène est le résultat d'une action mécanique comparable à l'effet d'un piston qui broie un liquide dans un mortier.

Les sécrétions ne dépendent pas de la différence de diamètre des pores du crible sécrétoire, comme l'ont affirmé quelques mécaniciens de l'École italienne, mais seulement d'une différence de vitesse du sang.

La digestion est un pur effet mécanique de trituration exécuté par l'estomac, le diaphragme et les muscles du bas-ventre qui malaxent les aliments comme nous pétrissons une pâte dans la main, sans qu'il soit besoin d'aucun ferment, ni de suc gastrique pour les désagréger. — Tout au plus le suc gastrique pourrait-il dissoudre les aliments comme l'eau dissout le savon, mais s'il pouvait attaquer la viande il digérerait l'estomac. Celui-ci a une force immense qu'il évalue à 12,951 livres, trois fois plus considérable, dit-il, que la force du cœur estimée à 3,000 livres environ par Borelli. — Tout cela est bien exagéré, bien faux même, mais ce fut alors une vérité qu'il ne fallait pas trop contredire. Astruc, qui eut à cet égard une polémique avec Pitcairn, fut même assez impoliment maltraité, et de ce qu'il ne croyait pas cette effroyable force des muscles du ventre dans la digestion, Pitcairn se permit de lui dire : *Credo A. .. nunquam cacasse.*

L'innervation résulte de l'action réciproque du cerveau et du cœur : le premier séparant le suc nerveux du sang qui lui est envoyé, et l'autre n'envoyant de sang qu'en raison de la plus ou moins grande contractilité musculaire que lui donne le suc nerveux. — Le mouvement dépend de l'afflux nerveux aux muscles, et les sensations de son reflux vers le cerveau.

La menstruation est un résultat de pléthore externe et de la pesanteur qui, agissant sur les vaissaux utérins sans soutien, provoque leur rupture et l'apparition du sang.

Quelle physiologie et que d'erreurs ! C'est partout la répétition des mêmes hypothèses déduites d'expériences vicieuses, d'observations mal comprises et de calculs erronés. En pathologie, c'est la même chose.

Pour Pitcairn, la maladie est le résultat d'une circulation augmentée ou diminuée par la fluidité du liquide ou par la stase sanguine, et elle dépend en général du trouble des évacuations naturelles et surtout de la perspiration cutanée.

La fièvre est une circulation augmentée par la raréfaction du sang, et les inflammations une circulation arrêtée partiellement par le sang épaissi.

Nulle part dans cette physiologie et dans cette pathologie, il n'est question des réactions chimiques acides ou alcalines, ni de la fermentation et, dans une dissertation spéciale (1), il combat résolument tout le système chimiatrique auquel il n'accorde point d'importance; — c'est là une différence considérable que nous retrouverons également, un peu moins accentuée chez Boerhaave, entre cet Iatro-mécanisme et celui de l'école italienne.

Aussi l'usage thérapeutique des alcalins et des acides est-il complètement banni et les médications favorites de Pitcairn consistent dans les émissions sanguines qui raréfient le sang ; dans les sudorifiques qui favorisent l'action de la peau ; dans les vomitifs et dans les purgatifs qui enlèvent les causes morbifiques du tube intestinal; enfin dans un certain nombre de spécifiques, quelquefois réels mais trop souvent ridicules.

(1) *Dissertatio brevis de opera quam praestant Corpora acida vel alcalica in curationne morborum.*

Partout et toujours c'est l'hypothèse. On en jugera par ce dernier fait relatif à l'action des opiacés. — L'opium ne fait dormir que parce qu'il raréfie le sang du cerveau et comprime ainsi les nerfs de cet organe. —

Guillaume Cole, 1693, était en même temps chimiatre et iatro-mécanicien. On lui doit aussi des recherches physiologiques sur le rapport des diamètres des petits vaisseaux à leurs grosses branches. En médecine, il a produit une théorie toute mécanique et chimique des fièvres — Il attribuait ces maladies à l'introduction de matières âcres ou fermentescibles dans le sang et dans les tubes nerveux pour en modifier le suc et de là s'irradier dans le système entier. A l'absorption des parties alcalines, il attribuait les fièvres quotidiennes, et à celle des parties acides la fièvre tierce.

Jacques Keill, 1673-1719, est un médecin écossais qui se livra à de nombreuses recherches de statique médicale appuyées de calculs sur la vitesse du sang, sur la force du cœur, sur le diamètre des vaisseaux, sur la perspiration cutanée, sur l'attraction des molécules organiques, etc. C'est un des iatro-mécaniciens les plus distingués de l'école. — S'inspirant je ne sais trop comment des travaux de Newton, il associa l'attraction au mécanicisme jusque là en faveur pour expliquer les sécrétions. — Il y avait une attraction double, l'une hétérogène en rapport avec le grand mouvement du sang unissait ce liquide à la totalité des organes, et l'autre homogène résultat de ce mouvement ralenti dans les organes sécrétoires permettait la formation des liquides sécrétés.

Cette hypothèse lui semblait être la conséquence de sa démonstration mathématique du ralentissement de plus en plus prononcé du sang à mesure qu'il se répand loin du centre dans les petits vaisseaux — Ainsi, d'après Sprengel, « il pensait que le tronc est à ses branches dans la proportion de dix mille à douze mille trois cent quatre vingt-sept, évaluation qui est trop faible, et il élevait le nombre des ramifications à trente, quarante, ou cinquante. Aussi obtint-il une diminution incroyable de vélocité, au moins dans les dernières artérioles du mésentère, où le sang ne conserve suivant lui que la cinq mille deux cent soixante et unième partie de la vitesse qu'il avait dans le tronc....... Ce fluide se meut avec une telle lenteur dans les veines du mésentère que sa vélocité est quatorze mille trois cent treize fois plus grande dans le tronc de l'artère mésentérique. » (Sprengel, *Histoire de la médecine*, p. 164, tom. 5.)

Il suffit de citer ces calculs pour faire voir à combien d'erreurs les prétentions à l'exactitude peuvent conduire. Ces chiffres n'ajoutent rien au fait lui-même du ralentissement du sang aux extrémités capillaires qui est consacré par l'observation, et ils indroduisent dans la science des erreurs malthématiques dont elle aurait pu se passer.

Il en est de même des évaluations de la force du cœur opposées aux évaluations de Borelli — Ce dernier accordait au cœur une force de 180000 livres pour mouvoir vingt livres de sang, tandis que lui la supputait seulement à une livre pour le mouvement d'une masse sanguine de cent livres, — autre erreur ajoutée à la première. — Sprengel l'explique en disant que J. Keill partit de cet axiome de Newton que la force avec laquelle un fluide se trouve chassé est égale au poids d'un cylindre rempli de ce même fluide, cylindre dont la base correspond à l'orifice du vaisseau qui pousse le liquide, mais dont la hauteur est double de celle du même vaisseau. — En conséquence, « pour déterminer la vélocité avec laquelle le sang coule du cœur, il admit que chaque systole en chasse un pouce six cent cinquante-neuf millièmes ou une once en poids. Ainsi, pendant l'espace d'une minute, quatre-vingts battements chassent cent trente-deux pouces et douze millièmes de sang. L'ouverture de l'aorte est de quatre mille cent quatre-vingt-dix-sept millièmes de pouces; par conséquent le cylindre dont la base est égale à cette ouverture et qui renferme cent trente-deux pouces soixante douze millièmes de sang doit avoir trois cent seize pouces ou vingt-six pieds de long; car telle est l'étendue du chemin que parcourt le sang en une minute.

Voulant ensuite apprécier la vitesse, Keill admet que la diastole et la périsystole exigent deux fois autant de temps que la systole, c'est-à-dire la deux cent quarantième partie d'une minute. Or comme, dans le tiers d'une minute, le cœur chasse le sang à vingt-six pieds, ce fluide devrait parcourir soixante dix-huit pieds par minute s'il conservait toujours la même vélocité : mais comme le cœur pousse réellement deux onces de sang qui remplissent un cylindre une fois aussi long, le fluide parcourt en effet cent cinquante-six pieds par minute. De cette manière, Keill en appliquant les principes de Newton sur les lois de la chute des corps, finit par obtenir pour résultat que la force du cœur n'est égale qu'à cinq onces. » (Sprengel, tome V, p. 165.)

Je n'ai cité ce fragment et ces chiffres que pour en faire ressortir l'inanité et pour établir l'erreur de ceux qui croient pouvoir comparer une machine organisée à une machine de construction humaine. Que peut-être une pathologie appuyée sur une telle méthode et sur d'aussi grandes erreurs? Il est à peine nécessaire de le dire. Les malades n'en sont que le prétexte et n'en peuvent que souffrir. Ils n'ont rien à voir avec ces divagations.

Parmi les autres iatro-mécaniciens de l'Angleterre, je citerai Georges Cheyne, qui attribuait les fièvres à l'obstruction des glandes produisant l'accélération du sang et l'excitation du système nerveux. Il considérait l'attraction des fibres comme la cause de leur action ; l'obstruction de petits vaisseaux capillaires des articulations par un sel âcre et irritant comme la cause de la goutte, l'absorption des sels alcalins comme la cause des fièvres contagieuses, etc.

Vainewright, 1707, qui attribuait comme Keill aux courbures des vaisseaux et à leurs flexuosités une influence considérable sur l'attraction des molécules destinées à former les humeurs, qui sont visqueuses si les vaisseaux sont très-flexueux, limpides au contraire si la vitesse du sang très-considérable n'est pas gênée par la disposition anatomique.

Pemberton, 1773, qui attribuait également les sécrétions à la différence de vitesse du sang.

Nicolas Robinson, 1725, qui attribuait toutes les inflammations à la congestion et qui créa une pathogénie relevant de l'attraction Newtonienne.

« Le rapport de l'attraction de contact à l'attraction électrique est la raison du mouvement des fibres. Les parties plus grosses et plus denses des fibres se touchent dans le raccourcissement, et se contractent plus fortement que celles qui sont déliées et ténues, et auxquelles il ne reste que l'attraction électrique. Outre la force attractive de leurs molécules, le sang et les humeurs ont encore la faculté de repousser comme les parties solides, et du rapport régulier de ces deux forces, l'attraction et la répulsion, dépendent l'équilibre de la nature, le mélange des humeurs et la santé. » (Sprengel, tome V, p. 172.)

Il est un des premiers qui combattirent avec le plus d'énergie l'hypothèse des tuyaux creux admis dans les nerfs, et il considérait ces organes comme des cordes solides et pleines terminées dans les organes des sens par de petits renflements dont le contact des objets extérieurs impressionnait la substance, et l'impression se propageait jusqu'au cerveau. C'est lui enfin qui, s'inspirant de la philosophie de Newton, et repoussant l'existence d'un suc nerveux, le remplaça par l'*éther animal*, dont les vibrations accrues par la tension exagérée des nerfs produisaient les maladies nerveuses.

On lui doit également d'autres travaux sur la vitesse du sang qui, pour lui, semblait être la cause de la chaleur animale ; sur l'attraction spécifique des glandes sécrétoires vis-à-vis des molécules du sang ; sur le développement du corps, sur les contractions musculaires et enfin sur la perspiration cutanée de Sanctorius dont il renversa aussi les chiffres.

Thomas Morgan, 1725, auteur d'une *pratique mécanique de la médecine*, a publié une foule d'expériences contradictoires de celles de Robinson sur la vélocité du sang. — Pour lui, les sécrétions étaient le résultat de l'activité d'une membrane musculeuse située dans l'intérieur des glandes. Ici, comme on le voit, il y a progrès. Ce n'est plus la sécrétion par la diminution de vitesse du sang, ni par l'attraction des molécules, ni par tamisage, c'est une action spécifique élective de la membrane glandulaire.

Georges Martine, qui a fait à sa manière l'évaluation de la vitesse du sang en la déclarant égale par tout le corps, ce qui lui a permis de soutenir que la chaleur animale due au frottement du sang contre les parois des vaisseaux était la même par toute l'Economie et dans les humeurs. (*De similibus animalibus*, 1752.)

Stevenson, qui l'un des premiers attribua la chaleur animale à un changement continuel des éléments chimiques du sang dans des tissus ayant une grande analogie avec la fermentation.

Richard Mead, 1749, médecin distingué, enthousiaste newtonien, qui substitua aussi à l'hypothèse des esprits vitaux accréditée par toute l'école iatro-mécanique, celle de l'éther animal, opinion déjà soutenue par Nicolas Robinson. Il a consacré aussi un long chapitre à des calculs astronomiques servant de prélude à une discussion sérieuse sur l'influence du soleil et de la lune sur les maladies.

Clifton Wintringham, 1740, médecin, physiologiste, est connu par ses calculs sur la plus grande résistance des tuniques artérielles dans les petits que dans les gros vaisseaux, ainsi que sur le rapport de quantité des liquides qui est également plus considérable dans les artères résistantes qui sont les petites, que dans les grosses qui résistent moins.

On lui doit aussi, dit Sprengel, l'évaluation du poids d'un animalcule spermatique estimé à la cent quarante millionième partie d'un grain. Par l'utilité de cette recherche, on peut juger de l'abus qui était fait de l'emploi des calculs en physiologie. Comme médecin, il a laissé des commentaires sur les maladies qui se distinguent par des remarques cliniques utiles, et où se trouvent quelques idées neuves qui ont été reprises avec avantage par ses successeurs.

Le dernier Anglais dont je veuille parler, pour ne pas allonger cette énumération d'hypothèses iatro-mécaniques toutes semblables, est Ed. Barry, 1759. Après les calculs qu'il a faits, pour prédire l'âge vraisemblable de la vie en établissant le rapport de la diminution des forces du cœur à l'augmentation de l'épaisseur des artérioles selon l'âge, il n'y a plus rien à citer en fait d'audace iatro-mathématique.

Voici ce que reproduit Sprengel : « F étant l'étendue ordinaire de la vie = 70 ans, B le nombre habituel des pulsations par minute = 60, C le nombre des minutes qui partagent l'année, C B F représentent le nombre des pulsations pendant tout le cours de la vie : — si maintenant des erreurs de régime portent le nombre des pulsations à Z = 75, alors Z : B = F : $\frac{bf}{Z}$; l'homme ne vivra donc que 56 $\frac{60}{75}$ ans » (*Histoire de la médecine*, p. 183).

Si ce calcul est exact, tant mieux, et je me garderai bien de le vérifier, mais les bases étant fausses, le résultat ne saurait être vrai, et franchement la médecine a mieux à faire que de travailler dans cette voie dangereuse qui ne peut aboutir qu'à l'erreur.

DU SYSTÈME IATRO-MATHÉMATIQUE ET MÉCANIQUE EN HOLLANDE ET EN ALLEMAGNE

En Hollande, l'Iatro-mécanisme qui eut une grande vogue, par suite de la réputation de son chef Boerhaave, se présente presque entièrement dégagé de chimiâtrie ou de tout autre principe étranger à l'observation et à la clinique. C'est là où il semble avoir atteint l'apogée de sa réputation. — Il l'a dû à l'homme éminent dont je vais parler et dont la mort a été le signal d'une décroissance de faveur dans l'opinion des médecins.

Il faut avoir lu et médité Boerhaave pour bien comprendre les prétentions physiologiques et médicales de sa doctrine et je vais en conséquence dans ce but m'arrêter un instant sur le contenu de ses œuvres. — De cette manière, on pourra le juger en parfaite connaissance de cause.

BOERHAAVE.

Boerhaave est le seul médecin qui ait tiré de l'Iatro-mécanisme des applications médicales raisonnables, et qui ne se soit pas dérobé aux conséquences de la physiologie mécanique. Tous les autres iatro-mécaniciens, à l'exemple de Baglivi, ont en effet essayé de séparer leurs théories de la pratique, et après avoir professé l'iatro-mécanisme physiologique, on les voit, en médecine, se transformer en chimiatres; en observateurs n'ayant d'autre guide que l'expérience. — Boerhaave a été plus hardi. Seulement, il a su, en grand clinicien qu'il était, se défendre des erreurs du système mécanico-physiologique. Il n'en a pris que ce qu'il fallait pour édifier sa doctrine, conformément aux exigences de l'observation clinique, afin de rester dans le vrai et d'éviter l'erreur. Pour qui saura comprendre ses écrits, et redonner à certains mots vieillis ou démodés le sens qu'ils doivent avoir, on y verra l'expression d'un sens clinique très-fin, et une science réelle infiniment moins chargée d'hypothèses que celle des autres iatro-mécaniciens. — Il est d'ailleurs l'auteur d'une théorie médicale importante dont le titre seul a disparu, mais dont le principe resté dans la science redevient en très-grand honneur aujourd'hui. Je veux parler de la *théorie de l'obstruction*, qui s'appelle maintenant Embolie.

En pathologie l'*obstruction* caractérise médicalement Boerrhaave, comme l'*acrimonie* des humeurs caractérise Sylvius et *les fermentations* rappellent Van Helmont.

Herman Boerhaave, 1668-1730, né à Leyde où il devint professeur, eut un tel succès d'enseignement qu'il encombrait la ville de ses élèves venus de tous les pays voisins, et sa réputation médicale se répandit si loin dans les différentes parties du monde que Fontenelle rapporte qu'on lui adressait des lettres avec cette suscription : *A M. Boerhaave, en Europe*. — On n'usurpe pas une pareille renommée ; le charlatanisme seul y peut prétendre, mais les contemporains jaloux n'ont parlé de ce médecin qu'avec la plus grande considération, et il est probable qu'il n'a dû la célébrité qu'à son talent.

Au reste je vais en faire juger par l'analyse de quelques-uns de ses travaux qui sont très-nombreux, et particulièrement par son traité des *Explications mécaniques appliquées à la médecine*, par ses *Aphorismes*, et par ses *Institutions de médecine* dont La Mettrie nous a laissé une bonne traduction.

Parmi ces différents travaux, les uns sont relatifs à la physiologie et les autres à la médecine et à la chirurgie.

Vus dans leur ensemble, ils sont l'expression très-accentuée de la doctrine mécanique alliée en petite proportion à la chimiâtrie.

En physiologie, après avoir fait ses réserves en faveur de l'âme dont il ne croit pas devoir rechercher le mode d'action, il limite ce qu'il va dire aux fonctions de la vie matérielle qu'il considère comme étant le résultat d'un agencement mécanique. Laissant de côté les dernières causes métaphysiques et les premières causes physiques tels que les éléments, l'origine de la première forme, des semences et du mouvement, qu'il déclare inutiles et impossible à un médecin de rechercher, il soutient qu'on ne doit adopter que ce que l'expérience pure et simple a véritablement démontré en anatomie, en chimie, en mécanique et en physique.

Ainsi le corps humain est composé de solides et de fluides. Les premiers (*Aphor.* XL) sont, ou des vaisseaux qui contiennent les humeurs ou des instruments tellement construits, figurés et liés entre eux, qu'il se peut faire par leur fabrique particulière certains mouvements déterminés, s'il survient une cause mouvante.

On trouve en effet dans le corps des appuis, des colonnes, des poutres, des bastions, des tégumens (*Institutions de médecine*, *Aphor.* XXVII), des coins, des leviers, des aides-leviers, des poulies, des cordes, des pressoirs, des soufflets, des cribles, des filtres, des canaux, des auges, des réservoirs.

La faculté d'exécuter des mouvements par le moyen de ces instruments, s'appelle fonction; ce n'est que par des lois mécaniques que ces fonctions se font, et ce n'est que par ces lois qu'on peut les expliquer.

Voici maintenant ce que sont les fluides (1). « Pour les parties fluides, elles sont contenues dans les solides, mues, déterminées dans leur mouvement, mêlées, séparées, changées. Elles meuvent les vaisseaux avec les instruments qui sont liés avec eux, usent, changent leurs parois, et réparent les pertes qu'elles y ont causées. Ces actions se font suivant les lois hydrostatiques et mécaniques. On doit donc les expliquer conformément à ces lois, quand on est venu à bout de connaître auparavant la nature de chaque humeur en particulier, et les actions qui en dépendent uniquement, autant qu'on peut les découvrir par toutes sortes d'expériences. »

Du rapport convenable de ces liquides et des solides, résulte la vie, c'est-à-dire l'entretien du commerce réciproque de l'âme et du corps, dont les phénomènes physiques constituent le domaine du médecin. Pour les étudier, Boerhaave commence par la digestion, et d'abord par les aliments. Il les suit dans la mastication, acte musculaire mécanique qu'il décrit dans tous ses détails anatomiques (*Aphor.* LX); dans le broiement par les dents; dans l'humectation par la salive qui ramollit et produit la fermentation, comme dans la farine (*Aphor.* LXVI); dans l'aération qui favorise le mélange; dans la déglutition dont il détaille le mécanisme physique avec un luxe de développements presque incroyable, enfin dans l'estomac où ils sont soumis à une pression mécanique associée à la chaleur du corps et au mélange des sécrétions muqueuses qui y viennent sans cesse. — Comme on le voit, il ne parle point du suc gastrique ni de la fermentation gastrique. C'est qu'en effet pour lui la tritura-

(1) *Institutions de médecine*, tome I, page 130.

tion et la chaleur de l'estomac semblent suffire à la première élaboration des aliments.

Il montre ensuite les aliments dans le duodénum imbibés de la bile cystique et de la bile hépatique qui neutralisent les acides, de la lymphe pancréatique qui forme le chyle en état de pénétrer dans les vaisseaux. — Dans tout cela, comme on le voit, il y a peu de chimiatrie, et les opinions de Sylvius de le Boë et de Van Helmont ne sont même pas signalées.

La circulation du sang est le résultat de l'action d'une machine hydraulique dont le cœur est le piston (1) et il combat résolûment l'opinion de ceux qui croyaient à une fermentation, à une ébullition et à une effervescence dans le cœur et dans le sang (*Aphor.* CLXXVII).

La respiration est également un acte mécanique dont certains muscles assurent l'exécution, et l'hématose n'est que le mélange plus parfait du chyle et du sang accompli mécaniquement par la pression de l'air sur les vésicules pulmonaires. « Et c'est ici principalement que commence à se former la couleur rouge qui est la marque essentielle d'un sang bien conditionné (*Aphor.* CC). — Ici, plus de mélange de l'air au sang, comme le professait Borelli. plus de rafraîchissement du sang par l'air introduit dans le poumon, comme l'a dit Sylvius, point d'incorporation au sang d'un fluide aérien subtil nitreux qui lui donne sa couleur rouge, comme le pensait Lower. — Non : il ne s'agit que d'une action mécanique destinée à favoriser la circulation. Et cependant Boerhaave sent bien que son explication est incertaine et laisse à désirer, car tournant autour de la vérité, qui ne devait apparaître qu'avec Lavoisier, il dit : « Cependant outre les effets dont nous avons parlé, l'air en a encore d'autres qui tournent au profit de celui qui respire ; car s'il n'est point renouvelé sans cesse, il devient mortel, non à cause de sa chaleur, ou de sa densité, mais par rapport à une autre cause occulte. Est-ce parce que ce qui constitue proprement ses parties élastiques se consume? Serait-il l'aliment caché de la vie, comme se l'imaginent les alchimistes ? pourquoi la respiration vitale ne peut-elle se faire sous l'eau, et y est-on saisi d'une suffocation qui cause très-promptement la mort, quoique le thorax et le poumon ayant la faculté de se dilater et de se resserrer réciproquement paraissent pouvoir faire la même chose que l'air. Question très-difficile. »

La sécrétion du fluide nerveux est pour lui, comme pour les autres iatro-mécaniciens, « le résultat de l'atténuation du sang qui

(1) De usu ratiocinii mechanici in medicina.

arrive au cerveau contre la pesanteur avec moins de force et divisé par d'innombrables petits capillaires, et par la membrane arachnoïde.

« Ce fluide filtré au travers de la substance corticale du cerveau et du cervelet est poussé de l'un et de l'autre, à chaque instant de la vie, par l'action du cœur et des artères dans les nerfs et par leur canal dans toutes les parties du corps; circulation aussi réelle et aussi constante que celle du sang et de la lymphe (*Aphor.* 286).

« Cette humeur est si simple, si mobile, si parfaitement volatile qu'on l'appelle l'esprit nerveux, lequel se divise en naturel, vital et animal (*Aphor.* 291).

« Mais comme la sécrétion de ces esprits n'est jamais interrompue, qu'il s'en refait toujours de nouveaux pour réparer ce qui s'en perd ou s'en consume, il paraît que ceux qui ont rempli entièrement leur emploi passent des derniers filaments des nerfs dans les petites veines lymphatiques; de là ils sont portés dans d'autres veines un peu plus grandes, puis dans les vaisseaux lymphatiques communs, d'où ils se rendent au cœur par les veines sanguinifères; et aussi ce fluide subtil circule incessamment dans ces vaisseaux, comme les autres humeurs (*Aphor.* 292). »

Les sécrétions dans les glandes sont aussi l'effet de la résistance que le tissu glandulaire apporte au cours du sang artériel, une partie de ce sang rentrant dans les veines, et l'autre plus ténue, plus fluide, transparente, proportionnée au diamètre de leur ouverture de passage, qui n'est plus du sang, forme la sueur, la matière de la transpiration, la matière des pores, les larmes, une cire adipeuse, la matière cérumineuse, la mucosité, la salive, les crachats, la lymphe, le sérum, la bile, le sperme, le lait, la graisse, etc. — C'est l'effet de la distance des glandes au cœur, et la conséquence d'une foule d'autres influences mécaniques.

« Ainsi la distance de l'artère au cœur, sa situation par rapport au cœur, et au tronc dont elle sort, sa différente complication, ses diverses divisions à ses extrémités, la différente vitesse du sang par son canal, sa proportion du rameau particulier au tronc, la différente force exprimante externe et interne, le séjour dans la cavité commune; de là ensuite sa distribution dans des lieux dont la structure change la nature des humeurs, la séparation ou l'évaporation des parties les plus liquides de l'humeur dont la sécrétion s'est faite; voilà autant de causes qui séparent non-seulement du même sang différentes humeurs en divers lieux, mais qui, après leur sécrétion, en changent encore la nature d'une façon surprenante (*Aphor.* 252) ».

Pour lui « cette fabrique se déduit avec une parfaite évidence des lois mécaniques » sans qu'il soit nécessaire « d'imaginer des pores de figure diverse » et encore moins « d'avoir recours à aucun ferment particulier ».

Il en donne une nouvelle preuve en examinant l'action physiologique des reins :

« On conçoit de là le mécanisme de la sécrétion de l'urine. Le cœur étant assez proche des reins qui d'ailleurs est muni de fortes artères, il suit qu'un sang aqueux est fortement poussé dans les petits vaisseaux des reins; et comme ces vaisseaux se fléchissent, se contournent en mille façons et opposent une extrême résistance, ce sang aqueux reçoit une infinité d'impressions, de mouvements et de secousses différentes; et enfin trouvant des tuyaux qui ne sont qu'un peu plus étroits que les vaisseaux sanguins qui l'ont apporté, sa partie la plus liquide s'y sépare, s'y amasse, y prend son cours et en est expulsée (*Aphor*. 359). »

Sa théorie de la contraction musculaire diffère entièrement de celle du chef de l'école. Borelli l'attribuait à l'effervescence produite par le mélange du suc nerveux avec le sang des muscles tandis que Boerhaave n'y voit, sans action chimique ni fermentation aucune, qu'un afflux de l'esprit vital qui « remplit les membranes des fibres, change leur figure oblongue en une plus ronde, augmente les plus petits diamètres, diminue les grands et rapproche les tendons l'un de l'autre ».

Il étudie ensuite les fonctions de la peau; — l'excrétion de la sueur; — la transpiration de Sanctorius; — l'accroissement et le décroissement des parties dont le mécanisme physique se trouve indiqué aux *Aphorismes* 452 et 453; — enfin les organes des sens, le tact, l'odorat, le goût, l'ouïe et la vision.

Toute cette physiologie, un peu confuse, remplie d'erreurs, est bien conforme au programme de l'Iatro-mécanisme, et tout y relève des actions physiques plutôt que de la Chimiatrie qui n'y apparaît presque point, différence considérable avec la physiologie des autres iatro-mécaniciens. A part ce point de vue personnel, elle ne renferme rien d'original, et elle ne reproduit aucune des expériences de l'auteur. Cela ne saurait surprendre puisqu'elle n'est qu'un résumé aphoristique de la science et que cette forme exclut les développements de détail.

La *Pathologie de Boerhaave* me plaît davantage. C'est dans cette école iatro-mécanique, celle qui renferme le moins d'hypothèses chimiques et mécaniques. — Le médecin y retrouve ce qu'il est habitué à voir, ce qu'il connaît et, malgré les différences de forme, il sent bien vite qu'il a sous les yeux le travail d'un observateur plutôt que d'un érudit. — Elle est renfermée dans un volume d'*Aphorismes* traduits en assez mauvais français par de La Mettrie en 1745.

Après avoir établi ce que c'est que la maladie, la nécessité de connaître la physiologie, Boerhaave déclare que la méthode d'apprendre la médecine a pour base l'observation ou l'expérience et l'analogie ou comparaison ; — qu'il faut commencer par les maladies les plus simples, qui sont celles des solides, et dans celles-ci les lésions de la fibre simple élémentaire. — C'est un essai de *Pathologie fibrillaire* basé sur l'étude de ce qui était alors le dernier terme de la divisibilité de la matière constituante des organes, comme aujourd'hui nous parlons des lésions de la cellule élémentaire primitive qui forme ce que Virchow a appelé la *Pathologie cellulaire*.

Boerhaave reconnaît dans les fibres solides simples différentes altérations : elles sont *faibles et lâches* et elles résistent peu à l'effort de mouvement des liquides ; ce qui amène les tumeurs, le croupissement des liquides, la putréfaction et une infinité d'autres effets, que nous appelons aujourd'hui congestions passives, hypostases, atonie ; ou bien elles sont *raides et élastiques*, résistant à l'action des fluides devant lesquelles elles cédent pour conserver la santé, mais comme elles rendent les vaisseaux moins flexibles plus étroits, plus courts, il en résulte des *obstructions*, des obstacles aux sécrétions, etc. — Ces altérations sont l'élément des maladies des viscères faibles et lâches ou des viscères forts et raides. — J'ai vu des érudits ne pas comprendre ce langage. Cela ne m'étonne point, mais il n'est pas un clinicien qui ne voie sous ces titres surannés, ce qui a fait la base de la théorie du *strictum* et du *laxum*, ou des théories dynamiques récentes de Fr. Hoffmann, de Cullen, de Brown, etc., enfin ce que nous connaissons en clinique sous le nom de tempérament mou, humide, lymphatique et de tempérament sec ou sanguin.

Il s'occupe ensuite des vices les plus simples des humeurs qu'engendre l'alimentation ; d'abord l'*acrimonie acide* produite par les farineux, les sucs acides crus, les végétaux fermentés, la disette de beau sang, la faiblesse de la fibre et l'inaction qui est vraiment la viscosité glutineuse ; puis l'*alcalinité* résultant de l'excès de nourriture animale excepté le lait, la nourriture au poisson, aux oiseaux voraces, les végétaux alcalescents, l'abondance de sang, etc., qui amènent souvent la putridité ou la dissolution de ce fluide. Il y a là un souvenir de la chimiatrie de Sylvius qui ne saurait échapper, mais c'est un bien pâle reflet de cette doctrine, car ni l'effervescence, ni la fermentation, ni l'âcreté n'en font partie, et il était impossible de moins emprunter à moins de s'abstenir entièrement. — Or, il n'est pas de médecin qui, en parlant des altérations des humeurs, ne fasse de la Chimiatrie sans être pour cela un chimiatre.

Viennent ensuite les maladies de la circulation qui jouent le rôle important dans l'Iatro-mécanisme de Boerhaave ; d'abord celles qu'engendre *le seul excès de la circulation* dû à la contraction plus fréquente et plus forte du cœur, lorsque le cerveau et le cervelet y envoient une trop grande quantité d'esprits, dans les passions de l'âme, dans la douleur, ou bien à l'irritation exercée par le retour du sang veineux accéléré par l'exercice, les matières âcres, aromatiques, salines, acides, alcalines, purulentes, putrides, etc., puis les maladies dues à *un défaut de circulation ;* à la *pléthore* qui amène la dilatation des vaisseaux, le dérangement des sécrétions, la compression des veines, l'étranglement de la circulation, l'inflammation ; la rupture des vaisseaux, etc., enfin l'*obstruction* qui semble être le point capital de cette pathologie mécanique.

L'*obstruction* est un engorgement de canal qui empêche l'entrée du liquide vital sain ou morbifique qui doit y passer, et qui a pour cause la disproportion qui se trouve entre la masse du liquide et le diamètre du vaisseau.

Elle vient donc, de l'étroite capacité du vaisseau, de la grandeur de la masse qui doit y passer ou du concours des deux.

« Un vaisseau se rétrécit, parce qu'il est extérieurement comprimé, ou par sa propre contraction, ou enfin par l'épaississement de ses membranes. »

« La masse des molécules s'augmente par la viscosité du fluide ou par le vice du lieu où il coule, enfin, par ces deux causes à la fois, lorsque les causes de l'un et de l'autre mal concourent ensemble.

« Les vaisseaux sont extérieurement comprimés par une tumeur voisine inflammatoire, purulente, squirrheuse, chancreuse, œdémateuse, variqueuse, anévrismale, topheuse, pituiteuse, calculeuse, calleuse, — par la fracture, la luxation, la distorsion, la distension des parties dures, qui compriment les vaisseaux, qui sont des parties molles ; — par toute cause qui tiraille trop et allonge les vaisseaux, soit une tumeur, soit la pression d'une partie dérangée de sa place, soit l'action d'une force externe ; — par des vêtements étroits, par des bandages, par le poids du corps tranquillement couché sur une partie, par des ligatures, par le mouvement, par le frottement, par le travail. »

« La cavité d'un vaisseau se rétrécit quand sa propre contraction, celle des fibres longitudinales, et principalement de ses fibres spirales, augmente. Cette contraction a pour cause tout ce qui augmente le ressort des fibres des vaisseaux et des viscères, la trop grande plénitude des petits vaisseaux qui forment les parois et la cavité des grands, la diminution de la cause qui dilataient les vaisseaux soit que ce fût l'inaction ou l'inanition. C'est pourquoi les vaisseaux coupés retiennent bientôt leurs liquides. L'augmentation de l'épaisseur des membranes même du vaisseau, vient de toute tumeur qui se forme dans les vaisseaux qui composent ces membranes ou de callosités membraneuses cartilagineuses, osseuses, qui s'y forment. La masse des parties fluides s'augmente jusqu'au point de devenir imméable. Lorsque leur figure sphérique se change en une autre qui présente plus de surface à l'ouverture des vaisseaux ou, lorsque plusieurs particules qui étaient auparavant séparées se reunissent en une seule petite masse. »

« Ce changement de figure arrive principalement lorsque les molécules fluides n'étant plus également ni en même temps pressées de toutes parts, sont abandonnées à leur propre ressort; c'est-à-dire lorsque le mouvement languit, ou que le tissu du vaisseau est relâché, ou que la quantité du fluide est diminuée. »

« L'union des molécules vient du repos, du froid, de la gelée, du dessèchement, de la chaleur, de la violence de la circulation, et de la forte pression du vaisseau, de coagulans acides, autres spiritueux, absorbans, de matières visqueuses, huileuses. »

« Les parties d'un fluide deviennent imméables par le vice du lieu où il coule, lorsqu'elles ont été poussées avec force dans un vaisseau dilaté vers sa base et trop étroit vers son extrémité dans laquelle elles ne peuvent finir leur circulation. La pléthore, l'augmentation du mouvement, la raréfaction des liqueurs, le relâchement du vaisseau sont les principales causes de cette dilatation, surtout lorsqu'elles sont immédiatement suivies des causes contraires. On connaît par là les causes et la nature de toutes sortes d'obstructions. »

Effet des obstructions. — « Quand elles se trouvent formées dans un corps vivant, elles s'opposent au passage des humeurs qui y doivent couler ; elles arrêtent tout ce qui vient heurter contre elles, elles en reçoivent l'effort, expriment les parties les plus subtiles, réunissent les plus épaisses, extendent les vaisseaux, les dilatent, les atténuent, les brisent, condensent le fluide dont elles causent la stagnation, suppriment les fonctions qui dépendent de l'intégrité de la circulation, désemplissent et dessèchent les vaisseaux qui en doivent être arrosés, diminuent la capacité qui leur est nécessaire pour transmettre les liqueurs, augmentent la quantité et la vélocité des liqueurs dans les vaisseaux libres et produisent enfin tous les maux qui en peuvent dépendre. Ces effets se manifestent différemment selon la différente nature du vaisseau obstrué, et de la matière de l'obstruction.

Elle produit une inflammation du premier genre dans les artères sanguines, un autre du second genre dans les artères lymphatiques, un œdème dans les grands vaisseaux lymphatiques, des douleurs sans tumeur apparente dans les petits, d'autres effets dans les conduits adipeux, osseux, médullaires, nerveux, biliaires. Celui qui connaîtra bien le siége, la nature, la matière, les causes, les effets des différentes obstructions dont j'ai parlé, ne se trompera point aux signes qui manifestent l'obstruction, qui font prévoir celle qui doit arriver et les effets. Et toutes les espèces de ce mal étant connues, il ne sera pas difficile de trouver la cure propre à chacune.

En effet, celle qui vient d'une compression externe indique la nécessité d'ôter la cause de cette compression, si cette ablation est possible.

Celle qui vient de l'augmentation de la contraction des fibres se connaît non-seulement par les signes de la rigidité des fibres des vaisseaux, des viscères, mais encore par les signes clairs de la cause, si c'est la contraction produite par la seconde cause, ainsi que l'autre que nous avons attribuée au même lieu, à l'inanition qui a précédé. Cette obstruction se dissipe, par les remèdes propres à corriger la trop grande rigidité des fibres des vaisseaux, principalement si on peut les appliquer à la partie même affectée sous la forme de vapeur, de fomentation, de bains, de liniments, de clystères, en désemplissant les vaisseaux trop pleins qui composent les membranes par des évacuans en général, mais surtout par des laxatifs, des délayans, des dissolvans, des atténuans, des détersifs, des purgatifs appliqués à ces petits vaisseaux, par des médicaments qui ont la vertu de fondre les callosités. Mais il est bien rare que l'on guérisse (si on le fait jamais) l'obstruction qui naît de cette cause. Les meilleurs remèdes sont les émolliens et les relâchans. Tant il est vrai que la mort est inévitable, et qu'il est très-difficile de se procurer une vie longue par le secours de la médecine.

La difficulté qu'ont les fluides à passer par les vaisseaux, laquelle vient de ce qu'ils ont perdu leur figure sphérique, se fait aisément connaître par l'examen de ses causes, car elles sont ordinairement sensibles.

L'on y remédie en rétablissant cette figure, c'est-à-dire en augmentant le mouvement des liqueurs dans les vaisseaux et dans les viscères par les irritans, les fortifiants, l'exercice. Quant aux *concrétions du sang*, elles se forment par tant de causes différentes qu'elles exigent divers remèdes ou diverses méthodes selon la circonstance. C'est cette variété soigneusement recherchée en chaque maladie qui indique les secours nécessaires et la manière de s'en servir.

Cependant on les guérit, en général, par le mouvement réciproque du vaisseau, par des délayans en y portant une liqueur fluide qui atténue la matière, par son mélange et son mouvement, en faisant cesser la cause coagulante.

On donne du ressort aux vaisseaux en diminuant leur tension par la saignée, par les fortifians, par le frottement, et l'action des muscles, par les irritans. L'eau délayée surtout si on la prend chaude en boisson, en injection sous la forme de fomentations ou de vapeurs déterminées vers le siège de la concrétion, les attractifs, dérivatifs, sont bons aussi à cet usage. Les atténuans sont, l'eau, le sel marin, le sel gemme, le sel ammoniac, le sel de nitre, le borax, le sel fixe alcali volatil, les savons faits d'alcali et d'huile, naturels, composés, fuligineux, volatils, fixes, la bile, les préparations mercurielles qu'on détermine vers la partie affectée par des dérivatifs, des attractifs, des propulsifs. On détruit la cause coagulante en la faisant passer dans une autre qui l'attire.

C'est ainsi que les alcalis absorbent les acides, les huiles, etc., et c'est principalement par des expériences chimiques qu'on fait ces découvertes.

Lorsqu'un fluide qui a été poussé dans les lieux étrangers y devient impénétrable et forme par là des *obstructions*, plusieurs maladies malignes s'en ensuivent. C'est pourquoi ce genre de mal mérite d'être examiné attentivement.

On le connaît lorsqu'on sait qu'il a été précédé de ses causes, qu'il est ordinairement assez aisé d'observer ; que des causes contraires leur ont ensuite succédé quand on voit clairement les effets. Il est aussi facile d'en prévoir les suites selon ce qui a été dit. La cure consiste à faire rétrograder la matière de l'obstruction dans de plus grands vaisseaux, à la résoudre, à relâcher les vaisseaux, à la faire suppurer. Ce mouvement de rétrogradation se procure, en évacuant par de grandes et subites saignées les liqueurs qui par leur mouvement forçaient la matière de s'engager davantage : et par ce moyen le vaisseau à force de se contracter, la fait rétrograder , par des frictions faites de l'extrémité du vaisseau vers la base.

La matière de l'obstruction se résout par les remèdes écrits ci-devant.

Toute cette théorie, formulée en termes un peu confus, est cependant très-exacte et elle est justifiée dans un grand nombre de cas par l'observation moderne. On la retrouve dans toute la pathologie de Boerhaave, à quelques exceptions près pour des maladies dont une autre explication mécanique peut rendre compte. »

Ainsi, la douleur apparaît, « toutes les fois qu'une fibre nerveuse qui prend son origine du cerveau est tellement tendue ou autrement disposée qu'elle est prête à le rompre (Aphor. 220). »

« Les convulsions dépendent de l'afflux de suc nerveux dans les muscles attaqués (Aphor. 231). »

L'inflammation dépend du croupissement du sang artériel dans les plus petits vaisseaux (aph. 371), et le croupissement a pour cause ce qui rétrécit tellement les extrémités coniques des vaisseaux que le diamètre de leur orifice devient plus petit que le diamètre du globule de sang et toutes les causes d'obstruction qui sont énumérées successivement les unes après les autres. — Alors... « les artères capillaires et à peine visibles obstruées déjà s'augmentent étant dilatées par le sang, ce qui forme une tumeur rouge. La même chose arrive aux vaisseaux lymphatiques artériels, auparavant transparents et invisibles : ce qui augmente la rougeur surtout, les vaisseaux les plus délicats et les vésicules du pannicule adipeux se trouvant remplis d'un sang engagé de force, épais, et privé de sa partie la plus liquide. »

Les petits vaisseaux à force d'être tiraillés ou tendus sont prêts à souffrir rupture dans leurs petites fibrilles : de là vient la douleur piquante. Les solides et les liquides agissent et réagissent fortement les uns sur les autres : d'où naissent en la partie la dureté et la résistance. De la résistance, de l'impulsion et de la compaction, du rétrécissement des vaisseaux non obstrués par la tumeur que cause les obstrués, provient la grande et mutuelle attrition des solides et des fluides qui produit la chaleur et l'ardeur. Et parce que le sang que le cœur a poussé avec force vers l'extrémité du vaisseau bouché, en dilate les parois, on sent une pulsation. Les fibres se trouvant irritées et le sang circulant avec trop de célérité dans les vaisseaux qui lui sont ouverts, reporté qu'il est par les veines et retenu en plusieurs artères, le mouvement du pouls est accéléré; la fièvre survient accompagnée de soif, de débilité, d'inquiétudes, de veilles, de tristesse. »

Telle est l'inflammation qui n'a pas encore atteint son état.

Si les humeurs qui circulent sont douces, si leur cours est modéré, si la cause de l'obstruction est petite et a principalement son siége dans les artères, ou dans le commencement des vaisseaux lymphatiques; si les vaisseaux sont mobiles et lâches, le véhicule délayant, on résout l'inflammation en rendant au sang sa fluidité, le mouvement à celui qui est en stagnation et en le faisant rétrograder. »

« Si les humeurs qui circulent n'ont aucune âcreté, si la circulation est rapide, l'obstruction si considérable qu'on ne puisse la résoudre, si les symptômes deviennent plus violents, les vaisseaux distendus avec douleur, chaleur, pulsation, tumeur, se rompent, se putréfient un peu, les solides même dont le tissu est d'une grande délicatesse à force d'être broyés, divisés, atténués, se mêlent avec les fluides et ne forment ensemble qu'une seule humeur, blanche, épaisse, glutineuse, grasse, qu'on appelle pus, c'est ainsi que l'inflammation dégénère en suppuration. »

« Si les humeurs sont âcres, agitées, l'obstruction grande, les vaisseaux trop forts et trop élastiques, tous les symptômes violents se montrent, alors les vaisseaux se rompent sur-le-champ, les liquides se putréfient : il se forme sous l'épiderme des bulles de matière ichoreuse, assez semblable à la lavure de viande ou à de la sanie jaune, la partie devient grise, brune, noire, pâle, la rougeur, la chaleur, la douleur, la pulsation quittent le lieu affecté, pour passer dans le voisinage, la partie affectée meurt. »

« Voilà ce qu'on entend par gangrène, troisième terminaison de l'inflammation. »

Il ajoute une telle importance à ce phénomène qu'à l'occasion du traitement il propose les moyens destinés à rendre fluide la matière de l'obstruction tels que les atténuants, les délayants, les bains, fomentations, cataplasmes, emplâtres, onguents, etc. (*Aphor.* 398).

Ses explications de la fièvre sont ce qu'elles n'ont pas encore cessé d'être aujourd'hui, c'est-à-dire très-obscures. — L'Iatro-mécanisme y joue également son rôle.

C'est une plus fréquente contraction du cœur amenant la grande vitesse du sang des artères sous l'influence réciproque du suc des nerfs et du cervelet dans le corps des ventricules cardiaques.

Il en énumère les causes avec la sagacité d'un homme habitué aux malades, et lorsqu'il en expose le traitement modifié selon des indications raisonnables et vraies, il signale certaines indications mécaniques relatives à l'état fébrile produit *par les obstructions.*

« L'on y réussit en dissolvant les humeurs qui sont comme entassées de force, en relâchant les vaisseaux obstrués par des bains, des fomentations, des frictions, en rasant les cheveux, en rendant la peau propre et nette. »

« Lorsque le sang comprime tellement les vaisseaux par sa trop grande abondance, qu'il se trouve quelque humeur forcée de croupir vers leurs extrémités, on rend à cette humeur sa fluidité et sa circulation, en diminuant le volume du sang par la saignée. Ce vice se manifeste par la pléthore. Mais si le spasme, la contraction et conséquemment le rétrécissement des fibres, des tuyaux capillaires procurent le même croupissement dans l'extrémité de ces petits tuyaux, il faut relâcher les fibres, dissiper l'âcreté qui cause la contraction par les remèdes que nous avons indiqués. »

« Si le croupissement a pour cause la viscosité ou la lenteur de quelque humeur, ce mal se guérit par plusieurs remèdes dont le principal est la fièvre même, modérée de façon à pouvoir dissiper cette coagulation. Ainsi il faut régler sa vivacité afin qu'elle ne puisse exciter l'inflammation, la suppuration, la gangrène, le sphacèle, toutes maladies qui donnent lieu de craindre la véhémence des symptômes et surtout l'excès de la chaleur comparée avec le peu de force des petits vaisseaux, de peur que le trop grand mouvement du sang n'en dissipe les parties les plus fluides : ce qu'on connaît par la sécheresse des narines, des yeux, du gosier, de la langue, par la voix rauque, par l'aridité de la peau, par la petite quantité des urines, par la petitesse, la vitesse et l'inégalité du pouls. Il faut la régler de peur qu'elle ne devienne trop languissante avant la coction, en sorte qu'il ne soit plus dans son pouvoir de dompter, d'émouvoir la matière morbifique, d'en procurer les sécrétions et excrétions, ce que l'on reconnaît par la largeur parfaite des actions vitales, dans le temps qu'il ne paraît encore aucun signe de coction. »

Dans sa théorie des phénomènes fébriles, c'est toujours au mécanisme qu'il s'adresse.

Ainsi « le froid suppose la diminution du frottement des liqueurs entre elles et contre les vaisseaux, le ralentissement de leurs cours, la stagnation des fluides dans les extrémités, une moindre contraction du cœur, une moindre évacuation, une moindre influence des esprits du cervelet (*Aphor*. 621). »

Le tremblement « suppose une circulation du liquide artériel et du suc nerveux, tantôt continuée, tantôt interrompue (*Aphor*. 627). »

L'anxiété fébrile « vient de ce que le sang ne peut sortir du cœur et par conséquent ne peut passer par les vaisseaux capillaires du poumon (*Aphor*. 631). »

La débilité fébrile arrive quand le cours et la pression du suc nerveux dans les muscles sont empêchés par le vide des vaisseaux qui résulte de la dissipation de leurs humeurs, par l'imméabilité des liquides, par l'*obstruction du canal;* et par sa compression dans le cerveau, etc. (*Aphor*. 660).

La chaleur fébrile n'est occasionnée que par le grand mouvement des fluides qui partent du cœur, et par la grande résistance opposée par les vaisseaux (*Aphor.* 676). — Ici, encore, l'obstruction et les causes physiques jouent un grand rôle surtout dans le traitement où il indique les moyens de combattre les différentes espèces d'obstruction qui ont engendré la fièvre.

Il en est de même dans le délire, dans le coma, dans l'insomnie, dans la convulsion, dans la sueur fébrile qui ont également leur explication mécanique.

Boerhaave aborde ensuite l'étude des maladies aiguës fébriles employant parfois des dénominations qu'on ne connaît plus beaucoup et que ne comprennent pas les historiens étrangers à la pratique de la médecine, ce qui leur fait commettre les plus graves erreurs d'appréciation.

Il parle d'abord de la phrénésie ou *manie aiguë idiopathique*, ou symptomatique des maladies aiguës viscérales (pneumonie ou pleurésie, variole, etc.); — de l'esquinancie aqueuse (1), inflammatoire (2), squirrheuse (3), suppurante (4), gangréneuse, convulsive et paralytique (5); — de la vraie et fausse péripneumonie; de la pleurésie; — de l'hépatite; — des maladies de l'estomac et des intestins; — de l'apoplexie; — de la phthisie pulmonaire et autres; de l'empyème, etc.

Dans toute cette pathologie écrite d'une façon concise et claire, sous une forme aphoristique, qui provoque la critique de l'ignorant mais qui par ses idées fait réfléchir le médecin, j'ai trouvé un observateur sérieux, et un véritable clinicien. A part les explications mécaniques de la nature des maladies, qui sont fausses ou hypothétiques et qui valent tout autant que la plupart des nôtres sur le même objet, les symptômes sont exposés avec toute la netteté désirable pour une époque qui n'avait point d'auscultation; le pronostic vaut mieux que celui de nos contemporains, et la thérapeutique déjà dégagée des formules de l'iatro-chimie, épurée des superstitions arabiques, semble ne chercher que la science des indications.

Sa *théorie des obstructions* est profondément vraie, et l'anatomie pathologique aussi bien que la clinique lui prêtent le plus grand appui. Toutes les recherches microscopiques récentes sur les phénomènes physiques de l'inflammation n'ont fait que confirmer les

(1) *Œdème de la glotte.*
(2) *Amygdalite aiguë.*
(3) Hypertrophie des amygdales.
(4) Abcès des amygdales
(5) Angine ulcéreuse et couenneuse et gangréneuse.
(6) Paralysie ou spasme du pharynx.

idées de Boerhaave. — Ce que Abercrombie, Gendrin, Rostan et moi avons dit des obstructions, dans les artères cérébrales préludant à l'apoplexie par ramollissement, n'a fait que confirmer ce qu'il a écrit. — La phlegmatia alba dolens n'est qu'une obstruction des veines. — Les travaux de François sur l'obstruction sénile des artères produisant la gangrène; — l'obstruction du cœur par des caillots amenant la mort subite; — le rôle des thromboses (mot nouveau qui signifie obstruction) et les idées de Virchow sur les embolies artérielles et veineuses, c'est-à-dire sur les migrations d'une obstruction vasculaire d'un point sur un autre, etc., montrent tout ce qu'il y avait de juste dans cette théorie si célèbre un moment et si promptement oubliée.

Ainsi me paraît avoir été le célèbre professeur de Leyde. Que les médecins de cabinet le jugent sévèrement, cela ne me surprend guère, mais il n'en sera jamais ainsi de ceux qui ont l'habitude de consulter la nature et qui savent comparer l'observation du temps présent à celle des temps passés.

Boerhaave est le dernier représentant de la doctrine iatro mécanique. Elle déchut rapidement après lui et n'eut alors que de médiocres défenseurs incapables de diriger l'opinion et de pouvoir prendre place dans la science. — Elle avait même cessé d'exister lorsque, dans ce siècle, la nouvelle médecine et la physiologie moderne par leurs découvertes lui redonnèrent un nouveau droit de cité dans la science. Deviendra-t-elle une doctrine exclusive? Je vois bien qu'elle y prétend, mais je doute qu'elle puisse réussir. Pour le moment elle n'est qu'un moyen de précision pour la médecine et pour la physiologie, ce qui n'est pas à dédaigner.

DU SYSTÈME IATRO-MÉCANIQUE EN ALLEMAGNE

En Allemagne proprement dite l'Iatro-mécanisme eut de nombreux sectateurs mais il n'eut pas de chefs, car Fr. Hoffmann dont quelques érudits ont fait un mécanicien appartient surtout au Méthodisme moderne. — Il n'eut rien d'original et ne fit que reproduire l'Iatro-mécanisme italien, avec grande affectation de langage mathématique, d'axiomes, de théorèmes, de corollaires, etc., entourant les propositions émanées des principaux chefs de l'école et y introduisant quelques idées newtoniennes ou animistes. Parmi ses représentants, je citerai brièvement :

Hamberger, 1746, postérieur à Boerhaave et dont Sprengel a longuement analysé le système (tome V, p. 183). Cet iatro-mécanicien a donné de la circulation et des sécrétions les plus étranges explications qu'on puisse trouver. Ainsi, pour en prendre une idée il suffit de savoir qu'il admettait que la forme pyramidale et rhomboïdale des oreillettes permettant le facile afflux du sang les dispensait d'une force musculaire très-grande; — que le sang veineux moins dense que le sang artériel montait dans les veines pendant la systole comme dans les tubes capillaires sans le secours des valvules qui n'étaient qu'un renforcement du vaisseau; — que les sécrétions dépendaient en outre du diamètre des courbures ou des flexuosités vasculaires de l'attraction exercée sur les molécules du sang dont la densité se rapprochait de celle du vaisseau absorbant, etc.

Chreiber, 1731, de Leyde, élève de Boerhaave auquel on doit une dissertation de l'irritabilité de la fibre, des recherches sur le fer contenu dans le sang et d'incroyables calculs sur la force du cœur, sur la vitesse du sang évalué à 48 pieds par seconde, etc.

Godefroi Brendel, 1711-1758, auquel on doit des calculs sur le nombre des molécules qui composent un globule du sang.

Kruger, 1715-1760, maître de Sprengel (p. 188), iatro-mécanicien, qui partageait la plupart des opinions de son école, sauf la réalité des calculs de Borelli et qui se montra fort partisan de l'application des lois de l'attraction à l'étude du cours du sang et des sécrétions.

Neifeld, de Lublin, 1751, iatro-mécanicien partisan du rôle de l'attraction et des courbes vasculaires dans l'acte sécrétoire auquel on doit cette singulière analyse des sécrétions : que lorsque des humeurs de différente densité circulent dans les vaisseaux sécrétoires de diamètre inégal, « leur vitesse est égale à la racine des orifices multipliés par la densité (tome V, p. 191). »

DU SYSTÈME IATRO-MATHÉMATIQUE ET IATRO-MÉCANISME EN FRANCE OU IATRO-MÉCANISME STAHLIEN

En France, soit à Montpellier, soit à Paris, où la Chimiatrie semblait conserver plus de faveur, l'Iatro-mécanisme n'a eu qu'un très-médiocre succès. Pour en propager les principes, il eût fallu de plus sérieuses habitudes d'esprit et de plus profondes connaissances mathématiques ou physiques qu'il n'en existait alors chez les médecins français. — Le goût des hypothèses chimiques, malgré les critiques de Guillemeau et de Levasseur, était trop répandu surtout à Montpellier pour qu'on laissât s'introduire l'Iatro-mécanisme, qui avait la prétention de lui substituer les données précices du calcul et de la mécanique. Les écrits de Pierre Fabre (1), de Ch. Barbey-

(1) Sapientia universalis, Francfort, 1656.

crac (1), de Calmette (2), de Blegny (3), de Jean Pascal (4), de Jacques Minot (5), de Vieussens (6), Andry (7), François Bayle (8), d'Astruc, de Falconet, etc., dominaient généralement et il fallut tous les excès du système chimiatrique pour que l'Iatro-mécanisme puisse se faire jour. On cite cependant des chimiatres qui, ne voyant pas d'incompatibilité entre les deux systèmes, pensaient avec raison qu'on n'en sait jamais trop en médecine et qui tentèrent de les allier ensemble comme l'avaient entrepris déjà beaucoup d'Iatro-mécaniciens d'Italie et d'Angleterre. Pierre Chirac entre autres fut, à ce qu'il paraît, tellement frappé de l'importance des recherches iatro-mécaniques qu'il légua à la ville de Montpellier une somme de trente mille livres destinée à fonder deux chaires, dont l'une devait être consacrée à l'explication des recherches de Borelli.

Ce qui caractérise surtout l'Iatro-mécanisme français c'est en général, l'absence des calculs mathématiques, ses affinités chimiatriques et ses tendances animistes et vitalistes. Ainsi, Claude Perrault dans *la mécanique des animaux* accompagnée de beaucoup de planches gravées (*Œuvres de Perrault*, tome III) ne fait aucun calcul et, après des réserves en faveur de l'âme (9), se borne à expliquer le jeu de la machine humaine par les actions mécaniques et par la Chimiatrie. — Il est le premier qui ait expliqué la production de la voix par la vibration des ligaments du larynx. — Il en est de même de Dodart (10) qui développa très-longuement les mêmes idées, mais celui-ci fit un peu plus de calcul, car pendant 28 ans il répéta des expériences de statique animale de Sanctorius sur la transpiration insensible et donna quelques conclusions différentes. On pourrait encore citer le célèbre anatomiste Antoine Ferrein, qui combattit les idées de Perrault sur la production de la voix en considérant le larynx comme un instrument à cordes; qui considéra l'action des poumons sur l'air comme étant toute mécanique, et auquel on doit une bonne dissertation sur le mouvement des deux mâchoires; — puis Philippe Hecquet, connu par sa théorie des troubles circulatoires produisant les maladies; — Jean Silva, à la fois iatro-mathé-

(1) Sur les maladies, Amsterdam, 1731.
(2) Riverius Renovatus, Lyon, 1714.
(3) Zodiacum medico gallicum, 1702.
(4) Sur les causes des maladies, Paris, 1688.
(5) Nature et cause des fièvres, Paris, 1714.
(6) Des liqueurs du corps humain, Toulouse, 1715.
(7) Des aliments du Carême, Paris, 1710.
(8) De corpore animato, 1700.
(9) Avertissement, page 1.
(10) Mém. de l'Acad. des Sciences, — Paris, 1700, p. 315.

maticien et iatro-mécanicien ; Gourraigne et enfin l'illustre Boissier de Sauvages, d'abord animiste et secondairement sectaire assez avancé de l'Iatro-mécanisme. — On lui doit une nosologie très-appréciée en tête de laquelle se trouve comme prolégomènes un chapitre de philosophie médicale de la plus haute importance. — C'est là où il définit l'homme : *une âme qui a vie et mouvement et une machine hydraulique unies ensemble* (p. 45).

On lui doit aussi une traduction avec notes intéressantes vérificatives de l'*hémostatique* ou *statique des animaux*, publiée en Angleterre par le docteur Hales. — Il ne prit de l'Iatro-mécanisme que ce qu'un médecin sensé peut et doit prendre, choisissant avec intelligence parmi les opinions des chefs de la doctrine, qu'il cite avec honneur, celles que confirme l'observation de manière à laisser de côté les hypothèses compromettantes.

En définitive, si le mécanicisme médical français est moins pur et moins accentué que celui de l'école de Borelli, de Pitcairn et de Boerrhaave, il n'a rien de systématique et semble presque moins entaché d'erreur. C'est l'Iatro-mécanisme de tous les médecins, car il n'est pas un observateur qui ne reconnaisse la justesse de certaines explications mécaniques de nos fonctions. Ici, seulement, cet iatro-mécanisme ne préjuge rien sur la philosophie médicale de celui qui en use, il n'est qu'une méthode de recherches sur quelques points limités de la physiologie ou de la médecine, et il peut s'associer indifféremment à toutes les doctrines médicales. Claude Perrault, et Boissier de Sauvages en France ; Nicholls (*de anima medica praelectio*. Londres, 1750) ; Porterfield ; Jean Tabor en Angleterre, l'ont mis au service de leur animisme comme nous verrons Frédéric Hoffmann le placer sur le second plan de son Méthodisme. Ne pouvant être par lui-même une doctrine et renfermant des vérités physiologiques de domaine commun que tout médecin doit connaître, on le trouvera nécessairement au milieu de toute discussion doctrinale et partie constituante de tous les systèmes un peu importants de la médecine.

APPRÉCIATION CRITIQUE DE LA DOCTRINE IATRO-MATHÉMATIQUE ET IATRO-MÉCANIQUE

C'est en vain qu'on essaie de faire violence à l'esprit médical. Cela ne dure pas. S'il plie et succombe un moment il se redresse et reprend ses habitudes critiques et sa direction, dans le chemin de la vérité. Ce qu'il professe aujourd'hui en médecine, il le croit vrai, et s'il l'admet ainsi c'est au nom de l'expérience. Je ne parle ici que des hommes sérieux. — Si pendant longtemps les doctrines d'Hippocrate et de Galien ont été sa loi, c'est au nom de l'observation qu'il leur obéissait. — Les modifications introduites par les arabes lui ont été proposées au nom de l'expérience et il les a acceptées, puis, quand un novateur habile vint lui montrer son erreur et les heureuses conséquences de l'analyse chimique, qui pouvait extraire l'arcane d'une substance, qui lui montrait les qualités âcres acides et alcalines des corps, qui lui découvrait la fermentation des aliments, il dut se rendre à l'évidence, c'est au nom de l'expérience qu'il s'est soumis. — On ne le conquiert que par l'observation. — Mais dès qu'on en abuse par des conséquences illégitimes, il réagit et se laisse détourner par celui qui lui montre son erreur et le ramène dans les voies de la précision et de l'exactitude. S'il accepta la Chimiatrie de Sylvius, c'est qu'il avait acquis la preuve qu'elle procédait de l'expérimentation et qu'on ne voulait pas le tromper. Il abandonna cependant la Chimiatrie dès qu'on lui en montra l'incertitude, et se rallia aux nouvelles doctrines médicales qui s'abritèrent sous le drapeau des mathématiques, qu'il fit synonyme de vérité, et des actions mécaniques et physiques sous lesquelles il n'entrevoyait plus la place de l'erreur.

Encore une fois séduit par les promesses d'une doctrine qui se disait en possession de la vérité mathématique et de la précision mécanique en médecine, il se laissa faire, ne se doutant pas, malgré tous les avertissements du passé, qu'il y avait de mauvais calculateurs et de méchants mécaniciens. — Il se laissa prendre aux apparences, et voilà comment la secte Iatro-mathématique et Mécanique a pris naissance et trouvé des partisans. La proclamation du principe d'exactitude mathématique en médecine a suffi pour le rallier à la nouvelle doctrine.

Qu'a-t-elle fait de ce principe? Nous l'avons vu, elle en a tiré plus d'erreurs que de vérités utiles, et c'est la désillusion causée par ses erreurs qui a motivé son abandon. — Il ne suffit pas de vouloir supputer ni de mesurer des forces, de les apprécier avec des chiffres ou d'appliquer les lois de la mécanique aux fonctions des organes et aux actes de la maladie pour créer la médecine exacte et mathématique, ce n'est souvent là qu'une illusion et pour beaucoup de gens ce n'est qu'un moyen de se faire valoir : c'est le charlatanisme de l'exactitude. — Aux calculs sérieux de Sanctorius sur la transpiration, il faut apporter les calculs différents de Keill, Dodart et autres qui laissent la vérité indécise. — Aux estimations chiffrées de Borelli sur la force musculaire, on a répondu par des chiffres contraires, de sorte que si le principe reste intact et à l'abri de toute contestation, l'application qui en a été faite nous laisse dans le doute comme avant.

Quoi qu'il en soit, il y a dans la doctrine Iatro-Mécanique et mathématique une idée vraie, bonne comme moyen de recherche, comme méthode d'expérimentation et gage d'une philosophie scientifique sérieuse. Si elle n'a pu être qu'une base étroite de doctrine médicale ou de thérapeutique, elle a eu la plus grande importance en physiologie et ce qu'elle a fait en ce genre n'a pas été oublié et a servi d'exemple aux iatro-mécaniciens de notre époque.

La Chimiâtrie, la Physique médicale et le Mécanicisme joints au calcul sont évidemment les causes d'un certain nombre de progrès de la physiologie moderne. Ce que ces différents ordres de recherches ont donné à l'histoire des phénomènes de la digestion est immense, et il en est de même pour l'étude des phénomènes de la contraction musculaire et de la statique animale; — de la circulation du cœur et des vaisseaux dans leur appareil hydraulique avec ses valvules et ses soupapes; — de la respiration dans ses phénomènes mécaniques et chimiques, — de la production de la voix; — des sécrétions effectuées par des cribles, — ce que nous appelons de l'*exosmose*, — de l'absorption endosmotique; — des phénomènes physiques de la vision, etc. — Il est peu de parties de la physiologie où il n'y ait un côté physique, mécanique ou chimique que ces sciences n'aient pas élucidé et on peut affirmer que c'est dans cette voie que se trouve le progrès. Tous les iatro-mécaniciens ont été surtout des physiologistes, et ce qu'ils ont fait en médecine n'a que peu d'importance. La plupart même, séparant la théorie de la pratique, comme Borelli, Thurneyster ou Baglivi, ont singulièrement restreint les applications mécaniques à la pathologie. Il n'est guère que Boerhaave, assez médiocre physiologiste d'ailleurs, qui ait tiré de la doctrine une idée médicale susceptible de généralion assez étendue : celle de l'*obstruction vasculaire*. J'ai dit plus haut ce qu'il en fallait penser, et je n'ai pas à y revenir, si ce n'est pour montrer qu'elle seule caractérise, je ne dis pas le système, mais bien la pathologie iatro-mécanique. Au point de vue médical et thérapeutique, ce fait est considérable et il justifierait la place occupée par le mécanisme dans l'histoire de nos doctrines, s'il n'était aussi l'origine éloignée des recherches modernes de ceux qui par des voies différentes sont arrivés au même résultat, à l'occasion des *Embolies*.

L'Iatro-mécanisme du XVIIIe siècle a donc légué au XIXe la meilleure partie de lui-même, et c'est cette partie, fécondée par nos contemporains, qui forme l'un des plus beaux fleurons de la médecine moderne.

Ainsi l'Iatro-mécanisme actuel profitant des résultats acquis qu'il a eu soin de contrôler avant de les professer lui-même, nous a donné comme recherches physiologiques, comme moyens de diagnostic, comme pathologie médicale et chirurgicale les plus belles découvertes dont puisse s'honorer la médecine.

C'est par la connaissance des lois de l'hydraulique que Laennec, Rouannet ont pu déterminer la cause des bruits que l'on entend dans le cœur, sain ou malade, dans les artères chlorotiques, dans les artères anévrysmales et qui sont pour le diagnostic moderne un honneur impérissable (V. *Organoscopie*).

C'est par l'intelligence du mécanisme des bruits divers entendus dans les vésicules du poumon sain et malade, ou dans les bronches, que Laennec s'est rendu immortel en créant par l'auscultation toute une séméiotique inconnue des lésions pulmonaires.

C'est par l'application des lois de l'hydraulique à la circulation des veines que Chauveau a pu expliquer la production des souffles veineux.

C'est par une heureuse imitation de l'appareil circulatoire entier avec des tuyaux de caoutchouc que M. Marey a pu vérifier l'exactitude de tout ce qui avait été dit sur la production des bruits cardiaques et entreprendre sur la tension des artères, dans ses rapports avec la vitesse et les caractères du pouls, des recherches nouvelles qui sont la plus ingénieuse application qu'on puisse faire de la mécanique à la physiologie et à la médecine. — Je dis la plus ingénieuse ne voulant pas dire la plus vraie, car M. Marey a tiré de ses expériences une théorie nouvelle de la fièvre que j'ai discutée et contredite dans ma *pathologie générale* (2e *édition*, page 47). Comme cela est bien souvent arrivé, le point expérimental de départ étant exact, c'est l'application qui est vicieuse. Ainsi, de ce que dans l'appareil circulatoire d'un homme en caoutchouc le relâchement des canaux périphériques exige plus de force et de fréquence dans la pompe aspirante et foulante qui fait circuler le liquide, il ne s'ensuit pas que chez l'homme vivant comparé au mannequin, la dilatation du réseau capillaire cutané de la fièvre soit la cause de la fréquence des battements cardiaques, et que le cœur soit dépossédé de toute action primitive sur la circulation et sur la production de la fièvre. Pour les iatro-mécaniciens du temps passé, la fièvre était soit le mouvement du cœur excité par le suc nerveux, soit l'effervescence du sang du cœur sous l'influence de la réaction provoquée par le suc nerveux, tandis que pour notre iatro-mécanicien moderne, la fièvre s'allume dans les extrémités dont les vaisseaux se dilatent, entraînent hydrauliquement les contractions plus fréquentes du cœur qui est en quelque sorte passif. Je crois que M. Marey se trompe, et que la clinique ne permet pas à un médecin de le suivre sur ce terrain et de conclure comme lui.

Si je suis dans le vrai, chacun verra qu'il ne suffit pas de faire une expérience pour se croire en possession de la vérité, et qu'il faut au moins comparer des choses absolument comparables. C'est pour avoir manqué à ce principe que tant de prétendues vérités mécaniques ont fini par être reconnues comme n'étant plus que des erreurs.

C'est par la découverte de l'*endosmose* et de l'*exosmose*, que Dutrochet nous a fait connaître le mécanisme de certaines absorptions médicamenteuses et de certains actes sécrétoires interprétés de façon toute différente.

En pathologie, les services rendus par l'Iatro-mécanisme et l'Iatrochimie ne sont pas moins grands. Je ne parlerai ici que des conquêtes récentes de l'Iatro-mécanisme sans y insister beaucoup plus qu'il ne convient dans cette appréciation doctrinale.

Ainsi la *sphymographie* ébauchée par Sanctorius, avec le pulsiloge imaginé par lui, a été perfectionnée par M. Marey au moyen d'un nouvel appareil enregistreur, qui est le *sphymographe* (voir Bouchut, *Path. générale*, 2e édition, page 1083). Cet instrument écrit lui-même la tension artérielle, la fréquence des pulsations, leur régularité, leurs intermittences, leur dicrotisme et permet de reconnaître les différentes maladies des orifices du cœur telles que rétrécissements ou insuffisances — (souvent l'appareil n'est pas applicable chez les enfants), les anévrysmes artériels et quelques autres maladies qui donnent des tracés particuliers.

La *thermométrie* ou recherche de la chaleur fébrile au thermomètre écrite jour par jour, de façon à offrir le tracé de la température dans une maladie, ce qui permet de distinguer une inflammation viscérale, qui atteint rapidement son maximum de température, d'avec une fièvre continue éruptive ou autre qui n'y arrive que bien plus lentement; de diagnostiquer la fièvre de la vélocité nerveuse du pouls; de connaître des maladies algides et de porter enfin dans certains cas, en raison de l'excès de température + 43° ou de son abaissement + 25° un pronostic absolument mortel.

L'application des lois de la pesanteur à l'étude des phénomènes physiques produits dans les vaisseaux et organes affaiblis qui a fait entrer dans la pathologie, les congestions passives hypostatiques indiquées par Boerrhaave sous le nom de croupissement, mot qui a excité le rire de nos érudits mais qui n'est qu'une locution du temps facile à comprendre pour un médecin. A la même influence physique se rattache la production des varices dans la compression des gros troncs veineux ou dans l'effet de la pesanteur produit par la station verticale prolongée ce qui explique des hémorrhoïdes, le varicocèle, les veines de la grossesse ainsi que le traitement à suivre.

Par une action mécanique de compression s'expliquent des hydropisies par maladie du cœur, par cirrhose du foie, par tumeur comprimant une grosse veine, etc., c'est-à dire par toutes les causes qui empêchent le sang de revenir au cœur et font transsuder la sérosité dans le tissu cellulaire ou dans les cavités séreuses (1).

Tous ces faits, et tant d'autres que je pourrais encore signaler, à l'avantage du système iatro-mathématique et iatro-mécanique, ne sont rien à côté des découvertes modernes sur les phénomènes matériels microscopiques de l'inflammation et de la *thrombose* artérielle ou veineuse avec les embolies qui peuvent en être la conséquence. C'est la forme moderne de la théorie de l'*obstruction* professée par Boerhaave.

En ce qui touche l'inflammation, les modernes ont confirmé les recherches de Kaltenbrunner, William Hastings, etc , sur ce fait que là où commence un travail inflammatoire aigu, il y a dilatation des capillaires, afflux du sang, stase et coagulation ou obstruction suivie des autres phénomènes de l'inflammation que je n'ai pas à indiquer ici, et parmi ces phénomènes la mortification locale, ulcération ou gangrène comme conséquence de cette obstruction. J'ajouterai même que pour Virchow dans certaines maladies gangréneuses accompagnées, dit-on, de résorption purulente, c'est le transport mécanique par le sang de la matière d'une obstruction capillaire (*embolie capillaire*) sur un organe intérieur qui est la cause des *infarctus* formant ce qu'on appelle les *abcès métastatiques*. A part la différence des termes, la médecine actuelle a donc à peu près entièrement confirmé les vues du dernier des iatro-mécaniciens du XVIIIe siècle.

Un mot enfin sur les thromboses du cœur, des artères et des veines. C'est ce qu'on appelait antérieurement les polypes du cœur et les coagulations vasculaires. On savait bien que ces caillots pouvaient se déplacer ; que dans une artère, une plaque athéromateuse pouvait descendre dans les membres et produire la gangrène, mais tout cela n'avait pas été généralisé, ni systématisé. C'est Virchow qui, dans un Iatro-mécanisme de bon aloi, a montré que partout où le système vasculaire renfermait des caillots ou des plaques athéromateuses, il pouvait se détacher un fragment qui, entraîné par le courant sanguin, venait se fixer dans un viscère et y produisait des accidents particuliers d'obstruction subite. On a appelé *embolie* ce fait qui sert de base à une doctrine mécanique d'une application limitée, mais qui rend très bien compte d'une foule d'accidents morbides

(1) Lower ; — Bouillaud, etc.

qu'on ne pourrait expliquer sans elle. Ainsi : des embolies de la carotide, dépendent le ramollissement cérébral et la paralysie de l'artère ophthalmique ou l'amaurose; — des embolies du poumon dépendent les infarctus pulmonaires et les abcès métastatiques de cet organe ; — des embolies des artères, du foie ou de la rate les infarctus de ces viscères; — de celles qui ont lieu dans des artères des membres, la gangrène partielle; — de l'artère pulmonaire enfin la mort subite.

Je n'insiste pas davantage et je crois en avoir dit assez pour faire apprécier la doctrine iatro-mathématique et mécanique. Son principe est inattaquable, car il y a dans l'homme une machine composée d'instruments divers soumis aux lois physiques, chimiques et mécaniques dont le médecin ne peut connaître le mouvement que par le secours d'études d'hydraulique, de mécanique et de statique. Elle a sa raison d'être dans la structure du corps humain, mais elle a le tort grave de ne point tenir assez de compte des propriétés organiques et vitales; cependant les erreurs qu'on peut lui reprocher ne doivent pas faire oublier les vérités qu'elle a fait connaître. Comme doctrine exclusive, elle ne saurait conquérir les suffrages du médecin qui pratique au lit des malades, mais comme instrument de progrès, son importance est considérable et elle se range à côté de l'Anatomisme et de la Chimiâtrie qu'elle associe sans cesse à ses prétentions.

LIVRE DIXIÈME

ANATOMISME ET ÉCOLE ANATOMIQUE

Sommaire : Définition de l'Anatomisme. — Fondation de l'école d'Alexandrie. — Hérophile. — Erasistrate. — Anatomisme au temps de Galien. — Anatomisme après Galien et au moyen-âge.

De l'Anatomisme après la renaissance et aux temps modernes. — Découverte de la circulation, Harvey. — Corollaires de la découverte de la circulation. — A. Transfusion du sang. — B. Ligature des anévrysmes. — C. Autoplastie. — Découverte des lymphatiques; Aselli; Pecquet, et nouvelle théorie de l'absorption. — Découverte de la structure des glandes et Malpighi. — Découverte des ovules et des spermatozoaires. Nouvelle théorie de la génération

De l'anatomisme au XIXe siècle. — Anatomie générale de Bichat, histologie normale ; — Voyel; Ch. Robin. — Anatomie chirurgicale et médecine opératoire.

Doctrines médicales, sciences et méthodes inspirées de l'anatomisme. — 1° *Anatomo-pathologisme :* Benivieni, Bonet, Morgagni, Bayle, Prost, Bichat, Cruveilhier. — 2° *Histologie pathologique :* Schwann, Schleiden, Virchow, Ch. Robin ; résumé critique du Cellularisme, et *Cellularisme* ou *Pathologie cellulaire.* — 3° *Parasitisme.* — 4° Du *transformisme* de Darwin. — 5° De la *Physiologie.* Irritabilité de Haller. — 6° De la *Chirurgie.* — 7° De l'*Organoscopie.* — Auscultation. — Percussion. — Succussion. — Ophthalmoscope. — Cérébroscopie. — Laryngoscopie. — Phrénologie. — Appréciation de l'Anatomisme.

L'anatomisme est le système de ceux qui pensent que l'on doit faire de l'anatomie la base exclusive de la médecine.

Ce n'est pas là une doctrine médicale, car ériger en principe que les médecins doivent connaître la structure de l'homme, est presque une naïveté, et supposer qu'il en est qui ne la connaissent pas ou qui apprécient peu l'importance de cette étude est une grave erreur. Aucune école importante, aucune doctrine sérieuse n'a repoussé cette recherche, car l'anatomie est sinon la base, mais le complément de tous les systèmes médicaux que j'ai fait connaître.

L'anatomie ne doit être qu'une méthode, et un moyen de progrès, voilà tout.

Cependant, il y a eu et il y a un anatomisme ayant des prétentions doctrinales. Pour les médecins qui soutiennent que la vie est un résultat de l'organisation, c'est l'étude de cette organisation matériellement altérée qui doit systématiquement servir de base à la médecine. De cette idée, est sortie la pathologie organicienne opposée à la pathologie vitaliste. Il n'en pouvait être autrement.

Si l'absolutisme de cette méthode a eu de fâcheuses conséquences en trompant l'esprit du médecin, et en lui faisant oublier d'utiles vérités, il faut convenir qu'il a eu aussi pour la science d'excellents résultats pratiques.

A côté du Solidisme, de l'Humorisme, de l'Organicisme, du Cellularisme, qui en dépendent, on lui doit la connaissance de l'Anatomie perfectionnée, de la Physiologie moderne, de la Chirurgie, de l'Iatro-mécanicisme, de l'Iatro-chimie et des procédés modernes d'exploration ou Organoscopie.

Pour remettre en place ce qui est dérangé, il est bien évident qu'il faut connaître la conformation des parties, et, qui ne connaît leur disposition normale ne pourra jamais apprécier leurs déplacements. Qui n'a pas étudié la structure des organes ne peut estimer la nature de leurs altérations pathologiques, et qui ne connaît l'exercice régulier des fonctions ne saura jamais ce que l'on doit appeler maladie.

L'anatomisme est récent, si on le juge par le titre, et alors ne remonte pas au delà de Stahl, mais il est aussi vieux que la médecine si on ne tient compte que de sa méthode, de son objet et de ses services. Son ancienneté est un élément de sa grandeur et son importance ne fera doute pour personne, bien que par esprit de dénigrement certains médecins se soient servis de son appellation comme d'un terme de dédain et presque d'injure. Comme l'Empirisme, il fait partie intégrante de la médecine et, qu'on le veuille ou qu'on s'y oppose, il ne faut pas moins lui payer le tribut d'hommages qu'il mérite en lui empruntant le trésor de ses connaissances indispensables. Personne ne veut être empirique dans le sens vrai du mot, quoique l'expérience soit la base de toutes les connaissances humaines, et il en est ainsi de l'Anatomisme dont tous les médecins ont à se servir comme d'un instrument nécessaire à leurs études, sans qu'il leur soit permis d'en faire une méthode exclusive. Comme l'expérience, l'anatomie et ce qui s'y rattache sont des moyens à l'usage de la raison. Ce ne sont pas des doctrines, et il faut toute l'exagération dont certains esprits passionnés sont capables pour y voir les éléments de ce que philosophiquement on doit appeler une doctrine médicale.

J'avais besoin de faire ces réserves, et de donner ces explications, afin qu'on ne se méprenne pas sur le sens que j'accorde au mot d'*Anatomisme* sous lequel vont se trouver réunies les plus belles découvertes de la physiologie, de la médecine, de la chirurgie et de l'art du diagnostic moderne. Si je blâme l'abus médical dans l'application du moyen, c'est-à-dire dans l'induction aventureuse qui résulte de l'analyse des faits anatomiques, physiologiques et chirurgicaux, je suis loin de mépriser la méthode qui a donné de si beaux résultats, et je la considère comme une des plus importantes de la science.

L'Anatomisme est un faux système et une doctrine dangereuse si on en fait la base exclusive de la médecine, mais c'est une grande et utile méthode au contraire dans son principe et dès qu'on l'envisage à son véritable point de vue, qui est l'acquisition des détails relatifs à la structure et au mécanisme du corps humain. Elle fait partie de toutes les autres doctrines ainsi que le raisonnement, et il n'y a que l'Empirisme qui s'en soit déclaré l'ennemi au point de la considérer comme inutile. C'est du moins ce qui résulte d'une assertion de Celse :

« Ces raisons conduisent à regarder comme inutile la dissection « des cadavres. Cette opération sans doute n'est pas cruelle, « mais elle est repoussante et la plupart du temps ne met sous les « yeux que des organes changés par la mort, tandis que le traitement « enseigne tout ce qu'il est possible de connaître pendant la vie ». (Celse, lib. I, p. 5.)

Que l'empirisme méprise : *et la raison et les connaissances qui résultent des Études de la structure du corps humain*, il faut le regretter puisque cette manière de procéder conduit inévitablement à une dégradation certaine de la médecine, mais la science véritable ne doit pas reproduire sans réprobation des maximes de cette nature. L'histoire impartiale dira même que sans les progrès de la méthode anatomique aux XVIe et XVIIe siècles, la science médicale n'aurait pas encore atteint le degré de perfection où nous la voyons aujourd'hui.

L'Anatomisme est donc la méthode par laquelle on arrive à la connaissance de la forme du corps humain, du rapport des organes entre eux ; de leur structure ; du mécanisme des fonctions, des altérations visibles ou invisibles produites par la maladie, des moyens d'enlever une partie sans dommage pour les autres et enfin d'explorer l'état des viscères sur l'homme vivant. Que de choses, dont la simple énumération indique l'importance, et on peut bien dire que si l'Anatomisme n'est pas tout l'édifice médical il en est au moins une des bonnes clefs de voûte.

Jusqu'à Hippocrate, il n'y a eu ni doctrines médicales, ni antagonisme entre les différentes méthodes destinées à étendre les horizons de la médecine. Ce n'est que par l'abus de la spécialisation, ou de la spécialité, que chacun, se croyant dans sa partie supérieur à autrui, a voulu faire de sa méthode une doctrine, et imposer soit l'Expérience, soit le Raisonnement, soit le Méthodisme, soit l'Anatomisme, soit autre système toujours réputé excellent lorsqu'il a le privilége d'avoir pour lui les autorités scientifiques et religieuses de l'endroit. Hippocrate resta éloigné de tout système, pouvant rétrécir le champ de la science. Il mit à contribution la physique et la philosophie de son temps ainsi que l'anatomie; tout ce qui était utile était bon et il ne proscrivait rien autre chose que l'improbité. Il fut anatomiste, chirurgien, naturiste, dogmatique et empirique tout ensemble, parce qu'en effet, vis à vis de l'homme, il faut être, qu'on me passe l'expression, *Hominaliste*. Ni esprit ni matière isolément, mais esprit et matière à la fois, expérience et raison, c'est-à-dire l'être complet, au lieu d'un être fragmenté par l'esprit de système, voilà ce que furent nos premiers maîtres, en particulier Hippocrate et Galien, et voilà ce que doit être la science de l'homme si elle veut suivre les enseignements de la nature.

Ce n'est que lorsque l'esprit d'hypothèse et le rationalisme exagéré des disciples d'Hippocrate eurent encombré la science des théories les plus absurdes et les plus contraires à l'observation, que l'anatomie se fit jour, que l'*Empirisme* put faire du simple témoignage des sens une doctrine sérieuse et enfin que parut le *Méthodisme*, doctrines destinées à succomber sous les coups de Galien, qui à l'exemple d'Hippocrate faisait la part de tous les éléments et de toutes les facultés de l'homme.

L'Anatomisme dont l'origine est aussi difficile à préciser que celle de la médecine est aussi ancien que cette science. Il est évident qu'à côté de l'Empirique qui a prescrit à un malade le remède qui en avait soulagé un autre dans un cas semblable, il y a eu, chez d'autres, le désir de remettre en place les organes dérangés en s'habituant d'avance à connaître la configuration et la structure du corps. Toutefois, les traces écrites de ces efforts ont disparu, le *traité d'anatomie* d'Hippocrate lui-même ne nous est connu que par les citations de ses disciples, et il faut arriver jusqu'à la fondation de l'école d'Alexandrie pour assister à la naissance de l'anatomie humaine. Ce ne fut qu'un essai bientôt étouffé par les superstitions de l'autorité civile ou religieuse, et on se contenta des vagues connaissances de l'anatomie comparée, éminemment favorable aux progrès de la physiologie, mais ne pouvant servir à la chirurgie qui demande des connaissances infiniment plus précises que celles qu'on peut tirer de l'étude des animaux.

Si l'anatomie comparée avait pu servir aux progrès de la science autant que l'anatomie humaine, depuis longtemps nous serions en possession des découvertes qui ont immortalisé Vésale, Harvey,

Pecquet et les anatomistes des trois derniers siècles, mais on n'a qu'à regarder en arrière pour voir combien a été longue à se lever l'ère des progrès sérieux du diagnostic anatomique, et de la séméiotique. Par l'étude des causes et des symptômes, la médecine grecque avait acquis une grande renommée, mais elle languissait et tombait insensiblement dans l'Empirisme lorsque, sorties de l'école d'Alexandrie, les découvertes d'Hérophile et d'Erasistrate vinrent changer la face des choses et redonner à la science un éclat inaccoutumé. Ces découvertes devaient la diriger dans une voie de précision où Galien put apprendre l'anatomie qu'il nous a transmise et qui, par suite des institutions théocratiques du temps, a passé comme un dogme jusqu'à la renaissance. Alors, que par un élan nouveau qui ne s'est pas arrêté, l'anatomie est devenue ce qu'elle est aujourd'hui, la source des progrès les plus importants de la science médicale, et elle a réalisé en trois siècles, plus de découvertes qu'il n'en avait été fait dans les dix siècles précédents.

On se demande comment de pareils faits peuvent se produire et quelle est la raison de ces intermittences de l'esprit humain, qui, en science ou en littérature et en industrie, s'élève et s'abaisse alternativement, qui progresse toujours, ou recule et tombe dans les ténèbres de l'ignorance et de la superstition. Tout cela dépend des institutions sociales et politiques des peuples. — Par la superstition, par la guerre, par l'anarchie, par le despotisme et par la théocratie, l'intelligence humaine préoccupée de ses chimères, de sa conservation ou de ses intérêts, maintenue dans une ignorance systématique, tyrannisée dans le libre exercice de ses croyances ou de ses pensées, ne peut que s'amoindrir ou s'avilir. Elle trouve parfois, comme par hasard, dans une monarchie libérale, l'occasion de montrer ce qu'elle peut faire. Ainsi par la faveur des Ptolémées elle a, malgré les résistances de la superstition, créé l'anatomie humaine, mais c'est l'exception car une fois le libérateur disparu, il faut de nouveau compter avec la tyrannie, et il faut des siècles pour que tombent les entraves sous lesquelles elle est captive. — Seule la liberté donne à l'intelligence la force et la volonté nécessaires aux grandes œuvres, et c'est pour n'en avoir pas joui que l'homme a été si longtemps privé de ce qui pouvait en médecine servir à défendre sa vie menacée, savoir, *la connaissance de* soi-même. Avec la liberté scientifique, tant en matière de recherche qu'en matière d'enseignement et de presse, viendront les découvertes utiles ; sans ces libertés il n'y a place que pour la routine, le favoritisme et la tyrannie des dépositaires de l'autorité supérieure.

Plus qu'aucun autre genre d'étude, à l'exception de la philosophie, l'anatomie montre ce que peuvent la superstition et les institutions politiques ou religieuses pour les progrès d'une science en Grèce. — Le respect exagéré des morts, né de la croyance au passage des corps matériels dans l'Enfer païen ou aux Champs-Élysées, fit de l'ouverture des cadavres une profanation sacrilége et, si ce qu'on rapporte est vrai, plus tard, à Rome, on préféra ouvrir des criminels vivants, pour scruter leur intérieur que de toucher à leur dépouille. — Ce n'est qu'à la dérobée, dans le mystère de la nuit, que des esprits forts, et il y en a eu dans tous les temps, ont pu en volant des cadavres faire de l'anatomie. On peut juger si de cette façon les études anatomiques devaient prospérer. — Il faut arriver dans l'école d'Alexandrie pour trouver un souverain libéral qui autorise l'ouverture et la dissection des cadavres humains. Ce jour-là l'anatomie humaine fut créée, mais combien de temps cela dura-t-il? A peine quelques années. L'absolutisme et l'ignorance ne tardèrent pas à reprendre leur empire. — Il fallut vivre sur la tradition des connaissances acquises sans espoir de les contrôler de nouveau, si ce n'est par l'étude des animaux. — Une fois que le centre des connaissances humaines fut déplacé, que le foyer de la médecine eut été transporté d'Alexandrie à Rome, les mêmes superstitions firent obstacle à la dissection des cadavres humains, et on ne jura que par les assertions de Galien sans avoir la faculté de les vérifier. — Vint ensuite le christianisme qui, sans avoir les mêmes raisons que le paganisme pour défendre la dissection du corps de l'homme, puisque sa vie future n'était relative qu'aux âmes, accorda un tel respect à la dépouille humaine qu'il ne fut pas plus possible d'y toucher, sans commettre une profanation, qu'aux temps plus reculés de la Grèce. — La science médicale et l'anatomie s'étaient faites chrétiennes, et les vérités anatomiques du temps approuvées par l'autorité ecclésiastique étaient presque des dogmes qu'il ne fallait pas contredire, et auxquelles on ne pouvait toucher sans le plus grand danger. — Il fallut une révolution religieuse, la *réforme de Luther*, et, à sa suite, la liberté d'examen qui s'introduisit peu à peu dans les sciences, pour qu'on essayât de dire en anatomie autre chose que ce que renfermaient les traités d'Aristote et de Galien, et pour qu'on recommençât une étude complète de l'anatomie humaine. — Alors, la dissection des cadavres humains fut autorisée, et c'est depuis lors que, de découvertes en découvertes, on en est venu à l'anatomie moderne telle que nous la connaissons, à l'Anatomie pathologique, à la Chimiâtrie, à l'Iatro-mécanisme, à la Physiologie et à l'application des moyens physiques d'exploration qui ne sont autre chose qu'une anatomie pathologique faite sur l'homme vivant.

Ce ne fut pas sans peine, car, débarrassée des entraves de l'autorité religieuse, l'anatomie eut à compter avec les pontifes de la science officielle qui à leur tour devinrent les principaux obstacles au progrès. On sait, en effet, que la faculté de Paris combattit très-vivement la découverte de la circulation du sang et elle n'a fini par croire à la découverte de Harvey et à la circulation des lymphatiques que lorsque l'opinion est venue l'y contraindre.

Voyons à présent ce que fut l'anatomisme ancien, en commençant à l'école d'Alexandrie, et je parlerai ensuite de l'Anatomisme moderne, le seul qui mérite véritablement ce nom. Celui-ci date de la Renaissance. Il a pour auteurs Mondini et Vésale et pour produits l'*Anatomie pathologique ;* la *Chirurgie;* le *Diagnostic anatomique* et la *Physiologie;* l'*Iatro-mécanisme* et la *Chimiâtrie.*

SECTION PREMIÈRE

Fondation de l'école d'Alexandrie.

L'anatomie et les doctrines naturistes et humorales d'Hippocrate qui forment le fond du *Dogmatisme grec* se transformèrent peu à peu dans sa descendance ou en s'éloignant du sol et des lieux qui les virent apparaître. — L'esprit d'originalité et de découverte favorisant cette tendance légitime, chacun apporta sa pierre à l'édifice commun qui, sans changer de base ou de distribution, s'orna et s'enrichit de détails importants et curieux. — Une étude nouvelle et féconde, celle de l'anatomie humaine et de la physiologie, devait bientôt ajouter ses merveilles à celles de la pathogénie, et sans porter atteinte à la philosophie hippocratique, régénérer la science de l'époque. Telle fut la conséquence de la dissection des cadavres humains.

Après la mort d'Alexandre, et dans le partage de l'empire du conquérant que la mort venait d'enlever si subitement, le trône d'Égypte tomba dans les mains de Ptolémée Soter. — Ce guerrier digne de sa fortune, affligé des maux de la guerre, voulut immortaliser son nom par les travaux de la Paix. Il ne déposa son épée que pour encourager les progrès de la civilisation par l'agrandissement des sciences et l'encouragement des œuvres de l'esprit. — Réunissant à Alexandrie les philosophes et les savants de l'univers connu, il les logea, les nourrit, leur fournit des livres, des collections d'animaux, des plantes, et tous les instruments nécessaires au travail, de manière à leur donner les moyens de faire en Astronomie, en Botanique, en Médecine, en Anatomie, en Physiologie et en

Zoologie tous les travaux de vérification et de recherche qui ont illustré ces débuts de la science. — C'est à lui qu'on doit la création de cette merveilleuse Bibliothèque qui devait plus tard être détruite par l'incendie, et où furent un instant rassemblés tous les livres de la collection hippocratique. Un Musée voisin réunissait tous les savants pour le travail et c'est là, dans ces palais, que l'anatomie de l'homme fut instituée. Bravant tout préjugé et considérant que les intérêts de la science doivent toujours l'emporter sur les intérêts de l'individu, Ptolémée autorisa la dissection des cadavres humains et donna l'exemple en se mettant à disséquer avec les médecins groupés autour de lui.

Parmi eux se trouvait Hérophile, disciple d'Eudème, aussi remarquable dans la médecine que dans l'anatomie et dans la physiologie, et dont Haller a pu dire : *totam artem tenerit;* Erasistrate, dont le nom nous est resté, car tous deux acquirent une telle autorité qu'ils ont fait secte et qu'il y a eu pendant longtemps des *Hérophiléens* et des *Erasistratéens.* — A part ces deux hommes qui ont propagé loin de son berceau le dogmatisme grec transformé par leur talent et la création de l'anatomie, l'école d'Alexandrie ne nous a pas laissé beaucoup de noms illustres, si l'on excepte Callimaque, commentateur d'Hippocrate; Callianax; Bacchias, célèbre par ses études *sur le pouls* comme tous les hérophiléens, par sa *théorie des hémorrhagies;* Martias, maître d'Héraclite de Tarente, l'un des chefs de l'école empirique; Chrysabe; Démétrius d'Apulée; Zenon de Laodicée; Héraclite d'Eritrée, également l'un des chefs de l'école empirique; Andréas de Carispe; Apollonius Mys (le rat), Aristoxène, etc., cités par Daremberg (travail spécial sur les héraphiléens). Cette école n'a eu qu'un éclat de courte durée. — Dès le premier successeur de Ptolémée, elle perdit son importance; les sciences anatomiques et naturelles cessèrent peu à peu d'être cultivées et une nuit épaisse obscurcit ces découvertes qui ne reparurent que longtemps au XVIe siècle de notre ère, avec Vesale et ses successeurs. — Les sophistes, les rhéteurs, les grammairiens prirent la place des observateurs et la marche progressive des sciences fut de nouveau suspendue.

CHAPITRE PREMIER

HÉROPHILE

Pendant la courte durée de cette école d'Alexandrie, le dogmatisme grec reparaît, et quoique modifié il domine dans les écrits d'Hérophile, d'Érasistrate et de leurs disciples. Hérophile, auquel on doit de beaux travaux de médecine, vit le jour 344 ans avant l'ère chrétienne, et se trouvait dans la force de l'âge à la fondation de l'école d'Alexandrie. Galien parle avec les plus grands éloges de ses travaux de médecine, d'anatomie et de physiologie. Il définissait la médecine d'une manière aussi large que belle : *La médecine est la connaissance de l'état naturel du corps et de l'état contre nature, des agents qui agissent sur le corps pour le conserver sain, soit pour le rendre malade, soit pour le délivrer de la maladie.*

La cause des maladies était pour lui une altération primitive des humeurs, le sang, la bile, l'atrabile et la pituite, car le Solidisme ne vint que plus tard, et la connaissance complète de leur évolution ou de leur nature dépendait des notions de tout ce qui avait précédé son apparition aussi bien que de ses diverses lésions actuelles.

On lui doit un ouvrage important de *Diététique*. Comme la plupart des hommes éminents de ce temps-là, il a fait un *long commentaire des aphorismes* d'Hippocrate, un examen critique approfondi de son livre du *pronostic* et un *livre de séméiotique*.

C'est lui qui a divisé la séméiotique en trois parties, l'une consacrée aux signes *anamnestiques*, c'est-à-dire *commémoratifs* ou résultant des phénomènes morbides antérieurs à l'arrivée du médecin. L'autre aux signes *diagnostiques*, et enfin la troisième aux signes *pronostiques*, et il a surtout insisté sur l'importance des premiers, qui en instruisant du passé des malades jettent la plus grande lumière sur l'état présent. — Il disait avec raison que ces signes révèlent la nature des maladies, indiquent leurs terminaisons probables, leurs complications, leur gravité, et la rage lui servait d'exemple pour démontrer l'exactitude de ses assertions. — Il en disait autant de l'étude des maladies des parents, c'est-à-dire de l'*hérédité*, ce mystère dont la connaissance est indispensable, à quiconque prétend faire de la bonne médecine.

En continuant les travaux de son maître Praxagoras, Hérophile a fait de grandes études *sur le pouls* dans les maladies et sur les signes qu'il peut fournir à qui sait les comprendre. Il en admettait un nombre prodigieux de variétés, ayant reçu chacune son nom particulier, ce dont le blâme beaucoup Galien en lui reprochant sa subtilité. On peut avoir l'idée de l'excès dans lequel il était tombé sous ce rapport en songeant que Pline, parlant de lui et de ses travaux, les déclare dignes d'un musicien et d'un géomètre tout à la fois. Il a étudié le pouls, comme nous le faisons nous-mêmes aujourd'hui, sous le rapport de sa fréquence, de sa force, de son mode de succession, et il admettait déjà de grandes différences individuelles dans l'état sain. Sa cause résidait dans le cœur et non dans les vaisseaux remplis du fluide en mouvement. Son intensité était la mesure de la *vie* ou de la *force vitale*, et sa régularité lui semblait être l'indice soit d'une respiration naturelle, soit de la mort subite résultant de la paralysie instantanée du cœur, ce qu'on retrouve aussi dans Coelius Aurelianus.

Hérophile ne fut pas moins célèbre comme anatomiste, et c'est même sous ce rapport qu'il offre la plus grande originalité. En effet, il créait l'anatomie tandis qu'il pratiquait la médecine, conformément aux dogmes apportés de la Grèce.

Ses travaux d'anatomie sont encore aujourd'hui fort estimés, tandis que son Dogmatisme n'est qu'une reproduction plus ou moins heureuse des doctrines d'Hippocrate. On l'a accusé d'avoir ouvert des criminels vivants condamnés à mort que lui avait abandonnés Ptolémée Soter, et Celse, dans son premier livre, discute sérieusement et avec horreur, en trois endroits différents, ce fait qu'il réprouve de la façon la plus énergique. Rien ne prouve autrement la réalité du fait et on pense assez généralement qu'il est faux, que c'est un bruit répandu par la terreur de ceux dont l'imagination était effrayée par la dissection des cadavres humains, ce qu'ils considéraient comme une profanation.

C'est à Hérophile qu'on doit la distinction expérimentale des tendons et des nerfs, car il a montré que ces derniers sortaient du cerveau et de la moelle épinière pour transmettre au premier de ces organes les sensations extérieures et pour communiquer aux muscles l'expression de la volonté. — Il distingua les nerfs optiques des autres nerfs par leur usage, et indiqua leur structure poreuse. — On lui doit de nombreuses recherches sur le cerveau, sur les sinus de la dure mère, sur les artères, particulièrement sur l'artère pulmonaire qu'il nommait veine artérieuse, sur le duodénum auquel il a laissé ce nom, enfin sur les lymphatiques qu'il n'a pas nommés, dont il n'a pas su découvrir l'usage, mais qu'il avait vus, à l'état de vaisseaux blancs du mésentère se rendant au foie et dans les corps spongieux mésentériques chez un homme qui venait de mourir, après avoir mangé.

Si l'expérience sans la raison pouvait être bonne à quelque chose, Hérophile aurait découvert ce qui devait plus tard, en 1621, faire la gloire d'Aselli, *mais il avait regardé sans voir*, ce qui arrive à tous ceux dont le raisonnement n'éclaire pas l'observation. Jamais l'Empirisme ne sera une méthode scientifique de quelque importance, car le même fait vu par un nombre infini de personnes, n'a de valeur que le jour où la raison d'un nouvel observateur lui donne sa signification réelle et montre la place qu'il doit occuper au milieu des connaissances humaines.

CHAPITRE II

ÉRASISTRATE

Erasistrate, l'autre fondateur de l'école d'Alexandrie, né dans l'île de Sé, ne vint que tard à Alexandrie disputer à Hérophile la gloire de la culture première de l'anatomie, et continuer tout en les modifiant un peu les traditions du Dogmatisme grec. — Disciple de Chrysippe, il était gnidien et jouissait d'une grande réputation de praticien à la cour du roi de Syrie, lorsqu'il fut appelé à la cour de Ptolémée, où il fit rapidement de grands progrès et où il se signala par de grandes découvertes d'anatomie. Comme Hérophile, il mena de front l'anatomie, la physiologie et la médecine et devint un peu trop le contradicteur de cet anatomiste, sans songer que ces disputes amoindrissent le nom des hommes et déshonorent la science.

Erasistrate soutint longtemps, contre Hérophile, que les nerfs avaient pour origine les méninges, mais enfin il reconnut son erreur. Il fit connaître les deux sortes de nerfs pour le mouvement et pour le sentiment ; — les valvules du cœur qu'il nomma *bicuspides*, *tricuspides* et *sigmoïdes* à cause de leur conformation. — Il fit aussi connaître les parenchymes, masses viscérales en apparence homogènes et formées de trois espèces de tissu, artères, veines et nerfs, associés en proportion variable, contournés en tous sens, divisés à l'infini, toujours accolés les uns aux autres, ne se quittant jamais et agissant les uns sur les autres.

Sa pathologie commence à s'éloigner des doctrines d'Hippocrate dont il combat assez souvent les idées, par des raisons déduites de ses découvertes anatomiques, mais elle sent encore l'influence du Dogmatisme grec sur beaucoup de points.

Erasistrate n'accepte pas que le vice des quatre humeurs soit la cause des maladies, ce qui le sépare des hippocratistes : de leur rôle pathogénique il exclut le phlegme, la bile et l'atrabile et il ne s'occupe que de l'influence laissée au sang. Ce liquide est pour lui la seule humeur dont le mouvement et le déplacement puissent engendrer la maladie ou *métemptose*, μετεμπτοσις. Il en admettait trois espèces principales : la fièvre, les inflammations, les hémorrhagies.

Il croyait que le liquide sanguin pouvait sortir de ses canaux naturels (les Veines) pour remplir les artères, accroître la chaleur animale, provoquer les battements du cœur, augmenter le pouls et enfin occasionner la *fièvre*. Il n'y avait de fièvre que dans cet état particulier du système artériel dont l'air se trouvait remplacé par du sang. C'était la conséquence forcée de son ignorance du mécanisme de la circulation. D'après cette même idée fausse, il pensait que le sang déplacé de ses veines et accumulé dans une partie, au lieu d'être disséminé dans tout le système artériel, y produisait les *inflammations* absolument comme plus tard ceux qui avec d'autres idées admirent la théorie des *obstructions*. (*Voy*. Boerrhaave.) Enfin le sang qui sortait des veines pour se répandre au dehors constituait les *hémorrhagies*. Pourquoi le sang s'échappait-il ainsi des veines pour se répandre au dehors et pour pénétrer dans les artères par *métemptose*, c'est ce qu'Erasistrate, encore au début de ses études anatomiques, cherche à expliquer par d'insoutenables raisons. Il disait : que la quantité trop grande du sang pouvait distendre les veines et que ce liquide sortant par les pores vasculaires entrait dans les artères, ou se répandait au dehors, pour faire une hémorrhagie; que chez d'autres, différentes circonstances pouvaient diminuer l'air contenu dans les artères, produire le vide et favoriser l'aspiration et la métemptose du sang par les pores préalablement dilatés : autre explication que l'avenir n'a pas accepté.

Sa théorie des hémorrhagies est bien préférable quoiqu'il n'admette la présence du sang que dans les veines et non dans les artères. C'était aussi la conséquence de la métemptose. Il en admettait deux classes ayant elles-mêmes quelques subdivisions. Dans la *première classe*, les hémorrhagies étaient la conséquence d'une déchirure veineuse et dans la *seconde* classe elles avaient lieu sans déchirure des veines, par modification de la structure des vaisseaux et l'augmentation du diamètre des pores vasculaires.

Les hémorrhagies de la première classe étaient provoquées par des blessures ou une altération des parois veineuses pourries ou putréfiées, ce qui veut dire défaut de consistance des parties cédant à une pression intérieure trop forte ou à une trop grande quantité de sang.

Les hémorrhagies de la seconde classe pouvant avoir lieu sans déchirure des veines, et par le passage du sang à travers leurs pores (στοματα) étaient considérées comme des hémorrhagies par anastomose. Il y en avait trois variétés : 1° par dilatation primitive des pores veineux dont la cause est inconnue, 2° par dilatation consécutive à la pression d'une trop grande quantité de sang, 3° par altération de la composition du sang, qui est plus ténu, diffus, putride, et dont les molécules moins volumineuses on plus facilement séparables traversent les porosités veineuses ayant conservé leur diamètre naturel. C'est ce que nous appelons aujourd'hui les hémorrhagies scorbutiques et typhoïdes. Cette doctrine fut, à ce que dit Galien, acceptée avec quelques variantes par la plupart des médecins de l'antiquité mais, parmi les successeurs d'Erasistrate, un novateur, Asclépiades, la combattit comme il fit de la plupart des idées de son temps. Asclépiades soutint qu'il y avait toujours rupture dans les hémorrhagies, que le sang était toujours trop épais pour sortir par les pores des veines et quelle que soit l'altération du sang ou l'altération des pores. C'est un problème qui s'agite encore aujourd'hui chez nous presque dans les mêmes termes où nous venons de le poser.

Erasistrate a le premier formulé une *théorie des paralysies* qui mérite d'être prise en considération Elle est en rapport avec les découvertes anatomiques du temps, et elle peut être considérée comme le point de départ des idées de Galien sur la circulation et sur l'arrêt des *esprits animaux*. Erasistraste pensait non sans raison que la paralysie devait dépendre : soit de l'altération des nerfs, soit de l'altération de leur cavité, car alors, comme aujourd'hui depuis la découverte d'Ehrenberg, les nerfs étaient considérés comme des tubes creux parcourus par une humeur spéciale, soit enfin de l'altération de l'humeur nerveuse circulant dans les nerfs et dont l'intégrité importait beaucoup au mécanisme des sensations. Il pensait que cette humeur pouvait s'épaissir, devenir plus visqueuse, s'opposer à la sensation des objets extérieurs ou à l'influx des forces qui du cerveau mettent les muscles en mouvement. Nous ne disons pas mieux aujourd'hui, et ces explications anatomiques sont encore celles de tous les médecins du temps présent.

Si l'anatomie a porté Erasistrate à modifier le Dogmatisme grec sur la nature des maladies, la médecine qu'il pratiquait montre bien encore que de son temps les doctrines d'Hippocrate n'avaient pas beaucoup faibli. Il tenait beaucoup au régime et à l'hygiène. Il semble avoir été très-sobre de remèdes. Comme Hippocrate, il conseillait la décoction d'orge, les sucs végétaux, le vin, et la diète raisonnée. Il employait beaucoup les vomitifs et rarement les purgatifs ou la saignée au sujet desquels il contredit vivement la pratique d'Hippocrate. Ainsi il n'accepte pas l'action des purgatifs sur telle ou telle humeur, et il combat l'usage de la saignée en disant que les émissions sanguines enlevaient des forces qu'on devait ménager; elles n'étaient utiles que dans la pléthore. Dans sa pensée encore, fait-il des réserves, car il dit : En saignant vous ne détruisez pas la cause qui rend le sujet pléthorique, vous enlevez du sang qui va se reproduire et vous n'aurez fait que pallier le mal. C'est avec de telles raisons qu'Erasistrate saignait peu et que ses élèves ne saignaient pas du tout. Dans les maladies chroniques il attribuait la plus grande importance au régime et à l'influence de l'air. Il n'était point partisan de la ponction abdominale dans les cas d'ascite, car il attribuait l'hydropisie à l'obstruction des vaisseaux du foie, et il a vu plusieurs fois des abcès de cette glande. Ce fut un homme très-remarquable, et il s'éteignit en laissant à ses disciples, les Erasistratéens, le soin de propager ses idées et d'affermir une gloire que la postérité a consacrée.

SECTION II

De l'anatomisme au temps de Galien.

Transportée à Rome par Galien, l'anatomie fut l'arme avec laquelle cet homme éminent put combattre l'Empirisme et le Méthodisme qui s'y trouvaient en grande faveur, tout en luttant contre les épisynthétiques, les pneumatiques et les éclectiques. — A son aide, il put constituer la science médicale sur de plus larges bases que celles qui avaient appuyé les systèmes d'Asclépiades, de Thémison, de Thessalus, de Cœlius Aurelianus, d'Aretée ou de Celse.

C'est en apportant la lumière au sein de l'obscurité produite par la divergence des opinions qu'il a pu renverser l'esprit de système des méthodiques, mettre à néant la philosophie du scepticisme qui, s'étant introduite jusques dans l'art de guérir, avait supprimé les droits de la raison en faveur du témoignage des sens.

Galien fut, comme je l'ai dit, un naturiste encyclopédique, sachant tenir compte de tous les éléments de la nature de l'homme. Par une sage philosophie, il sut faire la part de l'âme raisonnable, des forces et des facultés organiques, de l'organisation qu'il a tant contribué à faire connaître, des fonctions dont il a en grande partie révélé le mécanisme, et de l'expérience enfin dont le contrôle lui a servi de guide en toute occasion. Mais l'expérience est trompeuse, l'expérimentation difficile, et le raisonnement facile à égarer, ce qui explique comment, malgré cette méthode si belle et si vaste, Galien a pu commettre les erreurs dont on lui a fait un crime.

Toute son anatomie repose sur la dissection des animaux, notamment celle des singes appliquée à l'homme, et il est évident qu'il n'a eu que de rares occasions d'ouvrir des cadavres humains. — Elle renferme les données les plus précieuses et, comme on a pu le voir dans l'article que j'ai précédemment consacré à Galien, elle constitue, avec l'anatomie d'Érasistrate plus complète, un ensemble considérable où la physiologie expérimentale a pu s'essayer de la façon la plus heureuse. Je n'y reviendrai pas ici, et je renvoie à ce que j'ai dit précédemment. Qu'il me soit seulement permis de rappeler qu'il manquait à cette anatomie la connaissance de la circulation, celle des lymphatiques, des organes génitaux et par-dessus tout celle des dispositions spéciales au corps de l'homme. (Voyez Galien, tom. I.)

SECTION III

De l'anatomisme après Galien.

Malgré tout ce qu'elle avait d'incomplet et d'erroné, l'anatomie de Galien associée à son Dogmatisme a vécu plus de dix siècles. Pendant ce long espace de temps bouleversé par la destruction de l'empire Romain d'Occident, par l'invasion des Arabes au midi de l'Europe, par la destruction de la bibliothèque d'Alexandrie, ses doctrines ont dominé d'une façon presque exclusive sur le monde médical connu, en s'imposant comme Orthodoxie scientifique par l'autorité politique et religieuse qui condamnait toute recherche capable de les contredire. — Ce fut le règne du *Galénisme*. Sauf quelques modifications de détail, ou de petites découvertes chirurgicales de Rhazès, d'Avicenne, d'Avenzoar, d'Albucasis et diverses additions de formules thérapeutiques destinées à propager l'usage des médicaments nouveaux introduits par les Arabes auxquels la religion défendait l'anatomie, la médecine est arrivée jusqu'au XIIe siècle dans l'état où l'avait laissée Galien ; on peut même affirmer qu'elle s'était plutôt amoindrie que perfectionnée par les révolutions des empires et par les efforts de la crédulité et de la superstition humaine.

C'est au commencement du XIIe siècle que les choses ont commencé à se modifier, et que des recherches anatomiques ont pu être faites en Italie et en Sicile. — Ainsi, on enseignait l'anatomie à Bologne en 1151 et il y a eu en Sicile une loi de l'empereur Frédéric II, mort en 1250, qui défendait de pratiquer la chirurgie sans être préalablement instruit de l'anatomie : sous son règne on faisait des cours publics d'anatomie sur des cadavres humains. — Mais un édit du pape Boniface VIII publié en 1300, qui défendait de faire bouillir les cadavres pour en faire des squelettes, vint entraver ce progrès et reculer l'ère des découvertes anatomiques. Ainsi Mundini, au XIVe siècle, le principal restaurateur de l'anatomie, s'excusant de n'avoir pas fait de recherches plus exactes sur l'ostéologie du crâne, dit : Ossa autem alia qua sunt infra basilare non benè ad sensum apparent, ni esse illa decoquentur ; sed peccatum dimittere consuevi. C'est lui qui, en 1306, disséqua le premier cadavre livré au scalpel des médecins dans les temps modernes, et cependant son ouvrage, qui a été classique dans les universités pendant deux siècles, ne faisait que reproduire, sauf divers changements dus à ses études, l'ancienne anatomie de Galien.

C'est surtout après la destruction de l'empire romain d'Orient, consécutivement à la prise de Constantinople, en 1453, et par suite de l'émigration des savants en Italie qu'un grand mouvement commença à se produire. A la renaissance des lettres, des arts et des sciences largement favorisée par la découverte de l'imprimerie (1445) et par la réforme religieuse, succéda une renaissance analogue des sciences médicales. On vit alors peu à peu apparaître une médecine nouvelle se mettant en lutte avec les traditions du passé, et appuyée sur une nouvelle anatomie destinée à ouvrir les voies glorieuses de la chirurgie, de la physiologie, de l'anatomie pathologique et du diagnostic moderne.

Ici, commence le véritable Anatomisme, c'est-à-dire la prétention de subordonner plus ou moins entièrement la médecine à la connaissance de la configuration et de la structure du corps humain ainsi que des altérations offertes par les organes. Sans cesse auront lieu dorénavant des luttes entre les médecins, les anatomistes, les chirurgiens et les physiologistes pour savoir à qui appartiendra la suprématie des connaissances médicales, et pour déterminer laquelle de l'observation, de l'empirisme, de la physiologie ou de l'Anatomisme est la plus importante à l'art de guérir. De ces disputes oiseuses qui prouvent mieux que jamais que, pour être digne de ce nom, le médecin doit être au courant de tout ce que les méthodes les plus différentes d'examen peuvent lui apprendre sur la nature de l'homme, il ressort que l'anatomie, la chimie et la physique, la physiologie, la chirurgie, l'observation et l'histoire, la clinique, l'expérience et l'induction, lui sont indispensables, et la science qui prétendrait se baser sur l'un d'eux exclusivement ne serait pas une science, mais un simple système ayant le sort éphémère de tous les systèmes, c'est-à-dire quelques années d'éclat suivies d'un oubli profond et mérité.

Quoi qu'il en soit de ces prétentions rivales, l'Anatomisme est un produit de la fin du moyen âge et de la renaissance. — Il a eu pour parrain Mundini, et bientôt après ses adeptes, parmi lesquels je citerai Gabriel de Zerbi; Alex. Benedetti; Achillini; Bérenger de Carpi, qui disséqua cent cadavres humains en vingt-cinq ans; Gonthier d'Andernach, qui introduisit les études anatomiques en France; Jacques Dubois dit Sylvius; Rondelet; Servet; Vesale et tous ceux dont je vais parler un peu plus loin à l'occasion du XVIe et du XVIIe siècle.

C'est à l'anatomie humaine qu'il faut attribuer les progrès de la chirurgie et de l'anatomie pathologique, de la physiologie et de la chimie moderne, ainsi que l'art de reconnaître sur l'homme vivant les altérations de la structure des organes. Par elle, la médecine a définitivement appris la configuration des organes et leurs rapports réciproques de façon à encourager tous les essais de la chirurgie et à rendre compte des symptômes des maladies internes, de l'altération des organes dans chaque maladie, du mécanisme des fonctions expliqué par la physique et la chimie, de la structure des tissus, de l'action chimique de certains remèdes, etc. Ce sont là des titres sérieux à la reconnaissance de l'histoire, et sans demander compte aux hommes de leurs prétentions personnelles, ni des abus doctrinaux qu'ils ont faits de l'anatomie, il me suffira de signaler les services qu'ils ont rendus à la science pour rendre à leur mémoire l'hommage qui lui est dû.

C'est à l'Anatomisme qu'il faut rapporter certaines formes de l'*Humorisme* et du *Solidisme* modernes venant s'associer en proportions différentes à la *Chimiâtrie* de Sylvius; — l'*Iatro-mécanisme* de Borelli, de Boerrhaave, de Hales; — la *Médecine anatomo-pathologique* de Bonet et de Morgagni; — la *Médecine physiologique* de Haller; — l'*Organicisme* de Rostan et de Piorry; — la *Micrologie* de Schwann, de Vogel, de Lebert et de Robin, et la *Pathologie cellulaire* de Wirchow; le *Transformisme;* le *Parasitisme*, etc. C'est de lui enfin que sort l'*Organoscopie* d'Avenbrugger, de Recamier, de Laennec, d'Helmoltz, etc., aboutissant à la percussion, à l'auscultation, à la cérébroscopie, au spéculum, etc., découvertes brillantes faisant la gloire de la médecine moderne et constituant pour elle le progrès dont j'aurai à parler plus loin.

SECTION IV

De l'anatomisme à la renaissance des sciences et des lettres

Comme je viens de le dire, c'est à Mondini de Milan en 1306 qu'il faut rapporter l'honneur d'avoir remis l'anatomie humaine en pratique, d'où le nom de *restaurateur de l'anatomie* sous lequel on l'a désigné.

On l'a accusé d'avoir tout copié son livre dans Galien, mais c'est là une accusation faite à la légère, comme quelques médecins ont la détestable habitude d'en formuler contre ceux de leurs confrères que le savoir élève au-dessus du niveau commun. — Rien ne prouve qu'il en soit ainsi ; — car au milieu d'un fonds général qu'il ne pouvait inventer, se trouvent des remarques anatomiques personnelles qui prouvent qu'il avait disséqué des cadavres humains. — Chacun de ses chapitres est suivi de remarques de chirurgie qui indiquent combien il était déjà instruit dans cette partie de la science et, sous le double rapport de l'anatomie et de la chirurgie, son ouvrage fut le seul qui servit aux praticiens pendant de nombreuses années. — Il a eu l'honneur de servir à en préparer d'autres, et c'est d'après lui que se sont formés Gabriel Zerbi de Vérone, professeur à Padoue et à Rome; Alexandre Achillini de Bologne, 1512; Nicolas Massa, 1559; Gonthier d'Andernach en France, 1536; Bérenger de Carpi et tous les anatomistes du XIVe et du XVe siècle.

Il faut arriver jusqu'à Vésale, en 1539, pour voir s'opérer une vraie révolution anatomique marquée par un contrôle plus direct et plus général des descriptions anatomiques précédentes.

Horriblement attaqué et calomnié par Jacques Sylvius, par Riolan, doyen de la faculté de Paris, et par une foule de contemporains, serviles complaisants de la science officielle, il ne se détourna pas de son but, et ses dissections sur les cadavres humains, pris au charnier des Innocents, le mirent bientôt au premier rang. Après avoir étudié à Montpellier, il vint enseigner à Paris, puis à Louvain, sa patrie, et à Padoue, où la république de Venise l'avait fait appeler. — C'est en 1539 qu'il publia l'atlas qui l'a immortalisé, et dans lequel il n'hésita pas à signaler toutes les erreurs qu'il put découvrir dans les œuvres de Galien et de ceux qui l'avaient précédé.

Sans être complète, son ostéologie est des plus remarquables et, soit dit en passant, il montra que l'os du cœur, admis jusque-là, n'existait point, pas plus que l'os sans poids incorruptible et incombustible sur lequel devait s'opérer la résurrection et dont la théologie admettait l'existence

Il établit que le sternum n'a que trois pièces au lieu de sept décrites par Galien, et alors Jacques Sylvius, partisan de la tradition, ne trouve rien de mieux à répondre après avoir constaté l'exactitude du fait, que c'est la race humaine qui a changé de forme et que nos contemporains rabougris n'ont plus la vaste poitrine des Romains disséqués par Galien.

Les cartilages bien étudiés, les muscles devenus plus nombreux par suite d'une dissection plus habile, les ligaments convenablement isolés sont décrits de même, *de visu*, d'après l'étude des cadavres disséqués avec plus de jour.

Dans sa troisième partie, il expose la configuration des veines et de leurs valvules; la disposition du cœur dont la cloison n'est pas perforée, comme le disait Galien; celle des artères, des nerfs du cerveau et de la moelle épinière; puis vient la description des viscères du bas-ventre, de la poitrine et de la tête où l'on retrouve les mêmes qualités descriptives que dans les livres précédents.

Tout cela nous semble incomplet, et l'est en réalité; mais si l'on se reporte aux temps de ces recherches, on verra qu'elles étaient un immense progrès et que la réputation de l'auteur est bien méritée. — Bien qu'il y eût encore beaucoup à faire, que certaines descriptions incomplètes laissassent à désirer, l'impulsion était donnée et ne devait plus se ralentir.

Vésale est, en effet, l'homme dont les travaux ont le plus contribué aux progrès de l'anatomie moderne, et son mérite lui suscita, comme toujours, les plus ardentes inimitiés. — C'est à ce point, qu'étant appelé à Madrid comme premier médecin de Charles-Quint, il fut accusé d'avoir ouvert encore vivant un gentilhomme qu'on croyait mort et qu'il fut exilé par l'inquisition en Palestine où il mourut. J'ai voulu vérifier la réalité de ce fait dans l'histoire de l'inquisition espagnole, dans la Biographie de Vésale par Burgraeve, et nulle part on ne mentionne le nom du gentilhomme ni les circonstances de ce fait qu'on peut considérer comme apocryphe (voir E. Bouchut, *Traité des signes de la mort*, p. 21). — Il n'y a de vrai que le voyage à Jérusalem entrepris dans un but de santé, car Vésale n'y est pas mort, et d'après Portal, il aurait (*Histoire de l'Anatomie*, tome I, page 568) même été nommé à Padoue pour succéder à son élève Fallope qui venait de mourir. — Il est assez d'usage parmi ceux qui croient que l'histoire de la médecine n'est qu'une affaire de date et de bibliographie ou de linguistique, plutôt qu'une affaire de doctrine, de dire que l'*Histoire de l'anatomie* de Portal est remplie d'erreurs. — Il faut revenir de ce jugement. — L'histoire de Portal est la seule où l'on trouve de suffisants détails sur les anatomistes pour les bien connaître et ceux qui la critiquent sont bien heureux d'y trouver des renseignements qu'ils ne sauraient trouver ailleurs. Quoi qu'il en soit, les successeurs de Vésale continuèrent ce qu'il avait si hardiment commencé. — Parmi eux je citerai :

Cannani, célèbre par ses découvertes sur les *interosseux*, sur les *muscles* et sur la *valvule de la veine azygos ;* — Philippe Ingrassias, par son ostéologie minutieuse, sa *découverte de l'étrier* et la *description de l'os basilaire ;* — Gabriel Fallope, auquel on doit tant de recherches importantes et qui est mal à propos regardé comme le premier qui ait découvert les trompes de la matrice qui portent son nom, car l'honneur de cette découverte appartient à Hérophile ou plutôt à Rufus d'Ephèse (Dutens, *origine des découvertes attribuées aux modernes.* Vol. II, part. III, chap. I, n° 193, p. 27). — C'est lui qui a donné à la membrane du tympan le nom qu'elle porte ; il raconte que lorsque les anatomistes manquaient de cadavres, ils demandaient aux princes de leur accorder un criminel qu'ils faisaient périr par l'opium et qu'ils disséquaient ensuite (V. Sprengel, p. 12, tom. IV). — Je mentionnerai également : — Guido Guidi, qui a fait connaître les *sinus pétreux ;* — B. Eustache, qui décrivit les *trompes* qui portent son nom ; — Cardan ; — Colombo ; — Fabrice d'Aquapendente ; — Arantius l'embryologiste ; — Varole, célèbre par ses études sur le *cerveau ;* — Servet, qui fit connaître la *petite circulation pulmonaire*, ainsi que Colombus et A. Césalpin ; — Botal, dont le nom se rattache à la *découverte du trou ovale et du canal artériel* déjà connus avant lui ; — Riolan ; — Bartholin et tant d'autres qui, après avoir controlé ce qu'on croyait être la vérité, eurent la gloire de confirmer ce qui était connu, et d'accroître le domaine de la science par de nouvelles découvertes anatomiques.

Si je faisais une histoire de l'anatomie, je devrais exposer une à une, dans leur ordre d'apparition, les découvertes petites ou grandes qui ont illustré tout ce quinzième siècle, mais je ne parle ici de l'anatomie que dans ses rapports avec les doctrines médicales et les méthodes qu'elle a inspirées. Je serai donc obligé de me restreindre.

Rien n'est inutile en anatomie descriptive, car cette partie de la science doit être complète, seulement parmi les découvertes de cette époque je veux choisir et n'insister que sur celles qui ont des applications directes avec la pathologie médicale et chirurgicale. Il n'en faut pas plus pour montrer les heureuses conséquences de cette introduction des études anatomiques et de l'expérimentation sur la marche et les progrès de la science.

En ostéologie, eurent lieu en 1489 la *découverte de l'enclume et du marteau* avec leurs usages; — du *vestibule*, du *labyrinthe* par Vésale; — du *manche du marteau* par Etienne; — de l'*Étrier* en 1548, par Ingrassias; — des *trompes*, déjà un peu connues, par Eustache; — du *Tympan* par Bérenger; — des *Sinus pétreux* par Guidi; — de l'*os Basilaire* par Vésale; — des *cornets inférieurs* par Bérenger; — des *os wormiens* par Alberti; — du *nombre véritable des pièces du sternum* réduites à trois par Vésale au lieu de sept admises par Galien; — des *cinq pièces du sacrum* par Vésale, etc.

En Myologie, Fallope rectifiait les erreurs accréditées sur les muscles de l'œil et découvrait l'*occipito frontal;* — Coyter découvrit le *sourcilier;* — Vésale le *pterygoïdien interne* auquel Fallope ajouta les *pterygoïdien* et *peristaphylin* externes; — Eustache le *Stylo-Hyodien;* — Fallope les *trois Scalènes* au lieu d'un qui était admis par Galien; — Vésale le *coraco-Brachial*, etc.

En angéiologie, la direction et l'usage des veines et des artères fut mieux comprise et préludait à la découverte de la grande et petite circulation de Harvey, dont je parlerai dans un instant. Puis vint la découverte des vaisseaux lymphatiques et lactés avec leur réservoir commun, par Aselli et Pecquet.

La splanchnologie s'enrichit également d'études sur *le péritoine* par Massa, Sylvius et Vésale; — sur la *muqueuse intestinale et ses valvules* par Fallope; — sur le *cœcum et sa valvule* par Bauhin; — sur les reins par Bérenger; — sur le *médiastin* par Vésale; — sur les *cartilages arythénoïdes* par Bérenger; — sur les *glandes lacrymales*, sur les *organes génitaux*, sur les *ligaments de l'utérus*, sur les trompes, etc.

En névrologie — le *nerf olfactif* était reconnu par Metzger et le quatrième ventricule ou citerne du cervelet par Aranzi; — la quatrième paire de nerfs par Achillini; — la sixième par Eustache; — la description du glosso-pharyngien et sa séparation d'avec la sixième paire par Fallope, etc.

Au commencement du XVIIe siècle, l'ardeur des études anatomiques un instant ralentie par la disparition des princes de l'Italie qui avaient favorisé leur essor se propagea dans les pays voisins, et bientôt le mouvement reprit avec une nouvelle activité; c'est le siècle dans lequel Harvey a découvert la *circulation du sang;* — Aselli et Pecquet la *circulation des vaisseaux lymphatiques* et celle du canal thoracique; — Malpighi la *structure des Glandes;* — de Graaf *la présence des vésicules ovariques;* — et Ruysch l'art des plus fines injections anatomiques.

Autour de ces grands noms qu'immortalise une découverte sérieuse dont l'influence sur les doctrines médicales a été très-grande, il y en a une foule d'autres recommandables par des recherches qui pour être moins originales n'en ont pas moins une certaine importance. Les citer tous dépasserait le but que je me propose dans ce livre consacré aux doctrines, mais en voici quelques-uns :

En France, parmi les noms les plus célèbres il faut citer : Jean Riolan (1607-1657), érudit célèbre, qui fit beaucoup d'anatomie et auquel on doit des travaux sur le *péritoine* et sur l'*epiploon*, sur l'*appendice cœcal*, sur la *vésicule Biliaire*, sur les *testicules*, sur *l'utérus*, sur les *valvules de la veine azygos*, sur les *injections d'air dans les vaisseaux*, ou anatomie pneumatique, sur le *mouvement du sang*, etc. Il a été l'un des adversaires les plus acharnés de la découverte de la circulation de Harvey et de la découverte des chylifères de Pecquet.

Habicot (1624), anatomiste et chirurgien très-fortement attaqué par Riolan pour sa *giganstologie*, auquel on doit une bonne description des *muscles interosseux*, des *muscles du pharynx*, des *muscles des lèvres*, de l'*œsophage*, des médiastins; du *cœur* et des *vaisseaux*, etc.

Vieussens (1641), qui a laissé un grand nombre d'ouvrages anatomiques importants parmi lesquels il faut citer sa *névrologie*. Ce fut en même temps un Chimiâtre très-partisan de la fermentation.

Pierre Duverney (1701) et Jean Duverney, son fils, infiniment plus célèbre et qui a publié un grand nombre de *travaux d'anatomie et de chirurgie*.

Claude Perrault, dont j'ai parlé à propos de l'Iatro-mécanisme et qui est bien connu par ses *travaux sur le larynx* et sur la *théorie de la voix*.

Littre (1658-1725), auquel on doit une bonne description de l'*urètre*, des *ovaires* et de remarquables travaux sur les *hernies* et sur les *plaies du ventre*.

Mery (1645-1722), auteur de *travaux anatomiques sur l'oreille* et d'un grand nombre de *publications chirurgicales*.

En Allemagne, Rolfinck d'Iéna (1645), qui a publié différentes dissertations anatomiques sur les *os*, sur les *muscles*, sur les *nerfs* et sur les viscères ainsi que sur la *chirurgie*; — Schneider (1641), qui a laissé beaucoup de recherches anatomiques, entre autres celles sur les *fosses nasales* et sur la *membrane qui porte son nom*; — Maurice Hoffman (1685), qui a fait un *bon commentaire de l'anatomie de* Jean Horne; — Meibomius (1697), qui a laissé son nom aux *petites glandes des paupières*; — Peyer (1677) et Brunner (1672), qui sont connus par d'*excellents travaux d'anatomie*, notamment par leurs recherches sur les *follicules de l'intestin ;* — Bohn, de Leipsick (1668), à la fois anatomiste, chirurgien et physiologiste, auquel on doit de bons travaux sur la *géneration*, sur la *circulation* et sur les *glandes*, etc.

En Hollande : Walens (1670), qui s'est fait remarquer par la défense qu'il fit contre Primerose et Parisanus de la découverte de Harvey sur la circulation ; Sylvius De le Boë (1641), auteur de beaux travaux anatomiques, mais beaucoup plus connu par sa Chimiâtrie (V. *le chapitre relatif à cette doctrine*) ; — J. de Horne (1652), disciple de Severin, anatomiste et chirurgien, un des premiers qui ait décrit le *canal thoracique chez l'homme*, auteur d'un livre assez célèbre sur le *microcosme*, de recherches sur les glandes salivaires, etc. ; — de Graaf (1664), auteur de bonnes recherches sur les *glandes*, sur le *pancréas*, sur les *organes de la génération*, notamment sur ceux de la femme et sur les ovaires où il a décrit les vésicules qui portent son nom ; — Diemerbroeck (1649), qui a fait de bons travaux sur la *valvule cœcale*, sur les *lymphatiques*, sur le *thymus*, sur le *cerveau* et sur la *circulation* qu'il professait selon la doctrine de Harvey ; — Leuvenkoeck (1657), si connu par ses *travaux microspiques sur l'anatomie de texture* de tous les tissus, alors que le champ n'avait pas encore été exploré, de sorte que ses découvertes en ce genre sont innombrables ; — Antoine Nuck (1685), dont la *sialographie*, les travaux sur les glandes, sur les lymphatiques sont encore très-appréciés ; — Swammerdam (1637-1680), natif d'Amsterdam, connu par ses *innombrables travaux d'anatomie comparée* surtout chez les insectes et par ses recherches anatomiques et physiologiques sur la respiration, sur la *structure de la moelle épinière*, sur les *vaisseaux de la matrice*, sur les *ovaires* et les *vésicules ovariques*, etc.

Werheyen (1648-1710), auteur d'un *traité d'anatomie*, fort discuté et cependant qui a fait époque bien qu'il ne renferme pas de découverte importante.

Godefroy Bidloo (1649-1713), d'Amsterdam, anatomiste et chirurgien, auquel on doit de nombreuses *recherches anatomiques* et surtout un atlas important d'une centaine de planches gravées.

En Danemarck, Thomas Bartholin (1637-1680), un des plus grands anatomistes du XVIIe siècle, connu par une grande quantité de dissertations anatomiques, par ses recherches sur les *veines lactées*, par son *histoire des vaisseaux lymphatiques* dédiée à Riolan, par sa célèbre épitaphe de la mort du foie dépossédé du rôle que lui attribuait le galénisme et par de nombreuses observations chirurgicales.

Nicolas Sténon, de Copenhague (1638-1685), célèbre anatomiste, devenu évêque catholique de Titiopolis, professant à la fois l'anatomie et la religion. — Il nous a laissé de nombreux et importants travaux anatomiques, notamment celui qui a pour objet les *glandes salivaires* et où se trouve la description du *canal excréteur de la parotide* qui porte son nom. C'est aussi à lui qu'on doit la découverte du canal excréteur de la glande lacrymale.

En Suède, Olaus Rudbeck (1630-1702), auquel on doit en 1650 la *découverte des lymphatiques* dont j'ai parlé précédemment et qui lui a été contestée par Batholin.

En Angleterre, Harvey, si connu par la *découverte de la circulation* qui immortalise son nom et qui en outre a laissé d'autres travaux beaucoup moins appréciés sur la génération. J'en reparlerai plus loin.

Glisson, de Cambridge (1677), très connu par ses travaux sur le *foie* et sur la *capsule qui l'entoure;* sur le *rachitisme;* sur la *contractilité* (*de natura substancia energetica*, 1672), sur la diminution des muscles pendant la contraction, etc.

Warthon, de Londres (1685), connu par un très-beau travail sur l'*anatomie de toutes les glandes en général* et dans lequel se trouve la découverte du conduit excréteur des glandes maxillaires qui porte son nom.

Willis (1622-1675), à Londres, moins connu comme anatomiste que comme physiologiste et auquel on doit cependant des recherches anatomiques sur le *cerveau* et sur les *nerfs* qui ont une grande importance.

Higmore (1651), connu par de nombreuses recherches sur les lymphatiques, sur les *glandes*, sur le sillon des côtes qui dans l'espace intercostal longe les vaisseaux et sur les *sinus de l'os maxillaire* où se trouve l'*antre* qui est appelé de son nom.

Richard Lower (1691), connu par son ouvrage sur la structure du cœur, sur ses *essais de transfusion chez les animaux*, sur l'*œdème* et sur la *paralysie qui résultent de la ligature* de la veine cave; sur les sinus de la dure mère, etc.

Guillaume Cowper, de Londres (1694), célèbre chirurgien qui a fait de bons travaux anatomiques sur la *myologie* avec des figures gravées; et qui s'est ensuite compromis en publiant sans nom les figures de l'atlas de Bidloo.

Dans le XVIIIe siècle, le nombre de ces anatomistes, chirurgiens et physiologistes augmente encore; il est incalculable et on n'a que l'embarras du choix pour en citer de célèbres. Parmi ces illustrations je mentionnerai :

En Italie, Lancisi, qui a publié les planches d'Eustachi; — Pacchioni et ses *recherches sur la dure-mère*, sur l'*arachnoïde* et sur les *glandes qui portent son nom ;* — Bianchi et ses recherches sur le *foie;* — Valsalva et *ses travaux sur l'oreille ;* — Fantoni père et fils; — Caldani; — Fontana; — Cotugno; — Moscati; — Spallanzani; — Rezia. — Santorini, sur la structure et le mouvement des muscles; Zinn et ses travaux sur l'œil; — Morgagni, — Scarpa, — Paletta. — Brugnone; — Mascagni, etc.

En France, Winslow; — Tarin; — Senac; — Lecat; — Courcelles; — Demours; — Pourfour du Petit; — Bertin; — de Lassone; — Sue; — Ant. Petit; — Lieutaud; — Bordeu; — Bonhomme; — Lobstein; — David; — Sabatier; — Portal; — Vicq d'Azyr; — Desault; — Tenon; — Bichat.

En Allemagne, Heister; — Weitbreicht; — Cassebohn; — Lieberkuhn; — J. J. Meckel; — Th. Valter; — Wrisberg; — Blumenbach, Reil; — Fischer; — Mayer; — Soemmering; — Hildebrandt; etc.

En Angleterre, J. Douglas; — Cheselden; — Wintringham; — Guillaume et John Hunter; les deux Monro; Jenty; Hewson, Cruikshand.

En Hollande, Albinus; — Camper; — Bonn — Sandifort.

En Suisse, le grand Haller auquel on doit la grande physiologie et la découverte de l'irritabilité qui a joué un si grand rôle dans les doctrines médicales du XVIIIe et XIXe siècle. (Voir le chapitre de l'Irritabilité.) J'en reparlerai plus loin.

Ce qui a été fait dans ces trois siècles par tous ces anatomistes comme découvertes et descriptions d'organes, distribution de vaisseaux et de nerfs, structure de tissus (glandes, muscles, nerfs, substance cérébrale, etc.), applications physiologiques et chirurgicales est immense et confond la pensée. S'il fallait en écrire l'histoire il faudrait y employer des volumes et cela changerait entièrement la nature de cet ouvrage. — D'ailleurs cette histoire a été bien faite selon moi par Portal (1) que j'ai lu avec infiniment de profit et dont j'ai été beaucoup plus satisfait que son critique Sprengel.

A mon point de vue, ne voulant établir ici que l'influence exercée par les découvertes anatomiques sur les doctrines médicales, sur les systèmes de pathologie et de physiologie, sur les méthodes thérapeutiques ou diagnostiques telles que la chirurgie et l'organoscopie, je me bornerai à cette simple énumération. — Seulement, après avoir montré quelles ont été les conditions du progrès de l'anatomie depuis l'époque de la renaissance, je vais m'occuper de prendre parmi ces découvertes celles qui ont eu pour la science les résultats les plus considérables.

Il en est plusieurs qui sont particulièrement importantes et dont les résultats font date dans l'histoire. La physiologie et la médecine lui doivent tout leur essor dans les temps modernes. Ce sont :

La *découverte de la circulation du sang*. — La *découverte des chylifères* et de la circulation du système des lymphatiques. — La *découverte de la structure des glandes* et du mécanisme des sécrétions. — *La découverte des spermatozoaires* et *des ovules* devant aboutir à la véritable théorie de la génération. Enfin la *découverte de l'irritabilité — des phénomènes chimiques de la digestion — et des fonctions de la moelle et des nerfs*. — Mieux que tous les discours elles montrent l'importance de l'anatomie et de la physiologie appliquées à la médecine et l'utilité des recherches physiologiques.

Plus loin, je ferai ressortir tout ce que la chirurgie a gagné en précision par l'étude plus complète des rapports que présentent les organes entre eux, mais pour l'instant, je vais indiquer quels ont été les résultats fournis à la médecine proprement dite par la connaissance des circulations sanguine et lymphatique, par la structure des glandes, par l'irritabilité et par la découverte des phénomènes chimiques de la digestion ou des fonctions de la moelle et des nerfs.

CHAPITRE PREMIER

DÉCOUVERTE DE LA CIRCULATION EN 1628.

Jusqu'au 17e siècle le véritable mécanisme de la circulation resta inconnu et je laisse à deviner combien cette ignorance a dû peser sur les progrès de la médecine, en laissant place aux hypothèses les

(1) *Histoire de l'anatomie*, Paris, 1770, 9 vol. in-12.

plus malheureuses sur le cours du sang, et sur les théories de la digestion et des sécrétions. Au point où nous en sommes on peut se demander quelle a dû être la physiologie des temps où la circulation était ignorée, et il n'y a qu'à nous supposer un instant dépourvus de cette connaissance pour se faire une idée des ténèbres qui devaient environner l'esprit des médecins de cette époque.

La découverte de la circulation n'a pas été faite d'emblée par Harvey, qui cependant en a tout l'honneur. Elle a été préparée par les travaux anatomiques de Vésale et par la découverte de la circulation pulmonaire faite d'une part par Michel Servet, et d'autre part par A. Césalpin. On entrevoyait les phénomènes dans quelques-uns de ses détails, mais nul n'en avait saisi l'ensemble et n'avait véritablement compris cette action de l'appareil circulatoire. Longtemps même après la découverte de Harvey, on discutait encore pour la rejeter comme une erreur inintelligible, absurde, nuisible à la vie de l'homme (1), et les injures de Primerose (2), son premier adversaire, de Parisanus (3), de Riolan, doyen de la faculté de Paris (4), etc., sont le témoignage de la difficulté que le mérite solitaire rencontre toujours pour triompher des corporations officielles privilégiées qui se font trop souvent les ennemis du progrès lorsque celui-ci ne se réalise pas par elles ou sous leur patronage.

Pour bien comprendre comment s'est faite la découverte de la circulation du sang telle que nous la connaissons, il faut savoir par quelles erreurs a passé l'esprit médical en ce qui concerne le cours du sang.

Érasistrate ne croyait pas que les artères renfermassent autre chose que de l'air attiré dans la trachée par les poumons qui le conduisaient dans l'artère veineuse (notre veine pulmonaire) : de l'artère veineuse il passait dans le ventricule gauche, et du ventricule gauche il entrait dans les artères qui le conduisaient aux différentes parties du corps. — De plus, il croyait que la cloison interventriculaire était percée et que le sang marchait dans les veines en allant du cœur à la périphérie des membres.

Galien combattit une de ces erreurs, et démontra que les artères ne renfermaient que du sang, un sang spiritueux descendant du ventricule gauche, tandis que les veines renfermaient un autre sang qui descendait du ventricule droit communiquant avec le premier. Dans le système de Galien, le sang s'était chargé d'esprit venu avec

(1) *Exercitationes et animadvertiones in librum Harvei.* London, 1630.
(2) *De cordis et sanguinis motione ad Harvenum et contra eum*, 1633.
(3) *Opuscula anatomica nova*, 1649.
(4) *Lettres de Guy Patin.*

l'air dans le ventricule gauche, et par le trou de la cloison pénétrait aussi un peu dans le ventricule droit. — On était encore loin de la vérité. — Chacun répétait que la cloison était percée sans prendre soin d'y voir, et Vésale le dit comme les autres sans y croire « *pour s'accommoder aux dogmes de Galien* » (*Vesalii opera*. Édition Albinus, 1725, tom. I, p. 519) mais il finit par ajouter qu'à travers cette cloison compacte, il ne saurait passer une seule goutte de sang.

C'est alors que Michel Servet, le même qui fut brûlé par ordre de Calvin, observant que le fluide sanguin ne pouvait pénétrer des cavités droites du cœur dans les cavités gauches, à cause de l'imperméabilité des cloisons, vit qu'il fallait que tout le liquide rouge, « *a pulmonibus preparatur, flavus efficitur*..... » passât par l'artère pulmonaire dans le poumon pour revenir par la veine pulmonaire dans l'oreillette gauche pour former un *circuit* ou *circulation pulmonaire*. Là, est l'idée et le germe de la découverte de la grande circulation, car non-seulement Servet indique le fait anatomique de la petite circulation, mais il signale encore l'action physiologique de l'action des poumons et la transformation du sang noir veineux en sang rouge artériel. — La sanguification par le poumon remplacera désormais la sanguification du foie, origine des veines professée par Galien et admise par tous les savants. — Si ce n'est pas là un progrès, que faut-il pour le caractériser?

Six ans plus tard à Padoue, Colombo découvre également la circulation pulmonaire, mais on n'y fait guère plus d'attention.

A son tour, André Césalpin, qui ne cite point Colombo, mentionne le même phénomène auquel il donne pour la première fois le nom de *circulation*. Il entrevoit bien le cours du sang veineux de la circonférence au centre, et le cours du sang artériel du centre à la circonférence, mais le trait de lumière destiné à éclairer l'ensemble ne vint que plus tard. — Il avait dit : « le sang, conduit au cœur par les veines, y reçoit sa dernière perfection, et cette perfection acquise, il est porté par les artères dans tout le corps » (*De plantis;* Florentiæ, 1583, lib. I, cap. II, p. 3), mais ce n'était pas encore le phénomène de la circulation dans sa vérité.

Fabrice d'Aquapendente, qui peu de temps après découvrit les valvules des veines, resta au même point que ses prédécesseurs et c'est à la sagacité de Harvey seulement que l'on doit la réunion et la coordination de tous les faits anatomiques et physiologiques qui constituent sa découverte de la circulation.

Guillaume Harvey, Anglais, né à Folkstone, vint étudier en France, en Allemagne et à Padoue où, pendant quatre ans, il suivit les cours de Fabrice d'Aquapendente. — Il revint se fixer à Londres en 1602 et s'il commença à exposer ses idées sur le cours du sang vers 1613, ce ne fut qu'en 1628, au bout de 15 ans d'expériences, qu'il fit imprimer ses recherches (1). — Là, il montra quels sont les mouvements du cœur sur un animal vivant, quelle est la structure musculaire de cet organe, comment s'exécutent les contractions alternatives des oreillettes et des ventricules qui chassent le sang dans les artères, quel est l'emploi des valvules cardiaques dans le mécanisme des fonctions du cœur, et enfin quel est tout le système de la circulation.

« Je commençai à croire, dit-il, que le sang avait un mouvement circulatoire, qu'il descendait par l'aorte dans les artères et dans toutes les parties du corps sous l'influence des contractions du ventricule gauche pour revenir dans la veine cave à l'oreillette droite, comme le sang du ventricule droit lancé dans les poumons revenait à l'oreillette gauche par les artères veineuses ou veines pulmonaires. »

Tant de perspicacité ne devait pas être du goût des médiocrités titrées qui, ne faisant rien, ont la haine du travail d'autrui. — Si Descartes, Jean Valaeus, et Plempius de Louvain, etc., se déclarèrent ses partisans, Primerose, Parisanus, Gaspar Hoffmann, la faculté de Paris, à la suite de Riolan, de Guy-Patin, et de quelques autres, repoussèrent la découverte avec une violence inouïe, et il fallut que Louis XIV chargeât Dionis d'enseigner la circulation au Jardin royal, institué pour servir de contre-poids à l'action rétrograde de la faculté. — Dionis le dit lui-même dans son épître dédicatoire au roi..... « Chargé de démontrer à votre Jardin royal la circulation du sang et les nouvelles découvertes, je m'acquittai de cet emploi avec toute l'ardeur et toute l'exactitude qui sont dues aux ordres de Votre Majesté (2). »

Les résultats de cette découverte se manifestèrent immédiatement et toutes les anciennes théories de la respiration rafraîchissant le sang et de la chaleur animale ou innée dans le cœur qui devaient aboutir à la théorie de Lavoisier, furent aussitôt modifiées. On commença par abandonner cette idée que l'air venait rafraîchir le poumon et fournir le pneuma employé par le cœur à la fabrication des esprits vitaux. Mayow, Goodwyn, Hassenfratz entrevirent le rôle de l'air qui, dans la respiration, changeait le sang noir en sang rouge, mais l'explication restait inconnue, et il faut arriver jusqu'à Lavoisier pour savoir à quoi s'en tenir à cet égard. Comme on le sait, c'est à

(1) *Exercitatio anatomica de motu cordis et sanguinis circulatione.*
(2) *L'anatomie de l'homme suivant la circulation du sang.*

lui qu'on doit la connaissance du fait que l'oxygène de l'air traversant les parois des vésicules pulmonaires, va se combiner au carbone et à l'hydrogène du sang pour former de l'acide carbonique et de l'eau qui sont rejetés par l'expiration tandis que le sang épuré prend une belle couleur rouge.

D'autres résultats, véritables corollaires de la découverte du cours du sang, furent la *pratique raisonnée des ligatures artérielles dans les anévrysmes* qu'on n'employait que d'une façon empirique, les *injections médicamenteuses* dans les veines; la *transfusion* par Wren, Fieni, Libavius, Lower, Denys, Riva, Lami, etc., un moment très-en faveur, abandonnée et reprise au XIXe siècle.

PREMIER COLOLLAIRE DE LA DÉCOUVERTE DE LA GRANDE CIRCULATION

A. *De la transfusion du sang.*

C'est dans le sang qui circule dans toutes les parties du corps que se trouvent les sources de la vie des tissus, des éléments anatomiques et de l'exercice régulier des fonctions; sa déperdition, si elle est abondante, a pour effet de troubler le cerveau, d'anéantir la pensée, de paralyser l'innervation du cœur et de rendre cet organe si peu contractile que la circulation ne se fait plus qu'avec peine, et s'arrête sous l'influence des caillots que la stagnation du sang produit dans le cœur. C'est l'asystolie, la syncope et bientôt après la mort

Mais ce qui était autrefois la mort, faute de secours, n'est plus qu'un accident remédiable depuis que Harvey a révélé le mécanisme de la circulation du sang. Sachant par les découvertes de l'école anatomique, comment périssait un homme tout à coup privé de sang par une grande hémorrhagie, le physiologiste a pensé qu'en rendant à ce malheureux le sang qu'il avait perdu on pourrait le rappeler à la vie. De cette idée est sortie la *découverte de la transfusion du sang*; découverte admirable sur laquelle on a fondé des espérances abusives, mais qui n'en a pas moins donné la gloire à Wren et Denys, ses auteurs, et la vie à un grand nombre d'agonisants par hémorrhagie.

Ici, encore, nous retrouvons le *veto* de la science officielle, car la faculté de Paris sollicita et obtint du Parlement en 1675 un arrêt qui condamnait aux peines les plus sévères ceux qui oseraient de nouveau entreprendre la transfusion du sang chez l'homme. C'est toujours la même chose, quand ce n'est pas la superstition, c'est l'autorité civile et à défaut d'autorité civile c'est l'autorité religieuse ou l'autorité des corps scientifiques officiels délégués qui barrent le chemin aux idées les plus utiles. Cela s'explique par l'ignorance des hommes lorsqu'il s'agit de l'autorité civile, mais quand on voit les mêmes résultats s'accomplir sous l'influence de la volonté des corps savants privilégiés, on n'ose plus dire quel est le mobile de ces décisions coupables et il n'y a à s'en prendre qu'au privilège lui-même dont la conséquence entraîne de si graves abus d'autorité.

Quoi qu'il en soit, du moment où après toutes les oppositions des facultés et des corps savants, le fait de la circulation fut accepté comme réel, on songea à injecter des médicaments et du sang dans les veines.

En 1657, Christophe Wren, Clarke, Robert Boyle, Henshaw et Richard Lower essayèrent d'injecter des médicaments dans les veines lorsque les malades ne pouvaient avaler. Ils s'aperçurent que par ce procédé les médicaments produisaient les mêmes effets que par l'estomac et qu'ils risquaient moins à être dénaturés par les sécrétions intestinales.

Richard Lower essaya même à Oxford en 1665 la transfusion du sang chez les chiens, et conclut que l'opération était utile pour ranimer la vie après les grandes hémorrhagies. Mais c'est Denys, en France, professeur de philosophie et de mathématiques, médecin du roi, qui en 1666 eut l'idée de pratiquer la première transfusion du sang chez l'homme (1). La philosophie d'alors, comme on le voit dans Descartes, un des premiers défenseurs de la circulation, ne craignait pas d'étudier l'homme par la physiologie. Aidé du chirurgien Emmerez, Denys injecta du sang de veau dans les veines d'un jeune homme de 16 ans épuisé de fièvre à la suite de trop fréquentes saignées et il le guérit. Emmerez fit de même une seconde fois avec succès. Alors Major, puis Lower en 1667 firent de nouvelles transfusions. Riva, chirurgien à Rome, la pratiqua sur un phthisique. Partout, de semblables essais se firent et, au lieu de se contenter de la transfusion pour les cas de danger mortel par hémorrhagie, alors que tous les organes sont sains, on prétendit l'employer dans les maladies, dans la lèpre et même pour le rajeunissement des vieillards.

On doit aussi à Ettmuller, né à Leipsic, en 1644, docteur en 1668, mort en 1683, quelques expériences destinées à prouver qu'on pouvait passer du sang ou des médicaments liquides dans les veines des animaux. C'est même d'après lui qu'on prétendit que si l'on pouvait injecter dans les veines d'un vieillard le sang d'un jeune animal on parviendrait à le rajeunir. (Tourtelle, t. II, p. 380.)

(1) 1° *Succès de la transfusion d'un animal à un autre, 1666.*
2° *Manière de pratiquer la transfusion (même année).*
Expérience de transfusion sur un homme, 1667.

Quelques résultats heureux firent accepter avec enthousiasme la nouvelle application que l'École anatomique venait de faire d'un fait physiologique à la médecine, mais l'abus qu'on commençait à en faire et les prétentions généralisatrices de la médecine indépendante excitèrent encore les passions de la faculté. Plutôt que d'étudier la transfusion, elle trouva plus simple de l'interdire. Le Parlement consacra la défense, et il fallut qu'une révolution rendît aux médecins leur droit d'initiative pour que la transfusion rentrât dans la science.

Tout d'abord on pratiqua la transfusion d'un animal à un autre de même espèce ou d'espèce différente, puis, on la fit chez l'homme dans les veines du bras, avec du sang de veau, ou de bœuf, et enfin avec du sang humain.

Cette opération a ses règles. Ainsi, autre chose est d'introduire un peu de sang à un homme ou à un animal moitié exsangue pour *ajouter* du sang à celui qui existe, et autre chose est d'introduire du sang à un être tout à fait exsangue pour remplacer un sang par un autre. Dans ce dernier cas, l'opération ne réussit jamais. Sous ce rapport donc, le pouvoir de la transfusion est fort limité. Il l'est encore plus dans la transfusion du sang des vertébrés à des invertébrés, — du sang des animaux à sang froid dans les veines des animaux à sang chaud, — du sang des mammifères dans les vaisseaux des oiseaux, car, dans ces cas, c'est la mort.

Là où la transfusion peut réussir c'est d'un mammifère à un autre, même s'il est d'espèce différente, lorsque l'addition n'est pas trop considérable. Il en est de même dans la transfusion du sang entre animaux d'espèce semblable, sang veineux ou sang artériel peu importe, dans les cas de mort apparente par hémorrhagie cette opération ranime rapidement le sujet anémique.

On a employé le sang veineux normal, le sang veineux défibriné, le sang artériel et soit que la transfusion ait été faite avec une seringue chauffée dont la pointe est introduite dans un tube mis dans la veine céphalique du patient, soit qu'elle ait été pratiquée avec l'instrument moderne, soit qu'elle se fasse de bras à bras au moyen d'un tube faisant communiquer la veine du sanguinifère avec celle du transfusé, cette opération compte de nombreux succès. Elle a été faite surtout dans les cas d'hémorrhagie foudroyante après l'accouchement (Waller, Doubleday, Brigham, Burton Brown, Banner, Ingleby Klett, Nélaton, Domène, etc.), après la strabotomie (Lane), après l'hémoptysie (Bougard). Partout ailleurs lorsqu'on l'a essayée, elle n'a pas réussi.

Si peu nombreux que soient encore les succès de la transfusion en raison du discrédit jeté sur elle par les corps savants, c'est une opération à ne pas négliger et puisque le médecin jouit d'une somme de liberté pratique suffisante, qu'il saisisse donc les occasions de la faire et qu'on sache enfin quels sont les cas dans lesquels il convient d'y recourir.

Quant aux injections médicamenteuses dans les veines si elles ont été délaissées, elles sont en train de renaître aujourd'hui sous une autre forme. — On les fait non dans les veines mais dans le tissu cellulaire où l'absorption les porte dans le sang. C'est ainsi que Wood a injecté la morphine et l'atropine dans la peau avec une seringue hypodermique pour calmer les douleurs de névralgie. — Scarenzio Lewin, Liégeois ont injecté une solution de sublimé contre la syphilis afin de ne pas donner le mercure par la voie de l'estomac. D'autres ont ainsi introduit dans le sang le sulfate de quinine ou d autres alcaloïdes qu'on doit donner à petite dose. — C'est une sorte de transfusion qui donne d'excellents résultats.

Deuxième corollaire de la découverte de la circulation

B. *Traitement des anévrysmes par la ligature.*

Parmi les applications raisonnées qu'on a pu faire de la découverte de la circulation à la médecine et à la chirurgie une des plus remarquables est, sans contredit, celle de la ligature des artères anévrysmales. C'est une gloire que l'École anatomique peut revendiquer à juste titre.

On sait en effet que les artères peuvent être le siége de dilatations considérables, ou de ruptures donnant lieu à des poches sanguines, dans lesquelles circule le sang artériel et dont le volume et la rupture peuvent entraîner les accidents les plus graves. Ce sont les *anévrysmes*.

Sans la connaissance du mécanisme de la circulation, il est bien évident qu'on ne pouvait rien entreprendre que d'empirique contre ces tumeurs. On savait bien qu'elles renfermaient du sang puisque elles étaient placées sur le trajet des artères renfermant de l'air et du sang, mais on ne pouvait avoir l'idée d'y intercepter le cours du liquide, pour amener la résorption de la tumeur en comptant sur le rétablissement d'une circulation artérielle collatérale qu'on ne connaissait pas. A l'exemple d'Aétius, et de tous les chirurgiens arabes, on enlevait le sac ou on l'ouvrait pour le vider après avoir lié l'artère au-dessus et au-dessous, mais il n'y avait là qu'un fait d'empirisme résultant de notions anatomiques incomplètes et non l'application motivée d'une méthode anatomique.

Dès que l'on connut le mécanisme du cours du sang dans les artères et les anastomoses des branches secondaires entre elles, le moyen rationnel d'arrêter l'accroissement des anévrysmes et leur rupture devait se présenter à l'esprit des chirurgiens. Sauf les ratifications de l'expérience, on devait songer à suspendre l'afflux du sang dans leur cavité, c'est là une conséquence rigoureuse de la nature même du mal, et de sa cause anatomique.

Suspendre le cours du sang dans les anévrysmes des membres par n'importe quel moyen, telle est l'indication que la chirurgie a cherché à remplir et elle l'a fait par la compression, par la flexion du membre et par la ligature de l'artère au-dessus et au-dessous de la tumeur. Dans ces cas, on compte encore d'après l'étude anatomique des artères, que malgré l'interruption du cours du sang dans l'anévrysme et au-dessous, il se fera une circulation collatérale au moyen des artérioles supérieures ou inférieures dilatées et anastomosées de façon à ce que l'extrémité du membre ne meure pas faute de sang et ne soit pas frappée de gangrène.

Ainsi est née la ligature méthodique des artères anévrysmatiques faite sans toucher au sac.

Anel est le premier qui ait réalisé cette idée et bien qu'il soit considéré comme un charlatan dans l'*Histoire des sciences médicales* de M. Daremberg, p. 1243, qui ne mentionne même pas ses titres à la reconnaissance de la postérité, je crois que c'est là une glorieuse idée chirurgicale. En effet, la ligature de l'artère anévrysmale pratiquée selon le précepte d'Anel au-dessus du sac, a donné de nombreux succès, suscité des imitateurs et elle est restée dans la pratique. Ainsi, depuis Anel, le procédé a été modifié mais ce n'en est pas moins la ligature, seulement au lieu de la placer *au-dessus du sac*, on a imaginé de la faire *au-dessous*. Guillaume Hunter et à son exemple beaucoup de chirurgiens ont ainsi obtenu la guérison de volumineuses tumeurs anévrysmales sans inciser, ni exciser le sac.

Quant aux autres procédés de *compression* ou d'*injection coagulantes* telles que je les ai proposées (*Compendium de chirurgie*, article ANÉVRYSME ; — *Traité des anévrysmes* de Broca) et que Pravaz les a exécutées, c'est encore la connaissance de la circulation et de son rétablissement par les voies collatérales qui a rendu leur emploi possible et pratique. — Tout le monde comprendra le fait sans qu'il soit nécessaire d'y insister.

TROISIÈME COROLLAIRE DE LA DÉCOUVERTE DE LA CIRCULATION

C. De l'Autoplastie.

Une autre des conséquences chirurgicales de la découverte de la circulation, et de la communication des capillaires veineux et artériels a été, dit-on, la pratique raisonnée de l'*autoplastie* et des *greffes animales*. Cette conséquence est plus douteuse. Elle est même contestable, comme on en va pouvoir juger.

En effet, on trouve dans Celse et dans Galien l'indication de tentatives empiriques d'une greffe animale appliquée à l'autoplastie. De plus, au XVe siècle, les Branca père et fils, de Sicile, avaient restauré quelques nez détruits et quelques lèvres mutilées, mais ces tentatives étaient à peu près oubliées.

Il fallut que l'école anatomique de Malpighi apprît à la médecine les phénomènes de la circulation capillaire pour faire comprendre l'autoplastie d'une façon rationnelle et pour que l'on puisse songer scientifiquement à recoller sur un point du corps un lambeau de peau pédiculé pris un peu plus loin ou même sur un autre individu. C'était la conséquence de l'idée physiologique que le lambeau pouvait vivre alimenté par le sang de son pédicule.

Franco et Togliacozzi sont les chirurgiens qui remirent en honneur les opérations autoplastiques des Vincent Vianco, des Branca et de Bojano, essayées au XVe siècle, et, depuis lors, ces opérations qui n'étaient que des pratiques empiriques sont restées dans la science et ont été portées à un point de perfection rare au XIXe siècle.

CHAPITRE II

Découverte des chylifères, des lymphatiques, et nouvelle théorie de la digestion et de l'absorption.

Si nous connaissons mieux que les anciens le mécanisme de l'absorption de l'intestin et de la digestion, c'est à l'École anatomique qu'on le doit.

Jusqu'aux découvertes de Harvey sur la grande circulation et d'Aselli et de Pecquet sur les lymphatiques portant le chyle de l'intestin dans les veines sous-clavières, et dans le cœur par le canal thoracique, on avait accepté les idées de Galien sur l'absorption par les veines intestinales, et sur la sanguification par le foie.

Galien avait professé que le chyle était absorbé par les veines des intestins et porté par elles dans le foie ; qu'il se changeait en sang dans cet organe ; qu'en entrant noir dans le foie il en sortait rouge, enfin, que là prenait naissance l'*esprit naturel* porté par le sang dans le cœur où se formait l'*esprit vital* et par les artères dans le cerveau où l'*esprit animal* prenait naissance. — Si l'on ajoute à cela que la chaleur animale ou *innée* était considérée comme ayant sa source dans le cœur d'où elle se communiquait au sang, et par le sang des artères dans le corps tout entier, « *Et ita calor continue effluit à corde per arterias et per arterios ad totum corpus* », enfin que cette chaleur était tempérée dans les poumons par l'air respiratoire qui rafraîchissait le sang, on aura toute la théorie de la sanguification de Galien. C'est presque autant d'erreurs que de mots.

On sait en effet, à présent, que le chyle n'est pas absorbé par les veines et qu'il n'entre pas dans le foie ; que le sang sort du foie noir comme il y est entré, que les esprits naturel vital et animal sont des hypothèses ; enfin, que la chaleur animale ne vient pas du cœur et qu'elle résulte des combinaisons chimiques du sang avec l'air des poumons par l'hématose, et, dans les tissus, de sa combinaison avec les éléments anatomiques des organes.

Cette théorie était la conséquence du fait qu'on croyait vrai : savoir l'existence des deux seuls ordres de vaisseaux qu'on puisse distinguer sur le cadavre ; les artères et les veines, ainsi que l'absorption par les veines. Que ceux qui contestent l'utilité des vivisections réfléchissent un peu ; ils verront que sans les opérations sur l'animal vivant, nous en serions encore aux idées de Galien sur l'absorption et qu'on n'aurait pu découvrir le troisième ordre de vaisseaux appelés les chylifères et les lymphatiques, puisque sur le cadavre ces vaisseaux sont invisibles.

C'est avec la découverte de Harvey sur la grande circulation la plus féconde des découvertes de l'école anatomique au XVIIe siècle —

Aselli, par la découverte des *vaisseaux lactés* chylifères en 1622 (1), a soulevé le voile que devait déchirer entièrement Pecquet en 1628. Leurs recherches se complètent mutuellement et par elles deux forment l'ensemble qui sert de base à la véritable théorie de l'absorption.

Donc, en 1622, Aselli, faisant une vivisection pour démontrer les nerfs récurrents, se servit d'un chien qui venait de manger. — Quelle

(1) *De lactibus seu lacteis venis, quarto vasorum mesaraicum genere novo invento dissertatio cum figuris elegantissimis. Mediolan.*, 1627, *Basilea*, 1628.

ne fut pas sa surprise en voyant que le mésentère était rempli de vaisseaux blancs et fins, qui, par piqûre, laissaient écouler une liqueur blanche comme du lait, et qu'il considéra comme *des chylifères;* seulement, il crut que ces vaisseaux se dirigeaient dans le pancréas et de là au foie, ce qui ne changeait pas la théorie de la digestion de Galien ; c'était un ordre de vaisseaux de plus et pas davantage.

La découverte fut vérifiée par Rolfink, et par Sulzberger chez les chiens, puis par Gassendi et Peiresc chez un malfaiteur condamné à mort et exécuté à Aix. — Comme toujours, il y eut des contradicteurs, surtout Riolan. puis Harvey qui, après avoir éprouvé l'injuste contradiction des rétrogrades de son temps, oublia un peu vite peut-être ce qu'on doit aux découvertes d'autrui. Néanmoins le fait fut accepté, mais il aurait été stérile sans la découverte de Jean Pecquet en 1648, qui porta la lumière dans l'obscurité de ces contradictions. Cet anatomiste montra la véritable route du chyle dans les chylifères se terminant dans un réservoir qui aboutissait à la veine sous-clavière gauche. Sans Aselli, le jeune Pecquet ne découvrait rien, mais c'est Pecquet qui a fait de la découverte d'Aselli ce qu'elle devait être dans la théorie de la digestion et de l'absorption.

En disséquant des chiens en digestion, il vit que la veine cave était remplie d'un liquide blanc qu'il prit d'abord pour du pus, et qu'il considéra ensuite comme n'étant que du chyle semblable à celui des vaisseaux lactés. Il s'aperçut ensuite que ce chyle était porté des chylifères, par un canal commun, dans les veines sous-clavières, et qu'aucun chylifère ne se rendait au foie (1).

Dans ces faits, se trouve l'anéantissement de l'ancienne théorie de Galien généralement acceptée et, à partir de ce jour, le foie cessa d'être l'organe de la sanguification. — J'avais donc raison de dire que sans Pecquet la science eût encore pu ignorer longtemps la véritable destination des chylifères.

Il est à peine utile de dire que cette découverte souleva de vives contradictions, surtout de la part de Harvey qui soutenait avec raison qu'il y a des vaisseaux blancs à la surface du foie qui se dirigent vers le pancréas et qui peuvent être pris pour des chylifères, mais, une découverte en appelle une autre, et, on ne tarda pas à voir que à côté des chylifères allant de l'intestin au réservoir commun, il y a les vaisseaux lymphatiques des viscères de l'abdomen qui vont dans les ganglions du ventre, et de là au canal thoracique, vaisseaux

(1) *Experimenta nova Anatomica quibus incognitum hactenus receptaculum et abeo per thoracem in ramos usque subclavios vasa lactea deteguntur*, etc. *Handervici*, 1651. *Parisi*, 1654.

semblables à ceux qu'on trouve également dans les membres et dans toutes les autres parties du corps.

C'est là une nouvelle découverte anatomique ayant eu la plus grande influence sur les doctrines médicales. Par la connaissance des chylifères, on a eu en effet tout à coup l'explication d'un grand nombre de phénomènes pathologiques jusque-là inconnus et, de ce fait, sont nées quelques théories médicales importantes.

C'est Olaus Rudbeck qui, en 1650, établit la différence des vaisseaux lactés ou chylifères, d'avec les vaisseaux lymphatiques et qui a montré qu'ils se rendaient tous au réservoir commun de Pecquet. — Tout jeune encore, cet anatomiste suédois remarqua sur la surface du foie des vaisseaux transparents, aqueux, distincts des vaisseaux chylifères, qu'il appela *hépatico-aqueux* en raison du liquide qu'ils renfermaient. Sa découverte était cependant incomplète, car un peu plus tard en 1651 ou 1652, Thomas Bartholin, qui d'abord avait cru que les chylifères allaient en partie dans le foie, se ravisa. — Acceptant le fait que les chylifères sont exclusivement destinés au transport du chyle, que les hépatico-aqueux de Rudbeck sont des vaisseaux distincts, il les nomme des *vaisseaux lymphatiques*, et il les trouve partout dans les viscères et jusque dans les membres d'où ils se rendent au réservoir commun de Pecquet à travers les ganglions qui sont sur leur passage. — C'est alors que la vérité lui apparaissant toute entière, il écrivit son *histoire des vaisseaux lymphatiques* qu'il termina par un chapitre intitulé : *Postinventa lymphatica, hepatis obsequiae*. C'est là où il a écrit cette épitaphe célèbre consacrant le souvenir des obsèques du pauvre foie réduit à ne plus faire que de la bile. — Bartholin avait compris le rôle des lymphatiques et celui des chylifères ; il voyait le foie dépossédé de ses fonctions de sanguification et condamné à n'être plus que l'organe purificateur du sang par la sécrétion biliaire. — Je puis ajouter aujourd'hui qu'il est aussi l'organe de la sécrétion d'un sucre particulier, mais ce serait anticiper de deux siècles sur la marche de la science et, plus tard, je reparlerai de la *fonction glycogénique* du foie découverte par Cl. Bernard.

CHAPITRE III

DE LA STRUCTURE DES GLANDES ET DU MÉCANISME DES SÉCRÉTIONS. — RECHERCHES DE MALPIGHI

La découverte de la structure des glandes et de la communication des capillaires artériels et veineux au microscope a eu pour conséquence de donner à la physiologie des sécrétions un caractère nouveau dont la médecine a largement profité. Aussi, doit-on considérer comme un des faits les plus importants de l'histoire de la science ces recherches anatomiques, qui devaient en engendrer d'autres de même ordre, et singulièrement hâter le progrès de toutes les questions de structure. Le tout était d'ouvrir les voies et de montrer le chemin à suivre. Pour être moins importantes que celles de la circulation sanguine et lymphatique, ces découvertes n'en sont pas moins très-considérables, car, en dehors des questions physiologiques, elles ont permis de comprendre mieux qu'on ne l'avait fait la pathogénie pulmonaire, rénale ou hépatique.

C'est à Malpighi, né en 1628, professeur à Pise et à Messine, l'un des plus grands anatomistes du XVIIe siècle, que l'on doit les premières notions exactes sur la structure du poumon et des glandes.

C'est lui qui a montré que le poumon était composé de petites loges alvéolaires communiquant entre elles et se terminant à une membrane commune qui aboutissait à l'extrémité des bronches. Ces parois sont couvertes d'un réseau d'artères et de veines communiquant ensemble et ne pénétrant pas dans les vésicules qui sont seulement remplies d'air. Par l'air qui les dilate, Malpighi pensa qu'il y avait agitation des vaisseaux de la surface des parois et mélange plus exact des parties du sang de façon à favoriser sa marche.

Le foie est aussi divisé en un grand nombre de lobules et chacun d'eux formé d'un grand nombre d'autres petits corps agglomérés qui aboutissent à des ramifications vasculaires, les unes venant de la veine porte dont elles sont sa terminaison, les autres allant à la veine cave et enfin les dernières formant l'origine des rameaux biliaires.

Les reins sont aussi formés de lobules agglomérés dans lesquels les vaisseaux urinaires, ou tubes urinifères, forment des faisceaux coniques rayonnés très-gros et très-nombreux dont la base répond à la substance glanduleuse de la couche corticale. — Là, dans cette couche glanduleuse, viennent des artères qui apportent les matériaux de l'urine que les glandes séparent et il y a en outre des veines qui rapportent le sang purifié dans le torrent commun de la circulation. — Ces glandes sont attachées à l'extrémité des artères comme les pommes à l'extrémité des branches.

Le même travail a été entrepris pour la rate et pour les glandes conglobées de sorte que, en dehors des autres recherches de Malpighi sur la structure du cerveau, sur l'épiploon, etc., on peut dire qu'à l'aide des injections fines et du microscope il est le premier qui ait déterminé la structure des glandes et ouvert par là le chemin à l'étude physiologique des sécrétions.

Ce qu'il a dit de la sécrétion de l'urine et de la bile en quelques mots est complet, et ne laisse rien à ajouter. — Après avoir injecté l'artère émulgente du rein qui a rempli le glomérule, il fait de même par les veines et obtient le même résultat, puis comme il a constaté que l'urine coule par les tubes urinifères dans le bassin, la conclusion vient d'elle-même et on peut dire qu'il a saisi sur le fait le mécanisme de la sécrétion urinaire.

De même pour le foie, et une fois le chemin tracé on a pu faire plus tard pour les autres glandes ce que Malpighi avait démontré si victorieusement pour plusieurs d'entre elles. — A lui donc l'honneur de la découverte anatomique et des premières applications physiologiques faites sur le mécanisme des sécrétions. — Ceux qui sont venus un peu plus tard n'ont eu qu'à l'imiter, et s'inspirer des principes qu'il avait établis en les dénaturant, pour créer ces théories mécaniques des sécrétions qui sont la propriété de l'école iatro-mathématique.

Quant à la médecine proprement dite, si le progrès n'a pas été immédiat, il n'est pas moins réel. Elle n'a pas moins gagné que la physiologie à la promulgation de ces recherches, car si l'on est à présent fixé sur la nature anatomique de la pneumonie, de la cirrhose du foie et de la néphrite albumineuse, c'est à la connaissance de la structure de la glande hépatique et rénale qu'on le doit. En effet c'est à l'atrophie des acini du foie, c'est-à-dire des petits corpuscules de la glande, consécutive à la lésion des vaisseaux qui entrent dans le corpuscule, qu'est due la cirrhose. — De même pour la néphrite albumineuse qui est due à la maladie des glomérules du rein entraînant par degrés l'atrophie de tous ces petits corps glandulaires.

CHAPITRE IV

DÉCOUVERTES DES OVULES ET DES SPERMATOZOAIRES. NOUVELLE THÉORIE DE LA GÉNÉRATION

Jusqu'au XVIIe siècle, la théorie de la formation du fœtus reposait presque en entier sur le dogme accepté par la scholastique de la réunion des deux semences de l'homme et de la femme. On supposait que la femme avait la sienne; on pensait que cette semence était le mucus utéro-vaginal. Ce fut l'opinion d'Hippocrate, de Pythagore, d'Aristote, d'Anaxagore, d'Empédocle, d'Épicure, de Galien, d'Avicenne, de Van-Helmont, etc.

Pour Hippocrate, ce mélange des semences produisait le fœtus, et la plus forte des deux en déterminait le sexe. — Dans l'école chimiâtrique, on allait un peu plus loin, et à l'idée du mélange s'ajoutait celle de sa fermentation (Descartes).

L'école stoïque avec Zénon avait d'autres idées qui ont été partagées jusqu'à une époque assez voisine de nous, et elle professait que le fœtus provenait de la semence du mâle seul. — La mère ne servait que de terrain de développement, comme le sol relativement à la graine.

Nous en serions encore là sans les progrès de l'Anatomisme moderne. — Toutes les théories de la génération se ressentaient de l'ignorance où l'on était de la véritable structure du testicule et de l'ovaire humain; pour la plupart inspirées de l'étude de l'œuf fécondé des oiseaux, elles se trouvaient nécessairement incomplètes ou erronées, lorsqu'on voulait les appliquer à la génération chez l'homme ou chez la femme dont les organes sexuels étaient imparfaitement connus. Malgré les travaux de Vésale, de Fallope, de Colombus, d'Eustache, etc., on ignorait encore la structure et la fonction des ovaires.

Guillaume Harvey est un des premiers anatomistes qui ait essayé de soulever le voile qui couvrait le mystère de la fécondation. — Rebuté par les luttes qu'il eut à subir pour le triomphe de ses idées sur la circulation, il ne publia pas lui-même ses recherches sur la *génération des animaux*, et c'est Georges Ent qui les publia pour lui. — Dans ce livre, on voit déjà poindre cette pensée que tous les êtres vivants sortent d'un œuf, et qu'il n'y a pas de génération spontanée. — *Omne vivum ex ovo*. — Il indique avec soin les changements de la cicatricule de l'œuf après la fécondation, jusqu'à la formation du poulet, et il signale quelques faits relatifs à l'ovule des quadrupèdes qui n'est mis en évolution que par l'action incitante de la semence.

De Graaf reprit ces expériences sur les lapins, et il indiqua en 1668 la structure du testicule; en 1671, la structure des testicules féminins qu'il désigna sous le nom d'ovaires. C'est lui avec de Hoorne qui, découvrant les vésicules ovariques, fit connaître les changements qu'éprouve l'ovaire après leur rupture dans la conception, l'usage des trompes de Fallope destinées à recevoir les ovules pour les conduire dans l'utérus et les changements que présente l'embryon des mammifères en se développant. — Ce fut là le point de départ du système de l'évolution fondé par l'anatomie.

Seulement, il ne vit pas bien l'ovule dont il annonçait l'existence, et il croyait que l'œuf était formé par cette vésicule, ce qui fut modifié un peu plus tard par Baer.

Swammerdam, en 1737, confirma les observations de Graaf auxquelles Malpighi, aidé de son microscope, vint ajouter sa découverte des changements de la cicatricule de l'œuf fécondé des oiseaux, devenant une ampoule dans laquelle, au bout de trente heures, il voyait les premières traces du *punctum saliens*. Un peu plus tard, Nicolas Sténon adopta ces opinions qui furent aussi celles de Bartholin, et il semblait qu'il n'y eût plus rien à opposer au fait de l'évolution des ovules fécondés.

On comptait sans la découverte de Louis de Hammen confirmée par Leuvenkoeck. Il s'agit de la *découverte des Spermatozoaires*, ou animalcules spermatiques, en 1677. Leuvenkoeck crut alors que ces animalcules renfermaient les germes de l'être futur, et qu'en se mélangeant à l'œuf dans la matrice, ils le convertissaient en embryon, comme dans la métamorphose des insectes. — Cette théorie appuyée par Leibnitz et par un certain nombre de physiologistes fit naître des doutes à l'égard de la doctrine de l'évolution, et il fallut les nouvelles recherches de Guillaume Hunter sur l'évolution jour par jour de l'œuf fécondé du poulet pour ramener la science à de plus favorables dispositions vis-à-vis de ce système.

Aujourd'hui tout a encore changé, grâce à la découverte de l'ovule faite par Baer dans la vésicule de Graaf en 1836, aux recherches de la physiologie actuelle sur le rôle indispensable des spermatozoaires dans la fécondation, sur leur pénétration et leur fusion dans l'ovule (Barry, 1854), sur le lieu de la fécondation dans l'ovaire et dans l'oviducte, sur l'apparition successive des éléments, où doit se former l'embryon, la théorie de l'évolution d'un germe préexistant a disparu. Elle est remplacée par la théorie *de l'épigénèse* ou développement de molécules associées les unes aux autres pour former le germe d'où sortira plus tard l'embryon.

Comme on le voit, la science en est revenue à la théorie hippocratique du mélange des deux semences, contrairement à celle de Zenon qui faisait provenir le fœtus du sperme tout seul. Cela devait être, puisque tout être nouveau participe du père et de la mère, et qu'il procède dans sa forme, dans sa couleur, et dans ses maladies des deux parents qui l'ont formé. Seulement par la découverte de Harvey et de Graaf, nous savons que la semence chez la femme n'est plus, comme au temps d'Hippocrate, le mucus utéro-vaginal, mais le produit de l'ovaire, organe correspondant au testicule de l'homme. — Ici, le mot semence reprend son acception grammaticale, c'est la graine ou le germe de l'être futur. En fait, l'école hippocratique s'est trompée en considérant le mucus utéro-vaginal comme étant la semence de la femme, mais en principe l'idée que l'union des deux semences mâle et femelle, nécessaire à la génération, était exacte. — Il fallait une rectification, et grâce aux progrès de l'anatomie moderne par la découverte de l'ovule des mammifères, Graaf et Baer ont pu la faire, et réaliser un des grands faits de la physiologie actuelle. De cette découverte et de celle des spermatozoaires dépend en effet la théorie moderne de la génération.

Tout le monde connaît l'œuf des oiseaux et ses transformations lorsqu'il a été fécondé. C'est là où l'on a pu suivre, jour par jour, l'apparition des premiers éléments cellulaires d'où résulte l'être futur. Mais, chez la femme, et sur les femelles des autres mammifères, l'œuf quoique semblable dans ses parties, diffère cependant par sa petitesse extrême due au volume moindre du vitellus.

Chez la femme, l'ovule a deux dixièmes de millimètres. C'est un point presque invisible, mais il augmente un peu après sa sortie de l'ovaire. Il est jaunâtre et transparent.

Formé d'une enveloppe homogène appelée *membrane vitelline*, qui renferme le *vitellus*, analogue du jaune dans l'œuf des oiseaux, et constitué par des granules libres dans une matière amorphe, il offre au centre de ce vitellus une vésicule encore plus petite qui est la *vésicule germinative*, et dont le diamètre est de 40 millièmes de millimètre. — Cette vésicule a été découverte par M. Coste en 1837 et elle renferme quelquefois de petits corpuscules appelés taches germinatives. — De là résulte la comparaison qu'on a faite de l'œuf avec une cellule ayant son noyau, ou vésicule germinative, et quelquefois son nucléole qui est la tache germinative.

Ces ovules se trouvent déjà dans l'ovaire du fœtus, ce qui fait qu'une femme enceinte représente à elle seule trois générations! (Carus, Négrier, Bischoff, Coste, etc.)

Ils ne commencent à sortir de l'ovaire qu'à la puberté, et probablement à chaque époque menstruelle qu'on peut considérer comme une ponte accompagnée d'hémorrhagie utérine. — La vésicule de Graaf se remplit de liquide, se distend, se rompt, et l'ovule pris par la trompe est entraîné dans l'oviducte et dans la matrice où il se détruit s'il n'est fécondé. — Dans ce cas, il y reste et se développe pendant 270 jours environ.

Par suite de sa fécondation, son vitellus se segmente en deux parties, chaque fragment se divise encore en deux autres, ce qui fait quatre et ainsi de suite, de manière à former une série de cellules qui forment une membrane intérieure dite terne, sous la membrane vitelline et le *blastoderme*. Cette membrane s'obscurcit sur un point par suite d'une condensation des cellules nouvellement formées, et il en résulte une *tache dite embryonnaire* qui devient oblongue, offre un sillon longitudinal au milieu, et c'est là que va se développer le nouvel être. — Ce qu'il deviendra ultérieurement, je n'ai pas à l'indiquer ici, car cela se trouve dans tous les traités de physiologie, et je voulais seulement établir comment la science avait suivi d'une façon précise le travail formateur du fœtus à partir de la fécondation de l'ovule par son mélange avec les spermatozoaires jusqu'à son entier développement. C'est là un point de l'histoire de l'anatomie et de la physiologie qui fait le plus grand honneur à la science moderne. — Sans avoir pénétré le mystère de la génération, elle en a fait connaître le mécanisme et c'est là son plus beau rôle. — Hors de là, il n'y a plus que des hypothèses à formuler, et elle a bien fait de s'abstenir.

Il me resterait maintenant à faire connaître la *découverte de l'Irritabilité* et les résultats qu'elle a eus sur les doctrines médicales, mais c'est là un sujet dont le point de départ est essentiellement physiologique et qui sera mieux placé à l'occasion de ce que je dois dire sur les progrès de la physiologie et sur ses découvertes récentes.

Si les autres découvertes anatomiques de la période que je viens de faire connaître et qui sont relatives aux muscles, aux os, aux nerfs, aux poumons, aux glandes et aux organes des sens sont moins importantes au point de vue médical que celles que je viens d'exposer, elles n'en ont pas moins été une source de progrès incontestable pour la science. — Plus de détails seraient inutiles et me feraient sortir du point de vue général et philosophique où je me suis placé. — J'ai voulu montrer quelle a été l'activité du mouvemen scientifique des XVe, XVIe et XVIIIe siècles, qui a renouvelé l'anatomie et qui a substitué l'observation de la nature à l'autorité anatomique de Galien. Ce que j'ai dit peut suffire, et si l'on veut bien ne pas oublier que je m'occupe des doctrines médicales plus que de l'histoire chronologique de la médecine, on verra qu'il n'est guère besoin d'insister pour faire comprendre l'influence de l'anatomie descriptive sur les progrès de la chirurgie, et sur les doctrines médicales qui en relèvent directement.

SECTION V

De l'Anatomie au XIXe siècle.

Au commencement du XIXe siècle, l'anatomie descriptive, presque complète, sauf des détails de peu d'importance, inspirait au génie de Bichat une de ces conceptions supérieures qui ouvrent à la science des horizons nouveaux. On avait décrit en particulier chacun des os, chacun des muscles, tous les vaisseaux, tous les nerfs, tous les ligaments, tous les viscères, mais on n'avait pas songé à étudier chacun des éléments de ces viscères, c'est-à dire les tissus cellulaire, osseux, fibreux, tubulaire, nerveux, vasculaires, cartilagineux, dans leur développement et dans leurs propriétés physiques et vitales. — C'est ce qu'entreprit l'immortel Bichat dans ce qu'il a appelé l'*Anatomie générale*.

CHAPITRE PREMIER

ANATOMIE GÉNÉRALE

Du premier coup, Bichat, jeune encore, créa cette partie de la science qu'on appelle l'*Anatomie générale*. Il avait à peine trente ans. Né en 1771 et mort en 1802, il eut le temps d'écrire un magnifique *Traité des Membranes ;* un ouvrage de physiologie *sur la vie et la mort* qui eut un grand retentissement; un *traité d'Anatomie descriptive* publié par ses élèves, et enfin ce *traité d'Anatomie générale* consacré à l'étude anatomique, médicale et physiologique de tous les tissus dont l'assemblage constitue les différents organes.

L'idée de ce dernier travail était tellement mûre dans son esprit qu'en la développant, il laissa peu de chose à faire à ses successeurs. — C'est une œuvre immense ayant pour effet immédiat la physiologie générale, et devant aboutir à la physiologie et la pathologie cellulaires. Une seule voix s'éleva pour qualifier sévèrement les découvertes de Bichat, c'est celle de l'érudit que nous consultons avec tant de fruit à chaque instant dans l'histoire de la médecine, c'est la voix de Sprengel (tom. 6, p. 529). Après avoir qualifié d'*arbitraire* la distinction de Bichat relative aux systèmes anatomiques de la vie animale et de la vie organique, et formulé quelques autres critiques, il ajoute : Mais terminerait-on jamais si l'on prétendait « relever et signaler toutes les hypothèses et toutes les asser« tions arbitraires et sans fondement de Bichat ». — De la part d'un historien de la médecine, ces affirmations sont graves, mais elles ne prouvent qu'une chose que j'ai déjà dite, c'est que les médecins qui passent leur vie à fouiller les Bibliothèques et à discuter les textes des vieux auteurs pour faire un travail d'érudition historique, sontpeu cliniciens et souvent incapables d'apprécier les opinions deceux dont ils enregistrent les travaux. — Si l'on avait besoin d'une preuve à ce sujet, la condamnation de Bichat par Sprengel pourrait suffire; mais il est des cas où la postérité se charge de rectifier les faux jugements de l'historien inexpérimenté, et elle s'est si vivement prononcée en faveur de Bichat qu'il est superflu d'insister sur cette réhabilitation.

Au reste, pour qu'on puisse juger cette œuvre immense, je vais en donner une courte analyse, et on comprendra vite ce qu'il convient d'appeler l'*Anatomie générale*. Bichat commence par des *considérations générales* de l'ordre le plus élevé où s'unissent les vues de l'anatomie, de la physiologie, de l'anatomie pathologique et de la médecine. Ce sont des pages à lire et qui ne vieilliront jamais.

Bichat débute en disant :.... Il y a dans la nature deux classes d'êtres, deux classes de propriétés, deux classes de sciences. Les êtres sont organiques ou inorganiques, les propriétés vitales ou non vitales, les sciences physiologiques ou physiques..... (Bichat : *Anatomie générale*. Edition de l'encyclopédie médicale, page 9.) Phrase magnifique qui consacre d'une façon magistrale toute la pensée de l'auteur pour l'œuvre qui va suivre.

La sensibilité et la contractilité, voilà les propriétés vitales. La gravité, l'affinité, l'élasticité, etc., voilà les propriétés non vitales..... (p. 9). Ces propriétés sont le principe de tous les phénomènes (p. 9).

Les propriétés vitales sont constamment le mobile premier, auquel il faut remonter, quels que soient les phénomènes respiratoires, digestifs, sécrétoires, circulatoires, inflammatoires, fébriles, etc., que l'on étudie...... (p. 9). .... Le chaos n'était que la matière sans propriétés : Pour créer l'univers, Dieu la doua de gravité, d'élasticité, d'affinité, etc., et de plus une portion eut en partage la sensibilité et la contractilité (page 9).

Les propriétés vitales sont pour Bichat :

1° La Sensibilité { Sensibilité organique, ou insensible (1).
Sensibilité animale ou sensibilité consciente.

2° La Contractilité { Contractilité organique insensible.
Contractilité organique sensible.

Tout moyen curatif doit avoir pour but de ramener les propriétés vitales altérées au type qui leur est naturel car la maladie n'est qu'un trouble des propriétés vitales (p. 12).

Les propriétés vitales ont une instabilité qui contraste avec l'invariabilité et la constance des lois physiques et c'est là où il dit :

« Que deviendrait le monde, si les lois physiques étaient sujettes aux mêmes agitations, aux mêmes variations que les lois vitales ? » (P. 15.)

Il est de la nature des propriétés vitales de s'épuiser ; le temps les use dans le même corps....... (p. 16) et il est donc de l'essence de ces propriétés de n'animer la matière que pendant un temps déterminé ; de là les limites nécessaires de la vie. Au contraire, constamment inhérentes à la matière, les propriétés physiques ne l'abandonnent jamais, aussi les corps inertes n'ont-ils de limites à leur existence que celles que le hasard leur assigne (p. 16).

La matière ne jouit des propriétés vitales que par intermittence, tandis qu'elle possède les autres d'une manière continue (p. 16).

Le rôle que Bichat attribue à la matière vivante douée de propriétés spéciales le force à enlever toute activité aux fluides vivants.

« Ceux-ci ne peuvent être le siège d'aucune contraction, et les sensibilités organiques et animales ne s'allient point avec l'état où se trouvent leurs molécules (p. 18.) »

(1) C'est ce que j'ai appelé l'*Impressibilité* ne voulant pas dire sensibilité insensible, afin d'éviter la confusion du langage. Qui parle de la sensibilité sous-entend la sensation, propriété du tissu nerveux, tandis que les impressions qui sont inconscientes sont l'apanage de l'impressibilité, attribut de toute matière organisée vivante dépourvue de nerfs. (Bouchut. *Des Attributs de la Vie*. 1 vol. in-12.)

Tous les phénomènes de l'économie vivante nous montrent les fluides dans un état presque passif, tandis que les solides sont au contraire toujours essentiellement actifs. Ce sont les solides qui reçoivent l'excitation et qui réagissent en vertu de cette excitation. — Partout les fluides ne sont que les excitants (p. 18). Les phénomènes morbifiques résident essentiellement dans les solides et les fluides leur sont jusqu'à un certain point étrangers (p. 18). Bichat admet seulement que les fluides soient le véhicule de la matière morbifique, deviennent des excitants contre nature et soient aussi le principe de la maladie des solides.

Un peu plus loin, vaincu par l'évidence des faits, Bichat se contredit et admet la vitalité des fluides.

Quoique les propriétés vitales résident spécialement dans les solides, il ne faut cependant pas considérer les fluides comme purement inertes. — Il est incontestable que ceux qui servent à la composition vont toujours en se pénétrant d'une somme plus forte de vie depuis les aliments d'où ils émanent jusqu'aux solides où ils arrivent. La masse alimentaire est moins animalisée que le chyle, celui-ci que le sang, et ce serait un objet bien curieux que de fixer comment des molécules jusque-là étrangères aux propriétés vitales ne jouissant absolument que des propriétés physiques, se pénètrent peu à peu des rudiments des premières.

D'ailleurs si les fluides ont des propriétés vitales, ils ont la sensibilité organique et la contractilité, puisque ce sont les caractères de la vie, et Bichat ajoute : « Dire ce qu'est cette vitalité des fluides, cela est évidemment impossible, mais son existence n'est pas moins réelle, et le chimiste qui veut analyser les fluides n'en a que le cadavre, comme l'anatomiste n'a que celui des solides qu'il veut disséquer » (p. 20). Entraîné, il dit : «.... Le sang jouit pour ainsi dire des rudiments de la sensibilité organique » (p. 21).

Les propriétés de tissu étrangères aux corps inertes, inhérentes aux corps vivants dépendent de leur texture, de l'arrangement de leurs molécules, mais non de la vie qui les anime ; aussi la mort ne les détruit pas (p. 21). Ce sont l'*Extensibilité* et la *Contractilité* de tissu ; puis le *raccornissement* qui a été souvent confondu avec l'irritabilité.

Elles restent aux organes quand la vie leur manque : cependant celle-ci accroît beaucoup leur énergie.

Le raccornissement est la propriété des tissus organisés, pendant la vie, ou après la mort, de se resserrer, de se crisper comme des organes irritables qu'on excite sous l'influence du feu et des acides concentrés. — Bichat l'étudie dans ses rapports avec les agents qui le produisent et dans ses variétés pour chaque tissu. — C'est une des formes de la contractilité.

Les propriétés vitales et les propriétés du tissu ne sont point précisément inhérentes aux molécules de la matière qui en est le siége, car elles disparaissent dès que ces molécules écartées ont perdu leur arrangement organique (p. 24). C'est à cet arrangement qu'elles appartiennent exclusivement.

Les animaux sont des assemblages d'organes exécutant chacun une fonction, concourant chacun à sa manière à la conservation du tout. — Chaque assemblage est une machine particulière dans la machine générale qui constitue l'individu. — Or ces machines particulières sont elles-mêmes formées de tissus différents qui forment les éléments de ces organes (p. 24).... La chimie a ses corps simples qui deux à deux, trois au plus, forment les corps composés...... De même, l'anatomie a ses tissus simples qui par leurs combinaisons 4 à 4 ; 6 à 6 ; 8 à 8 forment les organes. Ici, Bichat compare des choses qui ne sont guère à comparer et sa conclusion me paraît une erreur, car les organes ne sont pas soumis à la loi de l'affinité des corps inertes, et ce n'est pas la combinaison des tissus simples par 2, par 4 et plus qui doit expliquer la forme qu'ils présentent.

Dans ces considérations générales, Bichat étudie alors les propriétés vitales et les propriétés de tissu des différents systèmes cellulaires, nerveux de vie animale, nerveux de vie organique, artériel, veineux absorbant, osseux, cartilagineux, etc.

C'est là où il dit (p. 25) à propos des propriétés vitales de ces tissus : la contractilité insensible et *la sensibilité de même nature* qui ne s'en sépare pas, caractérisent surtout les glandes, la peau, les surfaces séreuses, etc.

Chaque tissu a son mode particulier de forces, de sensibilité, etc. — Sur ce principe repose toute la théorie des sécrétions, des exhalations, des absorptions, de la nutrition, etc. — Le sang est un réservoir commun où chaque tissu choisit ce qui est en rapport avec sa sensibilité, pour se l'approprier, le garder ou le rejeter ensuite. — On a beaucoup parlé depuis Bordeu de la *vie propre de chaque organe*, mais cette vie propre n'est autre chose que le caractère particulier qui distingue l'ensemble des propriétés vitales d'un organe de l'ensemble des propriétés vitales d'un autre. — Avant l'analyse rigoureuse de ces propriétés, dit Bichat, il était impossible de se former une idée rigoureuse de cette *vie propre*. Or d'après l'idée que e viens d'en donner, la plupart des organes étant composés de tissus simples très-différents, l'idée de la vie propre ne peut s'appliquer qu'à ces tissus simples et non aux organes eux-mêmes (p. 25).

Bichat montre ensuite toutes les applications que l'on doit faire de cette étude à la médecine par les progrès qui en résultent pour l'anatomie pathologique. C'est là, en comparant la stérilité de l'observation des symptômes sans la connaissance des lésions qui les produisent et qui permettent d'établir le rapport des uns aux autres, qu'il a écrit cette phrase célèbre si souvent reproduite..... *Qu'est l'observation, si on ignore là où siége le mal?* (P. 31.) Pensée juste si on ne lui donne pas un sens trop absolu, car, ainsi que je le dirai plus loin : la lésion n'est pas la maladie.

Aristote, Buffon, Grimaud admirent des fonctions intérieures pour la nutrition et des fonctions extérieures pour mettre l'animal en rapport avec le monde (p. 31). C'est l'ébauche de la division que Bichat a si complètement développée plus tard. En effet, c'est l'origine de la séparation absolue des deux fonctions ou des deux appareils de la *vie organique* et de la *vie de relation.*

En étudiant chaque système en particulier, Bichat indique ses formes différentes, ses propriétés de tissu, ses propriétés vitales, ses sympathies et son développement.

Système cellulaire. Ce système a pour propriétés de tissu une *Extensibilité* évidente ainsi que la contractilité.

Ses propriétés vitales sont nulles dans l'état ordinaire. — La *sensibilité* animale est également nulle, mais elle se développe à un très-haut degré dans l'état maladif. La *sensibilité organique* est très-évidente et s'exerce dans l'absorption de la sérosité de la graisse, de la lymphe, du sang, du lait, mais elle se révolte contre celle de l'urine, de la bile, de la salive et des autres fluides d'excrétion. — La *Contractilité organique* sensible et insensible y existent.

Les sympathies du tissu cellulaire sont très-nombreuses et existent avec le cerveau, le cœur, le foie et l'estomac. Ainsi le phlegmon trouble les fonctions de ces organes et on sait que les sétons du cou agissent favorablement sur les maladies des yeux.

Ce tissu a la propriété de la reproduction très-développée.

Système nerveux. Les propriétés de tissu y sont peu apparentes. La *sensibilité animale* est en général très-vive dans les nerfs; mais elle est variable selon les tissus malades.

De même que chaque système a son mode de sensibilité animale propre dans l'état naturel, de même l'a-t-il aussi dans l'état morbide, c'est-à-dire dans la douleur » (p. 93). En effet celle-ci varie beaucoup selon les tissus affectés.

La contractilité animale y est nulle ainsi que *la contractilité organique.* — La contractilité organique insensible et l'insensibilité organique n'y sont qu'au degré nécessaire à la nutrition.

Dans le système nerveux de la vie organique les propriétés de tissu et celles dites vitales, sont moins développées que partout ailleurs.

Système vasculaire a sang rouge.

Les propriétés de tissu du système vasculaire à sang rouge sont une extensibilité faible, mais la contractilité est plus forte.

Les propriétés vitales sont faibles, ainsi la sensibilité animale y est nulle ainsi que la contractilité de même nom.

La contractilité organique sensible n'y existe pas mais la contractilité organique insensible y est très-manifeste. — Quant à la sensibilité organique insensible elle y est manifeste puisqu'elle ne se sépare point de la contractilité précédente, mais à un degré obscur (p. 143).

Système vasculaire a sang noir.

Ce système a une extensibilité et contractilité de tissu très apparentes, — la sensibilité animale est nulle, ainsi que la contractilité animale, — sa contractilité organique sensible est nulle.

La contractilité organique insensible et sensibilité organique de même nature existent, mais président seulement à la nutrition.

Système absorbant ou lymphatique. — L'extensibilité de tissu et la contractilité sont très-évidentes dans ce système.

La sensibilité animale nulle dans l'état normal n'est développée que dans l'inflammation.

La contractilité animale est également nulle.

Dans ce système, la contractilité organique sensible douteuse, mais la contractilité organique insensible et la sensibilité organique insensible — y existent pour remplir leurs fonctions d'absorption et de circulation.

Système osseux. La solidité, la dureté et l'élasticité sont les propriétés physiques de ce système. Il a l'extensibilité et contractilité de tissu, non dans l'état normal, mais à l'état pathologique, — il n'a pas de propriétés animales dans l'état naturel, car la sensibilité animale ne s'y développe que dans l'état morbide, — la contractilité animale nulle.

La sensibilité organique insensible y existe, et probablement la contractilité organique insensible.

La contractilité organique sensible lui est étrangère.

Système cartilagineux. — L'extensibilité et la contractilité de tissu y sont presque nulles, — la sensibilité animale est également nulle si ce n'est dans l'inflammation; — la contractilité animale est nulle.

La sensibilité organique insensible existe, — mais il n'y a pas de contractilité organique insensible.

Système fibreux. — Il n'y existe que la contractilité organique insensible et la sensibilité organique de même nature.

S'il y a quelques erreurs de détails dans cette philosophie anatomique, ce défaut est largement compensé par l'immensité des aperçus formulés par l'auteur. Du reste, la meilleure preuve qu'on puisse donner de l'importance de ces idées, c'est le résultat qu'elles ont eu pour la science. — En effet, Bichat n'avait fait ses recherches qu'avec les yeux, n'ayant pour guide que son esprit généralisateur, et sans le secours des verres grossissants. Aussi qu'est-il arrivé? Lorsque le microscope a été appliqué à l'étude des tissus, son idée a été le point de départ de recherches nouvelles et à l'*Anatomie générale* a succédé l'*Histologie générale*, qu'on appelle aussi anatomie générale microscopique ou Histologie.

On doit aussi à Bichat, un *traité d'anatomie descriptive* qu'une mort prématurée lui a empêché de finir et qui a été achevé par ses élèves, puis le *Traité de la vie et de la mort*, œuvre remarquable de physiologie qui a eu la juste renommée qui s'attache aux travaux de bonne observation.

CHAPITRE II

ANATOMIE GÉNÉRALE MICROSCOPIQUE OU HISTOLOGIE NORMALE

Non contents d'étudier les tissus à l'œil nu comme Bichat, on les a observés au microscope et alors sont nées, avec cette nouvelle branche de l'anatomie générale, *l'Histologie et la Physiologie cellulaires*, connaissances purement anatomiques, car, jusqu'ici, sauf dans mes travaux sur les *Attributs de la Vie*, on n'a pas encore étudié les propriétés physiques et vitales des éléments cellulaires, et on s'est contenté de décrire leur mode de développement. Sous ce rapport, Bichat l'emporte encore de beaucoup, comme anatomo-physiologiste, comme médecin et comme philosophe sur ses continuateurs.

Quoi qu'il en soit, en 1838, Schleiden et Schwan crurent découvrir l'unité de composition des corps vivants en affirmant qu'elles procédaient toujours de cellules organiques, et que tous les tissus naissaient de ces éléments particuliers. — C'est à cette théorie anatomique qu'on donne le nom de *cellulaire* en attendant qu'on prenne pour base les éléments moléculaires de cette cellule primitive, ce qui prouverait que ce que l'on a appelé être simple est déjà un être composé. — Ce sera alors la théorie moléculaire. — De là est née l'Histologie, c'est-à-dire l'étude de tous les éléments anatomiques, dont se composent les tissus.

Dans cette théorie, tous les tissus sont considérés comme le résultat de la transformation d'une cellule primitive spéciale à chaque individu, visible seulement au microscope, se développant par *prolifération* et fournissant, par *métamorphose*, les éléments dont se composent les organes. Cette cellule est impressible sans nerfs, contractile sans fibres, et fatalement agissante vers sa forme spécifique. — Elle forme les autres cellules qui, par milliards, constituent l'être animé. C'est, pour les éléments anatomiques des tissus de chaque être vivant, la théorie de l'origine des espèces émise par Darwin, c'est-à-dire un Transformisme ayant le pouvoir de faire sortir d'une espèce déterminée des espèces différentes.

Vogel, Lebert, Robin ont une doctrine différente. — Ils n'adoptent pas la théorie cellulaire et professent que tous les tissus se forment à l'aide d'*éléments anatomiques moléculaires* et *cellulaires* prenant naissance dans un *Blastème* ou liquide nourricier.

Ces éléments, eux aussi, ne sont visibles qu'au microscope. Ils sont vivants, doués d'impressibilité, c'est-à-dire de sensibilité inconsciente, s'accroissent, se multiplient, se meuvent sur place et s'associent pour l'édification des tissus qu'ils sont appelés à former. Ils ont une vie propre, éphémère, et les animaux comme les plantes formés par eux sont des êtres collectifs. — C'est à ce point que les histologistes disent un peu prétentieusement pour la glorification de leur étude, que l'homme n'est qu'une fédération d'éléments anatomiques : fédération soit, mais le consensus de la vie de l'homme qui les rassemble en fait une unité parfaite. La montre aussi n'est qu'une fédération de rouages, et le ressort qui triomphe de leurs propriétés physiques pour leur faire marquer l'heure à l'aide des aiguilles en fait une précieuse unité.

Par une *évolution* spéciale ces éléments anatomiques changent de forme. Nés d'un granule ou monade, ils préparent les cellules sans noyaux ou avec noyaux qui reforment par *gemmation* ou par *segmentation* des granules, des noyaux et des cellules nouvelles.

Pour Robin, ces éléments naissent aussi de toute pièce par *génération spontanée* au sein d'un *Blastème*, mais cela n'est pas démontré, car partout où des êtres inférieurs se produisent il y a des germes, plus ténus encore, qui sont le point de départ de la génération de ces microzoaires.

C'est ici la théorie de Lamark sur le développement des espèces par génération spontanée, appliquée au développement des éléments anatomiques, que l'on considère dans la nouvelle doctrine comme de véritables microzoaires associés en fédération pour la constitution des êtres vivants.

Il faut séparer avec soin les découvertes microscopiques d'anatomie générale qui viennent perfectionner les études de Bichat, en montrant les tissus dont la réunion forme les organes constitués eux-mêmes par des éléments anatomiques spéciaux, d'avec les théories qu'on a voulu en tirer.

La découverte des éléments épithéliaux, cellulaires, des éléments lymphatiques glandulaires, connectifs, fibreux, nerveux, restera dans la science, ainsi que les découvertes de structure du cerveau, des nerfs, du poumon, des reins, du foie, de la rate, des muscles, des os, des cartilages, des glandes, etc. Ce sont des faits d'une haute importance qui résultent de l'emploi des microscopes perfectionnés de notre époque, et ce sont eux qui sont la base de l'*Histologie* née en Allemagne et propagée en France, malgré l'opposition des corps savants.

Mais une fois cet hommage rendu au progrès réalisé dans l'anatomie générale par l'histologie, je dirai que je ne crois pas la théorie de la génération spontanée des éléments anatomiques normaux appelée au même succès de durée. Rien ne naît de rien, et la fatalité du développement des êtres, après l'acte générateur, le prouve. Or, ce qui est vrai de l'être adulte, ou fédération des éléments anatomiques, l'est de chaque élément en particulier. Quant au Transformisme embryogénique qui montrerait que la cellule primitive d'un être engendre des cellules d'espèce différente pour ses différents tissus, cela ne signifie pas grand'chose puisque la cellule primitive est le point de départ, et l'être complet le point d'arrivée. Il n'y a pas là de question de doctrine comme pour l'origine spontanée des espèces animales et végétales par changement de l'espèce primitive. — C'est la métamorphose d'un germe cellulaire se reproduisant toujours de la même manière, à chaque génération, pour la perpétuité de l'espèce, et ce n'est pas là du Transformisme. Sans cela on pourrait dire que la chenille, la chrysalide et le papillon sont des transformations d'espèces différentes, et tout le monde sait qu'il ne s'agit là que d'une métamorphose.

Quoi qu'il en soit de ces opinions théoriques fort contestables, il reste avéré que les organes sont composés de tissus propres ayant leurs éléments anatomiques distincts. Ce sont : les éléments conjonctifs d'où dérive le tissu muqueux, fibreux, adipeux, élastique, cartilagineux et osseux ; les éléments musculaires, nerveux, les éléments épithéliaux de revêtement du derme ou des vaisseaux et les épithéliums glandulaires.

Voilà le fait, mais comme je le disais plus haut après les découvertes anatomiques viennent les applications physiologiques et médicales. En ce qui concerne l'application de ces données anatomiques à la pathologie, nous allons voir que l'Histologie normale a engendré l'*Histologie pathologique*, c'est-à-dire l'étude des altérations des éléments anatomiques dans les tissus et dans les humeurs.

Tout d'abord ce n'a été que l'étude empirique des modifications microscopiques constatées dans les organes et dans les humeurs altérées par la maladie, mais bientôt par une systématisation habile du développement de ces altérations, il s'est produit une doctrine médicale anatomo-pathologique complète connue sous le nom de *pathologie cellulaire* et dont l'auteur est Virchow. J'en parlerai plus loin à l'occasion des systèmes inspirés de l'anatomie (V. Cellularisme).

CHAPITRE III

ANATOMIE CHIRURGICALE ET MÉDECINE OPÉRATOIRE

A côté de l'anatomie générale, et en même temps qu'elle, le XIXe siècle a vu sortir de l'anatomie descriptive un nouvel ordre d'études anatomiques spécialement applicable à la chirurgie. C'est *l'Anatomie chirurgicale* ébauchée par Palfin en 1726, et rendue complète par les travaux de la science contemporaine représentée par Dupuytren, continuateur de Desault, Blandin, Velpeau, Malgaigne, Richet, etc.

Elle a pour but « de préparer à la chirurgie et surtout aux opérations par l'anatomie. Sa prétention est d'instituer une science qui apprenne au chirurgien à diriger le bistouri au sein des parties profondes avec autant de certitude que si ces parties étaient transparentes. Pour cela, elle décompose le corps en régions ou groupe naturel de parties dont elle étudie chacune à part comme un organe spécial qui a sa forme, son étendue, ses limites, sa structure, son développement, ses variétés, ses fonctions, etc. (*Blandin; Eloge* par Denonvilliers.)

De là résulte que dans une affection chirurgicale on peut savoir si elle sera légère ou grave suivant la couche des tissus où elle se développe et selon la disposition et la nature des tissus.

C'est une étude pratique des régions du corps, destinée à donner à la chirurgie une précision scientifique qui la sépare complètement des données empiriques, dont elle s'est nourrie pendant si longtemps.

Je n'ai pas à entrer ici dans les détails de cette espèce d'études anatomiques : j'en ai dit le but et les applications ; qu'il me suffise d'ajouter que, par elle, la médecine opératoire avec ses nombreux principes et ses règles différentes a pu s'établir comme science et constituer le seul apprentissage réel de la chirurgie manuelle pour ceux qui n'ont pas encore abordé la chirurgie clinique. Je ne dirai rien de trop en disant aussi que, même pour le chirurgien expérimenté, l'anatomie chirurgicale et la médecine opératoire doivent être les sources où il doit souvent venir puiser pour enhardir son esprit et encourager sa main.

SECTION VI

Des doctrines médicales, des méthodes et des sciences inspirées de l'Anatomisme.

L'anatomie qui ne devait être qu'un moyen de connaître la structure de l'homme sain est devenue par la force des choses une méthode, et pour quelques-uns une doctrine. Sur elle s'appuient le *Solidisme* et parfois l'*Humorisme*. Tant qu'elle a langui par le fait de la superstition ou de la politique, et qu'elle a été obligée de n'avoir d'autre ressource que la dissection des animaux, la science est restée stationnaire. Dès qu'elle a pu librement étudier l'homme pour en éclairer la conformation naturelle et les maladies, elle a dissipé graduellement toutes les ténèbres du passé, et a largement éclairé les routes de l'avenir. — Par ses progrès, la *Chirurgie*, moins hésitante et plus sûre de ses voies pour la direction des instruments, est devenue véritablement scientifique; la *Physiologie* a pu s'agrandir et nous révéler les mystères du fonctionnement de la circulation sanguine et lymphatique; la chimie et la physique essayant leurs forces sur un organisme autrement disposé qu'on ne le pensait, créèrent la *Chimiâtrie* et l'*Iatro-mécanisme;* — l'anatomie des organes malades ayant entraîné la mort, jusques-là si peu connue, se créait de toutes pièces et donnait à la médecine cette base solide de l'*Anatomo-pathologisme*, de la *Micrologie* et de l'*Histologie pathologique.* — L'exploration de l'homme vivant a pu se faire sans scalpel, par les sens ordinaires ou aidés d'instruments physiques, pour découvrir les lésions organiques de la maladie et constituer l'*Organoscopie moderne.* — Si l'on ajoute enfin à ces résultats les systèmes pathologiques fondés sur le rôle prédominant des solides ou des humeurs dans les maladies, on verra combien l'anatomisme, si décrié par l'ignorant, mérite au contraire la considération des véritables amis de la science. Ses abus ont conduit à l'erreur, mais quelle méthode poussée à outrance n'y conduit pas? Laissons donc de côté toute exagération et, sans prétendre que l'anatomie constitue la science médicale toute entière et la doive diriger, occupons-nous seulement des doctrines que je viens d'indiquer et qui sont les conséquences de la méthode anatomique pratiquée par le scalpel, par l'analyse chimique, par le microscope ou par les moyens d'exploration qui constituent l'organoscopie, tels que la percussion, l'auscultation, la cérébroscopie, etc.

Je parlerai donc successivement :

1° De l'*Anatomo-pathologisme ;* — 2° de l'*Histologie pathologique, du Cellularisme* ou *Pathologie cellulaire* et du *Transformisme ;* — 3° de la *Physiologie ancienne* et *moderne ;* — 4° de la *Chirurgie ancienne* et *moderne; — de la Médecine opératoire ;* — 5° du *Parasitisme ;* — 6° de l'*Organoscopie.*

Quant au Solidisme ou Méthodisme, à l'Iatro-mécanisme, à l'Humorisme et à la Chimiâtrie, ces doctrines se trouvent exposées dans autant de chapitres spéciaux placés précédemment.

CHAPITRE PREMIER

DE L'ANATOMO-PATHOLOGISME

J'ai déjà eu occasion de dire à l'occasion d'Hippocrate, d'Arétée, de Galien, etc., qui, dit-on, ne pouvaient pas faire d'autopsies, et dont on considère la pathologie comme étant dépourvue d'anatomie pathologique, qu'ils connaissaient bien le siége anatomique et la nature des lésions d'un grand nombre de maladies. — Comment l'avaient-ils appris? Personne ne saurait le dire, mais la première chose qu'ils durent faire en faveur de leurs malades, ce fut de s'assurer de la nature humorale ou organique des maladies. Il n'y a eu que les vrais empiriques qui, ne s'occupant que du symptôme et du remède, aient pu se passer d'anatomie pathologique. Hippocrate pratiquant l'empyème, le trépan ou la néphrotomie et déclarant que dans les pyrexies aucun organe n'est spécialement altéré, — Arétée décrivant les lésions de la pleurésie, l'ulcère pulmonaire de la phthisie, l'action d'une lésion du cerveau sur le côté opposé du corps, savaient au moins cette anatomie pathologique là, et il en est de même pour beaucoup d'autres maladies, car on en trouve la preuve dans les écrits de Coelius Aurelianus et de Galien. C'était la conséquence des découvertes de l'école d'Alexandrie, là où Hérophile et Érasistrate, libres d'ouvrir des cadavres humains, avaient pu rechercher sur la dépouille de l'homme le siége et la cause des maladies. Quoi qu'il en soit, ce n'est pas grand'chose et il faut bien dire que, jusqu'au XVIe siècle, il n'y a pas eu de véritable anatomie pathologique. On savait vaguement quelles étaient les lésions de certaines maladies, mais ces connaissances étaient très-bornées et souvent fautives.

C'est à la renaissance de l'anatomie normale et au moment où l'on peut faire l'autopsie des cadavres humains que l'Anatomo-pathologisme prit naissance, car tout d'abord il y eut des médecins qui crurent que la découverte de la lésion matérielle allait révéler la cause des maladies. — Alors, comme à notre époque, on pensait ne rien savoir d'une maladie si l'on ignorait le siége du mal. — C'est là une exagération, car la lésion n'est pas la maladie, et des lésions en apparence semblables, résultent de maladies de nature très-différente (1).

Antoine Beniveni, né en 1540, est un des premiers qui aient essayé de tirer parti des ouvertures cadavériques pour rechercher le siége des maladies. — Il était médecin à Florence au temps où Charles VIII fit la conquête de Naples. — Si l'on en croit Haller, il regarda la vérole, non comme une maladie d'importation nouvelle, mais comme une maladie ancienne connue sous le nom de *Mentagra* et de *Lichenes*. — Il s'appliqua à rechercher sur le cadavre les *causes cachées* des maladies. — D'après Malgaigne (Amb. Paré, p. CXIX), il ne se bornait pas à ouvrir ses propres malades; il recherchait les

(1) E. Bouchut, voir *Pathologie générale*, 2e édition, page 621.

occasions d'autopsies avec la même ardeur que pouvait y mettre un anatomiste de nos jours..... Enfin, il explorait jusqu'aux cadavres des pendus, sans espoir de rattacher les lésions anatomiques à des symptômes qu'il n'avait pu observer, mais pensant toujours y trouver quelque chose, et faisant alors tourner ses recherches au profit de l'anatomie descriptive et de la physiologie. Il mourut en 1502.

Vinrent ensuite Eustache, Coiter, Colombo, Paw, dont les recherches ont été consignées dans Bartholin en 1657; Nicolas Tulpius; Dominique Panaroli, Jean-Jacques Wepfer; Frédéric Ruysch; Jean Conrad Peyer; Étienne Blancaerd; Daniel Hoffmann, qui fit un traité d'anatomie pathologique en 1713; Marcellus Donatus; enfin Théophile Bonet, né en 1620, qui eut l'idée de rassembler la plupart des faits anatomo-pathologiques connus en un seul volume, après les avoir triés et classés selon leurs analogies. — Souvent même il ajoutait à ces faits des considérations d'étiologie, de diagnostic et de traitement quelquefois très-utiles.

THÉOPHILE BONET

Le livre de Bonet a pour titre : *Sepulchretum sive anatomica pratica*, et il est daté de 1679, et la 2e édition, de 1700.

Bien que ce travail de compilation, fait pour la première fois, ne présentât pas de grandes difficultés, et n'exigeât qu'une grande vertu de patience, il n'en a pas moins été très-utile. — Il est divisé en quatre parties. — La première comprend toutes les maladies *de la tête;* la seconde celles *de la poitrine*, la troisième celles *des lésions organiques de l'abdomen* ; et enfin la quatrième est relative aux observations de *maladies dont le siége n'était pas encore déterminé* à cette époque, ou qui ne rentraient pas dans les trois catégories précédentes. Telles étaient les tumeurs, les plaies, la syphilis, les fièvres, la goutte, etc.

Beaucoup d'observations sont incomplètes, écourtées, privées de détails nécessaires, mais les faits n'étant pas de lui, il a dû les prendre tels qu'il les trouvait dans la science de son temps. Comme il n'avait d'autre prétention que celle de faire un recueil nécroscopique, il ne pouvait guère agir autrement. Au lecteur moderne le soin de laisser ce qui est mauvais pour ne choisir que les cas dignes d'être reproduits.

Voici du reste un exemple de sa manière de procéder. — Il est relatif aux palpitations de cœur qui font l'objet de la section huitième du second livre. — Les causes de cette maladie étaient pour lui d'après ses observations : un tubercule, un a ès, l'intempérie chaude, la pléthore sanguine occasionnant l'obstruction, les vers, une évacuation subite, la grossesse, l'inflammation, une poche pleine d'eau ou de quelque humeur putride, une infection miasmatique provenant du dehors ou du dedans, certaines adhérences contre nature. — Ces causes existent dans les cavités ou dans la substance même du cœur, dans le péricarde, dans les artères, ou enfin dans certaines parties éloignées comme l'utérus, le foie et l'estomac.

Pour chacun de ces cas, Bonet rapporte une ou plusieurs observations suivies d'autopsie, afin de montrer la légitimité de ses assertions. — Pour le temps, c'est un livre remarquable, bien qu'il soit dépourvu d'originalité; — et je trouve que Morgagni, après avoir déclaré dans sa préface que « *si quelqu'un a bien mérité de la médecine et du genre humain tout entier, c'est Th. Bonet,* » — a été bien sévère pour lui en critiquant à toute page et le choix, et l'authenticité, et l'importance de ses observations nécroscopiques. — Morgagni a publié son livre quatre-vingt-trois ans après la première édition du *Sepulchretum*, longue période pendant laquelle on avait appris à mieux voir, et c'est toujours un tort que de prétendre juger le passé avec les lumières du présent. — Dans ma pensée Morgagni a manqué de mesure et peut-être de justice en appréciant le *Sepulchretum* comme il l'a fait.

MORGAGNI

Morgagni est l'auteur d'un ouvrage analogue à celui de Bonet, et très-estimé dans la littérature médicale. Ce médecin naquit à Forli en 1682. — Il fut reçu docteur en 1701 et s'adonna surtout à l'anatomie sous la direction de Valsalva. Il fut bientôt nommé professeur à Bologne, puis à Padoue où il recueillit les éléments de ses principaux ouvrages qui sont très-nombreux. Le plus important, celui qui caractérisera Morgagni dans l'histoire comme un des fondateurs de l'anatomie pathologique est celui qui a pour titre : *De sedibus et causis morborum per anatomem indagatis* — ou Du siége et des causes des maladies étudiés par l'anatomie. — Il a été publié en 1762 et traduit du latin en français par Désormeaux et Destouet en 1820. — C'est un livre calqué sur le *Sepulchretum* de Bonet, et ayant les mêmes divisions que lui. — Ainsi, il renferme cinq parties : La *première* contient les maladies de la tête ; la *seconde* celles de la poitrine; la *troisième* celles du ventre; la *quatrième* les affections chirurgicales et universelles, et enfin la *cinquième* traite de quelques sujets qui rentrent dans les quatre premières. — J'en pourrais dire ce que son auteur a dit du *Sepulchretum*, et, le jugeant d'après les idées de mon temps, sans tenir compte de la distance, je pourrais dire que le livre manque de méthode, qu'il est diffus, ce qui est vrai, que les observations sont incomplètes, ce qui est vrai, et en vérité je n'aurais pas grand'peine à soutenir ces affirmations. — Il me suffirait pour cela de comparer notre manière d'observer et de recueillir les observations et le résultat des nécropsies pour convaincre mon lecteur. — Je n'en ferai rien, car dans la région doctrinale où je m'élève, les questions de personnes, de dates, de philologie sont relativement peu importantes. — Je veux montrer la voie du progrès et, si après avoir fait connaître les transformations d'une doctrine, je m'arrête sur ses représentants illustres, c'est moins pour en faire une biographie anecdotique, plus ou moins exacte, que pour donner une idée de leurs travaux.

Le livre de Morgagni a eu un grand succès, et a été imprimé trois fois en quatre ans. — De plus, il a été traduit en anglais, en allemand et en français. — Il y a quelques années, c'était encore le traité le plus complet d'anatomie pathologique qui existât, et, si on peut le consulter avec fruit, il a considérablement vieilli, et les découvertes de l'anatomie pathologique française entre 1820 et 1830, en ont presque fait une antiquité. — L'auteur rapporte l'observation très-incomplète du malade, la nécropsie qui est faite avec plus de soin, quoiqu'il y manque beaucoup de détails importants, et il termine par des réflexions, en général très-remarquables et d'une sagacité médicale réelle. — Voici un exemple de sa manière de faire. — Il est emprunté au livre des douleurs de tête (1).

« Un enfant âgé de treize ans, de beaucoup d'esprit et d'intelligence, avait perdu une sœur et un frère morts de phthisie, et avait lui-même éprouvé, l'année précédente, une inflammation du poumon gauche. Il est pris d'une douleur de tête sus-orbitaire et des yeux eux-mêmes dont les parties environnantes laissaient écouler une matière visqueuse. Le lendemain il délire, ses yeux se fixent sur les assistants, il rejette par le vomissement quelques viscosités. Ensuite il est tout à coup agité de mouvements convulsifs, après quoi il tombe dans une espèce d'affection soporeuse ; cependant il est souvent réveillé par les convulsions, accompagnées de la difficulté de respirer. Enfin il meurt.

« *Examen du cadavre.* Tous les viscères du ventre étaient sains; cependant l'estomac contenait un liquide érugineux ; la vessie était remplie d'urine, et la vésicule du fiel, de bile. »

(1) Morgagni, tom. I, édition française, page 64.

« Le poumon droit n'était point adhérent à la plèvre; mais il renfermait dans son sommet, vers la clavicule, un tubercule, presque de la grosseur d'une noix, dans lequel étaient de petites cavités remplies d'une matière semblable, par sa couleur et par sa mollesse, à la substance médullaire du cerveau. Peut-être si l'enfant eût vécu plus longtemps, aurait-il été le germe de la maladie qui avait causé la mort de son frère et de sa sœur. Le poumon gauche qui, comme je l'ai dit, avait été attaqué d'inflammation un an auparavant, était adhérent à la plèvre dorsale. Le péricarde contenait plus de deux onces de sérosité ; le ventricule droit du cœur renfermait une petite concrétion polypeuse. Le reste du sang n'était nullement coagulé, quoique l'ouverture ne fût faite que dix-sept heures après la mort.

« La dure-mère était teinte d'une couleur cendrée par des vaisseaux sanguins. En l'arrachant de l'apaphyse qu'on appelle crista galli, elle se déchira, et il s'échappa un peu de sérosité sanieuse : il s'en écoula au contraire une once de liquide, de l'endroit où passaient les nerfs optiques. D'ailleurs le cerveau était sain dans toutes ses parties ; et la glande pinéale fixait les regards des spectateurs par sa grosseur extraordinaire.

« Vous concevez que cette dernière particularité, surtout sur un enfant très-spirituel, ne manquait pas d'être notée dans un temps où l'on regardait presque généralement cette glande comme le siège de l'âme pensante. Au reste, le commencement de la maladie fut marqué par la douleur de la tête et des yeux ; son accroissement, par les vomissements, les convulsions, l'assoupissement, et sa terminaison par les mêmes convulsions, qui furent, à ce qu'il paraît, la cause immédiate de la mort. Peut-être aussi cette affection commença-t-elle d'une manière imperceptible. Car il est possible que la douleur, le délire, les vomissements, fussent l'effet de convulsions légères, comme la plénitude des deux vessies fut la conséquence du délire, état dans lequel l'on est insensible au stimulus de l'urine, et où l'on refuse ordinairement des aliments qui, en comprimant la vésicule, déterminent la sortie de la bile qu'elle renferme. Néanmoins, il paraît qu'une partie de cette dernière humeur avait été poussée dans l'estomac par les efforts du vomissement, ce qui donna lieu à la couleur érugineuse des matières rejetées. Les mêmes convulsions qui, en comprimant le cerveau, laissaient après elles l'assoupissement, l'interrompaient aussi, en revenant de temps en temps, par l'irritation qu'elles causaient.

« Mais la sérosité qu'on trouva à la partie antérieure de la base du cerveau, était-elle l'effet ou la cause des convulsions ? On peut admettre l'une et l'autre supposition. Car soit que la cause des convulsions, cachée dans la structure des nerfs et des méninges, eût donné lieu à l'épanchement de la sérosité, en comprimant les vaisseaux et en retardant le cours du sang; soit que l'épanchement existant primitivement, eût produit d'abord de légères convulsions et des douleurs, en irritant les méninges vers le bas de la région frontale, et aux environs des nerfs optiques, ces deux explications faciles à saisir sont également admissibles. En effet, de ce que la sérosité était limpide, il ne s'ensuit pas nécessairement qu'elle ne fût pas nuisible; puisqu'il est certain que les sels les plus corrosifs ne troublent, en aucune manière, la limpidité de l'eau dans laquelle ils ont été dissous. D'ailleurs la sérosité n'était pas entièrement limpide, elle était en partie sanieuse. Je chercherai dans d'autres histoires analogues à celle-ci, la source de cette sanie, soit qu'elle fût purulente en effet, soit qu'elle ne le fût qu'en apparence. »

Partout les faits sont présentés de la même manière et c'est là ce qui constitue un *recueil raisonné d'observation et d'anatomie pathologique*, fruit de cinquante ans de lectures et d'observation. — Il est écrit sous forme de *lettres à manie*.

Dans la première partie relative aux maladies de la tête, les lettres ont pour objet : les *lésions de la douleur de tête*, — les *lésions de l'apoplexie sanguine*, *de l'apoplexie séreuse et de l'apoplexie qui n'est ni sanguine ni séreuse*, — les *lésions des autres affections soporeuses ;* — les *lésions de la phrénésie*, *de la paraphrénésie*, *du délire*, *de la manie*, *de la mélancolie et de l'hydrophobie*, — les *lésions de l'épilepsie*, — les *lésions des convulsions*, — de *la paralysie*, — de l'*hydrocéphale* et des *tumeurs de l'épine*, — du *catarrhe* et des *affections des yeux*, — des maladies des *oreilles* et du *nez*, enfin quelques mots sur le *bégayement*.

Dans la seconde partie se trouvent : les *lésions de la respiration ayant leur siége hors de la poitrine et dans les poumons surtout par des calculs*, — les lésions de la respiration par *hydropisie de la poitrine ou du péricarde*, — les lésions de la respiration par *anévrysmes du cœur ou de l'aorte pectorale*, — les lésions de la douleur *de poitrine, des côtes et du dos*, — les *lésions du crachement de sang et des crachats purulents de la phthisie*, — *des palpitations*, — *de la mort subite*. — La troisième partie traite : des lésions de *la faim contre nature et de la mort de faim*, — de *la déglutition*, — du *vomissement*, — des *flux de ventre*, — des *hémorrhoïdes*, — de la *chute du rectum*, — de *la douleur des intestins*, — des *tumeurs des hypocondres*, — de *l'ictère et des calculs biliaires*, — de *l'ascite*, — des *tumeurs du ventre*,

— de *la douleur des lombes*, — *de la suppression d'urine*, — de la *dysurie*, — des *hernies*, — de la *gonorrhée*, — de la *descente de l'utérus*, — de la *stérilité*, — des *vices de la menstruation et des flueurs blanches*, — *de la fausse grossesse, de l'avortement et de l'accouchement malheureux*.

Dans le livre quatrième il est question des *fièvres*, — des *tumeurs*, — des *blessures et des coups de la tête*, — des *blessures du cou, du dos et de la poitrine*, — des *blessures du ventre et des membres*, — des *ulcères et du sphacèle*, — des *fractures*, des *luxations*, — de la *goutte* et des *douleurs des membres*, — de la *syphilis*, — des *empoisonnements*, etc.

Dans le livre cinquième se trouvent de nouvelles lettres sur l'*apoplexie*, — sur l'*épilepsie* et sur quelques autres sujets qui ont été traités dans les livres précédents.

Comme on le voit, en dehors de toute méthode, il y a là un exposé d'anatomie pathologique ayant trait à la plupart des maladies médicales et chirurgicales connues. — Il n'y faut pas chercher autre chose, — mais cette anatomie pathologique là, en progrès sur celle de Bonet, est en arrière sur l'anatomo-pathologie de Broussais, de Laennec, d'Andral et de Cruveilhier, absolument comme celle de ces différents auteurs qui était un progrès sur le temps de Morgagni est en arrière sur l'anatomie microscopique de notre époque. Tout se pousse dans l'histoire de la médecine et vieillit vite. Ne raillons donc pas trop nos devanciers, si nous ne voulons pas à notre tour être raillés par les successeurs du siècle prochain.

LIEUTAUD — BAYLE — PROST — BICHAT — BROUSSAIS — DUPUYTREN — LAENNEC — ANDRAL, ETC.

Lieutaud dans son *historia anatomica medica*; Sandifort, Bayle, Prost, Bichat, Broussais, Dupuytren, Laennec, Cruveilhier, et toute l'école française du XIXᵉ siècle par ses travaux, ont achevé l'anatomie pathologique telle qu'on la pouvait faire à l'œil nu. — C'est alors qu'en Allemagne l'usage du microscope pour l'étude des lésions organiques a profondément modifié la face des choses et que, à la suite des découvertes d'anatomie générale de Bichat, l'on a vu naître l'histologie normale et pathologique, puis comme conséquence immédiate, les théories de Shwann, de Schleiden sur le développement cellulaire des tissus normaux suivis des recherches de Virchow sur *la physiologie* et *sur la pathologie cellulaires*.

Aujourd'hui, tous les médecins étudient l'anatomie pathologique comme ils ont étudié l'anatomie normale. — Vitalistes, animistes, méthodistes, organiciens, tous recherchent avec un égal soin la lésion matérielle organique des maladies, mais ils ne lui accordent pas la même importance hiérarchique. — Tandis que les anatomopathologistes proprement dits, et que les organiciens, font de la connaissance des lésions organiques la base de la pathologie et de la médecine, les vitalistes au contraire n'y voient qu'un effet de l'altération du principe de la vie, effet pouvant devenir cause à son tour, comme toutes les causes physiques imaginables. C'est l'opposition du Solidisme de Thémison au Dogmatisme d'Hippocrate et, sous une autre forme, c'est l'éternelle question de la vie envisagée comme une cause ou comme un effet qui se présente encore à l'esprit. On a beau faire pour éviter les importunités de ce problème qui se dresse à chaque instant dans la pensée du médecin philosophe, et lors même que par prudence, par crainte ou par impuissance, on croit devoir l'écarter de ses pas, il reparaît à la plus petite occasion. C'est qu'en effet, à côté de la médecine proclamée par les uns comme une science exclusivement matérielle ou physique, il y a toujours en face l'opinion contraire qui, en raison du principe de la nature de l'homme, fait de la médecine une science morale doublée de recherches relatives à la matière des organes. Il y a plus de deux mille ans que dure ce procès et ce n'est certainement pas nous qui en verrons la fin.

Quoi qu'il en soit, l'Anatomo-pathologisme qui ne devrait être qu'un moyen d'agrandissement de la science est pour quelques médecins la base exclusive de la médecine. C'est *une doctrine dans laquelle on affirme que toutes les maladies résultent d'une lésion organique.* — « Organes sains, fonctions saines et fonctions troublées, organes malades, a dit Rostan dans son livre de l'Organicisme, cela est faux, car on sait que des organes étant sains en apparence leurs fonctions peuvent être dérangées et réciproquement on voit souvent des organes malades n'entraîner aucun trouble des fonctions.

Sans insister davantage sur ce point qui sera discuté ailleurs (V. *Organicisme* et *Solidisme*), je me borne à établir ce fait que l'Anatomo-pathologisme n'est une doctrine que pour les organiciens, tandis que, pour les autres médecins, c'est le moyen de suivre dans les organes l'effet des maladies dont le principe peut être dans une altération de l'agent vital, du sang ou des humeurs.

Admettons dans l'Anatomo-pathologisme le moyen de connaître les lésions de tissu et les déviations organiques, mais dans les maladies ce n'est pas tout, car il y a des troubles d'innervation dont la cause est inconnue et ne réside pas dans les solides ; il y a les altérations de l'agent vital qui créent la taille, la ressemblance aux parents, la constitution, le tempérament, les diathèses innées, toutes choses incontestables quoique étant de nature inconnue, et enfin les altérations du sang et des humeurs qui ne sont pas des lésions de tissu et que la chimie pathologique est en train de nous révéler. — De plus, si la connaissance des lésions est indispensable pour déterminer le siège des maladies, dans beaucoup de cas, en thérapeutique, la lésion n'est pas la chose la plus importante à considéreret il est quelquefois bon de ne pas s'en occuper. — En effet, le médecin qui découvre une maladie organique telle que la phthisie pulmonaire, porte un pronostic d'incurabilité basé sur la nature de la lésion, et il n'a aucune confiance dans les agents thérapeutiques, tandis que celui qui sans méconnaître la lésion ne s'occupe que de relever les forces par la viande crue et l'alcool, voit souvent ses malades engraisser et résister au mal qui les consumait.

Cela dit, voyons les services rendus à la science par l'anatomie pathologique. Il est certain que c'est à elle qu'on doit la connaissance du siége matériel et de la localisation des maladies. — Jusqu'au moment où l'on a commencé à rechercher sur le cadavre la raison des symptômes observés dans les maladies, toutes les descriptions étaient incomplètes, incertaines ou fautives. — Au contraire, dès que l'usage s'est introduit de rechercher sur le cadavre la cause de la mort, on a dû modifier la nosographie et considérer autrement qu'on ne l'avait fait, un grand nombre de maladies. — Si toutes les maladies avaient eu des lésions appréciables, et si des lésions semblables ne résultaient quelquefois pas de maladies de nature différente, on aurait pu faire une localisation générale basée sur le caractère des lésions organiques, mais cela n'est pas possible. On l'a tenté sans y réussir, et aujourd'hui chacun sait qu'il n'y a qu'un certain nombre de classes morbides qui puisse être déterminé par la nature de la lésion. On peut ainsi établir la classe des *inflammations*, des *gangrènes*, des *hémorrhagies* ou des *hydropisies*, mais les *fièvres*, les *névroses* et les *nosohémies* restent en dehors de cette classification anatomique. A ce point de vue, l'anatomie pathologique est insuffisante. Il n'en est pas de même pour la distinction de certaines maladies en particulier. — Pour n'en citer qu'un exemple, je prendrai le croup et le faux croup. Tant qu'on n'a pu rechercher la cause anatomique du mal, ces deux maladies étaient sans cesse confondues l'une avec l'autre. Maintenant, on les sépare d'après ce caractère que l'un a toujours des fausses membranes amenant l'asphyxie, et que l'autre n'en a pas et ne peut que faire craindre une asphyxie qui n'arrive jamais. — Il en est de même de l'épilepsie guérissable parce qu'elle n'a pas de lésion du cerveau, et de celle qu'on ne peut guérir parce qu'elle dépend d'une lésion de cet organe.

Jadis on se contentait de faire l'anatomie pathologique en inspectant et en décrivant avec soin les lésions organiques visibles à l'œil nu. — Cela est insuffisant. — Aujourd'hui, si l'on veut bien faire, il faut produire ces lésions à volonté par des expériences sur les animaux (1) et il faut les étudier au microscope, au moyen de l'analyse chimique, c'est-à-dire faire de la chimie pathologique, et enfin tenir compte des lésions permanentes qui restent visibles sur le cadavre, et des lésions fugaces qui ne durent qu'un moment ou qui cessent avec la vie. — Il n'y a que ce moyen pour maintenir l'anatomie pathologique au rang qu'elle doit occuper dans la hiérarchie des connaissances médicales.

Ainsi, je divise les lésions qui sont du domaine de l'anatomie pathologique en lésions permanentes visibles à l'œil nu, ou appréciables au microscope. Ce sont les phlegmasies, les gangrènes, les ulcérations, les hémorrhagies, les hydropisies, les flux, les nosorganies hypertrophique et atrophique, graisseuse, chondroïde, mélanique, tuberculeuse, cancéreuse, parasitaire, etc.

Les lésions fugaces caractérisées par l'hypérémie partielle ou l'anémie dans les maladies congestives ou ischémiques.

Enfin les lésions humorales ayant pour siége le sang et les humeurs.

Toutes ces lésions ont été classées d'une façon méthodique par Laennec, par Meckel, par Andral et par tous les médecins. Cela était nécessaire pour qu'on puisse comprendre le mode d'altération des tissus. Voici la classificationgénéralement adoptée de nos jours d'après M. Andral.

(1) Wilson Philips, en produisant des inflammations au moyen d'excitants appliqués sur le mésentère d'une grenouille, a pu étudier l'anatomie pathologique de l'inflammation.

Cl. Bernard, en piquant le plancher du 4e ventricule, a déterminé la glycosurie et en agissant sur le grand sympathique dorsal intra-thoracique, il a déterminé la pleurésie et la pneumonie.

Wirchow, Prevost et Cotard, en injectant des corps étrangers dans les artères, ont provoqué des obstructions diverses appelées *Embolies artérielles*, et caractérisées par des phlegmasies ou des ramollissements donnant lieu à des symptômes variables, selon les organes.

Lewin, 1861 ; Verliac, Cornil et Ranvier, en donnant du phosphore, ont produit la stéatose musculaire, qu'en 1860 Von Hoff et Koch avaient observée sur le foie, le cœur et les reins après l'empoisonnement phosphoré.

Villemin, en inoculant du tubercule à de jeunes lapins, a provoqué la formation intérieure d'autres tubercules dans les poumons.

Goujon, en inoculant de la matière mélanique à des cochons d'Inde et à des chiens, a reproduit la mélanose. etc.

1° *Lésions de circulation*, comprenant les hypérémies, les congestions ou fluxions, les hémorrhagies et les anémies; il faut y ajouter les thromboses.

2° *Lésions de nutrition*, comprenant les vices de conformation. — L'hypertrophie, l'atrophie, l'ulcération, le ramollissement, la gangrène, l'induration, les productions accidentelles graisseuses, pileuses, chondroïdes, cartilagineuses, tuberculeuses, mélaniques, etc. D'après les découvertes récentes, il faut y joindre les productions parasitaires et les embolies.

3° *Lésions de sécrétion*, comprenant tous les flux et les hydropisies.

4° Les *altérations du sang* dans ses divers éléments ou nosohémies, etc.

Un instant on avait cru toucher à la perfection, mais la science qui marche, a eu vite fait d'amonceler sur ces idées de nouveaux progrès dus à l'examen microscopique et à l'analyse chimique. Nos contemporains s'inspirant des idées de Laennec qui voulait qu'on s'en tînt à l'observation anatomique, et qu'on fasse autant d'affections particulières qu'il y a de lésions organiques, en un mot, que la nosologie soit subordonnée à l'anatomie, ont été au delà de ce que je viens d'indiquer. A l'aide du microscope, ils ont rectifié beaucoup d'erreurs faites à l'œil nu, et ils ont découvert une foule d'altérations que personne n'avait encore entrevues, ce qui diminue d'autant le nombre des maladies réputées essentielles, c'est-à-dire sans lésions anatomiques. — En France, et surtout en Allemagne, on s'est lancé dans cette voie féconde, et ce qui a été fait n'est que la moindre partie de ce qui reste encore à faire.

SECTION VII

Anatomie pathologique microscopique et Histologie pathologique.

Malgré l'importance des premiers résultats introduits dans la science médicale par l'anatomie pathologique, telle qu'on peut la faire à l'œil nu, il est facile de comprendre ce que ces résultats ont d'incomplet et de borné, si on les compare à ceux que l'on peut obtenir à l'aide de verres grossissants.

La structure intime des lésions serait toujours restée inconnue, et eût échappé aux recherches des médecins s'ils n'avaient pu aider le sens visuel ordinaire par le secours des amplifications du microscope.

La date de ce secours est celle d'un nouveau progrès de connaissances anatomiques, et si ce progrès s'est un instant ralenti, la reprise qui s'est faite de nos jours a été si heureuse qu'elle a changé la face de l'anatomie pathologique. Comme toujours on a dépassé le but en prétendant à l'impossible. On s'est cru armé d'un instrument qui donnait le dernier mot des choses. Par son aide, Hook a même cru évaluer le nombre des idées matérielles dont il fait monter le nombre à trois mille millions. On a cru découvrir le dernier de la division des tissus vivants et saisir l'unité organique de la vie. Au lieu de s'en tenir à une sage observation des faits nouveaux, on a entassé hypothèses sur hypothèses pour les expliquer, sans comprendre que dans les infiniment petits, comme dans les infiniment grands, les lois de la nature et de la vie sont partout les mêmes, dominant toutes les créatures du monde visible ou invisible.

Qu'il s'agisse de l'atome, de la cellule, de la fibre, de l'organe entier ou de l'être qui renferme ces éléments, il faut toujours en revenir à ce principe : que les éléments obéissent à une force extrinsèque qui est l'agent vital, ou bien qu'ils renferment en eux-mêmes la propriété et la sagacité de se rendre là où il faut pour faire tel tissu ou tel organe indispensable, et que la matière s'organise elle-même. La micrologie moderne nous a donné le spectacle de cette dernière hypothèse. Triomphera-t-elle dans ses prétentions? C'est ce qui me paraît fort douteux.

Quoi qu'il en soit, et en dehors de toute philosophie, l'intervention du microscope dans les études anatomiques et anatomo-pathologiques aura eu pour résultat de faire connaître la structure normale des tissus dans leurs éléments et, dans beaucoup de cas, la composition des tissus morbides (1). C'est là un fait capital dans l'histoire de la science. Il ne faut pas l'oublier.

Les premiers microscopes furent construits en 1620 par Corneille Drebbel et Zacharie Jansen (Priestley, *Histoire de l'optique*, p. 64). C'est à Malpighi qu'on attribue l'honneur de s'en être servi le premier en physiologie et en médecine, ce qui lui permit de venir en aide à Harvey, car, au moyen de cet instrument, il annonça en 1661 qu'on pouvait voir la circulation des petits vaisseaux dans le mésentère des grenouilles. — C'est lui qui découvrit la structure lobulaire et vésiculaire des poumons, qui annonça que les fibres du cerveau devaient être considérées comme une expansion de la moelle épinière — qui vit la différence de la cicatricule d'un œuf fécondé d'avec celle d'un œuf stérile et qui montra les premières traces du *punctum saliens* ; — enfin qui découvrit les follicules de la langue et la structure du tissu glandulaire.

(1) Voyez le chapitre *Anatomie générale et Histologie*.

A mesure qu'on perfectionna le microscope, on fit des observations plus précises, quelquefois même trop précises, car Leuwenhœck dont la renommée ne s'est pas encore éteinte a prétendu avoir disséqué les testicules des vers du fromage (Hartsoeker, critique de Leuwenhœck p. 44, *Essais de dioptrique*). — Il n'en est pas de même de Lieberkuhn dont les recherches microscopiques jouissent d'une considération méritée, et qui démontra la structure vasculaire des parties du corps humain ainsi que la conformation des glandules de l'intestin; de Louis de Hambourg qui en 1667 fit voir les animalcules spermatiques à Leuwenhœck, lequel les indiqua en les décrivant à son tour en 1674, enfin d'un grand nombre de savants qui se lancèrent dans la voie nouvelle récemment ouverte à la science.

Le microscope ne devait pas seulement servir à établir la structure des tissus qui composent les organes du corps humain, il a été également employé à la recherche des modifications que les tissus peuvent subir sous l'influence de quelques maladies. C'était le prélude de ce qui s'est accompli de nos jours. On s'en est servi pour faire cette forme de recherches qui a reçu le nom de la physiologie pathologique. Ainsi, non content de constater à l'œil nu les désordres que l'inflammation produit dans les tissus, on voulut savoir comment ces désordres se produisaient et Wilson Philips en 1801 est le premier qui ait fait de l'anatomie pathologique sur l'animal vivant en étudiant les lésions microscopiques de l'inflammation. On sait que ce médecin ayant irrité la membrane interdigitale d'une grenouille placée sous le microscope vit les capillaires se contracter, puis se dilater en ralentissant le cours du sang qui finissait par s'y arrêter — Thomson en 1809, Gruithuisen en 1816, Hastings en 1820, Kaltenbrunner en 1826, Gendrin, etc., confirmèrent ces assertions en les étendant plus ou moins, et elles font aujourd'hui partie du domaine de la science. C'est la nature même de l'inflammation révélée par l'examen microscopique.

Il était impossible de s'arrêter en si bon chemin. L'élan était donné et, à la suite de Bichat créateur de la grande anatomie générale, et de Schwann, qui a fondé l'anatomie générale cellulaire, vinrent les recherches de l'altération des cellules ou *histologie pathologique*. Cela me conduit à la naissance de la pathologie cellulaire.

CHAPITRE PREMIER

PATHOLOGIE CELLULAIRE

Au moment où la *théorie cellulaire* de Schwann venait de se produire en 1838, la même année, J. Muller se mit à rechercher avec le microscope qu'elle était la structure intime des diverses formes de tumeurs. Cette étude en inspira d'autres, car en 1842 Vogel étendant ces recherches à d'autres lésions organiques publia son *atlas d'histologie pathologique,* bientôt suivi en 1844 du *cours de microscopie* de Donné, — en 1845 de la *physiologie pathologique* de Lebert — des *cours* de Charles Robin en 1845, — de *l'atlas microscopique* de Mandl en 1845, — de l'*Histologie* de Gunsburg, — de l'*histologie pathologique* de Weld en 1853, — de l'*histologie humaine* de Kolliker et enfin des mémoires particulièrs de Virchow, lequel devait systématiser toutes ces connaissances de détail sous le nom de *pathologie cellulaire.*

. C'est l'œuvre la plus considérable enfantée par l'anatomie générale de Bichat et par la théorie cellulaire de Schwann. C'est une doctrine anatomique et physiologique des maladies fort répandue en Allemagne et en France, mais reste à savoir si, en effet, elle répond à toutes les exigences de l'observation anatomique et de la clinique. L'anatomie pathologique de Morgagni, de Laennec, d'Andral n'expliquent pas tout, je l'ai déjà dit, en est-il autrement de l'anatomie pathologique microscopique nommée *pathologie cellulaire?*

Je ne le pense pas, car, avec Kolliker, je crois que, non-seulement l'histologie ne possède pas aujourd'hui une seule loi, mais encore les matériaux d'où elle pourrait les déduire sont trop pauvres pour qu'on en puisse même tirer avec certitude un nombre suffisant de principes généraux »... Néanmoins je vais examiner ce *Cellularisme pathologique* dont Virchow s'est fait le promoteur en commençant par exposer la doctrine d'après la traduction de Picard.

Cela fait, je discuterai ce système pour montrer ce qu'il renferme d'admissible et pour indiquer ses erreurs.

VIRCHOW

Ce qui suit fera comprendre les prétentions de la *pathologie cellulaire.*

« Tandis que le règne inorganique a pour dernière expression la molécule, le règne organique (végétaux et animaux) présente en dernière analyse un élément particulier, possédant toujours des caractères communs, c'est la *cellule*, caractérisée par le noyau et le nucléole, le contenu et la membrane d'enveloppe (1). Il faut la présence de tous ces éléments pour que le nom de cellule vivante soit légitime. L'homme provient d'une cellule. Certains animaux ne sont composés que d'une seule cellule (2). »

« La cellule naît de la cellule. Les arguments de M. Pouchet (3) n'ont pas pu nous convaincre : il n'y a pas de génération spontanée. Il n'existe dans le corps aucun noyau primitif libre pouvant former une cellule : *omnis cellula cellulâ* (4). »

« La formation cellulaire se fait de diverses manières : »

« 1° Par la division de cellules préexistantes [décrite d'abord par Vunsburg et Breuer (5).] Les noyaux se divisent, et la division de la cellule se produit ensuite. Remarquons, dans ce cas, que la cellule mère disparaît, et qu'elle est remplacée par deux ou plusieurs cellules filles.

« 2° Par le bourgeonnement cellulaire. — Virchow donne ce nom à une espèce de nouvelle formation que l'on observe très-souvent chez les animaux inférieurs. Les cellules préexistantes envoient des prolongements, des ramifications, etc., qui deviennent peu à peu de nouvelles cellules. Les travaux de Virchow sur les villosités du placenta fœtal (6), et ceux de Joseph Meyer sur le développement des vaisseaux, ont établi ce mode de formation.

3° Par la formation cellulaire endogène. — On voit se former de nouveaux éléments dans l'intérieur des anciens, le plus souvent auprès d'un noyau préexistant. On les remarque dans des espaces vésiculeux décrits par Virchow et nommés par lui espaces générateurs (*Brutraume*).

Virchow n'admet point qu'un exsudat, qu'un épanchement de

(1) Cela est faux, car la cellule renferme un noyau et un nucléole qui la précèdent, et ses parois, qui même peuvent manquer, ne sont formées que d'atomes agglomérés ayant une vie particulière qui les conduit dans le cycle vivant destiné à construire une cellule conjonctive, musculaire, nerveuse, etc.

(2) Certains protozoaires (Kolliker et Siebold).

(3) Pouchet, *Hétérogénie*, ou *Traité de la génération spontanée basé sur de nouvelles expériences*. Paris, 1859, in-8°.

(4) Virchow, *Beitr. z. Spec, Pathologie und Thérapie*, 1854. — Remak (*Muller's Archiv*, 1852) avait dit : « *Omnis cellula in cellulâ*. »

(5) Breuer, *Meletem. circa evolutionem ac formas cicatricum*. Vatrislaviæ. 1843.

(6) *Gesammelte Abhandlungen*, p. 788.

lymphe puisse s'organiser. C'est un point capital de la doctrine (1). — On sait l'importance que les travaux de Hunter avaient donnée au rôle des vaisseaux, dans l'organisation. Pour Hunter, la lymphe plastique était la base nécessaire de toute organisation (2). On supposait que la fibrine, l'albumine, divers corps protéiques s'épanchaient des vaisseaux et devenaient des substances histogénétiques, des corps blastématiques. La théorie de Schwann fit alors naître au milieu du blastème amorphe un noyau : autour de ce noyau se précipitait une membrane, et l'endosmose formait le contenu cellulaire. La découverte de Kolliker, de la segmentation du vitellus et de la multiplication des cellules vitellines, vint donner les premières bases de la théorie de l'enveloppement; on abandonna la théorie des liquides formateurs et de la cristallisation. On modifia la théorie de Schwann, et la théorie de l'enveloppement des globules, des granules formateurs fut admise. En même temps, on tâchait d'étudier la prétendue organisation des caillots sanguins et d'exsudats (Gulliver, Helbert, Gluge, Melsens), ou de produire des cellules de toutes pièces au moyen des principes du sang, en mélangeant du sérum, soit avec de la graisse (Ascherson, Bennett), soit avec des sels calcaires (Beneke).

Panum fut plus heureux que les autres; il créa des cellules, ou plutôt des formations celluloïdes, en mélangeant du chloroforme avec de l'albumine. Cependant Wittich (3) démontra que la membrane haptogène d'Ascherson était due à la saponification de l'huile par l'alcali combiné avec l'albumine. La couche albumineuse, perdant son alcali, devient insoluble et se précipite. Harting (4) a produit, d'un autre côté, des pseudo-cellules en agitant de l'albumine avec du mercure. Mais toutes ces formations, résultats de phénomènes chimiques ou mécaniques (5) (Melsens), manquent des qualités essentielles de la cellule vivante, la conservation et la reproduction. Peu à peu, on en vint à mettre en doute la plasticité des

(1) Je ferai observer qu'il n'y a pas de tissu sans liquide interposé, et que c'est aux dépens de ce liquide que naissent, se développent, se multiplient et s'entretiennent les cellules. — De plus, en disant qu'un exsudat ne s'organise pas, Virchow oublie que les vaisseaux de nouvelle formation des séreuses, que les adhérences et que les cicatrices sont la conséquence des métamorphoses produites dans l'exsudation inflammatoire dont une partie se résorbe, dont l'autre facilite la vascularisation nouvelle et que le dernier terme de ce travail est une organisation.

(2) John Hunter, *Œuvres complètes* traduites avec des notes par G. Richelot. Paris, 1843, tom. III, p. 52.

(3) Melsens, *Bulletin de l'Académie de Belgique*, 1850.

(4) Harting, *Nederlandsche Lanc.*, septembre 1851.

(5) *De hymenegonia albuminis*. Regimontii. 1850.

exsudations. Addison et G. Zimmermann firent provenir du sang lui-même les cellules que l'on voyait dans les caillots et les exsudats. Paget sépara en deux catégories bien nettes l'exsudat corpusculaire et l'exsudat amorphe. Enfin parurent Remak (1) et Virchow, qui nièrent la libre formation cellulaire, et qui, en physiologie comme en pathologie, considérèrent le développement cellulaire comme une succession régulière et légitime des générations (2).

Ainsi tout tissu vivant doit posséder des cellules (ce mot étant pris dans sa véritable acception).

Tantôt les cellules sont serrées les unes contre les autres, et se touchent par toutes leurs parois (végétaux, épithélium); tantôt elles sont séparées par une substance intercellulaire solide (os); tantôt la substance intercellulaire est élastique et résistante (cartilage, enchondrome); tantôt enfin le tissu intercellulaire est lâche et même liquide (sang, pus). L'élément vital caractéristique, celui qui a son existence en lui-même, qui régit son territoire de substance intercellulaire, qui influence les éléments voisins, tout en gardant son autonomie particulière, cet élément, le même pour tout le règne organique, c'est la *cellule*. Le vaisseau, le nerf, n'est pas indispensable à la vie; plusieurs tissus n'ont point de capillaires; il est impossible de suivre les tubes nerveux dans certaines parties du corps. Et pourtant ces parties, ces tissus, vivent : ils possèdent des cellules, un système de vascularisation spécial, grâce à des prolongements cellulaires et aux anastomoses des membranes de cellules Ces anastomoses, analogues aux *vasa serosa*, qui cependant n'existent pas, remplacent parfaitement le capillaire et facilitent l'échange moléculaire, assurent les rapports des parties et la nutrition. Le lecteur suivra avec intérêt le développement de cette idée dans les leçons sur les tendons, les cartilages inter-articulaires et les os.

De la cellule passons à l'étude des tissus qui résultent de la réunion des cellules. Virchow les divise en trois grandes classes. Les tissus sont composés de cellules se touchant directement les unes les autres (tissu épidermique).

Les tissus sont composés de cellules séparées par une substance intercellulaire (tissu de substance conjonctive).

Enfin, les cellules ont acquis une organisation particulière, spéciale au règne animal (appareils nerveux et musculaire, vaisseaux, sang).

(1) *Loc. cit.* Remak admit la formation intracellulaire comme loi générale, sans toutefois donner, en ce qui touche la pathologie, des preuves à l'appui de sa manière de voir.

(2) Virchow, *Specielle Pathologie und Therapie*, Erlangen, p. 328, 329.

Parmi ces tissus, il en est un qui présente un intérêt tout spécial pour la Pathologie cellulaire. C'est le groupe des tissus de substance conjonctive. On considérait autrefois ce tissu, qu'on nommait *tissu cellulaire*, comme composé d'un assemblage de fibrilles, formant les faisceaux ondulés que l'on trouve partout. Ces fibrilles étaient, d'après Reichert, des replis, un plissement particulier d'une substance homogène. Pour Schwann et Lebert (1), ces fibrilles provenaient d'une cellule dite fibro-plastique, dont les extrémités s'effilaient, se subdivisaient, le noyau restant enclavé au milieu de ces subdivisions. Pour Henle (2), les noyaux existaient primitivement au milieu d'un blastème amorphe.

Pour Virchow enfin, les cellules allongées et étoilées existent aussi bien chez l'embryon que chez l'adulte; elles sont séparées par un tissu intercellulaire qui peut prendre l'aspect ondulé : dans tous les tissus de substance conjonctive, on retrouve toujours la cellule, dont la forme varie, il est vrai (et cela est de peu d'importance au fond), mais qui se retrouve entière et parfaitement conservée avec son noyau, son contenu, sa membrane. Tous les élèves de Virchow, la plupart des micrographes allemands, s'accordent pour partager cette manière de voir, que quelques personnes continuent à regarder comme une hypothèse.

Le rôle du tissu conjonctif est immense. Comme Virchow le démontre, il se substitue physiologiquement et pathologiquement à divers tissus. De plus, il est répandu dans tout le corps; c'est la grande charpente du corps humain; il entre dans la structure des organes, dont il entoure les éléments; il forme la névroglie, le soutien de la substance nerveuse cérébrale et spinale. Le tissu conjonctif nous fournit dans tous les points de l'organisme des germes de cellules qui, par leur prolifération, par leur multiplication, deviendront le point de départ de néoplasies, de formations pathologiques, de tumeurs.

Les tissus inférieurs étudiés, Virchow aborde les tissus supérieurs. En peu de mots il fait justice de la prétendue contractilité des capillaires, de l'activité des vaisseaux. Pour lui, plus le vaisseau sera actif, plus ses éléments musculaires se contracteront, et moins l'afflux sanguin sera considérable. L'étude du sang et de la lymphe

(1) Lebert, *Physiologie pathologique*, ou *Recherches cliniques expérimentales et microscopiques sur l'inflammation, la tuberculisation, les tumeurs, la formation du cal, etc.* Paris, 1845, t. II, pag. 505.

(2) Henle, *Traité d'anat. générale*, ou *Histoire des tissus et de la composition chimique du corps humain*. Trad. de l'allem. par Jourdan, t. I, Paris, 1843, in-8°, p. 381.

le conduit à celle des organes hémato-pœétiques. Les ganglions lymphatiques et leurs équivalents, la rate, les follicules de la base de la langue, les glandes de Peyer, tous ces composés semblables de follicules clos, jouent un rôle important dans la formation et la préparation des globules blancs du sang.

Ces études sur les formes cellulaires étant faites, Virchow examine la fonction. Tout élément vivant du corps humain répond à une excitation en manifestant son activité. L'activité est réveillée pour trois raisons différentes : c'est pour faire fonctionner, pour nourrir, pour former une partie. D'où trois sortes d'irritations ; celle qui augmente la fonction organique (*irritation fonctionnelle*); celle qui s'accompagne d'une exagération de nutrition (*irritation nutritive*); celle enfin qui produit de nouvelles parties (*irritation formative*). Cette manière de voir rend plus claire l'idée d'inflammation, qui se manifeste de deux manières pour l'auteur : l'inflammation purement parenchymateuse, celle qui se passe dans l'intérieur des organes, sans qu'on puisse trouver de liquide sécrété librement; l'inflammation sécrétoire, plus spéciale à la superficie des organes, et dans laquelle les liquides provenant du sang se mêlent aux sucs produits par les éléments de l'organe et les entraînent au dehors.

A côté des processus inflammatoires dans lesquels les cellules sont actives, Virchow étudie une série d'altérations qu'il nomme *processus passifs*. Dans ces derniers les éléments normaux peuvent être complétement détruits (dégénérescences), ou bien être privés d'une partie de leur activité. Virchow sépare nettement les cas dans lesquels l'élément normal persiste, quoique altéré, dans sa structure (et par conséquent dans ses fonctions), de ceux dans lesquels l'élément normal a disparu, tout en donnant naissance à d'autres éléments nouveaux, ne ressemblant pas au premier. Dans ce dernier cas il y a *nécrobiose* : l'élément a disparu, il nous est du moins impossible de le retrouver sous sa forme primitive. Virchow démontre que ces formes destructives ont aussi des analogies physiologiques. Les types normaux de ces évolutions pathologiques se retrouvent dans la sécrétion physiologique des glandes sébacées de la peau, dans celle du colostrum, dans la formation du corps jaune de l'ovaire. A propos des dégénérescences, nous signalerons au lecteur l'intéressante description de la formation athéromateuse dans les artères et des altérations de la maladie de Bright. Les altérations amyloïdes du foie, de la rate, du rein, des ganglions lymphatiques, etc., sont l'objet d'une analyse minutieuse. C'est à Virchow, comme on le sait, qu'est due la découverte de la réaction toute spéciale de la matière amyloïde, substance singulière, qui tient de l'amidon et de la graisse : l'iode seul la rougit; l'addition d'une faible quantité d'acide sulfurique lui donne la coloration brune ou violette. Nous arrivons à la classification des tumeurs.

On sait l'importance de ce point de la doctrine. L'école micrographique française attachait l'idée de malignité à l'hétéromorphie. La Pathologie cellulaire restreint cette manière de voir, et insiste spécialement sur diverses conditions trop longtemps négligées par une école absolue et désireuse d'avoir une formule simple : conditions dont on doit nécessairement tenir compte, si l'on veut faire accepter par la clinique les conclusions de l'examen microscopique. Voici la division que Virchow propose pour le classement des tumeurs.

1° Dans une néoplasie, il peut se faire que le nombre des anciens éléments ne varie pas, ces derniers augmentent seulement de volume en s'assimilant des particules homologues : hypertrophie simple.

2° Le nombre des éléments augmente :

a. Les éléments nouveaux présentent le type des anciens éléments : hétérométries, hypertrophie numérique, hyperplasie.

b. Les éléments nouveaux prennent un type hétérotope ou hétérochrone : dégénération, hétéroplasie.

Toutes les néoplasies pathologiques ont des analogies dans les types physiologiques, et sont la reproduction de formes régulières. Seulement le type peut se produire dans un lieu où il ne doit pas exister normalement (hétérotopie), ou à une époque où il ne se produit pas normalement (hétérochronie).

Ainsi le tissu normal de l'épiderme peut se trouver dans l'intérieur d'un muscle : un tissu de tous points semblable à la gelée de Wharton peut se former dans la joue d'un adulte. Dans les deux cas, il y aura hétéromorphie : les nouveaux tissus différeront du tissu musculaire et de celui des joues; mais, dans le premier cas, il y aura aberration de lieu, dans le second aberration de temps.

La forme des néoplasies ne peut donc servir à les juger : la vitalité de leurs éléments nous permettra de le faire d'une manière plus rationnelle.

A ce point de vue, les tissus peuvent se diviser en :

1° Tissus transitoires. Ce sont des tissus composés de cellules simples, dont la durée peut du reste varier beaucoup : ainsi le pus se détruit promptement; l'épiderme très-lentement au contraire.

2° Tissus permanents. Ce sont particulièrement les tissus de substance conjonctive. Ici existent encore des différences suivant la tendance de ces éléments à la dégénérescence ou à l'atrophie. Ainsi, le tissu conjonctif mou, le colloïde et le tissu muqueux se détruisent très-promptement.

3° Tissus mixtes. Dans ce cas, il peut arriver que les éléments transitoires se détruisent, tandis que les autres se modifient et persistent. Dans le cancer, dans le sarcome, les cellules sont détruites par la métamorphose graisseuse nécrobiotique : il se forme des nodosités cicatricielles et fibreuses qui ne ressemblent pas à la tumeur primitive. Les éléments transitoires disparaissent, les éléments persistants demeurent.

Pour juger une tumeur, il faut de plus tenir compte de son rapport avec le plan typique du point du corps sur lequel elle se développe. Ainsi, une néoplasie osseuse, qui est d'une grande utilité lorsqu'elle se forme entre les deux fragments d'un os fracturé, devient nuisible quand elle se produit à l'extrémité d'un moignon d'amputé.

Enfin, il faut aussi tenir compte des anastomoses, et de la consistance des éléments : il faut savoir s'ils produisent des sucs particuliers pouvant exercer sur les organes voisins une influence contagieuse ou irritante. Ainsi, l'idée de malignité ne s'attache pas nécessairement aux tumeurs hétérologues. Des tumeurs homologues peuvent, suivant les cas, avoir pour le malade une marche beaucoup plus grave que certaines tumeurs hétérologues. Le siége de l'affection doit aussi entrer en considération. On voit donc que des conditions bien différentes déterminent la bénignité ou la malignité des tumeurs : c'est pour les avoir négligées que l'Histologie pathologique s'est si souvent trouvée en contradiction avec la clinique.

Mais il est un point essentiel de la doctrine biologique de Virchow : c'est l'importance qu'il donne à l'activité des éléments particuliers (cellules), activité dépendant de la composition intérieure de l'élément, et surtout des propriétés physiques et chimiques du contenu cellulaire. Pour Virchow, tout élément particulier peut non-seulement exercer une fonction particulière et spécifique (muscle, nerf), mais il peut encore, grâce à des affinités particulières et spécifiques, attirer à lui certaines substances, se les assimiler et les transformer. Cette manière de voir est la base d'une théorie de l'irritation entièrement nouvelle; son importance est immense, non-seulement pour la doctrine de l'inflammation mais encore pour tous les processus pathologiques des néoplasies.

Telle est la doctrine pathologique et physiologique de Virchow. — Comme ingéniosité il ne lui manque rien, elle est riche de détails intéressants, mais elle pèche par sa base. — Son point de départ est faux. Le dernier terme de l'analyse de la matière vivante n'est pas la *cellule*, c'est la *granulation moléculaire*, la *molécule*, ou *monade*, aux dépens de laquelle se font les cellules, et on peut à volonté sur ce point de départ créer une *Pathologie cellulaire* ou une *pathologie moléculaire*. Il a en effet, comme l'a dit Ch. Robin, dans l'analyse des tissus vivants, des éléments figurés qui sont les cellules et les granules, et des éléments non figurés qui sont la matière amorphe et le liquide interposé. — En ne prenant qu'un de ces éléments, on fait de l'arbitraire, et il en résulte un système qui pèche par la base. Cela est si vrai, que dans les cas où on trouve pour point de départ des tissus des granulations sans cellules, il y a des histologistes, entre autres Kolliker, qui admettent des cellules sans paroi ! Ainsi, les cellules embryonnaires, qu'on rencontre dans l'ovule et plus tard dans tous les tissus de l'organisme ; les cellules de la moelle des os dans la couche de développement, les globules blancs du sang, les cellules nerveuses, etc., n'ont pas de membrane d'enveloppe.

En vérité, c'est presque à n'y pas croire. — Quoi ! pour les besoins de la pathologie cellulaire, pour l'empêcher de tomber, il faut recourir à l'invention de cellules sans parois, c'est-à-dire des prisons sans murailles. Il est difficile de compter davantage sur la faiblesse d'esprit ou sur la légèreté de son lecteur, et il est regrettable de voir se produire de pareils arguments. — Si donc, d'une part, la cellule n'est pas le premier terme de l'organisation, il n'y a pas de pathologie cellulaire, et de l'autre, si on est obligé d'inventer des cellules sans parois pour soutenir le système, c'est qu'il est contraire à l'observation.

Soit qu'on n'ait pas compris en France tout ce qu'avait de vicieux comme langage, et de contraire à la réalité comme fait, le système allemand de pathologie cellulaire dont je viens de parler, ce système fut adopté par un grand nombre de jeunes médecins, Ch. Robin resta seul d'un avis opposé et, avec un peu plus de réflexion et de sévérité d'observation, ceux qui l'ont adopté auraient pu faire de même.

Récemment encore Cornil et Ranvier ont publié un ouvrage tout en faveur de la pathologie cellulaire, et qui fournit les plus sérieux arguments contre cette théorie. C'est un livre à lire pour profiter des détails histologiques qu'il renferme, mais, comme on va le voir, tout ce qui est relatif à la systématisation des faits laisse place à un débat contradictoire, et je montrerai chemin faisant tout ce qu'il y a de vicieux dans le classement de ces découvertes histologiques.

CORNIL ET RANVIER

Avec Schleiden, Schwann, Remak, Reichert, Virchow, Kolliker, Donders, etc., Cornil et Ranvier, considèrent la cellule comme l'unité organique primitive, d'où sortent les autres cellules et les tissus de l'organisme.

Ils n'admettent pas avec Schwann qu'elle se forme spontanément dans un liquide générateur ou *Blastème* placé dans des circonstances convenables, en commençant par des granulations qui se réunissent pour former un nucléole autour duquel apparaissent de nouvelles granulations qui s'entourent d'une membrane et forment un *noyau*, lequel s'environne de nouvelles granulations et d'une membrane formant la *cellule*.

L'ovule d'où sortent les mammifères et l'homme est une cellule dont l'enveloppe, appelée la membrane vitelline, renferme le vitellus, contenant un noyau qui est la vésicule germinative et un mucléole appelé tache germinative. — Toutes les cellules et pseudo-cellules de l'Embryon en dérivent.

Après la fécondation, le Vitellus se divise en deux, chaque moitié en deux, ce qui fait quatre, chaque fragment en deux pour faire huit cellules de segmentation, puis seize, puis trente-deux, etc., qui viennent s'appliquer à la face interne de la membrane vitelline en formant une couche de cellules appelée le *Blastoderme*. Celui-ci se divise à son tour en trois couches de cellules qui, par segmentation, bourgeonnement ou formation endogène, forment de nouvelles cellules dites *embryonnaires* ou *cellules sans parois*, d'où dérivent tous les tissus normaux (1).

C'est de cette métamorphose que Virchow a tiré sa pathologie cellulaire en émettant cette idée : *que toute formation nouvelle de cellules et toute néoplasie n'étaient que le développement continu de cellules préexistantes*. Cornil et Ranvier souscrivent à cette opinion, sans s'apercevoir que cette doctrine tombe devant les résultats des recherches de Max Schultze, de Rechlingausen, Kuhne, L. Beale, etc., qui établissent que beaucoup de prétendues cellules n'ont pas d'enveloppe et sont formées d'une petite molécule de *sarcode* ou *protoplasma* sensible et contractile comme les amibes avec un noyau central. — C'est le mouvement *sarcodique* de Dujardin ou *mouvement amiboïde*. — Les globules blancs et toutes les cellules dites embryonnairess ont dans ce cas. Ce sont des cellules

(1) Les cellules embryonnaires sont ce que d'autres histologistes ont appelé des *noyaux fibro-plastiques*.

sans parois, autrement dit des prisons sans murailles, et les histologistes en sont arrivés à dire que dans une cellule la membrane n'en constitue que la partie accessoire (Cornil et Ranvier, p. 5). Ils la définissent : « *une masse de protoplasma renfermant un noyau* » (Id., p. 6).

Avec cette manière de changer la langue et le sens des mots, on peut édifier toutes les théories qu'on voudra, mais il est certain aussi qu'on ne peut aboutir qu'à la confusion.

Ainsi, « les cellules qui n'ont pas d'enveloppe sont 1° les cellules de l'Embryon avant qu'elles aient pris une forme déterminée ; 2° les cellules de la moelle des os dans la couche de développement ; 3° les cellules mères que l'on rencontre dans les mêmes points ; 4° les globules blancs du sang » (Ibid., p. 6) c'est-à-dire la majorité des cellules de l'organisme. — Pourquoi les appeler ainsi ? Ce ne sont que des monades organiques amorphes et pas autre chose.

Quoi qu'il en soit de ce point de départ essentiellement vicieux et un peu fantaisiste, ce sont les *cellules embryonnaires sans parois* ou *Pseudo-cellules ;* qui donnent naissance aux cellules avec parois qu'on trouve dans les tissus.

Ainsi, dans le *groupe des tissus conjonctifs*, qui comprend les tissus *muqueux*, *fibreux*, *adipeux*, *réticulé*, *élastique*, on voit qu'ils sont tous formés de cellules embryonnaires diversement modifiées. Il en est de même des tissus cartilagineux et osseux où on ne trouve pas de cellules à parois.

Dans le groupe des tissus musculaires et nerveux, le premier de ces tissus renferme les muscles de la vie organique dont les éléments « sont des cellules fusiformes plus ou moins longues, ayant de 40 μ à 200 μ sur lesquelles on n'est pas arrivé encore à distinguer de membrane d'enveloppe et qui semblent formées dans toute leur masse par une substance albuminoïde transparente et amorphe » (Id., p. 24). *Encore des cellules sans parois.* D'après les histologistes, ces cellules musculaires dérivent directement des cellules embryonnaires dont le protaplasma subissant des modifications successives, se transformerait en substance musculaire et dont le noyau s'allongerait en forme de bâtonnet » (Ibid., p. 24). — Mais alors, si les faisceaux de muscles de la vie organique proviennent de la monade de protoplasma sans paroi, ils ne sont pas la transformation d'une cellule préexistante et la théorie cellulaire n'a rien à voir dans leur développement.

Il en est de même des faisceaux musculaires striés à contraction volontaire de la vie de relation qui se développent aux dépens des cellules embryonnaires, *sans parois*. Le protoplasma s'allonge, se change, devient strié et le noyau devient ovoïde et se multiplie. Pendant ce temps, il se forme une enveloppe à la pseudo-cellule et cette enveloppe forme le *sarcolemme*. Ici, c'est une cellule qui provient de la masse de protoplasma.

Dans le tissu nerveux, les *cellules nerveuses* « sont bien manifestement dépourvues de membranes » (Ibid., p. 26) et elles n'en prennent à aucune époque de leur existence. Ce ne sont donc pas des cellules. Mais comme en adoptant cette manière de voir voulue par le dictionnaire de la langue française, cela renverserait le Cellularisme, il est à craindre que les histologistes ne continuent à se servir du langage exceptionnel qui leur permet de continuer la discussion de leur système.

Restent les tubes nerveux. Ceux-ci procèdent également des cellules embryonnaires, *sans parois*, s'allongent, s'anastomosent et s'entourent d'une membrane qui forme le nevrilème, tandis que le cylindre d'axe semble naître aux dépens du protoplasma. Ici, la cellule complète qui formera le tube nerveux se développe entièrement d'une cellule sans paroi.

Dans les tissus épithéliaux au contraire il n'y a que des cellules avec parois de formes très-variées selon leur âge, leur situation et leurs usages, celles-là rentrent dans la règle.

Sur cette physiologie cellulaire, toute de convention et qu'on ne peut admettre que sous de grandes réserves, se greffe une pathologie cellulaire limitée aux altérations que présentent les cellules, avec ou sans parois. Voyons donc comment les histologistes entendent cette pathologie.

MM. Cornil et Ranvier divisent les altérations des cellules et des tissus en deux groupes : 1° *les altérations nutritives;* — 2° *les lésions dues à la formation nouvelle de cellules.*

Les *lésions de nutrition des éléments et des tissus* sont : 1° les lésions occasionnées par la mort de ces éléments; 2° les lésions occasionnées par une nutrition insuffisante; 3° l'infiltration séreuse et albumineuse; 4° l'infiltration muqueuse et colloïde; 5° l'infiltration amyloïde; 6° l'infiltration graisseuse ou adiposité; 7° l'infiltration pigmentaire; 8° l'infiltration calcaire; 9° l'infiltration uratique; 10° les lésions causées par un excès de nutrition.

Parmi ces lésions, les unes ne sont pas le résultat de la maladie et sont la conséquence du travail naturel de l'exercice des fonctions, ce sont des lésions physiologiques! Exemples : la mue des épithéliums qui se détruisent, meurent et se renouvellent continuellement : les éléments des muscles et des organes qui se renouvellent sans cesse et sont remplacés par des éléments plus jeunes, etc. Si ce sont des lésions cellulaires, elles ne sont pas le résultat de la maladie, et ce n'est que par suite d'une confusion déplorable de langage qu'on les voit figurer dans la pathologie.

Il n'en est pas de même des lésions cellulaires qui résultent d'un arrêt de la circulation, ou d'une modification primitive des cellules dont la cause est peu connue.

Après un arrêt de circulation limité dans une partie d'organe, celle-ci meurt et il en résulte une *eschare* de gangrène qui s'élimine par suppuration ou un *infarctus* qui se résout lentement en corps soluble par dégérescence graisseuse ou autre.

Les globules du sang perdent leur matière colorante et laissent déposer des cristaux d'hématoïdine (Virchow); les globules blancs se dessèchent, s'infiltrent de graisse et forment une masse caséeuse; les tissus conjonctifs, les os et les cartilages s'infiltrent de graisse et il en est de même dans les muscles et dans les éléments du tissu nerveux.

Quand la mort des tissus résulte d'une lésion primitive des cellules comme dans l'athérome artériel, la carie et les maladies chroniques, il y a quelquefois élimination des parties mortifiées par l'inflammation, mais si la portion d'organe altérée reste en place, elle s'infiltre de graisse et de matières calcaires. Ici ce sont de véritables altérations cellulaires pathologiques.

Les *lésions des cellules dues à leur nutrition insuffisante* sont rares et peu connues. On ne les a guère vu que dans les cellules adipeuses qui perdent leur graisse, dans les tubes urinifères comprimés dont les cellules deviennent graisseuses, ou dans les cellules hépatiques en cas d'hypertrophie interstitielle du foie. En général l'atrophie porte plutôt sur la masse de l'organe, que sur ses éléments en particulier, et il n'y a pas là de lésion d'atrophie cellulaire caractéristique; c'est là un fait dont les histologistes admettent la possibilité plutôt qu'ils n'en démontrent la réalité.

L'*infiltration séreuse et albumineuse* des cellules se caractérise par une tuméfaction trouble avec augmentation de leurs granulations et dilatation de leurs noyaux et nucléoles, comme Cornil l'a observé dans les cellules du corps muqueux de Malpighi. — C'est là le point de départ de l'altération des faisceaux musculaires qui aboutit à la *dégénérescence cireuse* décrite par Zenker. Quant aux œdèmes en général l'infiltration séreuse n'est pas dans les éléments du tissu conjonctif, mais dans ses interstices, ce qui laisse cette lésion en dehors de la pathologie cellulaire.

L'*infiltration muqueuse et colloïde* soit par de la *mucine* précipitant par l'alcool et ne se redissolvant pas dans l'eau, précipitant en outre par l'acide acétique, soit par de la *matière colloïde* qui ne précipite pas par l'acide acétique se produit, la première dans les catarrhes des muqueuses, dans la diphtérite, et la seconde dans certaines tumeurs de la thyroïde et dans quelques kystes ou dans les tumeurs épithéliales et cancéreuses.

L'*infiltration amyloïde* reconnaissable à sa couleur acajou par l'eau iodée, puis à la teinte bleuâtre qu'elle prend ensuite par l'acide sulfurique, existe à l'état normal dans la prostate et à la périphérie de la moelle, mais elle se montre dans l'inflammation chronique du cerveau, des viscères et des petites artères ou des capillaires.

L'adiposité ou surcharge graisseuse se fait dans les cellules mortifiées, et dans les cellules à l'état physiologique dans des conditions encore mal déterminées : — c'est souvent un effet pathologique, mais dans bien des cas c'est un résultat qui est entièrement physiologique. Ce peut être une maladie cellulaire, mais ce n'est certainement pas une maladie dans le sens habituel que les médecins donnent à ce mot.

L'*infiltration pigmentaire* au moyen de granules de pigment introduites dans les cellules n'est pas une maladie des cellules, car on l'observe également dans l'état physiologique sur les éléments de la rate, du foie, de la choroïde et, à l'état pathologique, à la suite des hémorrhagies pulmonaires dans l'épithélium du poumon. — Ce n'est que lorsque cette infiltration pigmentaire est très-abondante qu'elle forme une maladie que l'on appelle *mélanose*, mais alors c'est la masse elle-même qui fait la maladie. — Sans l'agglomération la lésion pigmentaire de quelques cellules reste sans conséquence.

L'*infiltration calcaire des cellules* est également un fait physiologique de la substance fondamentale du cartilage, et un fait pathologique à la suite des lésions existant depuis très-longtemps dans un tissu.

L'*infiltration uratique* est un fait physiologique des cellules épithéliales du rein et des tubes urinifères du nouveau-né, mais c'est aussi un fait pathologique chez les goutteux, dans leurs os, dans leurs cartilages et dans leurs membranes synoviales.

Les *lésions causées par un excès de nutrition des cellules* et des tissus sont caractérisées par le gonflement du noyau, du nucléole et du protoplasma qui change la forme cellulaire et la rend globuleuse. — Ce sont des lésions physiologiques, pour parler le faux langage de l'histologie. On les observe dans la période de développement des tissus, mais ce sont aussi des lésions pathologiques dans l'irritation du tissu conjonctif et des autres tissus.

Dans le second groupe qui comprend les *altérations dues à la formation nouvelle des cellules*, MM. Cornil et Ranvier admettent avec Virchow que les cellules seules sont capables de se multiplier et que ce travail s'observe à l'état physiologique et pathologique. Seulement, rappelons qu'il s'agit encore ici à la fois des cellules sans parois, comme les cellules embryonnaires, etc., et des cellules vraies garnies d'une membrane d'enveloppe.

Dans cette multiplication, les nouvelles cellules qui se forment ressemblent aux cellules mères. C'est ce que Virchow a appelé l'*hyperplasie*. Ailleurs, elles en diffèrent mais leur forme se retrouve toujours dans quelque tissu de l'économie et elles constituent un tissu nouveau. C'est l'*hétéroplasie*.

Dans l'*hyperplasie* la multiplication des cellules se fait toujours par suite du gonflement du nucléole et du noyau, lequel se divise en s'entourant de protoplasma, et forme deux ou trois cellules semblables aux cellules embryonnaires, c'est-à-dire *sans parois*, et qui prennent ensuite une forme plus caractéristique.

J'ai dit plus haut, d'après Virchow, que la formation des cellules nouvelles qui concourent à la constitution du tissu où elles ont pris naissance caractérisait l'*hyperplasie* et que lorsqu'il en résultait un tissu différent du générateur, c'était de l'*hétéroplasie*. Mais ces expressions sont fautives. En effet, dans certains tissus, tels que le tissu osseux, l'irritation amène la résorption des travées osseuses et la formation de tissu médullaire embryonnaire qui est une véritable hétéroplasie. Cependant si l'irritation cesse, cette hétéroplasie redevient de l'os absolument comme s'il s'agissait d'une hyperplasie. Il en est de même dans le cartilage et dans le tissu conjonctif. — Ces mots n'indiquent que le résultat définitif du travail consécutif à la multiplication cellulaire, et ne s'appliquent qu'au cas où par exemple du tissu épithélial ou fibreux, se serait formé dans le tissu d'un os ou dans un autre tissu.

De plus, lorsque les cellules en prolifération engendrent ainsi des cellules embryonnaires, c'est-à-dire sans parois, celles-ci, si l'irritation cesse, reviennent à leur état primitif et reforment leur tissu générateur, ce qui est un travail physiologique, mais si l'irritation continue elles forment du pus ou s'organisent en tissu dévié du type primitif pour créer des tumeurs, ce qui est un travail pathologique.

Ainsi, voilà une altération due à la formation nouvelle qui est à la fois physiologique et pathologique. Elle est physiologique quand elle se produit en faveur du développement régulier des tissus, elle est encore physiologique lorsque par accident elle naît d'une irritation peu intense qui aboutit à une prolifération d'éléments qui aboutissent la formation de leur tissu générateur, et elle n'est pathologique que lorsqu'elle aboutit à du pus ou à un tissu morbide. — Tout dépend alors du résultat, et il est évident qu'il faut attendre la formation d'un produit pour savoir si ce travail de la multiplication cellulaire est physiologique ou pathologique.

Cornil et Ranvier s'occupent ensuite de l'inflammation. Après avoir déclaré que les caractères cliniques de *chaleur*, de *rougeur*, de *douleur* et de *tuméfaction* suivis de *résolution* ou d'*induration*, de *suppuration* et de *gangrène*, n'ont pas toute l'importance caractéristique de l'inflammation qu'on leur a accordé, MM. Cornil et Ranvier signalent une autre théorie, dite *vasculaire*, de l'inflammation, mais ils la déclarent insuffisante parce qu'elle ne s'applique qu'aux tissus pourvus de vaisseaux et ils accordent la préférence à la théorie de l'irritabilité de Brown et de Broussais relative au mode de réaction des tissus sous l'influence des irritants. — C'est la théorie que Virchow s'est appropriée en essayant de l'établir sur les résultats de l'histologie. En effet, cet auteur considère l'irritation des éléments anatomiques comme étant la cause de leurs modifications physiologiques et pathologiques d'où l'irritatibilité *fonctionnelle*, *nutritive* et *formatrice* des cellules.

Partis de cette idée, ils définissent l'inflammation « *la série des phénomènes observés dans les tissus ou dans les organes, analogues à ceux produits artificiellement sur les mêmes parties par l'action d'un irritant physique ou chimique,* » et ils exposent ensuite toutes les altérations cellulaires de l'inflammation.

Il y aurait beaucoup à dire, médicalement parlant, sur cette manière de réduire ce que la clinique appelle inflammation à de simples lésions cellulaires, en laissant de côté les troubles de circulation et de sécrétion qui précèdent, ainsi que les autres phénomènes concomitants, mais ce serait une discussion inopportune en cet endroit. Cela se retrouvera plus loin. Disons seulement qu'avant toute altération cellulaire, il y a sous l'influence de l'irritation d'une partie, soit un phénomène de contractilité capillaire suivi de relâchement, de stase sanguine et d'œdème local, soit un phénomène de sécrétion séro-albumineuse pour les parties non vasculaires dont il faut tenir compte. Alors, viennent les lésions cellulaires comme acte deutéropathique, et comme un effet du premier phénomène anatomique de l'inflammation. Sans cette première réaction des tissus contre l'irritant qu'ils ont senti, aucune lésion cellulaire ne pourrait se produire. Ces lésions ne sont que le moyen de réparation employé par la nature pour obvier au premier trouble matériel des tissus.

Quoi qu'il en soit, voyons quelles lésions cellulaires se produisent dans les parties irritées qui n'ont pas de vaisseaux et dans celles qui en sont pourvues. Ici, encore, nous verrons qu'un grand nombre de ces lésions sont improprement appelées cellulaires, car il s'agit du développement de cellules sans parois, c'est-à-dire de corpuscules qui ne sont pas des cellules, dans la signification que le dictionnaire de la langue française accorde à ce mot.

Dans les tissus non vasculaires comme le cartilage, sous l'influence d'un irritant, par suite d'une action endosmotique le tissu se gonfle de sérosité et, au bout de quelques jours, on voit au delà de la partie irritée une raréfaction du cartilage dont les lacunes sont fort dilatées par l'abondance du protoplasma. — Les noyaux de ces lacunes se gonflent, se divisent et forment d'autres noyaux entourés de protoplasma sans paroi cellulaire. — Puis, sur la surface irritée se forment des cellules embryonnaires, c'est-à-dire sans paroi entre lesquelles se forment des vaisseaux sanguins qui viennent des parties voisines. — Dans tout ce travail, il n'y a que multiplication des noyaux cartilagineux qui restent entourés de protoplasma et formation de noyaux embryonnaires, mais de véritables cellules il ne s'en fait point.

C'est la même chose dans certaines parties de l'épiploon, là où les cellules épithéliales reposent sur du tissu conjonctif sans vaisseaux. A la suite de l'irritation, les cellules se multiplient, restent adhérentes ou se détachent pour végéter dans le péritoine. « Elles ne présentent pas de membranes et sont constituées par un protoplasma mou, granuleux, susceptible de prendre les formes les plus variées et de donner naissance à des prolongements amiboïdes » (p. 75). Puis, il transsude de la sérosité fibrineuse des vaisseaux et il se forme des cellules de pus que MM. Cornil et Ranvier considèrent comme ne provenant pas des vaisseaux qui selon eux ne sont pas nécessaires à cette formation. — Comment le savent-ils puisque d'une part il y a des vaisseaux et que d'autre part une recherche microscopique de ce genre laisse une telle place à l'erreur, qu'il est impossible de se prononcer d'une façon aussi catégorique sans faire d'hypothèse.

Dans l'inflammation des tissus vasculaires, le premier acte des phénomènes consécutifs à l'irritation est le resserrement des capillaires, leur dilatation, la stase sanguine, l'exsudation séro-fibrineuse et c'est alors que commence l'apparition des cellules embryonnaires, qui forment le pus (p. 68 et 91), à moins que l'on adopte la théorie de Conheim qui attribue l'accumulation du pus à la sortie des globules blancs à travers les vaisseaux (p. 82).

Viennent ensuite les terminaisons de l'inflammation parmi lesquelles MM. Cornil et Ranvier oublient la résorption et le passage à l'état chronique qu'il eût été important d'étudier et qui, après la suppuration, sont la formation des vaisseaux nouveaux, les bourgeons charnus, la cicatrisation et les dégénérescences consécutives.

Celles-ci sont : la dégénérescence graisseuse des cellules de pus et du tissu conjonctif, et ailleurs, la gangrène sous forme d'escharre volumineuse ou la gangrène moléculaire qui forme une espèce de phagédénisme.

MM. Cornil et Ranvier auraient bien pu ajouter à cette trop courte énumération des dégénérescences, l'induration, les dégénérescences fibreuses, cartilagineuses, calcaires, caséeuses ou tuberculeuses, et ce qui est de leur part l'objet d'un autre chapitre la formation des tumeurs, car toutes résultent d'un premier travail d'irritation suivi d'une multiplication de *tous* les éléments de la partie affectée.

Après l'inflammation, vient l'étude descriptive et dogmatique *des tumeurs*. — Par la manière dont ces histologistes exposent le sujet, on verra combien il y a d'équivoque et de confusion dans le langage adopté.

Des tumeurs. En commençant la description des tumeurs qu'ils définissent ainsi : « *Toute masse constituée par un tissu de nouvelle formation* (néoplasme) *ayant de la tendance à persister ou à s'accroître,* » MM. Cornil et Ranvier émettent une opinion qui trouvera difficilement crédit auprès des médecins cliniciens. Les tumeurs, disent-ils, « diffèrent des produits inflammatoires en ce qu'elles ont une tendance absolue à persister ou à s'accroître tandis que les néoformations inflammatoires tendent toujours à disparaître ou à reproduire le tissu qui leur a servi de matrice ». Je ne crois pas que cela soit exact, et pour ne citer que deux exemples, je mentionnerai celui des tumeurs gommeuses syphilitiques ou des périostoses de même nature, réputées non inflammatoires, qui disparaissent très-bien sous l'influence du mercure et de l'iodure de potassium et, dans l'autre catégorie, l'exemple des engorgements inflammatoires des glandes cervicales ou du sein qui souvent persistent d'une façon désolante pour les malades.

De plus, ils font du mot tumeur le synonyme de *néoplasme* et ils changent aussi la signification grammaticale de cette dénomination qui, selon eux, ne s'applique ni aux bosses sanguines, ni aux hernies, ni aux hygromas des bourses séreuses, etc. Tout cela est bien arbitraire, car il se trouve que des granulations miliaires tuberculeuses sont des tumeurs, et qu'un kyste séreux des tendons, des ovaires, une hydrocèle ou un anévrysme n'en sont pas. Je ne sais si la science doit beaucoup gagner à ces essais de réforme du langage usité, mais très-certainement, au début, avant que la réforme soit admise, ce n'est que de la confusion.

Dans les tumeurs prises comme synonymes de néoplasmes, la structure relève, dit-on, des deux lois suivantes : l'une de J. Muller et l'autre de Virchow.

1° Le tissu qui forme une tumeur a son type dans un tissu de l'organisme à l'état embryonnaire ou à l'état de développement complet (J. Muller).

2° Les éléments cellulaires d'une tumeur dérivent d'anciens éléments cellulaires de l'organisme, et proviennent de la transformation des cellules de tissu conjonctif (Virchow).

Ni l'une ni l'autre de ces lois ne sont vraies, car pour renverser la première, il suffit de citer les tumeurs parasitaires de la peau et pour combattre l'autre, il n'y a qu'à mentionner les tumeurs épithéliales qui ne proviennent en aucune manière du tissu conjonctif et à montrer que les éléments cellulaires proviennent souvent de noyaux plasmatiques qui n'ont aucune enveloppe. (V. *Transformisme* et *Cellularisme*.)

Quoi qu'il en soit, après avoir critiqué la division assez vraie des tumeurs de Virchow et celle de Foerster, ils s'arrêtent à la classification suivante : elle est basée sur l'analogue des tumeurs avec les tissus normaux.

Le premier groupe, ou *Sarcome*, comprend les tumeurs constituées par un tissu embryonnaire : ce sont les tumeurs fibreuses albuminoïdes de J. Muller; fibro-plastiques de Lebert; embryo-plastiques de Robin. On y trouve aussi les tumeurs à myeloplaxes (Robin) et les glyomes de Virchow.

Le second groupe renferme les tumeurs constituées par un tissu dont le type appartient au tissu conjonctif qui est muqueux ou *myxome;* fibreux ou *fibrome;* adipeux ou *lipome;* hypertrophique ou *carcinome*, atrophique comme dans le *tubercule*, les *tumeurs morveuses* et les *gommes syphilitiques.*

Le troisième groupe comprend les tumeurs formées par des tissus cartilagineux ou *Chondromes.*

Le quatrième groupe renferme les tumeurs à tissu osseux ou *Ostéome.*

Le cinquième groupe comprend les tumeurs à éléments musculaires lisses ou striés ou *Myomes.*

Le sixièmegroupe renferme les tumeurs constituées par du tissu nerveux ou *Névromes*.

Le septième groupe contient les tumeurs formées par des vaisseaux ou *Angiomes*.

Le huitième groupe est relatif aux tumeurs formées par des vaisseaux lymphatiques ou *Angio-lymphomes* et par des corpuscules lymphatiques ou *Adéno-lymphomes*.

Le neuvième groupe renferme les tumeurs constituées par de l'épithélium en masse, sur des papilles, dans des culs-de-sac ou dans des cavités d'où les *Épithéliomes*, les *papillomes*, les *adénomes*, et les *kystes*.

Dans le dixième groupe enfin, se trouvent les tumeurs mixtes offrant un grand nombre de tissus.

Cornil et Ranvier décrivent ensuite avec le plus grand soin les caractères de toutes ces tumeurs, et leurs différentes variétés.

Mais, si au point de vue anatomo-pathologique cette description représente l'état de l'histologie, on verra que sous le rapport médical et clinique, il y a dans chaque genre de tumeurs, des maladies qui, n'ayant rien de commun, doivent se trouver très-surprises d'être ensemble.

1er Genre. *Sarcomes*. — Ce sont les tumeurs constituées par du tissu embryonnaire pur ou subissant une des premières modifications qu'il présente pour devenir un tissu adulte.

Les cellules ont des formes très-variées, selon leur état d'imbibition et d'après leur siége ou leur mélange avec d'autres éléments. Elles sont sphériques, quelquefois irrégulières avec des prolongements, ou bien plates et minces. Elles renferment un à plusieurs noyaux, quelquefois 30 à 50 dans les myeloplaxes de Robin. Elles n'ont en conséquence aucun caractère spécifique, et ce qui les distingue, c'est qu'elles se touchent dans une substance unissante traversée par de petits vaisseaux.

Ces sarcomes comprennent à titre de variété le tissu *encéphaloïde*, ou cancer encéphaloïde ; le sarcome *fasciculé* avec des fibres ou tumeurs fibro-plastiques ; le sarcome *myeloïde* toujours dans les os et dont les cellules ressemblent à celles de la moelle des os ; le sarcome *ossifiant* dont le tissu embryonnaire a de la tendance à s'ossifier, et qui se trouve dans les épulis ; le sarcome *névroglique* des centres nerveux dont le tissu ressemble à la névroglie (tissu conjonctif du cerveau) *névrogliomes* ou glyomes de Virchow.

Le *sarcome angiolithique* qu'on observe dans les méninges et qui prend la disposition du plexus choroïde ou psammomes de Virchow.

Le sarcome *muqueux* quand les cellules embryonnaires se transforment en tissu muqueux.

Le sarcome *mélanique* dont les cellules s'imprègnent de pigment, ce qui formait jadis le cancer mélanique.

Si quelques-unes de ces tumeurs offrent une gravité redoutable d'extension, de reproduction après enlèvement et de généralisation, il en est d'autres, telles que le sarcome névroglique et angiolithique, qui sont de nature tellement différente par leur marche et par leurs conséquences qu'il est impossible cliniquement de les mettre à côté des cancers encéphaloïde, fibro-plastique et mélanique. — Il y a là un rapprochement anatomique que la médecine clinique ne pourra jamais consacrer.

2e Genre. *Myxomes.* — Ce sont les tumeurs formées par le tissu muqueux, jadis confondues avec les tumeurs colloïdes. Leur tissu est gélatiniforme, tremblotant, parcouru par des vaisseaux et formé de cellules de formes variées, rondes, anguleuses ou allongées en fuseau avec prolongements et un ou plusieurs noyaux. Quelques histologistes affirment qu'elles n'ont pas de membrane d'enveloppe.

Il y a le myxome pur, entièrement formé de cellules stellaires ou fusiformes et de vaisseaux; le myxome à fibres élastiques, et le myxome lipomateux.

Ils constituent les polypes muqueux des fosses nasales, les moles du placenta, les tumeurs du cordon, les tumeurs muqueuses des muscles, certains névromes qui se distinguent des névromes vrais où se trouvent des éléments nerveux; des tumeurs verdâtres du cerveau appelées *collonémas* par J. Müller; des tumeurs de la glande mammaire qu'on prend pour des adénomes, etc.

Ici, encore, l'histologie se met en opposition avec la clinique, car elle rapproche par leur structure des maladies comme les polypes du nez, avec des maladies bien différentes par leur marche et par leur terminaison, telles que certains névromes, certaines tumeurs du cerveau ou de la mamelle, etc.

3e Genre. *Fibromes.* — Ce sont les tumeurs fibreuses, que dans une regrettable multiplicité de mots nouveaux on appelle des fibroïdes, ou dermoïdes, ou fibromes, ou innomes. — Elles sont formées soit de substance fasciculée, de tissu fibreux avec des cellules plasmatiques interposées, soit d'une substance amorphe à peine fibrillaire avec des cellules aplaties, d'où deux espèces : 1° *les fibromes à cellules aplaties au milieu d'une substance fondamentale amorphe.* On les observe sur les séreuses, la plèvre, le péricarde et le péritoine, et 2° les *fibromes fasciculés* molluscoïdes, s'ils sont infiltrés de sérosité ; muqueux s'ils renferment des kystes ; graisseux ; calcaires ; etc.

Ces derniers renferment le molluscum vrai de la peau ; certains polypes retro-pharyngiens ; quelques tumeurs de la mamelle et du périoste; quelques tumeurs du rein, etc.

4e Genre. *Lipomes*, ou tumeurs formées par l'accumulation de tissu adipeux — comprenant à titre de variétés, le lipome pur, le lipome myxomateux, fibreux et érectile.

5e Genre. *Carcinomes*. — C'est ce qu'on a appelé jusqu'ici le cancer. — Ce sont des tumeurs de tissu conjonctif. Elles sont formées d'un stroma fibreux limitant des alvéoles communicantes remplies de liquide et de cellules libres. — Ces cellules et ce liquide forment le suc du cancer. Les cellules offrent une grande variété de formes et de dimension avec deux, trois à vingt noyaux volumineux renfermant plusieurs mucléoles. — Elles n'ont rien de caractéristique du cancer. — Quant à la charpente fibreuse, elle est composée de fibres, de tissu conjonctif avec artères, veines (Bilroth) et lymphatiques (Schraeder van der kolk), ce qui explique le fait si connu des engorgements ganglionnaires voisins de la partie affectée.

Comme variété, le carcinome présente : le *carcinome fibreux* dur lorsque domine la charpente de tissu fibreux; le *carcinome encéphaloïde* plus ou moins vasculaire, quelquefois érectile ou hématode, lorsque la charpente fibreuse est faible et que les alvéoles sont plus nombreuses ; le *carcinome* ou *colloïde lipomateux* quand le tissu est infiltré de graisse; le *carcinome muqueux*, lorsque les alvéoles sont remplies de tissu muqueux; enfin le *carcinome mélanique*, lorsqu'il y a de la mélanose.

Dans cette description histologique du carcinome, fort exacte comme observation, se trouve une nouvelle preuve de la distance et de l'opposition qui existent entre l'histologie actuelle et la clinique. — Histologiquement, le carcinome fibreux, encéphaloïde, colloïde et mélanique diffèrent des sarcomes fasciculés encéphaloïdes, colloïdes et mélaniques, mais cliniquement, il n'y a aucune différence. Ce sont des cancers envahissants, qu'il faut enlever, qui se reproduisent sur place après l'ablation, qui gagnent les ganglions voisins et qui engendrent la diathèse cancéreuse. C'est sans doute un fait curieux d'histologie que de savoir que ces maladies dont les caractères symptomatiques, la marche et les terminaisons sont semblables, ont : les carcinomes des cellules énormes irrégulières, et les autres des cellules embryonnaires, c'est-à-dire sans enveloppe, mais au point de vue médical ce n'est qu'un détail sans importance qui n'influe en rien sur la conduite du chirurgien vis-à-vis de son malade.

Il y a plus : ces faits prouvent que la pathologie cellulaire n'a pas de bases solides et qu'elle doit rester une histologie pathologique. En effet, pour mériter son titre ambitieux, la pathologie cellulaire aurait dû montrer que les maladies produisent des altérations cellulaires, et que la découverte de ces altérations était corrélative des symptômes. — Or, cela n'est pas, puisque des maladies semblables et identiques sont en rapport avec des déformations cellulaires différentes, et même avec la présence d'éléments faussement appelés cellulaires puisqu'ils n'ont pas de membrane d'enveloppe. — Les altérations cellulaires sous une forme définie ne sont donc pas la cause des maladies. — Dans la lésion pathologique, elles ne sont qu'une partie arbitrairement choisie par l'auteur de ce système. — Les éléments voisins jouent un rôle, comme les cellules et les pseudo-cellules. Les vaisseaux sanguins et lymphatiques y sont pour quelque chose, et il n'y a pas jusqu'aux granulations et à la matière amorphe qui est le blastème de tous les éléments pathologiques réunis, qui n'ait sa part dans la lésion et dans la maladie. — C'est l'ensemble des éléments d'une lésion qu'il faut voir, et non quelques-uns d'entre eux au détriment des autres. Employé de cette façon, le microscope rapetisse évidemment les conceptions du médecin en proportion du volume qu'il donne aux infiniment petits.

6e Genre. *Tubercules.* — Pour l'histologie, les tubercules sont de bien petites tumeurs, car ce sont des granulations grisâtres demi-transparentes, ayant de un vingtième de millimètre à deux millimètres.

Elles deviennent opaques au centre et tout à fait jaunes, ce qui forme le tubercule cru, et en se réunissant à des granulations voisines qui se convertissent également en granulations opaques, elles forment des masses plus considérables qui deviennent quelquefois énormes.

On y trouve surtout des corpuscules jadis considérés comme caractéristiques par Lebert, et qui ne sont « que des cellules quelconques desséchées, fragmentées, ayant perdu toute propriété vitale » (Cornil, p. 200). Ce sont des cellules embryonnaires sans paroi, altérées, en voie d'atrophie, ayant quelquefois entre elles de grandes cellules comme celles du carcinome, des cellules fibro-plastiques et quelquefois de l'épithélium. On y trouve des vaisseaux toujours oblitérés par de la fibrine granuleuse. Le centre est formé d'éléments condensés et atrophiés, tandis qu'on voit à la circonférence une zone de prolifération cellulaire embryonnaire très-caractérisée.

Foerster croit que ce sont des productions de cellules lymphatiques, tandis que d'autres les considèrent comme formées d'éléments jeunes de tissu conjonctif.

Quoi qu'il en soit, la granulation première grossie de celles qui l'entourent, forme une masse jaunâtre qui se ramollit, devient caséeuse et constitue un foyer demi-liquide, qui chemine au dehors quand cela se peut, ou qui se dessèche et subit la transformation calcaire.

Ces granulations sont, à ce qu'il paraît, identiques aux granulations de la morve aiguë, de sorte que si l'on s'en tenait à la classification histologique des maladies, au lieu de se laisser guider par la clinique, on arriverait à conclure que ces productions cellulaires étant semblables, leur nature est la même, et que la morve et la tuberculeuse sont des maladies de même espèce. — Si c'est là où conduit la pathologie cellulaire, il faut le dire franchement et déclarer qu'elle n'a aucun rapport avec la pathologie ancienne, que les micrologues peuvent qualifier de routinière, mais qui est à coup sûr l'expression plus vraie des résultats de l'observation des malades.

Nos deux auteurs parlent ensuite des tumeurs cellulaires ayant leur type dans le tissu cartilagineux, ce sont les *chondromes*. — Les uns se développent sur le tissu cartilagineux, bien qu'elles soient formées de tissu du cartilage. Ce ne sont pas des chondromes. — Ce sont des *ecchondroses*. — Pourquoi en pathologie cellulaire les tumeurs formées de cartilage ne sont-elles pas des chondromes? On n'en sait rien. — Pour être des chondromes, il faut qu'elles « ne se développent jamais aux dépens du tissu cartilagineux préexistant. »

Elles renferment toutes les variétés de tissu cartilagineux, combinées avec des cellules embryonnaires du tissu fibreux (*chondrofibromes*) du tissu glandulaire (*adéno-chondromes*), etc. On les trouve sur la peau, dans les os, dans les glandes, dans le poumon, dans les muscles, le tissu cellulaire, etc.

Ces tumeurs plus ou moins volumineuses se reproduisent sur place après leur ablation ; elles donnent quelquefois lieu à une altération de même nature des ganglions correspondants, et enfin elles produisent une généralisation du mal dans les viscères, comme le carcinome.

Est-ce donc le tissu cartilagineux de ces tumeurs qui a pris d'autres qualités que celles du tissu cartilagineux normal, au point de produire une maladie infectieuse. Au point de vue de la pathologie cellulaire, prenant la production anormale des cellules d'un certain type comme base des classifications nosographiques, cette conclusion est la seule logique. Elle est cependant contraire à l'expérience. — Dans une tumeur où dominent les éléments cartilagineux, il y a d'autres éléments non figurés : des granulations, de la matière amorphe et une circulation spéciale. — C'est tout cet ensemble qui est la maladie, et non pas un seul des éléments de la tumeur arbitrairement choisi comme étant le principe du mal. — Il n'y a pas deux natures de cartilage, l'un inoffensif et l'autre toxique. Or, si dans un cas de tumeur où il y a des éléments cartigineux en abondance formant le chondrome, on observe une altération humorale ou diathèse qui fait périr le malade, le système médical qui ne voit là qu'une production des cellules de cartilage, laisse évidemment de côté la plus importante partie de la question pour le médecin.

La classe qui comprend les tumeurs formées de tissu osseux renferme les *Ostéomes*.

Viennent ensuite des descriptions relatives aux tumeurs constituées par du tissu musculaire ou *myomes* à fibres striées (1) et à fibres lisses dans les muscles de la vie organique de l'utérus et du scrotum; — aux tumeurs constituées par du tissu nerveux ou *névromes :* médullaires dans les centres gris de l'encéphale et de la moelle, ou fasciculés dans les nerfs; — aux tumeurs formées de vaisseaux sanguins ou *angiomes*, c'est-à-dire taches de naissance et tumeurs érectiles; — aux tumeurs formées par des vaisseaux lymphatiques ou *lymphangiomes* et *lymphadénomes;* — enfin aux tumeurs ayant leur type dans le tissu épithélial et comprenant les *épithéliomes;* quand la tumeur forme une masse n'occupant pas un organe particulier, les *papillomes*, quand la production épithéliale recouvre les papilles et les *adénomes*, quand la végétation épithéliale a la disposition qu'on observe dans les glandes.

Ici, quelques détails sont nécessaires. Les *épithéliomes* ou *cancers épithéliaux* sont aussi ce qu'on appelle *cancroïdes*. Ce sont des tumeurs : formées tantôt de couches stratifiées d'épithélium pavimenteux comme sur la peau, et tantôt d'une seule couche d'épithélium cylindrique.

Les *tumeurs formées d'épithélium pavimenteux* se présentent à l'état *lobulé*, et les lobules offrent des couches superposées de cellules à divers degrés de développement, à l'état *perlé* quand les cellules en dessication sont devenues cornées, et à l'état *tubulé*, lorsque la charpente de la tumeur est percée de tubes tapissés d'une couche d'épithélium pavimenteux.

(1) Observé dans les testicules. (Rokistansky ; Billroth).

Les tumeurs formées d'épithélium cylindrique ne présentent qu'une seule espèce.

En étudiant avec plus de soin les épithéliomes on voit que :

1° L'*épithéliome pavimenteux lobulé* constitue ce qu'on a appelé le cancroïde de la peau et des muqueuses. Il est constitué par des lobules d'épithélium reliés entre eux par des traînées de cellules épidermiques dans lesquels on trouve des lamelles épithéliales de différentes formes pavimenteuses, fusiformes avec prolongements, de globes épidermiques et de quelques cellules colloïdes. — Dans la charpente qui sépare les lobules se trouvent du tissu conjonctif, des artères capillaires et veines qui ne vont jamais dans la masse épithéliale.

Ces épithéliomes s'ulcèrent par suite des altérations de nutrition qu'engendre l'oblitération de leurs vaisseaux, et à leur surface se forment des bourgeons charnus plus ou moins abondants. Ils peuvent même se gangréner en partie. On les observe surtout aux lèvres, à la langue, aux paupières, au col de l'utérus, à la peau, dans les follicules pileux et sébacés, etc. — Ils ont une gravité considérable, et se généralisent aisément dans les ganglions voisins et dans les viscères.

Dans leur pathologie cellulaire, les histologistes affirment que l'épithéliome se produit aux dépens des parties épithéliales de la peau et des muqueuses, mais cela n'est pas exact car, ainsi que Rindfleisch l'a établi, il y a des cas où le nouveau tissu épithélial se développe à côté des cellules préexistantes, et non à leurs dépens. De plus le développement de tissu conjonctif et des vaisseaux dont ils ne tiennent aucun compte est le point de départ de la lésion, de la prolifération cellulaire épithéliale, de son ulcération et de sa gangrène, ce qui est à considérer, car cela forme un des éléments du mal plus important en médecine que la multiplication de l'épithélium. Mais c'est là une discussion sur laquelle je reviendrai plus loin.

2° L'*épithéliome pavimenteux perlé*, appelé *cholesteatomes* par J. Muller, ne renferme cependant guère de cholestérine et est surtout formé de paillettes de lamelles épithéliales desséchées dans un tissu conjonctif qui n'a pas de vaisseaux. — Ces tumeurs n'ont aucune gravité, ce qui prouve bien que l'élément cellulaire n'est pas la maladie, et que l'élément vasculaire y joue le rôle principal. En effet, un épithélium vasculaire est mortel, tandis qu'un épithélium non vasculaire est inoffensif. — Histologiquement, et pour la pathologie cellulaire, c'est la même affection, tandis que pour la médecine, ce sont deux maladies dont le développement, les symptômes, la marche et les terminaisons n'ont rien de commun.

3° L'*Épitheliome tubulé* appelé *tumeur hétéradénique* ou *polyadenome* est formé de cylindres pleins d'épithélium pavimenteux ne subissant pas d'évolution épidermique et logés dans une charpente de tissu embryonnaire muqueux et fibreux. Il se développe à la peau, dans les glandes sudoripares, dans la mamelle, etc. — Ordonnez croit cependant que les histologistes se sont trompés et que ce qu'ils ont pris pour des productions épithéliales ne sont que le développement d'un parasite que j'ai nommé *alga Ordenie* (V. Path. gén., 2e édit., p. 778, fig. 152, article PARASITISME.)

4° L'*épithéliome à cellules cylindriques* signalé par Bidder était considéré comme cancer encéphaloïde et colloïde. Il s'en sépare par la structure histologique, mais il s'y confond toujours par sa marche et ses conséquences. — C'est une tumeur creusée de petites cavités tapissées d'épithélium cylindrique implantées perpendiculairement à la paroi et placées dans une charpente de tissu fibreux de vaisseaux. — Elles renferment souvent de la matière colloïde et des hémorrhagies.

On les trouve dans l'estomac et dans l'intestin, dans les narines, au col de l'utérus, etc., elles s'ulcèrent souvent et se propagent aux organes voisins, et elles ont absolument le même aspect que le cancer encéphaloïde.

C'est la même maladie au point de vue clinique, pour le médecin, mais il n'en est pas ainsi pour le médecin anatomiste et pour l'histologiste qui veut classer les classes d'après les altérations qui se produisent dans les cellules des tissus altérés.

5° *Papillomes.* — Il se fait souvent des productions anormales d'épithélium corné ou muqueux sur les papilles hypertrophiées de la peau et des muqueuses, d'où les *papillomes cornés* et *muqueux*. — Ce sont alors des épithéliomes papillaires qu'on appelle *papillomes* et que Foerster confond avec les *angiomes* en raison des vaisseaux nouveaux qui s'y trouvent.

Dans les papillomes cornés se trouvent les cors, les durillons, les verrues et les cornes.

Dans les papillomes muqueux se placent certaines végétations papillaires épithéliales de l'estomac, du larynx, de la langue, de la vessie, de l'urètre, des grandes lèvres, et du prépuce, ce qui forme les choux-fleurs, puis les végétations des séreuses des ventricules du cerveau et des synoviales articulaires.

Dans cet assemblage de maladies si différentes pour le médecin, l'histologie ne voit que des lésions cellulaires à rapprocher les unes des autres. — Les choux-fleurs de la vulve se trouvent à côté des papillomes mortels de l'estomac. — C'est peut-être une grande découverte anatomique au point de vue de la pathologie cellulaire et le rapprochement est alors parfaitement justifié. Mais, au point de vue médical, il y a là une confusion de choses et de mots que la clinique aura peine à accepter.

6° *Adénomes.* — Ces tumeurs ne sont autres que les *hypertrophies glandulaires* de Lebert, appelées tumeurs adenoïdes; polyadénomes ; hétéradénomes, etc.

Ce sont des tumeurs ayant la même structure que les glandes. Elles forment 1° les *adénomes acineux* constitués par des culs-de-sacs disposés les uns auprès des autres, tapissés d'épithélium pavimenteux entre du tissu fibreux, restant dures, faisant peu de progrès et ne produisant pas d'accidents de généralisation, et 2° les *adénomes tubulés* à cellules cylindriques à la surface des muqueuses.

Les premiers s'observent dans les glandes parotide, mammaire, lacrymale, dans le pharynx et sur le voile du palais où ils forment des tumeurs plus ou moins considérables. Les autres se montrent sur les muqueuses qui ont des glandes en tube, dans l'intestin grêle, dans l'estomac, au col utérus, dans le rectum et, en outre de la production épithéliale, ils se dilatent souvent au point de faire des kystes plus ou moins volumineux qui augmentent et forment des vésicules apparentes ou des polypes. — Ainsi se préparent les œufs de naboth à la muqueuse vaginale du col utérus, certains polypes de l'utérus qui peuvent arriver dans le vagin jusqu'à la vulve, quelques polypes des fosses nasales et enfin des tumeurs mixtes dans lesquelles l'hypertrophie des glandes se réunit à des néoformations papillaires variées que l'on enlève et qui en se reproduisant affectent des formes cellulaires différentes.

9° *Des Cystomes* ou kystes. — Ce sont les tumeurs formées par aberrations glandulaires.

Tel est le résumé des recherches de pathologie cellulaire ou d'histologie pathologique entreprises en France par deux médecins dont la compétence ne saurait être mise en doute, et qui nous ont donné ce qu'il y a de plus récent sur le sujet. Les détails y abondent. Ils sont extrêmement instructifs et nous apprennent ce qui se passe dans les tissus altérés par la maladie. — Leur systématisation seule laisse à désirer, et le médecin qui les envisage au point de vue qui est en définitive le but de ses études, c'est-à-dire au point de vue de l'observation clinique et de la conduite à tenir vis-à-vis des malades confiés à ses soins, les trouve classés d'une façon si contraire avec ce qu'il observe journellement qu'il est obligé de faire de grandes réserves au sujet de la doctrine. Tout en adoptant les faits, il peut se demander si le lien qui les unit est naturel et conforme à l'observation; si leur classement résulte d'une entente vraie de la nature, et s'il n'y a pas quelque grave erreur dans la théorie qui s'y rattache. Le désaccord est si grand entre les conclusions de l'anatomie des histologistes et les résultats de l'observation médicale sur le même objet que cela donne à réfléchir. Jusqu'ici l'anatomie pathologique s'est donné la mission d'éclairer la médecine, et c'est parce qu'elle a réussi que la médecine a accepté ses services, mais si, au lieu de produire la lumière, l'anatomie pathologique n'apporte que la confusion, il est à craindre que la médecine ne considère comme illusoire la théorie dont elle ne trouve pas la justification au lit des malades.

Il faut donc chercher la raison du désaccord qui existe non entre les faits histologiques et la clinique, car je place les faits hors de toute contestation, mais la raison du désaccord de leur classement et de leur théorie avec l'observation. Là est le vice du système et c'est la doctrine appelée pathologie cellulaire qui, dans un arbitraire fort discutable, ayant pris un seul élément des produits pathologiques, la cellule, comme point de départ, est la cause de toute cette discordance. — Qu'on supprime cette théorie de laboratoire qui sans voir les malades a cru pouvoir formuler des résultats contraires à l'observation clinique, et qu'on donne une part égale à tous les éléments que l'histologie permet de découvrir dans les productions morbides, la face des choses changera, et du même coup l'histologie et la clinique se prêteront un mutuel appui.

RÉSUMÉ CRITIQUE DU CELLULARISME OU PATHOLOGIE CELLULAIRE

En cherchant à déterminer l'importance doctrinale des résultats du Cellularisme, j'ai dû montrer avec soin ce que le microscope avait fourni à l'anatomie pathologique de faits nouveaux relatifs à la constitution des tissus altérés par la maladie. C'était le seul moyen de justifier la création d'une branche nouvelle de la science médicale appelée *Histologie pathologique*.

Dans la multitude de ces faits il y a tout un monde inconnu et c'est ce monde invisible et ignoré que la science moderne nous a fait connaître. Entre l'anatomie pathologique de Bonet, de Morgagni, de Cruveillier et celle de Muller, de Robin et de Wirchow, la distance est immense et il y a un progrès considérable de réalisé par la science moderne. — Toutefois si les découvertes d'histologie pathologique sont de nature à éveiller l'attention du médecin, elles sont si contradictoires dans leur expression, dans leur nomenclature et dans leur interprétation qu'elles n'ont encore pu donner lieu à une systématisation acceptable. — Tout, dans l'origine des éléments anatomiques, et dans leurs transformations physiologiques ou morbides, est encore en question. — Les opinions succèdent aux opinions ; ce qui semblait exact hier ne l'est plus aujourd'hui et ce qu'il y a de plus difficile à réaliser paraît être l'appréciation générale des liens qui rattachent entre eux les faits découverts au moyen du microscope. On le voit même dans la nomenclature variable et confuse qui représente très-bien l'incertitude de leur esprit, les histologistes en sont encore à chercher une voie sûre et scientifique de généralisation.

Un instant, on crut, d'après Virchow, que l'on avait trouvé dans la théorie cellulaire physiologique de Schwan et de Schleiden une théorie pathologique cellulaire, capable d'expliquer les transformations invisibles d'une cellule primordiale, les altérations qui s'opèrent dans les tissus malades, mais cet effort d'imagination s'est écroulé devant une étude plus attentive des faits. Ce n'est qu'un ingénieux roman. D'abord, il a été impossible de persister à dire que toutes les cellules malades dérivaient de la transformation des cellules de tissu conjonctif. Ensuite, dès l'instant que pour édifier cette pathologie cellulaire, il a fallu admettre qu'il y avait des cellules sans paroi ou sans membrane d'enveloppe, c'est-à-dire des prisons sans murailles, il ne pouvait plus y avoir de pathologie cellulaire.

Enfin, admettant même la première hypothèse de la doctrine, on se demande comment il est possible que dans une lésion organique, quelqu'un prenne arbitrairement le droit de choisir, comme base de ses études, un seul des éléments du travail pathologique en laissant de côté tous les autres. Comme Robin l'a démontré, il n'y a pas que des éléments figurés dans une tumeur. Outre les cellules avec parois, et les cellules sans parois, il y a la matière amorphe, les granulations, les éléments liquides, et ce sont eux qui donnent aux lésions leur caractère médical, leur importance et leur gravité.

Sans doute c'est quelque chose de savoir faire le diagnostic anatomique d'une lésion, mais si ce diagnostic n'éclaire pas la nature du mal, et oblige à confondre ensemble des lésions inoffensives et des lésions mortelles, en quoi ce diagnostic peut-il servir la science médicale ? Or, c'est là où en est arrivée la pathologie cellulaire.

En n'étudiant que les altérations des cellules et des pseudo-cellules qu'on observe dans les tissus, pour les classer d'après leurs modifications, la pathologie cellulaire a réuni comme semblables des maladies que la clinique juge de nature différente, — et elle a séparé des maladies que leur marche et leurs terminaisons permettent de confondre.

Ainsi le sarcome névroglique et angiolithique sans gravité et n'engendrant aucune diathèse sont rapprochés des sarcomes encéphaloïde et mélanique toujours mortels.

Le myxome qui forme les polypes muqueux des fosses nasales est rapproché du myxome des nerfs formant une variété de névrome.

Les chondromes mortels sont rapprochés des tumeurs cartilagineuses inoffensives.

Les épithéliomes lobulés mortels sont à côté des épithéliomes perlés qui ne font jamais périr.

Les papillomes muqueux de l'estomac qui font mourir, comme le cancer de cet organe, sont rapprochés des papillomes de la vulve connus sous le nom de choux-fleurs et des papillomes cornés dans lesquels se trouvent les cors, les durillons et les verrues, etc.

Les granulations morveuses sont anatomiquement semblables aux granulations tuberculeuses.

Les carcinomes fibreux, encéphaloïde et colloïde sont séparés des sarcomes fasciculés, encéphaloïdes et colloïdes dont la marche et les terminaisons sont semblables, répullulant sur place et dans les ganglions après l'extirpation, formant enfin une diathèse mortelle.

De tels rapprochements entre des maladies si dissemblables, et de pareilles séparations entre maladies similaires basées sur une simple étude anatomique condamnent une doctrine. — Qu'importe que les cellules trouvées dans une lésion soient de même espèce; que les éléments cellulaires de la morve soient semblables à ceux du tubercule, s'il y a entre elles autre chose qui donne à cette lésion son caractère grave ou inoffensif. — C'est cette autre chose dont l'étude est importante pour le médecin. L'étude des cellules altérées n'a d'intérêt que pour le système auquel elle sert de base arbitraire, tandis que ce qu'on a oublié d'étudier est précisément ce que le médecin a besoin de connaître.

Eh bien, n'en déplaise aux théoriciens du Cellularisme, c'est la vascularité des tumeurs, l'abondance de leur matière amorphe, de leurs granulations et de leur blastème liquide, ainsi que l'état diathésique et humoral, qui, en dehors des lésions cellulaires, fait leur importance médicale. Si la granulation morveuse ressemble par la disposition de ses cellules à la granulation tuberculeuse, elle en diffère pour le médecin par l'altération humorale virulente qui l'a engendré. Si l'épithéliome constitutif des durillons et des cors ne fait pas mourir comme l'épithéliome lobulé de l'estomac, c'est qu'il ne renferme pas de vaisseaux capables de favoriser l'absorption des produits morbides et la création d'une diathèse.

Si le chou-fleur n'a pas la gravité des autres papillomes muqueux, c'est que sa charpente n'est pas la même.

Si les fibromes diffèrent des carcinomes fibreux, c'est la différence de vascularité qui en est la cause, et partout et toujours, dans les productions pathologiques nouvelles, c'est la présence de vaisseaux nouveaux ulcérés, ou divisés par la chirurgie, qui est la cause de l'absorption des produits, de leur transport dans les ganglions ou dans les viscères, et d'une diathèse mortelle.

C'est la vascularisation augmentée ou abolie des tumeurs, et l'état diathésique des sujets qui fait leur gravité, qui leur donne certains de leurs caractères cliniques, qui engendre des ulcérations favorisant l'absorption des produits morbides, et la création des diathèses, qui détermine leur atrophie, leur ramollissement, et des inflammations éliminatrices graves. Or, en ne tenant pas compte de cet élément, le Cellularisme a été conduit à des erreurs cliniques qui rendent son adoption difficile dans la science.

De plus, les altérations cellulaires constatées par l'histologie, se trouvent à l'état physiologique et ne caractérisent une lésion de maladie que par leur groupement avec d'autres éléments. — Si cela est vrai, la pathologie cellulaire n'est pas la pathologie médicale, — et elle reste bornée à l'étude de l'altération des cellules intéressantes à connaître, à l'état physiologique et à l'état pathologique, mais cette altération n'a rien en elle-même de caractéristique. Pour que sa présence ait une valeur, il faut d'autres éléments juxtaposés, et c'est la nécessité du fait de ces éléments qui montre qu'une anatomie pathologique exclusivement bornée au Cellularisme est insuffisante.

Une tumeur n'est même jamais caractérisée par les cellules qu'on y trouve, car ces cellules n'ont rien de spécifique, et on n'admet plus aujourd'hui l'existence de cellules caractéristiques du cancer ou du tubercule ; donc la pathologie cellulaire du cancer n'existe pas, et ce qui caractérise cette lésion est avec les cellules un ensemble d'éléments particuliers dont il faut tenir compte.

J'ajouterai enfin que dans une tumeur les éléments cellulaires qui s'y trouvent peuvent varier d'un moment à l'autre de son évolution, ce qui ne devrait pas être si la néoformation de cellules spéciales caractérisait la maladie. En effet, des sarcomes, des fibromes, et même des adénomes enlevés par le chirurgien et se reproduisant sur le lieu de l'opération ont permis de constater dans la tumeur reproduite des éléments cellulaires différents de ceux qu'on avait observés la première fois, et on a vu ainsi des tumeurs enlevées de la mamelle et considérées comme adénomes, se reproduire à l'état de carcinomes. — Velpeau, Robert et Robin ont vu des cas de ce genre.

Si le Cellularisme a le mérite d'avoir introduit dans la science un grand nombre de faits nouveaux et instructifs, on ne peut lui reconnaître celui de pouvoir fournir une classification nouvelle et vraie des maladies. La médecine se servira utilement de l'histologie pathologique, mais elle ne peut accepter comme doctrine générale de pathologie l'opinion qui a la prétention de rendre compte de toutes les lésions du solide par des modifications cellulaires proliférantes ou régressives. Ce n'est qu'une théorie d'anatomie pathologique et non une doctrine médicale. De plus hautes visées seraient injustifiables. En tout cas, ce ne serait d'ailleurs qu'une faible partie de la pathologie, puisque dans cette théorie il n'est pas question de la plupart des altérations humorales auxquelles on doit attribuer les fièvres, certaines hémorrhagies, les flux, les névroses et toutes les maladies parasitaires.

CHAPITRE II

DU PARASITISME MORBIDE

Parmi les théories médicales modernes, il en est une fort importante, qui relève de l'Anatomisme par l'anatomie pathologique et la micrologie. C'est celle qui nous a forcé d'introduire dans la nosographie une nouvelle classe de maladies qui n'avait encore figuré dans aucune classification. Je veux parler des maladies parasitaires ou du Parasitisme (1).

En effet, pour quelques médecins, toutes les maladies virulentes, miasmatiques, contagieuses et infectieuses ainsi que plusieurs maladies de la peau et des muqueuses sont le résultat de parasites animaux ou végétaux et de microzoaires ou microphytes (*microzymas*) développés dans l'organisme et dont l'existence a été révélée par le microscope (2). — Si le fait était réel, ce serait là une conquête importante de l'anatomie pathologique moderne. Toutefois pour d'autres médecins, plusieurs de ces maladies avec leurs infusoires

(1) E. Bouchut. *Path. générale*, p. 730, 2e édition, *Du Parasitisme.*

(2) De Rause. Du rôle des microzoaires dans sa production des maladies. 1869. De Vaureal. *Essai sur l'histoire des ferments. Thèse inaugurale* de 1864.

microscopiques sont attribuées à des ferments et considérées comme des *maladies zymotiques*. (V. Chimiatrie.)

Quoi qu'il en soit, en dehors de toute hypothèse relative aux ferments, on ne peut méconnaître qu'il y a des maladies dues à la présence de parasites animaux ou végétaux, visibles ou invisibles. C'est là un résultat incontestable de la micrologie pathologique.

Déjà Linnée avait annoncé le fait en disant qu'un certain nombre de maladies étaient la conséquence de particules animées, invisibles, répandues dans l'air; mais la démonstration de cette vérité importante était réservée à notre siècle. — La gale, la teigne, la mentagre, le muguet, etc., étaient considérés comme des maladies virulentes ou diathésiques, et attribuées à un virus psorique ou dartreux qui n'existe pas. Le muguet était considéré comme une affection générale, semblable à une fièvre éruptive (Valleix, Clinique du nouveau-né). Certaines tumeurs hydatiques attribuées à des productions locales d'acéphalocystes de nature mal déterminée, les fièvres éruptives et les maladies charbonneuses étaient considérées comme des affections virulentes, produites par le virus charbonneux variolique, scarlatineux ou autre. — Eh bien, — toute cette étiologie est à réviser. — Si, à côté des vérités incontestables qui ont été publiées, il y a des hypothèses dans cette théorie, on n'a qu'à attendre de nouvelles recherches avant de l'admettre définitivement dans la science.

Par l'emploi du microscope, Galès a pu établir que la gale attribuée au virus psorique n'est qu'un effet des ravages d'un parasite cutané (1817), insecte microscopique facile à découvrir.

Bazin a montré que les différentes espèces de teigne faveuse, tondante et décalvante ne sont pas dues au virus dartreux, mais au développement de champignons microscopiques ou parasites végétaux, tels que l'*Achorion schoenleini*, le *Tricophyton tonsurans* (Gruby); le *microsporon Audouini*.

Berg de Stockolm a fait connaître dans le muguet un végétal infusoire, l'*Oidium albicans*, dont la végétation est certainement le caractère matériel des taches blanches de la muqueuse buccale observées dans cette maladie.

La mentagre est produite par le *microscoporon mentagrophytes* (Gruby).

Tout ce qu'on a appelé hydatides et acéphalocystes, n'est qu'une conséquence de la formation d'un parasite connu sous le nom d'echinocoques dont les métamorphoses au sens de l'économie sont très-nombreuses et forment autant de maladies. Ainsi, les echinocoques qui dans les parenchymes forment les vésicules appelées acéphalocystes réunies en tumeurs dans certains organes, constituent par un changement de forme des cysticerques ou des tænias. Dans un cas comme dans l'autre, c'est le même animal, parasite rudimentaire, à demi développé vers l'extrémité caudale ou développé dans l'intestin au point d'avoir plusieurs mètres de longueur. (V. Kuchenmeister.)

La Trichinose découverte par R. Owen est le résultat du développement de trichines dans les muscles par suite de germes venus du dehors avec la viande de porc atteinte de cette maladie.

Chez les animaux de la race porcine, la ladrerie est le résultat d'un parasiste formé dans les muscles et ce parasite, mangé par l'homme, engendre le ver solitaire. — Les poissons du lac de Genève, surtout la ferrade, qui ont le botriocéphale, en transmettent e germe à ceux qui se nourrissent de leur chair.

Le charbon et le sang de-rate chez les moutons, paraissent dus à la formation de vibrioniens dans le sang, connus sous le nom de bactéries et bactéridies (Davaine). Coze et Feltz en disent autant de la variole et de la fièvre typhoïde chez l'homme. Salisbury croit avoir trouvé dans l'absorption de l'*alga gemiasma*, de l'*alga morbilli, gonorrhei*, etc., la cause de la fièvre intermittente, de la rougeole, de la gonorrhée. — Swayne, Brittau, Budd, en ont dit autant en 1849, du choléra qui serait dû à une mucédinée spéciale. — Ordonez a trouvé une algue dans les tumeurs hétéradéniques considérées par Robin, comme étant formées de tissu glandulaire et de même pour quelques autres maladies.

Comme on le voit, c'est toute une théorie pathologique riche d'application, et ayant la prétention de révéler la cause des fièvres, des épidémies et des épizooties, des maladies virulentes et des virus, des miasmes, et d'un certain nombre des maladies de la peau.

Qu'il y ait beaucoup d'hypothèses et d'assertions hasardées dans les preuves qui ont été produites en faveur du parasitisme, cela n'est pas douteux. Ainsi, je n'accepte point comme vérités démontrées, que la fièvre intermittente, la variole, le typhus, la rougeole, la syphilis, etc., soint des maladies parasitaires dues à des infusoires végétaux ou animaux aussi appelés *microzymas*. Mais il n'en est pas de même pour toutes les autres maladies réputées parasitaires.

Ainsi le sang de rate, que M. Davaine considère comme le résultat de la production de bactéridies dans le sang dont l'existence est antérieure à l'apparition des symptômes, et que l'insection de ces bactéridies chez un animal en bonne santé peut produire, est probablement une maladie parasitaire.

La teigne, le muguet, les cysticerques, les échinocoques, la trichinose, etc., sont dues à la présence de parasites et il ne saurait y avoir de doutes à cet égard.

On peut donc encore contester la nature parasitaire de telle ou telle maladie, mais il n'y a plus à discuter l'existence du parasitisme. Sous ce rapport l'anatomie pathologique a rendu à la science un service dont l'histoire lui saura gré, c'est une théorie médicale importante dont les applications déjà très-nombreuses, ne pourront que s'étendre encore avec le temps et elle a déjà eu sur la thérapeutique une influence si considérable, qu'on peut encore prévoir sous ce rapport de sérieux progrès.

CHAPITRE IV

DU TRANSFORMISME

En médecine, le *Transformisme* est de date toute récente. Il relève de Lamarck et de Darwin. Il s'ignorait lui-même et ce n'est que lorsqu'en zoologie Darwin eut exhumé la doctrine de Lamarck pour lui donner des développements qui en font presque une doctrine nouvelle, que l'on a songé à rapprocher la théorie de la pathologie cellulaire de la théorie de l'origine des espèces (1). — De part et d'autre c'est un prototype élémentaire qui sert de point de départ aux transformations successives observées dans l'échelle des êtres ou dans les produits pathologiques. — Mais en médecine, cette théorie a beaucoup moins d'importance qu'en zoologie.

Pour mieux faire comprendre le rapprochement établi entre la théorie cellulaire physiologique ou pathologique et la théorie de l'origine cellulaire des espèces et de l'homme, je vais donner d'abord le résumé des doctrines zoologiques de Maillet, de Robinet, de Lamarck, de Naudin et de Darwin dont les noms se rattachent à cette philosophie naturelle, à cette question de l'origine cellulaire de l'homme et des espèces animales, à laquelle se rattache celle des origines de la vie. C'est un des problèmes les plus difficiles et les plus périlleux de l'histoire naturelle. Il a été abordé par un grand nombre de naturalistes, principalement par de Maillet, Robinet, Buffon, Lamarck, Étienne Geoffroy Saint-Hilaire, W. Herbert, Grant, Omalius d'Halloy, Owen, Herbert Spencer, Bory Saint-Vincent, Naudin, Wallace, Charles Darwin, etc.; mais les travaux de ce

(1) De l'*Origine des espèces*, 1859, traduit par Mme Royer, et de l'*Origine de l'homme*; Londres, 1870.

dernier ont eu un tel retentissement qu'ils ont fait une sorte d'école philosophique.

Pour quelques personnes même, notamment Bourgeois, Wogt, Dally, de Quatrefages (1), la philosophie représentée par ces travaux, a reçu le nom de *Darwinisme* ou mieux celui qui est plus significatif de *Transformisme*.

Sans indiquer tout d'abord la cause du retentissement des recherches de Ch. Darwin, je ne puis que constater le succès plus bruyant que légitime obtenu par ses essais de philosophie naturelle. Comme dans ce bruit il y a une injure et une atteinte à la dignité humaine, la zoologie compromise a le droit de faire entendre une voix contradictoire. On a toujours tort de se désintéresser des attaques dirigées contre les principes fondamentaux d'une science. Là, comme en morale et en politique, l'indifférence est une faute.

Le continuateur de Lamarck, dans un premier livre plein de réticences habiles, avouées plus tard dans un second ouvrage sur l'*Origine de l'homme*, a eu la bonne fortune, si cela peut s'appeler ainsi, de paraître dans un moment où les tentatives de destruction sociale et morale cherchent partout des auxiliaires et trouvent jusque dans la science des moyens politiques et des procédés d'ambition à leur usage.

Refaire l'origine du monde en l'attribuant à la génération spontanée, et celle de l'homme en faisant sortir par génération d'un couple de singes Catarrhins de l'ancien continent, pour substituer de par la zoologie, cette hypothèse au dogme de la création indépendante ou au silence prudent des savants qui regardent ces phénomènes comme un mystère impénétrable, c'est, à mon sens, ériger en fait scientifique l'abaissement moral de l'humanité. C'est une tendance réaliste qui ne peut profiter qu'aux mauvaises passions.

Tout d'abord M. Darwin s'est occupé de l'origine des espèces, laissant un peu dans l'ombre celle de l'homme. Ce n'est que plus tard, et après avoir laissé à ses adeptes le soin de tirer les conséquences de la doctrine, que cet auteur s'est décidé à parler. Il a complètement déchiré le voile qui couvrait encore sa pensée trop évidente pour les esprits clairvoyants.

Lui-même s'est chargé de montrer ce qu'il y avait sous sa théorie de l'origine des espèces par le transformisme d'un prototype inférieur. — Après les réticences du début, sont venus enfin les aveux du réformateur; mais là encore, il y a quelques réserves. Elles

(1) *Ch. Darwin et ses précurseurs français. — Étude sur le Transformisme.* Un vol. in-8°, 1870.

étaient indispensables pour les timides qui pourraient s'effaroucher des conséquences morales de la nouvelle zoologie matérialiste. Ce n'était d'abord que des prémisses inachevées dont on voulait laisser au lecteur lui-même le soin de tirer les conclusions; mais quand l'auteur a vu ses opinions faire école, et la transparence de sa pensée laisser voir ce qu'elle renfermait d'inavoué ; quand il a vu formuler hardiment par d'autres la conclusion qu'il n'avait osé produire, et surtout que ces conclusions étaient acceptées de l'école qui, par principe, aurait dû les repousser, alors laissant là tout scrupule, il a reconnu la légitimité des conséquences que chacun avait cru devoir tirer de ses recherches. Après ses disciples, et avec eux, il a pu dire que l'homme n'était pas l'œuvre d'une création indépendante et qu'il n'était qu'une variété de singe. Voici ses paroles :

« L'homme descend d'un quadrupède velu ayant une queue et « des oreilles pointues, vraisemblablement grimpeur en ses habi- « tudes, et appartenant au vieux continent. Cette créature, si un « anatomiste avait pu en examiner la structure, eût été classée « parmi les quadrumanes aussi sûrement que l'aurait été l'ancêtre « commun, et encore plus ancien, des singes du Vieux et du Nou- « veau-monde. Les quadrumanes et tous les mammifères supérieurs « dérivent probablement d'un marsupial ancien, et celui-ci, par une « longue filière de formes variées, soit d'une espèce de reptile, soit « d'un animal amphibie, lequel, à son tour, a pour souche un pois- « son. Dans les brumes du passé, nous pouvons voir distinctement « que l'ancêtre de tous les vertébrés a dû être un animal aquatique « à branchies, réunissant les deux sexes dans le même individu, et « chez lequel les organes principaux, tels que le cerveau et le « cœur n'étaient développés que d'une manière imparfaite. Cet ani- « mal a dû, semble-t-il, se rapprocher des larves de nos ascidiens « marins plus que de toute autre forme connue (1). »

(1) On n'en finirait pas si on voulait citer toutes les hypothèses du Transformisme mais en voici quelques-unes toutes récentes et qui sont des plus curieuses. Elles ont vu le jour à propos d'une étude sur le fond des mers de M. Delesse, son critique M. Martins dit : De nouvelles couches se forment au sein des mers actuelles; nos côtes se soulèvent, s'affaissent ou se détruisent lentement; les continents nivelés par les glaciers et les eaux courantes, qui font descendre peu à peu les montagnes dans la plaine, seront de nouveau submergés, tandis que le fond des mers émergera peu à peu du sein des flots. L'homme futur habitera les parties du globe sillonnées aujourd'hui par les navires et nos continents formeront le fond de nouvelles mers. La faune et la flore du globe terrestre se transformeront également; les êtres organisés passeront à l'état fossile et seront les ancêtres de ceux qui leur succèderont. Si la loi du perfectionnement incessant, manifestée dans les millions d'années que la terre a vécu se maintient indéfiniment, un être plus par-

Dans cette profession de foi où il y a presque autant d'hypothèses que de mots, il ne faut voir qu'un roman zoologique semblable à ceux qu'ont déjà fait de Meillet ou Telliamed, Robinet et Lamarck. Ce n'est pas là de la vraie science, et il est bien difficile de voir une œuvre sérieuse dans cet assemblage d'affirmations sans preuves destinées à expliquer l'inexplicable des origines de l'homme et de la vie.

La science, par nature, est positive et ne se contente pas d'hypothèses et d'inductions. — En zoologie, comme dans les autres sciences naturelles, les découvertes doivent être basées sur des faits précis, exacts, bien observés, et nullement sur la métaphysique. Or, sous des apparences de démonstration expérimentale, M. Darwin n'a fait que de la métaphysique, la pire de toutes, celle qui se dissimule et qui cache ses rêveries sous le manteau de l'Empirisme.

La doctrine de Ch. Darwin n'est qu'une amplification de celles de Maillet, de Robinet, de Lamarck, d'Etienne Geoffroy Saint-Hilaire, de Bory-Saint-Vincent, de Naudin, etc. Elle a eu son application en médecine dans la pathologie dite cellulaire, en raison de l'idée que tous les produits morbides doivent être considérés comme le résultat de la transformation d'un prototype cellulaire primitif, mais c'est encore là une hypothèse dont l'exactitude reste à démontrer.

Pour bien comprendre la question de l'origine des espèces animales de l'homme selon la doctrine de Darwin, il faut connaître les essais avortés de ses prédécesseurs sur le même sujet. On verra par là que si des détails nouveaux ont été fournis par lui sur quelques points, si la forme est différente, le fond n'a pas varié et que pour arriver à leur but, ces savants n'ont qu'une même manière de procéder qui est l'hypothèse.

Ainsi, de Maillet, 1748, qui sous le nom de Telliamed a formulé un

fait que l'homme le remplacera. L'idée d'ange, vague pressentiment de l'avenir du genre humain, qui reparaît dans toutes les cosmogonies, se réalisera, non dans le ciel mythologique des religions, mais sur la terre même où elles sont nées et où elles se transforment à leur tour comme le monde physique dont elles reflètent les phénomènes ». (*Revue des Deux-Mondes*, 15 juillet 1872, p. 474). M. Martins oublie de nous dire si ces anges auront des ailes comme ceux du ciel mythologique mais si telle est sa pensée il aurait pu au lieu d'attribuer ce phénomène à la réalisation d'un vague pressentiment de l'homme en faire le résultat sur la nécessité selon les théories de Lamarck et de Darwin. — Il est évident que le besoin d'ailes se fait vivement sentir chez l'homme et que les ballons sont insuffisants pour ses besoins de locomotion aérienne. Mais si l'homme futur n'a pas les ailes d'ange dont M. Martin croit qu'il sera doué, il aura peut-être autre chose, quand ce ne serait que la queue garnie d'un œil dont a parlé Fourier, car il est certain qu'il nous manque quelque chose dans le dos.

système cosmogonique où, pour la première fois, les jours de la *Genèse* furent considérés comme des époques d'une durée indéfinie, séparées par de véritables déluges, pense que d'innombrables germes tombés de l'espace, à la suite des révolutions célestes, existaient dans la mer qui couvrit le globe terrestre et que c'est au moment de l'évaporation des eaux et de la formation des continents que parurent les espèces animales et végétales. En effet, loin des mers actuelles et au sommet des plus hautes montagnes, certaines roches renferment des corps pétrifiés dont l'origine marine est indiscutable. Les espèces animales et végétales sont nées par suite de l'abaissement des mers et sous l'influence des circonstances favorables. — Espèces marines, elles se sont transformées en se terrestrisant et elles ont produit ainsi l'innombrable quantité d'êtres vivants qui peuplent la terre et l'atmosphère (1).

Selon lui, les plantes marines sur un limon plus doux perdirent leur âcreté et se métamorphosèrent peu à peu en espèces terrestres. — Les poissons marins se transformèrent en espèces fluviales; quant aux espèces aériennes, elles se sont également formées par la métamorphose progressive des espèces marines analogues, sous l'influence du changement de milieu. Que cent millions d'individus aient péri sans avoir pu triompher des causes de mort, il suffit que deux aient échappé pour avoir donné lieu à l'espèce.

La formation des oiseaux par transformation du poisson volant s'est faite de même d'une façon toute spontanée. Elle est extrêmement curieuse à connaître... « Entraînés par l'ardeur de la chasse ou de la fuite, emportés par le vent, ils ont pu, dit-il, tomber, à quelque distance du rivage dans les roseaux, dans les herbages qui leur fournirent quelques aliments tout en les empêchant de reprendre leur vol vers la mer. Alors, sous l'influence de l'air, les nageoires se fendirent, les rayons qui les soutiennent se tranformèrent en plumes dont les membranes desséchées formèrent les barbules ; la peau se couvrit de duvet, les nageoires ventrales devinrent des pieds ; le corps se modela, le cou, le bec s'allongèrent et le poisson se trouva devenu oiseau. »

Ce n'est pas plus difficile que cela Eh bien, crédulité pour crédulité, j'aime mieux la foi du chrétien sur la création de l'oiseau par l'auteur de l'univers que celle du philosophe indien de Telliamed. Au moins l'un sait qu'il ne sait rien ; et il incline sa raison devant un fait qu'il ne peut comprendre, tandis que l'autre affirmant connaître le secret de la création me semble un fou qui prétend expliquer l'inexplicable.

(1) *Entretiens d'un philosophe indien sur la diminution de la mer*, 1748.

Les reptiles aériens qui vivent à la fois sur terre et dans l'eau sont les analogues des espèces marines rampantes, et il en est de même des mammifères, tels que les ours marins, les éléphants de mer et les phoques qui pouvant vivre quelque temps à terre ont fini par perdre l'habitude de retourner à la mer. « C'est ainsi, sans doute, que les animaux ont passé du séjour des eaux à la respiration de l'air. Quant à l'homme, il s'est formé de la même manière et ce que l'on a dit de l'homme marin indique assez quelle est son origine. »

Pour de Maillet, ce sont donc les végétaux et les animaux marins qui ont engendré les espèces terrestres correspondantes, par suite d'une transformation analogue à la métamorphose de la chenille en papillon. La transformation est complète dans l'individu, et l'hérédité n'intervient dans le phénomène que pour reproduire les caractères acquis sous l'influence de la nécessité ou du changement de milieu et d'habitude.

Ainsi, s'est formulée bien nettement la première théorie de la *transmutation* des espèces. L'énormité des hypothèses qu'elle renferme l'eût fait oublier, si de nouvelles théories analogues, et un peu moins imaginaires, n'eussent rappelé l'attention sur elle.

Robinet, né en 1735 mort en 1820, admettait que toute matière était vivante et que ses éléments placés dans des conditions favorables devenaient les germes des êtres organisés et vivants, de telle sorte qu'il n'y a qu'un seul règne qui est le règne animal, dans lequel il n'y a que des individus et non des espèces.

Tous les êtres sortent d'un *prototype* qui s'est progressivement modifié, et, des minéraux aux végétaux, de ceux-ci aux animaux et des animaux à l'homme, il n'y a d'un sujet à l'autre que des différences insensibles. — « Chaque variation du prototype est une sorte d'étude de la forme humaine que la nature méditait. » Ce n'est pas seulement l'orang-outang, d'ailleurs plus semblable à l'homme qu'à aucun autre animal, qui doit être regardé comme une tentative faite pour réaliser ce terme final; ce n'est pas seulement le cheval et le chêne, ce sont encore les minéraux et les fossiles. La preuve, selon Robinet, c'est qu'on trouve des pierres qui représentent le cœur de l'homme, d'autres qui imitent le cerveau, le crâne, un pied, une main... » Le règne animal, le règne végétal lui fournissent des exemples analogues. A ces essais partiels succèdent des tentatives d'ensemble. Ici, Robinet en arrive aux hommes marins, aux hommes à queue. Il passe ensuite en revue les principales populations humaines, et signale comme les plus belles, les Italiens, les Grecs, les Turcs, les Circassiens. Ce n'est pas toutefois le terme de la perfection. Jusqu'ici les sexes ont été séparés; mais les essais d'hermaphrodisme déjà tentés sur nous par la nature marquent suffisamment le but qu'elle veut atteindre. Un jour viendra où l'homme réunira les attributs et les beautés diverses de Vénus et d'Apollon. Alors peut-être aura-t-il atteint le plus haut degré de la beauté humaine (De Quatrefages, p. 37).

Pour Robinet, le monde entier est vivant, le minéral aussi bien que le végétal et que l'animal ; et dans cet ensemble immense, les êtres forment une série continue dont le premier terme est un prototype de la plus grande simplicité possible. Le développement de germes pris dans le fonds commun de la nature est l'origine de tous les êtres, et c'est dans cet enfantement de la nature, plutôt que dans l'hérédité, qu'il faut chercher la cause de la végétation et de l'animalité. — La preuve, c'est que si l'homme est l'être le plus parfait que nous connaissons, un être plus complet peut le remplacer au premier jour, et cet homme ne dérivera pas de l'homme actuel.

Buffon crut un instant à la variabilité des espèces, mais il se ravisa et, revenant au principe de la fixité limitée, il comprit sous le nom de *races* les variations dont elles sont susceptibles, de sorte que, à côté du type primitif, il pouvait placer toutes les modifications produites par le climat, la température, l'alimentation, la domesticité, etc. Cette doctrine, infiniment plus en rapport avec l'observation des faits, a au moins l'avantage de ne laisser aucune place à l'hypothèse.

Lamarck est le naturaliste qui a le plus profondément accentué la théorie relative au problème de l'origine et de la filiation des espèces. (*Philosophie zoologique*, 1809.) Ce fut un élève de Buffon, mais il s'en sépara sur cette question.

En raison des espèces douteuses qu'il ne pouvait distinguer des races, ni des variétés, il en arriva à conclure que l'espèce, en général, ne possède pas la fixité que certains naturalistes lui attribuent.

Ecartant toute influence surnaturelle de la solution du problème, et considérant la nature comme l'intermédiaire entre Dieu et l'Univers pour l'exécution de la volonté divine, il considère la nature comme une puissance constamment active, assujettie à des lois qui ne lui laissent point de volonté intelligente. C'est une force dont relève la vie, qui est la conséquence des forces physico-chimiques dont l'action a peuplé le monde en déterminant les générations spontanées. Voici, d'ailleurs, comment Lamarck explique le mécanisme de la formation des êtres vivants.

« L'attraction a formé dans les eaux du vieux monde, et forme journellement dans celles du monde actuel, de très-petits amas de matières gélatineuses ou mucilagineuses. Sous l'influence de la lumière, les fluides subtils (calorique, électricité), pénètrent ces petits corps. En vertu de l'action répulsive qu'ils exercent, ils en écartent les molécules, y creusent des cavités, en transforment la substance en un tissu cellulaire d'une délicatesse infinie. Dès lors, ces corpuscules sont capables d'absorber et d'exhaler les liquides et les gaz ambiants. Le mouvement vital commence ; et selon la composition de la petite masse primitive, on a un végétal ou un animal élémentaire, un byssus ou un infusoire. Peut-être même des êtres bien plus élevés prennent-ils naissance par le même procédé direct. N'est-il pas présumable, dit Lamarck, qu'il en est ainsi pour les vers intestinaux ? Pourquoi les choses ne se passeraient-elles pas de même pour des mousses, pour des lichens ? » (De Quatrefages, p. 46.)

On dirait que Lamarck a été le témoin de ces générations spontanées. Je n'insisterai pas sur toutes ces hypothèses substituées à l'observation, et ne ferai remarquer, en passant, que l'erreur qui attribue à une prétendue génération spontanée la formation des vers intestinaux, dont les recherches de Kuchenmeister ont révélé la véritable origine à l'aide de germes venus du dehors.

Mais en se mettant au point de vue de l'origine spontanée des êtres de Lamarck pour arriver à la formation des espèces, on voit que les organisations élémentaires primitives, ou les *proto-organismes*, se perfectionnent spontanément et graduellement, selon des circonstances accidentelles, d'où la série des êtres et des groupes ou familles avec des lacunes qui dépendent de ces circonstances elles-mêmes. « Ce sont ces proto-organismes qui ont donné naissance à tous les êtres que renferment le règne végétal et animal, et les espèces les plus élevées en descendent par voie de filiation ou de dérivation. » (De Quatrefages, p. 48.) Car tout progrès acquis se transmet par voie de génération à la descendance de ceux qui ont éprouvé ces changements.

Des périodes de *temps* d'une longueur incalculable sont, avec le *besoin* ou nécessité, et les *habitudes*, les éléments indispensables de ces métamorphoses. Ainsi, pour Lamarck, « le développement et la force d'action des organes sont constamment en raison de l'emploi de ces organes, » d'où les transformations progressives et régressives qu'engendre l'exercice ou l'inactivité et que perpétue l'hérédité.

Ainsi, « les mammifères dérivent directement des reptiles sauriens comme le crocodile. Ils ont apparu sous forme de mammifères amphibies avec quatre membres peu développés. — De ceux-ci, les uns, comme les phoques, contractèrent l'habitude de se nourrir de proie vivante, et entraînés peu à peu sur terre sans doute par l'ardeur de la chasse, se transformèrent en mammifères onguiculés (carnassiers, rongeurs). — D'autres, les lamantins par exemple, s'habituèrent à brouter ; et gagnant peu à peu l'intérieur des continents, formèrent la souche des mammifères ongulés (pachydermes et ruminants). Chez les uns et chez les autres, la nécessité de la locomotion terrestre, les habitudes que celle-ci entraîne développèrent largement les membres et le bassin, cette ceinture osseuse qui sert d'attache aux pattes de derrière. — Les mammifères aquatiques qui prirent l'habitude de rester dans l'eau, et de venir seulement respirer à la surface, perdirent peu à peu les membres postérieurs, qui ne fonctionnaient plus, et le bassin, désormais inutile. En même temps les membres antérieurs, sous l'influence des habitudes commandées par le milieu, se raccourcirent et se changèrent en nageoires. » (De Quatrefages, p. 52.)

Allant plus loin, Lamarck précise de la façon la plus hypothétique le mode de transformation des mollusques gastéropodes (escargots et limaces).

« Je conçois, dit-il, qu'un de ces animaux éprouve en se traînant le besoin de palper les corps qui sont devant lui. Il fait des efforts pour toucher ces corps avec quelques-uns des points antérieurs de sa tête et y envoie à tout moment des masses de fluide nerveux,... des sucs nourriciers. Je conçois qu'il doit résulter de ces affluences réitérées qu'elles étendront peu à peu les nerfs qui s'y rendent... Il doit s'ensuivre que deux ou quatre tentacules naîtront et se formeront sur les points dont il s'agit. C'est ce qui est arrivé sans doute à toutes les races de gastéropodes à qui des besoins ont fait prendre l'habitude de palper les corps avec des parties de leur tête, mais s'il se trouve des races qui n'éprouvent pas de semblables besoins, leur tête reste privée de tentacules, elle a même peu de saillies... etc. (p. 54). »

Ainsi s'est formée la langue du pic-vert et du fourmillier qui avaient besoin de chercher leur nourriture dans les profondeurs d'un arbre ou d'une fourmillière : la petitesse des membres postérieurs du kanguroo, par son mode de gestation ; les membranes latérales des écureuils volants qui sautent en étendant fortement les membres, etc. Voilà cependant où l'on arrive en fait d'hypothèses quand on veut refaire la création et donner l'explication de phénomènes qui seront toujours pour nous des mystères.

Un autre naturaliste (1772-1844), Etienne Geoffroy Saint-Hilaire, s'est assez distingué dans cette étude de la formation des espèces pour que son nom reste attaché à cette histoire. E. G. Saint-Hilaire croyait à la variabilité des espèces, sous l'influence du *milieu* et non par la volonté et par les habitudes, mais il ne s'occupa guère de la question de l'origine des êtres. — Il pensait que les métamorphoses ne se faisaient que chez l'embryon et qu'elles étaient impossibles chez l'adulte. — Pour en donner un exemple, il raconte (*Travaux et Doctrines scientifiques*) comment ont pu se former les oiseaux, et il suppose un reptile qui, « dans l'âge des premiers développements, éprouve une constriction vers le milieu du corps, de manière à laisser à part tous les vaisseaux sanguins dans le thorax, et le fond du sac pulmonaire dans l'abdomen. C'est là, ajoute-il, une circonstance propre à favoriser le développement de toute l'organisation d'un oiseau... » La partie postérieure du poumon se transforme en cellules abdominales ou sacs aériens. Agissant à la manière d'un soufflet, elle envoie dans la portion antérieure ou thoracique de l'air comprimé renfermant plus d'oxygène sous un moindre volume. De là, résulte un surcroît d'énergie pendant la combustion respiratoire, et par suite l'élévation de la température, des modifications profondes dans le sang, l'accélération de la circulation, l'accroissement de l'énergie musculaire, enfin, le changement des houppes tégumentaires en plumes. » (De Quatrefages, p. 65.)

Il faut avoir sous les yeux le texte de ces rêveries, si ce n'est plus, pour croire qu'un vrai savant a pu lancer dans la science de telles hypothèses et, chose plus étonnante, que ces hypothèses ont été prises au sérieux. Il est vrai de dire que ce savant ayant joui d'une influence considérable, tous ceux qui, de son temps, ont eu quelque ambition à satisfaire, se seront trouvés dans l'obligation de taire les sentiments que doivent inspirer de pareilles folies.

Bory Saint-Vincent, presque aussi célèbre que Lamarck dont il partagea les idées au sujet de la formation des espèces, y ajouta quelques considérations qui lui sont personnelles, en n'admettant la génération spontanée que dans les terres de formation récente, et non sur les anciens continents.

Naudin fut aussi un partisan de la variabilité des espèces, mais il est le premier qui, dans la solution de ce problème, en dehors des grandes hypothèses qu'on vient de lire, ait tenu compte de la véritable influence à laquelle on doive attribuer la propagation des formes vivantes nouvelles. Attribuant la communauté d'organisation à la communauté d'origine, il pense que si les êtres peuvent être individuellement modifiés par le *milieu* et par la *finalité*, c'est l'hérédité qui lutte pour maintenir la forme primitive et qui transmet la forme accidentellement acquise.

C'est ce que Lucas a exposé dans son travail sur l'*hérédité* et sur l'*innéité* (1).

Les espèces naturelles se maintiennent par l'hérédité, et les espèces artificielles qui ne sont que des races ou des variétés, naissent de l'innéité et se transmettent par l'accouplement d'individus ayant acquis ce caractère accidentel. C'est ce que l'on appelle maintenant la *sélection* naturelle et artificielle : mots qui jouent un grand rôle dans le Transformisme de Darwin.

Jusqu'à ce naturaliste, tous ceux qui s'étaient occupés de l'origine de la vie et des espèces l'avaient considérée comme étant le résultat d'une action spontanée de la nature, créant les êtres de toute pièce (Lamarck) ou les développant d'après des germes antérieurs (Maillet, Robinet), et les espèces étaient considérées soit comme la conséquence d'une formation brusque (Lamarck) chez l'être adulte, ou chez l'embryon (E. G. Saint-Hilaire), ou d'une évolution plus lente dont le caractère est transmis par l'hérédité (Naudin).

Darwin, beaucoup plus réservé dans son premier ouvrage, ne remonte pas si haut dans ses études, et il semble ne pas vouloir approfondir le mystère des origines de la vie. La tâche qu'il se donne est plus restreinte et il se borne à expliquer à sa façon les origines des espèces afin de démontrer leur variabilité, tentative assez malheureuse, car il est évident qu'il considère comme une variation de l'espèce ce qui n'est qu'une formation de race ou de variété héréditaire.

Darwin insiste surtout sur le fait bien connu des variations qu'éprouvent les espèces sauvages par la domestication, mais comme à cet égard, les recherches sur les espèces sauvages vivant à l'état de liberté sont très-difficiles, il s'est rabattu sur l'étude des espèces domestiques que l'on peut soumettre plus facilement à l'expérimentation.

Le pigeon est l'animal le plus anciennement connu qui ait été soumis aux appropriations domestiques et dont l'élevage a fourni le plus d'espèces nouvelles ou plutôt de races différentes. Il y en a, dit-on, plus de cent-cinquante et les différences portent autant sur l'intérieur, y compris le squelette, que sur l'extérieur dans les plumes, le bec et les pattes.

Malgré ces différences qui établissent le fait d'un certain degré de variabilité de l'espèce, Darwin considère ces variétés comme autant de races issues d'une souche principale, le biset; mais il en tire la conclusion que si une espèce se modifie à ce point, c'est

(1) Lucas, *Traité de l'hérédité physiologique et pathologique*, t. I, pp. 4 et 6.

parce qu'elle est fondamentalement variable et que toute variété bien tranchée doit être considérée comme une espèce naissante.

Il peut donc se former des espèces nouvelles, mais comment se forment-elles? Par la *sélection* et par la *lutte pour l'existence.*

C'est la *sélection naturelle* qui crée les espèces sauvages nouvelles; absolument comme par la *sélection artificielle*, l'homme crée les races domestiques qui présentent le caractère choisi par lui comme élément de production.

Si le mot de sélection implique pour la nature une idée de discernement dans le choix des caractères à reproduire par l'hérédité, il est bien hypothétique, car il faudrait établir que l'accouplement d'où naissent les prétendues espèces nouvelles est voulu par une intention surnaturelle et cela n'a pas été fait. Admettons néanmoins le fait de la sélection naturelle et voyons sur quoi il repose.

Dans la disproportion énorme des naissances et des êtres vivants, dans toutes les espèces, il y a la preuve que si le chiffre des morts ne dépassait pas de beaucoup le chiffre des vivants, les moyens d'existence et l'espace manqueraient bien vite aux végétaux et aux animaux. L'équilibre ne se maintient qu'au prix de la destruction prématurée d'un grand nombre d'individus; destruction qui résulte de la *lutte pour l'existence* appelée par Dally : *Concurrence vitale.* En effet, tous les êtres ont à lutter contre les éléments et contre leurs voisins. — Ce sont des *luttes directes* d'espèce à espèce ou des *luttes indirectes* favorisées par des secours étrangers venus d'espèces différentes. Ainsi, Darwin cite à ce sujet l'exemple relatif à la fécondité des cultures de trèfle et de pensées qui dépend du nombre de chats existant dans le voisinage, et que M. de Quatrefages a reproduit :

« Il faut ici se rappeler que la fécondation des végétaux se fait souvent par l'entremise des insectes qui tout en butinant par eux-mêmes vont porter d'une fleur à l'autre le pollen dont leurs poils sont couverts. Il faut savoir encore que certaines fleurs sont souvent visitées seulement par certaines espèces d'insectes. Or, Darwin s'est assuré que les trèfles et les pensées ne reçoivent la visite que des bourdons. Par conséquent, plus ceux-ci seront nombreux, plus sûrement s'accomplira la fécondation de ces deux plantes. Mais le nombre des bourdons dépend en grande partie de celui des mulots qui font une guerre incessante à leurs nids. A leur tour, ceux-ci sont chassés par les chats. A chaque mulot mangé par ces derniers, un certain nombre de nids de bourdons échappe à la destruction, et leurs larves, devenues insectes parfaits, iront féconder trèfles et pensées. Ces végétaux se trouvent donc avoir par le fait les chats pour alliés et les mulots pour ennemis dans la grande bataille de la vie. » (De Quatrefages, p. 91.)

Il en est de même partout, les espèces végétales s'étouffent les unes les autres, les espèces animales s'entre-détruisent et les conditions accessoires aidant, il y a ainsi dans les êtres qui se développent à la surface du globe une destruction des individus inférieurs qui laisse la survivance à ceux qui doivent à une particularité quelconque une supériorité relative. « C'est la *sélection naturelle.* »

Par l'hérédité se transmettent ensuite les caractères et qualités par lesquelles les êtres ont dû d'échapper à la destruction, et ces caractères ou qualités s'accentuant davantage, il en résulte des variétés, des races, et même, selon Darwin, des espèces nouvelles qui ne sont que des races perfectionnées. Mais comment se forment ces caractères et ces qualités qui permettent à une série d'individus de triompher dans la lutte pour l'existence et de former les types héréditaires de ces races nouvelles? Ici, la difficulté reste entière, et Darwin invoque ici le défaut d'exercice ou l'activité exagérée des organes, c'est-à-dire l'*habitude* et les *corrélations* de *croissance* ou *compensations*, c'est-à-dire les modifications d'un organe qui résultent des changements plus ou moins considérables d'un autre organe.

A la *sélection naturelle* qui forme les caractères progressifs ou régressifs des espèces selon le milieu où ils vivent, et selon leurs habitudes, vient s'ajouter la *sélection sexuelle* que caractérisent les préférences que les animaux entre eux témoignent dans leurs rivalités d'accouplement. — De là vient dans les espèces le triomphe de certains types ou plus forts ou plus beaux, qui ont l'avantage de se perpétuer, de préférence à des types plus faibles et plus vulgaires.

Tout cela se comprend bien lorsqu'il s'agit de variations, si nombreuses qu'elles soient, qui surviennent, après des millions de générations, dans une espèce dont les individus vivent en plaine ou sur les montagnes, dans un pays sec ou marécageux, au soleil ou à l'obscurité, à l'état libre ou à l'état sauvage, mais cela n'est plus aussi clair lorsqu'il s'agit d'espèces totalement différentes, telles que mammifères, reptiles, oiseaux, insectes et plantes. — Ici, il n'y a ni sélection naturelle, ni sélection sexuelle à invoquer et, quoi qu'on ait dit, le passage du règne végétal au règne animal, d'après un *prototype primitif* ancêtre des animaux et des plantes, rentre absolument dans l'inexplicable. — Faire de ce prototype primitif une forme inférieure, intermédiaire entre ces deux règnes, une cellule organisée vivante pouvant se modifier dans un sens ou dans l'autre par sélection et perpétuer ensuite les caractères acquis, de façon à se transformer, c'est là une immense hypothèse qu'un esprit positif ne saurait accepter. Il y a d'ailleurs, dans les millions d'années, et dans les milliards de générations successives que suppose cette transformation d'un prototype primitif en végétal ou animal parfait, une éternité tellement obscure que nulle science réelle n'en peut sonder la profondeur.

A part le fait des générations spontanées incessantes admises par Lamark, les *proto-organismes* de cet auteur admis comme étant l'origine des êtres se transformant en espèces différentes de plus en plus parfaites avec le temps, d'après le milieu, l'habitude et l'hérédité, sont les analogues des prototypes de Darwin modifiés par les mêmes circonstances et par la sélection naturelle.

Ce qu'il y a de vraiment nouveau dans les arguments de Darwin en faveur de la variabilité des espèces, ce sont les faits relatifs à la lutte pour l'existence, ou *concurrence vitale*, et à la *sélection naturelle* qui, en modifiant les formes, peut aussi modifier les instincts. Mais si les espèces sont jusqu'à un certain point variables et peuvent former des races différentes de la souche première, sont-elles transmutables? Peuvent-elles se transformer? Une espèce, si modifiée qu'elle soit, peut-elle engendrer une autre espèce? Assurément non, et toute affirmation à ce sujet n'est qu'une hypothèse.

Bien que les paléontologistes aient fait connaître la gradation des êtres animés depuis les anciens temps jusqu'à nos jours, la parenté de certaines espèces vivantes avec des espèces éteintes de façon à montrer une certaine filiation dans la structure des êtres vivants, je ne crois pas qu'il soit possible d'en conclure sans erreur, qu'ils sont la transformation d'un prototype primitif élémentaire. Il faudrait pour cela que ce prototype se perfectionnant de lui-même par le milieu, la nécessité et l'habitude, devînt, sous ces influences, soit un végétal, soit un animal, et ait passé de la forme rudimentaire de ces deux règnes à la multitude des êtres de plus en plus parfaits qui couvrent le globe. Cela est absolument faux, car la preuve du fait n'existe pas, et si cette théorie nouvelle de la création peut satisfaire l'imagination de quelque novateur, elle n'a rien qui puisse la faire agréer des esprits sévères qui font de l'observation la base de la science.

La comparaison que Darwin emprunte à l'embryogénie n'explique rien et ne fortifie en rien sa doctrine générale. De ce que dans leur phase embryonnaire, les êtres qui seront plus tard les plus différents dans leurs formes, sortent d'une cellule, œuf ou graine, comparables à ce que Darwin appelle le prototype des espèces et de ce que en voyant de jeunes embryons on ne puisse reconnaître l'espèce à laquelle ils appartiennent, il ne s'ensuit pas que ces cellules aient la possibilité, selon la circonstance, de produire tantôt un être et tantôt un autre être. La cellule primitive de tous les embryons n'est pas un prototype d'espèce transmutable; elle n'est qu'un prototype de l'individu, renfermant virtuellement tous les éléments voulus et invariables d'une organisation déterminée, et c'est évidemment comparer ce qui n'est guère comparable que de la rapprocher de la cellule prototype un peu conjecturale de toutes les espèces vivantes. C'est une cellule qui se transforme : rien n'est plus vrai, mais cette cellule a une évolution fatale, conforme à une loi préétablie, qui ne lui permet pas de devenir autre chose qu'un être semblable à ses parents. Si l'on ne peut toujours reconnaître un jeune embryon d'un autre devant former un autre individu, et si les premiers êtres vivants rudimentaires qui ont paru sur la terre sont sortis d'une cellule comparable à celle des êtres si parfaits qui s'y trouvent aujourd'hui, cela ne veut pas dire qu'il y a une seule cellule prototype des espèces ; mais cela signifie que nos sens sont insuffisants pour distinguer les origines des êtres, et il ne faut pas que cette ignorance devienne un argument en faveur de l'identité des germes prototypes.

On peut donc admettre la *variation limitée* des espèces formant des races nouvelles, mais non pas leur transmutation donnant lieu à des espèces différentes. Le milieu, l'habitude, la nécessité, la sélection naturelle, suite de la concurrence vitale ou lutte pour l'existence concourent à ce résultat ; mais dire avec Darwin que toutes les espèces animales et végétales passées et actuelles descendent par voie de transformations successives de trois ou quatre types originels et probablement d'un archétype primitif unique, c'est manquer à tous les devoirs de l'observation et introduire dans la science des hypothèses qui n'ont d'autre base qu'un laborieux effort d'imagination. Il est toujours périlleux de vouloir expliquer l'inexplicable et, ici, tous les efforts tentés pour rendre compte de la création, n'ont abouti qu'à des conjectures sans importance, dont la propagation n'a pas encore réussi à détruire le principe incontestable de la fixité des espèces et de la variabilité des individus.

Relativement à l'homme, dernier progrès du transformisme, la conclusion est plus grave. J'ai dit quelle était l'opinion actuelle de Darwin et j'ai reproduit les termes même de son hypothèse sur l'origine simienne de l'humanité. Il me reste maintenant à montrer sur quels arguments se fonde cet auteur pour appuyer sa doctrine. — En les groupant d'une façon méthodique, on voit que parmi ces preuves, les unes sont anatomiques, et les autres morales et psychologiques.

Les preuves anatomiques de l'origine simienne de l'homme sont tirées de prétendues analogies de conformation entre ses organes intérieurs ou extérieurs et ceux du singe. Parmi elles, l'argument tiré de l'identité de conformation des mains et des pieds dans les deux espèces, est en apparence le plus convaincant. Les Darwinistes, en effet, n'admettent pas que le singe soit un quadrumane. Cela gêne trop leur théorie. Ils considèrent cet animal comme devant se partager, avec l'homme, la famille des bimanes. Pour les besoins de leur hypothèse transformiste, ils affirment que le singe n'a pas quatre mains, qu'il n'en a que deux, et, comme l'homme aussi, qu'il se porte sur deux pieds. Entre l'affirmation d'un fait semblable et sa démonstration, il y a une grande distance. Comme il est le seul argument sérieux, qu'on trouve dans cet assemblage de prétendues preuves publiées à l'appui des « basses origines de l'homme, » il importe de le discuter à fond. Or, il n'y a dans cette affirmation qu'une erreur facile à démontrer. On n'arrive à faire du singe l'ancêtre de l'homme, ayant comme lui deux pieds et deux mains, que par un subterfuge de langage, et en changeant le sens usuel du mot *main*. Dans le dictionnaire de la langue française, et pour tout le monde, la *main* est cette partie du membre supérieur dans laquelle le pouce peut s'opposer à tous les autres doigts et se fermer sous eux quand ils sont fléchis. Or, la disposition extérieure, la distribution des muscles et les phénomènes de mouvement destinés à la préhension des objets dans les mains postérieures du singe sont tels qu'ils n'autorisent personne à changer le nom de cette partie, ni à la présenter comme un pied comparable au pied humain. Qu'on examine sur le vivant, les plus petits comme les plus grands des singes connus, depuis le ouistiti jusqu'à l'orang et au gorille, ce colosse de l'espèce simienne, si l'on étudie la forme et les usages de leurs prétendus pieds selon les Darwinistes, on verra, sans être bien habile en anatomie, que cet organe a tous les caractères fondamentaux essentiels de la main. — Ce n'est que par un abus de langage difficile à accepter que le nom de main donné jusqu'ici à l'extrémité des membres postérieurs du singe est remplacé par le nom de pied (1). Mais, si cette objection est reconnue vraie,

(1) En changeant ainsi le sens usuel des mots, on rend toute discussion impossible et on n'arrive qu'à la confusion. — J'ai déjà cité un exemple de cette manière de faire en parlant du cellularisme qui, pour maintenir sa théorie contre les objections, admet des *cellules sans parois*, absolument comme si l'on disait des prisons sans muraille. V. *Pathologie cellulaire.*

l'identité de structure de l'homme et du singe disparaît et la parenté que Darwin prétend établir entre eux me semble bien compromise. A part cet argument anatomique, le principal de ceux qu'on emploie pour démontrer l'origine simienne de l'homme, les autres, qu'on a voulu tirer de la similitude d'évolution embryonnaire, de la présence des organes rudimentaires, du pli sous la paupière analogue à la membrane clignotante des oiseaux de nuit, et enfin *du bout de l'oreille des singes* qu'un sculpteur aurait, dit-on, découvert chez l'homme, ne sont pas plus concluants et ils ne méritent même pas l'honneur d'être discutés.

Les preuves psychologiques tirées de l'analogie des facultés intellectuelles et morales du singe et de l'homme sont-elles plus démonstratives? Pas le moins du monde. Elles ont encore moins de précision. On n'y trouve, d'après Aristote, Pline, Buffon, Leroy, et une foule de naturalistes ou de romanciers, que les anecdotes si connues sur les actes de raisonnement, d'instinct et de sociabilité dont les animaux et le singe fournissent tant d'exemples.

Que le singe se serve de bâtons ou de pierres en guise d'outils pour casser sa noix ainsi que l'a découvert Robinson Crusoë ; qu'il essaie de jouer du violon sur l'instrument de son maître, et qu'il place sur sa tête le bonnet de sa maîtresse, ou fasse d'autres actes qui semblent indiquer des traces de raisonnement, il ne s'ensuit pas que la raison de l'homme dérive de la sienne.

De ce que ces animaux poussent des cris pour avertir leurs camarades d'un danger voisin, et que Darwin ait supposé que l'un d'eux a imité la voix d'une bête féroce pour signaler le péril, il n'en résulte pas que ce soit, comme l'auteur le laisse croire, un pas vers la faculté du langage qui se serait ensuite transmise par hérédité. — Quant à notre musique, dont il attribue l'origine aux modulations par lesquelles nos ancêtres de race simienne charmèrent les oreilles de leurs femelles (1), l'auteur du transformisme nous permettra de considérer cette opinion comme étant plus qu'hypothétique.

Le raisonnement est le même à l'égard de la *religiosité*, que certains physiologistes, et surtout M. de Quatrefages, considèrent comme un attribut spécial de l'homme. Darwin pense qu'on en trouve les traces à un faible degré chez les animaux, et il voit là une nouvelle preuve de son animalité. — Il croit qu'il y a des sauvages qui n'ont aucune croyance religieuse et qui n'ont d'autre idée de surnaturalisme que celle des esprits invisibles, fait qu'on retrouve chez les animaux. Ceux-ci mêmes seraient plus avancés que les sauvages,

(1) Ravau. *Revue des Deux-Mondes*, oct. 1871, p. 630

car si l'on en veut croire le professeur Braubach, un Darwiniste également, le chien regarde son maître comme un Dieu.

Dans l'ordre moral, les déductions sont identiques et Darwin pense que les qualités morales de l'homme résultent de l'instinct social qui engendre l'amour et la sympathie et d'où procèdent le sens moral et la conscience. Il cite à ce propos tous les exemples connus d'affection et de sociabilité entre des animaux de même espèce ou même d'espèce différente, mais, comme origine, il rapporte toutes ces qualités à l'instinct perfectionné par la sélection naturelle. C'est toujours, comme on voit, le même mode de raisonnement par affirmation, d'après des analogies fort contestables, mais là où il y a plus qu'un abus d'induction, c'est lorsque l'auteur prétend expliquer l'apparition de certaines modifications organiques, par la *sélection sexuelle* sous l'influence de la volonté des animaux. — Ceci dépasse tout ce que l'on peut imaginer en fantaisie zoologique. — Ainsi, on sait que le faisan Argus porte une queue garnie de plumes couvertes de ronds élégants et quelquefois longues de plus d'un mètre. D'où vient cet appendice plus gênant qu'utile, et comment s'est produite cette variété de plumes? « Du goût que la femelle montre pour les effets de roue! dit Darwin ». Il en est à peu près de même pour l'origine de la barbe chez l'homme. Elle serait née du besoin qu'il avait de plaire aux femmes! C'est ici *l'influence de la nécessité* déjà invoquée par de Maillet pour la formation du poisson volant, par Lamarck pour la production des tentacules du limaçon ou de la langue du pic-vert et du fourmilier; d'Étienne Geoffroy Saint-Hilaire pour la transformation des reptiles en oiseaux, etc.; mais on s'est tant moqué de ces rêveries qu'il était possible de croire qu'on ne les verrait plus reparaître et il n'y a pas à insister sur la réfutation de semblables hypothèses. La science ne peut, en effet, s'accommoder de ces écarts d'observations, ni accueillir gravement de pareilles fantaisies.

J'aurais voulu poursuivre cette critique du Transformisme et après avoir montré tout ce que la doctrine de l'origine simienne de l'homme a d'hypothétique, établir qu'elle conduit à l'admission de la génération spontanée de la vie et des espèces animales, ce qui est contraire à l'observation impartiale de la nature. — D'autre part j'aurai fait voir que la sélection naturelle peut créer des variétés assez dissemblables les unes des autres, mais non des espèces distinctes pouvant se reproduire indéfiniment, car nous n'avons pu réussir à faire des métis féconds au-delà de quelques générations (1).

(1) Les expériences faites sur les *Léporides* ou produit du lièvre et du lapin en sont la preuve.

Cela m'eût conduit à proclamer de nouveau avec Cuvier, Flourens, de Quatrefages, et tant d'autres, l'exactitude du principe de l'invariabilité des espèces et de la mutabilité des individus. Mais, les derniers arguments de Darwin sont d'une telle faiblesse, qu'ils m'imposent le devoir de finir. Je crains fort que cette opinion qui attribue à la volonté de plaire la pousse de la barbe chez l'homme, et des plumes de la queue du faisan Argus, ne fasse un très-grand tort à la doctrine du Transformisme. Pour expliquer la création, ou plutôt l'apparition de la vie et des innombrables espèces vivantes sur le globe en remontant à quelques milliards d'années en arrière, dans la nuit du monde, pour dévoiler les mystères de l'éternité, il faut des preuves certaines et des raisons moins naïves que celles qu'on vient de lire.

En ce qui concerne l'apparition des espèces par variation progressive sous l'influence des *sélections naturelles* ou *sexuelles*, depuis les infusoires microscopiques jusqu'aux êtres visibles, depuis la moisissure d'un jour jusqu'au chêne séculaire, et de l'humble mollusque à l'homme ayant comme intermédiaire les coquillages, les reptiles, les poissons, les insectes, les oiseaux, et les grands mammifères, il n'y a qu'une immense hypothèse en rapport avec l'éternité anté-historique sur laquelle elle prétend jeter la lumière. — Le peu de variations fondamentales produites chez l'homme depuis les milliers d'années qu'il existe sur le globe, la ressemblance actuelle des mammifères avec les fossiles anté-diluviens de leur espèce attestent que la transformation spontanée d'un prototype primitif en espèces différentes, successivement plus parfaites, n'est qu'un rêve et ne saurait expliquer l'apparition du monde végétal ou animal que nous ne connaissons pas plus que celle du genre humain. D'ailleurs, si après s'être flatté de voir ainsi dans la nuit des temps, M. Darwin avait fourni des preuves sérieuses, à l'appui de ses affirmations, il n'y aurait rien à dire, mais il me paraît s'être mépris sur la nature des caractères individuels que présentent par génération et sous l'influence des climats, du besoin et des milieux, les animaux et les plantes sur lesquels nous pouvons expérimenter. Il considère comme des créations d'espèces ce qui n'est qu'une apparition de variété dans l'espèce primitive et à l'aide d'un subterfuge de langage semblable à celui par lequel il fait du singe un bimane, il confond la notion de l'*espèce invariable* avec celle de la race et des *variétés* qui sont essentiellement changeantes. De cette façon et à l'abri d'un changement de sens dans les mots de la langue zoologique, il a pu faire croire qu'il se créait des espèces nouvelles et enfin qu'on pouvait remonter par cette hypothèse d'un prototype commun, espèce de mollusque hermaphrodite ayant l'apparence d'un sac gluant et coriace dont les larves ressemblent aux têtards, à la formation des animaux et du singe devenu le père du premier homme.

Il faut bien le dire et préciser les faits en déchirant le voile, dont ils sont à dessein encore trop enveloppés. Quand on parle scientifiquement de l'*origine simienne de l'homme*, et qu'on dit que le *singe est son ancêtre*, cela veut dire qu'un singe, gorille ou autre, est directement le père de l'humanité. Car, il y a des intermédiaires entre ces deux êtres ou il n'y en a pas. S'il existe des intermédiaires, il faut les montrer; or personne ne les connaît, M. Darwin, pas plus que ses disciples : donc, il n'y en a pas; et il en faut conclure que la filiation est directe.

Mais si la filiation est directe, on doit reconnaître que d'emblée, le premier homme a présenté toutes les différences anatomiques, intellectuelles et morales qui le séparent des singes. Cela est absolument impossible, d'après ce que l'on connnaît de la formation des variétés produites parmi les espèces animales. En effet, la nature n'a pas d'écarts semblables dans ses créations : *Natura non facit saltus*.

J'ajouterai même, puisque nous sommes en pleine hypothèse, que le miracle de la formation de l'homme par le gorille a dû être multiple et se répéter au moins deux fois, l'une pour la génération d'un mâle et l'autre pour celle de la femelle. — La sélection naturelle, pour parler le langage des transformistes, aidée de l'influence des climats et des milieux, n'a-t-elle produit qu'un seul couple ou en a-t-elle produit plusieurs? Comment n'a-t-elle pas continué d'agir depuis plusieurs milliers d'années pour parfaire son ouvrage? N'y aurait-il plus assez de gorilles pour renouveler le chef-d'œuvre que nous nous flattons de représenter? M. Darwin reste muet sur toutes ces questions. Il aurait cependant bien dû penser qu'en méditant sur les conséquences de son principe, le lecteur se demanderait quel a pu être le procédé de cette transmutation brusque d'une espèce dans une autre, et qu'il s'en trouverait de plus réalistes que lui pour exiger sur l'accomplissement des phénomènes qui ont préparé, et signalé l'origine simienne de l'homme, des détails circonstanciés qu'une plume honnête ne saurait écrire.

Si ce réalisme paraît absurde et déplaît aux transformistes, il ne me déplaît point à moi qui ne le suis pas et qui trouve dans ces interpellations le moyen de démontrer le néant de la doctrine. On pourrait bien encore demander à M. Darwin comment, jeté sur la terre, l'homme né de la sélection naturelle, par les représentants choisis de l'espèce simienne, a pu triompher des dangers qui entourent son enfance et arriver à l'âge adulte en assez grand nombre pour faire souche de l'espèce, mais ce serait peut-être bien indiscret, après tant d'autres questions sans réponse, et j'ai hâte de terminer la discussion d'un sujet qui a cessé d'être grave.

Avant de finir cependant, il me faut répondre à la mise en demeure adressée par M. Darwin à ceux qui croient qu'au point de vue moral, l'affirmation hypothétique de la « *basse origine de l'homme* » est une chose fâcheuse. M. Darwin les somme d'avoir à choisir entre ses hallucinations zoologiques et l'idée de la naissance de l'individu par les lois de la reproduction ordinaire. Ce sous-entendu n'a pas de sens. — Personne n'a jamais placé l'origine première de l'homme dans la réunion des sexes. C'eût été trop naïf. — Les savants qui abordent ces problèmes d'une façon digne et sérieuse s'arrêtent devant l'impénétrabilité de ce mystère. Après avoir montré que l'homme ne peut être la conséquence d'une génération spontanée directe ou indirecte par suite des transformations progressives d'un prototype inférieur, ils demandent qu'on leur fournisse la preuve qu'il est né du gorille par les lois de la reproduction ordinaire. Mais, en attendant que ces faits leur soient démontrés, ce qui n'est guère à craindre, ceux qui en doutent s'abstiennent, et ceux qui les nient, acceptent la tradition ancienne, et affirment la création indépendante.

La théorie de Darwin sur l'origine simienne de l'homme n'a donc rien de réel ni de scientifique. Cette zoologie chimérique n'est bonne qu'à figurer dans les légendes des temps fabuleux où se sont formés les mondes et l'humanité. Elle ne mérite à aucun égard de détourner les savants de l'attention qu'ils accordent aux découvertes sérieuses. — C'est un défi jeté à l'observation de la nature par l'esprit d'hypothèse. Mais, comme elle fait partie du matérialisme moderne et qu'elle paraît surtout satisfaire ceux qui se réjouissent de l'égalité et des similitudes qu'ils supposent exister entre l'homme et la bête, il m'a paru nécessaire de signaler tout ce qu'elle contient de faux et de dangereux. Accepte qui le voudra cette dégradante erreur, mais dans la crise que nous traversons, chacun doit protester contre les doctrines qui, directement ou indirectement, exposent la civilisation aux périls qui la menacent d'un anéantissement prochain.

DU TRANSFORMISME EN MÉDECINE

Si le Transformisme a quelque importance en histoire naturelle par la prétention qu'il a d'expliquer l'origine de la vie, celle de homme et des espèces animales, il n'a aucune raison d'être en médecine. Ce mot, importé en anatomie normale et pathologique, n'a plus la même signification. Il est le même pour l'oreille, mais il n'a plus le même sens pour l'esprit.

En cherchant à établir que les espèces actuelles ou passées dérivent par transformations successives d'un proto-organisme formé spontanément selon Lamarck, et dont la naissance reste mystérieuse pour Darwin, ces naturalistes ont posé un problème possible dont la solution peut n'être pas satisfaisante, mais les faits leur permettaient d'envisager la question de cette manière. — Ils ont cru pouvoir démontrer qu'une espèce animale se modifiait au point de pouvoir engendrer une espèce animale différente. C'était une question générale et d'ensemble sur la formation des types spécifiques de l'individu et nullement sur le mécanisme élémentaire de leur développement.

Il n'en est pas de même en médecine, où il n'est question que des transformations cellulaires du même individu. Quand Virchow émet ce principe que dans l'homme et chez les animaux tout provient d'une cellule primitive qui se transforme selon l'âge, le sexe, la constitution et les différentes influences extérieures de manière à constituer les différents éléments anatomiques de l'organisation ou qu'il y a des métamorphoses progressives et quelquefois regressives, comme celles d'ou résulte la formation de races nouvelles, il ne prétend pas que la cellule primitive du canard pourra jamais engendrer des éléments cellulaires de l'homme. Il ne touche en aucune façon au problème de la variation des espèces animales. La question est infiniment moins élevée dans l'ordre philosophique et n'est qu'une affaire de détail relative au développement cellulaire dans l'individu. — Il n'y a donc pas d'équivoque possible. — Le transformisme ou Darwinisme est pour l'histoire naturelle la solution du problème de l'origine des espèces, tandis que le transformisme médical, ou transformisme cellulaire, n'est qu'une explication relative au développement des tissus par la métamorphose de leur cellule primitive.

Par leurs études de physiologie et de pathologie cellulaires, Schwan, Schleiden, Remak, Virchow, Kolliker et Robin sont les anatomistes qui ont le plus contribué à l'élucidation de ce point de doctrine. Virchow a dit : *Omnis cellula à cellulâ* et, repoussant ainsi toute génération spontanée, il affirme que chez l'homme toutes les cellules normales et pathologiques dérivent par voie de transformation successive d'un type primitif qui change par degrés dans le cours de la vie, selon les circonstances extérieures. Pour Robin au contraire, les éléments pathologiques qui ne sont pas toujours cellulaires peuvent naître par génération spontanée dans un blastème selon les propriétés physiques et chimiques. — Sous ce rapport il reste étranger à la théorie du transformisme cellulaire.

Dans les idées de Remak, toutes les cellules normales dérivent de la cellule ovulaire et, pour Virchow, toutes les cellules pathologiques proviennent par transformation progressive des cellules de tissu conjonctif.

L'ovule est l'unité organique par excellence et il représente une sorte de proto-organisme renfermant virtuellement l'individu. C'est de lui que par *scission*, *bourgeonnement* ou *formation endogène* sortent toutes les autres cellules si différentes qui forment les tissus et les organes et dans lesquelles avec Schleiden et Schwan on admet une membrane d'enveloppe, un contenu, un noyau et un nucléole.

Jusques-là tout est logique ; reste à voir si cette doctrine est en rapport avec les faits. Or, avant la formation de la cellule, il y a l'apparition des granulations ou monades organiques, du nucléole et du noyau, et ces éléments qui précèdent toute création cellulaire peuvent être pris comme des unités organiques extrêmement simples, dont le rôle ne saurait être oublié. — Les monades organiques ont la vie, comme l'aura plus tard la cellule qu'elles sont appelées à former, et c'est une affaire de convention que de commencer l'étude histologique par la cellule plutôt que par le noyau qui la forme.

De plus, il paraît certain que tous les tissus ne dérivent pas de cellules préexistantes et qu'il en est qui se forment par transformation d'un seul noyau entouré d'une zone de *sarcode* ou *protoplasma*, substance amorphe, contractile, douée de mouvements *sarcodiques*, et n'ayant pas d'enveloppe.

Ainsi, les globules blancs du sang chez l'homme, les cellules de la moelle des os dans la couche de développement, toutes les cellules embryonnaires d'où sortent les tissus conjonctifs, cartilagineux et osseux, les cellules des muscles de la vie organique, les cellules nerveuses n'ont pas de membrane d'enveloppe, et ne sont que des masses de protoplasma entourant un noyau.

Ces faits qui résultent des observations de Schultze, de Recklinghausen, Ruhne, L. Beale, etc., et qui sont acceptés de tous les histologistes auraient dû modifier la manière de raisonner des transformistes. Ils renversent complétement la doctrine et dès l'instant qu'un noyau entouré de protoplasma sans membrane d'enveloppe peut comme ailleurs une cellule véritable engendrer des tissus il n'y a plus de physiologie ni de pathologie cellulaires et en conséquence plus de prototype cellulaire se transformant en cellules différentes.

Il n'y avait qu'un moyen de faire cadrer l'observation avec la théorie : c'était de changer le sens du mot cellule. Or, l'esprit de système, qui ne recule devant rien, n'a pas hésité à introduire cette confusion dans le langage habituel et, dans un jargon scientifique presque incroyable, il parle des cellules sans paroi, qui ne sont autres que ces noyaux entourés de sarcode contractile, dépourvu d'enveloppe, comme si des esprits habitués à parler français pouvaient les comprendre. Dans toutes les langues, il n'y a pas de mot plus clair et mieux compris que celui de cellule, qui est synonyme de réclusion, et les savants qui croient pouvoir admettre des cellules sans parois, c'est-à-dire une prison sans murailles, n'ont guère de chances d'être pris au sérieux que par les condamnés à l'emprisonnement cellulaire.

On ne change pas arbitrairement le sens des mots d'un dictionnaire. Un long usage le fait quelquefois, mais la chose n'est guère au pouvoir de quelques individus. L'idée de cellule implique celle d'une enveloppe, et si tous les tissus normaux et pathologiques résultent de cellules formées aux dépens d'une cellule primitive, le transformisme cellulaire est exact. — Mais s'il faut pour maintenir la doctrine contre les résultats de l'observation, admettre qu'il y a des cellules sans parois, et que les tissus se forment aux dépens de ces cellules qui n'en sont pas, il n'y a plus de doctrine cellulaire et on ne peut la maintenir que par un acte de complaisance auquel la vraie science ne peut souscrire.

Ce que je viens de dire ne s'applique qu'à la systématisation doctrinale tirée de l'évolution cellulaire normale et pathologique ; mais cela ne détruit en rien l'importance des faits de détails que la médecine doit à l'histologie. — J'admets toutes les transformations progressives ou regressives dont les éléments cellulaires ou autres sont le siège et par lesquels ils forment les tissus normaux et pathologiques. — Ce sont là des observations qui complètent très-heureusement l'anatomie et la pathologie en révélant le travail invisible qui s'accomplit dans la trame des tissus et des organes, mais jusqu'à présent il n'y faut pas chercher autre chose. Une plus heureuse généralisation pourrait peut-être montrer le lien qui unit toutes ces métamorphoses des éléments organiques, mais celle qui a fait du Transformisme cellulaire la base de l'anatomie de structure cellulaire est beaucoup trop en dehors de l'observation pour être acceptée. — Voyez Histologie et Cellularisme.

CHAPITRE V

PHYSIOLOGIE NORMALE ET PATHOLOGIQUE

L'Anatomisme n'a pas eu seulement pour effet d'éclairer la médecine sur la connaissance des parties du corps humain, de créer des systèmes de pathologie, des doctrines médicales et des méthodes thérapeutiques, il a encore été le point de départ de deux sciences importantes dont le développement lui est presque entièrement subordonné. — Ces sciences sont : la *Physiologie* et la *Chirurgie*. — En ce qui touche la physiologie, c'est-à-dire l'étude des fonctions, il est évident que c'est à la connaissance de l'organe qu'on doit d'avoir eu l'idée d'en rechercher l'usage, et il n'en pourrait être autrement.

Mon intention n'est pas de tracer ici une histoire même abrégée de la physiologie. Conformément au plan que j'ai adopté et qui est de suivre les doctrines médicales de leurs principes à leurs conséquences, je veux seulement démontrer que la Physiologie relève de l'Anatomisme afin de mieux établir tout ce que l'anatomie a eu d'avantageux pour les sciences médicales.

Il ne faut pas étudier bien longtemps notre histoire pour apprendre que l'anatomie et la physiologie sont intimement liées l'une à l'autre, même dans l'erreur, qu'elles se suivent dans leur marche et dans leurs progrès, qu'elles ont grandi ensemble en se prêtant un mutuel appui, et que les découvertes de la première ont presque toujours été pour l'autre le point de départ de quelque avantage nouveau.

Comment étudier le mécanisme et la fonction d'organes ou d'un ensemble d'organes dont on ne connaîtrait pas la disposition et la structure ? D'une autre part, comment la découverte d'une action physiologique nouvelle ne rectifierait-elle pas ce que l'anatomie pourrait encore avoir d'obscur ou d'ignoré? On en pourra juger par ces exemples. Ainsi, par la découverte de Malpighi sur la structure des glandes on a pu déterminer la physiologie des sécrétions, et, par celle de la circulation, les anatomistes ont pu reconstituer l'arbre circulatoire dont ils ne connaissaient que les branches, de façon à en faire un mécanisme complet. Ce que l'anatomie du foie n'avait pu faire pour en révéler les fonctions, la découverte de la circulation le réalise en montrant d'après le cours du sang quel devait être le véritable rôle de cette glande et, la découverte des lymphatiques et du réservoir de Pecquet, révélant le cours du chyle, montra un nouveau mécanisme de la digestion appelé à remplacer celui de Galien, mécanisme dans lequel le chyle était supposé passant dans le foie.

Et de même pour toutes les découvertes anatomiques et physiologiques se modifiant les unes par les autres et recevant les unes des autres une lumière inattendue.

Il n'est pas jusqu'aux erreurs anatomiques qui n'aient eu leur contre-coup en physiologie car, au temps de Malpighi, lorsque l'on crut avoir trouvé un canal dans les nerfs, on se crut obligé d'admettre un suc nerveux matériel destiné à le parcourir.

La physiologie est donc une science anatomique née de l'étude des organes et de la structure des tissus, mais pouvant à son tour éclairer l'anatomie dans les obscurités de configuration que le scalpel seul ne peut faire disparaître. — Elle a en outre l'avantage d'être pour la pathologie un de ses plus solides appuis, car il est difficile de se rendre compte des troubles fonctionnels ou pathologiques, si l'on n'a pour terme de comparaison le mode fonctionnel normal. Quoi que puissent dire nos historiens, en cela plus érudits que véritables médécins, si c'est un abus que d'en faire la base et le principe de la médecine, son usage est du plus précieux secours pour la science et il n'y a de vrai que la médecine physiologique.

En suivant la marche de la médecine dans l'histoire, on voit en effet que ses progrès sont ceux de l'anatomie et de la physiologie.

Si la médecine Hippocratique, malgré ce qu'elle a de grandeur comme observation dans son naturisme et dans son pronostic, laisse tant à désirer sous le rapport du diagnostic, c'est par son insuffisance anatomique et physiologique. Toute sa théorie des humeurs et de la fièvre repose sur des erreurs de physiologie. On en peut dire autant de la médecine d'Athénée, de Galien, et il a suffi de faire connaître la circulation pour entraîner la chute de la vieille médecine grecque et romaine qui n'a pu sauver du naufrage que son Naturisme et ses traditions empiriques d'observation dégagées de tout esprit de système. — Sur ce terrain, elle est restée inattaquable, car les bonnes observations ne vieillissent pas, et comme elle nous en a laissé d'innombrables, il y a là un fond de science dont tout le monde a profité et que rien ne peut détruire.

Il y a trois époques dans l'histoire de la physiologie et des doctrines médicales auxquelles elle a donné naissance : 1° L'époque d'Hippocrate et de Galien avec les théories humorales de la maladie; 2° l'époque de la renaissance des études anatomiques, chimiques et mécaniques lorsque la physiologie devint mécanique et chimiâtrique et engendra comme doctrine l'Iatro-mécanisme et l'Iatro-chimie; 3° enfin l'époque moderne qui date de Lavoisier et qui après avoir débuté par la théorie chimique de la respiration et de la chaleur animale nous a laissé un grand nombre de découvertes physiologiques importantes dont je parlerai plus loin.

J'ai longuement exposé dans l'analyse des œuvres d'Hippocrate et de Galien, la physiologie de ces temps reculés, telle qu'on a pu la faire avec une anatomie humaine très-imparfaite et telle qu'elle a régné dans la science des XVe et XVIe siècles. (Voir *Naturisme*, Hippocrate, chap. I, et Galien, chap. III.) Je n'y reviendrai pas. Ce qu'il faut dire à l'avantage de Galien, c'est que nul parmi les anciens n'a fait plus d'efforts pour arriver par une bonne méthode, à la connaissance du mécanisme des fonctions. Ce qu'on lui doit d'expériences sur les animaux est considérable et on peut le considérer comme le créateur de la physiologie expérimentale. — Il faut sans doute que l'expérience soit difficile, pour qu'à son aide un homme de cette valeur ait pu émettre autant de théories d'abord acceptées comme vraies et que l'expérience ultérieure a pu convaincre d'inexactitude.

Sans raconter ici les hypothèses de la physiologie naissante dans les essais d'Alcméon de Crotone, d'Empédocle d'Agrigente et de Démocrite sur le rôle des quatre éléments, sur l'exercice des fonctions, ni la théorie d'Anaxagore sur les Homéoméries relatives aux affinités des parties du corps pour les molécules homogènes des aliments destinées à leur réparation, je préfère résumer la physiologie de l'antiquité en la personnifiant dans ce qu'elle a eu de plus complet à l'époque de Galien. — On aura ainsi, en regard de l'anatomie du temps, un tableau général de la physiologie telle qu'elle a été professée pendant plusieurs siècles, jusqu'au moyen-âge, et il sera dès lors possible de bien se rendre compte de l'importance des progrès réalisés dans les époques suivantes, surtout après la renaissance de l'anatomie.

Après Galien, et pendant tout le règne du Galénisme, la physiologie ne fit aucun progrès; on reproduisait les idées du maître et voilà tout. Ainsi la digestion avait pour but de convertir les aliments en *chyme* et, comme Galien ne connaissait pas le suc gastrique, et qu'il rejetait les idées de putréfaction, de fermentation et de trituration déjà admises de son temps, il expliquait cette *œuvre divine* par la création de facultés inhérentes à l'estomac. Il admettait qu'une faculté attractrice, née de la faim, portait l'homme à introduire les aliments; qu'une faculté altératrice les dissociait ou déterminait leur conversion en chyme et que, cela terminé, la faculté expultrice faisait passer le bol alimentaire dans l'intestin pour y subir une élaboration nouvelle.

Comme on le voit, il ne savait pas un mot des phénomènes de la digestion stomacale. Le chyme porté dans le foie par l'absorption des veines mésaraïques fournissait des matériaux par lesquels cet organe en préparait la bile et, une fois débarrassé de ces matériaux, il subissait du même organe une action qui en faisait du sang, lequel revenait au cœur.

La rate était aussi un organe de purification du sang, en même temps qu'un organe sécréteur, comme le foie. Elle recevait le sang dont elle séparait la bile noire ou atrabile qui revenait dans l'estomac par les vaisseaux courts et où elle agissait par son acidité pour la formation du chyme.

La circulation avait pour principal organe le foie d'où partaient les deux veines caves supérieure et inférieure distribuant dans les parties hautes et basses du corps, le sang nutritif formé aux dépens du chyme, arrivé par les veines mésaraïques et préparé par la glande. — Une partie de ce sang arrivait à l'oreillette droite et au ventricule correspondant, passait dans l'artère pulmonaire, pour nourrir le poumon et s'insinuer dans les veines pulmonaires, à travers leur paroi en même temps qu'une portion traversait le pertuis de la cloison interventriculaire pour arriver dans le ventricule. — Là, le sang des veines pulmonaires, chargé d'air ou *pneuma* pris dans le poumon, se mêlait au sang du ventricule gauche et préparait, au milieu d'un grand dégagement de chaleur, cet esprit vital qui avec le sang de l'aorte courait dans toutes les artères du corps.

La respiration avait pour but d'emporter au dehors ce qui a été brûlé dans le cœur (*De usu partium*, lib. VI). Galien professait en effet que l'air entrait dans les poumons, agissait par contact sur le sang qui devenait rouge, le rafraîchissait, et qu'il s'y mêlait à lui, en produisant l'*esprit vital*. Ainsi vivifié et ayant tempéré l'excès de chaleur animale, il allait en nature dans toutes les parties du corps entretenir la vie, revenait en partie au poumon qui le rendait au monde extérieur, pour rejeter les parties fuligineuses brûlées dans le cœur.

L'air introduit par la respiration avait aussi pour but de produire le rafraîchissement du sang dans toutes ses parties. Car le cœur était en même temps le foyer de la chaleur animale, chaleur innée, qui rayonnait par les artères dans tout le corps. Il servait en même temps à la formation de l'esprit animal dans les ventricules du cerveau où il était porté par l'action de sa carotide et à travers la lame criblée de l'ethmoïde.

Le cœur et les artères renfermaient donc de l'air et du sang et le pouls résultait de la systole du cœur.

Le cerveau était considéré comme une glande chargée de la sécrétion du phlegme ou pituite s'écoulant par la lame criblée de l'ethmoïde, mais pour Galien ce n'était que chose secondaire, et cet organe était le siége de l'intelligence du mouvement et du sentiment, que d'autres plaçaient formellement dans le cœur.

Il s'y formait, dans les ventricules latéraux, un esprit animal qui se perfectionnait dans le troisième ventricule, passait dans le quatrième par l'aqueduc de Sylvius et de là dans la moëlle et dans les nerfs, en s'entrecroisant dans la moëlle allongée. Par conséquent il admettait l'action croisée des lobes cérébraux sur le côté opposé du corps. Quant à la moëlle épinière, d'après de nombreuses expériences, il admettait qu'elle conduisait le mouvement et la sensibilité, mais ici il n'admettait plus l'action croisée et il ne partait que de l'action directe du côté droit et du côté gauche sur les parties correspondantes du corps.

Pour ce qui concerne les humeurs, Galien admettait une humeur principale, le *sang* formé par le foie et d'où provenaient toutes les autres, la *bile jaune*, la *bile noire* ou atrabile, la *pituite*, l'urine, la sueur, la matière de la transpiration insensible et les fuliginosités ; mais c'étaient particulièrement la bile, l'atrabile et la pituite dont la rétention anormale, la prédominance ou les altérations jouaient un rôle dans la constitution des tempéraments et dans la formation des maladies.

J'ai déjà fait précédemment dans mon analyse des travaux de Galien, les remarques critiques que cette physiologie méritait qu'on lui adressât. — Ce n'est pas le moment d'y revenir. Le résumé que je viens d'en faire, n'a d'autre but que de montrer ce qu'était la physiologie ancienne, ce qu'elle fut dans sa transmission au moyen-âge et jusqu'au XVIe siècle, lorsqu'une renaissance de l'anatomie allait la précipiter dans un juste oubli.

Déjà ébranlée par les attaques de Paracelse et des chimiâtres, la physiologie galénique relative aux humeurs et aux phénomènes de la digestion, le fut bien davantage par les travaux de Vésale et de ses successeurs sur la disposition et l'exercice des organes. — Le prestige avait en partie disparu. Tout en étant encore dominé par l'autorité de Galien, beaucoup de médecins ne croyaient plus aveuglément aux traditions du passé. — Ils voulaient voir et n'accepter comme vrai que ce qu'un examen de la nature leur avait démontré tel. Ainsi Van-Helmont, comme son maître Paracelse, montra le rôle des ferments dans la digestion ; — Sylvius, une nouvelle physiologie des humeurs; — Vésale établit qu'il n'y avait pas de pituite descendant des ventricules du cerveau dans les cavités nasales ; — Michel Servet découvrait la petite circulation, dite pulmonaire; — Colombus signalait la coïncidence de la systole du cœur et du pouls dans la diastole des artères; — Césalpin faisait pressentir la grande circulation qui devait nettement apparaître un peu plus tard dans la description d'Harvey; — Felix Plater plaçait la vision dans la rétine et non dans le nerf optique, etc.

Le galénisme dominait cependant encore, mais au XVIIe siècle, la découverte de la circulation sanguine et de la circulation lymphatique que j'ai décrite précédemment à l'occasion des découvertes inspirées de l'anatomie, renversa définitivement l'autorité de Galien dans l'esprit des hommes indépendants et amis du progrès. — Alors apparaissent : une nouvelle physiologie du foie exclusivement destiné à faire la bile et ne recevant plus le chyme; — les théories mécaniques de l'action du cœur dans la circulation; — l'appréciation aû moyen du calcul de la force musculaire; — la théorie mécanique de la digestion par trituration à l'aide de l'estomac; — le calcul de la vitesse du sang dans les vaisseaux; — la structure des glandes et le mécanisme des sécrétions par filtration à travers les pores selon les uns ou par attraction spéciale des atomes selon les autres; — le passage des globules du sang dans les capillaires; — l'irritabilité des tissus comme principe de mouvement interstitiel; — le rôle des animalcules spermatiques dans la génération; — la possibilité de faire renaître un mourant d'hémorrhagie par la transfusion; — le frottement du sang dans les vaisseaux comme cause de la chaleur animale; — la théorie du fluide nerveux coulant dans les tuyaux nerveux? et produisant les mouvements tumulteux du sang et des tissus, etc.

Vraies ou fausses toutes ces découvertes résultent des découvertes anatomiques de l'époque et des applications de la chimie, des mathématiques et de la mécanique à l'étude des organes en activité. — Qu'il y ait beaucoup à laisser dans ces productions physiologiques cela n'est pas douteux, mais à côté des erreurs inséparables qu'entraîne une trop grande ardeur de recherche, il y a un grand nombre de vérités physiologiques qui sont restées dans la science et pardessus tout, il y a le triomphe du principe d'examen et d'expérimentation sur le principe d'autorité et d'idolâtrie scientifiques. Chaque découverte anatomique amenait, selon sa nature, une série d'expériences destinées à révéler l'usage des parties nouvellement étudiées, et sans nul souci des traditions du passé quand il avait tort on ne se préoccupait que d'une chose, établir par l'expérience les fonctions des tissus et des organes. Comment se fait-il qu'avec cette méthode, on ne soit pas arrivé du premier coup à chasser toutes les hypothèses de la médecine, c'est, comme je l'ai déjà dit, que l'expérience est chose difficile et qu'on fait trop souvent de ce mot le synonyme de clairvoyance. Il ne suffit pas d'opérer un animal pour avoir fait une expérience. — Galien en avait ouvert un grand nombre. — Il connaissait par expérience comme nous la disposition du cœur et des artères et des veines, mais il n'a pas eu la clairvoyance de la circulation. Il en est de même de tous les expérimentateurs, qui de nos jours croient qu'ils ne font pas d'hypothèses parce qu'ils se livrent à des expériences sur les animaux et qu'ils croient qu'il suffit de tuer une bête pour avoir du génie. — Le nombre des hypothèses expérimentales est incroyable. Il est vrai qu'elles vont rejoindre les autres hypothèses expérimentales de Paracelse, de Van-Helmont, de Sylvius, de Borelli, de Keil, de Pitcairn, de Boerhaave, etc., en attendant qu'au milieu de toutes ces expérimentateurs, apparaisse l'homme de clairvoyance qui pourra extraire de l'observation une vérité durable, fût-elle même obscurcie encore par les déductions de l'hypothèse.

Quoi qu'il en soit, aux XVIIe et XVIIIe siècles tous les physiologistes ont été en même temps des anatomistes, et souvent des chimiâtres, ou des iatro-mécaniciens. Ils avaient compris que la physique, la chimie, la mécanique et le calcul sont les auxiliaires indispensables d'une bonne physiologie. — Il faudrait les citer tous pour être juste à leur égard, mais parmi eux, je mentionnerai seulement : Harvey, Aselli, Pecquet, Malpighi, Sténon, Sanctorius, Perrault, Glisson, Wepfer, Willis, Bohn, Lower, Wirsog, Conrad, Brunner; — De Graaf, Swammerdam, Stahl, Fr. Hoffmann, Haller, du Tremblay, Spallanzani, Duhamel; — Pourfour Dupétit, John Hunter, Blumenbach, Vicq d'Azyr, etc., Buffon, Bonnet, etc., qui sur différents points de physiologie ont laissé des travaux de grande importance que je résumerai un peu plus loin dans un ensemble sur la physiologie de l'époque.

Ce qui frappe surtout dans ce siècle, comme étude de physiologie générale ayant exercé la plus grande influence sur les doctrines médicales, c'est la découverte de l'*irritabilité* dont je vais parler.

DE L'IRRITABILITÉ

Déjà en 1677, Glisson avait signalé l'existence de l'Irritabilité comme propriété de la fibre élémentaire distincte de la sensibilité. Un peu plus tard, Gorter avait repris cette étude en l'étendant à toute espèce de fibres, mais ces recherches n'avaient que médiocrement frappé l'attention des physiologistes et des médecins et réussi à captiver l'attention. Ce n'est qu'après les publications de Haller en 1752 que l'irritabilité devint un sujet à la mode et joua un grand rôle en physiologie et dans les systèmes de médecine.

Pour Haller, l'irritabilité est cette propriété qu'ont les muscles et la fibre musculaire de réagir sous l'influence des stimulants, en dehors de l'action du système nerveux. Elle leur est inhérente, révèle une de leurs propriétés caractéristiques et est tout à fait distincte de la sensibilité. Pour lui, l'irritabilité est à tort synonyme de contractilité. Certaines parties ne sont que fort sensibles sans être irritables, c'est-à-dire contractiles; les nerfs par exemple, et d'autres ne sont qu'irritables, sans être sensibles. — Par d'innombrables expériences, Haller a déterminé le degré d'irritabilité et de sensibilité des tissus, mais les objections vinrent en foule et les parties considérées par lui comme insensibles se montrèrent très-douloureuses dans l'état d'inflammation de même que certains tissus vivants non musculaires parurent irritables.

Tout cela est très-vrai, mais alors, à côté de cette irritabilité hallérienne, on doit admettre avec Glisson et Gorter le fait de l'irritabilité de la fibre en général qu'on pourrait appeler l'irritabilité glissonnienne. Dans ce sens il s'agit alors d'une propriété des tissus vivants, musculaires ou autres, fibreux ou cellulaires, appartenant aux animaux, aux végétaux ou aux infusoires et indépendante de toute action du système nerveux. Alors l'irritabilité n'est plus synonyme de contractilité, c'est un attribut de la vie qui représente mieux le mot d'*impressibilité* ou faculté inconsciente de sentir suivie de mouvements plus ou moins appréciables.

Quoi qu'il en soit de ces différentes manières de comprendre l'irritabilité, on voit que c'est là une découverte importante et, comme son influence sur les doctrines médicales a été considérable, je vais en donner une exposition complète.

La découverte de l'irritabilité des tissus ne s'est pas faite d'un seul coup, et elle résulte des observations d'un grand nombre d'anatomistes et de physiologistes qui avaient remarqué le phénomène sans y ajouter une suffisante attention, et sans le regarder avec cette clairvoyance qui n'appartient qu'aux esprits supérieurs. — On avait vu palpiter des chairs séparées du corps, battre le cœur sorti de la poitrine et se tordre l'intestin séparé du ventre; on savait qu'un mouvement profond des tissus faisait cheminer dans leur intérieur, loin de l'action des vaisseaux, les éléments de leur nutrition, mais de ces connaissances éparses à l'idée d'un attribut général de la vie se révélant par la contractilité et le sentiment insensible des parties élémentaires il y avait loin (1). — Une fois, il est vrai, un premier pas a été fait dans cette voie, mais on s'arrêta pour revenir en arrière, et ce n'est qu'après bien des hésitations qu'il a été possible de constituer la doctrine.

La première idée qui fut émise sur l'irritabilité était excellente, et avait donné de bons résultats, mais elle fut modifiée par Haller qui détourna le mot de sa signification et il fallut bien longtemps pour retrouver la bonne voie.

C'est dans Glisson, célèbre en anatomie par ses recherches sur le foie (*anatomia hepatis*), en médecine par son traité du rachitisme, et par ses recherches de physiologie, qu'il faut chercher de curieuses études sur l'irritation et sur l'irritabilité des tissus. On peut même dire qu'elles ont une bien plus grande portée que celles de l'irritabilité de Haller.

Il est le premier, au dire de ce physiologiste, qui ait signalé la force vive des éléments des corps, et qui ait imaginé le mot d'*irritabilité;* il l'attribue à une perception naturelle qui n'est point accompagnée du sentiment, et qui dépend de l'Archée qui est l'architecte de son propre corps. (*De ventriculo et intestinis,* cap. 7.) Il en distingue deux : l'une dépend du sens externe, l'autre de l'appétit interne (*ibid.*, cap. 6). Il rapporte aussi quelques faits pour prouver que ce mouvement se produit indépendamment du sentiment, et qu'après la mort les chairs se contractent quand on les touche avec des liqueurs âcres et piquantes. Il donne même *tant de généralité à cette propriété*, qu'il l'accorde aux os et aux sucs du corps humain » (Haller, tom. 1, p. 84. *Dissertation sur la nature sensible et irritable des parties du corps animal.* Traduction de Tissot. Lausanne, 1759).

Bien que M. Daremberg, dans un exposé plein de contradictions, fasse de Glisson un solidiste, tout mécanicien et tout matérialiste (p. 653), tendant les mains aux vitalistes par l'admission d'une espèce d'Archée, et limitant ses recherches aux seules propriétés des corps, il doit être considéré philosophiquement d'une tout autre façon. En effet, d'après ce même auteur (p. 651), qui rapporte la définition de la vie par Glisson, ce serait au contraire un spiritualiste. « La vie est une entité subsistante par elle-même... nature énergétique de la substance, principe interne du mouvement et des opérations ». Il y a loin de cette définition ontologique de la vie à l'idée qu'il n'y a dans le corps que des propriétés de tissu. Il suffit

(1) E. Bouchut, *Des Attributs de la vie,* dans leurs rapports avec la philosophie. Paris, 1862. Voyez *Autocinésie*, chap. 1, page 116, et *Impressibilité*, chap. 2, page 54.

d'ailleurs de se reporter au temps où vivait Glisson pour comprendre qu'une telle hardiesse philosophique n'aurait pu se produire sans attirer sur son auteur une critique dont l'histoire ne fait pas mention.

Pour lui, le corps est en grande partie composé de fibres élémentaires, et ces fibres sont irritables. Comme on le voit, il ne s'agit pas ici de la fibre musculaire qui fait l'objet des recherches de Haller, mais seulement de la fibre en général.

Elle a comme propriétés : l'*Elasticité* qui est sa force de résistance du tissu et la *Contractilité* qui dépend de l'influx vital, venu du sang, et de l'influx animal, venu des nerfs, ce qui la met en contraction ou en relâchement. Elle a le sens du tact, c'est-à-dire la faculté de percevoir les irritants et l'irritabilité est en quelque sorte sa propriété vitale. — Quant à dire avec M. Daremberg « qu'elle dépend plutôt d'une sorte d'intelligence de la fibre que de la mise en activité ou en éveil d'une force effective par un excitant du dehors ou par la volonté, » cela n'est pas admissible, surtout si l'on fait de Glisson un matérialiste. — C'est là une erreur évidente d'appréciation.

La fibre, ainsi constituée, reçoit son excitation des esprits animaux dont Glisson admet l'existence, et qui lui viennent du cerveau et des nerfs, de l'esprit vital qui lui est inhérent et qui lui arrive sans doute avec le sang, et quelquefois du consensus général des tissus ou sympathie. C'est ce qu'il appelle irritabilité secondaire.

De cette irritabilité, résulte dans l'organisme un état permanent de contraction et de relâchement qui est le principe des mouvements normaux et des actes pathologiques dont l'organisme est le siége. — C'est, en germe, le principe des théories dynamistes de la maladie dont je parlerai plus loin.

Dans Haller, le point de vue est tout différent, il s'agit bien aussi de la fibre irritable et sensible mais, pour éviter toute confusion en parlant de ce sujet, il faut s'entendre sur la nature de la fibre soumise à l'expérience et à l'observation. — Pour le grand physiologiste, il ne s'agit que de la fibre musculaire, ce qui est tout différent, seulement ceux qui sont venus après Haller sont sortis de la définition du maître, et sont insensiblement revenus à l'idée plus large de Glisson sur l'irritabilité de la fibre en général.

Au reste, si les idées de Glisson sur l'irritabilité n'ont pas eu d'applications immédiates et n'ont pas eu tout le succès de celles de Haller, elles ont cependant été recueillies par des médecins qui en firent des applications, la pathologie, et qui en tirèrent déjà une doctrine médicale.

Bellini (*de stimulis opuscul.*, et in lib. *de missione sanguinis*) parle d'une contractilité naturelle des tissus, et il explique mécaniquement comment les âcres qui peuvent irriter les fibres en sont chassés par le moyen de cette propriété ; il déduit de là comment les irritants peuvent faire mouvoir les muscles, accélérer le mouvement du sang, occasionner une inflammation, produire une révulsion ou une évacuation quelconque.

Tous les stahliens professaient avec leur maître la doctrine du *ton*, de la *tonicité*, et de la contraction naturelle des fibres qu'ils attribuaient à l'âme.

Gorter et après lui Wincker considéraient aussi les mouvements du corps humain comme le résultat de l'irritabilité des fibres par la force du stimulus. — Il en est de même de Whytt, à cette différence près, que, pour lui, l'irritabilité dépendait de l'âme, qui, sentant l'impression de l'irritation, y répondait par la contraction de la fibre; enfin de la Mettrie (*de l'homme machine*, n° 18. 22) placé à un point de vue opposé avait fait de l'irritabilité la base du système qu'il a proposé contre la spiritualité de l'âme.

Comme on le voit, un grand mouvement scientifique s'était déjà réalisé à l'occasion du fait et de la nature de l'irritabilité lorsque Haller, s'occupant de la question, en a fait sa propriété, par ses recherches. Il l'a étudiée à un point de vue nouveau et plus restreint au moyen des nombreuses expériences de ses élèves. « Deux de mes élèves, dit-il, ont suivi la véritable route, pour parvenir à connaître cette propriété; l'expérience leur a appris qu'elle était, comme l'attraction, une loi de la nature, et ils ont abandonné des recherches inutiles sur la théorie. » (*Haller*, t. I, p. 89.)

Les recherches de Haller sur la nature sensible et irritable des parties du corps humain se composent de deux dissertations : l'une sur la *sensibilité*, l'autre sur l'*irritabilité*, représentant « une nouvelle division des parties.

« Quelle est la cause de ces deux propriétés? pourquoi quelques parties en sont-elles douées, pendant qu'on ne les trouve pas à d'autres? Ce sont des problèmes théorétiques, que je ne promets point de résoudre. Cachées vraisemblablement dans la texture des dernières molécules de la matière, hors de la portée du scalpel et du microscope ; tout ce que l'on peut dire là-dessus, se borne à des conjectures, que je ne hasarderai pas; je suis trop éloigné de vouloir enseigner quoi que ce soit de ce que j'ignore; et la vanité de vouloir guider les autres dans des routes où l'on ne voit rien soi-même, me paraît être le dernier degré de l'ignorance. »

« Je me suis d'autant plus volontiers déterminé à travailler cette matière que les expériences que j'annonce, sont la source de plusieurs changements dans la physiologie, la pathologie et la chirurgie, et que j'ai découvert plusieurs vérités contraires aux opinions généralement reçues. »

« Cette dernière raison m'a obligé à être extrêmement sévère sur mes preuves, parce que j'étais bien persuadé qu'un sentiment si peu prévu paraîtrait peu probable, et qu'on ne céderait qu'à la conviction. »

« Il a fallu pour cela réitérer et multiplier mes expériences, pour les élever au rang des témoignages à l'authenticité desquels les plus incrédules ne pussent pas se refuser et qui me préservassent moi-même de l'erreur (1) . . . .

. . . . . J'appelle partie irritable du corps humain, celle qui devient plus courte quand quelque corps étranger la touche un peu fortement en supposant le tact externe égal, l'irritabilité de la fibre est d'autant plus grande qu'elle se raccourcit davantage. Celle qui se raccourcit beaucoup par un léger contact est très-irritable ; celle sur laquelle un contact violent ne produit qu'un léger changement, l'est très-peu. J'appelle fibre sensible dans l'homme celle qui, étant touchée, transmet à l'âme l'impression de ce contact : dans les animaux, sur l'âme desquels nous n'avons point de certitude, l'on appellera fibre sensible, celle dont l'irritation occasionne chez eux des signes évidents de douleur et d'incommodité. »

« J'appelle insensible au contraire celle qui, étant brûlée, coupée, piquée, meurtrie, jusqu'à une entière destruction, n'occasionne aucune marque de douleur, aucun changement dans la situation du corps. Cette définition est fondée sur ce que nous savons qu'un animal qui souffre cherche à soustraire la partie lésée à la cause offensante, il retire sa jambe blessée, il secoue la peau si on la pique, et donne d'autres marques qui nous prouvent qu'il souffre. »

« L'on voit qu'il n'y a que les expériences qui puissent nous fournir des définitions des parties sensibles et irritables ; et ce que les physiologistes et les médecins ont dit de ces qualités sans en avoir fait, a été la source de plusieurs erreurs. Cette même inexactitude appliquée à d'autres objets en a produit dans toutes les sciences.

« Quand M. Boerrhaave eut établi que les nerfs étaient la base de tous nos solides, il en vint bientôt à assurer qu'il n'y avait aucune partie dans le corps humain qui ne fût sensible et capable d'un mouvement propre, et ce système, dont j'ai fait voir ailleurs l'inexactitude, a été admis presque généralement.

(1) Haller, page 5.

« Les parties du corps humain les plus simples, sont les nerfs, les artères, les veines, les vaisseaux d'un ordre inférieur, les membranes, les fibres musculaires, tendineuses, ligamenteuses, osseuses ; le cartilage, et la toile celluleuse.

« Les parties plus composées, sont les muscles, les tendons, les ligamens, les viscères, les glandes, les grands réservoirs, les conduits excrétoires, et les plus gros vaisseaux sanguins. De toutes ces parties, quelles sont celles qui sont sensibles? C'est ce que l'on découvrira à l'aide des expériences que je rapporterai dans la première partie de ce mémoire (1).

« Les parties sensibles sont le cerveau, les nerfs, la peau, les muscles, l'estomac, les intestins, la vessie, les uretères, l'utérus, le vagin, le penis, la langue, la rétine, le cœur, mais moins que les autres muscles, les viscères et les glandes qui le sont peu en raison de leur peu de nerfs.

« Les parties insensibles sont l'épiderme, le tissu cellulaire, la graisse, les tendons, les membranes séreuses viscérales et articulaires, la dure et la pie mère des ligaments, le périoste et le péricrâne, les os, la moelle, la cornée, l'iris, les artères et les veines : mais là où les dernières parties reçoivent des nerfs, elles sont sensibles.

« Pour Haller la sensibilité réside dans les nerfs et il a raison s'il ne s'agit que de la sensibilité consciente, mais pour la sensibilité inconsciente ou sentiment insensible qu'il nomme pour en faire la critique, celle-ci, bien réelle, n'existe pas dans les nerfs. C'est un attribut de la matière vivante qui joue un très-grand rôle en physiologie et sur laquelle on n'a pas assez réfléchi. — On a tort de confondre les impressions et les sensations car ce n'est pas du tout la même chose.

Quoi qu'il en soit, après avoir indiqué les parties sensibles, Haller s'occupe des parties irritables, mais il emploie ce mot dans le sens de contractile, ce qui est fâcheux parce que cela jette de la confusion dans l'esprit. Il est bien certain que certains tissus sont irritables, subissent les influences extérieures, s'altèrent et cependant ne sont pas contractés. Cette réserve établie, voyons la dissertation sur les parties irritables de Haller :

« Je viens à l'*irritabilité ;* elle est si différente de la sensibilité que les parties les plus irritables ne sont point sensibles et que les plus sensibles ne sont point irritables. Je prouverai l'une et l'autre de ces propositions par des faits, et je démontrerai en même temps

(1) Haller, pag. 7.

que l'irritabilité ne dépend point des nerfs, mais de la fatigue primordiale des parties, qui en sont susceptibles.

« D'abord les nerfs, ceux mêmes qui sont l'organe de toutes les sensations n'ont aucune irritabilité; cela paraîtra étonnant, mais cela n'en est pas moins vrai : si l'on irrite un nerf, le muscle auquel il se distribue, entre sur-le-champ en convulsion.

« Je n'ai jamais vu manquer cette expérience et j'ai souvent fait entrer en convulsion, par ce moyen, le diaphragme et les muscles de l'abdomen dans un rat et les jambes de devant ou de derrière dans une grenouille. L'on peut voir les expériences concordantes de Swammerdam et, en les faisant, j'ai trouvé comme M. Œder que l'irritation d'un nerf ne communique de mouvement qu'aux muscles auxquels le nerf va se rendre et qu'elle n'ébranle point ceux qui tirent leurs nerfs d'ailleurs.

« J'ai aussi remarqué constamment, que la convulsion du muscle avait lieu quand on irritait le muscle avec un scapel, et qu'elle ne se fait point quand on y emploie les corrosifs. Mais pendant qu'on irrite les fibres charnues du muscle, il n'arrive point de contraction dans le tronc du nerf; je m'en suis assuré plusieurs fois dans les chiens, et surtout dans les grenouilles ; quelque irritation que j'aie donné au muscle elle n'a jamais communiqué de mouvement au nerf.

« J'ai fait ensuite la même expérience que M. Zinn à Berlin : j'ai appliqué un instrument de mathématique, divisé en très-petites parties le long d'un long nerf d'un chien vivant, de façon qu'il me fît apercevoir les plus petites contractions ; dans cet état j'ai irrité le nerf, il est resté parfaitement immobile. Ces expériences prouvent, pour le dire en passant, que la force d'oscillation qu'on avait attribuée aux nerfs n'est pas conforme à l'expérience. La peau, qui est le siége de l'attouchement, les membranes nerveuses de l'estomac, des intestins, de l'urètre n'ont aucune irritabilité, et il faut bien prendre garde de ne pas confondre avec cette propriété, une espèce de mouvement vermiculaire dû à la corrosion, que l'huile de vitriol, ou l'esprit de nitre, communique aux nerfs, aux artères, à la membrane de la vessie, à la vésicule du fiel. Cette corrosion n'a rien de commun avec la vie, elle subsiste vingt-quatre heures après la mort et cela prouve évidemment qu'elle n'est point une suite du sentiment.

« L'irritabilité n'est point non plus proportionnée à la sensibilité, l'estomac est extrêmement sensible, les intestins le sont moins, aussi n'éprouvent-ils pas d'aussi vives douleurs dans un homme vivant, et cependant je les ai trouvés plus irritants que le ventricule.

Le cœur qui est extrêmement irritable n'est que peu sensible, et en le touchant dans un homme qui a ses sens, on lui procure plutôt un évanouissement que de la douleur. De ce qu'une partie du corps est sensible, on ne peut point conclure qu'elle soit irritable, et la dissection d'un nerf qui détruit la sensibilité, ne détruit point l'irritabilité (1). . . . .

. . . . . J'ai fait des expériences semblables sur les parties séparées du corps; les intestins dans cet état, privés de tout commerce avec le cerveau, conservent leur mouvement péristallique; et si on les touche avec un couteau ou avec des corrosifs, ils offrent les mêmes phénomènes, que dans leur situation naturelle, et ils conservent leur liaison avec les nerfs et le cerveau; l'on observe la même chose dans le cœur, et dans un muscle coupé quelconque. Dans une anguille, le cœur continue pendant des heures entières ses mouvements avec la plus grande régularité, quand même il est arraché de la poitrine.

« Je crois qu'on convient qu'un animal sent, lorsque l'âme perçoit l'impression de quelque objet étranger; l'on ne soupçonnera donc pas de sentiment dans une partie du corps qu'on a séparée du reste ou à laquelle par la dissection du nerf, on a ôté toute communication avec le cerveau, en soutenant qu'il n'y avait dans notre corps de mouvement que par l'âme. M. Whytt s'est trouvé réduit à admettre la divisibilité de l'âme, qu'il croit séparable en tout autant de parties que le corps.

« J'ai réitéré bien des fois l'expérience dont je viens de parler; j'arrache le plus promptement qu'il m'est possible les intestins, je les coupe en quatre ou huit pièces, elles rampent toutes péristalliquement et se contractent par quelque irritation qu'on y excite. Woodvard avait déjà fait les mêmes expériences sur les intestins; Baglivi sur le cœur d'une grenouille et avant eux tous, M. A. Sévérin.

« J'ai vu le cœur divisé en plusieurs petites parties, et chacune se mouvoir sur la table. M. Lups a trouvé dans les membranes de l'œuf des quadrupèdes une irritabilité qu'elles ne tirent pas du nerf, puisqu'il n'y en a point, mais je n'ai pas d'expériences à moi sur cet article. Je trouve que Baglivi a employé les mêmes arguments pour établir l'existence de l'irritabilité dans les solides et nous devons bien prendre garde à ne pas employer l'analogie des insectes, qui sont irritables et sensibles partout.

« L'âme est cet être, qui se sent, qui se représente son corps, et par

(1) Haller, page 48.

le moyen du corps toute l'université des choses. Je suis moi, et non pas un autre, parce que ce qui s'appelle moi, éprouve du changement dans toutes les variations qui arrivent au corps, que ce moi appelle le sien. S'il y a un muscle, un intestin, dont les changements fassent impression sur une autre âme que la mienne, et non sur la mienne, l'âme de ce muscle n'est pas la mienne, elle ne m'appartient pas. Mais un doigt coupé de mon corps, un morceau de chair enlevé à ma jambe, n'a aucune liaison avec moi, je ne sens aucun de ces changements, ils ne peuvent me faire éprouver, ni idée, ni sensation; il n'est donc point habité par mon âme, ni par quelqu'une des parties de cette âme; s'il l'était je sentirais ces changements; je ne suis point dans cette jambe, elle est entièrement séparée, et de mon âme, qui est restée dans tout son entier et de celle de tous les autres hommes; son amputation n'a pas porté la moindre atteinte à ma volonté, elle reste très entière, mon âme n'a rien perdu de ses forces, mais elle n'a plus d'empire sur cette jambe, et cependant cette jambe continue d'être irritable; l'irritabilité est donc indépendante de l'âme et de la volonté.

« Ces expériences prouvent encore que toute la force des muscles ne dépend pas des nerfs, puisqu'après qu'on les a liés et coupés, les fibres musculaires sont encore capables d'irritabilité et de contraction; et un jour peut-être l'on réduira à l'usage des nerfs, par rapport aux muscles, à leur porter de quelque façon que la chose se fasse, l'impression de volontés de l'âme et à augmenter cette tendance naturelle, que les fibres ont deja par elles-mêmes à se contracter.

« Mais je reviens à l'histoire des expériences, par lesquelles j'ai rouvé quelles sont les parties du corps humain qui sont irritables, et dans quel degré elles le sont (1).

« Les parties irritables sont : le cœur, les muscles, le diaphragme, l'estomac, les intestins, les vaisseaux lactés, le canal thoracique, la vessie, les tissus muqueux, l'utérus, les parties génitales dont l'irritabilité a quelque chose de singulier.

Les parties non irritables sont : les nerfs (parce qu'ils ne se contractent pas); l'épiderme et la peau, les membranes, les artères, les veines (2), le tissu cellulaire, les viscères (3).

(1) Haller, p. 48.

(2) Ce qui est une erreur, car, en frappant d'une certaine façon les veines du dos de la main, on les voit se contracter et quand la peau est échauffée, si on fait une légère friction, on produit une rayure blanche due à la contraction des capillaires.

(3) Brown Sequard a montré que l'électrisation de la rate la faisait contracter.

Les conduits excrétoires n'ont qu'une irritabilité extrêmement faible et qui exige une irritation très-forte.

« Enfin il y a des parties qui sont tout à la fois sensibles et irritables. Ce sont toutes celles où l'on trouve des nerfs et des fibres musculeuses; les muscles, le cœur, tout le canal alimentaire, le diaphragme, la vessie, l'utérus, le vagin et les parties génitales.

Ici, encore, je ferai remarquer que dans cette énumération des parties irritables ce mot irritable, pris comme synonyme de contractile, n'est pas en rapport avec ce que l'on sait des mouvements insensibles qui s'opèrent dans la trame des parties et dans leurs éléments qui sans fibres appréciables se meuvent selon les influences externes ou intérieures, pour accomplir des actes physiologiques ou morbides parfaitement déterminés. Aussi, ferai-je remarquer que dans ses conclusions Haller limitant l'irritabilité et la fibre musculaire laisse en dehors de son étude un très-grand nombre de phénomènes extrêmement importants, ce qui me fait préférer la doctrine de l'irritabilité de Glisson, de Gorter, de Winter, et des Stahliens.

Voici les conclusions de Haller :

« De toutes ces expériences réunies il paraît qu'il n'y a d'irritable dans le corps humain, que la fibre musculaire et que la faculté de chercher à s'accourcir quand on la touche, est propre à cette fibre ; il en résulte encore que les parties vitales sont les plus irritables ; le diaphragme se meut très-souvent, quand tous les autres muscles ont cessé, les intestins et l'estomac se meuvent plus longtemps encore, dans le grand nombre des expériences; enfin le cœur est la partie dont les mouvements survivent à ceux de tous les autres, lorsque la graisse figée n'arrête pas sa force contractive, entre les organes vitaux et les autres.

« Les premiers, étant extrêmement irritables, n'ont besoin que d'un très-faible aiguillon, pour être mis en jeu, tel est le sang ou l'humeur qui passe par leur cavité, les autres qui le sont très-peu, ne sont ébranlés que par les déterminations de la volonté, ou par des irritations très-fortes dont l'application peut leur procurer ces mouvements violents, connus sous le nom de convulsions.

« L'irritabilité est-elle différente de toutes les autres propriétés des corps ? C'est ce que je prouverais très-aisément.

« L'élasticité, qui est celle qui paraît avoir le plus de rapports avec elle, en diffère presqu'en tout. Elle appartient aux fibres sèches et dans cet état elles n'ont plus aucune irritabilité : on peut s'en convaincre en sèchant une grenouille. L'élasticité est une propriété des corps les plus durs, et l'irritabilité des corps les plus souples.

« Le polype est si irritable, que la lumière l'affecte sensiblement quoiqu'il n'ait point d'yeux. Les animaux gélatineux, et bien éloignés de toute élasticité, le sont beaucoup. M. Whytt ajoute que le mouvement du cœur cesse spontanément et recommence de même, ce qu'on n'observe dans aucune fibre élastique, et qu'en piquant de l'acier avec une aiguille on y produit aucune irritation. Guillaume Battie fait observer que l'irritabilité est plus petite dans les vieux sujets que dans les jeunes, quoique les fibres des vieillards soient plus élastiques que celles des enfants.

« Les fibres musculaires étant composées d'éléments terrestres, et d'une mucosité gélatineuse, on peut demander dans laquelle de ces deux parties l'irritabilité réside : il paraît que c'est dans la partie gélatineuse parce qu'elle tend à se raccourcir quand on l'étend, au lieu que la terre qui est le plus sec de tous les corps, ne change jamais de figure par elle-même, et qu'étant extrêmement friable, quand ses parties sont une fois séparées elles restent constamment dans cet état. Cette idée est fortifiée parce que les enfants, chez qui la gélatinosité domine, sont beaucoup plus irritables que les adultes : la vivacité de leur pouls qui fait cent quarante vibrations par minute, pendant que celui des vieillards ne fait que soixante et soixante-cinq, le prouve évidemment. Une autre preuve encore : c'est que les parties les plus solides et les plus terrestres de notre corps, les os, les dents, les cartilages, n'ont aucune irritabilité, et qu'on la fait perdre aux parties les plus irritables, en les privant de leur mucus par le dessèchement.

« Il resterait à rechercher comment ce gluten, formé d'une lymphe insensible, peut devenir irritable. M. Whytt et les autres Stahliens prétendent qu'il acquiert cette propriété, en recevant des parcelles de l'âme qui, étant sensibles au tact, contractent et retirent la fibre pour l'éviter.

« Quelque simple que soit cette théorie, et quelque commodité qu'elle offre en nous débarrassant de bien des difficultés, elle ne peut pas quadrer avec les faits : premièrement, l'irritabilité des parties diffère totalement de la sensibilité, et les plus irritables sont celles qui ne sont point soumises à l'empire de l'âme, ce qui devrait être tout autrement, si elle était le principe de l'irritabilité ; en second lieu, l'irritabilité subsiste après la mort : des parties séparées du corps et entièrement insensibles, sont encore irritables. Rien de plus commun que de voir battre le cœur d'une grenouille, et ses muscles rester irritables, après qu'on lui a coupé la tête et la moëlle épinière. M. Whytt se tire de cette difficulté avec beaucoup d'adresse, en disant que le temps de la mort est très-incertain, et que souvent un animal a encore de la vie quoiqu'on ne lui en croie plus depuis longtemps; il le prouve par l'exemple des noyés, et des personnes qui tombent en syncope. Mais il suffit de la certitude où nous sommes que le siége de l'âme est dans la tête, et qu'elle n'a plus aucune communication avec les parties du corps quand les nerfs en sont détruits; cette remarque doit donc convaincre, puisque l'irritabilité subsiste après la destruction des nerfs, qu'elle ne dépend point de l'âme. Cela est si évident, qu'il est inutile d'ajouter que l'irritabilité s'exerce sans que l'âme sente et qu'elle n'est point soumise à sa volonté; l'exemple du cœur prouve ces deux vérités; pour en éviter les conséquences, les Animistes sont obligés de reconnaître un sentiment insensible, et des actes de volonté involontaires, c'est-à-dire, d'admettre des propositions contradictoires. »

« Qu'est-ce donc qui empêche d'admettre l'irritabilité pour une propriété du gluten animal, tout comme on reconnaît l'attraction et la gravité pour propriétés de la matière en général, sans pouvoir en déterminer les causes? Les expériences nous ont appris l'existence de cette propriété, elle a une cause physique sans doute, qui dépend de l'arrangement des dernières parties, mais que nous ne pouvons pas connaître, parce qu'il ne peut pas être saisi par les expériences aussi grossières, que celles auxquelles nous sommes bornés (1). »

Voilà toute la doctrine de l'irritabilité de Haller. Elle a donné lieu à bien des objections qu'avec une entière bonne foi ce grand physiologiste a reproduites impartialement dans son livre pour y répondre par de nouveaux arguments, et il termine par l'exposé de toutes ses expériences inutiles à reproduire ici.

Dans cet ensemble, relatif à un point de physiologie générale de la plus haute importance, il y a des lacunes considérables qui donnent prise à une sérieuse critique. Ainsi, beaucoup de parties, notamment les tendons considérés par Haller comme étant insensibles, sont très-douloureux dans l'état d'inflammation (Meckel) et bien des organes vivants non-musculaires regardés par lui comme non-irritables, c'est-à-dire non-contractiles, ont au contraire une contractilité très-réelle.

(1) Haller, page 77.

Malgré ces objections, mille fois reproduites, la doctrine de l'irritabilité hallérienne eut un immense succès. Elle fut adoptée par presque tous les physiologistes. Il y eut bien quelques opposants qui contestèrent la théorie de Haller sur la cause de cette irritabilité attribuée à la gélatine animale, qui crurent à un reste d'influence du système nerveux dans la production du phénomène ou qui discutèrent sous le nombre des parties irritables et sensibles, entre autres Œder; Castell; Rob, Whytt; Krause; Lecat; de Haen; Bianchi; Lorry, etc. Mais le courant de l'opinion resta favorable aux expériences de Haller. En effet, il y a une irritabilité de la fibre musculaire qui paraît distincte du système nerveux puisque, celui-ci étant coupé, l'irritabilité musculaire persiste pendant plus ou moins longtemps.

Dans cette mesure, ce n'était qu'un fait intéressant de physiologie mais qui restait sans conséquences médicales. Il fallut qu'un émule, contemporain de Haller, et quelques-uns de ses disciples y ajoutassent quelque chose pour transformer la question.

Ainsi, en réhabilitant la théorie de Glisson et de Gorter et en rétablissant l'irritabilité comme une propriété de la fibre en général, c'est-à-dire comme une propriété des tissus vivants musculaires ou autres appartenant aux animaux, aux végétaux, aux infusoires, Frédéric Winter donna au fait une grande importance — alors ce ne fut plus seulement une irritabilité musculaire, mais une irritabilité de toutes les fibres élémentaires existant au sein des tissus et leur donnant une force plus ou moins considérable, accrue ou diminuée selon les circonstances. — Par cette modification, on faisait de l'irritabilité un attribut de la vie, et c'est dans ce sens que la découverte a eu la plus grande importance en physiologie générale et en pathologie médicale. (E. Bouchut, *des Attributs de la Vie.*)

Il en fut de même des travaux de Georges Zimmermann (*Dissertatio de irritabilitate*, 1751) confirmés par Werschair, Pierre Fabre, Louis Hoffmann, Kramp, etc. Ce physiologiste fit rentrer dans les parties irritables des organes tels que les artères, les veines, les capillaires, le canal thoracique, que Haller avait laissés en dehors de son irritabilité, et il prépara ainsi des applications doctrinales que ne permettait pas la doctrine de Haller. — Ainsi Werschuir en tira une théorie des fièvres (1) produites par le resserrement spasmodique des artères cutanées suivi d'un excès d'irritabilité du cœur et des gros vaisseaux produisant l'alternative du froid et de la cha-

(1) *Dissert. inauguralis de arteriarium et venarum vi irritabili ejusque in vasis excessu, et indè oriunda sanguinis directione abnormi.* 1766.

leur; — Pierre Fabre y trouva une explication de l'inflammation causée par le flux et le reflux du sang dans les capillaires.

Jean-Louis Gauthier, qui n'admet aussi que l'irritabilité générale inhérente à toutes les parties, montre que la contractilité n'est qu'une manifestation de la faculté irritable des tissus et comme Werschuir admet la théorie de la fièvre et des inflammations.

Toute la médecine reflétait donc plus ou moins la nouvelle doctrine physiologique; chez les uns comme Tissot, c'était au point de vue de l'irritabilité hallérienne, chez les autres au contraire c'était dans le sens plus large de l'irritabilité générale. Quelques-uns même admettaient dans cette irritabilité des parties séparées du corps un reste d'influence du système nerveux attribué à des petits nerfs laissés dans le tissu. C'est alors que se constituèrent la *doctrine du spasme et de l'atonie* de Cullen, qui n'est qu'un mélange de nervosisme et d'irritabilité; la théorie de Brown sur l'irritabilité ou *Brownisme;* la théorie de Bichat sur la contractibilité organique insensible et sensible; et la doctrine de Broussais sur l'irritation, théories et doctrines dont on trouvera l'exposé dans le chapitre consacré à l'étude du *Méthodisme*.

De nos jours, reparaît encore sous une forme nouvelle, plus restreinte et bornée au système capillaire sanguin, cette théorie de l'irritabilité dans la théorie du *Sensitisme vasculo-moteur*.

En effet, depuis les expériences de Pourfour du Petit, de Cl. Bernard, de Schiff et de Brown Sequard sur le relâchement et sur le resserrement des capillaires produit par les lésions traumatiques et par les affections spontanées du grand sympathique, on admet une nouvelle classe de névroses déterminées par cette double perturbation du système capillaire — cela s'appelle des névroses vaso-motrices par paralysie ou spasme des nerfs vaso-moteurs. — Ces dénominations sont nouvelles, j'en conviens, mais pour qui pénètre au fond des choses, il est évident qu'elles ne représentent que des nuances de l'irritabilité des organes vasculaires, que ce que l'on appelle paralysie ou contractilité vaso-motrice n'est qu'une diminution ou une augmentation d'irritabilité des capillaires et qu'il y a là une filiation d'idées facile à suivre. Sous des mots nouveaux justifiés d'ailleurs par des constatations nouvelles nous retrouvons des choses semblables. A côté de l'irritabilité générale de Glisson, principe large dans ses applications doctrinales, vient l'irritabilité musculaire hallérienne dont la portée est plus restreinte et l'irritabilité capillaire ou vaso-motrice moderne constituant le *Sensitisme vasculo-moteur*.

Ici, un organe ou un tissu se congestionne et s'échauffe en produisant des troubles fonctionnels correspondants à la nature de la partie affectée, ou bien l'organe pâlit et devient anémique, ce qui entraîne d'autres symptômes tout aussi fâcheux. L'accident peut n'être que passager et former une névrose congestive ou ischémique, mais ailleurs sous l'influence de la congestion prolongée se produisent des lésions de nutrition qui amènent la formation de lésions organiques plus ou moins graves, ce qui explique le développement des maladies chroniques.

Dans cette théorie, l'irritabilité accrue ou amoindrie du système capillaire dépend entièrement de l'action du système nerveux, non pas des nerfs ordinaires comme dans la théorie modifiée de Haller, mais bien des cordons du grand sympathique, ce qui est très-différent. En effet l'expérience prouve que si l'on coupe le grand sympathique au cou, le côté correspondant de la face rougit et s'échauffe par suite de la paralysie des capillaires (Pourfour du Petit, Cl. Bernard) et il n'y a que ce système organique dont l'irritabilité soit détruite, car les muscles sont aussi irritables que d'habitude. — En revanche, si l'on irrite ou galvanise le nerf ainsi coupé on fait contracter les vaisseaux et pâlir le tissu. — Ce que l'expérience a produit, se vérifie en clinique par l'observation de névroses accompagnées d'hypérémie ou d'anémie extérieure qui permettent de supposer des troubles du même genre dans les centres nerveux et que l'on attribue également à des lésions du grand sympathique. Ainsi sont nées les névroses congestives ou ischémiques du cerveau et de la moelle donnant lieu à l'épilepsie, à l'hystérie et à certaines paralysies plus ou moins étendues. — Ici, l'irritabilité restreinte au système capillaire sanguin est indirecte. Elle est en entier sous la dépendance de l'innervation vaso-motrice activée ou paralysée par le grand sympathique.

Que deviendra cette théorie? Il est difficile de le dire, mais si on ne veut la juger que d'après la qualité des expériences qui lui servent de base, on peut affirmer qu'elle offre les plus sérieuses garanties d'exactitude et de vérité. — Elle tient de près à la doctrine de l'irritabilité et, bien que ce soit une irritabilité indirecte, restreinte à un seul appareil organique, qui est le système capillaire, elle complète les recherches antérieures de Glisson et de Haller en établissant par des expériences concluantes la réalité de faits qui avaient échappé à ces deux physiologistes.

Si l'on rapproche cette étude de l'*irritabilité vaso-motrice* ou *sensitisme vasculo-moteur* des autres découvertes de la seconde époque de la physiologie et de l'anatomie, on verra qu'au XVIIe et au XVIIIe siècles, ces sciences ont eu sur les doctrines médicales une influence rénovatrice des plus considérables qui a préparé l'avènement des connaissances de l'époque actuelle.

D'abord ce fut la *découverte de la circulation sanguine* qui engendra l'iatro-mécanisme; — puis la *découverte de la circulation du chyle* et des lymphatiques qui révéla tout un mécanisme nouveau de la digestion et de l'absorption; — ensuite la découverte de la *structure des glandes* qui fit comprendre le mécanisme des sécrétions; — la découverte de la *fermentation gastrique* à laquelle se rattachent les phénomènes chimiques de la digestion et les altérations chimiques des humeurs, notions qui ont servi de base à la chimiâtrie; — la découverte des *animalcules spermatiques* et de leur rôle dans la fécondation; — enfin, la découverte de l'*irritabilité halllérienne* qui a été le point de départ d'un grand nombre de théories et de doctrines médicales parmi lesquelles se trouvent celle du *spasme* et de l'*atonie* de Fr. Hoffmann et de Cullen; celle de l'*incitabilité* de Brown, celle de l'*irritation* de Broussais, et celle du *sensitisme vasculo-moteur*.

PHYSIOLOGIE CONTEMPORAINE

Nous arrivons enfin à la troisième et dernière époque de la physiologie, celle qui date de Lavoisier et dans laquelle l'intervention de la physique et de la chimie, a été la source de nouveaux progrès et de nouvelles doctrines médicales. — Ici, la physiologie est infiniment moins tributaire de l'anatomie que dans les époques précédentes; elle a un peu plus les caractères d'une science à part, ayant ses moyens particuliers d'avancement distincts de ceux que fournissent le scalpel et la dissection cadavérique. On en pourra facilement juger par le résumé de ses découvertes les plus récentes qui sont presque toutes dues à l'application de la physique et de la chimie combinées aux vivisections. C'est là le caractère de cette époque.

DÉCOUVERTES DE LA PHYSIOLOGIE CONTEMPORAINE

Sans amoindrir la physiologie du XVIIe siècle qui par la découverte de la circulation du chyle et de la lymphe, par celle de la structure des glandes et des spermatozoaires a été la cause des plus grands progrès de la médecine dans l'époque moderne, on peut citer avec orgueil les découvertes de la physiologie contemporaine. Elles sont relatives à la *respiration* et à la *chaleur animale*; aux *mouvements et bruits du cœur*, à la *digestion*, aux *sécrétions*, à la *fonction glycogénique du foie*, aux *fonctions du système nerveux;* aux *appareils enregistreurs* appliqués à l'étude des mouvements du cœur et du pouls, etc.

DE L'HÉMATOSE PULMONAIRE ET CAUSES DE LA CHALEUR ANIMALE — LAVOISIER.

La première de toutes ces découvertes au XIXe siècle, celle qui est relative à la respiration, à l'*hématose pulmonaire* et à la *chaleur animale*, est essentiellement chimique. On la doit à Lavoisier en 1785 et si elle a eu quelque importance en physiologie, elle en a eu bien davantage pour la chimie dont elle a renouvelé les bases. — Son apparition a été la ruine des théories de la respiration de Galien, de l'école iatro-mécanique de Borelli et de la théorie phlogistique de Stahl. — Elle a complété la découverte de Harvey en lui donnant un supplément de lumière et en faisant un magnifique ensemble de l'appareil circulatoire et pulmonaire. — Dans cette théorie de la respiration, l'air inspiré par les forces mécaniques des muscles inspirateurs pénètre dans les vésicules du poumon, agit sur le fluide veineux contenu dans les capillaires à travers leurs parois, lui donne une couleur rouge par cession d'une partie de son oxygène qui se combine au carbone du sang en produisant de la chaleur et reçoit en échange de l'acide carbonique qui est rejeté au-dehors. — C'est un acte de *combustion lente* opérée par endosmose du gaz oxygène dans les vaisseaux, exosmose du gaz acide carbonique dans les bronches, changement de couleur du sang et production de chaleur. — Si l'on joint à ce fait, l'exhalation d'une petite quantité d'azote et de vapeur d'eau, le tout apprécié par des chiffres qu'il est inutile de reproduire ici, on peut se faire une idée générale de l'état actuel de nos connaissances sur la respiration, sur la conversion du sang veineux noir, en sang rouge artériel, et sur la production de la chaleur animale, qui n'est plus la chaleur innée de Galien, mais un simple phénomène chimique. Disons toutefois que l'on ne considère plus aujourd'hui la chaleur animale comme entièrement formée par l'acte respiratoire et que, d'après Regnault, il semble résulter qu'elle s'engendre par tout le corps sous l'influence de toutes les combinaisons chimiques qui s'y accomplissent.

A cette théorie de la respiration, de l'hématose et de la calorification se rattache une grande découverte médicale, qui est la *théorie de l'asphyxie* par Goodwin, par Legallois en 1787 et par Bichat, etc. — En effet, dès que l'hématose est suspendue par défaut d'air respirable, quelle qu'en soit la cause, occlusion du larynx, paralysie du poumon ou des muscles respirateurs, air vicié, etc., le sang reste noir au lieu de devenir rouge, il se remplit d'acide carbonique et anesthésie tous les tissus (1) jusqu'à produire rapidement la mort du sujet.

Du mécanisme de la respiration, bien entendu et convenablement apprécié, est aussi résultée la découverte de l'Auscultation, moyen physique d'exploration des poumons et du cœur, mais il en sera question ailleurs. (Voir *Organoscopie.*)

Physiologie du cœur.

La circulation sanguine, anatomiquement déterminée par Harvey, mathématiquement étudiée par Borelli et par l'école iatro-mécanique, a été en ce siècle l'objet d'études de perfectionnement sur le calcul de la force du cœur, sur la vitesse du sang et sur la composition chimique de ce liquide. De plus, elle a fourni l'occasion d'une grande découverte, celle des *bruits cardiaques et vasculaires*, qui n'est pas moins importante pour la médecine que pour la physiologie.

Aux exagérations de calcul de Borelli, de Reill et de Hales sur la force du cœur, il a fallu substituer l'appréciation plus exacte faite en 1860 par Poiseuille, au moyen d'un manomètre, et ensuite par Magendie et Bernard. On a de même élucidé toutes les questions relatives à la vitesse du sang, et à la tension artérielle par l'introduction des appareils enregistreurs pour l'étude des mouvements du cœur et du pouls, ou même pour celle de la vitesse de la volonté, ce qui est un immense progrès (2). J'en reparlerai plus loin.

Pour ce qui concerne la composition du sang et l'hématologie pathologique, préparée par Schencke, Prévost et Dumas, Lecanu, et perfectionnée de nos jours par Andral et Gavarret, Becquerel et Rodier, j'en ai indiqué les résultats à l'occasion de l'Humorisme et je n'y reviendrai pas.

C'est surtout la découverte du mécanisme des bruits du cœur et leur analyse étiologique qui est la découverte importante de la physiologie de la circulation au XIXe siècle. A Laennec, en 1819, l'honneur d'avoir commencé ces études, mais à Rouanet, en 1832, celui d'en avoir fait connaître la véritable cause. En effet, Laennec attribuait le premier bruit à la contraction sonore des ventricules et le second à la contraction des oreillettes, tandis que pour Rouanet

(1) E. Bouchut. *Recherches sur l'anesthésie dans le croup.* Paris, 1858.
(2) Marey, *De la circulation*, Paris, 1864; et du *Mouvement dans les fonctions de la vie*, Paris, 1868.

ces bruits dépendent surtout du redressement des valvules, ce qui est généralement adopté. (Voir *Organoscopie.*)

A ces découvertes se rattachent pour la médecine : 1° le retour heureux à un Humorisme chimique, basé sur l'expérience et qui vint remplacer le Solidisme trop systématiquement adopté au commencement du siècle (Voir *Humorisme*) ; 2° la découverte de certaines *altérations de composition du sang dans les maladies*, et le retour de l'iatro-chimie ; 3° la découverte par Bennett et Wirchow au moyen du microscope d'une nouvelle maladie due à la prédominance des globules blancs du sang ou *leucocythémie ;* enfin 4° la découverte des *bruits anormaux du cœur et des artères*, corrélative de l'étude des bruits normaux, ce qui a permis de donner au diagnostic des maladies cardiaques et des anévrysmes artériels une certitude inconnue jusque-là et qui sera toujours l'honneur de la médecine française.

1° DE LA CARDIOGRAPHIE. — DE LA SPHYGMOGRAPHIE

Ce qu'on savait des mouvements du cœur et du pouls serait encore obscur pour beaucoup de médecins, si en Allemagne, de 1850 à 1857, l'introduction des appareils enregistreurs en physiologie par Ludwig, Helmholtz et Vierordt n'était venue permettre de transcrire, au moyen de ces appareils de précision, la vitesse du courant nerveux, la forme de la contraction musculaire, les modifications du pouls et des contractions cardiaques, c'est-à-dire la tension des artères et du cœur lui-même. La France n'est entrée dans cette voie féconde qu'un peu plus tard.

Ainsi MM. Faivre et Chauveau, en 1862, sur un cheval abattu par section du bulbe rachidien et chez lequel on entretenait la respiration artificielle, après avoir constaté la succession des phénomènes de contraction auriculaire aphone, de contraction ventriculaire avec premier bruit sourd, de dilatation des ventricules avec second bruit au commencement, ont pu avec M. Marey, en 1863, faire écrire le tracé de ces mouvements avec un appareil enregistreur ou *cardiographe.* — Du même coup, l'instrument écrivait le tracé des contractions successives de l'oreillette, au-dessous et en même temps, celui des contractions du ventricule, et enfin, au-dessous encore, le tracé des chocs du cœur contre la paroi thoracique.

D'une autre part, Vierordt, qui a imaginé un instrument analogue, appelé *sphygmographe*, pour les artères, a essayé de prendre le tracé du pouls normal et pathologique de façon à ce qu'on puisse suivre les maladies des vaisseaux d'une façon rigoureuse et précise. L'instrument était peu commode et a été abandonné. Il est remplacé chez nous par le *sphygmographe* de M. Marey qui a montré qu'on pouvait écrire les tracés du pouls dans l'état normal, dans les rétrécissements et dans les insuffisances des orifices du cœur, dans les anévrysmes, dans les fièvres, etc., de manière à déterminer le degré de tension des artères et d'apprécier leurs maladies.

M. Marey s'est trompé peut-être dans les explications qu'il a données sur la tension artérielle, car il la place en dehors des contractions primitives plus ou moins fortes du cœur. C'est une erreur, ainsi que j'ai essayé de l'établir dans mon *Traité de Pathologie générale* (2e édition, page 1081 et 1090), mais, en laissant les explications de côté, les faits de sphymographie sont incontestables. — En donnant ainsi le moyen d'avoir les tracés du pouls dans les incrustations calcaires des artères, dans les anévrysmes, dans les maladies des orifices du cœur et dans les fièvres, ce physiologiste a rendu un véritable service à la science et la clinique profitera longtemps de ses recherches.

2° DÉTERMINATION DU RHYTHME ET DE LA CAUSE DES BRUITS DU CŒUR — ROUANET, CHAUVEAU

La découverte de l'Auscultation par Laennec, qui permit de constater, mieux que ne l'avaient fait Harvey et Haller, la succession des mouvements et des bruits du cœur, ouvrit à la physiologie un nouveau champ d'observations dans lequel il y eut beaucoup à faire. Laennec montra en 1819 (1) que les mouvements avaient lieu par couples formés d'un bruit sourd coïncidant avec le choc des parois thoraciques et d'un bruit clair suivi d'un moment de repos, mais il se trompa en attribuant la cause des bruits aux contractions alternatives des diverses parties de l'organe. — Rouanet en 1832 établit, ce qui est à présent consacré par de nombreuses expériences, et surtout par celles de Chauveau en 1862, que les bruits du cœur étaient dus le premier au redressement des valvules mitrales et tricuspides coïncidant avec le choc des ventricules sur les côtes et le second à la tension des valvules sigmoïdes de l'aorte et de l'artère pulmonaire, d'où le nom de *claquement valvulaire* donné à ces bruits dans l'état normal. Tout ce qui a été dit depuis lors n'a fait que confirmer cette ingénieuse explication, et sur elle repose toute la séméiotique des maladies du cœur pour le diagnostic des retrécissements et des insuffisances valvulaires, lorsque ces claquements valvulaires ont

(1) Laennec, *Traité d'auscultation*, 2 vol. in-8. Première édition. Paris, 1819.

disparu et sont remplacés par des bruits anormaux. Je n'ai pas à indiquer ici ces bruits, pas plus que leur siége ou leur rapport avec le premier ou le second bruit, c'est une affaire de diagnostic ; on trouvera (V. *Organoscopie*) dans tous les livres de pathologie et je ne voulais que mentionner la découverte physiologique de la cause de ces bruits, ce qui a été pour la médecine une cause de progrès considérable.

Découvertes relatives à la digestion.

La digestion telle qu'on la comprend aujourd'hui rappelle singulièrement la manière dont on l'expliquait au temps de Sylvius. Les termes du langage sont différents, mais la pensée est la même. Ce n'est plus la fermentation sylvienne, ni la trituration de l'école iatromécanique, mais c'est un mécanisme analogue justifié par une infinité de découvertes chimiques extrêmement importantes.

Ainsi, d'après Tiédemann et Gmelin, dans la bouche, avant d'arriver à l'estomac, les aliments broyés sont dilués par la salive pour faciliter la déglutition, alcalisés par elle, et d'après Mialhe leurs parties féculentes saccharifiées par la diastase salivaire.

Une fois dans l'estomac, ils y sont soumis à une température de 39 degrés centigrades, triturés par les contractions de l'organe, imbibés de suc gastrique acide, qui les désagrège, surtout la fibrine, (Tiédemann et Gmelin) ; et associés à un ferment appelé *pepsine* qui achève de les convertir en albuminose assimilable (Mialhe).

Sortis progressivement de l'estomac par le pylore qui les conduit dans l'intestin, les aliments ainsi préparés en chyme se mêlent à la bile qui empêche leur putréfaction (Cl. Bernard), au suc pancréatique qui saccharifie les matières féculentes, dissout les matières grasses (Cl. Bernard), désagrège la fibrine (Corvisart), et au suc intestinal. Il en résulte un chyle blanchâtre qui est absorbé par les chylifères et un détritus qui abandonne peu à peu ses matières assimilables et ses gaz pour former un résidu excrémentitiel rejeté par la défécation. Tout ce travail est aidé par les mouvements de l'intestin et des muscles du ventre, de sorte que, d'un bout à l'autre de l'intestin, la digestion n'est qu'une série de phénomènes mécaniques et chimiques très-compliqués qui sont connus d'une façon plus précise qu'au temps de Sylvius et de Boerhaave, mais qui n'en rappellent pas moins, à la perfection près, les théories chimiâtriques du passé.

A cette étude si complète et si minutieuse des phénomènes mécanico-chimiques de la digestion, faite par une foule de physiologistes exercés aux pratiques de la chimie, se rattachent les théories médicales de la dyspepsie qui n'a jamais été mieux traitée qu'à notre époque. — Par elle, on a mieux compris ce qu'est la dyspepsie acide qui exige l'usage des alcalis; — la dyspepsie flatulente à laquelle on oppose les poudres absorbantes ; — la dyspepsie féculente contre laquelle on emploie la diastase; — la dyspepsie albuminoïde qui exige l'administration de la pepsine ; — la dyspepsie graisseuse par le suc du pancréas ou *pancréatine*, etc. — De pareilles découvertes en physiologie ne pouvaient rester sans application en médecine et, sans savoir ce que les âges futurs penseront de notre chimiâtrie, il est certain qu'elle n'est qu'une déduction rigoureuse des phénomènes chimiques nouvellement connus de la digestion.

1° DÉCOUVERTE DE LA PEPSINE — WASSMANN

Si les travaux de Spallanzani, en 1784, sur la digestion artificielle ont été pour beaucoup dans la connaissance des phénomènes de la digestion, ils étaient insuffisants et ils renfermaient des lacunes qui ont été comblées à notre époque par la *découverte de la pepsine* en 1839 (1).

Ce n'était qu'imparfaitement connaître le rôle du suc gastrique dans la digestion que de le réduire à un rôle d'acide dissolvant la fibrine, l'albumine et la caséine des aliments. L'analyse de ce liquide qui a permis d'y découvrir le ferment digestif ou *pepsine* a été un premier pas vers le progrès dans l'étude des phénomènes chimiques de la digestion. En effet, c'est ce ferment qui donne au suc gastrique sa véritable propriété digestive. — Tous les éléments du suc gastrique altèrent et dissocient les matières azotées, la pepsine seule les dissout de façon à les rendre assimilables.

Le ferment digestif signalé par Eberle de Wurzbourg en 1834 (2), nommé *pepsine* par Schwann en 1836, n'a été isolé qu'en 1839 pas Wasmann de Berlin. — C'est là un fait du plus grand intérêt qui, avec la découverte moins importante de la *chymosine* par Deschamps d'Avallon en 1840 et de la *gasterase* en 1840 (*pepsines modifiées*) ont donné à la science le secret de la digestion dans l'estomac et à la pathologie un remède extrêmement utile. En effet, depuis les recherches de Corvisart on emploie avec grand succès la pepsine dans les dyspepsies par insuffisance du suc gastrique.

(1) Wassmann. *De digestione nonnulla*. Berlin, 1839.
(2) Eberle. *Physiologie der Verdauung*. Wurzbourg, 1834.

2° DÉCOUVERTE DES PROPRIÉTÉS DU SUC PANCRÉATIQUE — BOUCHARDAT; SANDRAS; CL. BERNARD

Bien que l'on connût le canal pancréatique depuis les travaux de Virsung qui, en 1642, avait signalé son existence, l'usage du fluide pancréatique dans la digestion était resté inconnu. — C'est en 1845 que MM. Bouchardat et Sandras ont fait connaître la propriété qu'il a de convertir les féculents en dextrine et en glycose à la manière de la diastase, — puis, en 1856, Cl. Bernard (1) a découvert la propriété qu'il a d'émulsionner instantanément les graisses de façon à donner au chyle la couleur blanche qu'on lui connaît, et à favoriser son assimilation. Si l'on ajoute à cela la faculté qu'il possède de dissoudre la fibrine, signalée par Corvisart (2), on verra quelle est l'importance physiologique de ce liquide et combien sa sécrétion régulière est indispensable à la préparation du chyle. — Ici, comme pour le suc gastrique et la pepsine, cette découverte a eu ses conséquences en pathologie, car dans les dyspepsies féculentes ou graisseuses la *pancréatine* qui n'est que le pancréas de veau desséché et pulvérisé rend les plus grands services aux malades en rendant faciles des digestions qui ne se faisaient plus.

DES SÉCRÉTIONS

Les sécrétions sont à notre époque beaucoup mieux appréciées que dans le siècle de l'Iatro-mécanisme où elles étaient attribuées à la direction des vaisseaux dans les glandes, au ralentissement du sang provoqué par les inflexions et les angles formés par les vaisseaux et par l'attraction des molécules. Cela dépend de la découverte de l'*endosmose* et de l'*exosmose* par Dutrochet, en 1826 et 1828.

DÉCOUVERTE DE L'ENDOSMOSE ET DE L'EXOSMOSE

L'Endosmose et l'Exosmose rendent compte d'une partie du mécanisme des sécrétions infiniment mieux que toute autre théorie. Ainsi, tous les tissus et toutes les glandes sécrètent des liquides recrémentitiels ou excrémentitiels qui s'échappent des vaisseaux par exosmose, mais, si c'est là le phénomène physique, ce fait n'explique pas la diversité des sécrétions qui résulte d'une action vitale élective susceptible de séparer du sang, ici, des éléments d'une certaine nature et

(1) Cl. Bernard. Leçons de physiologie, etc. (Mémoire sur le pancréas et sur le rôle du suc pancréatique, 1856.)

(2) L. Corvisart. Collection de mémoires sur une des fonctions du pancréas, 1857-1863.

ailleurs des éléments de nature différente. A moins de revenir aux explications de l'Iatro-mécanisme sur la forme des atomes et sur le diamètre des pores, il faut accepter cette idée de l'action élective des organes que l'on retrouve également dans l'étude de l'absorption et qui a été anciennement défendue par Wainewright et par Robinson.

Parmi les sécrétions, il en est deux qui ont été l'objet de découvertes importantes, ayant eu la plus grande influence sur la physiologie et sur la médecine On les doit à Cl. Bernard. L'une est relative à la sécrétion du *sucre de glycose* par le foie, l'autre concerne la nature du suc pancréatique chargé d'émulsionner les graisses dans la digestion, de convertir les féculents en diastase, de dissoudre de la fibrine, faits également inconnus, et que j'ai mentionnés un peu plus haut.

A ces découvertes se rattachent pour la médecine 1° la connaissance du diabète sucré ou *glycosurie* produite par la non-destruction dans les poumons du sucre mélangé au sang et par son passage dans l'urine (1); et 2° la dyspepsie graisseuse caractérisée par des selles huileuses lorsque, dans la digestion, il n'y a pas assez de suc pancréatique pour émulsionner les graisses et favoriser leur absorption. Ce sont là des faits de premier ordre qui font date dans l'histoire de la science contemporaine.

FONCTION GLYCOGÉNIQUE DU FOIE. — CL. BERNARD.

Une sécrétion jusqu'ici inconnue qui a pour organe le foie, a été découverte par Cl. Bernard en 1852. — En effet, le foie sécrète du *sucre de glycose* qui passe dans la veine cave et dans le cœur droit, d'où il vient par l'artère pulmonaire se détruire dans les poumons par l'acte respiratoire. — Seulement, par l'excitation nerveuse, on arrive à faire produire ce sucre en quantité plus grande, et, comme il ne s'en détruit pas davantage dans l'hématose pulmonaire, le surplus passe dans le sang de l'aorte, de là dans les artères rénales, dans les urines, et cela constitue le diabète *sucré* ou *glycosurie*.

En excitant le pneumo-gastrique au cou par la galvanisation on augmente la quantité de glycose sécrétée par le foie, et on produit le diabète. — Pour ne jamais manquer l'expérience, il faut irriter l'origine du nerf ou la moelle allongée, près de cette origine, par piqûre sur le plancher du 4e ventricule. Alors l'excitation revient au foie non par les pneumo-gastriques, mais par la moelle épinière et les filets du grand splanchnique sortis du ganglion solaire. La preuve, c'est que si l'on coupe les deux pneumo-gastriques et qu'on pique

(1) Cl. Bernard. *De la fonction glycogénique du foie*, Paris, 1852; et Contour, thèse *sur le diabète sucré*.

l'origine du nerf, il se produit également de la glycosurie. — On peut donc considérer la sécrétion du sucre par le foie comme étant sous la dépendance du nerf grand sympathique, ainsi que toutes les autres sécrétions. — C'est là une découverte de premier ordre et qui est une des gloires de la physiologie contemporaine.

De l'absorption par les veines.

L'absorption n'a pas été l'objet de découvertes aussi importantes que les sécrétions, toutefois par l'analyse expérimentale de ce phénomène, et dans son mécanisme, il y a eu de notables progrès accomplis. L'absorption par les veines a été remise en honneur par Magendie et Delille, à côté de l'absorption par les lymphatiques et de l'absorption par imbibition des tissus. Ici, encore, l'intervention de la force purement physique d'Endosmose et d'Exosmose découverte par Dutrochet a été le point de départ du progrès en montrant qu'il n'y avait plus à tenir compte, ni des suçoirs aspirateurs supposés par Aselli, à l'extrémités des veines et des lymphatiques, ni des bouches absorbantes admises par Bichat. — Toutefois, quels que soient les efforts de la physiologie actuelle pour expliquer l'absorption, uniquement par l'action physique de l'endosmose, il faut bien dire qu'ils sont aussi insuffisants que ceux du même genre qui ont été adoptés pour l'explication des sécrétions. Sans doute l'Endosmose est la condition physique du phénomène, mais cette condition peut être modifiée par une foule de circonstances particulières et, dans l'absorption interstitielle qui s'efffectue aux dépens du sang dans chaque tissu, il y a quelque chose de plus qu'une action physique, il y a une attraction des organes pour les molécules qui conviennent à leurs substances et, cette action élective, véritable *affinité vitale*, nulle force physique n'a encore pu en faire connaître le mécanisme.

A ces recherches mieux entendues de l'absorption, il faut rattacher, pour la médecine, la connaissance d'une maladie qu'on ne connaissait pas au siècle dernier et qui joue un grand rôle dans la doctrine des métastases, ou dans la théorie de l'adénite. Il s'agit de la *lymphangite* ou *angioleucite* décrite par Velpeau en 1823. En effet, de l'absorption par les lymphatiques dans un tissu malade résulte souvent une inflammation de ces vaisseaux dans une plus ou moins grande étendue, avec des accidents fébriles graves, quelquefois le gonflement des ganglions lymphatiques correspondants, et le transport d'une matière morbifique sur les viscères. Ainsi s'expliquent le bubon à la suite des chancres, l'adénite axillaire dans les écorchures du doigt et dans les maladies internes ; l'intoxication puerpérale par lymphangite utérine, suite de couches ; l'adénite mésentérique dans la fièvre typhoïde et l'entérite; l'adénite bronchique dans la bronco-pneumonie ; les métastases cancéreuses à la suite des cancers du sein ou autres, etc.

Découvertes sur les fonctions du système nerveux.

Le système nerveux a été dans cette période de la physiologie l'objet de recherches importantes. Sans parler ici de la découverte de la *phrénologie* dont j'ai traité ailleurs, ni de ces nombreuses vivisections contradictoires faites sur toutes les parties du cerveau, du cervelet et de la protubérance pour en déterminer les usages, je mentionnerai seulement ce qu'on doit appeler des découvertes c'est-à-dire des faits nouveaux à l'abri de toute discussion. Ainsi, les résultats des expériences sur l'origine du langage, sur le nœud vital, sur l'organe glycogène de la moelle allongée, sur la moelle épinière et sur les actions réflexes, enfin sur le grand sympathique, sont des découvertes physiologiques, qui ont eu la plus grande influence sur les doctrines médicales contemporaines, et qui méritent d'être transmises à nos successeurs. Quant aux autres, il est bon d'attendre que de nouvelles expériences aient permis d'établir ce qu'elles renferment d'exact ou de chimérique.

On n'est guère plus avancé qu'au temps de Galien sur les usages de la glande pituitaire, de la glande pinéale, sur l'action des diverses couches et parties constituantes de l'encéphale qui ont dès lors été étudiées par de nombreuses vivisections. Nous n'acceptons plus son hypothèse des esprits animaux, pas plus que l'hypothèse du fluide nerveux matériel circulant dans les canaux nerveux qui lui a succédé, mais à côté de ces incertitudes, il nous a transmis l'action croisée des hémisphères cérébraux sur le mouvement des membres opposés, l'action directe des moitiés de la moelle sur le mouvement du côté correspondant du corps; l'influence de la section complète de ce cordon sur la paralysie totale des parties subjacentes Qu'avons-nous ajouté à ces faits? Beaucoup d'expériences contradictoires peu concluantes sur lesquelles on a bâti bien des hypothèses et glorifié beaucoup de mauvais physiologistes. Au milieu de ce fatras, il y a cependant des faits importants que je vais signaler et qui sont remarquables à un double titre, celui de la physiologie pure et celui de la pathologie ou des doctrines médicales. Ce sont :

La localisation de la faculté du langage dans la partie antérieure et inférieure gauche des hémisphères cérébraux, par M. Bouillaud (Journal de phys. exp., tom. X, p. 159). — Le siège du mouvement volontaire dans les hémisphères cérébraux et la coordination de ces mouvements dans le cervelet par Flourens. — Les mouvements rotatoires d'un animal sur son axe par la section des pédoncules moyens du cervelet par Magendie, rotation du côté blessé ou du côté opposé selon que la blessure est en arrière ou en avant de l'espace occipito-atloïdien. — Le mouvement de manège des animaux du côté opposé à la blessure des pédoncules cérébraux (Magendie).

Le nœud vital ou point circonscrit du bulbe rachidien un peu au-dessous de la huitième paire, qu'on ne peut couper sans occasionner aussitôt la mort (Legallois et plus tard Flourens)

L'action glycosurique déterminée par la blessure du plancher du quatrième ventricule (Cl. Bernard).

La découverte d'un centre de mouvement dans toute l'étendue de la moelle épinière jusque-là considérée comme un simple cordon nerveux conducteur des mouvements et des sensations (Legallois), 1812. Et, comme conséquence, la découverte de la *sensibilité* et des *mouvements réflexes* par Marshall-Hall (1833). — La localisation des facultés motrices dans les racines antérieures de la moelle et des facultés sensitives dans les racines postérieures. (Charles-Bell.)

La démonstration que l'ensemble du nerf grand sympathique avec ses ganglions et ses anastomoses spinales est aussi un centre nerveux doué d'une action propre sur la circulation capillaire et sur la calorification (Cl. Bernard, Budge, Waller, etc.). — Enfin, la vitesse du courant nerveux de la volonté déterminée par Helmholtz.

DÉCOUVERTE DES NERFS DE MOUVEMENT ET DE SENTIMENT — CH. BELL

En 1809, Valker dit, pour la première fois, que de la moelle sortaient des nerfs de mouvement et de sentiment pour former des nerfs mixtes ; — que des racines antérieures et postérieures, les premières étaient sensitives et les autres motrices. C'était précisément l'inverse, mais il avait préparé la voie en indiquant l'existence de deux espèces de racines nerveuses. — C'est Charles Bell, médecin anglais, qui en 1829 a rectifié cette erreur en renversant la proposition. C'était la vérité. Il ne fit ses expériences que sur la face, et il montra que, dans cette partie, le nerf facial était un nerf de mouvement, tandis que la cinquième paire avec son ganglion était un nerf de sentiment. C'est sans avoir fait d'expériences sur les nerfs rachidiens, que, en raison du ganglion situé sur la racine postérieure, il déclara que cette racine devait être un nerf de sentiment tandis que l'autre, antérieure, était le nerf de mouvement. Ce que Ch. Bell avait prévu fut démontré pour la première fois par Magendie qui fit l'expérience sur les nerfs rachidiens du chien et ensuite par Muller sur les nerfs rachidiens de la grenouille.

Ainsi, sur un animal décapité la piqûre du membre produit des mouvements. Or, on n'a pas agi sur le sentiment puisque la tête, considérée comme siége de sentiment, est coupée et ce mouvement de nature spéciale est un mouvement reflexe dû à l'action propre de la moelle.

L'impression faite au membre et transmise à la racine postérieure, nerf de sentiment, est arrivée à la moelle qui a réagi et a renvoyé l'impression par la racine antérieure, nerf de mouvement. La preuve, c'est que si l'on coupe la racine postérieure qui est sensible, l'impression n'est plus transmise et il n'y a aucune production de mouvement. — Il en est de même quand on coupe la racine antérieure motrice, car alors l'impression est reçue par la moelle épinière, mais cet organe ne peut plus réagir par la racine dont la section interrompt le courant moteur.

A cette première démonstration, si l'on ajoute celle de Waller en 1860 qui résulte des variations dans la marche de la dégénérescence des tubes nerveux d'un nerf moteur ou sensitif coupé, on aura la preuve de la séparation possible des nerfs de sentiment et de mouvement. En effet, la dégénérescence se produit du centre nerveux au bout coupé dans la section des nerfs moteurs, et de la périphérie au centre dans les nerfs sensitifs. C'est là une expérience décisive et des plus intéressantes.

PUISSANCE EXCITO-MOTRICE DE LA MOELLE ÉPINIÈRE — MARSHALL-HALL; CH. BELL

Longtemps on a considéré la moelle épinière comme une dépendance du cerveau dont elle était le cordon conducteur pour le passage des impressions ascendantes et descendantes. Cela est vrai, mais la physiologie moderne montre que la moelle épinière est aussi un centre d'impressions sensitives et d'excitations motrices involontaires, que l'on appelle des *actions réflexes*.

C'est Prochaska, médecin de Vienne, qui le premier, en 1800, a montré qu'un animal décapité pouvait encore exécuter certains mouvements d'ensemble et coordonnés un peu après. — Legallois, médecin français, fit voir que ces mouvements étaient non le résultat d'un instinct persistant, mais bien d'une excitation extérieure. Puis, Lallemand montra que la moelle épinière suffisait chez les monstres acéphaliens, pour diriger tous les mouvements de leur vie intra-utérine animale et organique. — De ces expériences, et de celles qui leur sont propres, Marshall Hall et Jean Muller en 1832 tirèrent la conclusion que chez un animal décapité, les impressions subies par les nerfs des membres et suivies d'un mouvement étaient le résultat d'une action motrice de la moelle épinière, considérée comme centre d'innervation. C'est à ce phénomène qu'ils ont donné le nom d'*action réflexe* et leur découverte a été ratifiée par tous les physiologistes qui ont répété ces expériences. — De là est sorti le fait incontestable du *pouvoir excito-moteur de la moelle* dont les applications en médecine sont très-nombreuses.

LOCALISATION DES FONCTIONS MOTRICES ET DES FONCTIONS SENSITIVES DE LA MOELLE DANS LES CORDONS ANTÉRIEURS ET DANS LES CORDONS POSTÉRIEURS

La découverte de Ch. Bell et de Magendie sur les fonctions motrices des racines antérieures et sur les fonctions sensitives des racines postérieures ganglionnaires devait en amener une autre, celle de l'usage des cordons antérieurs et postérieurs. Par cela même que les racines antérieures, dites motrices, se rendaient aux cordons antérieurs et latéraux de la moelle, Longet en a conclu que c'étaient là les organes du mouvement, tandis que les racines postérieures, dites sensitives, se rendaient aux cordons postérieurs ceux-ci étaient l'organe de la sensibilité. — Cela n'est pas tout à fait exact, car, si l'affirmation est juste, après la section des cordons postérieurs, les racines postérieures placées au-dessous devraient être insensibles, tandis qu'au contraire leur irritation produit une douleur très-vive. Cependant la clinique montre que dans les cas de lésion des racines antérieures le mouvement est aboli, tandis que si elle existe dans les racines postérieures c'est la sensibilité qui est éteinte. Ce sont des faits qu'il est encore utile d'étudier de nouveau.

DÉTERMINATION DU NŒUD VITAL

Galien, qui faisait de la physiologie expérimentale, beaucoup plus qu'on ne le croit généralement à notre époque qui a créé ce mot, nous a laissé sur les fonctions du cerveau et de la moelle, les expériences les plus curieuses (V. Galien). On lui doit d'avoir placé le siége de l'intelligence dans le cerveau, et non dans le cœur, comme on le dit quelquefois, et quant à la moelle, après l'avoir coupée au milieu de sa longueur, il a constaté que les parties situées au-dessous, étaient privées de mouvement et de sensibilité. Coupée dans toute sa longueur en deux parties droites et gauches, aucun effet. Coupée entre la première vertèbre et l'occiput, ou bien, entre la première vertèbre et la seconde, c'était la mort immédiate. Entre la troisième et la quatrième, c'était l'immobilité soudaine du tronc et des membres, la gêne extrême de la respiration et une mort rapide. Ces deux dernières expériences sont, à peu de chose près, celles de Flourens sur le *nœud vital*. C'est la chose moins le mot (1). Toutefois Flourens, en 1827, a eu le mérite de préciser le fait mieux qu'on n'avait encore réussi à le faire. En faisant des sections transversales jusqu'au trou borgne l'animal respire, mais au-dessous et jusqu'au point de jonction des pyramides antérieures, la mort est instantanée; et il y a à peine trois à quatre millimètres de distance. On peut aussi faire l'expérience avec un emporte-pièce de un millimètre de diamètre, et qu'on plonge dans la moelle allongée de façon que l'ouverture de l'instrument réponde au V. de la substance grise et l'embrasse. La mort est instantanée. (V. Flourens. *De la vie et de l'intelligence*, Paris, 1858.) Ce point, *nœud vital* du système nerveux, n'est pas plus gros qu'une tête d'épingle.

CAUSES DU DÉFAUT DE COORDINATION DES MOUVEMENTS

Une découverte de la physiologie moderne extrêmement importante, c'est le défaut de coordination des mouvements par la blessure du cervelet, des tubercules quadrijumeaux, des corps restiformes, des pédoncules cérébraux et des canaux demi-circulaires. (Flourens. *Recherches sur les propriétés du système nerveux*, 1824.) En effet, l'ablation du cervelet empêche l'animal de marcher; celle des tubercules quadrijumeaux produit le mouvement de manège du côté correspondant; la section des pédoncules du cervelet produit la rotation de l'animal sur son axe du côté blessé, et si ensuite on coupe le pédoncule opposé au même point, l'animal ne bouge plus. Toutefois, si, comme l'a dit Cl. Bernard, on coupe ce pédoncule en avant de l'origine de la cinquième paire, la rotation a lieu du côté opposé à la blessure, tandis que si l'on coupe en arrière de la cinquième paire la rotation se fait du même côté.

Si l'on coupe les pédoncules du cerveau (Flourens), ou si l'on pique les corps striés (Magendie), il y a mouvement de *propulsion en avant*, et si on blesse les corps restiformes ou pédoncules cérébraux postérieurs, on produit le *recul*. Quant aux canaux circulaires, ainsi que l'a démontré Flourens, leur destruction produit une titubation très-marquée qui donne à la marche un caractère tout particulier.

(1) Lorry, en 1748, a aussi trouvé qu'un point de la moëlle épinière blessée produisait une mort subite, et que cela n'arrivait ni au-dessus ni au-dessous de ce point.

DÉTERMINATION DE LA FACULTÉ VISUELLE DANS LES TUBERCULES QUADRIJUMEAUX

On ne savait pas au juste le point de l'encéphale où résidait la faculté visuelle, lorsque Flourens eut l'idée d'enlever un seul des tubercules quadrijumeaux. A l'instant, il y a dans l'œil opposé paralysie de l'iris et de la rétine, et de plus l'animal tourne sur lui-même comme dans un manège, du côté où le tubercule a été enlevé.

C'est un fait important qui s'explique bien, parce que c'est dans les tubercules quadrijumeaux que les nerfs optiques prennent naissance, mais ce dont on se rend moins bien compte, c'est ce défau de coordination des mouvements que produit le mouvement de manège de l'animal sur lui-même. (Flourens. *Recherches expérimentales sur les fonctions du système nerveux*, 1824, et *De la vie et de l'intelligence*, 1862, p. 12.)

DÉCOUVERTE DE NERFS VASO-MOTEURS — POURFOUR DU PETIT ; HENLE ; STILLING ; CL. BERNARD

Si l'on connaît depuis longtemps le rôle d'union que, par ses anastomoses et ses plexus, le nerf grand sympathique établit entre les différentes parties du corps et entre les nerfs cérébro-rachidiens, on ignorait encore il y a quelques années le mécanisme de cette influence. — Or, la lumière s'est faite peu à peu sur ce point. — Après la découverte de son action sympathique générale, et de son pouvoir *excito-moteur* déterminant des actions réflexes, est venue celle de son *action vasculo-motrice* ou *vaso-motrice*. C'est là un fait des plus importants qui éclaire d'un jour tout nouveau l'origine de quelques sympathies et le mécanisme étiologique d'un grand nombre de maladies. — Cette découverte a tout au moins l'importance de celle de l'irritabilité, si elle n'en a pas davantage. C'est aussi une irritabilité de tissu mais une irritabilité indirecte, car elle dépend de l'impression faite sur un filet nerveux du grand sympathique et la crispation ou le relâchement vasculaire qui se produisent à la suite, sont des phénomènes nerveux plutôt que des phénomènes propres au tissu irrité. — Les deux choses ne sont pas comparables.

Au siècle dernier, en 1720, Pourfour du Petit (*Du nerf par lequel les esprits animaux montent dans l'œil*) est le premier qui ait saisi l'influence du système nerveux grand sympathique sur la contractilité des vaisseaux en montrant que, par sa section, l'on faisait contracter la pupille, rougir la conjonctive et enfoncer l'œil dans l'orbite. L'expérience fut répétée par Dupuy d'Alfort en 1816; par Brachet en 1837; par John Reid en 1838 qui, galvanisant le bout périphérique coupé, fait ensuite dilater la pupille; par Biffi, de Milan, en 1846, par Budge et Waller en 1851, mais elle était oubliée et elle fut remise en lumière par Cl. Bernard en 1852. Ce physiologiste coupa le grand sympathique au cou entre le ganglion cervical supérieur et inférieur, et il put noter ces phénomènes oculaires tant de fois reproduits depuis lors et dont la pathologie a tiré les plus intéressantes conséquences.

Par cette expérience (1) et par d'autres de même nature, faites sur d'autres parties du grand sympathique, Cl. Bernard a montré que le nerf sympathique est un nerf vasculaire et qu'il donne aux petites ramifications capillaires, une contractilité considérable. — En effet partout où l'on coupe un rameau du grand sympathique, on produit au dessous une dilatation ou un relâchement des capillaires, c'est-à-dire une hyperémie paralytique suivie d'une augmentation de chaleur locale et dans les glandes une augmentation de sécrétion; — au contraire, quand on irrite le nerf on produit la crispation ou le resserrement des capillaires, c'est-à-dire l'ischémie et par conséquent des phénomènes opposés. — Ces faits confirment entièrement le principe formulé par Henle qui affirmait en 1840 l'influence du système nerveux ganglionnaire sur la contractilité vasculaire, et par Stilling qui donna dès lors aux filets nerveux chargés de cette fonction le nom de *nerfs vaso-moteurs*.

De ces expériences, résulte la nécessité d'admettre que la *circulation locale* d'un tissu ou d'un organe peut être modifiée localement par des expériences, que reproduisent plus ou moins bien certaines actions morbides que nous observons souvent. De là on peut déduire :

Que le trouble local de la circulation dépend d'un trouble de l'innervation vaso-motrice par suite de l'impression subie par les nerfs vaso-moteurs.

Que cette action des nerfs vaso-moteurs est paralysante, hyperémique, ou convulsivante ischémique, c'est-à-dire produit l'hypersthénie ou l'hyposthénie vasculaire selon le langage du Méthodisme.

Que cette *hyperémie asthénique* ou *paralytique* est souvent une cause d'inflammation locale avec désordres plus ou moins prononcés

(1) En coupant le filet sympathique au cou il se produit une hyperémie avec une augmentation de chaleur dans le côté correspondant, faits qui dépendent l'un de l'autre, quelquefois une sueur abondante, la contraction de la pupille, et cela dans plusieurs jours. (Cl. Bernard, 1872, *Leçons sur le système nerveux*.)

de la nutrition locale, ce qui engendre quelquefois des maladies graves.

Que l'hypersthénie capillaire ou crispation des petits vaisseaux amène l'*ischémie* d'un organe et des troubles fonctionels variés, immédiats ou des altérations nutritives éloignées.

Il y a évidemment dans cette découverte sur laquelle je ne puis insister davantage toute la théorie étiologique d'un grand nombre de maladies aiguës ou chroniques, organiques ou fonctionnelles, c'est-à-dire nerveuses.

Cl. Bernard a déjà montré toutes les applications qu'on en pouvait faire à l'étude de la fièvre et des inflammations qu'on pouvait produire expérimentalement chez les animaux. Brown-Sequard et un grand nombre de médecins ont répété ces expériences qui aboutissent pour la médecine à l'admission des *congestions* et des *ischémies réflexes.*

Congestions réflexes. — Il y a un grand nombre de convulsions qui dépendent de l'hyperémie et de la congestion réflexe des centres nerveux ou de la moelle épinière.

Le fond de l'œil et le nerf optique se congestionnent et s'altèrent au point de faire une amaurose par atrophie du nerf optique après l'action réflexe d'une plaie du sourcil attaquant le nerf frontal, c'est ce que j'ai démontré en 1865 au moyen de l'ophthalmoscope (1).

L'iris et la choroïde enflammés agissent quelquefois par action réflexe sur le fond de l'œil qui se congestionne et devient malade.

La perte d'un œil entraîne quelquefois par action réflexe congestive la perte de l'œil opposé.

L'irritation de la muqueuse de l'urèthre produit de la même façon l'orchite.

Ainsi s'expliquent les phlegmasies qui résultent de l'action extérieure du froid sur les pieds ou sur une autre partie du corps — celles qui succèdent à des brûlures très-étendues — les maladies du cerveau ou de la moëlle qui résultent des irritations périphériques de la vessie, de la prostate, de l'intestin, des nerfs du pharynx ou des nerfs dentaires après l'ablation d'une dent, etc., — beaucoup de maladies chroniques enfin, qui sont souvent le résultat de congestions réflexes permanentes ayant duré longtemps et ayant produit l'atrophie, l'hypertrophie ou la dégénérescence des tissus dans un viscère.

Anémies ou *Ischémies réflexes.* — Les actions réflexes du grand sympathique qui entraînent les congestions hyposthéniques ou pa-

(1) *Diagnostic des maladies du système nerveux par l'ophthalmoscope.* E. Bouchut, p. 370.

ralysantes des petits vaisseaux produisent aussi dans d'autres circonstances la crispation des petits vaisseaux et avec elle l'anémie ou l'hypersthénie capillaire.

Ainsi se produisent une foule de névroses par ischémie et un certain nombre d'altérations de nutrition des organes. Mais ici, les observations sont peu nombreuses.

Les expériences de Donders et de Snellen (1) sur le resserrement des vaisseaux de la pie mère par irritation du sympathique cervical et celles de Brown-Séquard sur l'ischémie de la moelle par irritation des reins, de l'utérus et de la vessie, permettent bien d'admettre cette espèce de trouble réflexe de la circulation capillaire, mais les observations cliniques ne sont pas encore assez concluantes pour qu'on puisse se prononcer catégoriquement à ce sujet.

Quoi qu'il en soit, la physiologie moderne, en faisant connaître l'innervation vaso-motrice localisée dans le grand sympathique, a rendu un service considérable à la médecine. De cette découverte est née la doctrine étiologique, soit d'un grand nombre de maladies aiguës et chroniques par suite de l'hyperémie paralysante qui, avec le temps, amène des proliférations cellulaires ou des atrophies (2), soit de différentes névroses considérées comme *congestives* ou *ischémiques*, et enfin de la plupart des sympathies.

DÉCOUVERTE DES NERFS TROPHIQUES — A. COMTE ; SAMUEL ; ROMBERG

Une découverte récente de physiologie et qui aura, en médecine, les plus importantes conséquences, est celle qui établit entre les nerfs une catégorie particulière pour ceux d'entre eux dont la lésion produit une altération de nutrition dans les organes où ils se rendent. Je veux parler des *nerfs trophiques*, signalés par Auguste Comte en 1854 (3), par Samuel en 1860 (4) et *démontrés* par Romberg en 1860, qui, à l'occasion d'une atrophie de la face, a introduit dans la science le mot de *Tropho-névroses* (5).

Ainsi, la section du nerf sciatique et du nerf crural d'un seul côté a produit l'hypertrophie du squelette dans le côté correspondant

(1) Donders, *Resserrement de la pupille.*

(2) E. Bouchut, *Pathologie générale*, 2e édition.

(3) « Outre cette influence générale, le centre cérébral se rattache particulièrement au corps par les *nerfs spéciaux de la nutrition.* — Ils remplissent envers elle, avec moins d'énergie, un office de perfectionnement analogue à celui des nerfs moteurs pour les fonctions musculaires. » Politique positive, t. IV, p. 237.)

(4) S. Samuel, *Die Trophischen Nerven. Leipzig*, 1860.

(5) Romberg, *Die Nerven Krankheiten.*

(Schiff, Brown Séquard) (1). Certaines plaies des nerfs ont produit des éruptions bulleuses et eczémateuses (Mougeot (2), Weir Mitchell, Morehouse et W. Kean). L'altération des nerfs intercostaux et des ganglions de la racine antérieure a été observée dans le Zona (Recklinghausen, Danielssen, Baerensprung, Haight, Weidner, Wagner, Esmarch, Oscar Wyss (de Zurich), etc.). — Il en est de même de la névrite sciatique avec le zona de la cuisse (Bouchut), — de la névrite du bras et de la jambe (Charcot), dans le zona du bras.

La névralgie de la 7me paire a pu occasionner l'hypertrophie de la lèvre (Duval, Friedreich). — La section du pneumo-gastrique au niveau de l'anneau œsophagien avec les branches du nerf grand sympathique arrête la sécrétion du suc gastrique (Pincus).

L'extirpation des ganglions cervicaux du grand sympathique produit souvent l'hydropéricarde (Schiff). — L'ablation du ganglion cervical inférieur produit la pleurésie (Cl. Bernard).

L'ablation du ganglion cervical supérieur a déterminé la *pneumonie* (Idem). — La piqûre du plancher du 4me ventricule produit la glycosurie et quelquefois l'hypérémie des reins avec albuminurie.

Les névralgies faciales un peu intenses produisent quelquefois la salivation (Valleix). — La névrite de la branche ophthalmique de la 5me paire produit souvent la fonte de l'œil correspondant.

La myélite des cordons antérieurs et postérieurs dans la substance grise détermine souvent l'hypérémie de la papille, puis, avec le temps, l'atrophie et l'amaurose.

La névralgie cardiaque, quand elle se prolonge, fait l'hypertrophie du cœur.

Certaines gastralgies en modifiant la quantité ou la qualité du suc gastrique occasionnent la gastrite chronique, et, à un certain âge, le cancer de l'estomac.

Les sciatiques rebelles produisent l'atrophie du membre (Valleix, Louis, Notta, Bonnefin). La névralgie du cubital a produit l'atrophie de l'avant-bras (J. Franck).

DES APPAREILS ENREGISTREURS DES MOUVEMENTS DU POULS, DES MOUVEMENTS DU CŒUR, DES CONTRACTIONS MUSCULAIRES ET DE LA VITESSE DU COURANT NERVEUX DE LA VOLONTÉ

C'est à l'introduction des appareils enregistreurs en médecine

(1) Brown Sequard, *Sur les altér. pathol. qui suivent la lésion du nerf sciatique. (Comptes rendus de la Soc. de Biologie*, t. I, 1849, p. 136.)

(2) Mougeot, *Recherches sur quelques troubles de nutrition consécutifs aux affections des nerfs* — Thèse, Paris, 1867.

que l'on doit la connaissance de la pression du sang ou de la tension artérielle et des mouvements du pouls; — des mouvements du cœur; — de la contraction musculaire, et, chose plus admirable, de la vitesse de la volonté.

Ludwig, en 1849, est le premier qui ait employé un appareil destiné à enregistrer la pression du sang dans les artères. Il l'appelait *Kymographion*, de κῦμα, vague, et γράφω, j'écris. C'était sur la colonne de mercure du manomètre un flotteur surmonté d'une longue tige ayant perpendiculairement une autre tige terminée par une pointe écrivant sur un cylindre tournant garni de papier enfumé. Peu après, Helmholtz imagina le *myographe*, destiné à enregistrer la contraction musculaire et la vitesse de l'action nerveuse; puis, en 1851, Vierordt employa un instrument analogue pour écrire le tracé du pouls de l'homme vivant, et créa ainsi la *sphygmographie*, que M. Marey introduisit en France en perfectionnant les appareils et en construisant un sphygmographe dont l'emploi est aujourd'hui général en physiologie et en médecine (1).

Il faut ne pas s'être servi de ces appareils enregistreurs, ou ne les avoir pas vus à l'œuvre pour nier leur utilité. Sans eux, nulle recherche précise sur la tension artérielle, sur les mouvements du cœur, sur la contraction musculaire, n'est possible. Par eux nous avons la *sphygmographie* et la *cardiographie* dont les résultats viennent d'être indiqués, et qu'on retrouvera plus loin dans le chapitre consacré à l'*Organoscopie*. Nous leur devons les études de la contraction musculaire dans le vol des oiseaux, par M. Marey, et enfin la connaissance de la vitesse du courant nerveux de la volonté dont je parlerai dans un instant. Ce sont des instruments de première nécessité, et leur découverte constitue pour la physiologie une source réelle de progrès.

VITESSE DE LA VOLONTÉ — HELMHOLTZ

L'introduction des appareils enregistreurs en physiologie qui a rendu tant de services à la science pour l'étude de la fièvre, des maladies du cœur et des artères, a été aussi le point de départ de recherches extrêmement intéressantes sur l'étude de la contraction musculaire, sur la recherche des mouvements du vol des oiseaux et, chose plus extraordinaire encore, sur la détermination de la vitesse de la volonté.

Déterminer la vitesse de la propagation de l'excitation nerveuse, tel était le problème à résoudre. Haller dit qu'un médecin du moyen

(1) Marey, *Du mouvement dans les fonctions de la vie*. Paris, 1 vol., 1867.

âge l'avait essayé en la déduisant de la vitesse de celle du sang dans l'aorte, et qu'il était arrivé à cette conclusion que le fluide nerveux avait six cents fois la vitesse de la lumière. Lui-même essaya à son tour, en comptant le nombre de lettres qu'il lisait à la minute. Comme il en lisait 1500, c'était un 1500me de minute par lettre et la lettre *r* exigeant dix contractions successives des muscles de la langue, il en conclut que ces muscles se relâchaient et se contractaient quinze mille fois, soit trente mille mouvements simples. — Du cerveau à la langue, la distance étant de un décimètre, si l'agent nerveux la parcourt trente mille fois, cela fait trois kilomètres à la minute ou 50 mètres par seconde.

On en était là lorsqu'en 1850 Helmholtz reprit la question en essayant de la résoudre avec des appareils de précision, et le résumé de ces recherches a été donné en ces termes par M. Radau dans la *Revue des Deux-Mondes* du 1er août 1867.

« Sa première méthode est basée sur l'emploi du chronoscope de M. Pouillet. Un courant galvanique de très-courte durée agit à distance sur une aiguille aimantée, il l'écarte de sa position primitive, on mesure la grandeur de la déviation, et l'on en déduit par le calcul la durée du courant. On a ainsi le moyen de mesurer des intervalles de temps qui ne dépassent pas quelques millièmes de secondes ; voici comment M. Helmholtz a appliqué cette méthode : L'un des muscles de la jambe d'une grenouille est fixé par une extrémité dans une pince et attaché par l'autre extrémité à un petit levier qui fait partie d'un circuit galvanique, un poids suspendu à ce levier sert à donner au muscle la tension convenable. Tout est disposé de manière qu'au moment où le courant se forme une secousse se produise, soit directement dans le muscle soit en un point donné d'un nerf qui a été isolé sur une longueur de 4 ou 5 centimètres, et qui adhère encore par un bout au muscle qu'il doit animer. Sous l'influence de cette excitation, le muscle se contracte, fait mouvoir le levier et interrompt le courant électrique qui traversait ce dernier. Le temps pendant lequel le courant a circulé est indiqué par l'aiguille aimantée. On trouve alors que la contraction arrive plus tard quand on a excité le nerf que lorsqu'on a excité directement le muscle. La différence fait connaître la vitesse de transmission de l'agent nerveux ; elle a été trouvée égale à 26 mètres par seconde. En outre M. Helmholtz a constaté que, dans tous les cas, la contraction ne suit la secousse électrique qu'au bout d'un temps qui est égal à un centième de seconde, ce qu'il appelle le temps d'excitation latente. »

« Les fibres musculaires n'obéissent donc pas instantanément à l'aiguillon de l'électricité. »

« C'est ainsi que les eaux de la mer ne se soulèvent sous l'influence de l'attraction que la lune exerce sur elles que lorsque cet astre est déjà loin du méridien. »

« Après ces belles expériences, qui avaient pour la première fois fait connaître comment se propage une excitation dans les nerfs, M. Helmholtz imagina une autre méthode, qui permet d'analyser le phénomène jusque dans ses moindres détails ; ici encore le muscle soulève en se contractant un levier mobile, mais ce levier porte une pointe qui laisse une trace blanche sur un cylindre tournant, couvert de noir de fumée, une disposition particulière fait marquer par la même pointe l'instant où se produit l'excitation : depuis cet instant jusqu'au moment où la contraction commence, la pointe trace une ligne droite dans le noir de fumée. Lorsqu'ensuite elle est soulevée par la tension du muscle elle dessine une courbe dont l'aspect fait immédiatement voir toutes les différentes phases du mouvement de contraction. Par ce moyen M. Helmholtz a trouvé que la vitesse du courant nerveux était de 27 mètres, il a de plus constaté que la tension des muscles augmente graduellement depuis l'instant où le mouvement commence, qu'elle atteint un maximum après environ 5 centièmes de seconde pour décroître ensuite de nouveau jusqu'à ce que le muscle soit revenu à son état naturel. »

« Le second appareil de M. Helmholtz a reçu le nom de myographe, il a été perfectionné ou plutôt modifié par plusieurs physiologistes. La grande difficulté était de mesurer exactement le temps correspondant aux différents points du tracé que la pointe exécute sur le cylindre. M. Helmholtz faisait mouvoir le cylindre de son appareil par un rouage d'horlogerie qui indiquait à la vue la durée de rotation. Ce moyen a été remplacé avec avantage par l'emploi du diapason. M. le docteur Marey dans son cours de physiologie médicale s'est servi à cet effet d'un diapason qui faisait 500 vibrations simples par seconde ; ces vibrations s'écrivaient sur le cylindre à côté de la courbe tracée par l'extrémité du muscle, il suffisait de compter le nombre de vibrations inscrites parallèlement à une partie du tracé musculaire pour avoir immédiatement le temps correspondant à ce tracé. M. Marey a trouvé, par ce procédé, des vitesses de transmissions qui variaient de 10 à 20 mètres. »

« Le courant nerveux se propage d'ailleurs plus lentement à des températures basses qu'à des températures élevées. Le docteur Munk a trouvé en outre que la vitesse n'est pas la même dans les différentes parties d'un nerf ; dans les nerfs moteurs, elle paraît augmenter vers le point d'attache du muscle.

« Enfin d'après M. de Bezold, cette vitesse diminue quand le nerf est sous l'influence d'un courant électrique.

« Il importait maintenant de répéter ces expériences sur l'homme, voici de quelle manière on pouvait les conduire : un courant électrique produit une légère sensation de douleur en un point de la peau; l'instant où le courant agit est marqué sur le cylindre tournant d'un chronoscope. Aussitôt que la personne en expérience ressent le choc, elle donne un signal en touchant une clef électrique, et une nouvelle marque se produit sur le même cylindre. On mesure l'intervalle compris entre les deux marques, et on a le temps écoulé entre les deux signaux. Ce temps qui est de un à deux dixièmes de seconde, se compose de plusieurs parties : transmission de l'impression extérieure au cerveau, perception, réflexion, transmission de la volonté aux doigts, contraction musculaire qui en est la suite; mais si on produit l'excitation successivement en deux points différents de la peau, ces retards sont toujours les mêmes, sauf celui qui provient de la transmission des sensations. Si, par exemple, on excite d'abord un point du gros orteil, puis ensuite un point de la région inguinale, la différence des retards observée représentera le temps que la sensation met à monter du pied jusqu'au milieu du corps.

« Ces expériences ont été d'abord faites en 1861 par M. Hirsch, directeur de l'observatoire de Neufchâtel, au moyen d'un appareil qu'il serait trop long de décrire ici. La personne en expérience touchait de la main droite la clé électrique au moment où elle ressentait cette légère douleur comparable à une piqûre d'épingle, que produit la pince d'une bobine d'induction lorsqu'elle touche la peau. La pince était successivement appliquée sur la joue, ensuite sur la main gauche puis enfin sur le pied gauche. Le temps perdu par la transmission de cette excitation du point touché jusqu'à la main droite fut trouvé égal dans les rois cas à 11, à 14 et à 17 centièmes de seconde respectivement; 3 centièmes de seconde étaient donc nécessaires, pour que la sensation parvînt de la main gauche jusqu'à la tête et 6 centièmes pour qu'elle y arrivât du pied. M. Hirsch en a conclu que le courant nerveux franchit une longueur de 2 mètres en 6 centièmes de seconde, ou bien 34 mètres en une seconde.

« Le docteur Schelske a repris ces expériences d'une manière plus complète à l'Observatoire d'Utrecht. Il a trouvé 29 mètres et demi pour la vitesse de transmission des sensations dans le corps humain. Le même expérimentateur a démontré que la transmission a lieu dans la moelle épinière avec la même vitesse que dans les nerfs. Ce résultat est d'autant plus remarquable que les tubes nerveux subissent de grands changements à leur entrée dans la moelle épinière, où, d'après M. Van Deen, ils cessent d'être sensibles à l'action de l'électricité, des substances chimiques, des blessures mécaniques, etc.

« Il résulte de toutes ces expériences que le courant nerveux se propage avec une vitesse relativement peu considérable. La main qui lance une pierre fend l'air avec une vitesse de 22 mètres par seconde, qui est tout à fait comparable à celle du fluide nerveux ; le cheval de course, le lièvre et le lévrier vont tout aussi vite. L'onde artérielle qui parcourt 9 mètres par seconde ne va que trois fois plus lentement.

« Quand la sensation transmise à la moelle épinière donne lieu à une action réflexe, c'est-à-dire à un mouvement involontaire déterminé par l'intervention des cellules ganglionnaires, le mouvement réflexe se produit toujours plus tard que celui que provoque l'action directe du courant excitateur sur les muscles : le retard varie d'un trentième à un dixième de seconde. On peut en conclure que l'action réflexe dans la moelle épinière prend douze fois plus de temps que la transmission d'une excitation à travers les nerfs sensitifs ou moteurs.

« Le temps employé aux opérations du cerveau est aussi de quelques dixièmes de seconde. Le docteur de Jaeger l'a mesuré de la manière suivante : la personne sur laquelle il expérimentait devait toucher la clé électrique de la main gauche lorsqu'elle recevait un choc électrique du côté droit et de la main droite quand le choc venait du côté gauche. L'intervalle entre le choc et le signal fut trouvé de 20 centièmes de seconde quand cette personne savait d'avance de quel côté viendrait le choc, et de 27 centièmes lorsqu'elle n'était pas prévenue, ainsi 7 centièmes de seconde étaient employés à la réflexion. M. Hirsch a trouvé qu'il s'écoule en moyenne 2 dixièmes de seconde avant qu'un observateur marque par un signal la perception d'une étincelle lumineuse ou d'un bruit instantané. Dans d'autres expériences il était convenu que l'observateur toucherait la clé de la main gauche pour une étincelle blanche, et de la droite pour une lumière rouge : alors il perdait de 3 à 4 dixièmes de seconde. La réflexion avait donc pris de 1 à 2 dixièmes de seconde. MM. Donders et de Jaeger ont fait l'expérience d'une manière un peu différente. L'un prononçait une syllabe quelconque, l'autre la répétait aussitôt qu'il l'entendait, un phonautographe enregistrait les vibrations de la parole. Quand la syllabe à répéter avait été concertée d'avance, le retard observé était de 2 dixièmes de seconde : dans le cas contraire il était de 3 dixièmes.

La pensée, on le voit, ne naît point instantanément : c'est un phénomène naturel sujet aux lois du temps et de l'espace. Chez différents observateurs le temps perdu n'est pas le même; l'un perçoit, réfléchit, agit plus vite que l'autre; affaire de tempérament et de disposition fortuite. Cela explique les différences qui ont été toujours constatées entre les astronomes qui avaient observé un même phénomène, jamais deux personnes n'ont vu le passage d'une étoile derrière un fil au même instant; de plus la différence entre les instants notés ou ce qu'on appelle l'équation personnelle de deux astronomes, varie plus ou moins selon les circonstances, et peut s'accroître ou diminuer avec le temps.

L'éducation de l'observateur y est pour beaucoup. M. Wolf a montré que le temps perdu peut être réduit à un minimum par l'exercice au moyen d'un appareil spécial.

Dans ces différentes découvertes de la physiologie contemporaine, que je n'ai fait que décrire succinctement, se trouve le point de départ de théories pathologiques et de doctrines médicales importantes qui montrent bien toute l'influence de la physiologie sur la médecine. Entre elles, il est impossible de dire quelle est la plus importante. — Il serait puéril de les comparer sous ce rapport. Elles nous donnent la connaissance du diabète sucré que l'on peut produire artificiellement chez un animal par la piqûre du bulbe rachidien, la connaissance de certains symptômes qui, dans les maladies de la moelle épinière, permettent de diagnostiquer la lésion des cordons spinaux antérieurs ou postérieurs; celle des mouvements réflexes; enfin, celle des troubles de l'innervation vaso-motrice avec les congestions et les ischémies qui en résultent. — A cet égard, on peut dire que la médecine a reçu récemment de la physiologie des lumières inattendues.

PHYSIOLOGIE PATHOLOGIQUE

De la physiologie normale créant la médecine physiologique, faisant connaître la théorie expérimentale de quelques maladies, et inspirant quelques doctrines médicales, ou différents systèmes de pathologie, est également sortie une nouvelle science qui s'appelle la *Physiologie pathologique*, ou étude des actes pathologiques, c'est-à-dire recherche de la symptomatologie; c'est un mot à la mode imaginé par Portal, dans son cours du collége de France, en 1771, imprimé en 1800, mais cela ne durera pas.

Est-ce que le mot de physiologie, ou étude des fonctions normales, devrait se trouver accolé au mot de pathologique qui veut dire étude de la maladie? C'est un non-sens grammatical, autant qu'une erreur de méthode. A moins de bouleverser la langue française pour changer le sens des termes usités, ce que font beaucoup de jeunes médecins qui croient qu'un mot nouveau va faire croire qu'ils ont inventé une chose nouvelle, on ne comprend pas qu'il y ait une physiologie de l'état morbide. En effet, l'une s'applique à la nature en exercice et l'autre n'est que le trouble des fonctions aussi varié et aussi variable que le sont les individus. Néanmoins, l'amour de la nouveauté a engendré cette association qui a eu un certain succès auprès de ceux qui croient changer la science en modifiant le sens des mots consacrés par l'usage. — Que veut la physiologie pathologique?

Les uns y font entrer l'explication des altérations anatomiques, bien que cela fasse partie de l'anatomie pathologique, et les autres y ajoutent la connaissance des troubles fonctionnels qui résultent de ces lésions, ce qui est la symptomatologie. D'un côté comme de l'autre, les choses sont connues et ce serait faire double emploi que de prétendre y chercher les éléments d'une nouvelle branche de la science. En effet, lorsqu'on étudie les phénomènes locaux de l'inflammation, des hydropisies ou des hémorrhagies, etc., on ne fait que l'anatomie pathologique, et si l'on veut préciser les phénomènes si variables de ces états morbides, qui d'ailleurs peuvent n'être pas appréciables, on tombe sur le terrain de la symptomatologie. A cet égard, il n'y a donc pas lieu de poursuivre la création d'une physiologie pathologique, car ce ne serait que la répétition de choses déjà exposées dans une autre partie de la science, et c'est un morcellement à éviter. Les subdivisions inutiles ne font que compliquer la science, et c'est une illusion que de croire qu'elles la font avancer.

CHAPITRE VI

DE LA CHIRURGIE

Si la thérapeutique médicale relève principalement de l'Empirisme, ce que j'ai démontré en indiquant les conquêtes de la matière médicale ancienne et moderne, la thérapeutique chirurgicale ou *Chirurgie* procède presque exclusivement de l'anatomie. Là, les progrès sont toujours empiriques, ici au contraire c'est l'anatomie qui en est l'origine et l'Empirisme ne fait que les consacrer.

Aussi ancienne et plus ancienne, dit-on, que la médecine elle-même (1), la Chirurgie forme avec la pharmacie et l'hygiène l'ensemble des méthodes curatives de la science médicale. Seulement,

(1) Elle est plus ancienne d'après Celse, mais rien ne saurait établir la vérité de cette affirmation.

au lieu de s'adresser aux forces de l'organisme et de provoquer des réactions intérieures toutes vitales, elle est la méthode de traitement des maladies pour lesquelles la main, quand elle est savante, et les instruments dont elle dispose, guérissent mieux que les agents de l'hygiène et de la pharmacie.

Elle est restée longtemps en enfance, bien en arrière des autres méthodes thérapeutiques que l'Empirisme pouvait aisément perfectionner, et cela s'explique par l'ignorance où l'on était de l'anatomie humaine, normale et pathologique. — Il suffit de voir ce qu'étaient les connaissances anatomiques d'Hippocrate et de ses disciples, pour comprendre qu'il était absolument impossible aux médecins de cette époque qui ont porté si haut le pronostic et la philosophie médicale de songer à entreprendre avec sécurité la plupart des opérations courantes de la chirurgie moderne. Ignorant la disposition des parties de l'homme et leurs rapports, toute entreprise chirurgicale importante était une témérité qui pouvait être suivie d'un désastre, et chacun tremblant devant la responsabilité à encourir, la chirurgie ne devait et ne pouvait faire de progrès.

Ainsi donc, pas d'anatomie normale ou pathologique et point de bonne chirurgie possible. — Pour remettre un membre luxé ou fracturé, pour amputer un membre à l'endroit convenable, pour enlever une tumeur placée près des gros vaisseaux, pour ouvrir une collection liquide profonde, pour établir les indications chirurgicales, etc., il est évident que celui qui connaît, par de nombreuses dissections, la texture des parties et la nature des lésions organiques, pourra opérer dans des conditions de succès que n'aura pas le médecin peu familiarisé avec les choses anatomiques. Il suffit de voir ce qui arrive à ces audacieux confrères qui, par une cupidité blâmable, entreprennent des opérations dangereuses sans être au courant de l'anatomie normale ou pathologique pour être fixé à cet égard. Non-seulement, l'anatomie perfectionnée est la source des progrès de la chirurgie, mais celui qui ne sait pas très bien son anatomie ne sera jamais qu'un mauvais chirurgien.

Sans rapporter ici toutes les anecdotes relatives à la chirurgie des anciens Egyptiens, Grecs, Chinois, Romains, Celtes, etc., qui n'ont aucun intérêt doctrinal, je me bornerai à montrer qu'au temps de l'anatomie imparfaite d'Hippocrate, la chirurgie était elle-même imparfaite et de beaucoup inférieure à la médecine. — Je montrerai ensuite ses progrès dans l'Ecole d'Alexandrie, et à Rome, sous l'influence des découvertes de l'anatomie de cette époque, et son naufrage lorsque toutes les connaissances anatomiques furent englouties dans les ténèbres du moyen-âge et sous la domination Arabe. — Ce sera la *Chirurgie ancienne.*

Je montrerai ensuite, parallèlement à la renaissance de l'anatomie et à ses progrès dans les temps modernes, le développement progressif de la *chirurgie moderne.* — On verra ainsi le lien étroit et serré qui attache à l'anatomie les différentes méthodes thérapeutiques chirurgicales.

CHIRURGIE D'HIPPOCRATE

Nous savons combien était bornée l'anatomie normale au temps d'Hippocrate, alors que l'on ne connaissait que le squelette humain et que l'on n'avait guère disséqué que des animaux.

La chirurgie ne pouvait donc se faire que d'une façon empirique, sans connaissance précise de la configuration des parties ou de la nature des lésions, et en s'inspirant de l'anatomie comparée.

Aussi quelle chirurgie? C'était la *saignée* pratiquée pour la première fois par Podalire au temps de la guerre de Troie (1); les *ventouses sèches* ou *scarifiées* dans les douleurs; — les *cautères* dans la phthisie; — le *feu* et les *moxas* sur les tumeurs : « *Ce que les médicaments ne guérissent pas, le fer le guérit, et si le fer ne réussit pas, il faut avoir recours au feu.* »

Les *incisions* dans les abcès ou pour débrider une plaie afin d'arracher un dard ou une flèche, pour l'empyème afin d'évacuer le pus de la poitrine; — la *ponction* dans l'hydropisie du ventre; — la *trépanation de la neuvième côte* dans l'hydropisie de poitrine; — la *ponction de la peau* par lancette dans l'anasarque; — le *trépan* pour relever les os d'un crâne enfoncé ou pour vider un abcès de la tête; — la *néphrotomie* dans les abcès du rein; — l'*opération césarienne* pour enlever les enfants morts. — La *taille* contre les pierres de la vessie; mais il recommandait aux médecins par serment (V. Naturiste, Hippocrate, p. 1) de ne pas la faire eux-mêmes et de la laisser faire aux spécialistes; — les *bandages avec attelles* dans les fractures; — les *machines orthopédiques* dans la déviation des pieds; — les *machines à traction* pour réduire les luxations difficiles, etc.

Tout cela est de la chirurgie facile pour laquelle des connaissances anatomiques approfondies n'étaient pas bien nécessaires, sauf toutefois pour l'opération de la taille; mais, comme on le voit, Hippocrate en laissait la responsabilité aux spécialistes.

Dans l'école d'Alexandrie, qui est le point de départ de l'anatomie

(1) Les Empiriques prétendent que c'est à l'Hippopotame, se saignant le long des roseaux, que l'on doit l'usage de la saignée en médecine (V. Empirisme).

normale, la chirurgie se perfectionne et se pratique sur une plus grande échelle. Aux opérations précédentes, il faut ajouter l'incision de la paroi du ventre jusque près du foie pratiquée par Erasistrate, dans les abcès hépatiques; — l'*artériotomie*, dans l'épilepsie; — et la *taille par le petit appareil* tel qu'il a été rapporté par Celse; — la *fragmentation des calculs* trop volumineux pour sortir par la plaie (Ammonius), l'opération de la hernie ombilicale et tout ce que Celse nous a transmis au point de vue chirurgical.

CHIRURGIE DE CELSE

C'est dans le *Traité de la médecine* de Celse, en huit livres (1), écrit au temps d'Auguste, qu'on trouve le résumé de tous les progrès de la médecine et de la chirurgie des époques antérieures.

Les VIIe et VIIIe livres comprenant 58 chapitres sont entièrement consacrés à la chirurgie :

Aux *plaies* simples ou graves, pénétrantes ou non pénétrantes; aux plaies du cœur, du poumon, du foie, des reins, de la rate, de la matrice, du cerveau, de l'œsophage, de l'estomac, de la moelle épinière et de la vessie. — Aux *corps étrangers*, traits ou flèches, avec la manière de les enlever; — à la *saignée* et aux *ventouses;* — aux *hémostatiques* tirés de la matière médicale, aux cicatrisants maturatifs, détersifs, corrosifs, caustiques, résolutifs et émollients;

Aux *hémorrhagies* des plaies, avec indication de la ligature au-dessus et au-dessous en sectionnant ce vaisseau entre ces deux fils, ou bien avec indication de la cautérisation actuelle;

A la *réunion des plaies* au moyen de la suture et des bandes ainsi qu'aux pansements consécutifs;

A la *gangrène* des membres et à l'indication d'amputer à quelque distance de l'article en décrivant le mode opératoire tel qu'on le pratique aujourd'hui, liv. VI, chap. XXXV;

Aux *morsure sd'animaux venimeux* traitées par les ventouses, la cautérisation et la ligature au dessus de l'endroit blessé;

Au *charbon* et à l'anthrax qu'il faut traiter par la cautérisation;

Au *cancer* contre lequel il employait les caustiques et l'extirpation;

Aux *ulcères* simples et rongeants ou chironiens traités par les onguents et par l'excision;

Aux *écrouelles* ou *strumes*, aux furoncles et aux *abcès* ouverts par l'incision ou le fer rouge;

(1) Traduction des Etangs. Paris, 1836.

Aux *fistules* des plaies, des articulations de la vessie, de la matrice, de l'intestin, de l'anus, des côtes;

Aux *maladies des yeux* telles que les ophthalmies simples, les maladies de la cornée, l'atrophie de l'œil, l'héméralopie, la contusion oculaire; la cataracte que l'on traitait médicalement par les résolutifs et chirurgicalement par l'*abaissement du cristallin;* les kystes des paupières enlevés par incision; l'orgeolet à maturité qu'on incisait; le ptérygion réséqué, l'encanthis; l'anchyloblepharon qui résistait à tous les collyres et décollements artificiels; la fistule lacrymale opérée par incision de l'ouverture et cautérisation du sac par le fer rouge et par les caustiques; à la déviation des cils, au prolapsus des paupières opéré par excision; à l'entropion et à l'ectropion, etc.;

Aux *maladies des oreilles* telles qu'inflammation externe, ulcérations; surdité, corps étrangers du conduit auditif enlevés à l'aide d'un *speculum auris* et d'un crochet, à l'aide d'agglutinatifs, ou d'injections poussés vivement;

Aux *maladies du nez* et à l'ozène et aux polypes des narines enlevés avec une spathe et des crochets;

Aux *maladies des lèvres*, bec de lièvre opéré par suture comme on le fait aujourd'hui;

Aux *maladies des dents*, et à la carie qu'il faut traiter avant d'arriver à l'extraction;

Aux *maladies de la bouche*, telles que le filet opéré par incision du frein de la langue; la grenouillette traitée par incision ou par excision selon le volume du kyste; les aphthes; les parulis; les abcès des amygdales incisés par le bistouri; les hypertrophies de l'amygdale dites alors squirrheuses traitées par l'excision au moyen d'un crochet et d'un scalpel;

Aux *parotides* suivies de suppuration qu'il faut ouvrir le plus tôt possible;

Au *goître* ou *bronchoïde*, qu'il attaquait par les caustiques, ou par l'incision de la peau destinée à faciliter l'extirpation du kyste;

Aux *hernies*, et d'abord à la hernie ombilicale qui, en cas de grand volume, était traitée par le taxis ou réduction de l'intestin suivie de l'étranglement de la peau, à la base du sac, entre deux clavettes de bois, bien serrées à leurs extrémités de façon à produire la gangrène (D'autres passaient à la base du sac un fil double qu'on nouait ensuite par en haut et par en bas);

A la *hernie ventrale* des aines que l'on croyait due à une rupture du péritoine sans lésion des téguments, et que l'on traitait comme la hernie ombilicale par la ligature ou bien par excision d'une partie des téguments du sac;

Aux *plaies pénétrantes du ventre* avec ou sans sortie des intestins que l'on faisait rentrer, s'ils étaient sains, en coupant l'épiploon s'il était gangréné et on fermait par suture ;

A *la hernie inguinale* dans les bourses avec ou sans déchirement du péritoine, formant épiplocèle ou entérocèle donnant quelques fois lieu à l'étranglement (Cette maladie se traitait d'abord par les *bandages*, quelquefois par la castration qui enlevait le sac, ailleurs si le mal était gros par excision d'une partie du sac sans castration, mais, dans la hernie étranglée, il paraît qu'on essayait tous les moyens de désobstruer ce sac sans oser recourir à l'opération [liv. VII, chap. xx) ;

Aux *inflammations de la verge*, ce que nous appelons balanite, avec ulcérations du gland pouvant entraîner l'opération de l'ablation préputiale ;

Aux *chancres* ou ulcères du gland qui sont considérés comme des maladies locales et traités par la cautérisation (Ici, il n'est pas question de la syphilis qu'on croit s'être manifestée pour la première à la fin du quinzième siècle [V. Empirisme) ;

A la *gonorrhée* que l'on croyait s'étendre quelquefois jusqu'aux cordons spermatiques ;

A l'opération du *phimosis* et du *paraphimosis ;*

A l'*infibulation* comme préservatif dela *masturbation ;*

Au *varicocèle* traité par la cautérisation au fer rouge et quelquefois par la suture ou par la castration ;

Au *sarcocèle* que l'on faisait disparaître par l'excision des parties indurées ;

A l'*hydrocèle*, souvent confondue avec la hernie, divisée en hydrocèle par épanchement, en hydrocèle par infiltration ou bien en *cirsocèle* lorsque le liquide était dans les enveloppes du cordon (Contre cette maladie on incisait le scrotum pour évacuer le liquide et on injectait une dissolution de sel ou de nitre) ;

A la *rétention d'urine* et au *cathétérisme* fait comme de nos jours avec des sondes semblables aux nôtres ;

Aux *calculs de l'urèthre* qu'on enlèverait avec une petite tenette ou au besoin par une boutonnière de l'urèthre ;

Aux *calculs de la vessie* qu'on faisait disparaître à l'aide de la taille, opération dont il décrit le manuel opératoire, le pansement et les accidents avec une précision remarquable qui n'est oubliée d'aucun bon chirurgien ;

A l'*occlusion du vagin* guérie par l'incision et l'emploi de tentes convenables ;

A la *manière d'extraire de la matrice les enfants morts* au moyen de crochets;

Aux *rhagades, condylomes, hémorhoïdes* et *abcès du pourtour de l'anus,* traités par des pommades, et les hémorrhoïdes en cas de besoin par l'extirpation;

A la *chute de la matrice et du rectum* traitée par les astringents;

Aux *ulcères fongueux de la matrice* et du fondement traités par les escharotiques et le cautère actuel;

Aux *varices des jambes* traitées par l'incision de la peau jusqu'aux veines malades et par la cautérisation actuelle sur ces veines;

A la *carie des os* traitée après incision des téguments par le cautère actuel et au besoin par le trépan et la tarrière pour enlever les portions osseuses altérées;

Aux *fractures du crâne* avec épanchement intérieur sans lésion apparente de l'os, avec ou sans enfoncement et pour lesquelles on était quelquefois obligé de recourir au trépan;

Aux *fractures des côtes;*

Aux *fractures des membres,* nécessitant l'emploi de bandages à peu près semblables à ceux d'Hippocrate;

Aux *fractures non consolidées* pour lesquelles on employait les stimulants de la peau;

Aux *cals difformes* qui entraînaient la nécessité d'une désunion violente des fragments et l'application d'un nouvel appareil dans de meilleures conditions;

Aux *luxations* de la tête, des vertèbres, de l'humérus, du coude, du genou, du talon, des doigts, etc.;

Aux *applications de la chirurgie dans les maladies internes,* telles que l'épilepsie combattue par la saignée du pied, les ventouses scarifiées ou le cautère actuel à la nuque; — la paralysie combattue par les ventouses; — l'hydrocéphale par la cautérisation et l'instrument tranchant, — les maladies aiguës par la saignée, etc.

Toute cette chirurgie du Ier siècle de notre ère est bien loin sans doute de celle que nous retrouverons aux XVIIe, XVIIIe et XIXe siècles, et n'exigeait pas des connaissances anatomiques aussi approfondies que celle qu'on pratique aujourd'hui. Avec des études incomplètes, un peu de hardiesse et d'expérience, on pouvait l'entreprendre; mais telle que je viens de l'indiquer, elle atteste des progrès considérables dont il faut attribuer en grande partie l'honneur à l'anatomisme de l'école d'Alexandrie.

Un siècle et demi plus tard, au temps de Galien, quoiqu'on ne fût pas plus avancé en anatomie pathologique, on savait un peu plus d'anatomie normale et la chirurgie s'en est un peu ressentie. — Je vais le montrer en racontant la chirurgie au temps de Galien, sans tenir compte des progrès infimes réalisés dans l'intervalle par un grand nombre de chirurgiens dont les ouvrages sont perdus, et qu'on ne connaît que par des reproductions indiquées dans l'*histoire de la chirurgie* par Dujardin.

CHIRURGIE AU TEMPS DE GALIEN

Galien, né 131 ans après J.-C., n'a fait de chirurgie que dans sa jeunesse, lorsqu'il était encore à Pergame. A son arrivée dans Rome il ne fit plus que de la médecine, et ce qu'il a écrit sur la chirurgie est, dit-on, perdu. Ses efforts ont depuis lors été tournés vers la restauration des pratiques d'Hippocrate oubliées ou proscrites et, de son temps, c'était encore la chirurgie d'Hippocrate et de Celse qui était en usage. Elle était un peu plus savante, mais sauf quelques perfectionnements individuels par différents procédés opératoires et quelques méthodes nouvelles, l'ensemble ne différa pas beaucoup de ce qu'il était précédemment. La chirurgie resta ainsi pendant cinq siècles, jusqu'à Paul d'Egine, c'est-à-dire jusqu'à la prise d'Alexandrie par les Sarrazins, vers 641.

Comme Celse, Galien considère une très-grande habileté de dissection et une connaissance exacte de toutes les parties du corps comme indispensables au chirurgien. Il ne croit pas que, dans l'ignorance de l'anatomie, on puisse réduire une luxation, ou une fracture, inciser un abcès ou saigner aux veines du pied, et il cite le fait d'un médecin qui, faisant une opération à l'avant-bras, priva la main du sentiment par la section d'un nerf qu'il aurait pu éviter s'il en avait bien connu la situation. Il rapporte aussi l'exemple d'un malade paralysé du médius, de l'annulaire et du petit doigt que des méthodiques traitaient inutilement par des applications locales, tandis qu'il le guérit en portant les remèdes à l'origine des nerfs du bras qui avaient été contusionnés par une chute antérieure. (*Administr. anatom., lib 111.*) Partout on le voit ainsi dans les affections paralytiques remonter du symptôme à la lésion des racines nerveuses et de la moëlle épinière, de façon à montrer la solidité de ses connaissances anatomiques.

C'est lui qui le premier a défini les plaies une *solution d'unité*, c'est-à-dire de continuité; l'apostème, un gonflement des parties, et le phlegmon une inflammation locale; tandis qu'avant lui ce mot signifiait plutôt une inflammation en général (*Celse*, liv. III, chap. x).

— Ce phlegmon pouvait se terminer par résolution, par suppuration et par putréfaction. — Après l'avoir combattu par les émollients, les fondants et les maturatifs, s'il y avait lieu, on le traitait par les scarifications superficielles ou par l'incision de l'abcès.

Les idées de cette époque sur l'érysipèle, sur l'anthrax et sur le charbon diffèrent peu de celles qui ont été émises par Celse — et le traitement de ces maladies est le même.

Les verrues des mains et des pieds étaient traitées par les cathérétiques et au besoin par l'excision; par la succion qui les allongeait et par la section avec les dents; enfin par l'ablation avec une sorte d'emporte-pièce en plume que l'on tournait sur elle-même dans le but de scier la peau pour atteindre les racines du mal! (*Meth. Medendi*, lib. XIV, caput XVII.) Plus tard, Albucasis a remplacé ce moyen barbare par un tuyau de cuivre agissant de la même façon et dans le même but.

Galien parle aussi du squirrhe et du cancer, maladies incurables presque toujours et produites par la fixation de l'humeur mélancolique dans un organe. — Après avoir indiqué l'emploi des fondants et de l'excision par lesquels on combattait ce mal, il semble revenir à l'axiome d'Hippocrate encore vrai de nos jours lorsqu'il s'agit du véritable cancer : « *Il n'y a aucun avantage à traiter ceux qui portent des cancers occultes* (c'est-à-dire cachés et non ulcérés). *Les soins qu'on leur donne sont bientôt suivis de la mort et elle est moins prompte quand on ne les traite point.* »

Çà et là, on trouve mention de toutes les maladies de paupières, du globe de l'œil et de la cataracte, exactement comme dans le livre de Celse. Seulement à l'occasion de cette dernière maladie, jusque-là traitée par *abaissement*, Dujardin fait connaître que Galien savait qu'on la traitait aussi par *extraction*, ce que nous verrons aussi dans Albucasis (Dujardin, tom. II, p. 611), et peut-être aussi par la *succion* qui fut inventée par Albucasis, oubliée et réinventée plus tard au XVIIIe siècle.

Toutes les maladies des yeux étaient alors traitées avec grand soin par des médecins spéciaux (*ophthalmiques*) comme les maladies des oreilles par les *auriculaires*.

Les parotides, les bubons, les tumeurs vermineuses, les esquinancies, les caries vertébrales du cou, le phlegmon des mamelles et leurs opérations sont indiqués dans divers endroits des ouvrages de Galien. — Il en est de même des plaies, de leurs différents siéges, de leur nature, de leur gravité, des moyens de réunion par les bandages, de leur régénération; des hémorrhagies et des moyens de les arrêter par la ligature et par les caustiques.

Ici, se montre toute l'utilité des études anatomiques. En effet, il distingue les hémorrhagies veineuses des hémorrhagies artérielles qui sont sautillantes. — Ces dernières doivent être combattues (*Meth. Medendi*, lib. V, cap. III) en bouchant l'orifice de l'artère par une compression quelconque; en faisant usage des réfrigérants et des astringents, qui favorisent la formation d'un caillot, des caustiques tels que la chaux vive et le fer rouge, puis de la ligature sur le vaisseau même ou autour du membre. (*Method. Medendi*, lib. V, cap. III et V.) On voit par là que Galien ne partageait pas l'idée des méthodistes encore imbus des idées d'Erasistrate sur la présence des *esprits* dans les artères, et qu'il savait que ces vaisseaux ne contenaient que du sang. (*An sanguis in arter. natural. contineatur* [caput I.) Il connaissait aussi très bien les anastomoses des artères et des veines, et disait qu'une seule section artérielle laissait sortir le sang de tout le système vasculaire, mais il croyait qu'il revenait dans ce cas par les veines (*An sanguis*, etc. [cap. IV); preuve qu'il ignorait le véritable mécanisme de la circulation.

Bien qu'il crût que les artères ne se fermassent point, il rapporte un exemple du contraire (V. Dujardin, p. 641); mais il dit qu'en général ces plaies sont suivies de la formation d'un anévrysme avec ses battements caractéristiques. — Quelque part il promet de décrire l'opération que nécessite cette maladie (*Meth. Medendi*, lib. V, cap. VII), mais il ne le fit point, et c'est seulement par Aëtius et Paul d'Egine que, plus tard, on apprit qu'il s'agissait de la ligature très-loin au-dessus du sac suivie de l'incision de la tumeur; pour le second au contraire c'était la ligature immédiatement au-dessus et au-dessous du sac qui était ensuite ouvert et vidé.

On doit aussi à Galien quelques notions pratiques sur les blessures des tendons et des nerfs, ainsi que sur les pansements à employer dans ces circonstances; — sur les plaies de tête dans lesquelles il semble suivre les pratiques d'Hippocrate et de Celse, — sur l'empyème amenant la phthisie qui devait être opéré malgré la possibilité de l'évacuation du pus par le poumon et la trachée-artère, — sur la douleur brachiale produite par les affections de poitrine intéressant le nerf du premier et du second espace intercostal; — sur l'extraction partielle ou totale d'une côte altérée (*Meth. Medendi*, lib. V, cap. VIII); — sur les injections de vin cuit dans la poitrine, (*ibidem*); — sur l'ablation d'une partie du sternum carié mettant le cœur à nu (*De anatom. administr.*, lib. VII, cap. XIII); — sur les plaies du bas-ventre et la sortie des parties contenues avec le traitement exigé par cette complication (*Meth. Medendi*, lib. VI, cap. IV); — sur les plaies des intestins et leur suture; — sur les ulcères auxquels il consacre les livres III, IV et V de sa méthode; — sur la manière d'appliquer les bandages (*Traités des bandes*) ; — sur les luxations spontanées du fémur ou de quelques autres extrémités osseuses (*in lib.* Hipp. *de articulis Comment.*) ; — sur les fractures ; — sur la gangrène des membres et l'amputation qu'elle nécessite dans les parties saines; — sur les maladies des voies urinaires, etc.; — mais tout cela est disséminé dans les innombrables écrits de l'auteur qu'il faut analyser pour en tirer la partie chirurgicale. — C'est ce que Dujardin a fait d'une façon aussi complète que possible et le lecteur pourra consulter ce résumé avec infiniment d'avantage.

Comme on le voit, la chirurgie de Galien est en progrès sur celle de Celse, mais les changements ne sont pas encore très-considérables. Malheureusement ce progrès s'arrêta. Après Galien la décadence des sciences et des arts entraîna celle de la médecine et de la chirurgie. La pratique absorba tout et, en fait d'écrivains originaux, il n'y en eut aucun de remarquable. De ce temps, il ne nous reste plus que des compilations, et dans la période de deux siècles qui séparent la mort de Galien de l'apparition d'Oribase, il n'y a pas un seul nom chirurgical de quelque importance à signaler. Oribase lui-même au IVe siècle ne fit que reproduire les idées de son temps, en rassemblant dans un immense ouvrage d'après les ordres de l'Empereur Julien, des extraits de tout ce qu'on avait publié de meilleur sur la médecine et sur la chirurgie.

A la fin du Ve siècle (?) un autre compilateur a rempli le même office qu'Oribase en transmettant à ses contemporains l'inventaire des connaissances de son temps. C'est Aétius d'Amide sorti de l'école d'Alexandrie, dont j'ai déjà parlé à propos du Naturisme (V. ce mot). Après être longtemps resté à Alexandrie, il vint à Constantinople. — Son recueil plus médical que chirurgical est une compilation qui n'apprend rien qu'on ne trouve dans les écrits de Galien, mais c'est un ouvrage utile à consulter. — Si presque toutes les maladies internes y sont indiquées, il n'en est pas de même des maladies chirurgicales. — Ainsi, on n'y trouve rien sur les *fractures* et sur les *luxations*.

Il parle très-longuement des *yeux* et de leurs nombreux collyres, des emplâtres et des topiques à employer dans les tumeurs ; — des *ulcères*, en reproduisant à peu de chose près les opinions d'Hippocrate et de Galien ;

Des *effets surnaturels* attribués à certains mots ou à certaines formules capables d'expulser les corps étrangers des tissus, de guérir les fistules, d'arrêter les hémorrhagies, etc.;

Du *tatouage* jadis employé par la noblesse comme marque de distinction et pratiqué au moyen de piqûres d'aiguilles frottées d'une encre préparée avec l'écorce d'acacia brûlée, les galles, le vitriol de maïs et le suc de poireau ; — des *cautères* appliqués sur les parties paralysées ; sur les parois de la poitrine dans l'asthme ; — de l'*excision du parulis* et de l'*épulis* substituée à l'incision ainsi que de l'arrachement d'une dent causant la fistule gengivale ; — de l'*excision complète des hémorrhoïdes* alors que, d'après Hippocrate, on n'en excisait qu'une grande partie pour en laisser une seule destinée a perpétuer la décharge que la nature avait pris coutume d'opérer ; — de la *réduction des hernies intestinales* et des emplâtres et bandages à employer pour obtenir guérison ; — de l'*hydropisie de matrice* due à une masse de petits corps semblables à la vésicule du fiel ; — de l'*accumulation d'air dans la matrice* prenant un volume considérable ; — des *abcès des grandes lèvres* traités par l'incision s'ils ne sont pas trop considérables et de l'*ablation des nymphes* pour diminuer l'excitation amoureuse de quelques femmes ; — des *gerçures* et des *crevasses du col de la matrice* ainsi que des certaines concrétions de cet organe pour lesquelles on faisait la section du col avec un scalpel ; ce qui prouve qu'on employait déjà le spéculum.

Ici, encore, nous voyons que dans Aétius il n'y a rien d'original et que son recueil n'est qu'une compilation des œuvres de ceux qui l'avaient précédé dont il négligea presque toujours de reproduire les noms. — Sa chirurgie est à peu de chose près celle de Galien qui continua de régner ainsi sur la science pendant plusieurs siècles.

On peut en dire autant d'Alexandre de Tralles qui vécut à Rome sous Justinien le Grand, au VIe siècle, et qui médicalement parlant assez célèbre peut être rangé parmi les naturistes (1). Au point de vue chirurgical, il est assez nul car il n'a fait que reproduire incomplètement Hippocrate et Galien, ce qui s'explique assez bien par la faiblesse de ses connaissances anatomiques. C'est à lui qu'on doit l'idée d'attaquer certaines épilepsies dans leur source, lorsqu'une sensation d'*aura* s'élevait vers la tête et amenait les attaques, et alors il cautérisait vigoureusement le point de départ du mal. C'est ce que l'on fait encore aujourd'hui dans certains cas pour détruire le point malade dont l'action réflexe produit la convulsion.

Son traitement du *volvulus* est à peu près le même que celui d'Hippocrate et consistait en insufflations d'air par l'anus au moyen d'un soufflet, puis, quand le ventre était distendu, on injectait de l'eau pour dissoudre les excréments et, ayant bouché le rectum avec une éponge, on mettait le malade dans un bain.

(1) Voyez *Du Naturisme*, tom. I, page 239.

Les *cautères*, dont on abusait tant à cette époque, lui étaient aussi très-familiers; mais il essaya d'en modérer l'usage, et il proscrivait leur emploi dans les affections de la rate qu'il traitait par le fer à l'intérieur, dans la fièvre quarte et dans les maladies de la tête.

Il *saignait* fréquemment mais sans s'astreindre à l'ancienne coutume déjà acceptée par Galien, coutume dans laquelle on saignait du côté opposé aux maladies du poumon, au pied dans les maladies de la tête, etc. Le lieu de la saignée ne lui semblait pas chose importante; mais ses opinions à ce sujet n'ont pu prévaloir, car les Arabes revinrent aux idées de Galien que nous retrouverons encore dominantes et tyranniques au XVIe siècle.

CHIRURGIE DE PAUL D'ÉGINE

Un siècle plus tard, vers 640, nous trouvons le dernier représentant un peu célèbre de la chirurgie grecque, un compilateur utile qui nous a laissé un *extrait des anciens ouvrages de médecine* fait d'après Galien, Oribaze et Aétius. — C'est Paul d'Egine ou Paul Eginète, élève de l'école d'Alexandrie. — Son livre est très-estimé, et il forme avec ceux d'Hippocrate, d'Arétée et de Galien, la collection des quatre classiques grecs. Il nous peint assez bien l'état de la médecine et de la chirurgie au VIIe siècle. — C'est le dernier manifeste de la science, avant la destruction de l'empire d'Occident par les Arabes qui s'emparèrent d'Alexandrie en 641, mais il aura eu l'avantage de servir à l'éducation des vainqueurs qui s'en servirent pour faire leur éducation chirurgicale. Dans ce naufrage, tout périt et ce n'est que vers la fin du Xe siècle à la suite de Rhazès, d'Avicenne, d'Albucasis, de Roger, de Roland, de Bruno, de Salicet, de Lanfranc, de Guy de Chauliac et de quelques autres, que reparut la chirurgie.

On y trouve un abrégé de toute la médecine fait avec beaucoup d'emprunts à Oribase et à Aétius. — Il renferme sept livres et le sixième entièrement consacré à la chirurgie est l'ouvrage le plus parfait qui ait été écrit avant le renouvellement des sciences. On peut en juger par la récente traduction que nous en a donné M. Briau (1).

Bien que j'aie déjà parlé de Paul d'Egine à l'occasion du naturisme auquel il appartient par le côté médical de ses œuvres, je vais y revenir un instant pour le faire connaître sous l'autre face

(1) *Chirurgie de P. d'Egine.* Paris, un vol. in-8°.

par laquelle il se présente à l'histoire. La chirurgie de Paul d'Egine est plus complète et plus avancée sur beaucoup de points, que celle de Celse et de Galien. Mais cette époque n'était pas celle des progrès, ni des découvertes. La société aux prises avec les éléments de destruction qui devaient en amener la ruine avait autre chose de mieux à faire que de s'occuper de l'avancement des sciences. — Les chirurgiens n'avaient d'autre but que la pratique, et, sous ce rapport, le livre de Paul leur servit de guide pendant plusieurs siècles jusqu'à ce que, sous la domination arabe, de nouvelles compilations soient venues répondre aux exigences du présent.

Sans devancer la marche des temps, voyons ce qu'il y a dans ce traité de chirurgie, qui n'est que le sixième livre de ce qui reste de Paul d'Egine. — Il est divisé en deux parties : l'une qui traite des maladies de la chair ; l'autre des maladies des os. C'est la marche suivie jusque-là par tous les auteurs qui ont écrit spécialement sur la chirurgie. Il parle d'abord :

De la *cautérisation au fer rouge* de la peau jusqu'à l'os sur le sommet du crâne, dans les ophthalmies, dans les dyspnées et dans l'éléphantiasis ;

De l'*hydrocéphalie* qui comprend à tort : les céphalématomes guérissables par incision et l'hydrocéphalie intracrânienne qu'il conseille de ne pas opérer ;

De l'*artériotomie auriculaire* dans les ophthalmies chroniques et l'épilepsie ;

De l'*angiotomie* ou section des vaisseaux et des veines de la tempe dans la migraine ;

De l'*hypospathisme* ou incision particulière de la peau du front dans certaines ophthalmies aiguës du péricyphisme, autre incision de la peau du front dans certaines ophthalmies chroniques ;

De la *suture de la paupière supérieure* dans les renversements en dedans des cils de la paupière supérieure ;

Des *maladies des yeux et des paupières* où il reproduit toutes les pratiques de Celse (Seulement, il y a un chapitre consacré aux hydatides de la paupière, qu'il traite par incision et énucléation, et je ferai remarquer que le mot hydatide n'ayant pas le sens qu'on lui donne aujourd'hui, s'applique aux kystes des paupières);

De l'*extraction des dents* avec un davier, ce qui est un progrès sur les moyens barbares qu'on trouve décrits dans Celse ;

Des *polypes du nez* qu'il enlève par une espèce de raclage avec la spatule ou par la cautérisation si le mal est de mauvaise nature ou par le sciage avec une ficelle à nœuds passée des narines dans le pharynx et ramenée au dehors par la bouche ;

Du *filet congénial* et des *adhérences accidentelles de la langue* traités par excision ;

Des *amygdales tuméfiées* à l'état chronique, excisées au moyen d'un crochet et de l'ankylotome ;

De l'*excision de la luette* un peu trop longue et de l'extraction des épines du pharynx ;

De la *trachéotomie,* mais il se contente de transcrire les préceptes d'Antyllus trop curieux pour n'être pas reproduits ici. — On va voir que déjà on ne voulait faire de trachéotomie que dans les maladies du larynx exemptes de complication pulmonaire. Seulement, il est permis de se demander par quels moyens, à cette époque privée de l'auscultation, on reconnaissait les complications pulmonaires.

« Nous réprouvons l'opération dans les suffocations car l'incision est inutile lorsque toutes les bronches et le poumon sont malades. Mais dans les inflammations des parties situées au voisinage de la bouche et du menton, ou quand les amygdales bouchent l'ouverture de la bronche, si la trachée artère n'est pas malade, il est raisonnable de pratiquer la trachéotomie pour éviter le danger de l'asphyxie. — Lors donc que nous nous mettrons à l'œuvre, nous inciserons une portion de la trachée artère vers deux ou trois anneaux plus bas que le commencement de la bronche ; car il serait dangereux de la diviser tout entière. Cet endroit est avantageux, parce qu'il n'y a pas de chair et parce que les vaisseaux sont loin du lieu que l'on coupe. Inclinant donc en arrière la tête du patient de manière à rendre la bronche plus apparente nous faisons une incision transversale en la conduisant entre deux de ces anneaux afin de ne pas couper les cartilages, mais bien la membrane qui les unit. Si un opérateur n'est pas sûr de lui qu'il divise la peau en la soulevant avec un crochet (1) ; puis étant arrivé sur la trachée artère, qu'il fasse l'incision en rangeant de côté les vaisseaux s'il s'en présente par hasard. » (Briau, p. 167, *Chirurgie* de Paul d'Egine.) Le sifflement de l'air entrant dans la bronche et l'aphonie indiquaient que la bronche était incisée.

Sauf l'incision longitudinale adoptée de nos jours, ce qui nécessite l'introduction d'une canule et ce qui est un inconvénient, on voit que la trachéotomie était chose usuelle au VIIᵉ siècle.

Paul d'Egine continue en exposant la thérapeutique des autres maladies chirurgicales :

Des *abcès* qu'il traite par des incisions de forme différente suivant les régions du corps ;

(1) C'est ce qu'on fait aujourd'hui avec l'*airigne* ou le *ténaculum*.

Des *strumes*, ou adénites dans le langage actuel; des *stéatomes*, des *athéromes* et des *mélicéris* qu'il propose de traiter par l'extirpation;

De l'*anévrisme vrai* qu'il traite par ligature au-dessus et au-dessous de l'artère après l'avoir disséquée, — et de l'*anévrisme faux* par blessure artérielle contre lequel il propose le soulèvement de la tumeur avec la peau, le passage d'un double fil au-dessous qu'on lie ensuite par en haut et par en bas; seulement il conseille de n'opérer qu'aux membres et à la tête en ne touchant pas aux anévrismes des aisselles des aines et du cou (c'est tout ce qu'il y a de plus insuffisant et de plus écourté);

De la *bronchocèle* et du *ganglion*, maladies mal déterminées et dont le traitement consiste dans l'extirpation;

De la *phlébotomie* qui est décrite avec de très-minutieuses précautions, chose assez rare dans ce livre d'une concision très-grande;

De l'*empyème* par cautérisation qui est fort mal décrit;

Du *cancer* qu'on traite par les médicaments avant d'en arriver à l'extirpation (c'est encore un chapitre très-insuffisant et beaucoup trop concis);

De l'*hydropisie du ventre* et de la paracentèse abdominale;

Des *blessures du péritoine* et du *prolapsus des intestins* ou de l'épiploon, ainsi que de la manière de faire la gastorrhaphie d'après Galien. — Ici, Paul discute plus longuement sur les moyens de faire rentrer l'intestin en le couvrant d'une éponge imbibée d'eau chaude, mais si cela ne réussit pas, il faut agrandir la plaie. — S'il y a de l'épiploon noirci, il faut le lier et couper ce qui est en dehors du fil. — Quant aux plaies de l'intestin, il déclare que les blessures du gros intestin guérissent facilement tandis que les autres sont plus difficiles et celles du jéjunum incurables.

Viennent ensuite différents chapitres sur les maladies de la verge, telles que le prépuce écourté; — l'hypospadias; — le phimosis; — le prépuce adhérent; — la circoncision; — les végétations de gland qu'il appelle thymes; — le cathétérisme qui est assez mal décrit et que l'on opère avec un cathéter bouché à l'extrémité vésicale par un tampon de laine tenu à un fil sortant par l'autre bout; alors, l'instrument étant dans la vessie le chirurgien tire le fil et son tampon pour faire écouler l'urine, — les injections vésicales avec une seringue auriculaire ayant la forme de notre seringue actuelle, et, si cela est impossible, avec une vessie de bœuf remplie d'eau.

Dans le chapitre *sur la taille*, Paul reproduit le procédé de Celse mais avec une petite modification qui consiste à faire l'incision « non pas sur le milieu du périnée, mais sur le côté près de la fesse gauche. » (Briau, p. 255.) Il parle aussitôt après :

De l'*hydrocèle*, « collection d'humeurs inutiles dans une partie qui forme le tissu des bourses » tantôt dans la membrane *élytroïde*, rarement dans une tunique propre formant épigénète que l'on traite : soit par incision de la peau jusqu'au sac, et par dissection de la poche suivie de son excision ; soit par la cautérisation au fer rouge combinée à l'incision ;

Du *sarsocèle* opéré par extirpation et du *cirsocèle* entraînant l'incision du scrotum avec la ligature des vaisseaux au-dessus et au-dessous de leur dilatation, mais rarement l'ablation du testicule ;

De l'*entérocèle* ou glissement de l'intestin dans le scrotum causé par la rupture du péritoine ou par sa distension (ce dernier seul devait être opéré. — On faisait une incision pour énucléer le testicule et, après ligature du cordon, on coupait au-delà pour enlever ce qui restait du sac avec le testicule. — Tout cela est justement abandonné aujourd'hui) ;

Du *bubonocèle* ou glissement de l'intestin dans l'aine, qu'il traitait soit par incision de la peau avec ligature du sac sans enlever le testicule, soit par la cautérisation, double pratique qui est également abandonnée ;

De l'*eunuchisme* ou manière de faire les eunuques ; — des *hermaphrodites* traités par l'excision des parties proéminentes ; — de la *nymphotomie* quand le clitoris est trop saillant et produit l'érotisme ; — des végétations vulvaires traitées par l'abrasion ; — des *abcès de l'utérus* ouverts au moyen du *dioptre* (1), espèce de spéculum à valves écartées par une vis ; — de l'extraction du fœtus et de l'embryotomie, enfin de la rétention du délivre. — Tout cela est reproduit à peu près textuellement dans Albucasis, comme nous le verrons plus loin.

Paul continue son exposé par la description de *cautérisations multiples de l'articulation de la hanche* dans la coxalgie ;

Par le traitement des *fistules en général* et des *fistules à l'anus* en particulier qui est assez longuement exposé ;

Par le traitement des *hémorrhoïdes* et des *rhagades* ou *condylomes* et *végétations de l'anus* par la ligature, par l'excision ou par la cautérisation ;

Par la *cirsotomie* ou traitement des varices au moyen de l'incision cutanée et de la ligature des veines ;

Par le *procédé à suivre dans les amputations* qui est l'incision

(1) A cette époque on se servait déjà du spéculum.

des parties jusqu'à l'os, moins les vaisseaux, le sciage de l'os, la section du reste des parties molles et la cautérisation au fer rouge des vaisseaux divisés; — par le traitement des *maladies des ongles* et surtout de l'ongle incarné; — par l'exposé assez complet et détaillé des indications relatives à l'*extraction des traits;* enfin par une espèce de manuel relatif au traitement des *fractures* et des *luxations* où l'on retrouve presque sans différence toutes les méthodes et toutes les règles tracées par Hippocrate.

C'est la fin du livre. Comme on le voit, toute cette chirurgie est empirique et ne s'inspire guère de recherches anatomiques nouvelles. — Elle transmet aux générations suivantes les traditions antérieures sans chercher à les modifier d'une façon sérieuse. On ne se douterait guère qu'entre elle et la chirurgie de Celse, il y a cinq siècles de distance.

CHIRURGIE ARABE

La Chirurgie grecque perfectionnée à Alexandrie et à Rome par les acquisitions successives, et encore bien incomplètes, de l'anatomie humaine et de l'expérience, cessa de s'accroître à partir du VIe siècle. La destruction de l'empire romain d'Occident, miné par la tyrannie sans frein de ses empereurs, par le militarisme, par l'intrigue et la corruption, et démembré par l'invasion des Barbares du Nord, en fut la première cause. Plusieurs siècles de guerre suspendirent peu à peu le mouvement de l'esprit humain. Là où il n'y a plus de sécurité, ni de liberté, les sciences, les lettres et les arts ne sauraient s'établir.

Il ne restait plus que l'Empire romain d'Occident, gouverné par les *Empereurs grecs* de Constantinople.

Peu après devait s'éteindre un autre foyer de lumière sous l'invasion partie de l'Orient en 622. Les Arabes, qui apportaient avec Mahomet une religion nouvelle, s'emparèrent de la Judée, de la Syrie et de l'Égypte, ils subjuguèrent le nord de l'Afrique et tout le midi de l'Espagne, semant partout la dévastation sur leur passage. — Sous le règne d'Omar second, successeur de Mahomet, en 642, ils s'emparèrent d'Alexandrie, par ordre de leur général, Amrou; ils livrèrent aux flammes cette superbe bibliothèque des Ptolémées où se trouvaient amassés depuis plusieurs siècles tous les trésors de l'esprit humain. D'après l'historien Abulpharage six ou sept cent mille volumes furent ainsi brûlés et servirent à chauffer les bains de la ville pendant plus de six mois. Omar consulté avait répondu : « Ou ces livres s'accordent avec ce qui est écrit dans l'Alcoran ou ils en diffèrent; s'ils s'y accordent, ils sont inutiles; s'ils ne s'y accordent pas, il faut les détruire. » Sauf six cents volumes où se trouvèrent des livres de médecine d'Hippocrate, d'Aristote, de Galien et de Dioscoride, considérés comme utiles, tout fut détruit, et la nuit de l'ignorance se fit pendant plusieurs siècles sur le monde.

Une fois enrichis par les victoires et par leurs conquêtes, les Arabes attirèrent à eux les débris des lettres, des sciences et des arts. Leurs Califes se firent les protecteurs des savants, et donnant l'exemple d'une tolérance religieuse peu commune, ils reçurent avec empressement, sans distinction de croyance et de pays, tous ceux qu'un mérite réel signalait à leur attention.

Les ouvrages de médecine grecque sauvés des flammes qui dévorèrent la bibliothèque d'Alexandrie furent traduits en syriaque, du syriaque en latin et du latin en arabe, ce qui explique les nombreuses altérations du texte primitif.

C'est par ces traductions, et par les médecins romains chassés de leur pays par la décadence des institutions, que s'est créée la médecine arabe, qui sert de pont entre la médecine greco-romaine et la médecine du moyen-âge.

Bien qu'il existât chez les Arabes une école de médecine à Nibur, fondée par Sapor en 272, et où quelques médecins grecs avaient apporté les doctrines d'Hippocrate, la science médicale était encore peu avancée dans ces pays. Il fallut les événements terribles dont je viens de parler pour y transplanter les connaissances de l'Égypte et de l'Italie, et pour acclimater les merveilles de la civilisation grecque. D'autre part, les Califes encourageaient les sciences et surtout la médecine par des récompenses considérables; ils créaient des écoles et faisaient prendre copie des meilleurs livres de Constantinople après avoir obtenu l'autorisation de l'empereur, puis ils les faisaient traduire par des interprètes juifs ou grecs chrétiens. Aristote et Galien furent ainsi traduits, et commentés ou altérés par les traducteurs, de façon à n'être parfois plus reconnaissables.

Du VIIe au Xe siècle, à la suite des invasions de l'empire romain d'Occident, de la Palestine et de l'Égypte par les Arabes, la chirurgie eut le sort commun des sciences et des lettres. Elle vécut sur son passé et n'eut d'autres représentants que ceux de l'empirisme et de l'ignorance de ces temps barbares. Il en fut de même en Orient, mais là au moins la civilisation fit un violent effort pour ramener la chirurgie et la médecine au point de splendeur où elles étaient précédemment.

Des représentants de la médecine arabe dans tous les pays soumis à la domination musulmane, Sérapion; Mesué; Hali-Abbas;

Avicenne; à Médine; Rhazès, qui vint de Bagdad à Cordoue; Avenzoar également à Cordoue; Averroès, Albucasis, sont les plus célèbres, mais c'est ce dernier, au XIIe siècle, qui parmi eux représente spécialement la chirurgie. Son ouvrage est arrivé jusqu'à nous, et il a servi de guide, ainsi que les livres de Celse et de Paul Eginète, à ceux qui ont entrepris la restauration de la science. Nous en avons une traduction française toute récente, par Lucien Leclerc, qui permet d'apprécier exactement ce que l'on faisait à cette époque.

CHIRURGIE D'ALBUCASIS

L'ouvrage d'Albucasis se compose de trois livres consacrés : l'un à la *cautérisation*, par le feu et par les caustiques; — l'autre aux *incisions*, aux ponctions, à la saignée et aux abcès en général; — le troisième à la *réduction*, c'est-à-dire au traitement des fractures et des luxations. C'est la reproduction légèrement modifiée de Paul d'Egine,et, sous une forme magistrale qui révèle une véritable expérience personnelle, on retrouve l'ensemble des principes de la chirurgie gréco-romaine.[C'est d'abord une importance exagérée des caustiques; une réserve très-grande relative à l'emploi de l'instrument tranchant, ce qui s'explique par l'absence d'études anatomiques sérieuses, et le même ordre d'idées relatif au traitement des luxations et fractures.

Dans son introduction, Albucasis annonce que la chirurgie est en décadence, et qu'elle n'est connue que par la transcription erronée des ouvrages anciens qui sont devenus inintelligibles. Puis il montre à quelles conditions il faut obéir pour la pratiquer convenablement. — On ne parlerait pas autrement de nos jours.

« La cause pour laquelle on ne trouve pas aujourd'hui d'habile opérateur, la voici. L'art médical demande du temps; celui qui veut l'exercer doit préalablement étudier l'anatomie, telle que l'a décrite Galien, afin de connaître le rôle des organes, leurs formes, leurs tempéraments, leurs rapports et leurs divisions; de connaître les os, les tendons et les muscles, leur nombre et leur trajet; les veines et les artères, ainsi que les régions qu'elles parcourent. A ce propos, Hippocrate a dit : il y a beaucoup de médecins de nom, mais peu de fait, surtout en matière de chirurgie. »

« Nous commençons ce livre par quelques mots ayant trait à cette question. »

« Si l'on ignore les connaissances anatomiques dont nous avons parlé, on tombera nécessairement dans l'erreur et on tuera les malades. J'en ai vu beaucoup qui se vantaient de posséder cet art et qui n'avaient ni connaissance, ni expérience. J'ai vu un médecin ignorant inciser sur une tumeur scrofuleuse au cou d'une femme, ouvrir les artères cervicales et entraîner une hémorrhagie telle que la femme tomba morte entre ses mains. J'ai vu un autre médecin entreprendre l'extraction d'un calcul, chez un homme très-âgé : le calcul était volumineux; il en opéra l'extraction et enleva une portion de la substance vésicale, le malade mourut en trois jours. Moi-même, j'avais été appelé pour extraire ce calcul, mais son volume et l'état du malade m'avaient décidé à ne rien entreprendre. J'en ai vu un autre, attaché à la personne d'un chef du pays, et pensionné en qualité de médecin, auquel on amena un jeune nègre, atteint de fracture, avec plaie de la jambe au voisinage des malléoles. Dans son ignorance, il s'empressa d'appliquer un bandage très-serré sur la plaie, avec accompagnement de compresses et d'attelles, sans laisser d'issue à la plaie. Il abandonna ainsi quelques jours le malade à lui-même, lui défendant d'enlever le bandage. Alors le pied et la jambe se tuméfièrent, et le malade fut en danger de mort. On m'appela; je m'empressai d'enlever l'appareil; il y eut du mieux et la douleur tomba. Cependant la corruption s'était emparée du membre, je ne pus la contenir; elle ne fit que grandir, et le malade mourut. J'ai vu encore un médecin ouvrir une tumeur cancéreuse. La partie s'ulcéra au bout de quelques jours et l'affection s'aggrava. En effet le cancer, qui est le produit spécial de l'humeur atrabilaire, ne doit pas être attaqué par l'instrument tranchant, à moins qu'il ne soit fixé dans un organe d'où il soit possible de l'extraire radicalement.

« Vous saurez, mes enfants, que les opérations chirurgicales se divisent en deux classes : les unes qui profitent au malade, et les autres qui le tuent le plus souvent. Partout où il le faudra, je noterai dans ce livre les opérations où il y aura du danger et de la crainte; il faut alors être prudents et vous abstenir, pour ne pas donner aux ignorants un prétexte de propos malveillants. Conduisez-vous avec réserve et précaution : ayez pour les malades de la douceur et de la persévérance; suivez la bonne voie, celle qui conduit au bien et aux heureuses terminaisons. Abstenez-vous d'entreprendre des traitements périlleux et difficiles. Evitez ce qui pourrait vous léser dans votre honneur ou dans vos biens : c'est le meilleur parti pour votre réputation et le plus conforme à vos intérêts dans ce monde et dans l'autre. Galien a dit quelque part : Ne traitez pas de mauvaises maladies, sous peine de passer pour un mauvais médecin (L. Leclerc, p. 7). Ceux qui pratiquent le plus honnêtement la médecine ne parlent pas assez aujourd'hui.

Dans le livre consacré à la cautérisation, Albucasis débute par des considérations générales sur l'emploi de ce moyen relatif aux tempéraments et sur les avantages du feu qui ne dépasse pas l'organe cautérisé, enfin sur les caustiques qui agissent au-delà de l'organe cautérisé. C'est un chapitre excellent de thérapeutique générale.

Il conseille la *cautérisation de la tête*, quelquefois jusqu'à l'os dans la céphalalgie opiniâtre, dans les flux abondants de la tête, vers les régions de l'œil! dans l'apoplexie et les paralysies, après l'emploi inefficace des médicaments internes ;

La *cautérisation du pourtour de l'oreille* dans les douleurs de cet organe ;

La *cautérisation de la tempe*, vis-à-vis la partie supérieure de l'oreille, dans le tic douloureux de la face ;

La *cautérisation du milieu de la tête*, de l'*occiput* et des *bosses frontales* dans l'épilepsie, dans la mélancolie, dans la cataracte, dans le larmoiement, dans la punaisie ; au-dessus des sourcils dans le relâchement des paupières ;

La *cautérisation du sac lacrymal* dans certains cas de fistule.

De même aussi dans certaines fissures des lèvres, dans les fistules de la bouche, dans l'odontalgie, dans les scrofules, il propose aussi la *cautérisation*.

Ce moyen lui semble également utile dans l'enrouement et la dyspnée, dans les maladies du poumon, et alors on cautérisait la fosse sus-sternale, le bas de la colonne cervicale et entre les deux mamelles.

Les maladies de l'estomac et du foie étaient aussi traitées de cette façon, principalement les abcès, mais là où se révèle la chirurgie prudente et sage, c'est lorsqu'il dit, après avoir engagé de ponctionner l'abcès hépatique avec le fer rouge : « Cette sorte de cautérisation ne devra être tentée que par un chirurgien expérimenté qui aura rencontré dans sa pratique plusieurs cas de ce genre : dans de telles conditions il peut entreprendre d'opérer. Sinon, il vaut mieux, selon moi, s'abstenir.

Il cautérisait aussi les parois de la poitrine dans la pleurésie, et s'il y avait du pus, avec un cautère styliforme rouge; il conseillait de pénétrer entre les côtes, au centre de la tumeur, pour évacuer le liquide. — « Cette pratique est périlleuse, dit-il, le malade peut mourir à l'instant ou bien il se formera une fistule incurable. »

De même aussi sur l'hypochondre gauche, dans les maladies de la rate ; — autour du nombril dans l'hydropisie ascite et dans le flux du ventre ; — sur les pieds et sur les jambes dans l'anasarque ; —

sur les vertèbres du dos et autour de l'ombilic dans les hémorrhoïdes; — sur les verrues après leur excision; — dans la fistule à l'anus quand le malade se refuse aux instruments tranchants; — dans l'incontinence d'urine à l'hypogastre; — à la hanche dans la luxation spontanée du fémur et dans la sciatique; — le long des vertèbres dans la gibbosité commençante; — sur les jointures dans la goutte; — sur le sac herniaire après réduction de l'intestin et de l'épiploon pour obtenir la cure radicale des hernies; — dans le cancer, autour des tumeurs; — dans les hémorrhagies artérielles si le vaisseau n'est pas trop gros et si on peut se passer de la ligature, etc.

Dans le *second livre* qui débute également par un appel à l'honnêteté et à la prudence où se révèle l'âme la plus pure, il s'agit des *opérations à entreprendre à l'aide* de *l'instrument tranchant* (Leclerc, p. 59):

D'abord le céphalématome, que l'on peut opérer, et l'hydrocéphalie qui amène presque toujours la mort; aussi, dit-il, me suis-je abstenu de la traiter (Leclerc, p. 59);

L'artériotomie auriculaire et temporale dans les migraines chroniques et les fluxions âcres aux yeux, à la tête ou à la poitrine;

L'extraction des corps étrangers de l'oreille avec un crochet mousse — avec une canule de cuivre entourée de poix et à travers laquelle on aspire pour faire le vide — au moyen de l'incision à la base de l'oreille;

L'excision des verrues, kystes et grelons développés sur les paupières;

L'excision d'un lambeau horizontal des paupières ayant forme d'une feuille de myrthe avec suture pour amener le redressement des paupières;

Toutes les opérations d'entropion, d'ectropion, d'adhérence des paupières avec la conjonctive, de ptérygion, d'encanthis, de pannus, de fistule lacrymale, de cataracte par abaissement, procédé habituel, ou par succion, procédé dont l'auteur ne s'est jamais servi — (« Sachez, dit-il, que pour opérer la cataracte, un jeune praticien ne saurait se dispenser de l'avoir vu pratiquer plusieurs fois : ce n'est qu'alors qu'il pourra l'entreprendre lui-même »);

Les polypes muqueux et cancéreux des fosses nasales enlevés au moyen d'une airigne et du bistouri, suivi au besoin de la rugination, ou bien à l'aide d'un fil à nœuds introduit dans le nez sortant par la gorge au moyen duquel on scie l'excroissance;

L'excision des verrues du nez;

La suture du nez, des lèvres ou des oreilles, affectées d'une solution de continuité ;

L'excision des épulis, la rugination des dents couvertes de tartre, leur extraction au moyen de fortes pinces dentées ou de leviers s'il s'agit de racines; leur sciage si elles proéminent, leur consolidation avec des fils d'or ;

La section du filet de la langue et l'extirpation de la grenouillette ;

L'ablation des amygdales avec une airigne et des ciseaux particuliers dont on voit la figure;

L'extraction des arètes et corps étrangers de l'œsophage avec un fil garni d'une petite éponge que l'on fait avaler au malade ou avec un crochet ;

L'extraction des sangsues fixées dans la gorge ;

L'incision et l'extraction des différentes tumeurs du cuir chevelu, du cou ;

La trachéotomie en travers au troisième anneau de la trachée, comme le faisaient les anciens, dans les affections de la gorge qui amenaient la suffocation — (Ici, pas de canule et je ne sais vraiment pas s'il n'y aurait pas lieu de revenir à ce mode opératoire pour éviter l'incision longitudinale proposée de notre temps par Caron (1) et les canules dont on se sert aujourd'hui) ;

L'incision des abcès et des tumeurs enkystées telles que les masses adipeuses;

L'extirpation de la mamelle hypertrophiée chez l'homme ;

L'incision des anévrismes artériels après ligature au-dessus et au-dessous ; mais quand les anévrismes sont aux régions de l'aine, de l'aisselle et du cou, Albucasis conseille de s'abstenir de l'instrument tranchant à cause des dangers de l'opération, et cela sans doute en raison de l'insuffisance des connaissances anatomiques;

La ligature et l'excision des tumeurs variqueuses situées sur les membres ;

L'extirpation des tumeurs ou kystes des tendons du carpe;

Le traitement des tumeurs de l'ombilic comprenant la hernie ombilicale;

L'extirpation des cancers peu volumineux après l'emploi des médicaments internes, mais c'est une opération souvent inutile;

La ponction de l'hydropisie ascite avec le bistouri remplacé par une canule;

La circoncision au moyen de deux ligatures du prépuce entre lesquelles on coupe avec de forts ciseaux ;

(1) Caron. *Sur la trachéotomie*. 1812.

Le traitement des imperforations du gland et des ulcères qui peuvent s'y développer ;

Le traitement de la rétention d'urine avec une *sonde droite* bouchée avec un petit tampon de laine que l'on enlève en tirant au-dehors le fil qui le maintient à l'extrémité vésicale de l'instrument ;

Les injections de la vessie avec une seringue ou avec une sonde à l'extrémité de laquelle se trouve une vessie remplie de liquide et que l'on presse avec la main ;

L'extraction des calculs par la taille latérale gauche en se guidant sur le doigt placé dans le rectum fixant la pierre au col de la vessie et quand cet organe est ouvert, la pierre ou les pierres s'enlèvent avec des tenettes ;

Le traitement de l'hydrocèle vaginale par l'incision ou par le cautère rouge ;

L'incision ou l'excision de la hernie charnue ou tumeur du testicule comprenant le sarcocèle et le varicocèle ;

Le traitement du varicocèle par incision de la peau, excision des veines variqueuses entre une ligature supérieure et inférieure, et quelquefois par la castration si le mal est considérable ;

Le traitement des hernies intestinales. L'une (entérocèle) qui était due à la descente de l'intestin sur le testicule et que l'on considérait alors comme pouvant se faire par *rupture* du péritoine ou par son *extension*. L'autre (bubonocèle) dans laquelle l'intestin ne descendait pas jusques dans le scrotum et ne faisait que pousser le péritoine ;

Ces hernies contenaient de l'intestin seul, ou de l'intestin avec de l'épiploon, — et on les opérait à la façon de Celse et de Paul d'Egine (voir plus haut) soit à titre de cure radicale lorsqu'il n'y avait pas d'accident, soit lorsqu'elles retenaient des matières fécales. Pour Albucasis « le traitement de ces affections par instrument tranchant est périlleux ; il faut s'en abstenir autant que possible. »

Il parle ensuite de la castration qui, dit-il, est défendue par les lois arabes, mais il en indique les procédés par *attrition* ou massage le sujet étant dans le bain ou par l'incision suivie d'excision. Vient après le traitement de l'hermaphrodisme masculin par l'excision des parties saillantes, tandis qu'il annonce inutile de toucher à l'hermaphrodisme féminin ; — l'excision du clitoris et des excroissances de l'utérus, formant queue dans le vagin ou *maladie de la queue* (1) ; — l'incision des imperforations congéniales ou acciden-

(1) Nous ne connaissons plus cela aujourd'hui à moins qu'il ne s'agisse là de polypes utérins.

telles du vagin, et, pour ces dernières, il propose le coït tous les jours pour éviter la reformation des adhérences; — l'excision des excroissances de l'utérus au moyen du dilatateur vaginal, mais il défend d'attaquer par l'instrument tranchant les excroissances cancéreuses; — l'incision des abcès de la matrice, etc. ;

Le mécanisme de l'accouchement naturel, à l'usage des sages femmes, et ce qu'il faut faire quand le fœtus au lieu de s'offrir par la tête se présente d'une manière anormale, — par les pieds, par les genoux et les mains; — en travers avec présentation d'une main; — par la nuque les mains étendues et la face regardant le dos de la mère; — par le flanc; et s'il y a deux, trois ou quatre fœtus. — A ce sujet, il parle de l'avortement de ces fœtus multiples qu'il dit pouvoir être rejetés au nombre de cinq, six, sept et même plus de dix. — Dans les cas de présentation anormale la version est le moyen de rémédier à tout et, pour l'extraction du fœtus, il conseille l'emploi des crochets qui aident les tractions et si la tête trop volumineuse gêne les manœuvres la ponction du crâne avec le bistouri. — Ce paragraphe renferme le cas curieux d'une femme enceinte dont le fœtus mourut sans être expulsé et qui enceinte une seconde fois vit également périr son germe. Elle eut longtemps après un abcès de l'ombilic qui s'ouvrit et par lequel Albucasis retira successivement un grand nombre de petits os. Le chapitre se termine par des considérations relatives à l'expulsion de l'arrière-faix, ce qui complète un véritable petit traité d'accouchement très-remarquable (1).

On trouve après ces différentes pratiques de l'art des accouchements, la ponction dans les cas d'imperforation de l'anus;

Le cathétérisme des fistules à l'anus pour s'assurer de leur pénétration ou de leur non-pénétration dans l'intestin, et le traitement par le stylet rougi ou par l'incision de ces fistules connu de nos jours;

L'excision des hémorrhoïdes fluentes et leur ligature par un double fil passé à la base, si le malade a peur de l'instrument;

Le traitement des blessures aux différentes régions, et dans les différents tissus ou organes, d'après la cause vulnérante; et ici, Albucasis traite des plaies de poitrine et de l'abdomem avec tout ce qui regarde la suture des intestins;

Le traitement des fistules simples et osseuses, les amputations dans la continuité des membres faites en tirant la peau au-dessus du point de section, marqué entre deux ligatures serrées, en coupant les chairs jusqu'à l'os, en sciant après avoir préservé les chairs avec un linge et en cautérisant s'il y a hémorrhagie;

(1) Des faits de ce genre se trouvent dans Cazeaux.

La cautérisation et l'excision de l'onyxis, si les médicaments n'ont pas réussi, et enfin l'amputation de la phalange lorsque l'os est altéré;

L'incision ou l'excision des varices, l'extraction du ver de médine et du taon; l'incision de la peau tuméfiée dans une maladie appelée *fugace* et qui me paraît être notre angio-leucite (Il s'agit d'une tuméfaction et d'une douleur sur le trajet des vaisseaux du bras remontant à l'épaule où elle s'étend à l'instar d'un ver, — Sprengel n'y voit qu'un érysipèle volant; c'est fort contestable);

L'extraction des flèches traitée avec assez de développement comme l'ont fait Galien, Celse et Paul d'Egine;

La saignée qui se pratiquait alors sur trente vaisseaux différents, les applications de ventouses et de sangsues termine ce second livre rempli d'intérêt et annonce une éducation chirurgicale très-étendue, inspirée par une grande pratique.

Le *troisième livre* et dernier est consacré aux luxations et aux fractures. Il laisse beaucoup à désirer; c'est le plus faible des trois, bien qu'il renferme les bases essentielles de ce que l'on pratique aujourd'hui. Les fractures du fémur et les luxations de l'épaule en particulier, sont ce qu'il y a de plus défectueux.

Ce livre commence par un exposé général des signes des fractures et vient ensuite le traitement des fractures du crâne et de tous les os. Ce sont les luxations qui terminent l'ouvrage.

Bien qu'on puisse dire qu'Albucasis a reproduit Paul d'Egine comme celui-ci s'est inspiré de Celse et de Galien, il est évident qu'il a été plus qu'un compilateur, et il n'y a que les historiens de cabinet qui aient dit le contraire. Sa rédaction indique l'expérience d'un grand praticien et cela explique la réputation dont il a joui, infiniment plus grande après sa mort que dans le cours de son existence.

CHIRURGIE DU MOYEN AGE

La chirurgie grecque, qui est le point de départ de la chirurgie Alexandrine et de la chirurgie Romaine, aneantie subitement par la destruction de l'Empire romain d'Occident, se reconstitua peu à peu en Orient sous l'influence de la civilisation Arabe. Elle revient ensuite dans le midi de l'Europe, surtout en Espagne avec Albucasis, puis en Italie dans l'Ecole de Salerne.

Mais, tandis que les Sarrazins avaient profité de leurs conquêtes pour s'approprier les lettres, les sciences et les arts des pays soumis à leur domination, les barbares du Nord, qui au même moment avaient envahi l'Empire romain, ne surent en rien profiter de leur triomphe. La France et l'Allemagne restèrent dans les ténèbres d'une ignorance et d'un mysticisme medico-chirurgical presque absolu. Pendant que les Arabes s'avançaient à grands pas dans le domaine des sciences qu'ils surent accaparer au grand profit du genre humain, les peuples du Nord livrés à l'influence monastisque n'avaient en fait de médecine et de chirurgie que les pratiques de l'Empirisme le plus répugnant et du Supernaturalisme le plus grossier.

Pour les uns, livrés aux frères St Antoine, aux Alexiens, aux Cellites, aux Béguines, aux sœurs noires (tome II, 345, Sprengel), c'était l'influence des prières, des reliques, des martyrs, de l'eau bénite et de la communion ou des pèlerinages sacrés de sainte Ida, de saint Martin, etc., qui remplaçaient l'usage des médicaments.

Pour d'autres au contraire, c'étaient des moines ou bien des clercs, instruits superficiellement par la lecture de Celse, d'Aurelianus, de Sextus Placitus et d'Apulcius qui faisaient la médecine, ou bien des opérateurs ambulants espèce de périodentes barbares qui se chargeaient de la chirurgie, sous la loi d'une responsabilité très-sévère édictée par Théodoric, roi des Visigoths.

La chirurgie était alors assez méprisée, et comme elle resta ainsi pendant longtemps par le fait même des ordonnances ecclésiastiques qui en interdisaient la pratique à ceux qui par leur connaissance des livres grecs et arabes auraient pu la faire progresser, elle ne put que dégénérer chaque jour davantage.

Il fallut un événement considérable dans l'histoire pour changer cette situation. La prise du Saint-Sépulcre par les Tartares ou Turcs qui vint exciter le fanatisme religieux des peuples du Nord, leur fit entreprendre les croisades et, dans ces migrations de l'Occident en terre sainte, les croisés rapportèrent des pays qu'ils traversèrent les notions médicales et chirurgicales qui furent le germe du développement de la science en Allemagne, en Angleterre et en France.

Dans ces incursions en Orient, et dans leur passage en Italie et à Constantinople, ils trouvèrent la vieille chirurgie grecque restaurée par les Arabes, altérée par les moines et conservée tant bien que mal par les moines de Monte-Cassino et par les bénédictins fondateurs de l'Ecole de Salerne. Depuis le VIIIe siècle, cette école fonctionnait sans bruit à quelque distance de Naples. Ils en rapportèrent quelques copies des ouvrages d'Aristote et des médecins Arabes, et ce fut le point de départ des nouvelles études qui se firent dans le nord de l'Europe, en luttant contre l'Empirisme et le Mysticisme de l'époque.

La science de l'Ecole de Salerne plus médicale que chirurgicale est donc le point de départ des premiers progrès chirurgicaux de l'Italie et des peuples de l'Occident à partir du XIe siècle. Tous les historiens en rapportent le plus grand honneur à Constantin l'Africain. Ce savant avait longtemps étudié à Bagdad et en Egypte. Il fit de nombreuses traductions des livres Arabes, et ses ouvrages publiés à Bâle en 1537 sont, d'après Dezeimeris, les premiers qui, en Occident d'Europe, depuis l'invasion des Barbares, présentent un tableau régulier des connaissances chirurgicales. Ce sont des reproductions plus ou moins exactes des idées de Galien, de Paul d'Egine et des médecins Arabes. Il n'y a là aucun progrès à signaler.

De Salerne, au XIe siècle, sont également sorties les œuvres chirurgicales de Gariopontus, œuvres perdues, à ce qu'il paraît, et qui n'étaient, dit Sprengel, qu'une reproduction d'Oribase, d'Aétius ou de Galien plutôt qu'un résumé des écrits Arabes; — un traité des maladies des femmes d'Eros ou Trotula qui semble tiré d'Ali-Abbas, et différentes compilations chirurgicales qui n'ont plus d'intérêt pour nous.

Au XIIe siècle, on cite Gerard de Cremone dont Malgaigne croit avoir découvert l'existence, car il dit : « Vainement vous chercherez le nom de Gerard dans les dictionnaires historiques consacrés à la médecine. » (*Introduction aux œuvres d'Amb. Paré*, p. XXVII.) Il est cependant cité par Sprengel comme ayant traduit Galien et la plupart des auteurs Arabes (tom. II, p. 38). D'après Malgaigne, c'est à son influence que sont dus le déplacement de la littérature médicale en Lombardie et le délaissement progressif de Salerne.

Viennent ensuite au XIIIe siècle, Pierre d'Abano, né en 1250 à Padoue, plus médecin que chirurgien et qui écrivit : sur la cautérisation avec le fer, de préférence à l'or; sur la paracentèse, sur la bronchotomie, etc.; — Roger de Parme, auteur d'un traité de chirurgie appelé *Rogérine* qui longtemps fit loi dans toute l'Italie, et auquel on attribue l'usage de l'éponge de mer dans la scrofule; — Roland, disciple et commentateur de Roger, qui recommande l'ablation des chancres, l'extirpation des tumeurs scrofuleuses et du goître de préférence aux moyens internes; — Hugues de Lucques qui a signalé les avantages de la compression dans les anévrysmes, et qui était fort partisan des pratiques de Galien et d'Avicenne; — Bruno qui suivit presque pas à pas les doctrines de Galien, d'Avicenne et d'Albucasis auquel on rapporte très à tort (1) l'idée du traitement de la fistule à l'anus par incision, car elle se trouve dans Albucasis; — Théodoric, frère prêcheur, devenu évêque tout en restant chirurgien, et

(1) Dezeimeris, p. 140.

auquel on doit aussi un traité de chirurgie ; — Guillaume de Salicet de Plaisance, professeur à Bologne et à Vérone, mort en 1280, qui a laissé un grand nombre d'observations intéressantes de chirurgie, dont la nature atteste chez leur auteur une véritable expérience personnelle ; — enfin, Lanfranc de Milan, son disciple, qui importa la chirurgie italienne en France, et, sous ce rapport, qui contribua singulièrement à ses progrès dans le XIVe siècle.

Chassé de son pays par la discorde civile des Guelfes et des Gibelins, il choisit avec quelques-uns de ses compatriotes la France comme terre d'exil. Il s'arrêta à Lyon où il publia une *petite chirurgie*, puis il vint à Paris où il acquit une grande célébrité par ses cours publics et où il publia sa grande chirurgie en 1295. Malgaigne (page XLIV) le considère comme le véritable créateur de la chirurgie en France — Ce n'est pas tout à fait exact. Il n'en a été que l'importateur en reproduisant les principes chirurgicaux d'Hippocrate, de Celse, de Galien, d'Avicenne, d'Albucasis, de Constantin, de Roger, de Roland et de son maître Salicet dont il connaissait parfaitement les œuvres. Malgré cela, moins par sa faute que par celle de son siècle, la chirurgie ne prospéra guère. Elle resta entre les mains des barbiers qui faisaient aussi les scarifications de la saignée, qui appliquaient les sangsues et les cautères en concurrence avec les chirurgiennes. Lanfranc lui-même avoue qu'il n'opérait ni l'ouverture du ventre dans l'ascite, ni la cataracte, ni les hernies, ni la pierre. (*Chirurgia magna*, folio 245, c.) Que lui restait-il donc à faire?

Au XIVe siècle, la chirurgie est surtout représentée par Jean Pitard, qui a fait avec saint Louis les expéditions de la terre sainte. Ce chirurgien dont parle beaucoup Malgaigne n'a rien écrit. On lui attribue la fondation du collége chirurgical de Saint-Come qui eut une très grande influence sur les progrès de la chirurgie autant par le décret de saint Louis qui interdisait les opérations à ceux qui n'avaient pas l'approbation de cette société (Malgaigne, p. XLIV) que par ses luttes avec la faculté de médecine et les chirurgiens barbiers. C'est là où vinrent étudier Henri de Mondaville, élève de Pitard qui fut aussi à Paris chirurgien du roi ; — les Anglais Gilbert (1300), Jean de Gaddesden (1320), Jean de Ardern (1349), Richare, etc., — Guy de Chauliac (1300 à 1363) avant d'être professeur à Montpellier (Malgaigne, p. LXI), etc.

Malgré tous ces travaux, la chirurgie restait une science traditionnelle reproduisant de génération en génération, mais en s'affaiblissant toujours, la chirurgie de l antiquité. Gouvernée par l'Empirisme comme base principale d'action, l'insuffisance anatomique des chirurgiens ne pouvait leur rien permettre d'entreprendre, et une timidité bien naturelle retenait leur main indécise. Cela se comprend et n'a pas besoin d'explication. Comment oser porter l'instrument, plonger des instruments au sein d'organes et de parties dont on ignore la situation respective et la configuration ! Cette ignorance anatomique cause de l'arrêt des connaissances chirurgicales pendant plusieurs siècles, comme de leur routine dans les errements des Grecs et des Arabes, pèse encore sur le quatorzième siècle, même sur Guy de Chauliac, dont l'histoire vante beaucoup les œuvres.

Guy savait plus d'anatomie que ses devanciers, car il avait pu l'étudier dans le manuel anatomique de Mondini qui avait été publié en 1320, et à Bologne, dans les dissections de Bertruccius. De plus, dans toutes les universités, une ou deux fois par an, on ouvrait des cadavres humains, mais l'usage ne s'en établit à Montpellier qu'en 1376 (Astruc., *Morb. Mulier.*, lib. IV, p. 173), c'est-à-dire treize ans après la publication de la *grande chirurgie* ou *inventaire*. Quoi qu'il en soit, il paraît que plus familiarisé avec l'anatomie que les chirurgiens du siècle précédent, Guy avait une chirurgie plus active que celle de Lanfranc, et n'était pas moins érudit. Assez indépendant, moins routinier, plus libre dans ses appréciations, il offre une certaine originalité de pensée et d'action qui a illustré son nom. Cependant la partie anatomique de son livre ne contient rien de neuf et laisse beaucoup à désirer, car il est évident qu'elle n'est pas faite d'après la dissection de cadavres humains.

Sa chirurgie est extraite de Galien, d'Oribase, de Paul d'Egine, de Rhazès, d'Avicenne, d'Albucasis, de Roger, de Roland, etc.; elle ne renferme pas de choses neuves, mais on y admire un discernement et un choix dans l'appréciation des méthodes qui en font encore un ouvrage utile à consulter. Pour Malgaigne « c'est un véritable chef-d'œuvre. » En tout cas, ce livre, publié en 1363 et réédité en 1632 par Laurent Joubert qui y a joint un volume d'annotations, a été le guide de la chirurgie française pendant le siècle suivant, et une grande partie du treizième.

Il se compose de sept livres et d'une préface, *capitum singulare* ou chapitre singulier « *auquel sont promises certaines choses fort nécessaires, à quiconque veut profiter en l'art de chirurgie.* » Là il montre que la chirurgie est une science et un art; science quand elle enseigne et « *tel la peut auoir qui n'en aura iamais travaillé,* » ou art » *que nul la peut scauoir qui n'en ait veu opérer, la quelle est nombrée d'Aristote entre les arts méchaniques.* » Puis il expose les progrès de la chirurgie depuis

Hippocrate en nommant tous les autres Grecs, Latins et Arabes qu'il a consultés sauf Celse et Aëtius, en indiquant qu'il n'est pas toujours au pouvoir du médecin de guérir les malades; les uns sont guéris par l'art, les autres préservés ou soulagés de leur mal, les derniers, enfin, guéris par la nature « *quand le mal de soy est guérissable.* » Il parle ensuite des moyens à employer, « *les uns sont médecinaux, les autres ferrements,* » des conditions, des opérations, des sectes rationnelles, empiriques, mystiques de son temps. C'est à l'occasion de ces dernières qu'il dit : *La 5e est celle des femmes et de plusieurs idiots qui remettent les malades de toutes les maladies aux S. S. tant seulement : se fondant sur cela. Le Seigneur me l'a donné ainsi qu'il luy a pleu. Le Seigneur me l'ostera quand il luy plaira, le nom du Seigneur soit bénit. Amen. Et pour ce que telles sectes seront réfutées de ce livre soyons obmises pour le présent. Mais où j'esbahis d'une chose quels se soulèvent comme les grues. Car l'un ne dit que ce que l'autre a dit*, etc. Puis il parle des qualités du chirurgien presque dans les mêmes termes que Galien, Celse, Albucasis, qui tous, se répètent presque textuellement à cet égard.

Des sept livres de l'ouvrage, le *premier* est relatif à l'anatomie que l'on commençait à faire à Montpellier sur le cadavre des suppliciés, mais il ne paraît pas qu'il ait fait de recherches spéciales, car elle ne renferme rien, sauf les planches de Henri de Mondaville, qui mérite d'être signalé. C'est encore l'ancienne anatomie de Galien.

Le *second livre* comprend les apostèmes, c'est-à-dire les tumeurs, excroissances et enflures partielles ou générales. Il y a les grands apostèmes qui se développent dans les parties charnues, les petits qui ne sont que les éminences, les pustules et les boutons de la peau. Il y a les apostèmes chauds qui viennent soit du sang comme le phlegmon, l'anthrax, la gangrène, etc., soit de la bile comme l'érysipèle, les vésicules et les apostèmes froids, tels que l'œdème, la tympanite, les hydropisies, le squirre, le cancer, etc.

Le *troisième livre* est consacré aux playes, en général des playes ou la chair quand elles sont simples contuses ou vénimeuses; des playes avec flux de sang des veines et artère aux hémorrhagies, traitées par cousture, mesches, tostale incision de la veine, ligature et adustion; des playes, des nerfs et de leur section; des os, et cartillages, enfin de la curation des playes en particulier dans toutes les régions du corps.

Le *quatrième livre* comprend les ulcères en général dont la définition est tirée de Galien ; les ulcères virulents et corrosifs ; les ulcères sordides et pourris; les ulcères profonds et cancéreux, les fistules, les chancres et enfin les ulcères en particulier dans chaque région du corps.

Le *cinquième* livre traite des fractures et dislocations et de la rebilleure des os rompus et desnoüez.

Dans le *sixième* se trouvent les maladies qui ne sont ni apostèmes ni ulcères ni passions des os pour lesquelles on a recours aux chirurgiens. On y trouve : la goutte « ou artétique douleur des jointures engendrée de la fluxion des humeurs aux jointures, et les eunuques ne sont podagres qu'icelle passion est faite quelque humeur deffluant aux jointures ; — la ladrerie et sa thérapeutique où se trouve l'emploi des serpents ; — le morphée (je ne sais ce à quoi s'applique la description), la dartre, impetigo rongue et demangement, des pous cyrans et leurs semblables ; — de l'extemation et engrossissement des corps et des membres; — de la cheute, offenscou ou heurt, extension et submension ; — de la brusleure ; — des porreaux, verrues et cornées; — des membres superflus qu'il faut amputer et des corps morts qu'on veut garder, mais dans ce cas si l'on n'ampute pas dans l'article ou près de la jointure, d'après le procédé d'amputation qui est décrit par Guy de Chauliac, la mortification s'étend : « *Et si elle vient aux gros os de la cuisse ou du bras, il n'y a aucun engin qui le puisse guérir, comme dit Albucasis, ainsi c'est la mort du malade ; parquoi il faut le laisser à Dieu et ses saints* »..... de la teigne, pelade, chauveté et cheute des cheveux, enfin des epilatoires ; des embellissements de la face contre les ravages de la rousseur, des ecchymoses, de la petite verolle, de la couperose, etc. ; — des maladies des yeux qui sont longuement décrites ; des maladies des oreilles ; des maladies de la bouche et des dents ainsi que de leur arrachement ; — des maladies du col, du dos, de la poitrine, des parois du ventre et des hanches ; de la *rompure didymale* ou hernie simple ou étranglée : « *On iuge que qui est rompu ne vit pas sans danger car s'il aduenoit que les boyaux cheussent dans la bourse avec fiente endurcie, jamais ils ne s'en retournetoyent et ainsi le patient mourroit comme i'ay veu et Albûcasis le tesmoigne* » ;...... de la pierre des rognons et de la vessie; du priapisme, eschauffement et saleté en la verge pour avoir couché avec une femme mal nette, du prepuce bouché, de la circoncision, du chastrement ; — des passions de l'amary, sa closture, son tentige, sa chute ou yssue, etc.

Dans le *septième livre* enfin se trouve avec l'antidotaire ou formulaire des medicaments, l'exposé de la phlébotomie, des ventouses, des sangsues et des cautères.

Comme je l'ai dit, c'est une excellente compilation d'Hippocrate, de Galien, d'Oribase, de Paul d'Egine, de Rhazès, d'Albucasis, de Roger, de Roland, etc., faite par un observateur sage, éclectique, jugeant bien les opinions et les méthodes, et pour un chirurgien bibliomane ou pour l'historien ce livre est très-intéressant à lire.

DE LA CHIRURGIE A LA RENAISSANCE, AUX XVe ET XVIe SIÈCLES.

La chirurgie n'avait que très-médiocrement profité des premiers essais de retour aux études anatomiques de Mondinus. Elle resta encore très-languissante en Italie, en France, et dans le reste de l'Europe pendant plus d'un siècle, et c'est en Italie qu'elle reprit de nouveau à la fin du XVe pour se répandre ensuite sur toutes les autres nations, florissante sur un point, routinière sur les autres.

Avec la restauration définitive de l'anatomie, un évènement politique considérable, la prise de Constantinople par les Turcs en 1493, devait favoriser cet essor. En effet, à la chute de l'Empire romain d'Orient il reflua sur l'Italie sous la protection des Médicis, à Naples sous Alphonse d'Aragon, à Rome sous Léon X et en Allemagne ou en France, un grand nombre de savants, de lettrés et de médecins qui apportèrent avec eux les plus importants de leurs livres grecs et romains et qui se sauvaient du despotisme intronisé par le Coran. Par eux, la philosophie, les lettres, les sciences et les arts vinrent par degrés s'implanter en Occident. Des controverses prirent naissance. Platon était opposé à Aristote ; l'architecture grecque à l'art gothique ; Hippocrate et Galien à Avicenne, Rhazès et Albucasis; enfin par la découverte de l'imprimerie en 1435 qui venait multiplier à l'infini les manifestations de la pensée, on vit se précipiter le développement de toutes les connaissances humaines.

La chirurgie, en retard comme la médecine, ne suivit que de loin le commencement de renaissance. L'invention des armes à feu et leur usage en 1340 était cependant pour la première une grande occasion de manifester son initiative. Il n'en fut rien.

Après Guy de Chauliac, elle déclina en France d'une façon très-sensible et elle ne fut guère représentée qu'à Montpellier par le professeur Balescau de Tarente, aussi appelé Valescus. Ce chirurgien a laissé en 1418 un traité de médecine et de chirurgie intitulé : *Philonium pharmaceuticum et chirurgicum* et un traité séparé de chirurgie qui n'offre que peu d'intérêt. D'après Malgaigne, il serait le premier qui eût conseillé l'onguent mercuriel contre les poux (page LXXII). —La chirurgie redevint alors en grande partie le domaine d'empiriques ignorants, des barbiers, des rebouteurs, des étuvistes, et des opérateurs ambulants. Elle ne conserva d'asile scientifique que dans la confrérie de Saint-Come qui plus tard sera la vraie pépinière des chirurgiens.

Cela ne saurait surprendre ceux qui ont étudié les mœurs et coutumes de ces temps de privilège en toute chose. — La chirurgie était considérée comme « un mestier » (1) et la médecine une science plus noble dépendante de l'université et de la faculté. — Jusqu'à Charles VII, la médecine fut pratiquée par des clercs voués au célibat qui ne devaient pas verser le sang sous peine d'excommunication, et alors les médecins, autant pour obéir à la loi religieuse que par ignorance de l'anatomie, abandonnaient la plupart des opérations chirurgicales à des laïques barbiers ou autres ayant toutes les témérités de l'inexpérience et de l'irresponsabilité. — Les uns ouvraient les abcès, les inciseurs ; les barbiers pratiquaient la saignée, les ventouses et les petites opérations ; d'autres se spécialisaient dans la cataracte, dans les luxations, dans les hernies, dans la taille, etc., comme chez les Arabes.

Ce ne fut qu'aux XIVe et XVe siècles, l'anatomie aidant, que la timidité des médecins pour les opérations commença à se dissiper. Les clercs médecins émancipés du célibat en 1452, firent quelques opérations; mais peu à peu aussi les chirurgiens laïques aspirèrent à s'élever au niveau des médecins, à faire des élèves et à donner des diplômes en dehors de la faculté; de là un antagonisme prolongé, qui devint le plus sérieux obstacle aux progrès de la chirurgie.

La confrérie de Saint-Come prenait des élèves et faisait des chirurgiens ; en dehors d'elle existait la corporation des barbiers chirurgiens, et la faculté était entre les deux, repoussant les premiers au profit des autres qui étaient à sa complète discrétion et dont elle se servait pour sa pratique opératoire. — Un privilège faisait sa force et elle s'en servait par jalousie dans un intérêt privé ne voyant pas qu'elle encourageait l'ignorance et empêchait le progrès de la chirurgie. — Au lieu d'appeler les chirurgiens à leur aide pour les opérations qu'ils ne savaient pas faire, les médecins de la faculté appelaient au contraire les barbiers qui par reconnaissance tracassaient les chirurgiens de tout leur pouvoir.

Ce fut une lutte de trois siècles entremêlée d'une infinité de trêves toujours rompues et dans cette querelle honteuse parurent les ordonnances du roi, des prévôts de Paris, de l'Université, tantôt à l'avantage des chirurgiens, tantôt à leur détriment, fixant leurs attributions spéciales et celles de la corporation des barbiers, détermi-

(1) Ordonnance du Prévôt de Paris en 1301.

nant pour les uns et pour les autres la nature des diplômes à obtenir et n'aboutissant en définitive qu'à un réel amoindrissement de la science.

En un mot, les chirurgiens voulaient faire partie de la faculté parce qu'en réalité la chirurgie fait partie de la médecine. Ils avaient raison. De son côté, la faculté s'y opposait en élevant une sorte de barrière de mépris entre les deux professions. — Jamais l'individualisme médical ne s'est révélé avec autant de cynisme et d'opiniâtreté, et, maintenant que la chirurgie a pris la place qu'elle méritait d'obtenir, on peut apprécier tout le tort fait à la science et à l'humanité par la lutte de cette faculté ignorante, confinée dans ses priviléges et hostile au progrès.

En repoussant la chirurgie de son sein pendant plusieurs siècles, elle a arrêté l'essor d'une des plus utiles parties de la science. — Il a fallu toute la résistance qu'inspire le sentiment de la force réelle pour ne pas succomber sous cette tyrannie. — La chirurgie s'est constituée à part; puis est venue la révolution de 1789 qui a tout emporté, et dont les conséquences ont été la fusion définitive de ces deux branches de la science médicale et leur constitution sur le pied d'une parfaite égalité. Je ne mentirai cependant pas en disant que dans cette égalité de fait, il y a des médecins qui verbalement, par une manifestation impuissante, croient encore que la médecine est supérieure à la chirurgie.

On ne peut que gémir de ces entraves apportées à l'essor de la chirurgie française aux XVe et XVIe siècles par la faculté toujours en lutte contre les chirurgiens de cette époque, mais il n'y a pas à espérer qu'un pareil exemple corrige dans l'avenir les corps savants privilégiés et les empêche de commettre des méfaits analogues. — Ce que nous voyons tous les jours est la preuve du contraire. Les abus de ce genre ne se préviennent que par la liberté et on peut affirmer que si la liberté d'enseignement eût existé au XVe siècle on n'aurait pas vu tomber la chirurgie au point où elle tomba après Guy de Chauliac, ni où elle retombera après Ambroise Paré.

A demi morte en France elle se réveille en Italie et c'est là qu'il faut la suivre pour en observer les progrès.

Nicolas Falcucci de Florence, mort en 1411, est le premier en date. — On lui doit une volumineuse compilation medico-chirurgicale de Rhazès et d'Avicenne qui n'a aucun intérêt.

Pierre d'Argelata, disciple de Guy de Chauliac auteur d'une chirurgie dans laquelle se trouve à côté d'idées personnelles de quelque importance une copie effrontément faite sans citation, dit Malgaigne, du texte même de la plupart des chapitres de l'auteur français. —

C'était un opérateur hardi qui pratiqua le trépan, opéra les hernies et la pierre, trépana les os pour enlever des séguestres, faisait les embaumements, dirigeait les sages-femmes dans les accouchements difficiles, pratiquait l'opération césarienne, etc. (p. LXXIX).

Léonard Bertapaglia de Bologne, mort en 1460, auquel on doit un énorme commentaire du quatrième canon d'Avicenne.

Marcellus Cumanus, chirurgien, disciple d'Argelata ; — Galeatius de Sainte-Sophie auquel Peyrilhe attribue à tort l'opération de la cataracte par succion au moyen d'une aiguille creuse, car ce procédé est signalé dans Albucasis ; — Arculanus, professeur à Bologne, à Padoue et à Ferrare, que Malgaigne considère comme chirurgien très-ingénieux, ce qu'on peut apprécier par les nombreux extraits qu'il publie à l'appui de ce jugement ; — Barthélemi de Montegnana, qui a laissé dans ses consultations différentes idées cliniques importantes sur les hernies et sur leur traitement ; — Gatenaria, qui a laissé un long commentaire du neuvième livre d'Avicenne imprimé seize fois au XVIe siècle. — C'est toute la chirurgie et le livre a une réelle importance — Malgaigne dit y avoir trouvé comme chose neuve, la seringue à clystère et, bien que Gatenaria en attribue l'honneur à Avicenne, il déclare que c'est lui qui doit en être considéré comme l'inventeur. Pourquoi faire d'un homme un inventeur malgré lui et cela à plusieurs siècles de distance? Cette manière de refaire l'histoire ne peut aboutir qu'à l'erreur. En effet, la seringue n'est pas de Gatenaria, elle n'est pas non plus d'Avicenne, mais elle est d'Albucasis. On la trouve figurée au n° 97 des planches qui accompagnent la traduction de Lucien Leclerc.

Les Branca père et fils, chirurgiens ambulants de Sicile (1442) auxquels on doit la pratique des procédés autoplastiques pour refaire le nez détruit avec un lambeau de la peau du visage ou du bras, ou *Rhinoplastie*, et la restauration des lèvres et des oreilles mutilées ; leur élève Balthazar Pavane ; les Bajano en Calabre, qui continuèrent cette spécialité d'opération, à peu près oubliée lorsqu'elle fut réinventée par Tagliacozzi qui, vers la fin du XVIe siècle, eut l'honneur d'attacher son nom à la découverte.

Pierre de Norsia, autre chirurgien ambulant, qui en était encore à amputer le testicule pour guérir l'hydrocèle et à traiter les hernies par le feu, et les caustiques connus dans la chirurgie arabe.

Antoine Benivieni de Florence, qui mourut en 1503 et qui a laissé un recueil important d'observations mis en ordre par son frère. Sa chirurgie est plutôt inspirée des Grecs que de celle des Arabes et elle est très-personnelle. On y trouve une véritable opération de lithotritie faite sur une femme, une appréciation du mal français et une quantité de faits chirurgicaux très-curieux. On doit le considérer comme l'un des premiers fondateurs de l'anatomie pathologique.

Alexandre Benedetti, de Legnano en Lombardie, professait à Padoue en 1493 et fut le chirurgien militaire de l'Expédition des Vénitiens contre Charles VIII en 1495. — On lui doit un traité d'anatomie, un grand recueil d'observations de chirurgie qui est très-utile à consulter, et un livre de pathologie publiée après sa mort où on voit qu'il avait observé tout en suivant les anciens Grecs plus que les Arabes. C'est de lui qu'Haller a dit : *Il est retourné des compilations à la nature.*

Jean de Vigo à Gênes, qui vécut à Rome où il publia en 1514 son livre de chirurgie intitulé *Practica copiosa*, divisé en neuf livres principaux. Comprenant 1° l'anatomie; 2° les apostèmes; 3° les playes; 4° les ulcères; 5° la maladie française ou mal vénérien; 6° les fractures et luxations; 7° la matière médicale ; 8° un antidotaire ; 9° un supplément relatif à l'hygiène des enfants; à la saignée; au purgatif; au moyen de faciliter le coït et d'augmenter la jouissance; à l'extraction du fœtus mort; à la teinture des cheveux, etc.

Ce livre eut un grand succès et fut réimprimé bien des fois, mais ce n'est encore qu'une compilation de la chirurgie arabiste et de Lanfranc ou de Guy de Chauliac de façon à répondre aux besoins de la science contemporaine. — C'est l'œuvre d'un homme instruit et habile appartenant encore à la catégorie des chirurgiens de cette époque, que l'inexpérience anatomique rendait timides, qui laissaient aux opérateurs ambulants le soin de pratiquer la taille, le trépan, la cataracte ou les opérations les plus difficiles et qui revenaient avec empressement à l'emploi des cautères, des pommades et des onguents. Il n'y a eu alors de chirurgiens hardis que les ignorants et tous les érudits restaient d'une prudence excessive.

Au même moment, un peu après, en 1514, Angiolo Bolagnini, professeur de chirurgie à Bologne, publiait quelques opuscules de chirurgie sur le traitement des ulcères et sur l'application des onguents, mais ces publications faites dans le but de soutenir la concurrence avec la chirurgie de Vigo à Rome sont sans importance. C'est encore un représentant des arabistes usant peu de l'instrument tranchant et plus fort sur les emplâtres que sur le bistouri.

Bérenger de Carpi, professeur à Bologne, en 1502, a une autre importance. Ce fut un vrai anatomiste, ayant disséqué beaucoup de cadavres humains, et par conséquent un chirurgien plus expérimenté que ses prédécesseurs. Il commença l'École des chirurgiens anatomistes en dehors de laquelle on peut dire qu'il n'y a pas de bonne chirurgie. On l'accuse d'avoir fait la vivisection de deux Espagnols vivants pour étudier les battements du cœur, et Malgaigne qui rapporte le fait dit que « s'il n'est pas prouvé, il n'est nullement invraisemblable » (p. CLXXXV). L'ardente curiosité scientifique du temps, établie par l'expérience sur l'archer de Bagnolet, par l'empoisonnement d'un condamné à mort par Fallope et les essais d'A. Paré peut faire croire à son affreuse réalité. Ce Bérenger de Carpi a publié plusieurs livres d'*anatomie*, et un traité des *fractures du crâne* assez estimé. Il prétend avoir extirpé avec succès la matrice descendue hors du vagin, et l'avoir vu extirper de même deux fois par son père et par son neveu. Une des malades trois ans après revit ses règles, et Malgaigne dit avec raison qu'on a peut-être enlevé un polype utérin au lieu de la matrice. Il est difficile cependant d'admettre qu'un anatomiste ayant dans la main un polype utérin le considère comme étant l'utérus lui-même. A part cela, le fait n'en est pas moins extraordinaire, avoir vu trois fois l'extirpation heureuse de la matrice! Ce sont des choses que nous ne voyons plus aujourd'hui. Son livre sur les *fractures du crâne* où se trouve sa théorie des *plaies* d'armes à feu est assez estimé, mais dans tout ce qui reste de lui, on trouve encore, comme dans Vigo, l'empreinte de la chirurgie Arabe avec ses onguents et un peu celle de la chirurgie Romaine de Celse.

Jean de Romani, praticien peu connu de Crémone qui, en 1525, commença à mettre le grand appareil en usage pour la taille.

Marianus Sanctus de Barletta, élève de Vigo, pratiquait à Naples. On lui doit un *Compendium*, en 1514, un traité de *capite* et des *Commentaires* intéressants sur Avicenne, imprimés à Rome en 1526. Il apprit une nouvelle méthode de la taille, de Jean de Romani, qui est le grand appareil, et devint un lithotomiste très-renommé, ce qu'on voit par son livre du *secret d'or sur l'extraction de la pierre*. Si l'on joint à ces travaux un ensemble d'idées ridicules d'astrologie et de supernaturalisme médical, on aura l'idée complète de ce que fut ce chirurgien.

Il introduisait une sonde courbe dans l'urètre en faisant saillir la courbure à gauche ou il incisait le périné, puis après avoir passé les conducteurs, un gorgeret mousse, il introduisait les tenettes pour enlever les pierres.

Blondos ou Biondo, élève de Naples et de Rome, sous Marianus, fut encore un chirurgien soumis aux inspirations de Celse, de Galien et d'Avicenne. S'il eut de temps à autre quelques éclairs de libre pensée, il revenait bien vite à ses autorités professionnelles; car, dit-il, dans un livre de chirurgie publié en 1542 : *Il est plus louable de se tromper avec Galien et Avicenne, que d'acquérir de la gloire avec les autres*, ou bien : *Mieux vaut mourir par un médecin méthodique que de vivre par un empirique.*

Que seraient devenus les malades confiés à de pareils chirurgiens, s'il n'y avait pas une nature plus forte qu'eux tous pour leur arracher quelques victimes?

Manardi de Ferrare, en 1536, Massa de Venise, en 1542, auquel on doit un livre sur la vérole; Brassavola de Ferrare, 1546, qui a publié des commentaires sur Hippocrate et Galien, et qui, dans sa chirurgie, a plusieurs fois pratiqué la branchotomie dans la suffocation que produisent certaines angines.

Ingrassias de Palerme (1554), directeur des écoles du royaume des Deux-Siciles, anatomiste peu habile en chirurgie, qu'il faisait rentrer dans le domaine médical.

En Allemagne, la chirurgie se faisait alors par l'intermédiaire des baigneurs et des barbiers, mais il n'y eut aucune individualité recommandable. — En Suisse au contraire, il y eut un grand nom, celui de Paracelse, que l'on regarde trop aisément comme un insensé et dont j'ai parlé au point de vue médical, dans le chapitre du naturisme.

Paracelse a aussi sa place dans l'histoire de la chirurgie du XVIe siècle. Né en 1493, il fut professeur de médecine et de chirurgie à l'Université de Bâle, où il publia sa *Berthéonée* ou *Petite chirurgie.* Du premier coup en révolte avec l'autorité des médecins Grecs et Arabes, qu'il insulte de la façon la plus grossière, il déclare ne reconnaître d'autres règles que l'expérience et la raison. Celui qui ne se laisse pas prendre aux grands mots à effets de la science et de la philosophie, sait ce que cela veut dire. L'histoire le lui a appris. Tous ceux qui, au nom de l'expérience, ont cru de bonne foi combattre des faits reconnus jusques-là comme des vérités n'ont fait eux-mêmes que des hypothèses acceptées comme vérités du jour, renversées par les vérités du lendemain. Qui a fait plus d'hypothèses que Bacon auquel on fait l'honneur immérité d'avoir découvert la méthode expérimentale qu'on trouve avant lui comme étant toujours, plus ou moins selon les temps, le guide de tous les savants quels qu'ils soient? Est-ce que les hypothèses matérialistes ne sont pas toutes expérimentales et sensualistes? De nos jours, en médecine le Positivisme n'est qu'un amas d'hypothèses, microscopiques il est vrai, mais ce ne sont pas moins des hypothèses qui sont renversées par d'autres hypothèses, tirées d'observations directes qu'on croit vraies. On s'imagine avoir mieux vu que les autres et voilà tout. C'est toujours l'histoire de ceux qui passent dans un chemin où le dernier venu ramasse un objet que n'ont pas vu les autres, et où d'autres promeneurs trouvent encore quelque chose à prendre. Il en a été ainsi de Paracelse. Au nom de l'expérience il a combattu les vérités de la veille, et les vérités qu'il voulait leur substituer ont à leur tour succombé devant l'expérience de ses successeurs.

Naturiste, respectueux d'Hippocrate autant qu'il était ennemi de Galien et des Arabes; mystique et rêveur, il intronisa en médecine l'usage des agents chimiques dont on faisait peu d'usage, et c'est à lui qu'on doit l'emploi du mercure dans la syphilis. On lui doit un traité important sur cette affection nouvelle, une *Petite* et une *Grande chirurgie* dans laquelle il se montre infiniment trop partisan des remèdes internes au détriment des opérations nécessaires.

Il traite successivement des ulcères, des tumeurs, des plaies que la nature guérit aidée par les médicaments, de l'esquinancie, des plaies lorsqu'elles sont recouvertes par une fausse membrane, ce qui représente bien ce qu'on appelle aujourd'hui la pourriture d'hôpital; des fractures pour lesquels il rejette les appareils contentifs, qu'il remplace par des cercles de fer attachés à une tige et à des vis (Malgaigne, *Introd. d'A. Paré*, p. CCXX, etc.).

C'est une chirurgie qui n'a rien de remarquable, mais l'homme qui en est l'auteur, a une telle renommée sous tant d'autres rapports, que je devais la mentionner ici. Avec lui on doit mentionner Conrad Gessner, 1554; Franco de Berne; Félix Wurter de Bâle. (Malgaigne, CCXXII; — Sprengel, 402.)

En France, outre les chirurgiens barbiers qui sans titre scientifique faisaient les opérations ordinaires, sauf la taille, la hernie et la cataracte, les rebouteurs qui traitaient fractures et luxations, il y avait les chirurgiens jurés et les chirurgiens de la confrérie de Saint-Côme, dont les luttes pour entrer à la faculté ont fait si grand bruit. Cette corporation gardait les traditions de la chirurgie en formant des élèves non diplomés, mais elle ne produisit aucun chirurgien de renom, sauf Braunschweig, qui traitait toutes les plaies d'armes à feu comme si elles étaient envenimées; Gersdoff, Roeslin à Strasbourg, qui sont assez estimés. La chirurgie n'a pas eu de célébrité méritée. On cite cependant à cette époque Jean Tagault, d'Amiens, né en 1522, qui publia, en 1549, des institutions chirurgicales qui ne sont qu'une reproduction affaiblie et abrégée de la chirurgie de Guy de Chauliac.

Vidus Vidius, Florentin, qui en 1540 publia un livre sur la chirurgie grecque avec des commentaires sur Hippocrate et sur Galien, qu'il dédia à François Ier. Il fut appelé de Florence à Paris, et fut aussitôt nommé lecteur royal en chirurgie au collége de France et médecin du roi. C'est ainsi qu'on traite les étrangers en France au détriment des nationaux.

Un Germain Colot de Paris, qui sous Louis XI serait l'inventeur de la taille par le haut appareil ou taille hypogastrique. Il l'aurait pratiquée sur un archer de Bagnolet, condamné à mort en 1475, et qui lui aurait été livré avec grâce promise s'il guérissait de l'opération, ce qui eut lieu. Mais le fait est incertain, et Malgaigne qui le critique judicieusement a montré qu'il est presque impossible de rien conclure de scientifique d'après le récit donné par la *chronique* scandaleuse d'où on l'a tiré.

Laurent Colot, qui en 1556, sous Henri II, pratiquait la taille telle qu'il l'avait apprise d'Octavien Ville, élève de Marianus.

Severin Pineau (1578-1619), lithotomiste et chirurgien assez habile de Paris, maître du collége Saint-Côme, auquel on doit un mémoire sur l'extraction des calculs de la vessie et deux autres opuscules.

Le plus célèbre des chirurgiens du XVIe siècle est A. Paré, né à Laval en 1510. D'abord chirurgien-militaire dans la campagne de François Ier en Italie, il fut plus tard chirurgien de François II et de Charles IX. Ses œuvres chirurgicales ont été publiées avec un grand luxe d'érudition par Malgaigne. Elles renferment surtout un traitement plus rationnel des plaies d'armes à feu qu'il ne croyait pas envenimées ni brûlées. Il les traitait en les dilatant pour enlever le projectile, les pansait avec l'huile de rose, ne voulait pas qu'on arrachât toutes les esquilles, et n'arrivait à l'amputation que s'il y avait gangrène par lésion des artères. C'était toute une révolution thérapeutique, car l'idée que les plaies d'armes à feu faites par la poudre et la balle étaient empoisonnées avait amené les chirurgiens à les cautériser au fer rouge ou à l'huile bouillante, pour détruire le poison, et à panser ensuite au beurre ou avec les digestifs pour amener la chute de l'escharre.

Il substitua la ligature à la cautérisation dans la section des artères et c'est lui le premier qui, au siége de Damvilliers, en 1551 et 1552, lia les artères au moment des amputations.

La chirurgie et l'humanité lui doivent la suppression des cautérisations dans les plaies d'armes à feu et la ligature artérielle dans les amputations. Ce sont là ses vrais titres de gloire.

On lui doit aussi le diagnostic plus exact des fractures du col du fémur, jusque-là toujours confondue avec la luxation de la hanche; — l'interdiction de faire le trépan sur les sutures du crâne; un traité sur les abcès du foie à la suite des plaies de tête; sur les plaies du cou intéressant les veines jugulaires et la trachée ; sur la bronchotomie qu'il pratiqua avec succès ; sur le traitement de l'hydrocèle par le séton de préférence à l'incision ; sur les plaies du nerf médian, sur les abcès du pharynx qu'il ouvrait avec un pharyngotome spécial, etc.

Le livre de Paré est peut-être un peu long et diffus, mais ce qu'il renferme de vues neuves et originales en fait une œuvre à part et justifie bien le jugement de la plupart des historiens, qui regardent son auteur comme le père de la chirurgie moderne. Ils diffèrent en cela de la vieille faculté du XVIe siècle qui censura et interdit le livre de l'*Ignare*. En effet, Ambroise Paré ayant publié un gros volume de médecine et de chirurgie, la Faculté de médecine de Paris s'en indigne, déclarant que ce livre ne peut être d'un homme aussi « notoirement ignare, et qui ne connaît pas même les premiers éléments de la grammaire, et des langues latine et grecque (1), » enfin qu'elle poursuivra le téméraire devant le Parlement.

Ambroise Parér eçut, en effet, cet affront. Leprévôt et les échevins de Paris demandèrent que son livre soit brûlé « comme contenant plusieurs choses impudiques et contraires à la morale publique. » André Malaisé, chirurgien de Paris, déclara que, dans le susdit livre, il y avait des chapitres entiers de lui, et que Paré était un plagïaire.

Un arrêt du Parlement (14 juillet 1575) fit défense à tous libraires et imprimeurs de vendre et d'imprimer aucun livre de médecine ou de chirurgie sans l'approbation de la Faculté.

Pour finir, Paré fut obligé (5 avril 1578) de passer sous les ciseaux de la Compagnie de la rue de la Bûcherie et son livre fut examiné, châtié par une commission composée de Liebault, Marescot, Duval, Lamer, Hautain, Lusson, Rebours Héron.

De nos jours, il y a encore des historiens qui ont les mêmes sentiments restrictifs pour ce chirurgien, car dans son *Histoire des sciences médicales*, Daremberg, qui consacre 84 pages à Paracelse qu'il considère comme *un fou*, n'accorde que trois lignes à Ambroise Paré et il ne mentionne même pas sa théorie des plaies d'armes à feu.

Barthélemi Maggi, médecin de Bologne, adopta toute la thérapeutique de Paré sur les plaies d'armes à feu sans en nommer l'auteur, et il la répandit ainsi en Italie dans un livre publié en 1552, sept ans après la publication du chirurgien français. — L'énoncé des dates suffit pour empêcher toute erreur. La doctrine de Paré fut également adoptée par Léonard Botal de Turin qui n'en indique

(1) *Union médicale* du 28 mai 1575.

pas davantage l'auteur, par Jean Lange en Allemagne dans des lettres publiées en 1554 où il est question des plaies d'armes à feu à un même point de vue, et enfin un peu plus tard par tous les chirurgiens sans exception.

Parmi les autres chirurgiens du XVIe siècle, contemporains, successeurs ou élèves d'Ambroise Paré — il faut citer :

Son disciple Jacques Guillemeau d'Orléans, chirurgien de Henri IV, qui a laissé un livre sur *les opérations de chirurgie* (1602) où se trouvent quelques modifications du trépan dans ses indications et dans l'instrumentation ; il a repris dans l'hydrocèle l'incision du scrotum qui avait été bannie par A. Paré ; il opérait les anévrysmes par ligature en suivant les anciens procédés et les varices par les caustiques minéraux, *son caustique de velours*, qui n'est autre que la lessive des savonniers. C'est un livre qui ne manque pas d'intérêt.

Il s'occupa beaucoup d'ophthalmologie et c'est un des principaux réformateurs de l'art des accouchements. — On lui doit le précepte de faire l'accouchement dans les hémorrhagies qui surviennent avant la délivrance, et, dans la délivrance, de ne pas arracher violemment le placenta, plus cinq observations malheureuses d'opération césarienne.

Pigray est aussi un autre disciple de Paré qui n'a rien laissé d'important, mais parmi les contemporains il faut mentionner :

Barthélemi Cabrol, professeur à Montpellier, où il porta les doctrines chirurgicales d'Amb. Paré, etc.

Pierre Franco, qui exerça à Berne, à Lausanne et à Orange. Ce chirurgien a publié en 1558 ou 1568 un traité des hernies dont Paré ne parle pas, bien qu'il ait été publié à Paris, et où, comme perfectionnement capital, il y a le débridement de l'anneau pour faire cesser l'étranglement, et rendre la réduction plus facile. — C'est lui l'auteur du procédé de la taille par le haut appareil. En 1560, il opérait à Lausanne un enfant de deux ans, et il avait commencé à agir par le petit appareil lorsqu'il s'aperçut qu'il avait affaire à un calcul gros comme un œuf de poule qui ne pourrait pas sortir par en bas. — Changeant alors d'opération, et voyant la vessie faire saillie au-dessus du pubis, il incisa la région hypogastrique, tira le calcul et obtint la guérison du malade. — Cette opération plus facile chez les enfants en raison du peu de profondeur du bassin a moins de chances de réussir chez l'adulte, mais, dans certains cas, on est encore obligé d'y recourir.

Chez les femmes, Franco conseille seulement de dilater l'urètre et de saisir le calcul avec des tenettes sans rien inciser. — Il inventa aussi un lithotome caché et des tenettes dont on ne se sert plus aujourd'hui.

Vésale (1514-1555), le grand anatomiste auquel on doit une chirurgie assez médiocre, publiée après sa mort par Pierre Borgarucci.

Gabriel Fallope (1525 à 1563), le célèbre anatomiste, fut en même temps un habile chirurgien. On lui doit un commentaire sur Hippocrate à propos des plaies de tête, dans lequel il conseille les réfrigérants, les styptiques et les médicaments internes; ailleurs il prescrit pour les fractures du crâne d'appliquer le trépan avant le quatrième jour, et l'usage prudent du ciseau pour enlever les esquilles. Il dit avoir enlevé de grandes portions de la substance corticale du cerveau sans qu'il en soit résulté d'inconvénient.

Dans les amputations, il se servait d'un couteau rougi à blanc et brûlait une seconde fois les vaisseaux. Quelle barbarie! (*De tumor. praeter. natur.*, p. 665.) Cependant, à propos des blessures, (*de vulnerib. particul.*, p. 211) en cas d'hémorrhagie, il se servait de la ligature. La cautérisation au fer rouge sur l'anneau inguinal était aussi son remède contre la hernie. — Contre les ulcères, il employait l'alun, et, s'il y avait au-dessous une carie osseuse, il recourait au fer rouge; quand il s'agissait d'une ulcération cancéreuse, il enlevait le mal et cautérisait les racines. Sa chirurgie ne vaut pas son anatomie.

César Aranzi ou Arantius (1580), professeur d'anatomie à Bologne, a laissé un livre sur les *tumeurs*, imprimé à Venise en 1595, et dans lequel se trouve la description d'une pince particulière pour l'extirpation des polypes du nez. — Il fut assez célèbre par ses opérations de la fistule à l'anus; — dans les anévrysmes, il se contentait de recourir aux astringents sans songer à l'opération, comme dans le cancer, il se contentait d'application de remèdes à la guimauve et à l'huile d'amandes douces. — On lui doit aussi le traitement des taies de la cornée par la cautérisation d'acide oxalique, — de l'hydrocéphale par la transpiration de la tête que produit l'application d'un grand emplâtre diapalme.

Rousset (1581), médecin du duc de Savoie, lithotomiste auquel on doit un travail original sur l'opération césarienne restaurée au commencement de XVIe siècle par un ignorant, Nufer de Turgan, charcutier, qui la pratiqua sur sa propre femme. (Bauhin, in appendice ad Rousseti hysteromotok.)

Adrien et Jacques d'Amboise.

Thevenin, oculiste, opérateur du roi (1645), auquel on doit un recueil d'opération de chirurgie et un traité des tumeurs qui ne reproduisent que les connaissances du temps.

Nicolas Habicot, né en 1598, mort en 1624, chirurgien anatomiste célèbre par ses succès dans la bronchotomie et son enseignement à l'Hôtel-Dieu de Paris.

François d'Arcéus, chirurgien Espagnol, qui vivait vers 1580, publia un livre sur la méthode de guérir les plaies de tête et des autres parties du corps. Pour lui, le trépan est très-utile, si ce n'est chez les enfants et chez ceux qui ont des fractures très-étendues; son traitement des fistules à l'anus par le gaïac, l'huile et le baume qui porte son nom a été si célèbre que l'on venait, dit Sprengel, de toutes les parties de la France et de l'Espagne se faire soigner par lui.

Dans toute cette période, le mouvement chirurgical a été fort actif, mais encore dominé en très-grande partie par l'autorité des chirurgiens grecs et arabes. — On y retrouve toute la chirurgie du passé, mais, çà et là, des tentatives pour en secouer le joug. Paracelse et surtout Amb. Paré furent les plus audacieux sous ce rapport, mais les découvertes ne sont pas très-nombreuses. En voici le résumé :

INVENTIONS ET MÉTHODES CHIRURGICALES DES XVe ET XVIe SIÈCLES.

L'onguent mercuriel contre les poux, par Balescon de Tarente ou Valescus.

L'autoplastie et la rhinoplastie, inventées par Branca et depuis lors pratiquées par Balthazar Pavone, Bojano et Tagliacozzi.

L'extirpation de la matrice tombée hors du vagin, par Bérenger de Carpi.

La taille par le grand appareil, inventée par Jean de Romani, puis employée par Marianus Sanctus.

Le mercure à l'extérieur dans la Syphilis, par Béranger de Carpi, et à l'intérieur par Matthiole.

Les appareils de fracture avec des cercles de fer maintenus à distance par une tige et des vis, inventés par Paracelse pour remplacer les appareils contentifs.

La taille par le haut appareil de Germain Colot et surtout de Franco.

La substitution de la ligature des artères à leur cautérisation pendant la pratique des amputations due à Amb. Paré.

Le diagnostic exact des fractures du col du fémur et de la luxation de la hanche indiqué par A. Paré.

L'invention d'une nouvelle pince d'arrachement pour les polypes du nez.

Le nouveau traitement des plaies d'armes à feu par enlèvement des esquilles et un pansement simple substitué à la torture de la cautérisation faite dans le but de combattre un empoisonnement de ces plaies qui n'existe pas.

A ce sujet, il ne sera pas sans intérêt de comparer le traitement des plaies d'armes à feu au xve et au xixe siècle.

Des plaies d'armes à feu au xve *siècle.* — Au xve siècle, l'homme n'avait pas encore fait sortir de la découverte du moine Roger Bacon, sur la poudre de guerre, tout le parti qu'il en tire aujourd'hui pour sa propre destruction. C'était le temps des arquebuses et des mauvais canons. En raison du nombre assez restreint des projectiles lancés, le courage humain n'était pas paralysé par le spectacle des ravages de la tuerie moderne, et il pouvait se déployer dans toute son énergie. La lutte des armées en campagne n'était pas aussi meurtrière qu'elle est de nos jours, et l'ardeur ou la foi des combattants dans la justice de leur cause pouvait, en excitant leur enthousiasme, changer en leur faveur l'issue des combats.

Aujourd'hui, la vaillance personnelle est soumise à une épreuve infiniment plus redoutable, car il lui faut lutter contre la science qui, multipliant le nombre et la portée des projectiles lancés dans un court espace de temps, la domine par ses calculs, et lui ôte une partie de ses ressources d'autrefois. A nombre égal, les plus savants sont les plus forts. Soyons donc savants.

Si l'art de la guerre et ses conditions ont changé, l'art de guérir les blessures de la guerre, surtout les plaies d'armes à feu, n'a pas moins été profondément modifié. Entre ces deux métamorphoses, il y a cependant une bien grande différence. Les perfectionnements de l'art militaire sont la honte de l'humanité, ceux de la chirurgie en sont la gloire. Plus que jamais cette science peut dire :

Ad cædes hominum prisca amphitheatra patebant;
Ut longum discant vivere nostra patent.

Au commencement du xvie siècle, après le fléau de la guerre, il y avait le fléau des barbiers chirurgiens. Quelle barbarie dans le traitement des plaies d'armes à feu ! Être blessé n'était rien en comparaison des atrocités qu'il fallait subir après sa blessure.

Dans la croyance où l'on était, alors, que les plaies d'armes à feu étaient envenimées et empoisonnées en raison de leur couleur noire, gangréneuse, les uns donnaient de la thériaque à l'intérieur pour neutraliser le venin, les autres y passaient le fer rouge, de l'huile bouillante, du vitriol ou du sublimé corrosif pour anéantir le poison. Ces dernières pratiques, qui étaient celles de Jean de Vigo et d'Alphonse de Ferri, avaient prévalu et elles étaient devenues générales. Ce n'était pas assez d'être blessé, il fallait encore après subir la torture du fer rouge ou la brûlure à l'huile bouillante. Puis pour calmer la douleur inutilement provoquée, on couvrait la plaie de lard, de beurre frais ou de jaune d'œuf battu dans l'essence de térébentine.

Si la plaie était compliquée de fracture des os, et que l'amputation fût jugée nécessaire, une fois le membre abattu on avait encore icirecours au fer rouge pour cautériser la plaie et arrêter l'hémorrhagie.

Franchement, c'était bien mal récompenser le courage d'un brave soldat que de lui infliger de pareilles souffrances, après son malheur d'avoir été blessé, et on a quelque peine à s'imaginer comment avait pu naître et se perpétuer l'idée d un semblable traitement. Cela s'explique cependant lorsqu'on sait que la chirurgie telle qu'elle s'enseigne et se pratique aujourd'hui, était alors repoussée de la faculté et abandonnée à la corporation des barbiers chirurgiens.

Une des puissances de ce monde avec laquelle on a souvent tort de ne pas compter, tant elle a de force pour déjouer les combinaisons les mieux établies en apparence, vint renverser ce système de torture inutile et lui substituer des procédés moins douloureux. Le hasard. qui reste tel pour le vulgaire et qui donne au génie des leçons dont il sait profiter, est l'auteur de la réforme dont l'humanité a tiré un si grand profit.

Ce fut en 1536, après la rupture de la paix de Cambrai signée en 1529 entre François Ier et Charles-Quint. Celui-ci avait envahi la Provence, et la lutte avait commencé. Divers combats avaient eu lieu et la chirurgie, meilleure d'intention que d'action, prêtait ses douloureux secours aux blessés. Après l'affaire du Pas-de-Suze, le tour des chirurgiens pour accomplir leur mission était venu. Parmi eux, se trouvait Ambroise Paré, âgé de 19 ans, chirurgien du maréchal de Monte-Jan et qui, après avoir vu opérer les autres, allait faire de même. Par un hasard heureux, l'huile bouillante ayant manqué, il ne put, selon la règle, cautériser aucune blessure, ce qui le remplit d'inquiétude et l'empêcha de dormir à son aise ; mais, à sa grande admiration, ses blessés se trouvèrent mieux que les autres qui avaient subi la cautérisation.

Ce qui aurait pu passer inaperçu, sous les yeux d'un esprit systématique et borné, fut un trait de lumière pour A. Paré qui, dès ce jour, renonça à cautériser les plaies d'armes à feu, et s'appliqua à faire prévaloir l'idée d'un traitement plus simple et surtout moins douloureux. Il y a réussi, et c'est là l'origine de la réforme dont nos blessés bénéficient encore aujourd'hui. La science n'a pas moins profité de cette heureuse innovation que l'humanité, car elle dut abandonner la supposition que les blessures d'armes à feu étaient brûlées et empoisonnées. On vit alors que les balles n'étant pas chaudes, ne pouvaient brûler, et, que la poudre ne renfermant pas de poison, ne pouvait engendrer aucun venin. La coloration noire des plaies s'expliqua par une sorte de gangrène superficielle, limitée, due à la violente confusion du projectile, et l'on mit ainsi en rapport la théorie avec les pratiques nouvelles.

Si l'on ajoute à cela l'idée de mettre temporairement les blessés dans la position où ils se trouvaient en recevant le coup de feu, afin de faciliter l'extraction de la balle, puis, la ligature des artères d'un membre amputé pour remplacer la brûlure des parties avec le fer rouge, on verra que la science n'a pas déployé moins de génie dans la conservation des victimes de la guerre, que la balistique n'en a fait preuve dans le but de les multiplier.

La première de ces innovations eut lieu en 1543, au camp de Perpignan, à l'occasion d'un coup de feu reçu par le maréchal de Brissac, dans les environs de l'omoplate droite. Les chirurgiens n'avaient pu trouver la balle, Paré fut envoyé, et dès qu'il eut fait mettre le blessé dans la position qu'il occupait en recevant le coup, il trouva sous la peau une balle qu'il fit extraire par Nicolas Lavernault, chirurgien du Dauphin.

L'autre invention résulta de cette induction légitime, que la ligature des artères divisées réussissant à arrêter les hémorrhagies d'une plaie, elle devait également réussir contre les hémorrhagies de l'amputation d'un membre. A la première occasion qui s'offrit, au siége de Damvilliers, en 1552, M. de Rohan ayant eu la jambe broyée d'un coup de couleuvrine, Ambroise Paré fit l'amputation, et au lieu d'appliquer le fer rouge il fit la ligature des artères et sauva son malade.

Ce fut partie gagnée, et la routine venait d'être vaincue par un barbier chirurgien.

A cet égard : *La Méthode de traicter les plays faictes par les hacquebutes et aultres bastons à feu*, etc., *composée par Ambroyse Paré, maistre chirurgien à Paris*, est une des œuvres qui honorent le plus la chirurgie française, et dont l'humanité devra conserver l'inaltérable et reconnaissant souvenir. Plusieurs fois réimprimée du vivant de son auteur, et placée dans la collection de ses œuvres, elle reste comme un témoignage de sagacité et d'ingéniosité digne des plus grands éloges.

La réforme dont Paré se fit le promoteur ne s'accomplit pas sans résistance, et il fallut bien des années pour qu'elle devînt générale. Acceptée par quelques chirurgiens, repoussée par les autres, elle eût été très-périlleuse pour son auteur s'il n'eût pas été en aussi grande faveur à la cour. La Faculté, qui ne songeait qu'à abaisser la corporation des maîtres barbiers chirurgiens en voulant la réduire à un rôle de *mestier manuel*, n'attendait qu'une occasion favorable pour sévir. Paré la lui offrit en publiant une relation des épidémies de rougeole, de petite vérole et de peste qu'il avait observées et où il vantait l'antimoine. Le 28 mai 1575, il fut par elle déclaré « notoirement ignare et ne connaissant pas les premiers éléments de la grammaire et des langues latine et grecque. » De plus on le déféra au Parlement.

Le prévôt et les échevins demandèrent que son livre fût brûlé comme renfermant choses impudiques et contraires à la morale publique, et que dorénavant les livres de médecine et de chirurgie ne pussent être imprimés ni vendus sans autorisation de la Faculté. Un arrêt du Parlement, du 14 juillet 1575, confirma cette décision, et, le 3 avril 1578, Paré passa sous les ciseaux de la compagnie de la rue de la Bucherie pour y être examiné et châtié comme il le méritait.

L'histoire ne nous dit pas si Paré « l'ignare, ne connaissant ni le français, ni le latin, ni le grec, » a beaucoup souffert de ces injures de la Faculté, ni de cet arrêt du Parlement, ni des mutilations de de son œuvre par la censure des Liebault, des Marescot, des Latour, des Hautain, des Lusson, des Rebours et des Heron, commissionnés par la science officielle du temps; mais les blessés qu'on ne brûlait plus à l'huile bouillante ni au fer rouge n'en souffrirent guère.

Ce fut le principal pour l'humanité qui eut la faiblesse bien excusable, à mon sens, de préférer l'art bienfaisant d'un barbier dépourvu de grec et de latin aux douloureuses façons d'agir des théoriciens latinistes que l'expérience n'instruit jamais. La réforme de Paré se propagea partout et, soit en théorie, soit en pratique, elle est le fond des procédés actuels de la chirurgie. Sauf des modifications de détail, son principe reste intact, et, consacré par une expérience déjà bien longue, il n'est guère à craindre qu'il puisse péricliter.

Ce que la chirurgie moderne a fait à l'égard des plaies d'armes à feu est considérable, mais ne porte pas atteinte à ces principes. On a modifié les règles relatives à l'extraction des projectiles, à l'époque des amputations jugées nécessaires par la gravité des désordres produits, mais, si ce sont là des choses de la plus grande importance pour le salut des blessés, ce ne sont pas des réformes qui puissent faire date dans l'histoire de la science. Il y a cependant parmi les procédés actuels de traitement des plaies d'armes à feu, des découvertes qui ajoutent aux premiers bienfaits de l'art compatissant du célèbre Paré, celles d'une chirurgie conservatrice et maîtresse de supprimer la douleur.

Ainsi, au XVIIIe siècle, en 1768, Whytt, chirurgien de Manchester, a, pour la première fois, essayé de conserver aux blessés un membre dont les os étaient fracassés, en substituant la *résection* des parties osseuses à l'*amputation*. Au lieu d'enlever le bras d'un soldat dont l'os avait été mis en éclats vers sa partie supérieure, à l'épaule, il se contenta d'enlever les fragments ou *esquilles*, et il fut assez heureux pour lui conserver le coude et la main avec tous leurs mouvements.

L'exemple fut aussitôt suivi, et maintenant, quand cela est rendu possible par le genre des blessures, tous les chirurgiens essayent, par une résection habilement faite, de conserver la main ou le pied au lieu d'amputer la totalité du membre. Le bras ou la jambe sont plus courts, mais ne vaut-il pas mieux cette difformité qu'une horrible mutilation. D'ailleurs, les mouvements des doigts sont conservés, comme le sont ceux de la jambe, qui peut servir à la station ou à la déambulation, et sous ce rapport, en se faisant conservatrice, la chirurgie des plaies d'armes à feu a réalisé un immense progrès.

Aujourd'hui beaucoup de blessés, ayant subi cette résection d'un des os de l'épaule, du coude ou du genou, auront le bonheur de conserver un membre fracassé qu'ils eussent perdu à une autre époque ou entre les mains de chirurgiens moins ingénieux ou moins expérimentés.

La dernière conquête de la chirurgie des plaies d'armes à feu, la plus étonnante peut-être et la plus heureuse pour les pauvres blessés, date du XIXe siècle. C'est la suppression de la douleur, qui laisse au chirurgien toute sa tranquillité morale et qui lui permet d'agir sans précipitation pour exécuter avec plus de soin les infinis détails d'une opération délicate et difficile. A l'aide des vapeurs soporifiques du chloroforme, l'opérateur plonge son malade dans un tel état de sommeil et d'insensibilité qu'il lui enlève toutes les angoisses physiques et morales de l'opération, et qu'au réveil le malheureux se cherche lui-même pour savoir ce qui lui manque. Pendant une heure on peut disséquer le pourtour d'un de ses os en éclats pour en extraire les fragments sans rien blesser d'utile, et il ne s'en est pas aperçu. Quelle merveille, et que nous sommes loin du temps où ce pauvre blessé se serait tordu de douleur sous l'action de l'huile bouillante et du fer rouge!

Voilà les différences du traitement des plaies d'armes à feu au XVe et au XIXe siècle. A la théorie de l'empoisonnement de toutes ses plaies, la chirurgie a substitué le fait de l'attrition par la force d'impulsion des projectiles; à la cautérisation par l'huile bouillante du prétendu venin, elle a opposé les pansements simples; au fer rouge contre l'hémorrhagie des amputations, elle a préféré la ligature; dans ses idées conservatrices, elle a imaginé les résections, et enfin par un dernier triomphe sur la sensibilité des organes, elle s'est mise en possession du pouvoir d'anéantir la douleur.

DE LA CHIRURGIE MODERNE AUX XVIIe ET XVIIIe SIÈCLES

1° XVIIe siècle.

Après la mort d'Ambroise Paré, en 1590, comme après celle de Guy de Chauliac, la chirurgie eut encore une éclipse de près d'un demi-siècle dans lequel il ne parut aucun nom ou publication de quelque importance. — L'antagonisme des barbiers chirurgiens, des maîtres chirurgiens de Saint-Come et de la Faculté continuait toujours en France au grand détriment de la science et de l'humanité, car elle retardait de plus en plus l'avénement d'une branche des connaissances médicales les plus utiles et la plus digne d'être encouragée.

L'histoire est unanime pour condamner le mobile de ces querelles qui ont duré si longtemps et engendré plus de mille mémoires, de procès, de brochures et d'articles de toute sorte où la question de préséance des médecins et des chirurgiens semblait être l'unique préoccupation des savants (1). — Pour être moins vive, la lutte au XVIIe siècle n'en persista pas moins et, comme le dit Dezeimeris :

« La faculté de Paris ne pouvait laisser au collége des chirurgiens le repos et la liberté dont les fruits menaçaient de faire oublier ses propres travaux. Les moyens ne lui avaient jamais manqué pour nuire à ses rivaux; mais elle sut trouver dans cette occasion le plus sûr et le plus funeste : ce fut d'avilir et de dégrader par une association déshonorante le corps qui lui faisait ombrage. Grâce à l'impudence de ses valets, les barbiers, et à la bassesse de quelques chirurgiens indignes d'appartenir au collége Saint-Louis, elle réussit par surprise et par intrigue à faire prononcer par l'autorité suprême (1655) la réunion des barbiers et des chirurgiens en une seule corporation et à faire exclure de l'Université la chirurgie qui y avait été un instant reconnue, et dont la dignité se trouvait alors si gravement compromise. »

(1) Voir à ce sujet *Hist. de l'anatomie et de la chirurgie* de Portal., tom. VII, p. 722.

« Depuis lors tout zèle et toute émulation pour la chirurgie furent éteints en France; à peine pourrait-on citer les noms de quelques hommes généreux qui cherchèrent à relever l'honneur de leur état, les travaux d'un petit nombre de chirurgiens qui auraient pu briller dans un siècle moins défavorable..... (Dezeimeris, page 157; *Lettres sur l'Histoire de la Médecine*) (1).

Comme on le voit, l'état de la chirurgie en France au commencement du XVIIe siècle ne fut pas brillant, mais il n'en fut pas de même dans le reste de l'Europe, et « pour suivre ses progrès il faut aller dans des pays moins esclaves des préjugés et moins asservis au joug des priviléges (p. 158). »

Je commencerai par l'Italie, là où le culte des recherches anatomiques avait ranimé les études chirurgicales. — En effet, tous les anatomistes furent presque tous chirurgiens. — Vesale; Eustachi; G. Fallope; J. A. della Croce; Colombo, auquel on attribue à tort l'idée beaucoup plus ancienne de la trépanation du sternum; Ingrassia; Azanzi; Varoli; Palazzo; Arcolani, auquel on rapporte le traitement de la carie dentaire par l'aurification; — J. Casserio, grand partisan de la bronchotomie qu'il a décrite avec talent; — Durand Sacchi, qui a écrit sur les maladies des yeux, sur les maladiesde la vessie, sur les tumeurs, sur les ulcères, sur les maladies des os; Fabrice d'Aquadente, dont les ouvrages sont encore très-renommés aujourd'hui.

Ce Fabrice, né en 1537, mort en 1619, disciple de Fallope, professeur d'anatomie et de chirurgie à Padoue, est par quelques personnes considéré comme le réinventeur des valvules des veines : on lui doit quelques autres petites découvertes anatomiques, des *Œuvres chirurgicales* ou *Pentateuque chirurgical*, comprenant les tumeurs, les plaies, les ulcères, les fractures et les luxations : et une infinité d'ouvrages, dont le nombre effraierait en ce temps-ci tous les médecins qui ne produisent rien et qui se font si volontiers les ennemis de ceux qui travaillent.

Sa chirurgie, quoique fort timide, était fort complète et, comme toute celle de ce temps, surchargée d'onguents et d'emplâtres. Il employait surtout le fer et le feu. Il proscrivait l'incision de la con-

(1) Ce ne fut qu'en 1743 que le roi rendit une ordonnance qui remit les chirurgiens de St-Come au même état où ils étaient avant leur jonction avec les Barbiers et après bien des discussions; l'arrêt ne fut définitif qu'en 1749, un an après la fondation de l'Académie royale de chirurgie où d'abord se trouvaient librement réunis tous les maitres chirurgiens de Paris. — Ce n'est que plus tard qu'un nouveau réglement fixa le nombre des académiciens, basé sur le privilége.

jonctive, l'incision des amygdales, l'opération des hernies. Sous ce dernier rapport on peut dire qu'il avait bien raison.

Dans son procédé de bronchotomie, il est le premier qui indique l'emploi d'une canule simple avec des ailes latérales pour empêcher son introduction dans les bronches.

Marc Aurèle Severin (1637-1656), professeur d'anatomie et de chirurgie à Naples, a joui d'une très-grande réputation. On le vante sous le rapport de l'énergie chirurgicale et de l'ardeur presque cruelle qu'il a mise à réhabiliter l'action du fer et du feu ou à blâmer les chirurgiens qui n'osaient pas entreprendre l'opération des anévrysmes ou de la lithotomie qu'on laissait faire à de hardis ignorants.

On lui doit différents opuscules anatomiques et plusieurs livres de chirurgie, un entre autres appelé la *Médecine efficace* en raison du rôle de l'intervention chirurgicale.

Son traité des abcès est fort important et comprend toute espèce de choses, les abcès critiques avec ou sans métastase; les différents abcès par congestion, les abcès anormaux, les abcès en général, les abcès ou *paedarthrocaces* chez les enfants, les vices de conformation, les épinyglides, rousseurs et engelures, enfin une affection pestilentielle.

Dans sa Médecine efficace il traite de la cautérisation, de la saignée et des scarifications — des ponctions ou paracentèses — de la bronchotomie — de la fistule à l'anus, — de l'amputation de la mamelle, etc. Tout cela est très-diffus — mais à l'époque où vivait l'auteur, ce livre a eu une très-grande réputation et il représente la chirurgie italienne de la première moitié du XVIIe siècle.

Pierre de Marchettis (1654), professeur de chirurgie à Padoue. — Il est l'auteur de trois traités sur la fistule à l'anus, sur les ulcères, et sur le spina-ventosa. — Ce fut un adversaire résolu de la suture des tendons et des nerfs. — Il a eu quelque célébrité.

En Allemagne et en Suisse, la chirurgie eut alors quelques représentants célèbres, Féliz Wutz dont j'ai déjà parlé; Conrad Gessner et enfin Fabrice de Hildan dont le nom est encore très-estimé.

Fabrice de Hildan, né en 1560, était professeur de chirurgie à Bâle en 1610 et très-partisan de l'anatomie pathologique. Il a publié un grand nombre d'observations presque toutes chirurgicales. — Ne pouvant les citer ici, je me bornerai à dire qu'il protesta très-énergiquement sur l'abandon de la taille aux charlatans et qu'il donna l'exemple aux chirurgiens pour reprendre l'usage de cette opération qu'il pratiquait selon la méthode Marianus Sanctus, c'est-à-dire par le grand appareil.

Th. Bonet, qui rendit de grands services à la science en publiant son *sepulchretum* où se trouvent des observations d'anatomie pathologique chirurgicale, qui ne pouvaient que faire progresser la chirurgie.

Georges Bartisch (1583), de Dresde; célèbre par ses travaux d'oculistique et qui est, dit-on, le premier auteur d'un traité spécial d'ophthalmologie, mérite assez faible puisque les maladies des yeux sont traitées très-longuement dans Celse, Paul d'Egine, Albucasis, etc. On lui doit un instrument pour relever la paupière.

Schenck de Graffenberg (1607), qui en Allemagne a étudié avec soin la composition des pierres qui se forment dans la vessie.

Jean Scultet (1595-1645), né à Ulm, élève de Spigel à Padoue, nous a laissé un livre traduit en français, en 1658, sous le nom d'*Arsenal de chirurgie*, dans lequel il a représenté tous les instruments, appareils et bandages usités de son temps et par les auteurs qui l'avaient précédé. — Il est l'auteur de différents bandages de fractures encore employés de nos jours.

A son Arsenal de chirurgie se trouvent jointes des observations de chirurgie très-intéressantes, entre autres celles qui sont relatives à la régénération complète du cubitus et du tibia. Sous ce rapport il est le précurseur de ceux qui de notre temps ont mis en honneur la pratique des résections sous-périostées en comptant sur le périoste pour obtenir la régénération de l'os.

Salmuth, qui en Allemagne a publié un opuscule de chirurgie en 1585.

Matthias Godefroi Purmann, (1684), de Breslaw, est un chirurgien militaire qui se soumit deux fois aux injections de substances médicamenteuses dans les veines; il était fort partisan comme les anciens de l'emploi des cautères et des sétons et pratiquait la taille à la façon de Celse par le petit appareil.

Dans les Pays-Bas, après la chute du gouvernement espagnol et la proclamation de l'indépendance nationale, les sciences prirent un développement considérable et on y trouve beaucoup d'anatomistes et de chirurgiens.

Pierre Foreest (1522-1597), qui étudia à Ferrare, à Padoue et à Paris, avant d'être professeur à Delft en Hollande. — Il fut assez célèbre comme chirurgien. On lui doit beaucoup d'observations chirurgicales. Il y en a sur les maladies des yeux et des paupières, sur les maladies des oreilles, du nez, de la bouche, du gosier, sur les tumeurs, sur les plaies du cerveau avec déperdition de substance suivie de guérison, sur les ulcères, sur les maladies des os, etc. La plupart de ces observations ont une réelle importance.

Jean de Horne (1652), disciple de Severin, fut professeur d'anatomie et de chirurgie à l'Université de Leyde. — Il a écrit une brochure pour disputer à Pecquet l'honneur de la découverte du canal thoracique, et on lui doit une lettre sur les anévrysmes et différents travaux estimés d'anatomie et de chirurgie. — Ce chirurgien eut une célébrité considérable.

Paul Barbette (1658), médecin et chirurgien d'Amsterdam dont les écrits chirurgicaux renommés alors n'ont plus rien de remarquable aujourd'hui; sa chirurgie anatomique a surtout le mérite de rapprocher l'anatomie de la chirurgie comme on l'a fait depuis par l'anatomie chirurgicale.

Henri de Roonhuysen (1662), chirurgien d'Amsterdam qui a publié en hollandais plusieurs fragments de chirurgie dans lesquelles il y a lieu de remarquer quelques chapitres sur le bec de lièvre, sur les piqûres des nerfs; sur les fractures du crâne pour lesquelles il ne semble pas très-partisan de la trépanation, sur l'opération césarienne, et l'invention d'un tire-tête de son invention dont il a été parlé plus tard à l'Académie de chirurgie par Lamper.

Job de Meckern (1668), chirurgien d'Amsterdam qui a publié en hollandais des observations médico-chirurgicales, traduites en latin par A. Blasius, en 1682, après la mort de l'auteur. — C'est le résumé de sa vie chirurgicale, comprenant les observations les plus curieuses qu'il ait rencontrées. — Sous ce rapport, c'est un livre très-utile. On y trouve une observation de plaie de tête avec abcès métastatique du foie ayant déterminé la mort. — Il s'éleva contre l'audace de ceux qui avaient entrepris d'enlever l'utérus et montra que dans quelques cas ce qu'on a appelé la procidence de l'utérus n'était qu'une végétation polypiforme.

Corneille Solingen (1673), chirurgien de La Haye dont le manuel de chirurgie très-renommé a été traduit par extraits dans les Actes de Leipsic.

Jean Muys (1682), chirurgien hollandais qui a publié quelques observations sur des plaies de tête avec perte de substance du cerveau.

Antoine Nuck (1685), chirurgien, professeur de Leyde et de La Haye, dont les recherches anatomiques, surtout la sialographie et les ouvrages de chirurgie, sont très-estimés. — Il se servait du trépan même sur la portion écailleuse du temporal que les anciens n'osaient trépaner; il opérait le strabisme, mettait des yeux artificiels, pratiquait la cataracte, l'ablation des polypes, employait les cornets acoustiques, l'incision de la luette, la bronchotomie, les appareils orthopédiques dans le torticolis et blâmait la ponction de l'hydrocéphalie. Dans l'opération de l'anévrysme il se servait de la vessie de loup ou *bovist* contre l'hémorrhagie et, chose grave, il en proposait aussi l'emploi dans les amputations des extrémités à la place de la ligature. — Ce fut un grand partisan de la transfusion.

Corneille Stalpart (1686), chirurgien de La Haye qui avait imaginé une méthode d'injection conservatrice des pièces d'anatomie et qui publia deux centuries d'observations chirurgicales, sur les fractures de la tête à l'occasion desquelles il fit vingt-deux fois le trépan; — il a laissé des travaux sur l'anencéphalie, sur la grossesse extra-utérine, sur les monstruosités du fœtus; sur l'emboîtement d'un œuf dans un autre, etc., livre curieux et instructif qu'il y a encore tout profit à parcourir.

En Danemark, où la chirurgie fut si longtemps avilie par la domination médicale qui rejetait les chirurgiens au dernier rang, malgré leurs connaissances anatomiques et leur habileté opératoire, il n'y a guère à mentionner au XVIIe siècle que Thomas Bartholin, deuxième fils de Gaspard.

Ce Thomas Bartholin (1616-1680) était de Copenhague, il vint étudier à Leyde, à Paris, à Montpellier, à Padoue et dans toute l'Italie, avant de se faire recevoir docteur à Bâle et de rentrer dans son pays pour y professer l'anatomie et la chirurgie.

Ce qu'il a écrit en anatomie est immense, mais il a peu ajouté à ce qu'avait fait Gaspard Bartholin, son père. — Sa physiologie est plus originale et on a de lui, en anatomie-pathologique et en chirurgie, des observations nombreuses sur l'anévrysme qu'il conseille d'opérer en liant les deux bouts de l'artère et en vidant le sac; sur une loupe de la vessie prise pour une pierre; sur une fille ayant deux nez; sur un homme à deux verges; sur des filles ayant du lait dans les mamelles; sur le spina bifida; sur les monstruosités; sur les cornes de la peau; sur l'opération césarienne, sur les accouchements par des voies anormales; sur une plaie du cœur ayant laissé vivre le sujet pendant cinq jours; sur la vérole des deux jumeaux et une infinité d'observations qui font de lui une des personnalités anatomiques et chirurgicales les plus illustres de ce siècle.

En Angleterre. — Dans ce pays, la chirurgie que nous avons vue si languissante aux XVe et XVIe siècles ne se réveilla qu'au XVIIe et encore fut-elle longtemps à y prendre un véritable caractère scientifique.

On pourrait citer Jean Banister (1578), et Groenevelt 1684, lithotomistes qui eurent quelque réputation chirurgicale à Londres, mais le vrai représentant de la science à cette époque fut Wiseman, (1676), qui eut une grande influence sur la restauration de la chirurgie anglaise, et dont les écrits sont le point de départ d'un mouvement d'étude qui ne s'est plus ralenti. Il a publié en anglais un traité de chirurgie en huit livres, comprenant : les tumeurs; les ulcères; les maladies de l'anus; les écrouelles ou maladies analogues; les plaies ordinaires et d'armes à feu; les fractures et luxations et la vérole. — Ce n'est pas là un plan bien séduisant, mais pour l'époque, ce fut assez, en raison de l'intelligence de l'auteur, pour obtenir un succès considérable.

CHIRURGIE AU XVIIIe SIÈCLE

Ce que l'anatomie et la chirurgie de la seconde moitié du XVIIe siècle avaient fondé se déroule largement dans le XVIIIe, car la plupart de toutes ses illustrations chirurgicales appartiennent aussi à la fin du siècle précédent, et sont aussi des célébrités de l'anatomie. — C'est une continuation de méthode et d'idées d'un siècle à l'autre, et non un réveil de la science, semblable à ceux que signale l'histoire de la chirurgie. Dans la plupart des pays de l'Europe, l'anatomie acclimatée avait exercé la main des opérateurs de façon à lui donner la hardiesse et l'habileté convenables, en même temps que l'anatomie pathologique avait permis de déterminer un peu mieux la nature des altérations chirurgicales. — Par l'anatomie, on devenait physiologiste et chirurgien et il est facile de comprendre pourquoi, à cette époque de diffusion des connaissances anatomiques, il y a eu tant de chirurgiens importants et justement célèbres.

Bien que la cause de ce progrès fut dans la nature même des idées de liberté philosophique en honneur, et dans le goût de l'observation réelle substitué aux fantaisies de l'autorité scientifique, diverses circonstances y contribuèrent beaucoup. Ainsi les chirurgiens Bienaise (1638-1681) et Roberdeau rétablirent à leurs frais, à Saint-Côme, plusieurs charges de démonstrateurs d'anatomie et de chirurgie et Louis XIV, sollicité par ses chirurgiens, fatigué des réclamations rétrogrades de la faculté, créa au Jardin des Plantes dit Jardin du Roi un enseignement d'anatomie et de chirurgie qui fut confié à Dionis et qui eut le plus grand succès. — En même temps, le roi comblait d'honneurs ses chirurgiens, Clément et Mareschal, ce qui dédommageait la profession en général du mépris qu'elle recevait des médecins. Des leçons anatomiques et cliniques faites par

Duverney, par Littre, par Mery, par Winslow, par J. L. Petit attiraient la foule. Malgré l'opposition de la Faculté, Lapeyronie obtenait du roi en 1724 pour l'École Saint-Côme la création de cinq places de démonstrateur d'anatomie et de chirurgie, et, comme c'était trop peu, Lapeyronie en ajouta une sixième payée de ses deniers, à l'égal des autres, en même temps qu'il créait un nombre égal d'adjoints et qu'il faisait également cadeau à la ville de Montpellier de quatre professeurs et de quatre adjoints pour l'enseignement de la chirurgie.

Si de telles largesses immortalisent le nom d'un homme, elles ont en même temps des résultats incalculables pour le progrès de la science auxquelles on les applique. C'était enfin la chirurgie enseignée par des chirurgiens.

A côté de ces fondations de propagande pour la science élémentaire, si l'on ajoute comme couronnement de l'édifice le décret du roi de 1743 qui rejette de la société des chirurgiens la communauté des barbiers, la création en 1749 d'une société libre d'enseignement supérieur qui fut l'Académie royale de chirurgie, on comprendra quelle force et quelle puissance dut avoir la chirurgie du XVIIIe. Mais cela ne dura guère. La chirurgie, comme tout le reste, fut tout à coup brisée par la révolution, pour reparaître quelques années plus tard, unie dans une parfaite égalité de droits avec la médecine, lors de la constitution de l'École de santé, et depuis lors, entre ces deux branches de l'art médical il s'est fait une fusion indestructible.

Si, dans le XVIIIe siècle, la chirurgie a marché d'un pas presque égal dans toute l'Europe, c'est en France que se trouve l'initiative par suite des travaux d'hommes restés célèbres dans l'histoire de la science. Ne pouvant les indiquer tous, je citerai seulement les principaux d'entre eux :

Jean Guichard Duverney (1679 à 1730), professeur d'anatomie et de chirurgie au Jardin du Roi. — Il a publié un traité des maladies des os relatif aux fractures, aux luxations, au rachitis, au ramollissement des os et à la carie ; dans lequel se trouvent des vues neuves fort appréciées de son temps.

Alexis Littre, de 1658 à 1725, anatomiste et chirurgien de Paris, auquel on doit un grand nombre d'observations de chirurgie et la création d'une méthode d'établissement d'anus artificiel dans la région de l'S iliaque.

Pierre Dionis (1673), chirurgien éminent de Paris qui fut désigné par le roi pour inaugurer au Jardin Royal l'enseignement de l'anatomie, de la chirurgie, surtout de la circulation telle que l'entendait Harvey, afin de lutter contre l'obscurantisme de Riolan qui, à la

Faculté, professait encore les théories de Galien. — On lui doit des publications remarquables sur l'anatomie et la physiologie de l'homme, — sur les opérations de chirurgie et sur les accouchements. — Homme de progrès, au courant des découvertes récentes, son livre de chirurgie eut un immense succès en raison de la méthode qui préside à toutes les descriptions des procédés opératoires et du sens pratique qu'on y découvre. — Il se compose de dix chapitres : 1° sur les opérations en général avec leur instrumentation et leurs appareils; 2° sur les opérations du bas-ventre; 3° sur les opérations de la vessie, de la verge et de la matrice; 4° sur l'histoire des hernies et de la fistule à l'anus; 5° sur l'empyème, l'amputation des mamelles, la bronchotomie qu'on ne pratique pas assez souvent et qu'il faut pratiquer d'un seul coup, etc.; 6° sur le trépan; 7° sur les polypes du nez, le bec-de-lièvre, etc.; 8° sur les maladies des extrémités et sur les amputations, enfin sur l'extraction des corps étrangers et les instruments nouveaux que cela nécessite. — Il y a dans ce livre, qui résume 50 ans de pratique, des vues sages et des aperçus nouveaux qui peuvent encore être utiles à consulter.

Frère Jacques ou Baulieu (1651-1720), célèbre comme empirique, par sa pratique de la taille, par le grand et petit appareil, et il fut un de ceux qui commencèrent à latéraliser l'incision.

Belloste, 1700, chirurgien français qui a publié de 1696 à 1725 une chirurgie d'hôpital où il s'élève contre le pansement trop fréquent des plaies et l'usage des tentes, absolument comme Magatus, et c'est à lui qu'on doit l'usage d'une plaque de plomb après le trépan pour défendre la dure mère ou le cerveau, etc. Il a beaucoup employé les préparations mercurielles, et a laissé une formule relative à des pilules qui portent son nom.

Poupart, chirurgien de l'Hôtel-Dieu de Paris, mort en 1708, a publié un ouvrage de chirurgie qui est la reproduction de ses cours publics, et qui ne renferme rien de nouveau; on a aussi des observations d'anatomie pathologique intéressantes et des considérations anatomiques sur les ligaments qui portent son nom et qui, allant de la crête de l'os des îles à la crête du pubis, soutiennent les muscles de l'abdomen.

Mauquest de La Motte (1718), célèbre chirurgien accoucheur de Paris, qui a publié outre une mauvaise théorie de la génération, un excellent traité d'accouchements et un bon traité de chirurgie rempli d'observations personnelles. Dans cet ouvrage, il défend la doctrine de Magatus sur la rareté du pansement des plaies, il se montre favorable au trépan, et paraît peu enthousiaste de la taille.

Daviel (1696-1762), oculiste célèbre de Paris, qui a été attaché à la personne du roi, et qui a joui d'une célébrité méritée par de bonnes études préalables de chirurgie à Rouen et à Marseille. — Il est l'auteur d'un procédé d'extraction de cataracte par lambeau triangulaire de la cornée dont la base était vers le grand angle de l'œil. — Mieux vaut l'incision demi-circulaire inférieure et encore mieux la demi-circulaire supérieure pour éviter l'écoulement du corps vitré. — Il n'a publié que quelques lettres dans le journal de médecine et dans le journal des savants.

Maîtrejan (1707), chirurgien de Mery-sur-Seine renommé pour son traité des maladies de l'œil, pour ses études sur le siége de la cataracte dans le cristallin, et pour quelques observations de chirurgie.

Saint-Yves (1722), chirurgien célèbre de Saint-Côme auquel on doit un très-bon traité des maladies des yeux dans lequel se trouve la distinction de la cataracte membraneuse et de la cataracte cristalline; une approbation du procédé d'opération par l'extraction; l'observation des décollements de la rétine, de l'atrophie rétinienne, etc.; son nom est encore cité avec honneur par les oculistes de notre époque.

Morand (1697 à 1768), chirurgien très-célèbre de Paris qui a publié un excellent traité de la taille par le haut appareil; un mémoire sur la taille latérale; des opuscules de chirurgie et un grand nombre d'observations sur la cataracte, sur les plaies de la vessie, sur une plaie du cœur; sur le remède lithontriptique de Mlle Stephens; sur les pierres de fiel; sur le ramollissement des os, etc. — C'est un des plus illustres chirurgiens de ce temps.

Duhamel-Dumonceau (1739), physicien de l'académie Royale des sciences, n'a pas fait de chirurgie pratique, mais ses recherches sur la teinture des os par la garance pillées par Flourens; sur le développement des os par leurs extrémités; sur l'ossification par le périoste et sur le rôle de cette membrane dans la formation du cal des os fracturés ont énormément contribué à l'avancement de la chirurgie. Elles sont le point de départ des tentatives d'extirpation sous-périostique de certains os nécrosés suivies de la reproduction d'un os nouveau remplaçant l'ancien. — Sans cette connaissance physiologique, Blandin et Ollier surtout n'auraient pu faire ces résections sous-périostiques heureuses qui sont un grand honneur pour la chirurgie du XIXe siècle.

Le Cat (1700 à 1768), grand chirurgien de Rouen surtout renommé pour la lithotomie et ses travaux sur les pierres de la vessie. On lui doit un traité important sur les sens, une dissertation sur le fluide nerveux, sur l'insensibilité du cerveau et l'irritabilité hallérienne; un traité des sensations et des passions, des observations sur le Carcinome des mamelles, etc.

Le Dran (1729), un des plus grands chirurgiens de ce siècle à Paris, qui a publié un très-beau parallèle des différentes manières de tirer la pierre hors de la vessie; un traité des opérations de chirurgie et des observations chirurgicales sur les plaies d'armes à feu, etc.

Arnaud-de-Roufil (1748), chirurgien professeur de Saint-Côme auquel on doit un excellent traité des hernies et des observations sur les anévrysmes.

Goulard (1745), habile chirurgien de Montpellier qui s'est fait connaître par un travail sur les maladies de l'urètre et sur l'heureux effet de l'emploi des bougies — par des recherches sur les préparations de plomb et l'extrait de Saturne d'où l'eau de Goulard; et par la description de divers instruments nouveaux de chirurgie.

Jean Méry (1645 à 1722). chirurgien de Paris qui eut une très-grande renommée et auquel on doit des recherches anatomiques sur l'oreille et sur un grand nombre d'organes, plus des observations sur la manière de tailler de frère Jacques; sur les hernies, sur le glaucome et la cataracte, etc.

Jacques Winslow (1669 à 1760), originaire d'Ostende, vint à Paris où il fut disciple de Duverney et professeur très-célèbre d'anatomie, mais il n'a fait que peu de chirurgie. On lui doit un mauvais livre sur l'incertitude des signes de la mort, en 1740.

Barthélemi Saviard (1656 à 1702), dont le recueil d'observations chirurgicales renferme des faits rares et curieux sur le trépan; sur l'anévrysme du bras et de la cuisse; sur les abcès du foie; sur un cas remarquable de ramollissement des os, etc., mais il ne s'y trouve aucune découverte importante.

François de la Peyronie (1678 à 1747), professeur d'anatomie et de chirurgie d'abord à Montpellier, puis à Paris au jardin du Roi, l'un des fondateurs de l'académie de chirurgie, est un de ceux qui par ses largesses a le plus contribué aux progrès de la science. Comme je l'ai déjà dit un peu plus haut, il a fondé de ses deniers une charge de chirurgien démonstrateur titulaire et a obtenu du Roi la création de cinq places de démonstrateurs à Saint-Côme, en même temps qu'il créait quatre places du même genre à Montpellier. — On lui doit une quantité de mémoires chirurgicaux importants sur l'usage d'un plumasseau imbibé de l'essence de térébenthine pour arrêter une hémorragie produite par l'arrachement d'une phalange; sur les pertes de substance du coronal; sur les hernies; sur les pertes de substance du cerveau n'affectant pas les fonctions de l'âme, etc., mais si ce sont là des œuvres de chirurgien éminent, elles n'ont rien qui indique le novateur.

Jean Louis Petit (1674 à 1750), anatomiste et chirurgien de premier ordre à Paris qui a exercé une très-grande influence sur les progrès de la science. On lui doit un traité des maladies des os qui a provoqué de grandes controverses et dans lequel se trouvent : 1° les maladies des articles, avec des procédés nouveaux de réduction et quelques appareils nouveaux ou mouffles qu'il a imaginés pour réduire les luxations; 2° les fractures avec des règles spéciales à suivre pour l'extraction des esquilles, et, en cas de fracture avec plaie, les règles de l'application du bandage à dix-huit chefs; 3° les ruptures des tendons contre lesquelles il ne veut point de suture, voulant se contenter des bandages. Il est l'auteur d'un grand nombre de mémoires particuliers de chirurgie où se révèle un véritable génie inventif et, parmi eux, il faut citer celui où se trouve l'invention du tourniquet destiné à empêcher les hémorrhagies pendant les amputations. Comme chirurgien, c'est peut-être le premier parmi ceux dont s'honore la chirurgie française moderne.

La Faye (1740), célèbre professeur de chirurgie, disciple de Dionis dont il a refait une édition en l'expurgeant et en y ajoutant des découvertes nouvelles. On lui doit aussi un livre important sur les principes de chirurgie; sur les becs-de-lièvre compliqués et sur différents procédés ou instruments nouveaux d'amputation dans lesquels se montre une ingéniosité de bon aloi.

Garengeot (1688-1759), élève de Winslow et de Méry, protégé de Mareschal, professeur de chirurgie à la place de Morand, publia différents ouvrages d'anatomie et de chirurgie fort critiqués de son temps. On lui doit aussi un traité des instruments de chirurgie au nombre desquels s'en trouve un qui porte son nom et qui sert à l'avulsion des dents molaires. C'est la *clef*, qui a l'inconvénient, par sa force, de briser souvent l'alvéole, et on s'en sert de moins en moins aujourd'hui.

Chabert (1649-1724), chirurgien assez célèbre de Marseille auquel on doit le résumé de 50 ans de pratique, dans un recueil d'observations chirurgicales, où se trouvent les faits les plus curieux, qu'on peut lire avec intérêt.

Brasdor (1721-1776), chirurgien professeur d'anatomie et d'opérations à Paris, auquel on doit différents mémoires sur la fracture de la clavicule; sur les amputations dans les articles; et surtout une méthode de traitement des anévrysmes par la ligature de l'artère au-dessous du sac applicable à certains cas particuliers. C'est un procédé très-important mentionné partout, excepté dans l'histoire des sciences médicales de M. Daremberg.

Louis (1723-1792), chirurgien de l'hôpital de la Charité, célèbre secrétaire de l'Académie de chirurgie à laquelle il communiqua la plus vive impulsion en dirigeant ses travaux. Il a écrit des éloges officiels où la science chirurgicale des morts est toujours présentée avec un art infini, sous un style agréable et fin, qu'on pourra longtemps citer comme le modèle du genre. On lui doit en outre différents travaux d'anatomie, de médecine et de chirurgie : sur la grenouillette; — sur le bec-de-lièvre ; — sur la bronchotomie ; — sur la taille; — sur les amputations des grandes extrémités où il montre qu'il ne faut pas suivre de règles générales; — sur les concrétions calculeuses de la matrice; — sur la certitude des signes de la mort, en opposition avec les idées de Bruhier et de Winslow; — sur les noyés, — sur l'électricité ; — un cours de chirurgie sur les plaies d'armes à feu; — sur la cure des hernies intestinales avec gangrène où il faut enlever les parties mortifiées, etc.

Désault (1744-1795), célèbre chirurgien de l'Hôtel-Dieu-de-Paris, n'a rien laissé d'écrit de sa main pour la postérité, mais son enseignement clinique et ses idées, recueillies par ses élèves dans le journal de chirurgie, ou en volume dans ses œuvres chirurgicales, en ont fait un homme extrêmement célèbre. Anatomiste consommé autant que bon physiologiste, il préconisait surtout l'anatomie chirurgicale particulièrement destinée à guider la main de l'opérateur dans les régions difficiles. — On lui doit une foule d'aperçus ingénieux et nouveaux sur les fractures et sur les bandages, — sur différents procédés des amputations, sur le traitement des anévrysmes, de la hernie ombilicale, des maladies des voies urinaires, etc. — On venait de tous les côtés pour assister à ses leçons cliniques, que l'on a longtemps citées comme des exemples, et il est peu de chirurgiens qui aient eu autant de succès que lui.

En Allemagne, je citerai :

George-Wolfang Wedel (1645-1710), professeur d'anatomie et de chirurgie à Jena qui a publié une quantité très-considérable d'observations chirurgicales intéressantes dans l'Académie des Curieux de la nature, mais il n'a fait aucune découverte chirurgicale digne d'être mentionnée. Il a joui d'une renommée qu'il ne méritait pas car il était peu instruit.

Platner (1694-1747), célèbre professeur de chirurgie à Leipsik, auquel on doit plusieurs monographies anatomiques et chirurgicales et de plus un livre d'*Institutions de chirurgie* très-apprécié où se trouvent les indications et contre-indications des opérations, l'exposé du trépan qu'il employait beaucoup ; — de la cataracte dans sa forme membraneuse et cristalline ; — de la bronchotomie chez les noyés ; — du spina bifida ; — de la suture dans les plaies des tendons, etc.

Frédéric Ruysch (1631-1716), professeur d'anatomie et de chirurgie à Amsterdam, et l'un des plus grands anatomistes connus. Il avait imaginé un procédé de conservation des pièces anatomiques dont le secret est malheureusement perdu. — Ce fut un chirurgien très-répandu auquel on doit la publication d'un recueil d'observations de chirurgie sur les pierres et polypes de l'utérus ; sur le renversement de la matrice ; sur le spina bifida ; sur la carie des côtes ; sur les pieds bots ; sur les hernies ; sur la pratique des accouchements, etc., mais il n'a attaché son nom à aucune découverte chirurgicale importante.

Jean Bohn (1640 à 1718), anatomiste, médecin et chirurgien de Leipsik auquel on doit différents opuscules d'anatomie, de physiologie et de chirurgie assez estimés mais n'offrant aucune recherche vraiment originale.

Jean Palfyn (1702 à 1730), chirurgien distingué de Gand, ayant étudié à Paris sous Duverney, à Londres, à Leyde, auquel on doit un traité d'ostéologie et différents travaux anatomiques dont quelques-uns ont été édités par Boudou sous le titre d'*anatomie chirurgicale*.

Heister de Francfort (1683-1758), qui a publié un grand traité de chirurgie fort estimé, car il a été traduit dans toutes les langues de l'Europe, mais dont il ne reste plus grand'chose ; on lui doit aussi différents mémoires sur la cataracte, sur sa nature et sur son traitement par abaissement ; un compendium d'anatomie et un très-grand nombre d'observations de chirurgie sur la taille ou petit appareil, sur l'hydrocèle, etc.

Denys Jacques (1732), célèbre lithotomiste de la Hollande, élève de Raw dont il suivait les procédés.

A. G. Richter (1794), chirurgien célèbre de Gœttingue auquel on doit un recueil d'observations de chirurgie sur les maladies des yeux et sur le traitement de la cataracte par abaissement ou extraction du cristallin dans sa capsule ; — sur le cancer du sein ; — les hernies qu'il n'opérait qu'en cas d'étranglement ; sur les abcès des sinus frontaux ; sur la trachéotomie, etc. On lui doit aussi un énorme traité de chirurgie assez estimé pour être traduit en italien par Volpi, et qui n'est cependant qu'une reproduction des connaissances contemporaines faites par un homme compétent et pratique.

En Italie, je citerai :

Anel (1698-1732), chirurgien originaire de Turin auquel on doit l'invention d'une seringue aspiratrice des épanchements du crâne ou de la poitrine ; — un traitement nouveau de la fistule lacrymale infiniment moins barbare que l'ancien, et inspiré des connaissances anatomiques de la région, puisqu'il consiste dans la désobstruction du sac par les points lacrymaux ; enfin un procédé très-anatomique de traitement des anévrysmes par la ligature de l'artère au-dessus du sac et sans l'ouvrir, comme on le fait, d'après les méthodes transmises par l'antiquité. — Pour un charlatan, comme l'appelle l'auteur d'une *histoire récente des Sciences médicales* où ne se trouve même pas mentionné la découverte du traitement des anévrysmes, ce sont de beaux titres au respect de la postérité.

Pallucci (1750), chirurgien de Florence, ayant étudié à Paris, auquel on doit quelques perfectionnements sur le procédé opératoire de l'abaissement de la cataracte par une nouvelle aiguille glissant dans une gaine qu'il employait à l'abaissement après avoir retiré le dard, et un mémoire sur la lithotomie par les différentes méthodes. — Dans ce travail, il conseille de laisser une canule dans la plaie qui succède au grand appareil et, en ce qui touche la taille hypogastrique ou haut appareil, il donne le précepte de percer d'abord la vessie et l'hypogastre avec un trocart avant de faire l'incision, ce qui est excellent. — Il est aussi l'auteur de quelques procédés de cure de la fistule lacrymale par des mèches garnies d'onguents et par des clous de plomb.

Daviel (1760), chirurgien de Marseille, attaché comme oculiste du roi à Paris, reconnu de son temps pour les opérations de cataracte qu'il faisait très-habilement. C'est par erreur, sans doute, qu'un de nos historiens (*Hist. des Sciences médicales*, p. 1243), a imprimé que Daviel faisait l'extraction de la cataracte en ponctionnant la cornée, et que cette méthode était généralement adoptée !

Scarpa (1747-1832), anatomiste célèbre, et professeur de clinique et d'opérations chirurgicales à Pavie. On lui doit des recherches chirurgicales très justement appréciées et qui se trouvent mentionnées partout. Ces recherches sont relatives à l'abaissement du cristallin cataracte qu'il remit en honneur contre la méthode d'extraction ; à la formation d'une pupille artificielle par décollement de la circonférence de l'iris ; — aux hernies ; à la ligature des artères ; — au traitement des anévrysmes par la méthode d'Anel, c'est-à-dire la ligature au-dessus du sac ; — sur la taille latéralisée en opposition avec la taille recto-vésicale, etc. C'est un des premiers chirurgiens de la fin du XVIIIe siècle.

En Espagne :

Gimbernat (1793), chirurgien espagnol auquel on doit la description du canal crural et de l'expansion fibreuse qui porte ce nom.

En Angleterre, je citerai :

Guillaume Cowper (1694), chirurgien célèbre de Londres, plus connu par ses recherches d'anatomie que par ses travaux de chirurgie. — Il a cependant inventé une nouvelle aiguille pour abaisser la cataracte et proposé la perforation de l'os unguis avec le cautère actuel dans la fistule lacrymale. — On lui doit un mémoire sur la guérison d'une division du tendon d'Achille par division, procédé ancien qui devait disparaître par les recherches de J. L. Petit.

Alexandre Monro (1697-1767), un des premiers anatomistes anglais, professait à Edimbourg. Outre ses recherches d'anatomie, il a publié des travaux de chirurgie ; d'abord sur la paracentèse, en changeant le lieu d'élection qu'il porta à quatre pouces au-dessous et en dehors du nombril ; ensuite sur la tympanite ; sur la fistule salivaire ; sur les anévrysmes, sur les amputations des grandes extrémités, sur les hernies inguinales chez l'homme et sur les fausses hernies, sur la carie des os, etc., travaux qui indiquent un observateur sérieux et un chirurgien habile.

Woolhouse (1696-1730), chirurgien oculiste de Londres qui a parcouru les principales villes d'Europe en traitant les maladies des yeux. — Il a joui d'une renommée qu'il ne méritait pas, car il était peu instruit. — Comme les anciens, il croyait que la cataracte avait pour siége la membrane cristalline et il combattait l'opinion de ceux qui croyaient à l'opacité du cristallin. — Il a publié plusieurs mémoires sur les instruments nécessaires aux opérations sur les yeux ; sur ces opérations ; sur le glaucome et différents articles de polémique contre ses contradicteurs.

Turner (1709), chirurgien renommé à Londres, mais dont les publications n'offrent pas un grand intérêt.

Guillaume de Cheselden (1688-1751), chirurgien de l'Hôpital Saint-Thomas à Londres, auquel on doit la guérison si célèbre d'un aveugle de naissance par iridectomie et non par opération de cataracte ; cela s'imprime partout (1). Il est également l'auteur d'un beau traité d'anatomie ; d'un ouvrage d'ostéographie ; d'un traité de l'opération de la taille où il vante le procédé de Franco par le haut appareil, pour revenir ensuite à l'opération de la taille latérale, et de quelques autres opuscules de chirurgie.

S. Sharp (1739), célèbre chirurgien de Londres très-renommé pour

(1) Morand. Eloge de Cheselden. (*Histoire de l'Acad. de chirurgie*).

son traité de chirurgie et pour ses opérations de taille, car il était disciple de Cheselden. — Il se servait beaucoup des bougies contre les rétrécissements de l'urètre. Sharp est le premier inventeur de l'appareil inamovible avec du carton collé en cas de fracture. Daremberg, qui le cite aussi comme élève de Cheselden, le fait vivre en 1765, Cheselden étant mort en 1751.

Benjamin Bell (1770-1794), célèbre chirurgien anglais auquel on doit un livre intitulé : *Système de chirurgie*, qui représente avec talent, mais sans originalité, l'état de la chirurgie de l'époque sur différents sujets séparés. Ce livre n'est qu'une suite de mémoires chirurgicaux sans ordre : sur la saignée, l'hydrocèle, les calculs vésicaux, les hémorrhoïdes, la fistule à l'anus, la bronchotomie, l'empyème, les plaies de tête, les hernies, les anévrysmes, le cancer du sein, les brûlures, les tumeurs, les sutures, la saignée, les fractures, les luxations, etc.

Percival Pott (1713-1788), chirurgien anglais, très-remarquable par son originalité et par son talent d'observation, auquel on doit une série de monographies chirurgicales suivies d'observations importantes : sur l'hydrocèle et ses variétés ; — sur les polypes ; — sur la mortification des orteils ; — sur les maladies des yeux et la cataracte ; — sur les différentes espèces de fistule lacrymale ; — sur les amputations à lambeaux qu'il approuve beaucoup ; — sur les plaies de tête et la commotion ou compression du cerveau, dans lesquelles il vante les effets de la saignée, puis du trépan si le cerveau est comprimé ; — sur les tumeurs qui ont amolli les os ; — sur la carie vertébrale qu'il a si bien décrite qu'on la désigne très-souvent sous le nom de *mal de Pott ;* — sur les fractures pour lesquelles il a perfectionné l'emploi des appareils inamovibles imaginés par S. Sharp, et à l'occasion desquelles il s'élève contre les violents efforts de réduction prescrits par quelques chirurgiens; — sur les hernies dont il blâme les moyens de cure radicale et qu'il ne faut maintenir qu'avec des bandages, ce qui guérit chez les enfants, mais jamais chez l'adulte et le vieillard, enfin sur les hernies étranglées qu'il faut opérer de bonne heure pour réussir ; — sur la fistule à l'anus et ses différences avec les abcès de la marge de l'anus ; — sur le cancer du scrotum dit *cancer des ramoneurs*, etc.

John Hunter (1728-1793), l'un des plus grands chirurgiens de l'Angleterre et l'élève de Pott, a laissé une œuvre considérable justement honorée, dans laquelle la physiologie normale et pathologique, l'anatomie et la chirurgie figurent avec de grands détails. — Parmi les choses importantes, on y trouve un traité des hernies ; un mémoire sur la rupture du tendon d'Achille traité par l'immobilité sans suture préalable ; — un impérissable mémoire sur l'histoire naturelle des dents, sur leurs maladies et le moyen de les traiter ; — un traité de la syphilis comprenant la gonorrhée et les maladies consécutives de l'urètre, de la prostate ou de la vessie, le chancre et le bubon, la syphilis constitutionnelle dont les périodes se trouvent précisées mieux qu'on ne l'avait jamais fait jusqu'alors ; — un mémoire sur l'invagination intestinale ; — sur la paralysie de l'œsophage ; — sur l'opération des anévrysmes par ligature de l'artère au-dessus et loin du sac sans découvrir et vider la tumeur comme le faisaient les anciens ; mais bien qu'on appelle ce procédé méthode de Hunter, tous les médeciens savent que l'idée est d'Anel, qui a ainsi opéré un malade ayant un anévrysme de l'artère brachiale ; — un traité des principes de la chirurgie où se trouvent des considérations de premier ordre sur la vitalité des tissus, sur les maladies locales et constitutionnelles, sur l'inflammation en général, sur l'inflammation adhésive et suppurative et sur les applications pratiques de la doctrine aux différentes maladies chirurgicales (fracture, empyème, cystite, péritonite, hydrocèle, plaies de tête, maladies des os, tumeurs, etc.,) formant le plus bel ensemble de physiologie pathologique qu'on puisse étudier ; — enfin un traité du sang, du l'inflammation et des plaies d'armes à feu que tous les chirurgiens doivent lire et méditer.

Que se dégage-t-il des noms plus ou moins célèbres que j'ai choisis au milieu de beaucoup d'autres anatomistes et chirurgiens du XVII et du XVIIIe siècle, sans vouloir les mentionner tous ? Quels perfectionnements et quelles méthodes, quelles découvertes et quel agrandissement de la science faut-il attribuer à la chirurgie moderne ? — Voilà ce qui me reste à dire pour clore cette énumération de chirurgiens illustres et pour lui enlever tout ce qu'elle pourrait avoir laissé de fatigue et de confusion dans l'esprit du lecteur.

Ce qui frappe tout d'abord, c'est l'affirmation de la science chirurgicale longtemps confondue avec un métier, délaissée et méprisée par ceux-là mêmes qui avaient mission de l'encourager et de la répandre, c'est sa lutte opiniâtre pendant ces deux siècles avec la faculté de médecine qui s'honore aujourd'hui d'en être la dispensatrice. Il fallait qu'elle fût bien sûre d'elle même et bien fière de ses moyens pour oser entreprendre de s'élever au niveau de ceux qui voulaient la tenir esclave de leurs priviléges. Mais l'opinion était avec elle. La reconnaissance de ceux qu'elle avait soulagés et guéris lui servit d'auxiliaire. Ce que les vérités qu'elle propageait ne put faire en sa faveur lui arriva par les services qu'elle seule avait pu rendre. — La lumière se fit enfin. On comprit qu'elle était la moitié de la médecine et qu'elle avait droit égal à ses honneurs et à ses priviléges, qu'il n'y avait aucune raison pour mépriser une thérapeutique manuelle inspirée des plus délicates recherches anatomiques et physiologiques, soumise aux mêmes obligations morales que la médecine, et la chirurgie prit sa place au foyer de la science médicale.

Ce qu'elle fit pendant ces deux siècles est considérable, mais le perfectionnement des procédés connus y tient plus de place que l'invention de méthodes nouvelles. Grâce à l'habitude générale prise par les anatomistes plutôt que par les médecins, d'aller dans les différentes universités étrangères célèbres, et dans les villes où l'on pouvait apprendre l'anatomie avec plus de facilité, il y eut un mouvement scientifique d'exportation d'un pays à l'autre et primitivement de l'Italie sur la France, le nord de l'Allemagne et l'Angleterre, qui eut les plus heureuses conséquences. Avant de se fixer définitivement quelque part, tous les chirurgiens avaient passé par plusieurs grandes villes d'Europe pour y apprendre ce qu'on ne leur pouvait enseigner chez eux. C'est par ces communications d'un peuple à l'autre et par ces échanges de savants à élèves, que la chirurgie a pu se répandre aussi vite en Europe et atteindre, par deux ou trois générations, le but qu'elle poursuivait inutilement depuis plusieurs siècles.

On lui doit :

L'*aurification des dents* atteintes par la carie, imaginée par Arcolani.

L'*emploi des canules simples* garnies d'oreilles protectrices dans la Bronchotomie, par Fabrice d'Aquapendente.

Les *injections médicamenteuses* dans les veines par Christophe Wren en 1654, par Clarke, par Robert Boyle, Richard Lower et Purman de Breslaw.

Les *yeux artificiels* imaginés par Antoine Nuck, pour ceux dont l'œil perdu forme un moignon.

La *ligature des artères au-dessus du sac*, qu'on ne devait plus ouvrir dans les cas d'anévrysme, par Anel et plus tard par John Hunster.

Le traitement de la *fistule lacrymale par la désobstruction du sac* au moyen des injections par les points lacrymaux, imaginé par Anel.

La *ponction de la vessie* vers l'hypogastre avant l'incision dans la taille hypogastrique de Pallucci.

La *ponction de l'abdomen entre l'ombilic et la crète iliaque* dans l'ascite, de préférence à la ponction ombilicale, par Monro.

L'*iridectomie*, par Cheselden.

Les *appareils inamovibles de carton collé dans les fractures*, par Sharp

La *transfusion*, par Denys.

La *taille latéralisée* de frère Jacques dit Beaulieu.

Le traitement de la *cataracte par l'extraction du cristallin cataracté*, en faisant un lambeau triangulaire horizontal, par Daniel (1746).

La distinction de la cataracte membraneuse et de la cataracte cristallinepar, Saint-Yves.

Les *dissolvants alcalins de la pierre* dans la vessie, par Mlle Stéphens.

L'*invention des bougies* pour le traitement de rétrécissements de l'urètre, par Goulard et Chay, à peu près au même moment (1739-1745).

Le *tourniquet des hémorraghies*, par J. L. Petit, les bandages à plusieurs chefs dans les fractures; l'abolition de la suture dans les plaies des tendons.

La *clef de garengeot* pour l'extraction des dents molaires.

La *ligature des artères* atteintes d'anévrysme au-dessous du sac de Brasdor.

La *seringne aspiratrice* employée au traitement des dépôts du liquide dans la plèvre et dans le crâne, par Anel.

La *compression des artères;* d'abord de la carotide par Parry, de Bath, imité ensuite par Kellie, Livingston, Earle, Liston, Blaud, etc., contre l'épilepsie et différentes maladies; — de l'aorte par la main sur le ventre dans les hémorrhagies puerpérales, imaginée par Saxthorph de Copenhague (1774), « *est abdomen manibus facile comprimere,* » par Ludwig Rüdiger de Zubingue (1797) (Journal de chirurgie de Loder, à Iena) ; — par la main indroduite dans la matrice, alors développée, et comprimant l'aorte sur le corps des vertèbres, observation praticable et pratiquée avec succès, par Loeffer (1801), au moyen d'un sachet de laine contenant dix à vingt livres de sable.

La *compression méthodique indirecte* dans le traitement des anévrysmes exécutée par Desault en 1779, et depuis lors en 1825 par Guiller Latouche.

Le *cathétérisme de la trompe d'Eustache* pour y injecter des liquides, par Guyot, étranger à la médecine (1724).

Enfin une foule de perfectionnements dans les procédés opératoires, dans les appareils de fracture, dans les moyens de réduction des luxations et dans l'anatomie pathologique chirurgicale, qui attestent les plus remarquables qualités d'observation et de pratique, sans atteindre un mérite d'ingéniosité digne de mention spéciale dans ce court résumé des découvertes de la chirurgie moderne. Plus haut, j'ai indiqué le progrès et, dans ce dernier coup d'œil d'ensemble, je n'ai gardé de place que pour ce qu'on peut appeler l'invention.

DE LA CHIRURGIE AU XIXe SIÈCLE

Le XIXe siècle est pour la chirurgie la consécration du traité de paix signé dans le siècle précédent entre les médecins et les chirurgiens. Séparés pendant plusieurs siècles par une question d'amour-propre et de préséance, la révolution française qui les sépara devait au jour de la réorganisation les réunir dans l'Université nouvelle, pour y partager fraternellement les devoirs de l'enseignement commun et de la collation des grades aux élèves. Égaux désormais en priviléges dans les hôpitaux et dans les Académies, leurs regrettables luttes d'invidualisme professionnel ont pu s'éteindre et chacun a pu librement et paisiblement se livrer, dans la mesure de ses forces et selon la portée de son esprit, au culte exclusif de la science.

Dirai-je quels sont tous les chirurgiens qui ont illustré la première moitié de ce siècle? Cela me serait difficile. Il me faudrait parler d'hommes tellement rapprochés de l'époque actuelle, et tellement mêlés aux luttes et aux rivalités de la carrière médicale, que je risquerais de ne pas les apprécier avec toute la justice désirable. Je devrais citer tout le monde. Mieux vaut m'abstenir.

Mais si, comme pour la chirurgie moderne, je ne choisis pas comme exemple les plus illustres entre des égaux, que les circonstances ont peut-être empêché de se produire d'une façon aussi éclatante, si je ne mentionne pas tous les noms de ceux qui ont occupé une place importante dans la chirurgie, je montrerai par le récit des découvertes chirurgicales contemporaines, tout ce qu'a produit la première moitié de notre siècle.

A mon point de vue, sous le rapport du perfectionnement des méthodes et des découvertes, ce siècle est supérieur au précédent.

Il a vu naître : la *lithotritie* ou broiement de la pierre dans la vessie lorsque le corps étranger n'est pas trop considérable et lorsque la vessie n'est pas très-malade. L'honneur en revient à M. Civiale, qui a réhabilité la sonde droite, la pince à trois branches, et à Leroy d'Etiolle, qui, peu après, a inventé le brise-pierre percuteur. Cependant, dans l'École d'Alexandrie, Ammonius avait déjà inventé un instrument pour broyer la pierre dans la vessie, et Antoine Bénivieni, en 1503, ai-je dit plus haut, a fait une lithotritie chez la femme.

L'*anesthésie chirurgicale :* 1° au moyen de la respiration des vapeurs d'éther, préconisée par Jakson en 1842, et par Morton en 1846 ; 2° avec les vapeurs du chloroforme par Flourens et Simpson d'Édimbourg en 1847 ; 3° par la respiration du protoxyde d'azote; enfin 4° par l'*emploi du chloral hydraté* à l'intérieur par O. Liebreich en 1870.

L'*écrasement linéaire* pour enlever certaines tumeurs sans production d'hémorrhagies, inventé par Chassaignac, ainsi que le *drainage* ou application de petits tuyaux souples de caoutchouc perforé dans les foyers profonds pour faciliter d'une façon permanente l'écoulement des liquides.

Ce sont les faits de ligature ordinaire de petites tumeurs, avec un fil, amenant leur section, et leur chute sans écoulement de sang, qui ont heureusement inspiré ce chirurgien.

Chassaignac, né en 1812, publia ses premières recherches en 1852. Après avoir fait construire un *écraseur* ou chaîne de fer articulé qu'on manœuvre au moyen d'une crémaillère fixée sur une tige, il l'employa pour l'*écrasement linéaire* des tumeurs pédiculées et non pédiculées très-volumineuses, qu'on n'aurait pu opérer qu'à l'aide de l'instrument tranchant.

Ce moyen prévient les hémorrhagies et l'infection purulente; à ce titre, il mérite d'occuper une place honorable dans la chirurgie si belle du XIXe siècle.

La pression lente et progressive exercée sur les tissus, rapproche les parois des vaisseaux contenus dans leur intérieur, les agglutine et quand la section est opérée en moins d'une heure, il n'y a pas de plaie et pas d'hémorrhagie possible. Voici comment on procède :

Si la tumeur est pédiculée, rien n'est plus simple, on opère comme avec un serre-nœud ordinaire, mais si elle n'est pas pédiculée, on forme un pédicule au moyen d'aiguilles fortes qui transversent la base, et on enlève la tumeur en plusieurs temps ou par l'application de deux écraseurs à la fois.

L'instrument est droit ou courbe à volonté, et il permet de mesurer le degré de compression nécessaire pour son action. De cette manière on peut suivre pour ainsi dire les progrès de la section.

L'instrument est bon pour les tumeurs vasculaires, parce que les tours imprimés à la vis peuvent être aussi limités que l'on veut, et parce que l'écrasement peut être fait extrêmement lentement.

Pour les tumeurs pédiculées, situées profondément, on peut se servir d'un simple serre-nœud muni d'un fil de fer simple ou double.

Pour appliquer les écraseurs, on embrasse la base d'une tumeur ou des portions de tumeurs. On passe les chaînes ou le fil de fer autour de la tumeur, ou bien avec une aiguille enfilée d'un fil qui les conduit à travers les parties. Puis on endort les malades et l'on serre, selon la vascularité de la région, en avançant d'un cran ou d'un tour de vis toutes les dix minutes, toutes les deux minutes. On cesse de donner le chloroforme lorsque le sommeil est complet, et l'on recommence dès que le malade se réveille (il n'est pas prudent de laisser respirer le chloroforme tant que dure une opération). Lorsqu'on sent une résistance vaincue, les organes sont coupés, pour enlever l'instrument qui tient encore aux parties, on le tourne sur lui-même jusqu'à ce qu'il se détache.

On panse les plaies à la surface de la peau avec l'eau froide, au moyen d'un pansement simple ou d'un cataplasme froid. Sur les plaies des muqueuses, on se borne à faire des lotions avec des collutoires et des injections détersifs.

Les accidents immédiats de l'écrasement linéaire sont une persistance de la douleur et, tout à fait exceptionnellement, une hémorrhagie, mais cela n'arrive que pour la langue. On remédiera à la douleur par les préparations opiacées; quant à l'hémorrhagie elle sera traitée par la cautérisation avec le fer rouge ou par l'application d'un tampon de charpie imbibé de perchlorure de fer.

Les accidents consécutifs n'existent que pour les bourrelets hémorrhoïdaux.

On doit aussi à Chassaignac une bonne traduction française des œuvres d'Astley Cooper (Paris, 1 vol. in-8, 1835), et la découverte du *drainage chirurgical.*

Ce moyen très-ingénieux consiste à passer dans les grands foyers de suppuration, dans les kystes, dans la plèvre remplie de pus, etc., là où on ne veut pas faire de grandes incisions pour éviter la putridité, un petit tube en caoutchouc ou *drain* criblé de trous pour l'écoulement progressif des liquides. Pour introduire ce drain, il faut l'aide d'un trocart droit ou courbe qui fait deux ouvertures et le drad étant retiré, on y passe le tube élastique perforé de distance en distance, on retire ensuite la canule du trocart. De cette façon le liquide pathologique entre dans le drain et sort par ses extrémités. Ce drainage peut servir également à faire des injections détersives, excitantes ou antiputrides au fond des foyers purulents ou autres.

L'*iridectomie* de Cheselden appliquée par Graefe, de Berlin, à la guérison du glaucôme.

La *renaissance de la transfusion* par Blondell (1818), Waller ; Doubleday ; Brigham ; Nelaton (1850), etc.

La *méthode des sections sous-cutanées* de J. Guérin, appliquée au traitement des difformités par la section sous-cutanée des tendons dans les difformités du cou, des pieds ou de la colonne vertébrale, méthode ayant pour but d'empêcher le contact de l'air et d'éviter la suppuration (1836).

Les *résections sous-périostées* de Blandin et de Ollier ; mais si parmi les conquêtes de l'anatomisme, il faut mentionner la régénération des os enlevés ou détruits par la maladie, aux dépens du périoste, je dois dire que les applications de cette découverte anatomique à la chirurgie, ne sont pas chose entièrement nouvelle.

Hippocrate avait déjà dit (Aphor. 19, sect. VI) : *ubi dissectum fuerit os, aut cartilago, aut genae pars tenuis, aut praeputium, neque augetur, neque coalescit.* Mais cela était oublié, et c'est Scultet (*Armamentarium chirurgicum*) qui le premier a annoncé le fait d'une régénération complète du cubitus et du tibia, ce que Duhamel a revu depuis en indiquant les conditions de cette régénération aux dépens du périoste. Plus tard, en 1780, Bousselin a fait de semblables observations, en disant que le périoste sécrétait le suc réparateur auquel il servait de moule. (*Mém. de la Soc. de méd.*, 1780, p. 295.) David de Rouen, Troja, Weidmann (*Traité sur la nécrose*), ont vérifié ces faits, encore peu connus lorsque Flourens, en 1838, et Blandin en parlèrent de nouveau. Ce sont les faits qui servent de point de départ aux recherches si intéressantes de M. Ollier en 1866, et qui ne sont, comme on voit, qu'une démonstration péremptoire très-étendue du phénomène de la régénération des os, signalée par Scultet en 1645.

Le *traitement des anévrysmes par les injections coagulantes* d'acide nitrique imaginées par moi (1842), et réalisées par Pravaz en 1852 au moyen de l'injection de perchlorure de fer.

L'*arrêt des hémorrhagies cutanées* par le perchlorure de fer trouvé par Pravaz.

La *ponction de l'hydrocéphalie* par les lames criblées de l'ethmoïde au moyen de deux longs trocarts, capillaires afin d'avoir un écoulement de liquide par les parties déclives. (Bouchut.)

La *torsion des artères coupées*, comme moyen hémostatique au milieu d'une opération, par Amussat, en 1826.

L'*extraction de la cataracte* par lambeau supérieur de la cornée par Desmarres.

La *découverte de la lymphangite* ou *angioleucite* en 1823, par Velpeau.

La *Phlébite adhésive*, seule cause de la phlegmatia alba dolens (Bouchut).

La *pratique des résections* dans certaines maladies articulaires pour éviter une amputation et conserver le membre par Wkgtt.

Le *traitement de la fistule vésico-vaginale par dissection de la paroi vésicale* et glissement autoplastique du lambeau sur l'ouverture de la fistule, par Jobert.

Les *sutures intestinales* sur virole par Jobert, comme conséquence du principe de l'adossement des séreuses (1824).

L'*urétrotomie* dans les cas de rétrécissement infranchissable de l'urètre, par Reybard, en 1833.

La *suture des os* et la griffe métallique imaginée par Malgaigne pour réunir les deux fragments d'une rotule cassée.

L'*invention des serres-fines* par Vidal, contre les hémorrhagies et pour le rapprochement immédiat des plaies.

La *découverte des sutures métalliques* avec *fils d'argent* remplaçant les fils cirés, pour la réunion des plaies (Marion Sims, 1858).

La *découverte de l'ophthalmoscope* en 1851 par le physicien Helmholtz, ce qui a permis de connaître sûrement les lésions locales de la rétine, de la choroïde et du nerf optique, mais par les connexions de ces parties avec le cerveau et la moelle, j'ai pu voir dans leurs altérations les signes diagnostics des différentes maladies du système cérébro-spinal. — De cette dernière étude, en 1863, date la naissance de la Cérébroscopie.

La *découverte du laryngoscope* par Senn pour opérer les polypes du larynx ou pour cautériser ses ulcérations.

La création de la *médecine opératoire* par Lisfranc, en 1834, c'est-à dire, la promulgation des principes généraux de tous les genres d'opérations de la chirurgie, comme préface de tous les procédés opératoires particuliers.

La *découverte de la cataracte diabétique* dans le cours de la glycosurie, par Lecorché. — La *découverte de l'amaurose albuminurique* par Landouzy et les lésions de la rétine ou de la choroïde produite par cette maladie.

L'*électricité mise à l'usage de la médecine et de la chirurgie*, soit par les courants d'induction et les courants continus dans les paralysies, soit par la *galvano-caustique* inventée par Middeldorpf de Breslau en 1864, pour l'ablation de certaines tumeurs, soit par l'*électrolyse* ou procédé de destruction des tumeurs par l'électricité, par Crussell de Saint-Pétersbourg. A cette découverte se rattache celle du *stylet électrique* destiné dans les plaies d'armes à feu à découvrir les projectiles métalliques dans la profondeur des tissus; et comme ce stylet révèle avec la plus grande sûreté l'or, l'argent, le fer et le plomb, il est très-utile.

La *simplification du pansement des plaies à l'aide de linges humectés* d'eau ou d'*eau alcoolisée* de préférence aux corps gras, plumasseaux de charpie et bandes roulées interminables.

L'*application de la pâte caustique* de chlorure de zinc en flèches, pour détruire certaines tumeurs cancéreuses de préférence au bistouri. (Canquoin. Girouard.)

L'*introduction de l'air dans les veines*, dans les opérations du cou suivies de mort subite, signalée par Beauchène (1818).

La *Bronchotomie* ou *Trachéotomie* dans le croup, mentionnée dans l'antiquité par Celse, Antyllus, P. d'Egine, Albucasis, etc., tombée dans l'oubli et remise en honneur par Maunoir en 1802, par Caron en 1812, puis par Bretonneau et ses élèves en 1826.

La distinction du *chancre non virulent* d'avec le *chancre syphilitique*, c'est-à-dire la division des ulcérations primitives de la verge dans la syphilis ou chancres en deux espèces, l'une comprenant le chancroïde, accident local non infectant et l'autre renfermant le chancre proprement dit, suivi d'infection générale de l'économie (Bassereau).

L'*application de l'anesthésie du chloroforme* et de la résolution musculaire qui l'accompagne à la réduction des luxations.

La *dilatation des veines de la rétine* et l'œdème du nerf optique dans la compression traumatique du cerveau à la suite des coups et des chutes sur la tête, par Bouchut, en 1863.

L'*ostéo-myélite* ou inflammation de la moelle des os par Reynaud.

La *guérison de l'anus contre nature* suite de hernie, par l'entérotomie de Dupuytren.

L'*hématocèle péri-utérine* et le phlegmon péri-utérin découverts par Récamier.

Le *speculum uteri* de Paul d'Egine tiré de l'oubli et réinventé par Récamier (1805).

Les *injections irritantes* dans les cavités closes affectées d'épanchement, par Sabatier.

L'*ovariotomie* pratiquée en 1809 pour la première fois par MM. Ephraïm Màc Dowel (de Dansville-Kentucky), puis en Angleterre par Baker Brown, Spencer-Wels, et en France par Kœberlé ; en Italie par Emiliani de Faenza en 1815, par Chisman d'Isny en Wurtembéry en 1819, par Lizard d'Edimbourg en 1825.

L'*irrigation permanente d'eau froide* sur les plaies contuses et compliquées pour éviter l'inflammation (Rognetta, 1835).

Les *pansements ouatés par occlusion* avec de la ouate sur le moignon pendant quinze à vingt jours à la suite des amputations, par Alph. Guérin, en 1871.

En fait de découvertes chirurgicales, c'en est plus que le dix-huitième siècle tout entier, et jamais dans l'histoire de la chirurgie, on n'a déployé autant de génie pour donner à cette branche de la thérapeutique toute l'importance qu'elle mérite. Jamais il n'y a eu à la fois autant de chirurgiens éminents dans notre pays, et si les renommées sont moins bruyantes, c'est qu'elles sont plus nombreuses et que l'accaparement de la célébrité n'est plus possible. L'École de clinique chirurgicale fondée par Desault en a créé d'autres, qui toutes ont fait de nombreux élèves, et l'École des hôpitaux, à son tour, a engendré à Paris, et dans les principales villes de France, une quantité de chirurgiens également familiarisés avec l'anatomie et la physiologie, imbus des mêmes principes de pratique chirurgicale, qui se sont ainsi disséminés partout, de telle sorte que la science, n'étant plus le privilége d'un seul, il est difficile à toute grande individualité de se produire.

De l'émancipation des chirurgiens est née la chirurgie, et de la dissémination des connaissances anatomiques et chirurgicales la multiplicité des bons chirurgiens. Vienne enfin la liberté d'enseignement, c'est-à-dire la faculté laissée à tous d'agir en dehors de la science universitaire de façon à laisser à chacun l'initiative du progrès, et l'on verra la chirurgie marcher d'un pas plus rapide encore vers des acquisitions nouvelles dont pourra bénéficier l'humanité.

CHAPITRE VIII

DE L'ORGANOSCOPIE

L'importance de l'anatomie pathologique serait bien secondaire, si l'étude à l'œil nu ou au microscope des lésions matérielles de la maladie ne pouvait se faire que sur le cadavre. La curiosité serait satisfaite et voilà tout. Ce n'est pas assez pour la médecine pratique.

On a donc essayé de tout temps, et surtout au nôtre, qui se distingue des siècles passés par l'ardeur qu'il met à localiser les maladies, de découvrir pendant la vie, en temps utile, les lésions que l'étude des cadavres a fait connaître.

C'est à cette recherche que Piorry a donné le nom d'*Organoscopie*. Elle fait partie de la séméiotique. Comme méthode c'est une des plus heureuses conséquences de l'anatomie pathologique. Nous lui devons les progrès du diagnostic anatomique, car c'est par elle que les médecins s'appliquent à rechercher pendant la vie, par divers moyens physiques d'exploration, la nature des altérations dont les organes peuvent devenir le siége.

C'est à l'Organoscopie que le diagnostic et la médecine du XIXe siècle ont acquis un degré de précision jusque-là inconnu. Elle comprend la *palpation*, le *toucher*, la *percussion*, la *succussion*, l'*auscultation*, la *thermométrie*, la *mensuration*, les différents *speculums*, le *microscope*, les *ophthalmoscopes* et la *cérébroscopie*.

Savoir par des moyens physiques s'il existe des tumeurs liquides ou solides dans les tissus, leur nature lipomateuse, tuberculeuse, cancéreuse ou hydatique, si les cavités séreuses renferment de l'eau ou de l'air ou bien ces deux fluides à la fois; si les poumons et le cœur sont malades et comment ils le sont; si le cerveau ou ses membranes sont enflammés ou remplis de tumeurs, voir dans le fond des ouvertures naturelles les lésions qui peuvent s'y produire, tel est le but de cette méthode, qui est, on peut le dire sans exagération, une étude d'anatomie pathologique faite sur l'homme encore vivant.

HIPPOCRATE ET LA SUCCUSSION DE LA POITRINE

Bien que la médecine grecque ne fût pas très-avancée en anatomie pathologique, Hippocrate connaissait bien l'empyème formé de pus et d'air à la suite des abcès du poumon ouverts dans la plèvre et il en a donné le signe pathognomonique par l'indication du *bruit du flot* entendu dans les secousses qu'on imprime au corps du malade (1). C'est pour le temps une notion très-remarquable et qui suppose des autopsies dont on ne parle pas.

Quoi qu'il en soit, le procédé de succussion appelé hippocratique, premier essai d'auscultation de la poitrine, appartient à l'Organoscopie — c'est un commcement de diagnostic anatomique qui mérite d'être remarqué.

AVENBRUGGER, CORVISART, PIORRY ET LA PERCUSSION

La percussion est un moyen d'exploration né des progrès de l'anatomie pathologique et destiné a faire connaître sur le vivant l'étendue, la place et l'état des organes intérieurs.

Avenbrugger, né en 1722 à Graetz en Styrie, est l'inventeur de la percussion. Ce moyen négligé en France pendant quarante ans fut tiré de l'oubli en 1808 par Corvisart, médecin français, et perfectionné autant que possible par Piorry.

Par la percussion des membres et des cavités splanchniques, le médecin cherche à constater des résonnances normales ou anormales à l'aide desquelles il établit que les parties explorées renferment des gaz, des liquides ou des solides. C'est de l'anatomie pathologique faite sur le vivant.

On a été longtemps à apprendre le parti qu'on pouvait tirer de la percussion pour le diagnostic et, malgré les efforts de Corvisart par sa traduction d'Avenbrugger, le moyen serait tombé dans l'oubli s'il n'avait été mis de nouveau en évidence par Piorry.

Voici en quoi il consiste, comment on l'emploie et quelles sont ses applications.

(1) *Des Maladies*, livre II, § 47. Edition Littré, tom. VII.

La percussion se pratique en appliquant un doigt sur la partie qu'on veut explorer, et en frappant sur lui avec plus ou moins de force au moyen du médius de la main opposée. On a ainsi une matité absolue, s'il y a sous la main un corps solide, une matité moindre s'il existe du liquide, et enfin de la résonnance faible ou tympanique, s'il y a des gaz. C'est le moyen de reconnaître les indurations, les tumeurs, les abcès, les engorgements, les accumulations de sérosité ou de gaz dans les tissus.

La percussion permet de limiter le volume et l'étendue des organes et des produits morbides.

On peut aussi pratiquer la percussion au moyen d'une plaque d'ivoire dite *plessimètre*, ce qui permet d'avoir un son plus net et en conséquence de mieux fixer le contour des organes ou des parties malades (Piorry).

Percussion du cœur. La percussion est très-utile pour apprécier le volume et la situation du cœur, ainsi que les épanchements séreux du péricarde, car une matité de 4 à 5 centimètres carrés étant la dimension normale du cœur, toutes les fois que la matité dépassera de beaucoup ce chiffre, il y aura lieu de croire à une hypertrophie cardiaque ou à un hydropéricarde, faits que la force ou l'éloignement du tic-tac permettront de distinguer.

Percussion du poumon. Les poumons résonnent très-bien tant qu'ils sont dans leur état normal, mais s'ils sont le siége d'une congestion chronique partielle, d'une pneumonie aiguë ou chronique, d'une apoplexie pulmonaire, d'une tuberculisation plus ou moins étendue, d'un aplatissement par épanchement séreux ou sanguin de la plèvre, de tumeurs profondes, il y a dans la partie correspondante du thorax une matité plus ou moins forte et différemment étendue.

La matité au sommet de l'un ou des deux poumons en avant ou en arrière indique presque toujours la présence de tubercules, mais elle peut dépendre d'une congestion chronique ou d'une pneumonie.

Une matité fixe dans un point de la poitrine dépend de l'induration du poumon par la congestion, par la phlegmasie ou par la tuberculose.

Une matité mobile, dont le niveau se déplace avec les mouvements du malade indique un épanchement dans la plèvre.

La résonnance exagérée de la fosse sus-épineuse, unie à une matité de la base du thorax, est le signe d'un épanchement d'air et de sérosité dans la plèvre.

Percussion du ventre. Sans la percussion il serait impossible de faire le diagnostic de certaines tumeurs du ventre, et c'est par ce moyen qu'on en fixe le siége, qu'on en limite l'étendue et qu'on en découvre la nature solide, liquide ou gazeuse.

Dans les maladies du foie, la matité exagérée de tout l'organe ou d'un de ses lobes indique la congestion aiguë ou chronique de la glande, son hypertrophie, ou des tumeurs hydatiques et cancéreuses. La forme globuleuse et le siége de cette matité au niveau du muscle droit indiquent même une tumeur calculeuse de la vésicule biliaire.

Dans les maladies de la rate et à la suite des fièvres palustres, la matité exagérée de l'hypochondre gauche indique le volume et l'hypertrophie de cette glande, et alors on peut en dessiner les contours.

C'est la percussion qui, en faisant connaître la matité ou la résonnance de l'abdomen, indique la présence des gaz et des excréments de l'intestin, en même temps que celle des liquides et des tumeurs dans le péritoine.

Une matité globuleuse fixe à l'hypogastre, s'élevant jusque près de l'ombilic, annonce une rétention d'urine, une tumeur de l'utérus ou une grossesse.

La matité latérale de l'hypogastre est souvent en rapport avec les tumeurs de l'ovaire ou des ligaments larges.

Une matité de la fosse illiaque droite et de la gauche indique, soit une obstruction stercorale du cœcum et de l'S illiaque, soit un phlegmon illiaque.

La matité morbide de tout l'hypogastre se portant dans le flanc droit ou gauche, selon le décubitus du malade, en même temps que se déplace la résonnance des intestins, est le signe certain d'une hydropisie ascite.

Quand la percussion d'une tumeur donne au doigt la sensation d'un frémissement vibratoire, on peut être assuré qu'il s'agit d'un kyste rempli d'hydatides.

Si la percussion fournit beaucoup au diagnostic, elle n'est pas moins utile à la thérapeutique, car elle lui fournit des indications curatives importantes.

La percussion de l'hypogastre donnant une matité arrondie, formant une tumeur sus-pubienne chez un malade qui a une rétention d'urine et qu'on ne peut sonder, indique le point où il faut faire la ponction de la vessie.

Dans l'ascite et dans l'hydropisie enkystée des ovaires, la percussion permet de savoir au moyen de la résonnance où sont les intestins, et au moyen de la matité où est le liquide à évacuer par la paracentèse.

Dans la dyspepsie, la percussion des fosses iliaques et du côlon fait reconnaître une obstruction stercorale et fournit aussi l'indication d'un purgatif.

Dans les tumeurs hydatiques du foie dépassant les fausses côtes, la matité indique qu'il y a contact avec la paroi du ventre sans interposition d'une anse intestinale et qu'on peut sans danger faire la ponction du kyste.

Dans la pleurésie gauche la matité déplacée du cœur indique la torsion de cet organe ou son refoulement dans le côté droit de la poitrine et sert d'indication à la thoracocentèse.

Chez une femme qui n'a point ses règles, dont l'hypogastre est rempli par une tumeur et qui se croit enceinte, la résonnance indique une physométrie, et la nécessité de faire le cathétérisme utérin pour évacuer les gaz.

LAENNEC ET L'AUSCULTATION

De toutes les découvertes inspirées de l'Anatomisme, il n'en est pas de plus admirable que celle qui a pour but d'écouter les bruits qui se passent dans les cavités du corps vivant pour en connaître les nuances, et, par ces nuances, de découvrir les lésions anatomiques des principaux viscères. A cette découverte on a donné le nom d'*Auscultation*.

Laennec en est l'auteur, et si l'on peut trouver dans Hippocrate une phrase qui semble indiquer quelque chose d'analogue à cette découverte pour un cas isolé, il est certain que la découverte est tout entière la gloire de la France médicale du XIXe siècle.

Laennec, né en 1781, se livra, comme la plupart des médecins de son temps, à des études approfondies de l'anatomie pathologique. Il laissa même à ce sujet pour le cancer une division en matière squirrheuse encéphaloïde et mélanique qui eut une très-grande faveur. Son mémoire sur les acéphalocystes, en 1804, fut également très-remarqué.

Mais son triomphe impérissable est, en 1819, la publication du livre où se trouve l'étude qu'il a faite au moyen de l'oreille, des signes physiques profonds, déterminés par les maladies des poumons, du cœur et des vaisseaux. Cela lui valut bien des inimitiés, mais l'opinion ne tarda pas à se ranger de son côté, laissant en arrière ceux qui croyaient encore pouvoir se passer des applications de l'oreille dans le diagnostic des maladies de poitrine. Assez vivement combattue par les vieillards que la nouveauté irrite, la découverte fut acceptée avec le plus vif empressement par la jeunesse médicale française, et bientôt après par les jeunes médecins de toutes les nations civilisées.

Voici en quoi consiste l'Auscultation qu'on pourra juger par ce résumé.

Écouter, avec l'oreille ou avec un stéthoscope (1), sur les parois de la poitrine, de la tête et du ventre, les bruits de la respiration ou du cœur, et certains bruits anormaux pour les interpréter sagement, voilà le but de l'Auscultation.

Auscultation de la respiration. Le murmure vésiculaire *doux* qu'on entend sur toute la poitrine, quand les poumons sont sains, *s'affaiblit* quand les organes sont malades, et cela au niveau de la partie affectée : ainsi en est-il dans la congestion aiguë et chronique, dans la pneumonie chronique, dans la pleurésie, dans l'emphysème pulmonaire et dans la compression des bronches par une tumeur du voisinage ; — il *disparaît* dans les épanchements considérables de la plaie aplatissant le poumon, dans la pneumonie, et il est alors souvent remplacé par du souffle ; — enfin il est *rude ou suivi d'un bruit d'expiration prolongée,* dans l'induration pulmonaire et au commencement de la phthisie tuberculeuse.

Le murmure vésiculaire est souvent masqué par des *bruits étrangers* qui sont des *râles secs*, sonores, sibilants et ronflants, ou par des *râles humides*, à l'état de craquement, de râle crépitant, de râle sous-crépitant et muqueux, de gargouillements et de râles caverneux.

Les *râles secs, sonores, sibilants et soufflants* se passent dans les bronches tapissées de mucosités en vibration par la colonne d'air, et ils s'observent dans la bronchite aiguë ou chronique simple et compliquée d'emphysème, de tubercules, de congestion pulmonaire, etc.

Les *râles humides à l'état de craquement*, de *râle crépitant, sous-crépitant et muqueux*, de *gargouillement* et de *râle caverneux*, annoncent des mucosités liquides dans les petites bronches, dans les vésicules pulmonaires ou dans des cavités accidentellement établies au milieu du poumon. — Les craquements peu nombreux ordinairement au sommet du poumon annoncent une congestion pulmonaire chronique ou le commencement de la phthisie, lorsque les tubercules commencent à se ramollir. — Le *râle crépitant*, formé de petites bulles très-fines et très-sèches annonce la première période de le pneumonie aiguë ou sa résolution. — Le *râle sous-crépitant*, formé de bulles fines, mais inégales et humides, annonce la bronchite capillaire, le commencement de la phthisie et la congestion sanguine ou l'œdème des poumons. — Le *râle muqueux*,

(1) Cylindre de bois creux qu'on interpose entre l'oreille et la poitrine.

formé de plus ou moins grosses bulles, indique la bronchite aiguë ou chronique des bronches moyennes, avec emphysème, ou la phthisie au deuxième degré. — Le *râle caverneux* ou *gargouillement* est un glou-glou qui se passe dans une excavation tuberculeuse, dans un abcès, dans une dilatation des bronches ou dans une poche de gangrène pulmonaire.

En outre des râles secs et humides, le bruit respiratoire est souvent accompagné de *souffle*, quand, sur un point, le tissu des poumons est enflammé, induré ou creusé d'une cavité accidentelle. — Ce souffle est le signe d'une pneumonie au deuxième degré ; d'un épanchement de liquide comprimant les poumons; d'une caverne tuberculeuse, gangréneuse ou autre, mais alors il a le caractère de *souffle caverneux* ou de *souffle amphorique*, c'est-à-dire de bruit semblable à celui qu'on produit en soufflant dans une bouteille.

Le murmure vésiculaire est encore accompagné d'un autre bruit anormal, particulier, très-rare et semblable au choc d'une tête d'épingle dans un verre, c'est le *tintement métallique*. Il indique presque toujours une perforation de la plèvre avec hydro-pneumothorax.

Auscultation de la voix. Lorsqu'au lieu d'écouter le bruit que l'air fait pour entrer et pour sortir des poumons, on écoute le retentissement de la voix, on entend sa résonnance normale ou modifiée par différentes circonstances physiques importantes, amenant la *bronchophonie*, l'*égophonie* et la *pectoriloquie*.

Toutes les fois que le tissu du poumon est induré, c'est-à-dire atteint de congestion pulmonaire chronique, de pneumonie aiguë et de pneumonie chronique, de tuberculisation au premier degré ou d'infiltration sanguine apoplectique, il y a dans le point correspondant un retentissement exagéré de la voix qu'on appelle *bronchophonie* ou voix bronchique.

Quand le poumon est refoulé contre la colonne vertébrale, par un épanchement pleural liquide, la voix dont le retentissement arrive à l'oreille de l'observateur tremble et chevrotte comme la voix de polichinelle, c'est l'*égophonie*.

Chaque fois qu'il existe une cavité tuberculeuse ou autre dans le tissu du poumon, la voix du malade retentit dans l'oreille de l'observateur comme si elle sortait de la poitrine, et c'est ce qui caractérise la *pectoriloquie*.

Auscultation du cœur. Le tic-tac du cœur qu'on entend sous l'oreille placée vers la région précordiale dépend du choc du sang qui redresse les valvules cardiaques, mitrales pour le premier bruit, et sigmoïdes pour le second.

Quand le tic-tac du cœur est sourd, c'est que cet organe est affecté d'*hypertrophie* avec rétrécissement des cavités, ou qu'un *épanchement de sérosité* dans le péricarde se trouve interposé entre l'organe et l'oreille de l'observateur. Une lame épaisse de poumon emphysémateux et une mamelle très-forte produisent le même résultat.

Le tic-tac du cœur déplacé à droite annonce toujours un épanchement très-considérable dans la plèvre gauche.

Des bruits de souffle secs ou râpeux accompagnent souvent le tic-tac du cœur au premier ou au second de ces chocs, à la base ou à la pointe de l'organe, et alors leur signification est très-différente.

Un souffle râpeux du premier temps, à la base et en dedans du mamelon, indique un rétrécissement de l'orifice aortique.

Un souffle du premier temps, à la base et se prolongeant vers la pointe du cœur, en dehors du mamelon, annonce une insuffisance de l'orifice mitral.

Un souffle du second temps à la base, en dedans du mamelon, avec ou sans récurrence du bruit, caractérise les insuffisances des valvules de l'aorte.

Un souffle du second temps à la base et en dehors du mamelon se rapporte au rétrécissemeut de l'orifice mitral.

Les souffles sont ordinairement doux dans les insuffisances et sont plus rudes, quelquefois râpeux ou piaulants dans les cas de rétrécissement.

Dans le cas de maladie des orifices du cœur, les bruits de souffle s'entendent non-seulement à la région précordiale, mais à presque tous les points de la poitrine et particulièrement dans le dos.

Dans certains cas, sans qu'il y ait de lésion valvulaire aux orifices du cœur, il existe à la base de l'organe, en dedans du mamelon, un *souffle doux*, se prolongeant dans l'aorte ou dans les vaisseaux du cou et qui dépend de l'état chlorotique ou chloro-anémique. La propagation de ce bruit dans les vaisseaux du cou en indique la nature chlorotique et permet de le distinguer du souffle déterminé par une lésion cardiaque.

Auscultation du péricarde. Dans l'état normal, le tic-tac du cœur s'entend bien sur le péricarde, mais il *s'affaiblit* et *s'éloigne* de l'oreille au point d'être à peine perceptible dans la péricardie avec épanchement considérable ; au début de la maladie, s'il y a peu de liquide, le tic-tac s'accompagne d'un *bruit de frottement*, souvent comparable à un *bruit de cuir neuf*, et ce phénomène est la conséquence des fausses membranes qui recouvrent le cœur et qui frottent contre celles de la paroi interne du thorax.

Auscultation des tumeurs. Certaines tumeurs laissent entendre un bruit : 1° de souffle simple ; 2° un bruit de souffle continu ; ou 3° un frémissement lorsqu'on les percute ; ce sont les anévrysmes artériels, les anévrysmes artérioso-veineux et les tumeurs remplies d'hydatides.

Auscultation des vaisseaux. Outre le tic-tac des artères, on entend souvent dans l'aorte et dans les artères du cou des bruits de souffle simple ou à double courant, musicaux ou à bourdonnement, qui dépendent de la diminution de la densité du sang, mais quelques personnes pensent que ces bruits se passent dans les veines accolées aux artères et sont la conséquence d'une veine fluide, c'est-à-dire du passage du sang d'un endroit rétréci dans un endroit plus large.

Les bruits de souffle ne peuvent être bien étudiés qu'au moyen du stéthoscope placé sur les vaisseaux du cou, la tête inclinée sur le côté opposé, mais le médecin prendra garde d'appuyer trop fortement, pour ne pas écraser l'artère.

Les bruits de souffle dans les vaisseaux du cou sont généralement considérés comme pathognomoniques de la chlorose, mais c'est une erreur, car on les observe souvent à l'état normal.

Un bruit de souffle, avec frémissement vibratoire au niveau de la crosse de l'aorte, indique l'anévrysme de cette artère.

Auscultation du ventre. L'auscultation du ventre ne se fait que dans les cas de grossesse, à partir du cinquième mois, pour entendre le bruit de souffle placentaire et constater le tic-tac du cœur chez le fœtus.

Lorsque, après l'accouchement, l'utérus reste volumineux, et que l'auscultation permet d'y entendre encore le tic-tac du cœur, on peut être sûr qu'il y a un second enfant.

C'est là un ensemble complet où il n'y a presque plus rien à ajouter et où l'on peut constater ce que je disais au commencement de ce chapitre, la possibilité de faire de l'anatomie pathologique sur le vivant.

Sans l'anatomie normale, point d'anatomie pathologique ni d'histologie, et, sans l'étude des lésions anatomiques en rapport avec leurs symptômes, point d'auscultation.

HELMHOLTZ ET L'OPHTHALMOSCOPE — BOUCHUT ET LA CÉRÉBROSCOPIE

Jusqu'en 1851 on n'avait jamais étudié les altérations du fond de l'œil chez l'homme vivant, et ce qu'on connaissait des lésions de la rétine de la choroïde ou du nerf optique résultait de l'anatomie faite après la mort. Par la découverte de l'ophthalmoscope, miroir réflecteur renvoyant la lumière d'une bougie dans l'œil à travers une lentille bi-convexe, Helmholtz a donné aux médecins la faculté d'étudier l'anatomie pathologique de l'œil sur le vivant de façon à ce qu'on puisse suivre ces lésions depuis leur début jusqu'à leur fin. C'est là une découverte importante non-seulement pour les maladies de l'œil isolément affecté, mais encore pour les maladies de l'œil considérées comme signes des maladies du cerveau. De cette façon, l'ophthalmoscope d'abord destiné aux oculistes est devenu un instrument utile aux médecins pour le diagnostic des maladies du cerveau et de la moelle épinière. De cette application est née la *Cérébroscopie.*

L'auteur de ce livre est, en 1863, le premier qui ait compris tous les avantages qu'on pouvait tirer des applications de l'ophthalmoscopie à l'étude des maladies aiguës du cerveau ou de la moelle épinière. Ces organes dont on n'apprécie les lésions que par l'étude des troubles fonctionnels de la sensibilité et du mouvement ont une telle influence sur les lésions du fond de l'œil, qu'il suffit d'étudier ces lésions pour remonter au diagnostic des lésions du système nerveux cérébro-spinal. En montrant, d'après plusieurs centaines d'observations (1), la réalité de l'influence des lésions du cerveau sur les lésions de la rétine de la choroïde et du nerf optique, j'ai fait pour le cerveau ce qu'Avenbrugger et Laennec ont fait à l'aide de la percussion et de l'auscultation pour le diagnostic des maladies du poumon et du cœur.

Voici du reste dans un court résumé les résultats que donne la cérébroscopie.

Par ses rapports anatomiques, son nerf, ses artères et ses veines, l'œil est le seul organe où l'on puisse voir ce qui se passe dans le cerveau.

Découvrir dans l'œil, avec l'ophthalmoscope, des lésions de circulation, de nutrition et de sensibilité de la rétine et du nerf optique qui soient tellement bien en rapport avec les maladies aiguës et chro-

(1) E. Bouchut. *De la méningite reconnue à l'ophthalmoscope*, (Gaz. des hôp., 1863), et plus tard, *De l'ophthalmoscopie appliquée au diagnostic des maladies du cerveau et de la moelle épinière*. Paris, 1866, un vol. in-8° avec atlas.

niques des méninges ou du cerveau qu'on puisse les considérer comme les symptômes de ces maladies, tel est le but de la Cérébroscopie.

Dans le fond de l'œil, les lésions qui annoncent une maladie cérébrale sont de trois espèces : — 1° les lésions dues à la *phlegmasie du cerveau* et des méninges; 2° les lésions mécaniques produites par la *compression* du nerf optique ou des sinus de la dure-mère ; — 3° les lésions *sympathiques* d'une maladie de la moelle épinière ou des nerfs vaso-moteurs. Les *lésions diathésiques* par tuberculose, diabète, syphilis et albuminurie.

Le moindre obstacle apporté à la circulation du cerveau par l'inflammation, par une tumeur, par un épanchement séreux ou sanguin, par une phlébite des sinus de la dure-mère, par une anomalie des vaisseaux, gêne le retour du sang des veines de la rétine dans le sinus caverneux et produit dans l'œil des lésions de circulation névro-rétinienne (hypérémie, thrombose, œdème, hémorrhagie, atrophie) qu'on peut utiliser pour le diagnostic des maladies aiguës et chroniques du cerveau.

Comme une tumeur du ventre gêne la circulation veineuse des membres inférieurs, et produit les varices, ainsi les tumeurs du cerveau empêchent la circulation du fond de l'œil, et, d'après l'œil affecté, on peut dire quel est l'hémisphère malade.

Par la Cérébroscopie, on peut souvent distinguer les maladies organiques du cerveau de celles qui sont dynamiques, c'est-à-dire dans lesquelles l'altération est si faible qu'elle échappe aux recherches les plus minutieuses. Ainsi se reconnaissent les convulsions, le délire et les paralysies symptomatiques, des convulsions, du délire et de certaines paralysies essentielles.

Par l'étude des altérations de l'œil, on peut diagnostiquer la méningite aiguë et chronique; la phlébite des sinus de la dure-mère; l'hémorrhagie cérébrale récente d'avec le ramollissement du cerveau; les tumeurs produisant une compression ; les épanchements de sang dans les méninges; l'hydrocéphalie aiguë et chronique ; la commotion d'avec la contusion et la compression du cerveau dans les cas de chute sur la tête; les fractures du crâne, accompagnées de compression; la paralysie générale ; certains cas d'épilepsie symptomatique, etc.

Les phénomènes qu'utilise la cérébroscopie sont les suivants : *Congestion papillaire et péripapillaire ; — Phlébectasie rétinienne ; — Flexuosités phlébo-rétiniennes ; — Varices ou varicosités rétiniennes ; — Hémostase phlébo-rétinienne ; — Thrombose phlébo-rétinienne ; — Anévrysme phlébo-rétinien ; —*

hémorrhagie rétinienne; — Œdème papillaire; — Exsudations fibrineuses et graisseuses de la papille et de la rétine; — Tubercules de la choroïde et de la rétine; — Anévrysmes des Artères rétiniennes; — Rétinite pigmentaire; — Atrophie de la papille; — Déformation de la papille; — Battement artériel de la papille; — Pouls veineux des veines de la rétine; — Strabisme; — Exophthalmie ou hydrophthalmie, etc. Si ces phénomènes ne sont pas toujours pathognomoniques dans le diagnostic des maladies de la moelle, des méninges et du cerveau, ils sont au moins fort importants à ajouter aux autres symptômes de la maladie, et donnent au diagnostic des maladies cérébro-spinales une précision inconnue.

Dans la *méningite aiguë;* après un ou plusieurs vomissements, de la constipation et de la fièvre, lorsque l'on ignore à quelle maladie on a affaire, la congestion avec œdème péri papillaire, la dilatation des veines rétiniennes, leur flexuosité, leur thrombose et les hémorrhagies rétiniennes enlèvent tous les doutes qu'on pourrait avoir sur le diagnostic.

Dans l'*hémorrhagie cérébrale;* lorsqu'un homme vient d'être rappé de paralysie ou d'hémiplégie avec perte de connaissance, s'il y a congestion de la papille, dilatation des veines de la rétine ou hémorrhagie rétinienne, on peut être certain du diagnostic d'hémorrhagie du cerveau, car dans le *ramollissement cérébral senile*, il n'y a jamais de congestion de la papille; ni d'altération ou de rupture des veines de la rétine.

Toutes les *phlébites des sinus de la dure-mère* occasionnent la dilatation, la thrombose et parfois la rupture hémorrhagique des veines de la rétine avec ou sans œdème péripapillaire.

Dans les collections purulentes et dans les *tumeurs* du cerveau, assez volumineuses pour comprimer la couche ou le nerf optique, ainsi que les sinus latéral ou caverneux, il y a infiltration de la papille, dilatation et thrombose des veines rétiniennes, puis avec le temps il se fait une atrophie ou une déformation de la papille.

Dans la *paralysie générale progressive;* il y a souvent une ataxie ou tremblement de la papille, qui ne peut rester fixe au foyer de l'ophthalmoscope, ce qui empêche l'examen de pouvoir se faire d'une façon convenable.

Certaines *épilepsies* présentent une anomalie de distribution des vaisseaux de la rétine ou des névrites optiques qui indiquent que la maladie est symptomatique.

L'*ataxie locomotrice* entraîne presque toujours l'atrophie de la papille du nerf optique.

Dans les *maladies chroniques du cerveau et de la moelle*, l'amaurose et l'atrophie du nerf optique sont des phénomènes si communs qu'il faut en faire les symptômes de la lésion cérébro-spinale.

La *tuberculose des méninges* se traduit souvent par des granulations blanchâtres tuberculeuses de la choroïde.

La *folie de cause organique* se traduit souvent par des exsudations de la papille et par des hémorrhagies rétiniennes.

Dans les *chutes sur la tête* avec *fracture du crâne* ou avec *compression* et *contusion du cerveau*, il y a toujours infiltration séreuse péripapillaire, dilatation, flexuosité et quelquefois thrombose des veines de la rétine, tandis que dans la *commotion du cerveau* le fond de l'œil reste dans l'état normal.

Chose importante, dans le délire aigu des fièvres, dans le délire de l'érysipèle du cuir chevelu, dans les convulsions, dans les paralysies essentielles et dans toutes les maladies nerveuses, s'il n'y a pas de lésion organique du cerveau, on ne constate jamais, par l'ophthalmoscope, aucune altération de la papille ni des vaisseaux de la rétine, mais si le délire d'une fièvre résulte d'une méningo-encéphalite, comme cela arrive très-souvent dans la fièvre typhoïde, on découvre une névrite optique.

SENN ET LE LARYNGOSCOPE

Voici encore une des belles applications de l'anatomisme à la médecine. — Il s'agit de la découverte du laryngoscope, destiné à faire étudier sur le vivant les lésions qui peuvent se produire dans le larynx. — C'est un miroir oblique monté sur tige que l'on introduit dans le pharynx et à l'aide duquel on projette dans le larynx le rayon de lumière d'une lampe placée à côté de l'observateur et en face du malade.

A l'aide du laryngoscope inventé par Senn, de Genève, et perfectionné par Babington, Liston, Czermak, etc., on peut voir l'ouverture du larynx malade, les cordes vocales et le commencement de la trachée. — De cette façon, les œdèmes, les ulcères, les caries des os et les polypes de la muqueuse peuvent être étudiés sur le vivant. — On peut même, éclairé par cet instrument, porter dans le larynx des instruments destinés à cautériser le point malade ou à enlever des polypes qui gênent la respiration ou étouffent les malades.

PAUL D'ÉGINE, — RÉCAMIER ET LE SPÉCULUM

L'idée de voir quelle était la forme de l'utérus sur le vivant a fait naître la construction du *speculum uteri* (miroir de l'utérus) et par suite on a pu étudier et soigner certaines altérations anatomiques de la matrice mieux qu'on ne l'avait jamais fait. Paul d'Égine est le premier qui ait eu l'idée de cet instrument conique creux à plusieurs valves et plus tard formé d'un tube plein qu'on introduit dans le conduit vaginal. Depuis lors, il a été employé par Rhazès, Albucasis, par Franco, par Ambroise Paré, par Garengeot, par Perret, etc., mais il était oublié et sorti de la pratique usuelle.

C'est à l'occasion de la renaissance des études d'anatomie pathologique, que l'on comprit de nouveau la nécessité de voir directement les lésions de la matrice que l'on n'appréciait plus que par le toucher. De là, à la réinvention du *speculum uteri*, il n'y avait qu'un pas. Récamier avait-il par ses lectures appris l'usage ancien de cet instrument, n'eut-il qu'à le copier ou l'inventa-t-il de nouveau? Personne ne pourrait le dire. Quoi qu'il en soit, en 1818, Récamier fit connaître le moyen d'observer et de guérir certaines maladies utérines au moyen du spéculum, et depuis lors cet instrument est resté dans la pratique des maladies des femmes. Quelques médecins peu scrupuleux abusent de son emploi, mais l'abus ne saurait empêcher qu'on n'en fasse usage. Sans lui, dans beaucoup de cas, on ne pourrait employer des moyens curatifs absolument indispensables et on serait obligé d'abandonner les lésions de l'utérus aux efforts de la nature. Cela est suffisant chez beaucoup de malades mais chez d'autres le traitement local des maladies utérines est absolument nécessaire.

Outre le spéculum de l'utérus, il y a eu aussi les *speculums oculi* de Fabrice; les *speculums de l'anus;* les *speculums* de l'*oreille*, etc. Mais, ce sont là des découvertes secondaires, à côté du spéculum vaginal et de tous ces autres vrais miroirs qui ont permis aux médecins d'observer dans le larynx, dans le fond de l'œil les lésions qui peuvent s'y produire.

SANCTORIUS, — DE HAEN ET LA THERMOMÉTRIE CLINIQUE

Sanctorius, l'inventeur du *pulsiloge*, instrument à compter le pouls, est aussi le médecin qui, en 1626, a essayé de déterminer à l'aide du thermomètre la réalité de l'état inflammatoire des tissus ou des organes qui engendre la fièvre (1). Il donnait ainsi à la médecine le moyen de savoir d'une façon mathématique quel était le trouble survenu dans l'état physiologique par l'état fébrile. — C'est

(1) Commentaire sur le premier livre du canon d'Avicenne. Venise, 1616, in-folio.

là de la physiologie pathologique faite sur le vivant, et le grand mérite de ces recherches est d'avoir ouvert à la science des horizons nouveaux.

De Haen suivit l'exemple de Sanctorius, comme on peut le voir d'après les observations qu'il publia en 1761-1778, puis Goupil en 1798 qui montra que la chaleur s'élevait toujours dans les inflammations (1). Vinrent ensuite chez nous, Piorry, Andral, Chossat, Monneret, etc., à l'étranger Traube, Baerensprung, Wunderlich, Spielman, Picard, Coblence, Hirtz, et la plupart des observateurs de notre époque qui ont confirmé le fait. Tous ont établi que ce mode d'exploration physique judicieusement employé était le moyen de reconnaître la nature de certains états morbides difficiles à déterminer sans cela. — A l'Organoscopie donc revient l'honneur d'avoir introduit la thermométrie clinique dans la science médicale, et c'est là un fait de très-grande importance.

Seulement, c'est un moyen qu'il faut savoir employer. La température doit être prise dans l'anus ou dans l'aisselle, le matin et le soir, tous les jours pendant toute la durée de la maladie.

De cette façon, on est assuré, comme l'ont dit Sanctorius et Goupil, que la température s'élève de 37° chiffre normal à 38 et 40 ou 42 dans l'état fébrile et dans les inflammations.

Que l'élévation passagère et périodique de la température indique la fièvre intermittente.

Que l'élévation rapide en 3 jours de la température à 40 indique une grande phlegmasie et que l'abaissement indique sa guérison.

Que l'élévation progressive de la température pendant 8 à 10 jours à 39 et 40 indique une fièvre continue ou une fièvre éruptive.

Que le chiffre de + 43 centigrades est presque toujours un signe de mort.

Que le chiffre de + 22 centigrades est un signe certain de la mort pouvant servir à distinguer la mort réelle de la mort apparente (1).

Enfin qu'il y a à prendre dans cette étude des notions de diagnostic et de pronostic d'une certitude qui font honneur à la science du XIXe siècle.

DÉSORMEAUX ET L'ENDOSCOPE

Pour éclairer l'intérieur du canal de l'urètre, la prostate ou quelques points de la vessie, Désormeaux a imaginé une sonde particu-

(1) Bouchut. *Path. gén.* 2me édition, page 952.

lière au bout de laquelle un système de miroirs réflecteurs jette la lumière. — Alors le chirurgien à l'aide de cet appareil peut voir certaines altérations de la muqueuse génito-urinaire et y porter sûrement des caustiques dans un but de guérison. — C'est un moyen ingénieux qui n'a cependant que des applications assez restreintes.

GALL ET LA CRANIOSCOPIE — SPURZHEIM ET LA PHRÉNOLOGIE

On doit à l'Anatomisme l'apparition d'un étrange système de psychologie dont la renommée s'est rapidement éteinte, après avoir joui pendant plusieurs années d'une grande faveur dans le monde et dans la science médicale.

Je veux parler de la *Cranioscopie* et de la *Phrénologie* inventées par le docteur Gall, anatomiste de premier ordre, qui a étudié la structure du cerveau d'une façon extrêmement remarquable (1).

Gall est né à Vienne en 1758, où il se fit recevoir médecin et d'où il vint se fixer à Paris en 1805 pour y mourir en 1828. — Il a préludé à son système de philosophie par une étude approfondie de l'anatomie du cerveau et de la moelle. C'est lui qui reprit les idées de Mistichelli, de Pourfour du Petit (*Lettres d'un médecin du roi*, Namur, 1710), de Winslow, et démontra, ce qui était alors peu connu, « que la substance médullaire du cerveau est partout fibreuse, que les fibres de la moelle allongée se croisent avant de former les éminences pyramidales; il a vu les fibres des éminences pyramidales, celles des corps olivaires, c'est-à-dire toutes les fibres ascendantes de la moelle allongée, traverser le pont de varole, les couches optiques, les corps cannelés, et se continuer jusque dans la voûte des hémisphères, les fibres qui rentrent pour donner naissance aux commissures; plusieurs des nerfs que l'on croyait s'arrêter au cerveau ont été conduits par lui jusque dans la moelle allongée, etc. (2). »

De pareilles études bien appréciées du monde savant formaient une base solide aux déductions physiologiques que l'auteur en prétendait tirer. — Elles lui avaient donné la notoriété et le crédit. Qu'en fit-il? Je vais le dire. — Comme presque tous les physiologistes il admit d'abord :

Que le cerveau est exclusivement l'organe des facultés intel-

(1) Gall, *Anat. et physiol. du syst. nerveux et du cerveau avec des observations sur la possibilité de reconnaître plusieurs dispositions intellectuelles et morales de l'homme et des animaux par la configuration de leurs têtes*. Paris, 1810 à 1819, 4 vol. in-4°.

(2) Flourens, *Examen de la phrénologie*, p. 67.

lectuelles et des qualites morales. (Tom. II, p. 236.) Cela est vrai.

Que, *excepté le cerveau, aucun des systèmes nerveux ne peut être considéré comme le siége des facultés intellectuelles et des qualité morales.* (Tom. II, p. 239.) Cela est encore acceptable.

Mais, après avoir concentré dans le cerveau toutes les facultés de l'entendement et toutes les passions, il découpe tout l'organe en une foule de petits cerveaux distincts propres à ces passions et à ces facultés. — Cela n'est plus qu'une hypothèse. — Il ne veut pas d'une intelligence *une*, et il accepte comme une réalité le fait problématique d'autant d'intelligences isolées ou de facultés qu'il y a de moyens d'action, c'est-à-dire de petits cerveaux dans le grand. C'est physiologiquement la doctrine de la *pluralité des cerveaux* et philosophiquement l'*anarchie* des facultés dont la plus puissante écrase et entraîne les autres.

Déjà quelques philosophes, des physiologistes et des médecins avaient soutenu que dans tout ou partie du cerveau résidait le siége de l'âme. — La science renfermait même quelques tentatives assez hardies de localisation des facultés intellectuelles et morales. Tout le monde sait que Descartes a placé le siége de l'âme dans la glande pinéale, que Willis a localisé le sens commun dans le corps cannelé, l'imagination dans le corps calleux, la mémoire dans la substance corticale, que Lapeyronie a dit que l'âme résidait dans le corps calleux, etc. Mais toutes ces hypothèses n'ont captivé personne. Cabanis, un peu plus explicite, ne plaçait-il pas la pensée dans le cerveau lorsqu'il a écrit : « Pour se faire une idée juste des opérations dont résulte la pensée, il faut considérer le cerveau comme un organe particulier destiné spécialement à la produire, de même que l'estomac et les intestins à opérer la digestion, le foie à filtrer la bile, etc. (1). »

Pour tous les philosophes, et pour les médecins, le cerveau est l'organe de l'intelligence et des facultés morales — seulement Gall pensait, sans les avoir vus, qu'il y avait une foule de petits cerveaux dans le grand et, chose plus hardie, qu'il était possible de localiser chacune des facultés intellectuelles affectives et morales dans chacun de ces petits cerveaux. — Il pensait que les fibres ascendantes de la moelle, épanouies dans les hémisphères et dans le cervelet, arrivaient jusqu'à la substance grise et que là, elles formaient dans chaque circonvolution le petit organe de chaque faculté de l'entendement. — Selon les degrés du développement de chaque petit cerveau il y avait

(1) Cabanis, *Rapport du physique et du moral*, 11e Mémoire, § VII.

de grandes et de petites aptitudes, des affections vives ou dénaturées, des passions nobles ou mauvaises, etc. De plus, comme chacun de ces petits cerveaux était placé à la surface de l'organe en rapport avec le crâne, le contact permanent des circonvolutions cérébrales modifiait la forme de la voûte crânienne et produisait en dedans des dépressions et en dehors des saillies qui correspondaient à toutes les facultés intellectuelles et morales de l'homme. De là, le mot orgueilleux de *crânioscopie* donné au système de Gall par quelques-uns de ses adeptes.

Spurzheim est le plus renommé des disciples de Gall et un peu son contradicteur. Né à Trèves, en 1775, il passa de longues années à Paris avec Gall et il est allé mourir en Amérique, en 1834. C'est lui qui a donné le nom de *Phrénologie* à la localisation des facultés de l'entendement dans les circonvolutions. A part quelques additions sur le nombre des facultés localisées qui atteignent pour lui le chiffre de 35 au lieu de 27 dans le système de Gall, les différences entre ces deux physiologistes ne sont pas nombreuses. Tous deux ont également abusé de l'anatomie pour en tirer des hypothèses Psychologiques et rien ne peut les absoudre.

Je reviens au système anatomique de Gall sur les fonctions du cerveau et du cervelet.

D'abord, il est établi aujourd'hui que c'est à tort qu'on rangerait le cervelet et la moelle allongée parmi les organes de l'entendement et des facultés morales. — Flourens (1) a démontré que si on enlève à un animal son cervelet il ne perd que ses mouvements de locomotion ; ses tubercules quadrijumeaux, il perd la vue ; et la moelle allongée, il perd les mouvements respiratoires et par suite la vie. Si on lui enlève totalement les hémisphères, il ne perd que l'intelligence.

Toutes les facultés localisées dans le cervelet par Gall et par Spurzheim, doivent donc être considérées comme ayant d'autres organes pour siége anatomique. C'est la condamnation du système.

Les facultés ou intelligences individuelles particulières, admises par Gall, sont au nombre de 27 ; elles ont leur perception, leur mémoire, leur jugement, leur imagination, etc., tout comme les instincts. (Tom. IV, p. 331 et 344.) D'où il résulte qu'il y a 27 espèces de mémoire, de jugement, d'imagination, etc. — Cela est la conséquence de l'agglomération des 27 petits cerveaux réunis dans les hémisphères. Comme je l'ai dit plus haut, c'est l'anarchie des facultés de

(1) Recherches sur les propriétés et les fonctions du système nerveux. 2e édition, Paris, 1842.

l'âme remplaçant leur unité, c'est-à-dire remplaçant l'unité de l'intelligence et du *moi*. C'est la suppression du libre arbitre dominé par les arrêts de la foule des petits cerveaux qui sont en action dans le grand, et qui luttent les uns contre les autres avant d'arriver à une entente qui sera la raison, ou la folie et le vice.

Pour Gall, l'organisation du cerveau explique tout, et son système est celui de la fatalité organique qui supprime la liberté et la responsabilité individuelles. Point de vertu, ni de vice. Quelques fibres de plus ou de moins dans la partie du cerveau d'où dépendent les instincts, et voilà l'honnête homme ou le criminel.

Il pense que l'espèce humaine a de plus que les animaux un organe au moyen duquel elle reconnaît Dieu (tom. IV, p. 269), mais « le climat et d'autres circonstances peuvent entraver le développement de la partie cérébrale au moyen de laquelle le Créateur a voulu se révéler au genre humain. » (Tom. IV, p. 252.)

S'agit-il du penchant au meurtre? Voyons ce que dit Gall : Imaginons une femme dans laquelle l'amour de la progéniture soit peu développé..... Si malheureusement l'organe du meurtre est développé en elle faudra-t-il s'étonner que, de sa main, elle tue l'un de ses semblables? (Tom. III, p. 135.)

Maintenant que j'ai montré, par la vérification physiologique et par le raisonnement, que tout le système de Gall est faux; qu'il n'a jamais vu les organes dont il parle; que ses disciples les ont changés de place; qu'il n'y en a pas dans le cervelet, lequel est destiné à d'autres fonctions que celle de l'entendement; que la matérialisation des facultés intellectuelles et morales dans la qualité de la substance cérébrale est une atteinte à la liberté et à la responsabilité humaine, je vais dire quelques mots de la Crânioscopie.

Si la Phrénologie localisée est tout entière à établir, que dirai-je de la Crânioscopie? Ici, l'anatomisme a été aussi loin que possible sur le terrain de l'hypothèse. — Non, le crâne n'est pas l'image exacte et fidèle de la configuration extérieure du cerveau et on ne peut conclure de l'un à l'autre. — En effet, selon les races, le sexe et l'âge des sujets, les sinus du front sont plus ou moins larges ; les orbites creux ou sans profondeur ; la base du crâne est plus ou moins concave ; les parois supérieures sont minces ou épaisses et l'on voudrait scientifiquement persuader à des esprits sérieux que les bosses de la tête sont le témoignage d'un développement semblable des circonvolutions du cerveau ! Non. Ce sont des hypothèses anatomiques bonnes pour la foule ignorante et, sous bien des rapports, la science doit regretter cet abus de l'Anatomisme qui a passionné la première moitié du XIXe siècle, dont les élucubrations ont rempli tous les livres de médecine et de physiologie, à l'exception toutefois d'une récente histoire des sciences médicales où le nom de Gall ne figure même pas. — Quel que soit le jugement qu'on porte sur la phrénologie, il est un point par lequel le nom de Gall, son auteur, appartient à la science, c'est par ses recherches sur l'anatomie du cerveau et du système nerveux. — Le système psychologique est faux, mais plusieurs des découvertes anatomiques qui lui ont servi de base, ont été le point de départ de progrès ultérieurs et sont estimées de tous les hommes compétents.

APPRÉCIATION CRITIQUE DE L'ORGANOSCOPIE

Si l'on compare l'état de précision du diagnostic à notre époque et au siècle dernier, pour ne pas remonter plus haut, on verra quelle différence existe à notre avantage, uniquement par suite des progrès de l'Organoscopie attribuant aux lésions anatomiques une importance qu'on ne leur accordait pas antérieurement. Il en est résulté que la recherche du diagnostic anatomique, c'est-à-dire l'étude des lésions sur l'homme vivant, est devenue la chose capitale, et on s'est livré à la recherche des moyens physiques d'exploration destinés à faire découvrir les lésions organiques sur l'homme malade.

Comme conséquence des applications de l'anatomie pathologique à la médecine, et surtout au diagnostic, il n'y a rien de plus beau et l'une de ces découvertes, à elle seule, suffira pour caractériser notre siècle médical qui, dans l'histoire, sera celui de l'*Auscultation*. — Tout n'est pas dit à cet égard. Peut-être verrons-nous encore apparaître d'autres procédés qui viendront en aide à ceux que nous possédons déjà, mais telle qu'elle est aujourd'hui la science du diagnostic anatomique laisse bien peu de chose à désirer.

Voilà les faits. Il faut les honorer comme ils méritent de l'être sans les glorifier d'une manière absolue.

L'anatomisme exagéré et les anatomo-pathologistes font de l'Organoscopie le but de la science médicale, tout comme Pinel faisait de la médecine en déterminant la place des maladies dans un cadre nosologique. — Ils accordent au diagnostic anatomique une place si importante qu'ils emploient toutes leurs facultés à perfectionner leurs sens et qu'après avoir déterminé le siége, le caractère anatomique et l'étendue de la lésion qui cause le mal, ils laissent dans l'ombre ce qui est la marche de la maladie, son pronostic et son traitement. — Je dis : ils laissent dans l'ombre, afin de ne rien exagérer, car, élevé dans la Faculté de Paris, de 1835 à 1845, à l'époque où dominaient ces idées, j'ai vu que si on s'occupait de pronostic et de traitement c'était de la façon la plus superficielle. J'ajouterai même, comme fait de notoriété, qu'au lit du malade ces médecins experts en anatomie pathologique, étaient aussi inhabiles en pronostic que sceptiques à l'égard du traitement. Une fois le diagnostic anatomique posé tout en découlait, et nécessairement la thérapeutique devait s'en ressentir. Il en a été de même de 1850 à 1870 où, l'histologie pathologique étant devenue à la mode, les médecins les plus instruits ne s'occupaient plus que de pathologie cellulaire et corpusculaire et perdaient même le talent de diagnostic de leurs maîtres. Tous savaient, dans leurs leçons, discourir sur les infiniment petits de la lésion intime des organes, mais déjà ils avaient perdu de vue la grosse lésion qui, au point de vue des symptômes et de la clinique, est l'affaire importante et à l'égard du pronostic ou du traitement, absorbés par leurs études de détails, ils étaient aussi malhabiles que leurs prédécesseurs.

J'ajouterai enfin que comme le diagnostic anatomique ne révèle pas la nature des maladies, d'où l'on s'inspire pour le pronostic et pour le traitement, cette méthode appliquée à outrance ne pourrait conduire qu'à l'amoindrissement de la médecine clinique. Ainsi pratiquée, elle élève et agrandit d'un côté la science médicale en lui donnant une précision qui satisfait tous les esprits sérieux, mais, de l'autre, elle lui enlève ce qui fait son but dans l'humanité, le côté qui lui permet de prévoir les crises du mal, en lui donnant les moyens de les faciliter, de les prévenir et de les diriger vers la guérison.

Dans cette école, Piorry a nié la maladie, et professa qu'il n'y avait que des états organo-pathiques. — De là point de traitement appliqué à la nature du mal, mais autant de moyens curatifs que d'états organo-pathiques constatés.

Qu'on ne croie pas qu'il y ait dans mes paroles la moindre exagération, car elles sont l'exacte vérité du temps où j'ai vécu. — Ainsi, j'ai vu l'époque où quand, avec Broussais, on avait établi le diagnostic d'un chancre, on disait : c'est une inflammation, et on combattait le mal par les émollients et par les antiphlogistiques. — Les exanthèmes de la rougeole, de la scarlatine ou de la variole étaient considérés comme de simples inflammations de la peau, et, quand un malade avait des craquements humides ou du gargouillement sous la clavicule, on disait d'après Laennec : c'est un tuberculeux voué à une mort certaine. Cependant, que de fois ces malades n'ont-ils pas guéri, n'ayant que des congestions pulmonaires, des bronchites chroniques et des pleurésies aiguës ou chroniques.

Je n'insiste pas. La doctrine qui a fait du diagnostic anatomique et de l'Organoscopie la base principale de la médecine ne pouvait qu'amoindrir la science médicale. Elle a peuplé la France de sceptiques et n'a pas fait de cliniciens.

Si le diagnostique anatomique a ses dangers, si l'Organoscopie n'est pas tout en clinique, il y a dans ces méthodes d'étude médicale tant d'avantages qu'il faut savoir y prendre ce qu'elles ont d'infiniment utile pour le réunir à nos autres recherches. — Qu'à l'Organoscopie qui fait le diagnostic anatomique on ajoute l'étude clinique des maladies. — Il ne faut pas croire qu'étant donné une ancienne lésion organique, par cela même qu'elle est matérielle, un agent thérapeutique ne peut la faire disparaître. En effet, le clinicien sait que dans les maladies organiques curables ou incurables il n'y a pas à désespérer et à faire de scepticisme thérapeutique. Le clinicien sait qu'alors, sans trop se préoccuper de la lésion, les toniques, les corroborants, les voyages à la campagne, la nourriture à la viande crue, au beurre et à l'alcool engraissent et remettent sur pied des malades qu'on pouvait croire perdus. C'est ce qui arrive journellement pour des malades qui ont des ulcérations pulmonaires de pneumonie caséeuse donnant lieu à la phthisie. En présence de pareils faits, que devient le scepticisme thérapeutique engendré par le diagnostic de la lésion anatomique des poumons? — Laissez ce malade à un anatomo-pathologiste, après avoir constaté la lésion, il dira qu'elle est incurable et que le malade doit mourir. — Confiez-le à un clinicien qui, se préoccupant peu de la lésion, se hâtera de traiter l'état général en pensant que si celui-ci s'améliore, il en sera de même de la lésion, et, souvent alors, le malade guérit.

Voilà dans l'application les inconvénients du diagnostic anatomique opposés aux avantages de l'observation clinique. Je crois les avoir fait toucher du doigt. C'en est assez pour les médecins auxquels je m'adresse. — J'ai assez fait pour l'Organoscopie en montrant les applications médicales de l'ophthalmoscope pour avoir le droit de critiquer la méthode dans ce qu'elle a d'exagéré. — Maintenant sachons réunir toutes nos connaissances d'où qu'elles nous viennent en un seul faisceau. — On n'en sait jamais trop. — Faisons de l'Organoscopie, soyons observateurs, cliniciens, vitalistes et empiriques, car il n'y a de médecin qu'à ces conditions.

APPRÉCIATION DE L'ANATOMISME

Tant que l'anatomie descriptive, l'anatomie générale et l'histologie restent dans la limite de leurs attributions, qui est la connaissance de la situation des organes, de leur texture, de leurs fonctions, de leurs altérations matérielles, il n'est aucun médecin qui ne leur doive rendre un sincère hommage. En effet, qui ne connaît pas l'homme sain ne peut connaître l'homme malade, et celui qui ignore la structure des lésions matérielles dont les organes peuvent être le siége ne connaîtra jamais la nature des maladies.

De la situation et du rapport des organes entre eux sont nées la *Chirurgie* et l'anatomie chirurgicale, — de l'étude de leurs fonctions est née la *Physiologie*, — de leurs altérations maladives ressortent l'*Anatomie pathologique* et l'*Organoscopie* qui sont les bases sérieuses de la médecine, — de leur texture est sortie l'*Histologie*, — de leur analyse, la *Chimie pathologique* ou *Chimiatrie*. C'est par l'anatomie que la médecine a pu espérer devenir une science exacte, et qu'elle a conquis ce qu'elle renferme de plus précis et de plus positif. Que peut-on lui demander de plus, et quelle méthode a fourni plus de choses utiles à la science ?

Sans elle, point d'opérations délicates possibles, et tous les procédés opératoires éclairés par l'anatomie chirurgicale dans lesquels l'instrument doit pénétrer dans la profondeur des tissus, sur le trajet des artères, seraient encore inconnus. — C'est par elle que l'on a été conduit aux découvertes du XVIIe et du XIXe siècle sur la grande circulation, sur l'absorption du chyle, sur la circulation des lymphatiques et sur les fonctions du système nerveux. Par elle, encore, la nature des altérations matérielles des tissus nous a été révélée, et nous avons enfin pu trouver les moyens de deviner sûrement, par l'Organoscopie, les lésions qui se forment au sein des organes vivants.

Aussi, en dehors de l'étude anatomique directe des parties constituantes du corps de l'homme, l'anatomie a été le point de départ de plusieurs sciences nouvelles, d'un grand nombre de découvertes importantes, et de plusieurs méthodes qui ont notablement contribué aux progrès des sciences médicales. — Ce sont là des services sérieux qu'il ne faut pas oublier.

Mais pour que l'Anatomisme soit à l'abri de toute contradiction, il faut qu'il reste ce qu'il doit être, c'est-à-dire une méthode d'acquisition de connaissances nouvelles, et vérifiées par l'observation, servant à éclairer la médecine ou la chirurgie. Alors, il mérite d'être accepté sans réserve. — Mais, lorsque de simple procédé d'accroissement de la science, il a la prétention d'être une doctrine et, par exemple, d'être la base exclusive de la médecine, il y a lieu de faire quelques restrictions.

En effet, laissant de côté la chirurgie, la physiologie et l'organoscopie pour nous placer à un point de vue exclusivement médical, ceux qui prétendent tout expliquer en médecine par l'existence des lésions du solide (*Solidisme*), ou des humeurs (*Humorisme*), ou par des altérations organiques donnant lieu aux symptômes des maladies, se mettent en contradiction avec l'observation clinique. C'est une affirmation, que contredit la pratique médicale, car les médecins qui ont l'habitude des malades savent très-bien :

1° Qu'en dehors des parties solides matériellement affectées dans les maladies, il y a d'autres éléments morbides dont il faut tenir compte ;

2° Que l'altération primitive des humeurs qui est le fond de l'humorisme n'est souvent que secondaire ou nulle ;

3° Qu'il y a des maladies sans lésion appréciable ;

4° Que la même lésion d'un organe détermine chez les uns des symptômes qui ne se montrent pas chez un autre ;

5° Qu'il y a des lésions sans maladies ;

6° Qu'il n'y a pas de rapport précis entre les symptômes d'une maladie et les lésions qui l'accompagnent, qu'avec une petite lésion ou avec une lésion peu étendue, il se produit des symptômes nombreux et quelquefois une maladie très-grave ;

7° Qu'avec une même lésion très-étendue la maladie guérit aisément ;

8° Que les sympathies nées de la lésion d'un organe et qui constituent les symptômes d'une maladie ne sont souvent pas justifiées par l'étude des lésions matérielles ;

9° Que la bénignité ou la malignité d'une maladie, chose qu'apprécient les vrais médecins et non les anatomo-pathologistes, ne s'expliquent pas par l'étude des lésions cadavériques ;

10° Que le diagnostic anatomique d'une maladie n'est pas toujours possible ;

11° Que le pronostic anatomique est souvent une chimère ;

12° Enfin, qu'en thérapeutique il faut quelquefois mieux s'occuper de l'état général du malade que de la lésion, parce qu'en améliorant cet état général on améliore ou on guérit des lésions qu'on aggraverait par un traitement exclusivement dirigé contre cette lésion au mépris de l'état général.

En présence de ces objections, tirées de la pratique médicale si souvent contraire aux théories des savants qui n'ont pas l'expérience des malades, il est évident que l'Anatomisme ne peut être accepté comme une base de doctrine médicale exclusive; qu'il ne renferme qu'une part de vérité, et qu'on doit, sous peine d'erreur, l'associer aux autres doctrines qui font l'objet de ce livre et qui, elles aussi, ont pour point de départ des vérités qu'il est impossible de négliger.

Si l'on n'en peut pas faire une doctrine médicale, alors il n'est plus qu'une méthode d'investigation extrêmement utile, indispensable même, et il échappe à toute critique sérieuse.

LIVRE ONZIÈME

DE L'ÉCLECTISME

Sommaire : De l'Eclectisme ancien ; — Agathinus. — Celse. — Archigène d'Apamée, etc.
De l'Eclectisme moderne : — J. Guérin, Andral, etc. — Des Eclectiques.

L'Eclectisme médical échappe à toute description générale. Il n'a pas de symbole, et il est sans formule. L'Eclectisme d'un médecin ne ressemble pas à l'Eclectisme de son confrère, et les deux systèmes n'ont souvent d'autre rapport que le nom.

Ce n'est pas une doctrine, c'est l'expérience de chacun devenant la règle d'une prétendue méthode, ou plutôt c'est l'individualisme avec toutes ses chances de sagacité, d'impéritie, d'ignorance, de mauvaise foi, etc., substitué à la domination ou aux règles d'un principe philosophique. Ici, chacun fait sa règle et n'obéit qu'à ses lois et on peut dire avec le proverbe : « *tot capita quot sensus.* » Ce n'est pas la raison qui obéit à une discipline doctrinale, même à celle de l'Empirisme et qui s'astreigne à une méthode philosophique, c'est la pensée individuelle érigée en juge de toutes les autres méthodes employées par l'esprit humain. C'est le talent et le génie jugés par le premier venu, quel que soit son mérite, car il n'est pas de médecin qui ne se croie en situation de juger les méthodes médicales pour en composer une à la taille de son intelligence et à la portée de son instruction. Aussi y a-t-il de bons et de mauvais éclectiques, c'est-à-dire de bons et de mauvais esprits.

Ici, encore, nous aurons à parler de l'*Eclectisme antique* et de l'*Eclectisme moderne*.

C'est dans l'école d'Alexandrie, au premier siècle de l'ère chrétienne, que la philosophie a érigé l'*Eclectisme* (ἐκλέγω, choisir) (ἐκλεκτικοὶ, choisissants) en système, et bien qu'on eût déjà fait antérieurement de l'Eclectisme, Potamon (1) est le premier philosophe à

(1) Potamon vivait sous les empereurs Auguste et Tibère. (Voy. D. Leclerc, page 502.)

qui Diogène de Laerce rapporte l'honneur de cette innovation! L'intelligence, alors embarrassée par les principes opposés des doctrines philosophiques rivales, crut se tirer d'embarras, en cherchant, par l'analyse de ces principes, à choisir ceux dont l'observation lui aurait démontré l'exactitude et à laisser de côté, au contraire, ceux qui lui paraîtraient entachés d'erreur. C'est au reste ce qu'elle fait inévitablement en pareille occurrence, et, plus d'une fois dans le cours des siècles, ne pouvant subir le joug de doctrines dangereuses et surannées, on voit qu'elle suit la direction résultante des courants philosophiques contraires, en imaginant une sorte de juste milieu susceptible de rallier tous les esprits portés à la tolérance et à la conciliation. De nos jours encore, pareil phénomène intellectuel s'est produit en France, lorsque la philosophie, désorientée par les prétentions des différents systèmes panthéistes et sensualistes, s'est mise à la suite du célèbre philosophe qui a montré qu'il n'y avait plus pour la science qu'à retourner aux idées du moyen-âge, à s'agiter dans l'ornière des systèmes passés ou enfin « qu'à dégager le vrai « de ces systèmes pour en composer une philosophie supérieure à « ces systèmes, les gouvernant tous, les dominant tous, qui ne soit « plus telle ou telle philosophie, mais la philosophie elle-même « dans son essence et dans son unité. » (Cousin.)

Le succès de cette nouvelle manière de voir, soutenue avec une ardeur sans pareille, et propagée avec une éloquence réelle, s'étendit bien au-delà de la philosophie. La médecine ne tarda pas à en subir le contre-coup. Comme jadis, elle avait obéi aux influences philosophiques qui l'aidèrent à résister aux exagérations et aux abus du Dogmatisme, de l'Empirisme et du Méthodisme antique, elle fut très-heureuse de s'abriter derrière la philosophie régnante et de reconstituer l'Eclectisme pour renverser le Méthodisme de Broussais, mieux connu sous le nom de Doctrine physiologique.

CHAPITRE PREMIER

ÉCLECTISME ANCIEN

Dans l'ancienne médecine, l'Eclectisme a joué un rôle considérable. S'il n'est pas de ces doctrines dont la formule représente un ou plusieurs éléments de la nature de l'homme ou une méthode précise d'examen, de façon à s'incarner glorieusement dans un homme ou dans une idée, il a du moins l'avantage de permettre à la science de résister à la tyrannie des systèmes.

Galien en parle comme d'une secte greffée sur le Méthodisme, par quelques disciples qui n'étaient pas du tout du sentiment des autres. (Introduction, cap. 4.) « Quelques-uns, dit-il, furent appelés *Episynthétiques* comme Leonidès d'Alexandrie (ce qui signifie *assembler* ou entasser), et quelques autres *Eclectiques* comme Archigène, d'Apamée, en Syrie. » C'est ce même Archigène dont j'ai parlé à propos des pneumatiques, et il est bien difficile aujourd'hui de prouver sa participation à l'Eclectisme.

Agathinus de Sparte, disciple d'Athénée, et Archigène, élève d'Agathinus, sont, dit-on, les auteurs de l'Eclectisme médical, mais ils ne nous ont rien laissé touchant les procédés de leur méthode. Le nom de la secte a parlé pour eux, et on sait seulement que, s'écartant des principes de leurs maîtres, ils se sont donné le droit de faire leur doctrine à l'aide de l'assemblage (*episyntetici*) ou du choix (*eclectici*) (1) des vérités contenues dans les autres systèmes. Leur exemple n'a pas été perdu, car, depuis lors, il s'est toujours trouvé des esprits indépendants qui n'ont jamais pu s'asservir à la doctrine en vogue, et qui se sont fait leur manière de voir par eux-mêmes, en choisissant, dans les connaissances médicales, ce qui leur semblait être la vérité. A l'époque dont nous parlons, c'était le moment où venaient de se formuler les différents systèmes qui, à travers bien des vicissitudes, sont parvenus jusqu'à nous, en nous apportant leur part de vérité et d'erreur. La lutte était aussi violente que passionnée. En dehors des sectaires, il y avait les indifférents et les esprits qui, n'acceptant le joug d'aucune autorité, ne représentent qu'eux-mêmes. Ce sont ces hommes qui, choisissant dans les faits qui leur semblent utiles, exercent un sévère contrôle sur toutes les vérités qu'on présente à leur jugement et prennent çà et là ce qui convient à la tournure de leur esprit. Ce sont autant d'originalités scientifiques ou philosophiques impossibles à réunir par aucun autre lien commun que l'indépendance de la pensée.

Résistant à l'entraînement de la foule courbée servilement sous la domination des réformateurs réunissant le pouvoir officiel à la puissance du système, ils savent douter et au besoin résister. Ce sont des sceptiques de l'idée en vogue ; ils se refusent d'y voir la vérité tout entière, car pour eux elle est partout et ne se trouve dans aucune secte en particulier. — C'est principalement au moment du conflit des sectes, et de leurs prétentions opposées, que paraît l'*Eclectisme* et qu'il a sa raison d'être, comme refuge pour les esprits indépendants et comme sauvegarde des intérêts scientifiques compromis par le despotisme d'une doctrine en faveur.

(1) De là les noms d'école *Episynthétique* ou *Eclectique*.

Dans ces cas, l'*Eclectisme*, c'est-à-dire le droit de choisir, ou la liberté de penser par soi-même, rend de réels services. Il n'a pas l'importance d'une doctrine. C'est presque une protestation, et, néanmoins, c'est par lui que tombent et s'oublient tous les systèmes. Il en a été ainsi dans tous les temps ; ce fut la manifestation des anciens médecins, à Rome, contre le principe des premiers dogmatistes, des premiers méthodistes et des premiers empiriques.

Après Agathinus, fondateur de la doctrine, Celse est le plus ancien des représentants de l'Eclectisme antique et, bien qu'il ait été considéré par quelques personnes comme un sectaire des méthodistes, il est évident, en lisant sa préface, que d'après la manière dont il parle des trois écoles de son temps, son opinion ne leur était pas favorable sur tous les points. C'est ce qui permet de le considérer comme un *éclectique* et, en raison du mérite de ses œuvres, comme l'un des chefs de cette école (1).

Voici, au reste, son jugement sur les différentes sectes médicales et on verra bien qu'il se range lui-même parmi ceux « qui prennent un moyen terme entre plusieurs sentiments contraires. »

DE L'ÉCLECTISME PAR CELSE. — (DES ÉTANGS, lib. I, p. 7.)

« On a tant écrit sur le *Dogmatisme* et sur l'*Empirisme* qui parmi les médecins ont été souvent et sont encore l'objet des plus vives controverses, qu'il est utile d'exposer les idées auxquelles nous reconnaissons le plus grand degré de vraisemblance. Dans cette manière, *on n'adopte exclusivement aucune opinion, de même qu'on n'en rejette aucune d'une manière absolue ; mais on conserve un moyen terme entre ces sentiments contraires*, et c'est en général le parti que doivent prendre, dans les discussions ceux qui recherchent la vérité sans ambition, comme dans le cas présent. Les philosophes, en effet, même les plus instruits, ne peuvent savoir de science certaine, mais seulement par conjecture, quelles sont en dernière analyse les causes qui maintiennent la santé ou produisent les maladies, non plus que celles qui président à la respiration, à la déglutition et à la digestion. Il n'y a pas à cet égard de notions positives, et par conséquent une simple opinion ne peut faire découvrir un remède infaillible. *C'est donc l'expérience qui, dans la pratique médicale, apporte le plus utile secours.* Mais ainsi qu'il y a

(1) Celse a vécu à la fin du règne d'Auguste, sous Tibère ; disons aussi sous Caligula. Il a composé une Encyclopédie des sciences humaines que le temps a détruite et il n'en est resté que la partie médicale dont la limite est si parfaite qu'elle est citée comme exemple.

dans les arts un grand nombre de sujets qui, sans relever directement de leur étude, leur servent pourtant d'auxiliaires en stimulant le génie de l'artiste ; de même, si la contemplation des choses naturelles ne fait pas le médecin, elle le rend du moins plus apte à exercer la médecine. Il est naturel de penser qu'Hippocrate, Erasistrate, et tous ceux qui, ne voulant pas se réduire au traitement des plaies et des fièvres, ont également interrogé la nature des choses, n'ont pas été médecins par cela seul, mais que, par leurs méditations, ils sont devenus plus grands dans leur art. *Il est certain que la médecine, bien qu'elle ne puisse reposer sur les causes occultes et les actions naturelles, est souvent obligée de recourir au raisonnement;* car c'est un art conjectural qui, dans bien des cas, est trahi non-seulement par la théorie, mais encore par la pratique ; en effet, la fièvre, l'appétit, le sommeil n'ont pas une manière d'être invariable. Plus rarement, il est vrai, on observe des maladies nouvelles ; mais il est évident qu'on en rencontre quelquefois, puisque de nos jours nous avons vu succomber en peu d'heures une femme chez laquelle s'était présentée brusquement, à l'extérieur des parties génitales, une tumeur charnue qui se flétrit ; les praticiens les plus distingués cherchèrent vainement à déterminer la nature du mal et ne purent davantage lui trouver un remède. Ils ne firent aucun essai, je le présume, parce que la malade étant d'une classe élevée, personne n'osa donner son opinion, dans la crainte d'être accusé de sa mort, si on ne parvenait à la sauver ; mais il est vraisemblable que, sans cette misérable circonspection, ils auraient cherché les moyens de la secourir, et que peut-être il s'en serait offert dont l'application eût été suivie de succès. L'analogie n'est pas toujours utile dans les affections de ce genre ; quand elle peut l'être cependant, c'est encore par un procédé rationnel qu'après avoir examiné les maladies d'espèce semblable et les remèdes de même nature, on arrive à choisir celui qui convient le mieux au cas qui se présente. Le médecin doit donc, en pareille circonstance, découvrir des moyens de traitement qui, sans être infaillibles, se montrent le plus souvent efficaces. Il devra prendre aussi conseil, non des causes cachées, puisqu'elles demeurent enveloppées de doute et d'incertitude, mais de celles que l'exploration peut atteindre, c'est-à-dire des causes évidentes. Car, il est important de savoir si c'est la fatigue, la soif, le froid ou le chaud, l'insomnie, l'abstinence, l'excès dans le boire et le manger ou l'abus des plaisirs qui a donné naissance à la maladie. Il faut connaître en outre le tempérament du malade et voir s'il est d'une constitution sèche ou humide, faible ou robuste ; s'il est habituellement bien ou mal portant, et si, lorsque sa santé se dérange, ses maladies sont graves ou légères, courtes ou de longue durée; enfin si la vie qu'il mène est remplie par le travail ou le loisir, et si la nourriture est frugale ou recherchée. C'est sur de semblables investigations qu'on peut souvent fonder un traitement nouveau. »

Evidemment Celse ne se prononce ici en faveur d'aucune doctrine médicale. L'Empirisme et le Dogmatisme ont pour lui des avantages incontestables. Il déclare ne pas pouvoir plus se priver de l'expérience que du raisonnement, et il conclut en donnant le conseil de tenir compte des causes évidentes aussi bien que des causes occultes ou cachées de l'expérience, aussi bien que de l'analogie, laissant chacun libre de *choisir* partout où il pourra les éléments de sa thérapeutique. Ce sont là les fondements de l'*Eclectisme* — et ceux qui ont pensé que Celse appartenait à l'*école des méthodistes* se sont trompés, car il les a combattus, en même temps que les partisans de l'Empirisme et du Dogmatisme, par des arguments sans réplique dont la solidité et le mérite sont encore aujourd'hui incontestables Avec Eloy et Andral je pense qu'il faut le considérer comme un éclectique.

A peu près au même temps, ou peu après, vécurent Léonidès, d'Alexandrie, et Archigène, d'Apamée, qui sont signalés comme des éclectiques par Cælius Aurelianus et par Galien, mais il ne reste rien de leurs ouvrages, et ce ne sont que des noms à recueillir et à transmettre. Les tendances éclectiques de cette époque n'allèrent pas plus loin, et bien que de nos jours (1) M. Andral ait voulu ennoblir l'Eclectisme en inscrivant le nom de Galien sur la liste de ses défenseurs, cette école s'est éteinte, car, n'ayant d'autres principes que ceux du bon sens ou du scepticisme, évitant l'écueil des systèmes, là par raison, là par dédain, elle disparaît dès qu'il n'y a rien à détruire ou à railler. Galien fut le défenseur du Dogmatisme d'Hippocrate relativement à la nécessité de l'observation, à la nature de l'homme et à la nature médicatrice, à la marche des maladies et aux crises, aux sympathies et aux effets de la révulsion, ce fut un naturiste et un dogmatique. S'il combattit l'Empirisme antique et le Méthodisme, c'est qu'il trouvait ces méthodes mauvaises, telles qu'elles avaient été formulées par leurs auteurs, mais il ne repoussait rien de l'expérience qui est le fond de toutes les doctrines. Il tenait compte de tous les éléments de la nature de l'homme, parce que c'est le devoir du médecin véritablement philosophe et parce que

(1) Cours sur l'Histoire de la médecine, 1854.

son esprit était assez vaste pour embrasser l'ensemble de l'organisation humaine. Pour en faire un éclectique, il faut forcer la signification des choses. Galien, sans être le servile continuateur d'Hippocrate, ne fut que son plus habile interprète, ajoutant au passé les connaissances anatomo physiologiques de l'époque et créant une science personnelle dont l'autorité fut si grande qu'on l'a pendant longtemps personnifiée sous le nom de *Galénisme*.

Laissons donc Galien dans la grande individualité de son génie, seul, à côté d'Hippocrate, comme un de ses plus brillants continuateurs, et plaçons l'Éclectisme au niveau plus inférieur des esprits justes, froids ou indifférents.

Pendant toute la période du règne de Galien et des Arabes, au moyen-âge et dans la renaissance, il n'est plus question d'Éclectisme médical. Tout le monde en fit, plus ou moins, sans connaître ni la chose ni le nom, et chacun choisit et enseigna ce que l'observation lui avait démontré être l'expression de la vérité. Il faut passer sans transition des premiers siècles de l'ère chrétienne à la renaissance, vers le XVIe siècle, et au nôtre pour retrouver l'Éclectisme médical ayant acquis une véritable importance.

CHAPITRE II

ÉCLECTISME MODERNE

Entre le Galénisme violemment attaqué par le contrôle des réformateurs, ou par les prétentions ou découvertes de la Chimiâtrie et de l'Anatomisme, il se trouva bon nombre de médecins qui, ne pouvant se résoudre à répudier entièrement leur passé pour suivre résolûment la voie nouvelle, se contentèrent de juger les faits pour leur compte, de vérifier leur exactitude et de choisir ceux qui leur paraîtraient admissibles. Toujours, en effet, de la lutte des doctrines rivales naît la conciliation et parfois la fusion. C'est ce qui arriva.

Déjà quelques médecins, tels que Symphonen.Chambier (Lyon 1519), Rorarius d'Udine (1572), Vallesius (1582); Sylvaticus; Michel Servet, etc., avaient entrepris de concilier les contradictions qu'on remarquait entre l'arabisme et les ouvrages grecs, soit en les rapprochant par une meilleure interprétation, soit en les fusionnant par un choix de vérités anciennes alliées aux découvertes récentes; mais cet Éclectisme n'a jamais eu de prétentions doctrinales. Ainsi, Sylvaticus proclame les avantages de la raison et de l'expérience, mais ces moyens seraient insuffisants pour le bien de la médecine si l'on n'y joignait l'étude des anciens. « Je ne suis pas du nombre de ceux qui prétendent suivre exclusivement les principes des Grecs et des autres médecins de l'antiquité ; car je sais très-bien que les modernes ont fait beaucoup de découvertes précieuses pour la science et utiles au bonheur du genre humain ; je me sers volontiers de ces derniers lorsque les circonstances l'exigent ; mais je n'en persiste pas moins à croire que, dans un art tel que le nôtre, toute innovation est dangereuse, et qu'on ne doit pas rejeter sans une grande circonspection ce que les anciens nous enseignent avec clarté et précision. » (Sprengel, tom. 3, p. 30.)

La même pensée se retrouve chez Servet dans son ouvrage sur les sirops, où il discute la doctrine humorale de la coction, et où il vante ces remèdes Arabes dont il voulait montrer l'utilité par leur action échauffante favorable à la coction des humeurs.

Mais, là où l'Eclectisme semble plus que jamais en honneur, c'est au milieu du trouble apporté dans les doctrines médicales par les découvertes anatomiques, ou chimiâtriques et par l'Animisme. Il devient dès lors de plus en plus difficile de caractériser la véritable tendance philosophique des médecins devenus célèbres par leurs conceptions générales de la maladie. — Aucun d'eux ne répudie complètement le passé, tous sont au courant des découvertes anatomiques et physiologiques récentes, ils les acceptent ou les repoussent partiellement ou en totalité, et, dans les esprits distingués, il se fait une fusion de toutes les vérités doctrinales de la science. Mais là n'est pas l'Éclectisme, ce n'est qu'un progrès de chacun en particulier, et de la science en général. Tout en acceptant les idées générales nées des découvertes récentes, chaque chef d'école garde sa conception doctrinale : le chimiâtre, sa théorie pathogénique des âcretés acides ou alcalines ; l'animiste, sa théorie du rôle de l'âme dans l'exercice des fonctions et la production des maladies ; le méthodiste, sa croyance à l'action de l'irritabilité de la fibre ; l'hippocratiste, sa foi dans le rôle de la nature et des humeurs, etc. — Ces doctrines sont parfaitement conciliables avec la plupart des progrès de la science ; elles ne sont discutables que dans la mesure où on les applique, et parfois dans leur absolutisme exagéré. — A cet égard, elles caractérisent médicalement telle ou telle école, mais, quand à côté des adeptes qui suivent religieusement la voie tracée par les maîtres, il y a les indépendants qui ne prennent dans ces vérités que la faible dose qui convient à leur esprit, et que leur indique l'observation, ce choix caractérise l'Éclectisme. Ainsi ont fait une foule d'Hippocratistes, de chimiâtres et d'iatro-mécaniciens des temps modernes. Libres de toute affiliation doctrinale, et sans autre prétention que celle de répandre ce qu'ils croient être la vérité, leurs écrits sont un mélange d'Humorisme grec, de Chimiâtrie et d'Iatro-mécanisme. Quelques-uns, plus osés, ont de nouveau arboré le drapeau de l'Éclectisme, mais sans plus de raison que les autres, et sans que leurs ouvrages aient joui de plus d'autorité. Ainsi Philippe Nenter, de Strasbourg, qui partageait les idées de Stahl, professait aussi la théorie du *strictum* et du *laxum* et dans sa pathologie (*Pathologiæ medicæ pars generalis. Argentorati*, (1715), il étudiait à part les maladies des humeurs, des solides et des mouvements toniques. C'est lui-même qui se vantait dans sa méthode d'unir la raison et l'expérience, et d'appartenir à la secte éclectique.

Au XVIIe siècle, une secte de médecins, les *conciliateurs éclectiques*, familiarisés avec les théories médicales des anciens, unies aux connaissances anatomiques ou physiologiques modernes et à la chimiâtrie, ainsi qu'aux sciences occultes, essaya de se faire jour. — Ils croyaient à la transmutation des métaux, à la puissance des sorciers, au commerce du diable, etc. Daniel Sennert, professeur à Wittemberg, fut un de ces éclectiques.

Comme je l'ai dit en parlant de l'Iatro-mécanisme, la plupart des partisans de cette doctrine, en Angleterre, étaient en même temps des stahliens, car, en même temps qu'ils appliquaient le calcul et la mécanique à l'étude des fonctions, ils ne pouvaient s'empêcher d'admettre un principe d'action supérieure à la matière et ce principe était l'âme. — L'un d'eux, Georges Cheyne, dont j'ai parlé à propos de l'Humorisme, tenait compte égal des humeurs, des solides, des mouvements toniques et de l'influence de l'âme. — Il en fut de même de Bryon, de Nicolas Robinson, de Nicholls, de Jean Tabor, de Richard Mead. — J'en dirai autant des iatro-mécaniciens qui, en dehors du stahlianisme, empruntaient à la Chimiâtrie quelques-uns de ses principes et qui furent également des humoristes encore attachés aux doctrines de la coction des humeurs et des crises de Galien. Tout cela est de l'Éclectisme, et j'ai particulièrement insisté sur ce point en racontant l'histoire des iatro-mécaniciens qui sont plus ou moins entachés de Chimiâtrie. — Cet Éclectisme inavoué se retrouve ainsi dans la plupart des médecins célèbres du XVIIe et du XVIIIe siècle. Il n'en pouvait être autrement en raison de la multiplicité des découvertes anatomiques, physiologiques et chimiques de cette époque qui obligeaient chacun à y prendre ce qui semblait démontré pour l'introduire dans la science.

Ce n'est qu'à la suite des recherches philosophiques du commencement de ce siècle, et après la restauration de l'Éclectisme en philosophie, que, par imitation sans doute, ce principe fut de nouveau inauguré en médecine. — Cette fois il se fit jour dans l'École de Paris, mais son existence ne fut pas de longue durée.

S'il fut de suite assez fort pour tout détruire, il resta trop faible pour rien édifier, et son passage n'a servi qu'à frayer le chemin au scepticisme et à l'anarchie scientifique dans laquelle nous vivons. Comment a-t-il reparu? c'est ce que je vais dire.

Pendant l'interrègne de la pensée produit par la révolution française, et lorsque les intérêts de la patrie durent tout absorber à leur profit, il n'y avait qu'un bien petit nombre d'hommes livrés au culte des arts, des sciences et des lettres. — Presque tout le monde était soldat. — La médecine eut beaucoup à souffrir de cet ordre de choses, qui ne lui laissait qu'un très-petit nombre de serviteurs, et, après avoir vu s'éteindre Pinel et Bichat, elle se laissa conquérir par Broussais qui lui imposa par son talent son système de *l'irritation,* dérivé du Méthodisme, et dont le retentissement a été si considérable. — Pendant vingt ou trente ans, toutes les générations médicales ont subi la tyrannie de cette doctrine qui, malgré les résistances individuelles, n'en continuait pas moins sa marche triomphante, et il ne fallut rien moins qu'une révolution en philosophie pour l'arrêter. — A l'exemple d'un illustre philosophe, M. Cousin, qui revenait au spiritualisme par la philosophie éclectique, en sapant les bases du sensualisme moderne, la médecine se fit éclectique, et cette doctrine fut l'arme dont elle se servit pour détruire le système de l'irritation de Broussais. — Elle fit voir l'erreur des idées exclusives et solidistes de cet homme célèbre. Elle montra le tort qu'on avait de méconnaître le rôle des humeurs et des forces dans la production des maladies. Elle combattit le principe absolu de la localisation morbide par des exemples contraires; elle inaugura une thérapeutique différente et chacun, rentré en possession de lui-même, put, en dehors de toute domination morale, suivre ses aspirations et n'obéir qu'à l'impulsion de son esprit, pour faire en pathogénie la part de l'irritation au milieu des autres influences morbides. — Toute l'éloquence de Broussais fut perdue et, en quelques années, un courant d'opinion contraire refoula, même du vivant de son auteur, dans les archives de l'histoire, la doctrine physiologique, dont le bruit et l'éclat avaient réuni tant de disciples. — Tel a été le rôle de l'Éclectisme médical moderne. Il a obéi à sa nature qui est le mépris des supériorités et la haine du despotisme intellectuel ou scientifique. — C'est bien la méthode dont M. Andral a pu dire (1) :

(1) Leçons sur l'Histoire de la médecine, 1853. *Union médicale.*

« Deux circonstances peuvent se présenter où l'Éclectisme, devenu nécessaire, joue dans les sciences le principal rôle et leur rend les plus signalés services. »

« 1° Le premier cas est celui où deux ou plusieurs écoles rivales luttent entre elles, chacune proclamant qu'elle seule possède la vérité. L'Éclectisme se jette entre elles et cherche à les mettre d'accord en les engageant à conserver ce qu'elles ont de bon et à rejeter ce qu'elles ont de mauvais. »

« 2° Une seule école prime, domine, absorbe et fait disparaître les autres ; c'est surtout alors que l'éclectisme sentant son importance et sa force, se dresse de toute sa hauteur en face de l'école exclusive. Avec son bon sens, avec son esprit plus étendu que puissant, plus sagace que fécond, plus fin et plus délié qu'énergique et fort, il proteste contre les prétentions outrées de cette école. — Interrogeant le passé, il évoque d'autres idées, d'autres principes qu'il place en face de l'idée actuellement régnante, montrant ainsi à cette souveraine absolue qu'elle ne peut prétendre à s'asseoir toute seule sur le trône ni refuser à d'autres la part légitime qu'elles ont à l'empire de la science. » Il est vrai que M. Andral ajoute qu'après avoir renversé les doctrines dominantes, l'Éclectisme reconstitue la science sur les débris du passé. C'est une illusion. L'Éclectisme ne peut rien reconstruire, parce que derrière la reconstruction d'un éclectique se présente un autre éclectique qui ne trouvant pas le monument de son goût, le renverse à son tour pour édifier le sien qui reste debout jusqu'au jour où un nouveau génie découvre la formule scientifique d'une doctrine que les générations reçoivent ou subissent sans pouvoir la modifier.

C'est à ce moment que parut un mémoire sur l'*Eclectisme en médecine* (1). Son auteur, J. Guérin, publiciste distingué, connu par des travaux de chirurgie sur la *méthode des opérations sous-cutanées*, contre laquelle luttèrent beaucoup de chirurgiens, dans la Faculté de Paris, entreprit de réhabiliter le principe de l'Éclectisme et d'en faire une doctrine. — Je crois qu'il s'est trompé car, pour reconstituer l'Éclectisme, il a changé la signification du mot, et il lui a donné un sens différent de celui sous lequel on l'emploie généralement. Voulant ériger ce principe en doctrine et en méthode il a confondu l'Éclectisme avec la méthode expérimentale, c'est-à-dire avec l'Empirisme. — Pour lui l'Éclectisme consiste à juger les vérités d'observations contenues dans les systèmes au moyen de la méthode expérimentale. — Il croit que cette fusion de ces deux mé-

(1) Jules Guérin. Paris, 1831.

thodes en fait une plus importante, sans voir que cela ne fait que déplacer la difficulté, mais non pas la résoudre, et sans faire que l'Éclectisme médical soit autre chose que l'indépendance scientifique de chacun avec tous ses avantages et ses inconvénients, selon le mérite de chaque médecin. — M. Guérin veut que la méthode expérimentale soit la base de l'Éclectisme, c'est bien, mais combien d'autres réclameront, afin de ne pas prendre tant de peine, et se borneront à raisonner leur choix, croyant que lorsqu'il s'agit de se prononcer sur l'Animisme de Stahl ou sur le Vitalisme de Barthez, l'expérience ne sert pas à grand' chose. — En cela, ils sont aussi à leur façon des éclectiques.

M. Double l'a dit avec infiniment de raison, dans son rapport sur le mémoire de M. Jules Guérin :

« L'Eclectisme ne constitue ni un système particulier, ni une méthode nouvelle. Ce n'est pas à tel ou tel autre médecin qu'il appartient, mais bien à la raison humaine en elle-même, dont quelques hommes, esprits sérieux et forts, se sont rendus tour à tour les heureux et fidèles interprètes... »

« Ainsi vaut l'Éclectisme :. adversaire d'autant plus redoutable qu'il les conçoit tous sans en adopter aucun, qu'il les juge tous sans en absoudre aucun; et que, profitant également de leurs erreurs et de leurs vérités, il les combat les uns par les autres avec leurs propres armes et les domine les uns et les autres par leurs propres forces. » (Double, *Rapport à l'Académie de médecine.*)

L'Éclectisme médical est une chose toute personnelle. — Autant de médecins autant d'éclectiques s'accordant sur un point, et différant d'idée sur les autres. C'est l'autocratisme individuel substitué à un dogme provisoirement consenti de la foule, en raison des vérités qu'il présente, et, comme on le voit, par la traduction littérale du mot, c'est l'anarchie.

Eclectisme médical antique, ou Éclectisme médical moderne, c'est au point de vue philosophique la même pensée d'affranchissement intellectuel contre les autorités scientifiques susceptibles d'être renversées. Pour ceux qui n'ont aucune idée à défendre ou à propager, c'est l'absentéisme doctrinal érigé en principe, et pour peu qu'ils y mettent d'ardeur et de passion, ils arrivent un moment à se faire illusion et à se croire en possession d'une nouvelle méthode d'arriver à la vérité. — L'histoire est là, fort heureusement, pour leur dire qu'elle ne tient compte que des créations de la pensée, assez puissante pour découvrir un principe capable de subjuguer une époque, et qu'elle oublie promptement les bons esprits qui mettent chaque chose à sa place, n'exagèrent rien, et restent indifférents à la découverte des éléments de l'homme ou des lois de la nature, parce que l'auteur de ces découvertes en a exagéré l'importance.

CHAPITRE III

DES ÉCLECTIQUES

Je vais, maintenant que j'ai fait connaître l'Éclectisme, consacrer quelques pages aux principaux Éclectiques.

AGATHINUS.

Ce médecin dont plusieurs historiens ont fait le fondateur de l'Éclectisme médical (voyez *Sprengel*, tom. 2, p. 73) vécut au premier siècle de l'ère chrétienne. Ce fut d'abord un des sectaires du Pneumatisme, et, c'est en s'écartant, dit-on, de cette doctrine, qu'il se rapprocha des Empiriques et des Méthodistes. Il me semble que ce n'est pas suffisant pour en faire un chef d'école, et pour l'enlever de l'école pneumatique où je l'ai placé (voyez : *Transformations du naturisme*, chapitre du *Pneumatisme*, p. 155, tome I). Son adhésion à la théorie du pneuma caractérise sa tendance médicale, et on pouvait, en admettant la réalité de ce principe général de physiologie, reconnaître les avantages de l'expérimentation. Cela prouve combien il est quelquefois difficile d'apprécier le caractère général des doctrines d'un médecin, surtout quand on n'a plus ses œuvres sous les yeux pour le juger. Quoi qu'il en soit, c'est à lui qu'on fait remonter la création de l'*Éclectisme* et du *Syncrétisme antique*, mais personne ne pourrait l'affirmer avec quelque certitude.

Nous ne connaissons Agathinus que d'après ce qu'en a dit Galien. Il paraît qu'il a écrit sur le pouls, avec toute la subtilité du temps, et il l'attribuait aux mouvements du pneuma qui, par son plus ou moins d'action, donnait une force variable aux pulsations artérielles. — Il a écrit aussi sur l'ellébore; sur les bains chauds qu'il accusait de produire la faiblesse et l'exaltation de la sensibilité — sur les bains froids qui étaient bien préférables pour la conservation de la santé (Oribase, lib. X, cap. 7). — Dans tous ces écrits, se manifestent au plus haut point les principes de la secte pneumatique, et ils ne nous apprennent rien sur l'apparition de l'Éclectisme médical.

CELSE.

Celse a vécu à la fin du règne d'Auguste, sous Tibère et même aussi, dit-on, sous Caligula. Surnommé le *Cicéron des médecins*, il a composé une encyclopédie des sciences humaines que le temps a détruite, et dont il ne reste que la partie médicale, écrite dans une latinité si belle qu'on la cite souvent comme exemple.

On a beaucoup discuté pour savoir s'il était médecin, mais il est impossible de rien établir à cet égard. S'il n'a pas été médecin, ainsi que la déclare Pline, il a su la médecine mieux que beaucoup de médecins de profession, et il faut qu'il l'ait beaucoup étudiée pour en parler avec tout le talent qui se révèle dans son *Traité de médecine*.

Cet ouvrage, divisé en 8 livres comprenant la *Diététique*, la *Pharmaceutique* et la *Chirurgie*, commence par une exposition des doctrines médicales du *Méthodisme*, de l'*Empirisme* et du *Dogmatisme*. C'est là où Celse fait la profession de foi éclectique rapportée plus haut.

Il expose d'abord ce qu'il convient de faire pour se conserver la santé. C'est un véritable *Traité d'hygiène* où se trouvent indiqués la plupart des préceptes d'Hippocrate.

« Celui qui est d'une bonne constitution n'a pas besoin de régime, de médecin, ni d'iatralepte ou de frictionneur. Vivre à la campagne et à la ville, faire de l'exercice, naviguer, chasser, se baigner à l'eau chaude et à l'eau froide, manger à son appétit, et user de tout sans s'affaiblir, voilà son hygiène. »

Les personnes délicates, et il en est ainsi de presque tous les habitants des villes et des gens de lettres, doivent s'observer davantage et veiller avec soin sur les effets des influences extérieures, effets qui varient avec le tempérament, le sexe, l'âge, la saison, et que Celse expose très-nettement et avec détails.

Quant à ceux chez lesquels il y a faiblesse d'une partie du corps, il leur faut s'astreindre à des habitudes spéciales — qui varient selon qu'il s'agit de la tête, du ventre et de la diarrhée habituelle, du côlon, de l'estomac, des douleurs nerveuses, etc.

Il indique ensuite les précautions à prendre en cas d'épidémie relativement à la manière de vivre, à l'exercice, au sommeil, à la veille; mais « le plus sûr alors est de voyager ou de naviguer. »

Le second livre a pour objet la *Pathologie générale* et il renferme des vues d'ensemble sur l'*Etiologie*, sur la *Séméiologie* et sur la *Thérapeutique*. C'est là que Celse expose l'influence des *saisons*, de la *température*, de l'*âge*, de la *constitution* et des tempéraments sur les maladies. Par l'extrait qui suit on pourra juger la médecine de cette époque (1).

(1) Celse, livre II, § 1. Traduction par des Étangs, page 22.

« Il n'est pas de saison plus favorable que le printemps; vient ensuite l'hiver; on court plus de dangers en été et de bien plus grands encore en automne. Chaudes ou froides, les températures égales sont les meilleures, et les plus fâcheuses sont caractérisées par d'extrêmes variations. De là vient que l'automne est fatal à tant de monde. Alors, en effet, la chaleur se fait sentir vers le milieu du jour, tandis que les nuits, les matinées et les soirées sont froides. Or, le corps relâché pendant l'été, et qui l'est encore à midi par l'élévation de la température, se trouve bientôt après exposé brusquement à l'action du froid. C'est dans cette saison surtout que se font remarquer ces vicissitudes; mais en quelque temps qu'elles arrivent, elles sont toujours pernicieuses. Quand il n'existe point de variations dans l'air, les jours sereins sont les plus salutaires, et mieux vaut encore les avoir pluvieux que chargés de nuages et de brouillards. »

« En hiver, il faut préférer les jours où les vents ne soufflent pas, en été ceux où règne un vent d'ouest. A défaut de celui-ci, les vents du septentrion sont plus favorables que ceux de l'est ou du midi. Néanmoins, leur salubrité dépend quelquefois des lieux d'où ils viennent; ainsi presque toujours le vent qui s'élève du milieu des terres est sain, tandis qu'il est insalubre s'il souffle du côté de la mer. Non-seulement la santé se conserve mieux par une bonne température, mais le beau temps abrége encore les maladies existantes, et les rend plus légères. Pour un malade, le ciel le plus inclément est celui sous lequel il a perdu la santé, aussi dans cet état fera-t-il-bien d'en choisir un autre, fût-il généralement plus contraire. C'est au milieu de la vie qu'on est le moins exposé, car on n'a pas plus à redouter l'ardeur de la jeunesse que le refroidissement de l'âge sénile. On observe plus souvent les maladies aiguës chez le jeune homme, et chez le vieillard les maladies chroniques. Le corps le plus dispos est celui dont les formes sont carrées, sans maigreur et sans obésité. Si une taille élevée sied bien à la jeunesse, elle oblige en revanche le vieillard à se courber prématurément. La maigreur rend le corps débile, et l'excès d'embonpoint émousse la sensibilité. C'est au printemps surtout que les effets de l'agitation des humeurs sont à craindre, et c'est précisément alors que surviennent les ophthalmies, les pustules, les hémorrhagies, les abcès appelés par les Grecs *apostèmes*, l'atrabile qu'ils nomment *mélancolie*, la frénésie, l'épilepsie, l'angine, les fluxions, et les catarrhes. Dans cette saison règnent aussi les maladies des articulations et des nerfs, avec toutes leurs alternatives de rémission et d'exacerbation. Sans être exempt du plus grand nombre de ces affections, l'été donne de plus naissance aux fièvres continues, ardentes ou tierces, aux vomissements, aux flux de ventre, aux douleurs d'oreille, aux ulcères de la bouche, aux chancres qui peuvent envahir toutes les parties du corps, mais principalement les parties génitales ; et enfin à l'épuisement produit par les sueurs excessives. Il n'est pas une de ces maladies pour ainsi dire qu'on ne puisse rencontrer en automne ; mais on observe de plus alors les fièvres erratiques, les douleurs de rate, l'hydropisie, la consomption qui a reçu des Grecs le nom de *phthisie*, la difficulté d'uriner qu'ils appellent *strangurie*, l'affection iliaque de l'intestin grêle *iléon*, le relâchement particulier des intestins nommé par eux *lienterie*, les douleurs sciatiques, et les attaques d'épilepsie. »

« C'est l'époque où succombent les personnes affaiblies par des maux invétérés, et sous le poids encore des chaleurs récentes de l'été ; d'autres sont enlevées par les maladies propres à la saison ou contractent des affections d'une longueur extrême, telles par exemple que les fièvres quartes, qui sévissent aussi pendant l'hiver. En aucun temps on ne voit règner plus souvent les épidémies, quelles qu'elles soient, quoique l'automne exerce déjà de mille manières son influence pernicieuse. »

« L'hiver suscite des douleurs de tête, de la toux, des maux de gorge, des points de côté, et toutes les maladies des viscères. Quant aux vents, l'aquilon provoque la toux et l'enrouement, resserre le ventre, supprime les urines, détermine des frissons, des douleurs de côté et de poitrine ; néanmoins, il raffermit les bonnes constitutions, et rend plus alerte et plus agile. Le vent du midi fait perdre à l'ouïe sa finesse, aux sens leur activité ; il occasionne des maux de tête, relâche les entrailles, et jette le corps dans la langueur, la mollesse et l'engourdissement. Les autres vents, selon qu'ils se rapprochent de celui du nord ou du midi, produisent des effets analogues à ceux que nous indiquons. »

« Toute chaleur enfin détermine l'inflammation du foie et de la rate, appesantit l'esprit, et entraîne des syncopes et des hémorrhagies. Le froid amène les convulsions ou la rigidité des nerfs. On donne en grec le nom de *spasme* au premier état, et celui de *tétanos* au second. C'est au froid que sont dus la gangrène des ulcères et les frissons qui accompagnent les fièvres. Dans les temps de sécheresse, surviennent les fièvres aiguës, les ophthalmies, les tranchées, les difficultés d'uriner, et les douleurs articulaires. Par des temps de pluie, naissent les fièvres continues, les dévoiements, les angines, les chancres, les attaques d'épilepsie, et la résolution des nerfs, *paralysie* des Grecs. Il ne faut pas seulement tenir compte des jours présents, mais aussi de ceux qui les ont précédés. Si l'hiver en effet a été sec et agité par les vents septentrionaux, et que le printemps soit pluvieux et soumis aux vents du midi, on verra le plus souvent apparaître des ophthalmies, des dyssenteries, des fièvres, qui sévironl de préférence sur les personnes dont la constitution est molle, et par conséquent sur les femmes. Si au contraire à un hiver pluvieux, et placé sous l'influence des vents du midi, succède un printemps sec et froid, il en résulte que les femmes enceintes et avancées déjà dans leur grossesse sont menacées d'avortement, ou ne mettent au monde, lorsqu'elles arrivent à terme, que des enfants débiles et à peine viables. Les autres individus sont affectés d'ophthalmies sèches, ainsi que de fluxions et de catarrhes, s'ils sont âgés. Mais si les vents du midi n'ont pas cessé de régner depuis le commencement de l'hiver jusqu'à la fin du printemps, on observera des pleurésies, et le délire fébrile appelé *frénésie*, qui seront rapidement mortels. Si dès les premiers jours du printemps et pendant l'été il a fait constamment chaud, les fièvres seront accompagnées de sueurs considérables. S'il y a eu de la sécheresse pendant l'été, avec un vent du nord, et si le vent du midi règne en automne avec des pluies, il se manifestera, l'hiver suivant, de la toux, des rhumes et des enrouements; quelques-uns même seront minés par la consomption. »

« En supposant au contraire que l'automne soit aussi sec que l'été, et de même exposé à l'aquilon, les sujets dont la constitution est molle, et principalement les femmes, comme je l'ai dit, jouiront alors d'une bonne santé. Ceux qui ont une complexion plus ferme peuvent être atteints d'ophthalmies sèches, de fièvres en partie aiguës et en partie chroniques, et de maladies engendrées par l'atrabile. Quant aux époques de la vie, les enfants et les adolescents se portent mieux dans le printemps et au commencement de l'été, les vieillards mieux en été et au commencement de l'automne; les jeunes gens et les hommes dans la force de l'âge mieux en hiver. On supporte plus difficilement l'hiver au déclin de la vie, et moins bien l'été lorsqu'on est jeune. Dans la première et la seconde enfance si la santé se dérange, les malades sont très-sujets à des ulcères serpigineux de la bouche, appelés *aphthes* en grec, ainsi qu'à des vomissements, des insomnies, des écoulements d'oreille, et des inflammations autour de l'ombilic. Au moment de la dentition particulièrement, ils présentent des ulcérations superficielles aux gencives, et sont pris de convulsions, de fièvres légères et de dévoiements, surtout quand les dents canines sont prêtes à sortir. Ces accidents s'observent fréquemment chez les enfants trop gros, et qui ont le ventre trop resserré. A un âge un peu plus avancé, surviennent les engorgements des glandes, les déviations des vertèbres, les écrouelles, des espèces de verrues douloureuses nommées en grec ακροχορδονες, et plusieurs autres sortes d'excroissances. Un grand nombre de ces affections persiste encore à la puberté, et de plus il se manifeste des fièvres de longue durée et des hémorrhagies nasales. C'est vers le quarantième jour que l'enfance a le plus de danger à courir, puis au septième mois, à la septième année, et ensuite aux approches de la puberté. Si à cette époque et après les premiers rapports sexuels, les maladies des garçons ne sont pas terminées, et si elles persévèrent chez les filles après l'éruption des règles, elles deviennent souvent difficiles à vaincre. En général cependant les maladies de l'enfance qui se sont prolongées jusqu'à ces limites ne vont pas au delà. L'adolescence est très-exposée aux affections aiguës, à l'épilepsie et à la consomption, et ce sont presque toujours les jeunes gens qui crachent le sang. Après cet âge, arrivent les pleurésies, les pneumonies, la léthargie, le choléra, la frénésie, et l'écoulement de sang par les orifices de certaines veines, ce que les Grecs nomment *hémorrhoïdes* Il y a dans la vieillesse embarras de la respiration, difficulté d'uriner, catarrhes, douleurs dans les articulations et les reins, paralysie, mauvais état du corps désigné par les Grecs sous le nom de *cachexie*, insomnie, maladies des oreilles, des yeux et du nez toujours opiniâtres, relâchement d'entrailles, et par suite tranchées, lienterie, et toutes les incommodités qui résultent de la trop grande liberté du ventre. Indépendamment de ces affections, les sujets maigres ont à craindre la consomption, la diarrhée, les rhumes, les points de côté et les douleurs des viscères. Les gens surchargés d'embonpoint sont plutôt enlevés par des maladies aiguës et des suffocations, et périssent souvent de mort subite, ce qui n'arrive presque jamais aux personnes dont la constitution est grêle. »

Voilà pour les causes; quant à la *Séméiologie*, Celse divise les symptômes en plusieurs catégories. 1° *Signes précurseurs* tels qu'excès d'embonpoint ou de maigreur; perte des forces et lourdeur des membres; accroissement de température; insomnie; sueur générale ou partielle; inappétence; bouillonnements; lassitude, etc. 2° *Signes actuels* indiquant la maladie d'un organe. 3° *Signes pronostics* annonçant que la terminaison sera heureuse ou malheureuse. Ces derniers sont exposés avec une supériorité réelle et on pourra en juger par l'extrait qui va suivre (1) :

(1) Celse, livre II, § 4.

« On doit s'attendre au contraire à une affection des plus graves, lorsque le malade est couché sur le dos les bras et les jambes étendus; lorsque dans la violence d'un état aigu, d'une inflammation des poumons surtout, il veut rester assis; lorsqu'enfin il est tourmenté d'insomnies pendant la nuit, bien qu'il obtienne le jour un peu de sommeil; et encore ce sommeil est-il moins bon entre la dixième heure et la nuit, qu'à partir du matin jusqu'à dix heures. Cependant si le malade ne repose ni jour ni nuit, le présage est bien plus alarmant; car il est pour ainsi dire impossible qu'une pareille insomnie n'ait pas sa cause dans une douleur constante. C'est un signe également contraire qu'un sommeil excessif; et il devient plus sérieux encore si l'assoupissement se prolonge le jour et la nuit. Voici ce qui dénote aussi la gravité du mal : une respiration fréquente et laborieuse, des frissons commençant le sixième jour, des crachats purulents, la difficulté de l'expectoration, la continuité des souffrances, l'impatience à supporter son mal, l'agitation déréglée des bras et des jambes, les pleurs involontaires, l'enduit visqueux qui s'attache aux dents, l'amaigrissement des régions ombilicale et pubienne, l'inflammation des hypochondres avec douleur, dureté, tension et gonflement, phénomènes plus dangereux du côté droit, et auxquels peut s'ajouter enfin le plus périlleux de tous, le battement violent des vaisseaux de ces parties. — Autres signes fâcheux : émaciation rapide, froid à la tête, aux mains et aux pieds, et en même temps chaleur au ventre et aux côtés, froid des extrémités au plus fort d'une affection aiguë, frissons après la sueur, hoquets ou rougeur des yeux après avoir vomi, dégoût des aliments succédant à l'appétit ou à des fièvres de longue durée, sueurs immodérées, celles qui sont froides surtout, ou bien celles qui ne sont pas générales et ne jugent point la fièvre. — Il faut craindre les fièvres qui reviennent chaque jour à la même heure, qui ont des accès semblables et ne diminuent pas le troisième jour, ou qui se composent de redoublements et de rémissions, sans jamais offrir d'intermittence. Mais les plus redoutables sont les fièvres continues qui se maintiennent toujours au même degré de violence. — Il y a danger quand la fièvre se déclare après la jaunisse, surtout si l'hypocondre droit est resté dur. Quand la douleur persiste dans cette partie, toute fièvre aiguë doit donner de vives inquiétudes; il en est de même des convulsions qui se manifestent dans le cours d'une fièvre aiguë, ou qui surviennent au réveil. — Il est de mauvais augure de s'effrayer en dormant, de présenter dès le début de la fièvre du désordre dans l'intelligence, ou d'être atteint de paralysie partielle. Dans ce dernier cas, on peut bien ranimer le membre affecté, mais presque jamais il ne reprend la force qu'il a perdue. — Les vomissements de bile ou de pituite pure ont de la gravité, surtout si les matières vomies sont vertes ou noires. — L'urine dont le sédiment est rouge et uni est mauvaise; elle l'est plus encore quand elle laisse voir des espèces de lamelles minces et blanches; et la plus mauvaise enfin est celle où l'on aperçoit des nuages furfuracés. L'urine ténue et sans couleur est aussi défavorable, principalement dans la frénésie. — L'extrême constipation est à redouter, mais pas plus que le dévoiement qui survient pendant la fièvre et ne permet pas au malade de rester au lit; le danger même augmente, si les matières sont très-liquides, décolorées, blanchâtres ou écumeuses, ou bien peu abondantes, glaireuses, lisses, blanches, un peu pâles, ou encore si elles sont livides, bilieuses, sanguinolentes, et d'une odeur plus forte qu'à l'ordinaire. — Il n'est pas bon enfin que les évacuations soient sans mélange après les fièvres de longue durée. »

« Quand les symptômes que nous venons d'exposer se rencontrent, il est à désirer que la maladie se prolonge; et même il faut qu'il en soit ainsi ou le malade succombe. La seule chance de salut dans les affections graves, c'est d'épuiser leur violence en gagnant du temps, jusqu'au moment où l'on peut faire prévaloir les moyens curatifs. Il est permis cependant d'entrevoir dès le début, à l'aide de certains signes, qu'une maladie traînera en longueur, sans être pour cela mortelle. On portera ce jugement, si dans une fièvre non aiguë on observe des sueurs froides limitées à la tête et au cou, ou des sueurs générales avec persistance de la fièvre; s'il y a des alternatives de chaud et de froid; si la coloration varie d'un instant à l'autre, si les abcès survenus dans le cours d'une fièvre ne se guérissent pas, si le malade a peu maigri comparativement à la durée de son affection; si l'urine est pure, limpide dans un temps et un peu sédimenteuse dans un autre; si le dépôt est lisse, blanc ou rouge, ou bien formé de petits grumeaux, ou s'il s'élève de petites bulles à la surface. »

« Malgré le danger que font craindre de pareils symptômes, tout espoir n'est pas perdu; mais il y a présage de mort quand le nez est effilé, les tempes affaissées, les yeux caves, les oreilles froides sans ressort, relevées légèrement par en bas, la peau du front dure et tendue, et la coloration noire ou blême. L'imminence est plus grande encore, s'il n'y a eu précédemment ni veilles prolongées, ni diarrhée, ni abstinence extrême. Ces causes peuvent quelquefois produire la même altération dans les traits; mais leur influence ne s'étend pas au-delà d'un jour, et quand cet état persiste, il annonce la mort. Elle est prochaine si ces symptômes durent depuis trois jours, à une époque avancée de la maladie, surtout si les yeux fuient la lumière et se remplissent de larmes, si le blanc se colore en rouge et que les veinules apparaissent avec une teinte livide, si l'œil est rempli de chassie qui s'attache principalement aux angles, si l'un est plus petit que l'autre, s'ils sont profondément enfoncés ou saillants, si pendant le sommeil et sans diarrhée précédente les paupières entr'ouvertes font apercevoir une partie du blanc de l'œil, si les paupières sont pâles et que cette pâleur décolore aussi les lèvres et les narines, si le nez, les lèvres, les yeux, les paupières et les sourcils, ou seulement quelques-uns de ces traits, sont décomposés; si le malade enfin en raison de sa faiblesse est incapable de voir et d'entendre. — Ce qui dénonce également une terminaison fatale, c'est quand le malade est couché sur le dos, les genoux serrés l'un contre l'autre, qu'il se laisse continuellement glisser vers les pieds du lit, qu'il découvre ses bras et ses jambes et les jette çà et là, qu'il a les extrémités froides, qu'il reste la bouche ouverte, qu'il dort sans cesse, qu'étant sans connaissance il est pris d'un grincement de dents qui ne lui était pas familier, et qu'une plaie survenue avant ou pendant la maladie devient sèche, pâle ou livide. — Voici encore des indices funestes : les ongles et les doigts prennent une teinte livide, l'haleine est froide; le malade, dans une fièvre, une affection aiguë, le délire, l'inflammation du poumon ou la céphalalgie, arrache brin à brin le duvet, ou étend les franges de ses couvertures, ou cherche à détacher les paillettes du mur. — Les douleurs des hanches et des extrémités intérieures, qui après avoir passé dans les viscères disparaissent tout à coup, témoignent que la mort est proche, surtout quand d'autres signes s'ajoutent à celui-ci. — Si pendant la fièvre, et sans apparence de tumeur, le malade est atteint de suffocation et ne peut avaler sa salive, ou s'il éprouve une distorsion du cou qui l'empêche de rien prendre, on ne parviendra pas à le sauver. Il succombera de même, si, dans le cours d'une fièvre continue, il est pris d'une faiblesse extrême; si, la fièvre persistant, il est saisi de froid à la surface du corps, tandis qu'à l'intérieur la chaleur est assez grande pour exciter la soif, ou s'il est à la fois en proie au délire et à la difficulté de respirer; s'il tombe en convulsion pour avoir pris de l'ellébore, ou s'il perd la parole à la suite d'un état d'ivresse. Sa perte est assurée dans l'un et l'autre cas, à moins que la fièvre ne vienne le délivrer des convulsions, ou que, l'ivresse étant dissipée, il ne commence à recouvrer la parole. — Les maladies aiguës chez les femmes enceintes sont fréquemment suivies de mort. On doit la présager aussi, si le sommeil augmente la douleur, si l'on rend spontanément de la bile noire par haut ou par bas au commencement d'une maladie, ou si cette évacuation s'opère par l'une ou l'autre voie chez un sujet épuisé déjà par la durée de son affection. — Même présage, si l'on expectore de la bile et du pus, à la fois ou séparément. Quand ces crachats surviennent vers le septième jour, c'est vers le quatorzième que la mort a lieu généralement, à moins qu'il ne se manifeste de nouveaux symptômes moins violents ou plus graves, dont le résultat serait alors de rendre cette terminaison plus tardive ou plus prompte. — Dans les fièvres aiguës, les sueurs froides sont funestes, et dans toute maladie, on en peut dire autant des vomissements qui varient et sont de plusieurs couleurs, surtout quand les matières sentent mauvais. Vomir le sang pendant la fièvre n'est pas moins funeste. — L'urine, quand elle est rouge et ténue, accuse une grande crudité, et souvent le malade est enlevé avant qu'elle ait pu venir à coction, de sorte que ce caractère, en persévérant, annonce une issue fatale. La plus pernicieuse néanmoins, celle qui précède la mort, est l'urine noire, épaisse et fétide ; et c'est pour les hommes et les femmes la plus à craindre, de même que pour les enfants celle qui est aqueuse et ténue. — Les selles qui varient attestent un égal péril ; elles sont composées de matières semblables à des râclures, de matières bilieuses, sanguinolentes et verdâtres, rendues isolément de temps à autre, ou évacuées tout à la fois, et quoique mélangées demeurant distinctes. Malgré cela, le malade peut traîner encore quelque temps ; mais il touche évidemment à sa fin, s'il a des selles liquides, noires ; livides ou graisseuses, et caractérisées surtout par leur fétidité. — On peut me demander sans doute comment il se fait, puisqu'il y a des indices certains de la mort, que des malades abandonnés des médecins aient néanmoins recouvré la santé, et que d'autres soient revenus au monde du sein même de leurs funérailles. On ajoutera que Démocrite, homme d'un si grand nom, prétendait que pour établir la cessation de la vie comme fait accompli, on n'avait pas de caractères assez positifs ; et qu'à plus forte raison il était éloigné de convenir qu'on pût pronostiquer une mort éventuelle par des signes irrécusables. Je ne chercherai pas à prouver que l'analogie qui existe souvent entre plusieurs symptômes peut en effet égarer non le praticien habile, mais le médecin sans expérience ; qu'Asclépiade par exemple, rencontrant un convoi, sut bien reconnaître à l'instant que celui qu'on allait inhumer n'avait point cessé de vivre, et qu'après tout l'art n'est pas responsable des fautes de celui qui l'exerce. Je dirai plus simplement : La médecine est un art conjectural qui doit par cela même abuser quelquefois, bien que presque toujours l'évènement donne raison à ses conjectures ; et lorsque sur mille personnes l'erreur se rencontre une fois à peine, la confiance n'en saurait être ébranlée, puisqu'elle repose encore sur le témoignage d'une foule innombrable. Ce que je dis ici des signes funestes s'entend également de ceux qui sont d'un heureux présage; car on est parfois déçu dans ses espérances, et tel vient à succomber, dont l'état n'inspirait d'abord aucune inquiétude. De même, les remèdes employés pour guérir produisent quelquefois un effet contraire. C'est le sort de la faiblesse humaine de ne pouvoir échapper à ces déceptions, au milieu de la diversité si grande des tempéraments; et cela ne doit pas empêcher de croire à la médecine, par cette raison que, dans la plupart des cas et chez le plus grand nombre des malades, elle est évidemment utile. Il ne faut pas ignorer cependant que c'est principalement dans les maladies aiguës que les indices de vie et de mort sont des trompeurs. »

« Après avoir exposé les signes communs à toutes les maladies, j'arrive à m'occuper de ceux qui sont propres à chaque espèce; quelques-uns dénotent avant la fièvre, et d'autres durant l'état fébrile, ce qui se passe à l'intérieur, ou ce qui doit survenir. — Avant la fièvre, s'il y a pesanteur de tête, si au sortir du sommeil la vue reste obscurcie, ou si l'on observe de fréquents éternuments, on peut craindre un afflux de pituite vers la tête. — Y a-t-il pléthore sanguine, augmentation de la chaleur, une hémorrhagie a lieu d'ordinaire par quelque partie du corps. — Si l'on maigrit sans motif, on est menacé de tomber dans la cachexie. — Quand il y a douleur ou gonflement externe des hypocondres, ou lorsque pendant tout le jour les urines n'offrent pas les caractères de la coction, il est manifeste que la digestion se fait mal. — Ceux qui sans avoir la jaunisse, conservent longtemps de mauvaises couleurs, sont affligés de maux de tête, ou portés à manger de la terre. — Les personnes qui, depuis longtemps aussi, ont le visage pâle et bouffi, souffrent de la tête, des viscères ou des entrailles. — Si dans une fièvre continue, un enfant ne va point à la selle, s'il change de couleur, qu'il n'ait point de sommeil et pleure constamment, les convulsions sont à craindre. — Des rhumes fréquents chez les sujets dont le corps est grêle et allongé feront appréhender la phthisie. — Lorsque depuis plusieurs jours, il n'y a pas eu d'évacuations alvines, il faut s'attendre à une diarrhée subite ou à une fièvre légère. — Quand les pieds sont enflés, que les déjections se prolongent, qu'on ressent de la douleur dans le bas-ventre et dans les hanches, l'hydropisie est menaçante, et c'est ordinairement vers les flancs qu'elle commence à paraître. On court le même danger lorsque, malgré les envies d'aller à la selle, on ne rend rien que des matières dures et avec beaucoup de peine, quand on a de plus les pieds enflés, et que l'enflure occupe aussi tantôt le côté droit, tantôt le côté gauche du ventre, où elle se montre et disparaît tour à tour. Dans ce cas, la maladie semble partir du foie. Comme indices de la même affection, on notera les tranchées autour de l'ombilic (στοφοι en grec), et les douleurs persistantes des hanches, auxquelles le temps et les remèdes n'apportent aucun soulagement. »

« Les douleurs articulaires qui ont leur siége aux pieds, aux mains, ou à quelque autre partie, et qui déterminent en cet endroit la rétraction des nerfs, ou bien la lassitude dans les membres pour la cause la plus légère, et la sensibilité au froid et au chaud, seront considérées comme avant-coureurs de la goutte, laquelle se fixera soit aux pieds, soit aux mains, ou sur toute autre articulation affectée de la même manière. — Ceux qui dans leur enfance étaient sujets aux hémorrhagies nasales, et chez qui elles ont cessé de paraître, sont infailliblement exposés à des maux de tête, à de graves ulcérations dans les articulations, ou à quelque autre maladie. »

« Les femmes qui ne sont pas réglées éprouveront des maux de tête excessifs, ou seront tourmentées par d'autres affections. Il n'y a pas moins de péril pour ceux qui, sans avoir la goutte ou des maladies analogues, sont pris de douleurs et de gonflements articulaires, avec des alternatives de retour et de rémission complète, surtout lorsqu'à cet état s'ajoutent la douleur des tempes et des sueurs nocturnes. — La démangeaison au front fait craindre une ophthalmie. — La femme qui ressent après l'accouchement de vives douleurs, sans autres signes fâcheux, est menacée d'une épistaxis vers le vingtième jour, ou d'un abcès des parties inférieures. L'une ou l'autre terminaison s'observera toutes les fois que les tempes et le front seront le siége d'une douleur intense ; mais l'hémorrhagie se manifestera de préférence chez le jeune sujet, et la suppuration chez le vieillard. — Une fièvre qui disparaît subitement, sans raison et sans signes favorables, se reproduit presque toujours. — Celui qui jour et nuit a le sang à la bouche, sans qu'il ait eu précédemment ni maux de tête, ni douleur aux hypocondres, ni toux, ni vomissement, ni fièvre légère, celui-là doit avoir un ulcère dans les narines ou l'arrière-gorge. — Une tumeur à l'aine, accompagnée d'un mouvement fébrile, et survenant chez une femme sans cause apparente, dénonce un ulcère à la matrice. — Une urine épaisse, et dont le sédiment est blanc, signifie qu'il existe de la douleur dans les articulations ou les viscères, et que la maladie peut s'en emparer. Celle qui est verte accuse dans les viscères de la douleur, ou l'existence d'une tumeur qui peut offrir du danger ; elle témoigne en tout cas que la santé a subi quelque altération. Si l'on remarque dans l'urine du sang ou du pus, c'est que les reins ou la vessie sont ulcérés. Si l'urine est épaisse et présente des filaments minces comme des cheveux ; si des bulles s'en dégagent, qu'elle soit de mauvaise odeur, que parfois elle charrie du sable et parfois du sang ; si les hanches et la région pubienne sont douloureuses, qu'il y ait des rapports fréquents, quelquefois des vomissements bilieux, refroidissement des extrémités, envie fréquente et en même temps difficulté d'uriner ; si l'urine expulsée est aqueuse ou jaune, ou pâle, et que son émission amène pourtant un peu de soulagement ; si beaucoup de gaz enfin s'échappe avec les selles, cela prouve que les reins sont affectés. Mais le mal est dans la vessie si l'urine sort goutte à goutte, si le sang s'y trouve mêlé, ou se présente à l'état de caillot qu'il faut rendre avec effort, et si l'on ressent vers le pubis des douleurs internes. »

« Les signes suivants feront reconnaître la présence d'un calcul : on urine difficilement et en petite quantité ; quelquefois le liquide s'échappe involontairement goutte à goutte, chargé de sable, mêlé de sang ou de matières sanguinolentes ou purulentes. Les uns urinent plus facilement debout, les autres étant couchés sur le dos, principalement ceux qui ont des calculs volumineux ; quelques-uns ont besoin de se courber et d'allonger la verge pour diminuer la douleur. On éprouve dans cette partie un sentiment de pesanteur qui s'augmente par la course et le mouvement. Il en est qui dans la violence du mal croisent alternativement les jambes l'une sur l'autre. »

« Les femmes sont obligées souvent d'appliquer la main à l'orifice des parties naturelles et d'y exercer des frottements ; si même elles pressent avec le doigt le col de la vessie elles sentent le calcul. — Le sang écumeux, rendu par l'expectoration, indique une affection des poumons. — Un dévoiement considérable peut devenir chez une femme enceinte une cause d'avortement. — Si pendant la grossesse le lait s'échappe des mamelles, le fœtus renfermé dans l'utérus est débile ; il est vigoureux au contraire, quand les seins sont durs. — Des hoquets répétés, et qui se prolongent d'une manière insolite, annoncent l'inflammation du foie. — Si des plaies accompagnées de gonflement s'affaissent subitement, et que cela ait lieu à la partie postérieure du corps, on peut redouter des mouvements convulsifs ou la rigidité des nerfs ; si c'est à la partie antérieure, on doit s'attendre à une pleurésie aiguë ou au délire. La diarrhée qui survient quelquefois est alors très-défavorable. — La suppression brusque d'un écoulement de sang habituel peut être suivie d'hydropisie ou de phthisie. Cette consomption se déclare aussi, lorsque la suppuration qui s'est manifestée à la suite d'une pleurésie n'a pu être tarie dans l'espace de quarante jours. — Une tristesse opiniâtre, accompagnée de frayeurs et d'insomnies, conduit à l'atrabile. — Ceux qui sont sujets aux saignements de nez sont exposés au gonflement de la rate, ou à des maux de tête, pendant lesquels ils voient certaines images voltiger devant leurs yeux. — Les personnes qui ont de grosses rates ont les gencives en mauvais état, l'haleine forte, et sont sujettes à divers écoulements de sang. Quand ces symptômes ne se rencontrent pas, les jambes sont affectées d'ulcères de mauvaise nature, qui laissent après eux de noires cicatrices. — S'il existe une cause de douleur et si le malade paraît insensible, il y a démence. — Le sang qui s'épanche dans le ventre se convertit en pus. — Si la douleur passe des hanches et des parties inférieures à la poitrine, sans donner lieu d'abord à aucun signe fâcheux, on court le risque de voir la suppuration s'établir en cet endroit. — Lorsqu'en l'absence de toute fièvre, une partie du corps devient le siége d'une douleur ou d'une démangeaison accompagnée de rougeur et de chaleur, il doit s'y former un abcès. — Une urine claire, chez un homme mal portant, fait présager quelque suppuration vers les oreilles. »

« Si à l'aide de ces indices, et sans que la fièvre existe, on est sur la voie des affections cachées ou futures, le jugement devient bien plus assuré quand la fièvre s'ajoute à ces symptômes. Alors aussi on voit surgir les signes particuliers à d'autres maladies. »

« Par exemple le délire est imminent, lorsqu'un individu laisse échapper tout à coup des paroles plus brèves que de coutume, et montre dans ses discours une assurance et une loquacité qui ne lui étaient pas ordinaires; lorsque aussi sa respiration est rare et énergique, que ses vaisseaux battent avec force et que les hypocondres sont durs et gonflés. Les mouvements fréquents des yeux, la céphalalgie avec obscurcissement de la vue, la privation de sommeil sans qu'il y ait douleur, et l'insomnie persistant jour et nuit, annoncent également le délire. »

« On portera le même pronostic, si le malade, contrairement à ses habitudes et sans y être forcé par la douleur, se tient couché sur le ventre, et si, conservant encore ses forces, il éprouve un grincement de dents insolite. — La rétrocession d'un abcès avant sa suppuration, et cela quand la fièvre dure encore, entraîne d'abord un délire furieux et la mort ensuite. — Une douleur aiguë de l'oreille, accompagnée d'une fièvre continue et violente, porte souvent aussi le désordre dans l'intelligence. Les jeunes gens succombent quelquefois dans ce cas vers le septième jour et les vieillards plus tard, par la raison que chez eux les fièvres intenses et le délire surviennent moins facilement; de sorte qu'ils se soutiennent jusqu'au moment où la suppuration s'établit. — La congestion sanguine des mamelles sert de même à présager le délire furieux. — Les fièvres de longue durée provoquent la formation d'abcès, ou l'apparition de douleurs articulaires. »

« On est menacé de convulsions, quand dans le cours d'une fièvre la respiration en traversant le gosier est entrecoupée. — Si l'angine cesse tout à coup, le mal se jette sur le poumon, et enlève souvent le malade au septième jour ; si la mort n'arrive pas, il s'établit quelque part un foyer de suppuration. — A la suite d'une diarrhée prolongée, survient la dysenterie ; à celle-ci succède la lienterie, et à des rhumes fréquents la phthisie. — Après la pleurésie se déclarent les maladies du poumon, qui sont suivies de délire. De même une grande effervescence du corps peut produire la rigidité des nerfs ou des convulsions. — Dans les blessures de tête, il y a délire et dans les insomnies douloureuses, convulsions. — Quand les vaisseaux qui environnent un ulcère sont animés de battements violents, il faut craindre une hémorrhagie. — La suppuration se manifeste sous l'influence de plusieurs affections. Ainsi, lorsque des fièvres déjà anciennes persévèrent sans douleur et sans cause évidente la suppuration se fait jour quelque part ; mais chez les jeunes gens surtout, car, chez les sujets plus âgés, le même état donne presque toujours naissance à la fièvre quarte. Si les hypocondres étant durs et douloureux, le malade n'est pas mort avant le vingtième jour, s'il n'y a pas eu d'épistaxis, principalement chez un jeune homme, et si dès le commencement il s'est plaint d'un obscurcissement de la vue ou de maux de tête, la suppuration s'établit encore ; mais alors le dépôt a son siège dans les parties inférieures. Les hypocondres présentent-ils au contraire une tumeur molle durant soixante jours, avec persistance de la fièvre, la suppuration se formera, mais dans les parties supérieures ; et si l'abcès n'occupe pas les viscères, il se manifestera vers les oreilles. — Toute tumeur qui dure depuis un temps assez long, tend à suppurer, et cette tendance est plus marquée si la tumeur est située dans les hypocondres que si elle se développe dans le ventre ; si elle existe au-dessus de l'ombilic qu'au-dessous. Si la fièvre est accompagnée d'un sentiment de lassitude, l'abcès se portera sur la mâchoire ou sur quelque articulation. Quelquefois aussi, après avoir rendu pendant longtemps une urine ténue et crue, et quand tous les autres signes sont favorables, on voit un abcès survenir au-dessous de la cloison que les Grecs appellent *diaphragme*. »

« La douleur du poumon qui n'est point dissipée par l'expectoration, et qui ne cède ni à la saignée, ni au régime, donne lieu quelquefois à des vomiques vers le vingtième, trentième, quarantième et même jusqu'au soixantième jour. Nous comptons, il est vrai, à partir du jour où la fièvre s'est déclarée, ou bien du jour où le malade a ressenti des frissons ou de la pesanteur dans le côté. La vomique vient tantôt du poumon, tantôt de la plèvre. La suppuration provoque la douleur et l'inflammation des parties avec lesquelles elle se trouve en contact. »

« Il y a là plus de chaleur; et si le malade veut se coucher sur le côté sain, il accuse en cet endroit un sentiment de pesanteur. Quand la suppuration n'est pas encore accessible au regard, on est assuré néanmoins qu'elle existe, si la fièvre n'abandonne pas le malade, si pendant le jour elle est moins forte et plus intense pendant la nuit, s'il y a des sueurs abondantes, des envies de tousser, et si la toux ne fournit presque rien à l'expectoration. Les yeux caves, la rougeur des pommettes, la décoloration des veines situées sous la langue, la courbure plus prononcée desongles, la chaleur des doigts surtout à leur extrémité, l'enflure des pieds, l'embarras de la respiration, le dégoût des aliments et l'apparition de pustules sur tout le corps, sont autant de signes à l'appui. S'il y a, dès le début, douleur, toux et difficulté de respirer, la rupture de la vomique aura lieu avant le vingtième jour ou vers cette époque ; mais si ces symptômes ont paru plus tard, il faut qu'ils se développent, et leur disparition sera d'autant plus lente qu'ils auront mis plus de temps à se prononcer. — Dans les maladies graves, il est assez ordinaire que les pieds, les orteils et les ongles, deviennent noirs; et si cet état n'entraîne pas la mort et que le malade revienne à la santé, les pieds néanmoins se séparent du corps. »

« Je dois parler maintenant des signes particuliers à chaque espèce de maladie, et qui révèlent ce qu'il faut espérer ou craindre. — Si, dans les douleurs de vessie, on rend une urine purulente avec un dépôt blanc et uni, on ne doit pas s'alarmer. — Dans l'inflammation du poumon, si la douleur est diminuée par l'expectoration, même lorsqu'elle est purulente ; si la respiration est facile, que les crachats soient rendus sans effort, et que le malade supporte assez bien son mal, on peut espérer le rétablissement de la santé. Il ne faut pas trop s'inquiéter non plus, en voyant dès le début des crachats jaunes et mêlés de sang, pourvu qu'ils soient rejetés immédiatement. — Les pleurésies sont suivies de guérison lorsque la suppuration qui s'était manifestée est tout-à-fait épuisée dans l'espace de quarante jours. Si l'abcès a son siège dans le foie, et si le pus qu'il fournit est pur et blanc, on en revient facilement; car dans ce cas, le mal est dans une enveloppe. Les abcès sont moins redoutables lorsqu'ils se portent vers l'extérieur et se terminent en pointe. Pour ceux qui se dirigent en dedans, les moins graves sont les abcès qui n'intéressent pas la peau adjacente, et qui la laissent sans douleur et sans changement de coloration. On doit être affranchi de toute inquiétude, si le pus, quelle que soit son origine, est blanc, uni, d'une seule couleur; si après son évacuation la fièvre s'apaise, et si la soif et le dégoût des aliments disparaissent. Le danger est moindre lorsqu'un abcès survient à la jambe, et que les crachats, de jaunes qu'ils étaient, deviennent purulents. Dans la phthisie qui doit avoir une heureuse terminaison, il faut que les crachats soient blancs, parfaitement homogènes, de la même couleur, et sans mélange de pituite. L'humeur qui descend du cerveau dans les narines doit offrir les mêmes caractères. L'absence totale de la fièvre est d'un excellent présage. C'est encore un signe favorable, quand elle est assez légère pour ne pas s'opposer à l'alimentation et ne pas exciter la soif. »

« C'est de même une circonstance avantageuse dans cette maladie d'aller chaque jour à la selle, et de rendre des matières moulées et dans un rapport convenable avec les aliments qu'on a pris. Il est à désirer enfin que le corps ne soit pas grêle, que la poitrine soit large et velue, les cartilages minces et recouverts de chair. — Chez une femme atteinte de suppression des mentrues avec douleur persistante à la poitrine et entre les épaules, la phthisie peut s'arrêter, s'il survient tout-à-coup une éruption des règles. Alors en effet la toux diminue, et la soif ainsi que le mouvement fébrile disparaissent. Mais si le flux menstruel ne revient pas, une vomique se fera jour, qui sera d'autant moins redoutable qu'elle sera plus mêlée de sang. — L'hydropisie qui se déclare sans aucune affection précédente n'a rien d'inquiétant, non plus que celle qui succède à une maladie chronique, pourvu que les viscères soient en bon état, que la respiration soit facile, qu'on ne ressente ni douleur ni chaleur, qu'il n'y ait point d'enflure aux extrémités, qu'on n'éprouve ni toux, ni soif, si sécheresse de la langue, même pendant le sommeil, que l'appétit se maintienne, que le ventre obéisse à l'action des médicaments, qu'il y ait des selles naturelles molles et bien moulées, que l'abdomen s'affaisse, que les urines varient selon le changement de vin et l'usage de certaines boissons médicamenteuses; qu'enfin le malade n'accuse point de lassitude et supporte sans effort sa maladie. La réunion de toutes ces circonstances ne laisse rien à craindre; et n'y en eût-il qu'une partie, on devait conserver bon espoir. — Les maladies des articles, telles que la podagre et la chiragre chez les jeunes sujets surtout, et lorsqu'elles n'ont pas produit de nodosités, sont susceptibles de guérison. L'amélioration se fait principalement sentir quand il survient de vives coliques ou un flux de ventre, quel qu'il soit. — L'épilepsie qui se manifeste avant la puberté disparaît assez facilement; et quand on sent l'accès commencer par une partie du corps, il vaut beaucoup mieux que ce soit par les pieds et les mains, ou au moins par le côté. Le cas le plus grave, c'est de voir l'attaque débuter par la tête. Dans ce genre d'affections, on obtient les meilleurs effets des évacuations alvines. — La diarrhée qui n'est pas accompagnée de mouvement fébrile ne peut entraîner aucun inconvénient quand elle s'arrête promptement, que le ventre ne fait sentir aucun mouvement à la pression, et que les gaz sortent librement par en bas. — La dysenterie elle-même n'offre pas de grands dangers, si le sang et les râclures s'écoulent sans fièvre et sans autre complication; de sorte qu'on peut non-seulement en guérir la femme enceinte, mais aussi conserver l'enfant. C'est une condition favorable dans cette maladie d'être un peu avancé en âge. »

« La lienterie au contraire est plus facilement combattue dans les premières années, pourvu que les urines coulent librement et que le corps commence à prendre de la nourriture. Le jeune âge influe de même favorablement sur les douleurs des hanches et des épaules, et dans tous les cas de paralysie. Lorsqu'on n'éprouve pas d'engourdissement dans les hanches, mais une légère sensation de froid, la guérison est prompte et facile, malgré l'intensité des douleurs. Tout membre paralysé peut aussi reprendre son intégrité, s'il continue à se nourrir. La paralysie de la bouche peut être guérie par un flux de ventre. — Toute évacuation alvine agit efficacement dans les ophthalmies. — Des varices, un écoulement subit de sang par les veines hémorrhoïdales, ou la dysenterie mettent un terme à la folie. — Les douleurs des bras, qui tendent à gagner les mains ou les épaules, disparaissent à la suite de vomissements de bile noire. Celles qui se dirigent vers les parties inférieures sont plus facilement dissipées. — L'éternument fait cesser le hoquet, et le vomissement arrête les diarrhées prolongées. — Les femmes sont délivrées des vomissements de sang par l'apparition des menstrues. Si elles ne sont pas réglées, un saignement de nez les exempte de tout danger. Celles qui souffrent aux parties sexuelles, ou dont l'accouchement est laborieux, sont soulagées par l'éternument. — La fièvre quarte d'été est presque toujours de courte durée. Le délire est salutaire lorsqu'il y a chaleur et tremblement. — La dysenterie est favorable dans les affections de la rate. Enfin la fièvre elle-même (ce qui doit surprendre encore davantage) est souvent d'un utile secours. En effet, elle dissipe les douleurs des hypocondres lorsqu'il n'y a pas d'inflammation, vient en aide à celles du foie, fait cesser entièrement les convulsions et le tétanos quand elle survient après l'attaque, et, par la chaleur qu'elle développe, met l'urine en mouvement, et guérit ainsi l'affection iliaque qui tenait à la difficulté d'uriner. — Les maux de tête accompagnés d'obscurcissement de la vue, de rougeur et de démangeaison au front, ne résistent pas à un écoulement de sang fortuit ou provoqué. — Les douleurs qui ont leur siége à la tête et au front, et qui se manifestent sous l'influence du vent, du froid ou de la chaleur, disparaissent devant le rhume et les éternuments. — Un frisson subit enlève la fièvre ardente que les Grecs appellent *causus* (χαυσωδης). — Lorsque, dans le cours d'une fièvre, l'ouïe est devenue obtuse, cet accident ne persiste pas après une hémorrhagie nasale ou une évacuation alvine. — Rien n'est plus efficace contre la surdité que des selles bilieuses. — Ceux à qui sont survenues dans l'urètre de petites tumeurs (en grec φυματα), sont rendus à la santé dès que le pus est évacué par le canal. Comme ces guérisons arrivent d'elles-mêmes pour la plupart, il ne faut pas ignorer qu'au milieu de toutes les ressources de l'art, c'est encore le pouvoir de la nature qui se fait le plus sentir. »

« Au contraire, la douleur de vessie avec fièvre continue et resserrement du ventre est un accident funeste. Ce péril menace surtout les enfants depuis l'âge de sept ans jusqu'à quatorze. — Dans l'inflammation du poumon, si l'expectoration n'a pas lieu dès le principe, qu'elle commence à paraître au septième jour et se prolonge au delà, il y a danger, et il est d'autant plus grand que les couleurs des crachats sont plus mêlées et moins distinctes entre elles. Et cependant rien n'est plus grave que les crachats sans mélange, qu'ils soient jaunes sanglants, blancs, visqueux, pâles, écumeux. »

« Les crachats noirs néanmoins sont encore les plus funestes. La toux, le coryza et même l'éternument, qui dans d'autres cas est salutaire, ajoutent à la gravité de cette affection, et le péril devient extrême quand il survient une diarrhée subite. En bien ou en mal, ces signes ont la même valeur dans la pleurésie que dans la pneumonie. — Dans les abcès du foie, si le pus qui se fait jour est sanguinolent, le cas est mortel. — Les abcès les plus à craindre sont ceux qui tendent à devenir profonds ou qui altèrent la couleur de la peau. Quant à ceux qui se portent à l'extérieur, les plus mauvais sont les plus étendus et les moins saillants. S'il y a eu rupture d'une vomique, ou que le pus se soit frayé une issue au dehors, et que la fièvre ne tombe pas ou reparaisse après avoir cessé, s'il y a soif, dégoût des aliments et dérangement du ventre, si le pus est livide et pâle, et que le malade n'expectore qu'une pituite écumeuse, le péril est certain. — Les vieillards sont presque toujours enlevés par la suppuration qui succède aux affections du poumon. Celle qui s'empare des autres viscères emporte plutôt les jeunes gens. — Les crachats mêlés de pus dans la phthisie chez un sujet débile, ainsi que la fièvre continue qui ne permet de prendre aucune nourriture et provoque la soif, témoignent qu'il y a danger. »

« Si le malade lutte encore quelque temps contre cette affection, il ne tarde pas ensuite à mourir dès que ses cheveux commencent à tomber, que les urines présentent un sédiment semblable à des toiles d'araignée, qu'elles sont d'une odeur fétide, et, en dernier lieu, dès que le dévoiement survient. »

« Cette terminaison est plus fréquente en automne, époque où finissent, le plus souvent, les malades qui ont langui pendant le cours de l'année. — Cesser tout à coup de rendre du pus après en avoir craché est un indice mortel. — Chez les jeunes gens, la phthisie donne ordinairement naissance à des vomiques et à des fistules dont il est difficile d'obtenir la guérison, à moins qu'elle ne soit secondée par le concours d'un grand nombre de signes favorables. Il est bien moins facile encore de guérir les filles et les femmes atteintes de cette maladie, et chez lesquelles il y a suppression des règles. — L'homme surpris en santé par un mal de tête subit, qui tombe ensuite dans un sommeil profond et stertoreux dont on ne peut le tirer, doit périr vers le septième jour, surtout si ses paupières entr'ouvertes laissent apercevoir le blanc de l'œil, bien qu'il n'y ait pas eu de diarrhée précédente. La mort est alors inévitable, si la fièvre ne vient dissiper tous les accidents. »

« L'hydropisie qui se déclare à la suite d'une affection aiguë est rarement susceptible de guérir; elle le sera d'autant moins qu'elle s'accompagnera de signes contraires à ceux que nous avons établis plus haut. Dans ce cas aussi la toux ne laisse aucun espoir : il en est de même s'il y a des hémorragies par haut et par bas, et si l'eau envahit le milieu du corps. Quelques hydropiques voient survenir des tumeurs qui disparaissent pour se montrer de nouveau. Ceux-là sont moins exposés que les autres, s'ils savent s'observer; mais presque toujours ils sont victimes d'un excès de confiance dans le retour de la santé. On pourra s'étonner que certains maux qui nous affligent puissent en quelque sorte devenir nécessaires ; et cependant si l'on évacue tout à coup l'eau qui constitue l'épanchement ou le pus d'un vaste abcès, le cas n'est pas moins mortel que si, dans l'état de santé, l'on venait à perdre tout son sang par une seule blessure. — Les tumeurs calleuses qui succèdent aux douleurs articulaires ne peuvent plus se résoudre. »

« On peut parfois calmer ces douleurs, soit qu'elles arrivent dans la vieillesse ou qu'elles persistent depuis la jeunesse jusqu'à un âge avancé; mais on ne peut jamais les dissiper entièrement. — Après vingt-cinq ans, l'épilepsie ne cède pas facilement; mais passé quarante ans, elle devient tellement rebelle, qu'il faut plutôt placer son espoir dans les efforts de la nature que dans les secours de l'art. Si tout le corps est ébranlé dans les attaques, et qu'au lieu d'être averti de l'invasion du mal par une sensation partielle, le sujet tombe à l'improviste, quel que soit l'âge du malade, sa guérison est bien douteuse; mais s'il y a lésion de l'intelligence ou paralysie la médecine n'a plus rien à faire. — Quand le dévoiement s'accompagne de fièvre, d'inflammation du foie, des hypocondres ou du ventre et de soif immodérée; quand cet état dure depuis longtemps et qu'il y a des selles variables avec douleur, la mort est à craindre, surtout si les tranchées sont déjà anciennes. Cette maladie sévit principalement sur les enfants jusqu'à l'âge de dix ans : les autres époques de la vie y résistent plus facilement. La femme enceinte peut être enlevée par une affection de ce genre; et si elle se rétablit, elle n'en perd pas moins l'enfant qu'elle portait. — La dysenterie causée par l'atrabile est mortelle. Elle l'est encore lorsque le malade étant épuisé déjà par des déjections, des selles noires se déclarent tout à coup. La lienterie est plus dangereuse quand les évacuations sont fréquentes et se reproduisent à toute heure, avec ou sans borborygmes, la nuit aussi bien que lejo ur; quand les matières sont crues ou noires, luises et fétides, que la soif est ardente, que les boissons n'amènent point d'urines (ce qui tient à ce que les liquides au lieu de se rendre à la vessie descendent dans les intestins); quand la bouche présente des ulcérations, que le visage est rouge et parsemé de taches de toutes les couleurs, que le ventre est comme ballonné, gras et rugueux, et qu'enfin le malade a perdu l'appétit. Bien qu'avec de pareils symptômes la mort soit évidente, elle le devient beaucoup plus encore lorsque la maladie est ancienne, et que déjà le corps est affaibli par l'âge. Dans l'affection iliaque, le vomissement, le hoquet, les convulsions et le délire sont de mauvais augure. Il en est de même de la dureté du foie dans la jaunisse. — Si la dysenterie vient se joindre à une maladie de la rate, et qu'il se manifeste ensuite une hydropisie ou la lienterie il n'y a presque aucun moyen de soustraire le malade au danger. — La passion iliaque lorsqu'elle n'a point de solution prompte, tue le malade en sept jours. — La femme qui est prise, à la suite de son accouchement, de fièvre et de céphalalgie intense et continue, est en danger de mort. »

« Si les parties qui renferment les viscères sont atteintes de douleurs et d'inflammation, et si la respiration est fréquente, le présage est mauvais. S'il s'est manifesté sans motif une douleur de tête prolongée qui passe ensuite au cou et aux épaules, pour remonter à la tête, ou qui de prime abord s'étend de cette partie au cou et aux épaules, cela peut être pernicieux à moins qu'il ne survienne une vomique dont le pus serait rendu par expectoration, ou bien quelque hémorragie, ou un porrigo sur toute la tête, ou des pustules sur tout le corps. Comme accidents également fâcheux, il faut noter l'engourdissement et la démangeaison accompagnés d'une certaine sensation de froid, et envahissant, soit la tête en entier, soit seulement une partie, ou se faisant sentir jusqu'au bout de la langue. La guérison est d'autant plus difficile dans des cas pareils qu'ils sont plus rarement suivis d'abcès qui leur offriraient une solution favorable. — Dans les douleurs sciatiques s'il y a beaucoup d'engourdissement, et refroidissement de la hanche et de la cuisse ; si les déjections n'ont lieu qu'avec effort et sont chargées de mucosités, et si le malade a plus de quarante ans, la maladie durera très-longtemps, au moins une année, et ne se terminera qu'au printemps ou à l'automne. A l'âge dont nous parlons, on vient encore difficilement à bout de guérir les douleurs des bras qui s'étendent vers les mains ou les épaules, lorsqu'il survient de l'engourdissement sans cessation de la douleur, et qu'un vomissement de bile n'a pas amené de soulagement. — Quel que soit le membre atteint de paralysie, s'il est frappé d'amaigrissement et d'immobilité il reviendra d'autant moins à son premier état que l'affection sera plus ancienne, et le malade plus avancé en âge. — L'hiver et l'automne ne sont nullement favorables au traitement de la paralysie, mais l'influence du printemps et de l'été peut donner quelque espoir. — A peine guérit-on la paralysie incomplète ; celle qui est confirmée est tout à fait incurable. — Toute douleur qui se porte vers les parties supérieures est moins accessible aux remèdes. — Si les mamelles diminuent tout à coup chez une femme enceinte, il y a danger d'avortement. — Celle qui n'est point accouchée et qui n'est pas en état de grossesse ne peut avoir de lait sans suspension des menstrues. — La fièvre quarte d'automne est presque toujours de longue durée, surtout quand elle commence aux approches de l'hiver. — S'il survient une hémorrhagie suivie de délire et de convulsions, la vie est menacée. Il en est de même si les convulsions se manifestent après un purgatif le malade étant encore affaibli ; ou si dans la violence de la douleur les extrémités se refroidissent. — On ne peut rappeler les pendus à la vie, s'ils ont été détachés, ayant déjà l'écume à la bouche. — Des selles très-foncées et semblables à du sang noir se déclarant tout à coup, avec ou sans fièvre, constituent un signe pernicieux. »

Si j'ai rapporté toute cette séméiologie de Celse c'est qu'elle me semble donner la mesure exacte de l'état de la science médicale au premier siècle de l'ère chrétienne. Elle nous apprend où en étaient alors le diagnostic et le pronostic, ces bases fondamentales de la médecine, et il est bien difficile de croire que l'homme qui en est l'auteur n'ait pas été un médecin aussi expert que lettré.

Après cette séméiologie, Celse indique le traitement des maladies. — Les moyens curatifs sont généraux ou particuliers; les premiers peuvent être employés contre un certain nombre d'affections, et les seconds s'adressent à des maladies spéciales.

Tout remède a pour but de retrancher ou d'ajouter; d'attirer ou de repousser; de rafraîchir ou d'échauffer; de resserrer ou de relâcher — et là Celse parle surtout de ceux *qui retranchent*, tels que la saignée, les ventouses, les vomitifs, les purgatifs, les lavements, la diète, les sudorifiques, etc., et de ceux *qui ajoutent*, entre lesquels il faut d'abord placer l'alimentation.

« Saigner n'est pas nouveau, a dit Celse, ce qu'il y a de nouveau c'est de saigner dans toutes les maladies. »

En effet, l'école hippocratique qui usait beaucoup de la saignée l'avait proscrite chez les vieillards, chez les enfants, ou chez les femmes enceintes, et par une sorte de réaction on en avait très-considérablement étendu l'emploi. Celse a voulu réagir contre cette pratique, et préciser plus nettement les indications de la saignée qu'il a subordonnées à l'état des forces, et à la nature des maladies, plutôt qu'à l'âge des sujets, qui jusqu'à cette époque avait été pris en trop sérieuse considération.

Il va même jusqu'à la conseiller dans les maladies qui la réclament, bien que les malades soient à peine en état de la supporter.

« Dans ce cas, si l'on n'aperçoit pas d'autre moyen et que le malade « ne puisse être sauvé que par une tentative téméraire, il est d'un « bon médecin, tout en reconnaissant que la saignée peut avoir de « graves conséquences, de démontrer que sans elle il n'est plus d'espoir; et enfin que, si on l'exige, il faut la faire. On ne doit pas « même hésiter en pareille circonstance. Car, mieux vaut employer « un remède incertain que de n'en essayer aucun. » *Melius est anceps remedium quam nullum.* — A cette occasion il cite l'angine suffocante, la paralysie et la fièvre pernicieuse.

Bien qu'on ait beaucoup critiqué cette phrase de Celse, elle est cependant irréprochable, si on veut avoir l'équité de lui donner son véritable sens et de ne pas en faire un principe absolu de thérapeutique. — S'il n'y a pas d'autre moyen et si le malade ne peut être sauvé que par une tentative téméraire, a dit Celse; eh bien, dans ces circonstances tout le monde devrait penser comme lui. — N'est-ce pas à ce principe que l'on doit de donner le sulfate de quinine au milieu d'un second accès de fièvre pernicieuse, lors même que le malade semble voué à une mort certaine, de faire la trachéotomie à un enfant qui succombe asphyxié du croup, ou la transfusion à qui se meurt d'hémorrhagie traumatique, de saigner dans l'angine suffocante, dans l'hémorrhagie cérébrale, dans l'éclampsie puerpérale, etc. ? Oui, si l'expectation en thérapeutique est une chose utile pour seconder la marche et les efforts heureux de la nature, ou pour éviter l'usage de remèdes inutiles ou dangereux quand on ne sait ce qu'ils doivent produire, elle devient criminelle au contraire quand tout espoir semble perdu, et qu'on peut encore espérer quelque chose de l'emploi d'un remède incertain. — Sous ce rapport, Celse a raison contre ses contradicteurs, qui n'ont peut-être pas suffisamment médité sur le sens véritable de son principe.

Il parle ensuite des *ventouses sèches* ou *scarifiées* en indiquant leur utilité, leurs indications et leur mode d'emploi ; des *purgatifs* tels que l'ellébore noir, le polypode, l'écaille de cuivre, le suc de tithymale, le lait d'ânesse, etc., des *lavements* qu'on négligeait trop de son temps; des *vomitifs* nécessaires en santé chez les personnes bilieuses et dans toutes les maladies provoquées par la bile ; des *frictions*, de l'*hydrothérapie* et de la *gestation* qu'il étudie avec beaucoup de détails; des *bains*, des *fomentations* et de la *diète*, moyens qu'il considère comme utiles lorsqu'il s'agit de retrancher quelque chose du corps.

Toute cette partie est inspirée par une véritable sagesse, et si ce n'est pas toute la thérapeutique, on peut dire au moins que ce qu'elle en fait connaître est excellent.

Après avoir indiqué les remèdes qui opèrent en retranchant les principes nuisibles, Celse s'occupe des substances qui nourrissent, c'est-à-dire des aliments solides et liquides dont l'influence n'est pas moins grande sur la santé que sur la maladie. — Il indique les propriétés des aliments et des boissons, leurs qualités fortifiantes ou réparatrices, resserrantes ou relâchantes, leur digestibilité, la nature des sucs qu'ils fournissent au sang, leur action sur le sommeil, sur les urines, ce qui est tout un traité d'hygiène de la digestion.

Dans son IIIe livre, Celse quitte la pathologie générale pour aborder les maladies en particulier et surtout leur traitement. — Il rappelle la division adoptée par les Grecs en *maladies aiguës* et en *maladies chroniques*, à laquelle il ajoute la sienne : *maladies qui paraissent résider dans la constitution entière* et *maladies qui n'intéressent que certaines parties du corps.*

C'est à l'occasion des premières qu'il pose ces importantes maximes de thérapeutique :

« Il n'est point de maladies où le hasard ne puisse réclamer une part égale à celle de la science, puisque la médecine est impuissante, quand la nature se refuse à seconder ses efforts. Toutefois, le médecin est plus excusable d'échouer contre une affection aiguë que contre une maladie chronique. — Dans le premier cas, en effet, on a peu le temps d'agir, et si pendant ce court intervalle les accidents ne cèdent pas à l'emploi des remèdes, le malade succombe; dans le second cas au contraire on a pour réfléchir et changer la médication la latitude convenable ; et quand le médecin est arrivé de bonne heure auprès d'un malade docile, la mort ne peut guère survenir sans qu'il y ait de sa faute. Néanmoins, lorsqu'une affection chronique a jeté de profondes racines, elle devient aussi difficile à traiter qu'une affection aiguë. Plus les maladies aiguës sont éloignées de leur début et plus les maladies chroniques sont récentes, plus il est facile de les guérir. »

Il expose d'abord le traitement des prodromes, et ensuite le traitement des fièvres, quotidiennes, tierces, quartes, à retours plus éloignés, et enfin les fièvres dans lesquelles l'état fébrile reste continu avec des rémissions à peine appréciables. — Ce sont probablement nos fièvres continues. — La diète et les boissons relâchantes étaient à peu près tout le traitement usité par Celse.

A cette occasion, cet auteur parle des *crises* dont il indique les jours, mais il dit aussitôt : « Asclépiades eut raison de répudier ces idées dépourvues de fondement, et de soutenir que les jours n'offrent ni plus ni moins de dangers pour être pairs ou impairs ». — Pour celui qui lira tout ce chapitre avec attention, il est évident que Celse connaissait fort mal les fièvres. Réunir toutes ces maladies, quel que soit leur type, en une seule, y comprendre même « les fièvres lentes qui n'ont pas de rémission, *nonnumquam etiam lentae febres sine illa remissione corpus tenent,* » est une grave erreur qui prouve combien on était loin de la localisation dont Galien devait jeter les bases avec tant de perspicacité.

Toutefois, si Celse ne distinguait pas nettement les fièvres entre elles, il en séparait celles qui se compliquent d'autres affections telles que le *délire*, ce qui constituait la maladie appelée *frénésie* par les Grecs, le mal *cardiaque* accompagné de langueurs d'estomac et de sueurs immodérées; la *léthargie*, enfin l'*hydropisie*, ou épanchement d'eau sous les téguments.

Pourquoi cette dernière affection est-elle rangée dans les fièvres? on n'en voit certainement pas la raison. — Quoi qu'il en soit, c'était, d'après Celse, plutôt une affection chronique se présentant sous trois formes différentes : la *tympanite* quand il y avait de l'air dans le ventre; la *leucophlegmatie* ou *hyposarque* avec de l'eau sous la peau, et l'*ascite* quand l'épanchement avait lieu dans le ventre — Elle venait spontanément ou comme conséquence de l'état cachectique, ainsi que des maladies de la rate ou du foie produites par les fièvres intermittentes. — C'est même d'après ces considérations qu'on s'opposait à la paracentèse, que Celse proclame néanmoins comme une chose utile aux malades.

Après l'hydropisie, Celse range également dans les maladies générales, la *consomption* comprenant l'atrophie, la cachexie et la phthisie; le *mal des comices* ou *haut mal*, c'est-à-dire l'épilepsie; la *jaunisse*; l'*éléphantiasis*; l'*apoplexie* qu'il traitait par la saignée, par l'ellébore, les lavements et les frictions; la *paralysie*, la *douleur*, le *tremblement nerveux* et les *suppurations internes*. — Ce sont là autant d'erreurs dont le temps a fait justice.

Le IVe livre est consacré aux maladies qui n'occupent qu'une partie limitée du corps ou *maladies locales*. — On y trouve les maladies de la tête, du cou, du gosier, de l'estomac, des poumons, du foie, de la rate, des reins, de l'intestin (choléra et passion cœliaque), de l'intestin grêle; du gros-intestin (dysenterie, lienterie), vers intestinaux, diarrhée; de l'hystérie; des pertes séminales, la maladie des hanches, du genou, et enfin le régime propre à la convalescence.

Dans le livre V se trouvent la *matière médicale* et la *thérapeutique*. — Ainsi Celse parle d'abord des médicaments qui arrêtent les *hémorrhagies* (vitriol, chalcitis, aloès, encens, vinaigre, alun, etc.), des *cicatrisants* (myrrhe, encens, cardamone, cresson, blanc d'œuf, miel cuit, etc.), des *maturatifs*, des *apéritifs*, des *détersifs*, des *corrosifs*, des substances qui consument les chairs; des *caustiques*, des *escharrotiques*, des médicaments qui font tomber les croûtes des ulcères, des *résolutifs*, des *attractifs*, des *émollients*, des *emplâtres*, des *onguents*, des *trochisques*, des *pessaires*, des *antidotes*, des *pilules*, etc. Vient ensuite un traité des cinq manières dont le corps peut être lésé; — du traitement des plaies faites par morsure et des ulcères provenant de causes internes.

Je n'ai rien à dire de la matière médicale où se trouvent un grand nombre de remèdes justement délaissés, mais où l'on trouve aussi des procédés thérapeutiques venus jusqu'à nous. — Il faudrait tout reproduire, et cela n'est pas assez important pour que je tente l'entreprise. — Quant aux différentes manières dont le corps peut être blessé, ainsi qu'au traitement des plaies par morsure et des ulcères de cause interne, c'est tout différent. — Ici, Celse commence l'étude des affections qui, ne pouvant guérir par les seuls effets des remèdes, réclament les secours de la chirurgie et ce qu'il dit, à cet égard, est de nature à intéresser le médecin.

« Ces lésions sont de cinq espèces, savoir : celles qui résultent d'un agent externe, comme on le voit pour les blessures ; — celles qui dépendent d'un vice interne, comme le cancer ; — celles qui tiennent à la formation de corps étrangers, comme les calculs de la vessie ; — celles qui sont dues à un développement anormal ainsi qu'on l'observe pour les veines variqueuses ; — enfin les lésions par défaut, c'est-à-dire celles où une partie est trop courte. Parmi ces affections, les unes réclament le secours des médicaments et les autres sont plus spécialement du ressort de la chirurgie. Je ne m'occuperai pas en ce moment des maladies où l'on fait surtout agir la main et l'instrument, et je traiterai de celles qui nécessitent plutôt l'emploi des remèdes. J'adopterai pour cette partie de l'art de guérir l'ordre que j'ai suivi pour la première ; je parlerai d'abord des affections qui peuvent se manifester sur tous les points du corps, puis de celles qui ont toujours un siége déterminé (p. 138). »

On ne saurait trop applaudir à ce commencement de classification des affections chirurgicales et à cette méthode d'exposition qui distingue le livre de Celse des autres ouvrages de cette époque. — Toute cette partie est en quelque sorte la séméiotique chirurgicale et la thérapeutique des blessures viscérales.

2. « Il n'y a pas de remèdes contre les blessures de la base du crâne, du cœur, de l'œsophage, de la veine porte, de la moelle épinière, du milieu du poumon, du jéjunum, de l'intestin grêle, du ventricule ou des reins. Les blessures des carotides et des jugulaires sont également incurables (p. 139). »

8. « Dans les blessures du cœur le sang s'échappe avec abondance, le pouls s'affaiblit, le malade d'une pâleur excessive est comme arrosé d'une sueur froide et de mauvaise odeur ; les extrémités se refroidissent et la mort ne se fait pas attendre (p. 140). »

9. « Quand le poumon est blessé, il y a difficulté de respirer ; le sang qui sort par la bouche est écumeux, celui de la plaie est ver-

meil, et en même temps l'air s'échappe par l'ouverture avec sifflement; les malades tendent à se coucher sur la blessure, les uns se lèvent sans raison, beaucoup d'autres ne parlent qu'en s'appuyant sur la plaie, et ne peuvent plus articuler dès qu'ils changent de situation (p. 140). »

17. « Dans les lésions de la moelle épinière il y a paralysie ou mouvements convulsifs et privation de sentiment; au bout d'un certain temps, la semence, l'urine et même les matières fécales sont rendues involontairement. »

Un peu plus loin Celse parle des blessures qui résultent des morsures de l'homme, du singe, du chien, des bêtes féroces et des serpents. Il les considère comme ayant toujours quelque chose de vénimeux, aussi conseille-t-il d'y appliquer une ventouse et de brûler la plaie (p. 151). — A ce sujet il décrit les effets de la morsure du chien et l'*hydrophobie*.

Après les morsures, viennent les empoisonnements par la ciguë, la jusquiame, la céruse, les champignons, et la déglutition d'une sangsue, accidents pour lesquels il fait connaître les antidotes en usage.

Il décrit ensuite les *brulûres*, le *charbon*, et ses conséquences. de gangrène ; le *cancer; l'ulcère phagédénique;* le *feu sacré;* les *ulcères chironiens;* les *engelures;* les *strumes*, certains *abcès froids*, ou par *congestion*, et les fistules qui en résultent; les *achrocordons;* la *gale;* l'*impetigo* et quelques *dartres*. — Si quelques-unes de ces descriptions sont incomplètes, et laissent à désirer, ce que tout le monde excusera, il faut dire pour être juste que malgré ces lacunes, l'ensemble de l'œuvre est fort remarquable et surtout qu'on n'y trouve pas ces assertions théoriques, stériles et ridicules, ni ce merveilleux, qui existent dans les ouvrages médicaux de cette époque, et même dans beaucoup de livres publiés postérieurement. L'instruction, le bon sens et la rectitude du jugement s'y montrent partout, et c'est à peine si le livre a vieilli. De combien d'anciennes publications médicales en pourrait-on dire autant ?

Les livres VII et VIII sont entièrement consacrés à la chirurgie, et renferment tout ce que l'on savait sur ce sujet à cette époque reculée de la science. — Ce n'est pas la partie la plus brillante des œuvres de Celse, mais, en ne la considérant que comme un memento historique, elle offre encore un véritable intérêt. — On y trouve le traitement des affections chirurgicales les plus communes, et ensuite le traitement des maladies des os. — C'est la troisième partie de la médecine, *celle qui a pour objet de guérir par les secours de la main.*

Celse commence par l'*entorse* dont le traitement dans les cas légers consistent en applications topiques et dans les cas graves en incisions sur les points douloureux. — C'est une méthode justement abandonnée.

Dans les *abcès* qui sont assez confusément exposés, il appliquait d'abord des ventouses scarifiées pour empêcher la suppuration et, si ce résultat n'avait pu être obtenu, il laissait en général le foyer s'ouvrir spontanément au dehors et ce n'est qu'exceptionnellement qu'il avait recours à l'instrument tranchant.

Les *fistules* des membres, des côtes et à l'anus, viennent ensuite, puis les *traits* et les *corps étrangers* dans les chairs, puis les *tumeurs des différentes régions*. Ce sont d'abord : les *ganglions*, les *méliceris*, les *athéromes* et les *stéatomes* de la tête qu'il propose de fendre par le milieu pour en vider le contenu ; les maladies des paupières et des yeux comprenant le *grain d'orge*, le *chalazion*, le *pterygion*, l'*aegilops*, l'*ankyloblépharon* qu'il considère comme incurable malgré la méthode d'excision des adhérences d'Héraclite ; le *renversement des cils* qu'il traitait par la cautérisation au fer rouge ou l'excision d'une partie de la paupière, l'*ectropion*, le *staphylome ;* la *cataracte* qu'il traitait par abaissement ; la *réparation des pertes de substance du nez et des lèvres* contre laquelle on faisait de l'autoplastie à l'aide de la peau des organes voisins ; les *polypes du nez* traités par l'excision ; l'*ozène* attribuée à une carie des os du nez qu'on traitait par la cautérisation au fer rouge avec ou sans incision de la narine ; les *maladies des dents et leur extraction ;* l'*induration des amygdales* traitée par l'excision, le *filet* auquel il apposait la section du frein, les *gerçures des lèvres* ; le *bronchocèle* traité par la cautérisation au fer rouge ou par l'excision ; les *hernies ombilicales* et leurs variétés anatomiques ; l'*hydropisie ascite* qu'il conseillait de traiter par la paracentèse.

A ce sujet, Celse expose en détail la manière de faire cette opération, et le lieu où elle se pratiquait ; soit l'ombilic, soit à gauche de cette cicatrice, à quatre doigts de distance. Les uns faisaient une ponction et mettaient dans l'ouverture une canule qu'on bouchait, et qui restait à demeure dans la plaie, afin de pouvoir évacuer tous les jours une certaine quantité de liquide jusqu'à guérison de l'hydropisie, tandis que les autres fermaient la plaie dès le premier jour, après avoir évacué tout le liquide. Ce dernier mode a prévalu.

Celse parle ensuite des *plaies pénétrantes de l'abdomen ;* de *l'hydrocèle;* du *sarcocèle;* du *cirsocèle;* des différentes *hernies;* chapitre traité avec beaucoup de détails; de la *rétention d'urine;* du *phimosis;* de l'*infibulation;* des *calculs urinaires* et de la *lithomie;* de l'*atrésie vulvaire;* de la *mort des enfants dans le sein de la mère* et des moyens de l'en sortir au moyen d'un crochet spécial. C'est à ce sujet qu'il parle de l'éclampsie qu'on observe quelquefois, et qui met les malades en danger de mort.

Viennent ensuite les *fissures* et les *condylomes* de l'anus, les *varices* qu'il traitait par le feu ou par l'excision, la *gangrène spontanée* des membres à laquelle on opposait l'amputation, et enfin, les *vices de conformation des doigts*, chapitre traité très-succinctement et où il n'y a rien à signaler d'utile.

Dans son dernier livre, Celse s'occupe des maladies des os. C'est là que se trouvent indiquées la plupart des *fractures* et des *luxations* simples ou compliquées, ainsi que le diagnostic des diverses altérations osseuses et le procédé opératoire du trépan.

Il est certain que toute cette chirurgie dont j'ai déjà parlé à l'occasion des progrès de cette science (V. Chirurgie), est bien peu de chose en comparaison de la nôtre, mais il serait injuste de les mettre en présence l'une de l'autre, pour en faire un sérieux parallèle. Ce n'est pas ainsi qu'il faut procéder. Reportons-nous seulement à dix-huit siècles en arrière, en songeant au peu de connaissances anatomiques de l'époque et on verra que pour le temps cette chirurgie est vraiment très-remarquable. Si l'on en juge même par le peu de progrès qu'elle a fait pendant les dix à douze siècles qui ont suivi, c'est-à-dire jusqu'à la Renaissance, on peut affirmer qu'elle était le legs d'une expérience antérieure due à d'innombrables générations médicales. Quoi qu'il en soit, cette partie complète l'œuvre de Celse d'une façon vraiment digne d'être signalée par l'histoire et, à part la concision, la netteté et le talent de l'exposition, elle révèle chez son auteur une immensité de connaissances qu'il serait heureux de rencontrer chez tous les médecins de notre époque.

ARCHIGÈNE.

Archigène, d'Apamée, en Syrie, et disciple d'Agathinus, vécut à Rome sous Domitien et Trajan, et il mourut en l'année 117 à l'âge de 63 ans. Comme son maître Agathinus, il suivit d'abord les principes du Pneumatisme, ainsi qu'on pourra le voir dans le chapitre consacré à cette doctrine (voir tome I, p. 105) et ce n'est que plus tard qu'il arbora, dit-on, la bannière de l'Éclectisme.

Galien n'en parle qu'avec les plus grands éloges mais, chose curieuse, il ne l'apprécie pas au point de vue des doctrines, et lui qui discute l'importance des sectes médicales, il ne parle point ni de l'Éclectisme, ni de ses promoteurs. Dans son introduction, il place Archigène parmi les éclectiques, mais c'est le seul témoignage sur lequel on puisse soutenir la participation de ce médecin à l'Éclectisme. C'est d'après ce fait qu'ont écrit Daniel Leclerc, Eloy, Sprengel et tous les historiens qui font autorité dans la science, mais ce n'est pas suffisant et, comme d'ailleurs Archigène avait embrassé la doctrine du Pneuma, ce que prouvent ses écrits, c'est à la suite d'Athénée qu'il faut lui donner place.

CONCLUSIONS GÉNÉRALES

Me voici arrivé au terme de cette vaste et instructive étude du passé des sciences médicales. — Vingt siècles nous séparent de l'époque où la médecine, commençant à se dégager des étreintes du Mysticisme et de la théurgie, dominée par les instructions sociales et politiques, luttant contre la routine et dirigée par la philosophie régnante, prit peu à peu les caractères d'une science réelle. J'ai suivi, d'âge en âge, le développement des idées générales nées de l'expérience universelle, et si je ne puis me flatter d'avoir tout dit, sur ce vaste ensemble, je crois du moins n'avoir rien négligé d'important. J'ai dû sacrifier bien des détails, mais cela était nécessaire, pour embrasser d'un seul coup d'œil l'ensemble si considérable des doctrines, des systèmes, des hypothèses, des méthodes et des personnages qui se disputent notre préférence et notre admiration. — Dans cette marche des idées et dans ce combat des systèmes, des doctrines et des hommes, à travers les révolutions des empires et lors de l'avénement ou de la chute des civilisations, je me suis volontairement élevé au-dessus des individualités, si puissantes qu'elles aient pu être, pour n'envisager que le côté philosophique des doctrines, afin d'en étudier le caractère spécial ou les métamorphoses successives, me réservant de justifier, çà et là, par des extraits textuels, la réalité des faits et la forme des doctrines médicales d'une époque. Ce n'est point par les détails qu'on envisage un ensemble philosophique et qu'on suit le mouvement des idées d'une époque. On n'arrive aux faits particuliers qu'après l'étude des principes généraux, et l'histoire médicale de notre temps nous en fournit les preuves, puisque nos découvertes ne sont, pour la plupart, que le fractionnement des vérités anciennes, souvent poussé jusqu'à l'invisible.

Dans cette filiation des idées, des doctrines et des faits, considérée d'une manière générale en face de l'immensité des temps écoulés ou des interrègnes de la civilisation, on voit que les mêmes conceptions générales se retrouvent à différentes époques et dans tous les lieux où la science médicale peut librement s'épanouir. Malgré les tyrannies des institutions religieuses, politiques, sociales, et scientifiques, on les retrouve encore plus ou moins répandues, brisées mais vivaces et toujours prêtes à la lutte dès que la liberté de discussion est possible. Elles se modifient et changent de forme pour s'adapter au temps, aux lieux et à la philosophie régnante, mais ce sont toujours les mêmes prétentions doctrinales, les mêmes visées ambitieuses et le même but d'assujettissement des esprits qui leur font obstacle. Ordinairement absolues elles reparaissent sous des noms différents quoique leur principe soit le même ; elles n'ont fait que changer d'habit et voilà tout. Sous leur déguisement, le vrai médecin les reconnaît toujours et c'est là ce qui donne à l'étude de notre histoire doctrinale un si haut degré d'intérêt.

Toujours en lutte les unes avec les autres, parfois intolérantes jusqu'à l'injure, on ne les comprend qu'en s'élevant au-dessus des siècles et des hommes qui, par leurs exagérations ou leurs folies, méritent d'être un peu laissés dans l'ombre. Toutes renferment une part de vérité. C'est là ce qui les rend si vivaces, mais aucune n'a la vérité tout entière et la plupart étouffent sous les hypothèses qu'elles ont fait naître — Si quelques-unes de ces conceptions générales peuvent avoir la prétention d'asservir complétement l'esprit du médecin, comme par exemple l'ont fait le Solidisme, l'Empirisme et le Matérialisme, les autres, pour la plupart, ne doivent être considérées que comme la formule d'un élément de la maladie. Il n'y a que le Solidisme, l'Empirisme et l'Anatomisme qui, dans leur intelligence étroite et systématique de l'état morbide, puissent prétendre servir de base à l'étiologie et à la thérapeutique. Les autres n'ont jamais eu cette ambition. Elles savent bien que, si elles croient rendre compte de la production des maladies, ce n'est qu'à titre principal, et que d'autres éléments chimiques, mécaniques ou parasitaires, viennent compléter l'ensemble de la pathogénie. Telles sont du moins les conclusions de l'étude du Naturisme, du Vitalisme, de l'Humorisme, etc., dans la suite des siècles passés.

A notre époque, ces prétentions à la domination universelle sont moins accusées, car il est évident que toutes les doctrines médicales semblent se fondre dans un large Éclectisme, qui ne peut être formulé par personne, et qui ne le sera jamais, car l'Éclectisme est chose individuelle, et celui des uns peut n'être pas celui des autres. Par la force de la vérité, par l'influence de l'observation attentive et consciencieuse, toutes les conceptions générales tendent à s'harmoniser, en se prêtant un mutuel concours, et il n'est plus de médecin véritablement instruit qui puisse se dire naturiste, animiste, vitaliste, organicien, humoriste, etc., dans le sens tyrannique de ces mots. En fait d'absolutisme doctrinal, il n'y a plus que des mystiques et des empiriques. Ce sont des ignorants.

Tel est le résultat auquel on arrive par l'étude de l'histoire générale de nos doctrines, de nos systèmes et de nos méthodes médicales. C'est un progrès réel, et il n'y a plus à le discuter. La fusion des idées doctrinales est la conséquence nécessaire de la diversité des éléments dont l'homme se compose, et, qui ne voudrait envisager qu'un seul côté de cette nature, si complexe, pour en faire la base d'une doctrine quelconque, ne pourrait obtenir qu'un succès passager et n'aboutirait qu'à l'erreur. C'est encore là un des enseignements de notre histoire. Il n'est pas une de nos doctrines médicales qui, poussée à l'extrême, n'ait laissé voir ses lacunes, n'ait fini par tomber dans l'hypothèse, et n'ait dû être abandonnée pour un temps, jusqu'au jour où, dans son triomphe éphémère, les excès d'une doctrine rivale ne lui ait permis de reparaître, sous une forme nouvelle, rajeunie par quelque prestige nouveau.

Ainsi s'expliquent les métamorphoses successives des doctrines médicales. — Nous vivons philosophiquement sur le passé. Il n'est pas une idée générale que nous ne retrouvions à l'origine de la science, mais toutes ces conceptions générales modifiées, agrandies et enrichies de nos découvertes modernes, ne sont que l'épanouissement d'un fonds commun, transmis à notre temps comme un héritage des siècles antérieurs.

Ce sont toujours les mêmes principes qui reparaissent sous des apparences différentes. Il n'y a d'invention que dans la forme. Le langage change. De nouveaux mots, souvent inutiles, sont mis en circulation pour exprimer des choses anciennes qu'on n'a fait que modifier, moyen habile de dépouiller les morts au profit des vivants ou de frauder les contemporains, trop faibles pour se défendre. Il en résulte quelquefois une confusion déplorable, mais les novateurs qui n'ont d'autre but que l'élévation de leur personne, n'y regardent pas de si près, et il n'y a d'excusables que ceux dont le nouveau langage se justifie par une découverte de nature à modifier une ancienne conception doctrinale.

Pour être amoindri et méconnaissable, le Mysticisme médical n'a pas cessé d'exister. Si la médecine ne sort plus de l'antre des sibyles, des temples païens ou des églises chrétiennes en s'inspirant du ciel ou de l'enfer, elle n'en a pas moins ses mystiques cachés, qui, au nom du Supernaturalisme, exploitent la crédulité humaine mise en jeu par l'imagination et entraînée par l'imitation. Chose curieuse, il n'y a pas que la plèbe qui se laisse séduire par l'ignorance des guérisseurs, l'esprit fort, l'incrédule, le sceptique, le matérialiste, les puissants de la terre, dès qu'ils sont malades, deviennent d'une crédulité naïve qui les conduit aux plus sottes pratiques. Ils ne croient pas aux miracles de l'Evangile, mais ils espérent qu'il va s'en produire un, en faveur de leur misérable personne. Puissants et riches, tout ploie devant eux, comment pourraient-ils souffrir et mourir? A leur chevet, passent les somnambules qui voient par divination sans le secours des sens, les magnétiseurs qui leur apportent la santé en leur versant le flot d'un fluide animal invisible, les homéopathes qui leur donnent des médicaments impalpables, dont l'énergie est en raison inverse de la quantité employée, des charlatans de toute espèce enfin, qui par des influences prétendues surnaturelles se disent en possession de pouvoir leur rendre la jeunesse et la vie. Ils ont raison, car le moral et l'imagination ont la plus grande influence sur le physique. Dans une foule de cas, dédaignés à tort par la vraie science, l'imagination et la foi surexcitées par de prétendues influences surnaturelles, produisent des guérisons inattendues. C'est ce qui entretient cette fausse idée que toutes les maladies sont passibles d'une semblable intervention, et, depuis l'origine de la science, ceux que l'on n'a pu guérir assez vite au gré de leur impatience, s'adressent à Dieu et à ses saints, au diable et à ses représentants sur la terre dans la personne des sorciers, des devins, des enchanteurs, et des charlatans de toutes conditions qui exploitent la crédulité publique en appropriant leur costume, leur langage, et leur manière de faire au goût de l'époque et à la foi de ceux qui souffrent. En effet, il y a eu, il y a, et il y aura éternellement des mystiques pour lesquels le Supernaturalisme l'emportera toujours sur les données plus restreintes et plus terrestres de la science sérieuse.

L'idée d'une puissance qui crée, dirige, et maintient l'homme dans sa forme et dans ses fonctions, lors même qu'elles sont troublées, appelée *Nature* par Hippocrate, n'est pas moins vivace en médecine. Bien qu'elle ne résulte pas clairement du témoignage des sens, et qu'elle ne nous soit révélée que par l'observation et par ses effets matériels, elle s'impose tellement à l'observateur qu'elle n'a pas cessé de lui servir de base, sous un nom ou sous un autre, pour édifier et se perpétuer sous la dénomination du *Naturisme*. Ses exagérations n'ont pu la détruire, et, c'est en se métamorphosant qu'elle a engendré le Pneumatisme, l'Archéisme, l'Animisme, le Vitalisme, etc., qui ne sont en définitive qu'une appropriation nouvelle de la théorie hippocratique. Encore même, après deux mille ans, trouve-t-on souvent plus conforme à la réalité de croire aux bons offices de la nature qu'à l'intervention de principes similaires dont le rôle est plus contestable. Les théoriciens ont quelquefois attaqué ce dogme, mais les praticiens ne le feront jamais. Il a l'avantage d'être vrai et utile, de n'exclure l'appui d'aucune doctrine, et de s'allier avec toutes. Les naturistes ont fait de l'Humorisme ou de la Chimiatrie, du Solidisme, de l'Organisme et de l'Anatomie. Rien ne leur est resté étranger. Leur doctrine n'a été qu'un principe général enrichi de tous les systèmes qui se disputent les préférences médicales, et c'est ainsi que d'âge en âge, malgré quelques oppositions plus ou moins vives, elle a survécu à toutes les conceptions générales de la maladie qui ont paru et qui se sont éteintes. Sans elle, rien n'est possible en médecine. Aucune doctrine ne peut s'édifier si elle se prive de son concours, tandis qu'elle peut se passer de l'appui des autres et se maintenir par elle-même ; c'est la doctrine mère de l'art de guérir, et ceux qui l'ont assez bien comprise pour n'agir que d'après ses principes, ou pour s'abstenir quand il convient, l'emporteront toujours sur les partisans de la médecine perturbatrice ou empirique. A ce titre, aussi bien que par son ampleur philosophique, le Naturisme mérite d'occuper le premier rang parmi les doctrines médicales.

On n'en peut pas dire autant du *Solidisme* et de l'*Humorisme*. Bien qu'ils aient un incontestable fond de vérité, ils ne représentent qu'une partie de l'ensemble pathogénique qu'ils ont la prétention de dominer à l'exclusion de tout autre système doctrinal. Le Solidisme est particulièrement incomplet, car l'homme sort d'une masse liquide qui peut être viciée, par conséquent malade, longtemps avant l'apparition des solides. Que dans l'homme tout formé, l'observation nous montre la part à faire aux altérations des solides, rien de mieux, mais les solides étant formés aux dépens des humeurs, ce sont leurs altérations qui précèdent celles du solide. C'est là ce qui a ruiné la doctrine; cependant par le côté de l'organisation qu'elle représente, elle est si vraie, qu'après plusieurs siècles d'oubli, elle a reparu dans le monde médical sous différents noms nouveaux qui indiquent dans le solide malade des propriétés dont il faut absolument tenir compte. Du Méthodisme ancien, basé sur l'hypothèse du *strictum* et du *laxum*, est née la doctrine du *spasme* et de l'*atonie* de Fr. Hoffmann ou de Cullen, celle de l'état *sthénique* ou *asthénique* de Brown, l'*irritabilité* de Broussais qui constituent le méthodisme moderne. Mais ces doctrines n'ont jamais eu qu'un succès éphémère, toujours anéanti par la connaissance approfondie des éléments de la nature de l'homme.

L'Humorisme au contraire, fort de l'appui d'Hippocrate et de Galien, a eu de plus hautes destinées. Par son alliance avec le Naturisme dont il a partagé la fortune, il a pu traverser les siècles sans jamais s'éteindre. Amoindri d'un côté, agrandi de l'autre, enfin servant de base à la Chimiatrie, puis à la chimie physiologique et pathologique qui se développent de jour en jour et constituent presque entièrement l'Humorisme moderne, il domine toute l'étude des diathèses et de notre hématologie. S'il reste uni, dans la mesure convenable, aux autres doctrines inspirées des divers éléments de l'homme, il restera dans la science comme l'un des meilleurs principes de la pathologie.

C'est contre les prétentions de ces différentes doctrines, et pour en détruire les abus, que s'est élevé l'Empirisme, non comme doctrine, ce qui serait absurde, mais comme méthode de précision scientifique. Il est le père de l'induction, de la méthode expérimentale et du Positivisme. Dès l'origine de la science, aux écarts de la raison et du dogmatisme, il a prétendu substituer les conséquences de l'observation, comme si l'observation était quelque chose sans l'observateur. On doit toujours se méfier de l'expérience des ignorants et des sots, et je crois que l'observation sans le raisonnement n'est qu'une chimère, ce qui fait qu'aujourd'hui, on ne parle plus que de l'expérience raisonnée. Or, celle-là est précisément celle de tous les doctrinaires du passé, comme elle sera celle des doctrinaires de l'avenir. Dans le passé, les mauvaises doctrines et les faux systèmes reposent sur de mauvaises observations, et, c'est au nom de l'expérience que s'est propagé l'erreur. Mauvaise expérience soit, détruite par une observation meilleure, mais c'était l'expérience, et ce que la médecine a toujours renfermé de mauvais empiriques est incroyable. Il n'est personne qui ne se croie médecin et qui, au nom de l'expérience, n'ait un remède à offrir à celui qui souffre. Le médecin seul peut raisonner son expérience, parce que seul il connaît et qu'il a les connaissances nécessaires pour voir, pour savoir comment il faut voir ou regarder, et pour conclure quelque chose de ce qu'il a vu. Que l'expérience proteste comme elle l'a fait contre les abus des systèmes, pour ramener les esprits au culte de l'observation, c'était son droit, mais qu'elle prétende bannir la raison de l'étude des faits, c'est une erreur, et l'Empirisme moderne s'est bien gardé de proclamer un tel principe contraire à tout progrès. Quoi qu'il en soit, c'est par l'expérience que s'est faite la consécration de toutes les idées justes et de toutes les découvertes de notre temps. Sur beaucoup de points, elle est devenue l'opinion universelle et, par le fait du hasard ou de l'induction, c'est elle qui maintient dans l'esprit du médecin l'ensemble des connaissances qui le font supérieur à la foule et parfois aussi supérieur à une infinité de ses confrères. C'est elle qui est comme méthode la base de toute la science, et les doctrines dont je parle n'existent que par elle. Si le Naturisme, l'Animisme, le Vitalisme, le Méthodisme, l'Humorisme, etc., sont encore quelque chose pour le médecin, c'est à l'expérience qu'on le doit, et, si elles n'avaient pas eu sa consécration, elles seraient depuis longtemps, et pour toujours, dans le domaine des fictions. C'est de l'expérience enfin que sont nés l'Anatomisme et, avec lui, toutes les sciences qui en sont sorties. D'abord, ce ne fut aussi qu'une méthode destinée à faire de l'organisation le théâtre de tous les troubles fonctionnels qui constituent la maladie. Mais avec le temps, et par suite de ses importantes découvertes, l'Empirisme s'éleva au rang des doctrines. Il crut parvenir à découvrir la cause de tous les désordres observés dans les maladies, et il pensa pouvoir prétendre à être la base de la médecine, comme il était celle de la physiologie ou de la chirurgie. Par ses affirmations, toute une école moderne accepta comme vrai qu'il n'existait pas de trouble de fonctions sans altération d'organe, et que nulle lésion ne pouvait exister sans trouble fonctionnel. Ç'eût été la perfection, mais l'expérience n'a pas sanctionné ces prétentions, et, s'il faut en rabattre beaucoup à cet égard, l'Anatomisme peut se glorifier largement des progrès dont il est l'origine. C'est à lui qu'il faut rapporter toutes les découvertes de la physiologie et de la chirurgie modernes, la création de l'anatomie pathologique, l'anatomie générale, l'histologie pathologique, la pathologie cellulaire ou cellularisme, le parasitisme, le transformisme et l'organoscopie, comprenant les moyens de constater l'état des organes sur le vivant et la phrénologie. De tels titres de gloire suffisent amplement pour établir son importance et montrer que les anciennes doctrines n'ont rien d'exclusif, et peuvent s'allier aux doctrines nouvelles qui ont également pour appui l'observateur et l'expérience.

Dans ce vaste ensemble, si au début de la science l'absolutisme doctrinal était possible, si, par le fait même des institutions politiques et religieuses, il était facile à certaines individualités puissantes de formuler un dogmatisme médical capable de faire loi, aujourd'hui toute domination de ce genre est impossible. Avec la liberté scientifique incomplète des derniers siècles, la science a conquis plus de vérités qu'elle n'en avait amassé dans une période de quinze siècles. Les esprits, moins tyrannisés par les doctrines officielles, ont pu s'adonner à l'étude indépendante de la nature dans toutes les directions, et, si des entraves particulières et l'esprit d'hypothèse ont ralenti le progrès, elles n'ont pu en arrêter la marche. Chacun a pu voir ce qu'il y avait de vrai au fond des doctrines médicales anciennes et modernes; en accepter intégralement la formule, ou la modifier selon les exigences de l'observation. Un immense travail de fusion s'en est suivi. Personne ne croit à une doctrine qui ne représente qu'un des côtés de la nature si complexe de l'homme, et tous les médecins ont compris que dans ce mélange de forces, d'humeurs et d'organes, il y avait à la fois une puissance qui est la vie et un mécanisme qui est l'organisation, que, dans cette alliance, celui-là serait fou qui ne tiendrait compte que du mécanisme, sans prendre souci de la force qui le crée, le développe, et l'entretient. De là, est né ce sentiment qui oblige à réunir dans une doctrine commune les différents principes d'étiologie, qui sont l'origine, le développement, le mécanisme, la conservation de l'être en même temps que la cause de ses maladies et celle de sa destruction. Mais, qu'on ne l'oublie pas, dans cette diversité d'opinions, de systèmes et de doctrines, dans la multiplicité des découvertes de l'anatomie, de la physiologie, de la médecine et de la chirurgie, le progrès a toujours été une chose individuelle, et ne s'est accompli que par force, en luttant contre les despotismes scientifiques de toutes les époques et sous l'influence de la liberté.

FIN DU TOME SECOND

TABLE DES MATIÈRES

DU TOME SECOND.

LIVRE VI.

De l'Humorisme.

LIVRE VII.

Du Solidisme.

LIVRE VIII.

Du Méthodisme.

LIVRE IX.

De l'Iatro-mécanisme.

LIVRE X.

Anatomisme et école anatomique.

LIVRE XI.

De l'Eclectisme.

COULOMMIERS. — Typ. A. MOUSSIN

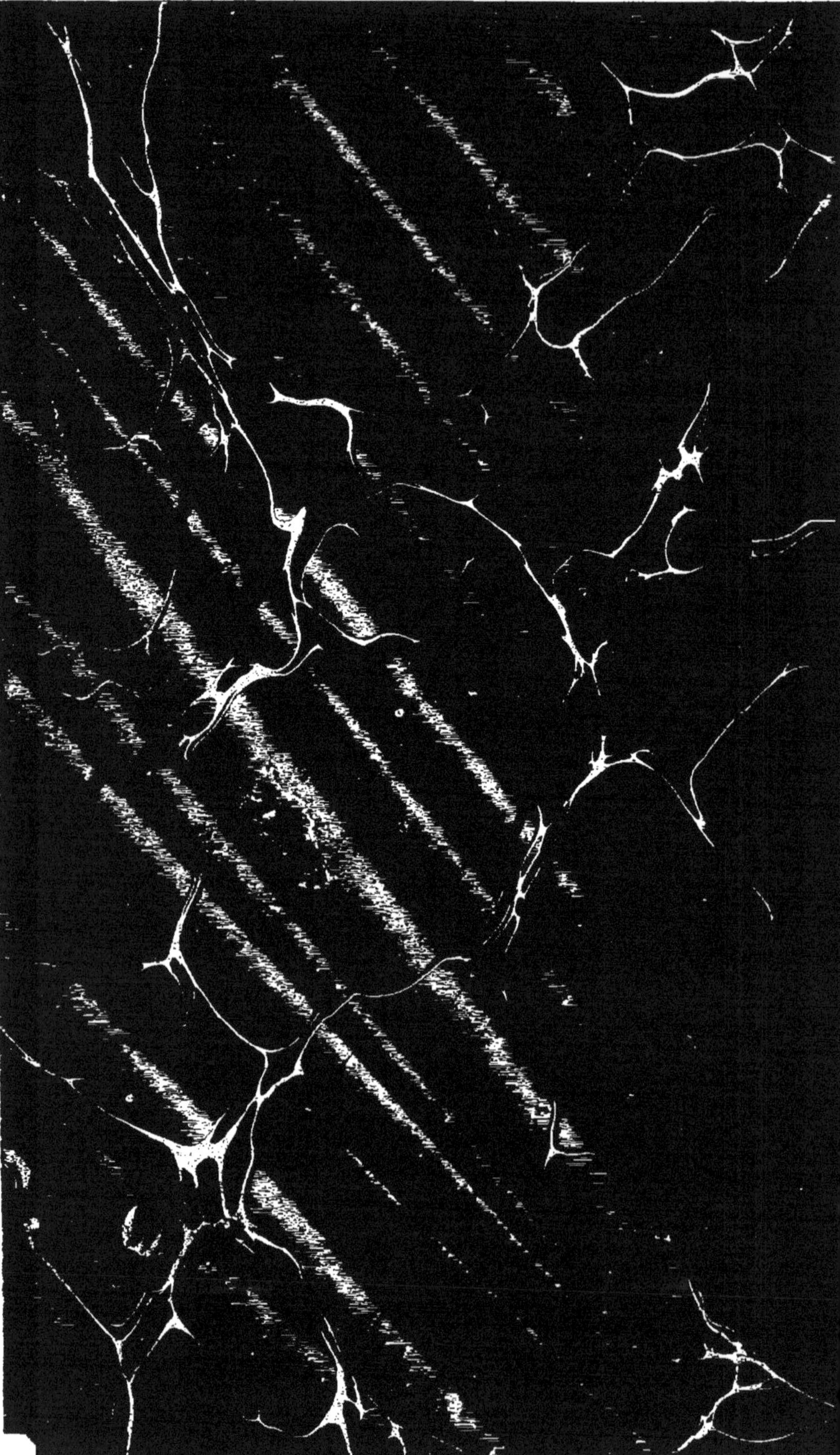

BIBLIOTHEQUE NATIONALE DE FRANCE
3 7531 01368980 8

www.ingramcontent.com/pod-product-compliance
Ingram Content Group UK Ltd.
Pitfield, Milton Keynes, MK11 3LW, UK
UKHW020303200726
13857UKWH00001B/77